研究生教学用书

新编病理生理学

（第三版）

卢　建　余应年　吴其夏　主编

中国协和医科大学出版社

图书在版编目（CIP）数据

新编病理生理学／卢建，余应年，吴其夏主编．—3版．—北京：中国协和医科大学出版社，2011.11

ISBN 978－7－81136－580－1

Ⅰ．①新…　Ⅱ．①卢…②余…③吴…　Ⅲ．①病理生理学　Ⅳ．①R363

中国版本图书馆CIP数据核字（2011）第198473号

新编病理生理学（第三版）

主　　编：卢　建　余应年　吴其夏
责任编辑：庞红艳　金孝华

出版发行：**中国协和医科大学出版社**
（北京东单北大街69号　邮编100005　电话65260378）
网　　址：www.pumcp.com
经　　销：新华书店总店北京发行所
印　　刷：北京佳艺恒彩印刷有限公司

开　　本：787×1092　1/16开
印　　张：37
字　　数：750千字
版　　次：2011年12月第三版　2013年8月第二次印刷
印　　数：3001—6000
定　　价：70.00元

ISBN 978－7－81136－580－1/R·580

（凡购本书，如有缺页、倒页、脱页及其他质量问题，由本社发行部调换）

参加编写人员（按照章节顺序）

吴其夏	教授	北京协和医学院
余应年	教授	浙江大学
卢　建	教授	第二军医大学
曹　亚	教授	中南大学湘雅医学院
乐颖影	研究员	中国科学院上海生命科学研究院营养所
吴立玲	教授	北京大学医学部
蒋春雷	教授	第二军医大学
汪南平	教授	西安交通大学医学院
杨吉春	副教授	北京大学医学部
陈国强	教授	上海交通大学医学院
洪登礼	研究员	上海交通大学医学院
刘　玮	副教授	上海交通大学医学院
黄巧冰	教授	广州南方医科大学
张幼怡	教授	北京大学医学部附属第三医院
范　杰	教授	美国 Pittsburgh 大学医学院
王迪浔	教授	华中科技大学同济医学院
胡清华	教授	华中科技大学同济医学院
李永渝	教授	上海同济大学医学院
梅长林	教授	第二军医大学长征医院
张　彤	主治医师	第二军医大学长征医院
高　翔	主治医师	第二军医大学长征医院
孙学军	教授	第二军医大学
王建枝	教授	华中科技大学同济医学院
周新文	副教授	华中科技大学同济医学院

内容简介

本教材1999年首次出版，名为《新编病理生理学》。2003年再版时被教育部研究生办公室推荐为研究生教学用书，更名为《病理生理学》。为适应研究生教学和科研工作的需要，第三版编写时删去了本科内容中一些成熟的章节，如水电、酸碱平衡紊乱等。加入了细胞应激与细胞死亡、肿瘤的病理生理、炎症反应的病理生理等进展较快，并有重要临床意义的章节。在器官和系统病理生理学部分，增加了造血功能异常、胰岛素抵抗与肥胖、急慢性脑功能障碍等内容，以增加系统性和完整性。此外，我们还在各章节的后面增加了相关疾病模型的制备方法和研究的技术路线。

全书共有二十一章，分为四部分，即疾病发生发展概论（第一章）、细胞分子病理生理学（第二至四章）、整体病理生理学（第五至九章）以及器官系统病理生理学（第十至二十一章）。由24位分别来自病理生理学和相关学科的教学、科研和临床第一线的专家和医师编写，其中22名具有高级职称。

本书可作为医学和药学等专业研究生和长学制学生的教材，并可作为上述专业的学生、教师、科研人员和临床医生的参考书。

第三版前言

1999年由吴其夏、余应年和卢建主编了《新编病理生理学》，该书在参考了国内外多个版本病理生理学教材内容的基础上，将疾病发生和发展中带有共性的规律和基本机制作为本教材的主要内容，用全新的体系编写了本书，并充实了医学和生物学发展的新的知识，出版后受到了广大读者的欢迎，为各层次的医学生和研究生的学习和提高提供了帮助，并为基础医学和临床医学的教师、医师和科研工作者提供了有用的参考，2003年再版时被教育部研究生办公室推荐为研究生教学用书，更名为《病理生理学》，并在第一版基础上进行了部分修订。

第三版的编写工作始于2009年，考虑到本书已定为研究生教材，应该和本科教材有别，故本版恢复第一版的书名《新编病理生理学》。并在上一版的基础上对内容进行了较大的变动，删去了本科内容中一些成熟的章节，如水电、酸碱平衡紊乱等，加入了细胞应激与细胞死亡、肿瘤的病理生理、炎症反应的病理生理等进展比较快，并有重要临床意义的章节。在器官和系统病理生理学部分，增加了造血功能异常、胰岛素抵抗与肥胖、急慢性脑功能障碍等内容，以增加系统性和完整性。原有一些章节的内容也进行了更新和修订，以反映学科的最新进展。此外，考虑到研究生和科研工作者课题研究的需要，我们还在各章节的后面增加了相关研究的技术路线和部分疾病模型的制备方法。

本书的编者主要为来自教学第一线的病理生理学家，相关科研领域的专家学者和来自临床第一线的临床专家和医师，应该说本教材是在编者多年教学、科研和临床工作的基础上，参考最新文献写成的，反映了病理生理学科最近的研究进展。

本书在编写的过程中得到了中国协和医科大学出版社的支持，他们为本书的顺利出版作了宝贵的努力。第二军医大学病理生理学教研室的刁飞老师做了大量的画图工作，在此向他们致以诚挚的谢意。对本书中的错误或不足之处，敬请读者和各位老师批评指正。

卢　建

2011年8月15日

第二版前言

《新编病理生理学》出版后受到广大读者和有关专家的欢迎和关注，为各层次医学生、研究生的学习和提高提供了帮助，并为基础医学和临床医学的教师、医师和科研工作者提供了有用的参考，甚感欣慰。同时，感谢读者和专家对本书提出了一些改进的要求和意见。

遵照国家教育部的指示，拟推荐本书为全国研究生教学用书。现按统一规格要求，二版时将书名定为《病理生理学》，去掉“新编”二字，特此说明以免误解。再版时特别注意到专家和读者的意见，对本书某些内容进行了修改和补充；聘请了几位临床医学专家参与某些章节的编写。另外，附加了：“病理生理学研究的思路和设计”一章，通过撰写专家本人进行的科研项目（专题）作为实例，根据自己的经验和体会，较系统地阐述了从事医学生物学（病理生理学）科学研究的规律和方法学，以期对读者有所启迪。

相信经各位编委专家的辛勤劳动和以严谨的学风对本教科书进行的修改和补充，必将明显提高再版《病理生理学》的质量和学术水平，符合新世纪新时代前进的步伐，符合本专业学科的发展，符合广大读者的需要。尽管如此，本再版书中仍存在错误和缺陷，敬请各位专家和读者提出批评、指正。

再次感谢教育部有关领导、出版社、专家和广大读者对本教科书《病理生理学》（第二版）给予的关心和支持。

吴其夏

2003 年 4 月

第一版前言

由于当今社会经济文化的进步和高科技的发展，医学上长期相对稳定的生物－医学模式发生了向生物心理－社会医学模式的转变。现代医学教育的发展要求重视医学生理学素质的培养，使医学生有能力从机体、器官、细胞与分子水平以及人与环境关系理解（或解释）疾病发生发展过程中所出现的事件，不仅要知道每一事件是如何发生的，而且还要知道为什么会发生，进而还应知道如何控制和调节。病理生理学是研究疾病发生、发展和转归的规律及其机制的科学，并根据其病因和发病机制进行实验治疗，分析疗效原理，从而探讨疾病的本质，为防病、治病提供理论和实验依据。在医学教育中，病理生理学课程是沟通基础医学和临床医学的桥梁学科。该课程的教学，不可能对每一具体的疾病的发生发展规律和机制逐一讲解，只能主要讲授疾病发生发展过程中带有共性的发病规律和基本发病机制。

我国建立病理生理学教研室和开设病理生理学课程已近半个世纪，形成了一支具有相当规模的高水平的教师队伍，积累了丰富的教学经验，编写出版了近10种病理生理学教科书。但由于种种原因，教材建设受到了某些限制，基本上沿用了前苏联病理生理学教材的框架，而且其中某些应有的内容被删除了。这与面向21世纪的医学教育和病理生理学教学的要求略显不足。因此，不少医学院校的病理生理学教师深感应该编写一本新的病理生理学教科书。该教材应体现我国广大病理生理学教师的教学经验和吸收各版本病理生理学教科书的经验；内容和体系应能体现本学科的特点和本专业领域现代科技发展的新成果，而不受固有框架的约束和限制。经酝酿和磋商，并得到出版社的大力支持，由14座高等医学院校的22位在教学第一线工作的病理生理学专家撰写了这本《新编病理生理学》，在教材建设上进行了探索，以期有所贡献。

本教材具有以下特点：①知识先进——各章皆充实和体现了本学科的新进展，并增加了几章新内容，如细胞信号转导的病理学、细胞增殖和分化调控障碍，细胞凋亡调控障碍，细胞黏附分子和细胞外基质的生理和病理，全身炎症反应综合征等；②体系创新——内容的调整和体系的编排突出反映了本学科专业的内在联系和逻辑性。全书由四部分组成：第一部分（第一章）为“疾病发生发展概论”，而不是“疾病概念”；第二部分为细胞和分子病理生理（第二～六章）；第三部分为全身整体病理生理（第七～十三章）；第四部分为器官功能系统病理生理（第十四～二十二章），其中增加了消化器官动力障碍、神经传导与意识障碍等章；③专业突出——本教材包含了原教材各章内容，但突出了病理生理学专业的特点。各章标题没有单独列出心、肺、肝、肾等脏器衰竭，黄疸，肝性脑病等名词，而是将其内容融入相关的机体功能和代谢的调节紊乱（或障碍）的章节中，即突出阐述发病规律和机制，为医学生学习临床课程奠定基础，这是其他学科无法替代的。本教材既适用于五年制医学本科生学习，也适用于七年制医学生，硕士研究生和大专生的教学需要，并可作为住院医师参考书。各校病理生理学教研室可根据本校具体情况全部或选择部分章节进行讲授。

需要说明的是：①正文文字下方加横线者，是本书的重点；②正文小号文字是正常代谢调节和新的学说或研究成果，供复习、参考之用。

尽管本书的编写者皆为在病理生理学教学第一线工作的专家，而且为老、中、青教师三结合，但限于水平，加之本教材进行了一些新的改革探索，增加了不少新内容，因此，不当或不足之处在所难免。敬请读者和各位老师批评指正，以便再版时修订、充实、完整。

吴其夏

1998 年 9 月

目 录

器官和系统病理生理学篇

第一章　疾病发生发展概论

第一节　健康、亚健康与疾病

健康（health）和疾病（disease）是生命活动现象的对立统一。自从有人类那天起，人们就在为人体的健康同疾病展开不懈的斗争。然而至今尚无完整的定义及两者间缺乏明确的判断界限。随着社会的进步和科学的发展，人类疾病的模式已由单纯的生物医学模式转变为生物－心理－社会医学模式，人们对健康与疾病的认识也在不断深化。本章仅介绍目前对健康、亚健康与疾病的认识。

一、健康

通常人们认为不生病就是健康，或者说健康就是没有疾病。也有人说，健康就是体格健全等。这些看法不无道理，但很不全面。正确认识健康，必须从生物－心理－社会医学模式加以考虑。

健康的标准不是绝对的，而是相对的，在不同的地区，不同的群体，不同的个人或个人的不同年龄阶段，健康的标准是有差异的，而且随着社会的发展和进步，健康的标准及其内涵也将会不断发展变化。

祖国传统医学早已指出“阴阳平衡，天人相应”为健康；“阴阳平衡失调，五行生克过度”为疾病。世界卫生组织（World Health Organization，WHO）对健康的定义是“健康不仅没有疾病和病痛（infermity），而且在躯体上、心理上和社会上处于完好状态。”强调指出健康不仅是躯体上的完好状态，还包括心理上和社会上处于完好状态，后两者对人类尤为重要。

心理状况和社会环境对躯体健康状况有很大影响。不良的心理状况和社会环境对身体有害，甚至引起躯体疾病。卫生保健服务应以身心健全及其与环境的和谐一致为目标，应依靠众多学科和全社会的参与，以健康为主导，人群为中心，社会为基础，预防保健为重点。

保障人民健康是每个公民的基本权利，也是每个公民的义务，更是全社会的责任。作为卫生工作者更是责无旁贷，要增强健康意识，主动积极参与到保障社会大众健康的工作中去。

二、疾病

目前认为，疾病是指机体在一定病因的损害作用下，由于自稳调节内稳态/“内环境稳定”（homeostasis）紊乱而发生的异常生命活动过程，从而引起一系列功能、代谢和形态结构的变化，并表现为症状、体征和社会行为的异常，此种异常的生命活动过程称为疾病。此疾病概念强调指出四点：

1．凡是疾病都有原因　没有原因的疾病是不存在的。病因应包括来自机体外（外因）和/或机体内（内因），包括社会和心理因素。所谓“原发性”疾病，如原发性高血压、原发性醛固酮增多症等，是由于其病因暂时尚未被阐明而命名“原发性”。

2．自稳调节紊乱是疾病发病的基础　人体生存的外界环境千变万化，机体可通过全身各系统、器官、细胞和分子多层次的调节，保持机体内环境的恒定或基本稳定，即“自稳调节”。一旦机体不能抵御病因的损伤作用，自稳调节紊乱就会导致疾病的发生。祖国传统医学对疾病发生的认识有“正气内存，邪不可干”，以及“邪之所凑，其气必虚”的看法。

3．疾病的表现　疾病过程中引起机体功能、代谢和形态结构的变化，临床上表现为症状、体征和社会行为的异常。所谓症状，是指疾病过程中机体出现的功能、代谢和形态结构的病理改变所引起的、患者主观能感受到的异常现象，常常是患者就诊时的主述，如恶心、呕吐、头痛、尿频、心悸等等。所谓体征，是指医师通过望、触、叩、听等体格检查及其他物理和化学的方法，客观查得的患病机体异常变化所引起的现象，如腹部移动性浊音、心脏杂音、X线或超声波检查出的占位性病变、血糖升高、尿蛋白等。所谓社会行为异常，是指患者有目的的语言和行为异常，如烦躁不安、哭笑无常、活动不自如、失语，甚至丧失劳动能力、生活不能自理等。

应指出，在一些疾病的早期可能没有症状、体征和社会行为异常的表现；有些症状与体征并无严格界限，如发热、水肿，既能主观感受，也能客观检查。

4．疾病是一个过程，有其发生、发展和转归的一般规律　掌握其规律，便可进行预见性治疗。

现代医学模式强调疾病不只是体内某种生物学变量的过程，而是生理、心理和精神活动与社会环境之间失调导致整个人体内外生态平衡的异常状态。

病理过程（pathological process）是指存在于不同疾病中共同的、成套的功能代谢和形态结构的病理变化，如血栓形成、水肿、缺氧、发热、酸碱平衡紊乱、休克等。同一病理过程可见于不同的疾病，一种疾病可包含几种病理过程。如水肿可见于肝硬化、心力衰竭、慢性肾炎；肺炎可有发热、炎症、缺氧。

病理状态（pathological state）是指发展极慢的病理过程或病理过程的后果，例如皮肤烧伤（病理过程）治愈后可导致瘢痕形成（病理状态）。

三、亚健康状态

在许多情况下，从健康到疾病是一个由量变到质变的过程。亚健康（sub-health）状态是近些年来国际医学界提出的新概念，是指人的机体虽然无明显的疾病，但呈现出活力降低，适应力呈不同程度减退的一种介于健康与疾病之间生理功能低下的状态。处于亚健康的人，既有躯体的表现，又可有精神心理上的异常，主要表现工作和学习效率低下，生活质量不高、同时可出现失眠、心悸、食欲差、易疲劳、易激怒、抵抗力差、经常性感冒或口腔溃疡、性功能减退和便秘等，但各种临床检查和化验结果常为阴性。亚健康状态者多见于中青年，病因尚不十分清楚，可能与工作学习压力过大、人际关系紧张、不良生活习惯、环境污染等多种因素有关。如果亚健康状态没有引起人们的足够重视，任其发展就会导致疾病的发生。

第二节　病　因　学

疾病的发生是有原因的，疾病的原因简称病因，又可称为致病因素，系指引起某一疾病发生的特定因素；它是引起疾病的必不可少的、决定性的、特异性的因素。显然，探求、发现和消除病因对防治疾病至关重要。病因学（etiology）就是研究疾病产生的原因和条件的科学。

一、疾病发生的原因

（一）生物性因素

各种病原微生物（细菌、病毒、真菌、立克次体、衣原体、支原体）和寄生虫（原虫、蠕虫）等通过一定的途径侵入机体，可引起各种急慢性传染性疾病和感染性疾病。但机体是否发病，除与生物性病原体入侵宿主机体的数量、侵袭力（侵入并在体内扩散和蔓延的能力）及毒力（产生内毒素和外毒素的能力）有关外，也与机体的免疫力等条件有密切的关系。虽然迄今已研制了多种针对生物性致病因素的化学药物、抗生素和疫苗，从而使感染和传染病对人类健康和生命的危害大幅度下降。但是一些老的感染性疾病，如疟疾、流感等仍然没有很好的控制。我国近年来又面临原控制比较好的血吸虫病和梅毒等卷土重来的严峻问题。此外，获得性免疫缺陷综合征（AIDS）、传染性非典型肺炎（SARS）等新的感染性疾病又不断出现。因此，感染性疾病对人类健康仍然存在严重的威胁。

（二）营养性因素

蛋白质、碳水化合物、脂肪、维生素、氧、水、无机盐（钾、钠、钙、镁、磷、氯、硫等），以及某些微量元素（铁、铜、氟、锰、硒、锌、碘）都是维持机体生命活动所必需，其缺乏或过剩，均可引起疾病，例如维生素 C 缺乏引起坏血病，维生素 B_1 缺乏引起脚气病，维生素 D 和钙缺乏引起软骨病（佝偻病），缺铁可导致缺铁性贫血，缺碘引起地方性甲状腺肿。

营养过剩也能致病。例如，维生素 A、D 摄入过多可以引起中毒，而长期大量摄入高糖和高脂饮食易引起肥胖病；肥胖还与高血压、高血脂、冠心病等心血管疾病以及糖尿病的发生有密切关系。目前我国城市居民体重超重和肥胖儿童明显增多，成人中糖尿病和冠心病的发病也明显增加。肥胖、冠心病、糖尿病等已成为危害我国人民健康的重要因素。

营养不良和（或）居住环境差不但可以引起疾病，而且可成为许多疾病发生的条件，如结核病。因此，营养失衡导致的疾病不容忽视。

（三）理化性因素

理化性病因当达到一定的强度或浓度，对机体作用持续一定时间，就可引起疾病。物理因素如机械暴力可引起震荡、创伤和骨折，局部温度过低或过高可引起冻伤或烫伤、烧伤。环境温度过高引起热射病，电离辐射可致放射病，气压骤降可致高原病或高山病，气压骤升能引起潜水员病，紫外线致皮肤癌等。化学物质，如一氧化碳与血红蛋白结合，苯抑制造血，慢性酒精中毒造成肝硬化，二氧化硅造成硅沉着病，某些化学物质可致肿瘤，强酸、强碱损伤组织等。而食品中过量残留的化肥、杀虫剂、激素、某种添加剂等被人体摄入后也会产生有害的作用。近年来伴随我国经济发展的是日益严重的环境污染问题。大量废水、废气、废渣的排放不仅会直接引起一些严重的疾病（如砷、铅和汞中毒及其他职业病），而且会造成人类的遗传物质损伤而影响下一代，造成严重后果。

（四）遗传性因素

个体由于生殖细胞或受精卵的遗传基础染色体畸变和基因突变而引起的疾病，称遗传性疾病（hereditary disease），目前每年新报道的遗传病（综合征）近100种，比较明显的病例如：染色体畸变（chromosomal aberration 染色体总数或结构的改变）可引起唐氏综合征（先天性愚型），性染色体畸变导致两性畸形，基因突变（gene mutation 基因的化学结构改变）可引起血友病、白化病等。已发现的遗传病估计达6000多种，遗传病的发病率为12.65%，按我国人口推算遗传病患者已达1.5亿。此外，在一些常见疾病如高血压、心脏病、哮喘、糖尿病以及精神疾病中都发现有明显的遗传背景或倾向。体细胞中控制细胞生长、凋亡和分化的基因突变为其细胞遗传学基础的肿瘤，其发生也有明显的遗传易感性倾向。个体对某种疾病的遗传易感性（susceptibility）是指个体由遗传（多基因的作用）所获得的易患某种疾病的倾向性，需与环境因素相互作用才引起疾病，可见于某些家族。

（五）先天性因素

是指那些能够伤害正在发育胎儿的有害因素。由先天性因素引起的疾病称为先天性疾病（congenital disease）。某些化学物质、药物、病毒等可导致胎儿畸形或缺陷。例如，妊娠早期孕妇感染风疹病毒或口服四环素等药物，可导致婴儿患先天性心脏病或其他畸形。有的先天性疾病是可以遗传的，如Down综合征，有的则并不遗传，如先天性心脏病。

（六）免疫性因素

某些个体受外来抗原刺激，显现反应性增高状态（即致敏），若同种抗原再次进入机体，即可与致敏机体所产生的特异抗原或致敏淋巴细胞发生反应，导致细胞损伤和生理功能障碍，这种异常的免疫反应称为超敏反应，即俗称的变态反应。引起超敏反应的抗原称变应原，如异种血清蛋白（破伤风抗毒素）、某些药物（青霉素）等。某些个体可发生过敏性休克，某些花粉、食物（虾、牛奶）也可在某些个体中引起支气管哮喘、荨麻疹等变态反应性疾病。

有些个体能对自身抗原发生免疫反应，并引起自身组织的损害，称为自身免疫性疾病，如系统性红斑狼疮、类风湿性关节炎、溃疡性结肠炎等。免疫系统的先天发育不良或后天受损而引起的临床综合征称为免疫缺陷病，易患肿瘤和反复感染，如艾滋病、先天性丙种球蛋白缺乏症等。

（七）精神、心理和社会因素

精神、心理和社会因素与疾病发生的关系日益受到人们的关注。

已证明，长时间的不良情绪和强烈的精神创伤在一些疾病的发生发展过程中起重要作用。灾害、战争等带来的亲人伤亡、财产损失、社会动荡，社会发展带来的生活节奏加快，竞争加剧、压力增大，不良的工作和生活条件、人事纠纷、失业带来的精神压抑，均可导致越来越多的人出现心身的健康问题。例如，长时间的紧张、悲伤或抑郁、恐惧可导致心绞痛的发作、应激性溃疡、高血压病、甲状腺功能亢进、癔症、精神分裂症等；严重环境污染和人口过于密集、生活环境差等可引起一些传染病和寄生虫病的流行和癌症的发生；近年来我国一些已被控制的传染病，如结核病、血吸虫病等又有发病率增高的趋势。因此，良好的社会制度和环境、工作和生活条件可以增进健康，预防和减少疾病的发生；反之，社会动乱、经济落后、环境污染、居住拥挤、家庭缺陷等可直接或间接致病。

（八）其他

不良的生活方式和习惯，如吸烟、酗酒和偏食、缺乏运动等可导致肺癌、慢性支气管炎、肝硬化、营养缺乏疾病、糖尿病；近亲联姻不良风俗是许多遗传性疾病的重要条件。近年来，我国的心、脑血管疾病、糖尿病和恶性肿瘤发病率上升比较快，因此改善社会环境和生活环境，加强自我保健，培养良好的生活方式和习惯，对预防疾病至关重要。

二、疾病发生的条件

疾病发生的条件是指能影响（促进或阻碍）疾病发生发展的因素，其中促进疾病发生的因素称为诱因（percipitating factor）。例如，上消化道大出血可诱发肝性脑病，情绪激动可诱发心绞痛。诱因在理化性病因引发疾病时其作用并不明显，但在生物性病因引发疾病时的作用显而易见。同样数量的病原体侵入人体，有人发病，有人不发病，有人成为带菌者或病毒携带者。例如，结核杆菌是结核病的原因，但结核杆菌侵入人体不一定发病，一些因素，如营养不良、劳累、长期抑郁等可降低机体的免疫力，增加对结核病的易感性，作为诱因促进结核病的发生。此外，与传染病和寄生虫病直接有关的水源污染，与肺癌密切相关的吸烟，与艾滋病传播相关的同性恋和吸毒等，也都可视为促进疾病发生的诱因/条件。

年龄和性别也会影响某些疾病的发生，因此也可以被视为疾病发生的条件。例如：6 个月以后小儿和老年人易患感染性疾病，女性易患癔病、甲状腺功能亢进和泌尿道感染，绝经期后的妇女动脉粥样硬化的发病率显著增加。男性易患肺癌、肝癌。

随着社会经济的发展和科学技术的进步，人类所处的自然环境和社会环境发生巨大变化，改变了人口结构（老龄化）、生活方式（体力活动减少）、饮食谱（高脂肪）和心理状态（紧张、精神压力大），从而使人类疾病谱（spectrum of disease）和死因谱（death spectrum）发生了改变。在我国急慢性传染病和寄生虫病的发病率和死亡率降低，而社会竞争加速导致焦虑、抑郁等精神方面的问题逐渐增多。随着社会发展和生活水平提高，饮食结构改变导致营养过剩，生活方式的改变，如体力活动和运动减少使得糖尿病和心脑血管病的发病率也逐渐增加，其中心脑血管病已成为导致死亡的主要病因之一。

因为疾病的病因已从单一的生物性发展到多因素性，所以病因学的研究需要生物医学各学科之间，以及生物医学和社会医学之间交叉性研究和密切配合，应从生存环境（生态和社会两方面）、生活方式、心理行为等方面，运用现代医学理论和技术，大到群体，小到分子水平，探求内外环境改变与疾病发生的关系，从流行病学到基因水平，融合中医学中天地关联的辩证思想，生物医学与社会医学结合共同进行病因学研究，为疾病的发生和发展提供一个完整的科学理论基础，并大力推进病因学治疗和预防。

第三节 发 病 学

发病学（pathogenesis）是主要研究疾病发生、发展规律和机制的科学。它与病因学的区别在于：病因学回答的问题是疾病“为何发生”，发病学则回答的是疾病“怎样发生发展”。每一具体疾病都有其特异性，所以不同的疾病在特定的病因作用于机体后，有各自不同的发生、发展规律和机制。各个疾病的发病学为临床各科基础研究内容，也属于病理生理学范畴。既然皆为疾病，就存在某些共同的发病规律和基本发病机制。这是医学生进入临床课程学习之前，学习病理生理学的主要内容。

一、屏障防御作用减弱

（一）皮肤和黏膜屏障

具有机械屏障、杀菌、抗病毒和排除异物等作用。如致病因素过强或屏障作用低下，可发生外伤、烧伤、细菌感染、气管炎、尿道炎、急性胃肠炎、感冒、流感、消化道溃疡、甚至全身炎症反应综合征。

（二）血脑屏障和胎盘屏障

可阻止某些异物、毒物、药物和微生物进入脑组织；阻挡母体内细菌和毒物进入胎儿。屏障作用低下，可发生脑炎、脑膜炎、脑出血、脑脓肿、肿瘤脑转移、脑囊尾蚴病、脊髓灰质炎，以及新生儿艾滋病（通过胎盘母婴垂直传播）。母体酒精中毒或患流感则胎儿易患先天性心脏病。

（三）免疫系统

免疫功能降低，如单核巨噬细胞系统，包括库普弗（kupffer cell）细胞功能障碍可导致细菌感染、菌血症、内毒素血症、感染性休克、贫血等。免疫监视功能降低可促进肿瘤的发生和发展；免疫功能障碍可导致免疫缺陷病；免疫功能异常可致自身免疫病、过敏反应等。此外肝细胞和血管内皮细胞也起屏障作用，其功能障碍除可引起感染和炎症外，还与血栓形成、动脉粥样硬化斑块形成、蛋白质代谢终产物蓄积，某些激素和药物的蓄积等有关。

二、自稳调节紊乱

机体在不断变化的内、外环境因素的作用下，通过神经、内分泌/体液和细胞信号转导的调节，功能和代谢在不同层次、水平上维持协调统一，这是维持正常生命活动的先决条件。在自稳调节中，反馈机制起着重要作用。患疾病时，由于病因的损伤作用，自稳调节某一方面发生紊乱，引起相应的功能和代谢障碍，进而通过连锁反应使自稳调节的其他方面也相继发生紊乱，从而引起更为严重的生命活动障碍。例如，某些病因所致胰岛素绝对或相对不足，或靶细胞胰岛素受体下降，引起糖尿病。糖代谢紊乱进一步发展导致脂肪代谢紊乱和蛋白质代谢紊乱，易并发动脉粥样硬化；又如，体内对细胞的增殖和凋亡存在严格的调控，既有促进增殖和凋亡的机制，又存在抑制增殖和抗凋亡的机制，如这种调控的平衡失调，导致促细胞增殖的因素过强，而凋亡过程减弱或发生障碍，则容易发生肿瘤。此外，在自稳调节中，神经内分泌系统过度激活也会对机体造成不利后果。如当心肌受损，心肌收缩力降低时，由于心排出量减少可致神经核内分泌系统的激活，导致儿茶酚胺、血管紧张素分泌增多，以增加心排出量。但是如果分泌过多，则不仅使小血管收缩增加了心肌的后负荷，还对心肌有直接的毒性作用，因此，反而可推动心力衰竭的发生和发展。以上说明自稳调节紊乱是疾病发生发展的基础。

三、损伤与抗损伤反应不协调

致病因素作用于机体可引起机体的损伤。同时，机体调动各种防御、适应和代偿功能来对抗致病因素及其所致的损伤。两者互相依存又互相斗争，贯穿于疾病全过程。双方作用力量的对比，决定着疾病的发展方向和结局。损伤性变化占优势时，疾病就恶化甚至造成死亡，反之，病情趋向缓解或痊愈。例如，创伤引起的组织破坏、血管破裂、出血、组织缺氧等都属于损伤性变化，而动脉血压下降和疼痛引起的反射性交感神经兴奋及血管收缩，有助于维持动脉血压，保证心脑血氧供应及减少出血，故属抗损伤反应。

损伤与抗损伤反应之间无严格的界限，有些变化可有双重作用，并且可以互相转化，过强或持续时间过长的抗损伤反应易于转为损伤。例如，肠道传染病引起的腹泻，一方面使机体丢失体液，可引起脱水甚至低容量性休克，这是腹泻的损伤作用，另一方面又有利于细菌和毒素的排出，具有抗损伤意义。再如，烧伤早期的血管收缩有助于维持动脉血压具有抗损伤意义，持续的收缩则加剧组织器官缺血缺氧，这说明原来具有重要抗损伤意义的血管收缩，到休克晚期已转化为具有严重损伤作用的变化。有时抗损伤反应过强，反而具有损伤作用。例如，创伤感染使组织细胞合成和释放一氧化氮（NO），后者对机体的作用有两面性，量较小时对机体具有保护作用，大量产生则有损害作用。

四、因果转化和恶性循环

因果转化是指在原始病因的作用下，机体发生某种损伤性变化，这种变化一方面作为结果，同时又作为新的原因引起新的变化，原因、结果交替出现，互相转化，推动着疾病的发展。在不同的疾病或同一疾病的不同阶段，因果转化可以向坏的方向发展，形成恶性循环（vicious cycle），从而导致死亡；也可以向好的方向发展，形成良性循环，最后使疾病痊愈。例如，外伤性急性大量出血→血容量减少、血压下降→反射性小血管收缩→组织器官缺氧→微循环淤血→回心血量和心排出量减少→加重组织缺氧→大量血液淤积在微循环内→心排出量进一步减少……如此循环，致使每一次因果转化均可使病情进一步恶化。如果采取有效的止血、输血，正确使用血管活性药物、纠正酸中毒等措施阻断恶性循环，可使病情向有利于机体康复的方向发展。

五、局部与整体相互影响

任何疾病都有局部表现和全身反应。在疾病过程中，局部与整体互相影响，互相制约。例如，肺结核病的病变主要在肺，但一般都会出现发热、盗汗、消瘦、心悸、乏力及血沉加快等全身反应，另一方面，肺结核病也受全身状态的影响，当机体抵抗力增强时，肺部病变可以局限化甚至痊愈，抵抗力降低时，肺部病变可以发展，甚至扩散到其他部位，形成新的病灶。

六、康复与死亡

疾病都有一个发生发展过程，不同的疾病其发展经过不尽相同，大多数疾病发展到一定阶段后将结束，这就是疾病的转归。相同的疾病其结局并不一样，不同的疾病可有相同的结局，任何疾病的转归和结局均不外乎完全和不完全康复与死亡。

（一）康复（rehabilitation）

完全康复亦称痊愈，是指疾病时所发生的损伤性变化及其表现（包括各种症状和体征）完全消失，机体的自稳调节恢复正常。这种转归最常见。有些传染病痊愈后机体能获得特异性终生免疫。

不完全康复是指疾病损伤性变化得到了控制，主要症状、体征和行为异常已经消失，但机体的功能、代谢和形态结构并未完全恢复正常，只是通过机体的代偿维持内环境的稳定，有时可留后遗症。机体的代偿可分为功能代偿、代谢代偿和结构代偿三种方式，实际上三者常联系在一起，不易分开。例如，风湿病后遗留的二尖瓣狭窄或关闭不全，通过心率加快、心肌收缩力增强、核酸和蛋白质合成加强、心肌肥大等方式的代偿而维持相对正常的生活，在某种原因或诱因的作用下（如感染或体力负荷过重）可导致心力衰竭的发生。

（二）死亡（death）

1. 死亡　是指机体作为一个整体的功能永久性停止和生命活动不可逆转的终结，是生命的必然规律。死亡分为生理性死亡和病理性死亡两种。生理性死亡是指机体各组织器官自然老化所致的死亡，又称老死或自然死，也有人称“健康”的死亡。从自然规律看，个体生命周期完成而退出人类社会，正是为新的生命开辟道路，因此人们应当尊重这样的死亡。然而真正的生理性死亡实为罕见。病理性死亡，有人称“非健康”的死亡，是指人与生存环境非和谐适应而导致的死亡，包括病死、灾害事故致死、他杀和自杀等。病死是疾病进行性恶化的结局，是医学中最常见的死亡类型。近几年有人提出对深受疾病痛苦折磨，采用各种治疗手段而不能康复的患者，实施“安乐死”这种特殊方式来解决病理性死亡。“安乐死”（euthanasia）一词原于希腊文，原意指“快乐的死亡或尊严的死亡”，目前大多理解为“无痛苦的仁慈助死”，是否可行，尚有争论，应解决伦理道德、法律和适应证等问题。多年来医学一直沿用的传统观念，死亡是一个过程，包括三个时期：濒死期，亦称临终状态；临床死亡期，其标志为呼吸停止、心跳停止、瞳孔散大和反射消失，一般持续6～8分钟，经抢救有可能使患者“死而复生”；生物学死亡期，是传统观念认定的死亡过程的最后阶段，整个机体已不可能复活。

2. 脑死亡（brain death）　由于医学科学的进步，复苏（resuscitation）技术的普及与提高、器官移植的开展及有关伦理和法律的需要，对死亡有了新的认识，1968 美国哈佛医学院提出死亡是不可逆转的“脑死亡”，有四项诊断标准。同年，WHO 也对死亡提出类似的四项诊断标准。随后于1970 年加拿大和日本，1974 年英国皆陆续对“脑死亡”提出五条、六条或两条诊断标准。目前认为，死亡是机体作为一个整体的功能永久性停止。脑死亡是指全脑功能（包括大脑半球、间脑和脑干各部分）的不可逆性的永久性丧失，机体作为整体的功能永久性停止。其判断标准如下：①不可逆的昏迷和大脑无反应性；②呼吸停止，进行15 分钟人工呼吸仍无自主呼吸；③瞳孔散大与固定；④脑神经反射消失（如瞳孔反射，角膜反射、咳嗽反射、吞咽反射等均消失）；⑤脑电波消失；⑥脑血循环完全停止（脑血管造影）、在没有条件做脑血管造影，脑电图以及用起搏器、人工呼吸进行抢救无效时，可根据自主心跳、呼吸的永久性停止来诊断死亡，因为此时已发生全脑功能的永久性丧失。

七、衰老和老年病

WHO 统计全世界人类平均寿命 1997 年为 66 岁，超过 65 岁的老年人达 3 亿 9 千万，占总人口 6.6%，预期到 2025 年平均寿命为 73 岁，超过 65 岁的老年人将达到 8 亿，占总人口的 10%。我国是世界上老年人口最多的国家，也是世界上人口老年化速度最快的国家之一。目前在我国≥60 岁的老年人口已达到 1.69 亿，并且将以每年增长约 1000 万人的速度快速递增，预期到 2025 年我国超过 60 岁的老年人将达到 2 亿 7 千 4 百万。因此，人口老龄化是 21 世纪我国乃至世界面临的严峻挑战。研究衰老的原因和机制的目的不是使人长生不老，而是预防和延迟“老年病”的发生，保持老年人健康和独立生活或活动的能力，从而提高老年人的生活质量，减少社会和家庭成员的负担。

（一）衰老（senescence）

又称为老化（aging），是机体在发育成熟之后所必然经历的一个体内各种机能活动进行性降低的过程。衰老是一种生命的表现形式和不可避免的生物学过程，衰老在进化上带有强制性。任何动物机体都将有序地经历诞生、发育、成熟、衰老和死亡等生命历程的各个阶段。所以说衰老是一个生理过程。但是，在衰老过程中，由于机体对外界环境变化的适应和代偿能力下降，体内自稳调节脆弱，所以衰老的机体极易患各种疾病。

衰老的表现和特征为：

1. 普遍性、进行性和衰退性是衰老的特征。衰老无一例外地存在于各种生命体内，并出现在生命体的所有脏器和组织内，衰老是一个缓慢、逐渐、持续和单向进行的不可逆过程，在衰老过程中，各脏器的组织结构普遍发生了退行性变，机体整个功能进行性降低，维持机体内环境稳定的能力明显减退。

2. 白发、秃发、皮肤皱褶、老年斑、耳聋、视物模糊、驼背、行动迟缓等，均为老年人的一般外貌形态特征。此外，衰老尚表现在以下诸方面，如大脑皮层神经细胞减少、胶质成分增加，神经元内脂褐素沉积，反射减弱；下丘脑垂体肾上腺皮质相互作用障碍，靶器官的皮质醇激素受体减少；免疫系统对非己抗原反应性降低和对自身组织抗原反应性增强；心肌细胞出现脂褐素沉积，胶原纤维增多，心肌顺应性降低等。

（二）衰老的原因和机制

现已提出 200 多种学说，大致可分为两类。

1. 不可逆损伤学说　认为衰老是机体在生活过程中发生的不可逆损伤或随机错误逐渐累积的结果。

（1）差误蛋白质的合成（差误学说）　细胞在合成蛋白质时可能发生某些差误，使个别氨基酸参入蛋白质，从而产生差误蛋白质（error containing protein）。后者的大量堆积，势必导致细胞的正常代谢、结构和功能发生进行性障碍，进而引起细胞衰老和死亡。

（2）体细胞突变　环境中各种有害因子，如电离辐射、化学致癌剂、病原体感染等，均可能引起基因突变和染色体畸变，结果使体细胞在 DNA、RNA、蛋白质的转录和翻译过程中出现差误，从而导致细胞突变，这是一种更为严重的差误。

（3）生物大分子交联　人体组织和细胞内有大量可发生交联的成分（如蛋白质、核酸、脂质和胶原等），可以在交联因子（如自由基、醛、醌、高温等）作用下发生交联。胶原的交联可堵塞营养补给和废物排出通道。细胞内蛋白质发生交联时，可形成既不能分解，又不能排出的巨大分子，构成所谓的细胞内的“冻结代谢池”（frozen metabolic pool）而滞留细胞内，影响细胞的正常代谢和功能。特别是DNA、RNA等发生交联可导致遗传信息的传递，以及蛋白质的合成等一系列正常生命活动发生严重障碍。脂质的交联，特别是膜脂之间或膜脂与膜蛋白之间的交联，则可造成生物膜的结构和功能障碍。

（4）自由基和其他　自由基学说认为生物体的衰老过程是机体的组织细胞不断产生的自由基积累结果，自由基可以引起DNA损伤从而导致突变，可使细胞中的多种物质发生氧化，损害生物膜，还能够使蛋白质、核酸等大分子交联，影响其正常功能。可以说，在上述三种衰老机制中，体内自由基产生增加均起十分重要的作用。此外，也有人得出衰老的发生与免疫功能减退，神经中枢和内分泌功能减退及肠道菌群失调等有关。

2．程序衰老学说　认为衰老是由遗传确定的一个有序的过程。每一种生物都有自己受遗传控制的“时间计划”，按照出生、发育、成熟、衰老和死亡的先后，有序地进行，故有人称之为衰老的“生物钟”学说。例如，近几年提出的基因阻遏平衡论，认为多细胞生物体的一定基因有被阻遏的特性。根据打开和关闭的顺序，多细胞生物的基因可以分为若干级，每一级基因的活化都需要上级基因的产物和某些诱导因素。基因活性的维持最终要追溯到受精卵的条件，但是受精卵的条件已经不复存在，特定细胞中上级基因的产物和特定诱导条件都在逐渐减弱，这使基因表达减弱，细胞功能减弱，导致衰老。由于缺乏了上级基因启动子，所以不同类型细胞中表达的不同分化基因都有向阻遏方向平衡的趋势。

（三）衰老与疾病的关系

虽然衰老是生理过程而不是疾病，但衰老机体易发生疾病，并有其特有的疾病谱和表现特点。

1．衰老机体的特有疾病谱　冠心病、脑血管病、恶性肿瘤、老年性痴呆（Alzheimer disease，AD）、骨质疏松症（osteoporosis）、忧郁症、慢性阻塞肺疾病（哮喘、呼吸衰竭、肺心病、肺性脑病）、感染、糖尿病等。

2．老年人患病的特点

（1）多种病理变化同时存在　即同一个体同时可患多种老年病，一个患病器官可有多种病变共存。例如，心脏可同时发生动脉硬化、心肌肥大、心肌硬化、瓣膜病变及传导系统退行性变性等。

（2）同一疾病的表现与年轻人不同　老年人反应性低下，尽管感染的程度较重，却常常只发热低，白细胞增加不显著，自觉症状也不明显。例如，老年人患肺结核，临床症状典型者仅占25.2%，但并发症多。

（3）易发生意识障碍　老年人易发生脑血管意外、糖尿病性昏迷。有时轻微的发热或腹泻，也会引起老年人意识不清。

（4）易发生水和电解质代谢紊乱　这是由于老年人组织器官萎缩、体细胞容量明显减少，调节能力减退，加上口渴中枢敏感性降低而不易引起口渴。

此外，用药时也应考虑老年人的特点。因胃肠道吸收功能减弱，老年急症患者宜静脉给药。因血浆蛋白比青壮年人减少20%，对某些与之结合的药物在老年人宜减量慎用。因老年人肝细胞微粒体酶活性下降，受此酶灭活的药物半衰期显著延长，血浆药浓度升高，宜减少该药物用量和延长用药间隔时间。因老年人肾脏排泄功能下降，经肾脏排泄消除的药物剂量需相应减少。

（吴其夏）

参考文献

[1] 吴其夏，余应年，卢建主编. 病理生理学. 第二版. 北京：中国协和医科大学出版社，2003

[2] 金惠铭，王建枝主编. 病理生理学. 第七版. 北京：人民卫生出版社，2008

[3] Huether SE, McCance KL. Understanding Pathophysiology. 4th ed, St. Louis, MO, Mosby Elsevier, 2008

[4] Copstead LC, Banasik JL. Pathophysiology. 4th ed, St. Louis, Missouri, Saunders Elsevier, 2010

[5] Gerber A, Hentzelt F, Lauterbach KW. Can evidence-based medicine implicitly rely on current concepts of disease or does it have to develop its own definition? J Med Ethics, 2007, 33: 394-399

[6] Holtz TH, Holmes SM, Stonington S, et al. Health is still social: Contemporary examples in the age of the genome. PLoS Med, 2006, 3: e419

细胞分子病理生理学篇

第二章 遗传与疾病

传统的遗传与疾病的关系最先是通过对较少的单基因疾病而得知的。现知几乎所有疾病可能除了外伤以外都有遗传成分存在。分析患者的家族史发现，在一些常见疾病如高血压、心脏病、哮喘、糖尿病和精神疾病中都发现有明显的遗传背景。体细胞中控制细胞生长、凋亡和分化的基因突变为其细胞遗传学基础的肿瘤，其发生也有明显的遗传易感性倾向。许多基因和环境因素都可影响这些多基因或多因素（复杂）疾病发生的风险。当前主要挑战是阐明遗传成分在这些复杂疾病中的关联。最近发表的有关人类单核苷酸多态（single nucleotide polymorphism，SNP）单体型 HapMap 计划研究结果提供了一个全基因组关联研究（genome wide association study，GWAS）的基础资源。

虽然遗传性疾病的表型是多样的，但它的发生机制却是单一的。大多数遗传性疾病是由于 DNA 序列的改变，较少的还有因染色体重排所致的一组紧密连锁的基因的缺失或重复。大缺失可累及基因的一部分或整个基因，若累及多个基因将引起所谓的连续基因综合征（contiguous gene syndrome）。若在同源基因间发生不等交换（unequal crossing-over/unegual crossover）则导致融合基因突变（fusion gene mutation）。此外，线粒体是人类细胞中除细胞核外唯一具有自身遗传物质的细胞器，线粒体基因突变也可诱发遗传性疾病。

遗传性疾病的原因除基因突变外，还可由于细胞发育过程中减数分裂和有丝分裂异常导致染色体数目或结构的改变，这可涉及整个基因组（如多一套额外染色体的三倍体型）、也可涉及个别染色体。

大部分遗传性疾病中机体的每一个细胞都带有突变的基因或基因群，它遗传自一突变的卵细胞或精子细胞（性细胞）。性细胞的基因突变也可发生在性细胞的发育过程中，在这种情况下，亲本个体的体细胞并不带有此种突变，而受累个体带有一“新突变基因”。若突变发生在早期胚胎发育过程中，受累个体可形成一由突变的和无突变细胞组成的嵌合体。根据突变发生的时期和细胞类型，这种突变也可出现在部分（但非全部）性细胞中（性系细胞嵌合体）或出现在部分（但非全部）体细胞中（体细胞嵌合体）或两者都有。由于性系细胞嵌合体的突变只会传递给部分后代，在判断遗传类型时将会产生某些迷惑。

近年在表观遗传研究中取得的进展，已发现表观遗传机制在遗传性疾病也有作用。

第一节 遗传变异和疾病遗传易感性

一、遗传变异的种类

人类的遗传变异（genetic variantion）一般分为常见和罕见两类，前者与多态性（polymorphism）同义，是指在人群中遗传变体的次要等位基因频率（minor allele frequency,

MAF）≥1%，而罕见遗传变异的 MAF<1%。人类遗传变异也可按其核苷酸组成分类，最粗广的可分为单核苷酸变体（single nucleotide variants）和结构性变体（structural variants），后者又有插入/缺失变体（insertion/deletion variant）、大块置换（block substitution）、倒位变体（inversion variant）和拷贝数变体（copy number variant）等多种类型。大部分变体可能是中性的，即它们对表型的变异并无影响。

单核苷酸多态是个体间最常见的遗传变异，据估计，人类基因组中每 1000 个核苷酸就有一个 SNP，人类 30 亿碱基中共有 300 万以上的 SNPs。SNP 遍布于整个人类基因组中，根据 SNP 在基因序列中的位置，可分为基因编码区 SNPs（coding-region SNPs，cSNPs）、基因周边 SNPs（perigenic SNPs，pSNPs）和基因间 SNPs（intergenic SNPs，iSNPs）三类。在已完成完全测序的 4 个个体基因组的分析提示这个原始估计大致是正确的，已确定的 SNP 及其信息存贮在 single nucleotide polymorphism database（dbSNP）数据库中。在同一个基因组区间（genomic interval）上的 SNP 等位基因常和另一个相关联。这种关联性结构，或连锁不平衡（linkage disequilibrium，LD）在基因组间和不同群体间是复杂而不可预测的。根据国际单体型图计划（international HapMap project）的研究结果，MAF 大于 5% 的 SNPs 在白人和亚洲人群可归纳在 550 000 LD 群（LD bins）中。对于结构性变异由于其检测技术的发展只在最近才被关注，因此获得的资料甚少。但已有资料证明，在人类结构性变异至少占所有变异的 20% 以上，构成变异基础的 70% 以上。研究显示在基因组特定区域中常见的短缺失（1～5bp）和较大的结构性多态存在于带有标签 SNPs 的 LD 中。

二、疾病遗传易感性的研究方法

克隆或鉴定遗传疾病相关的基因以往最主要的方法为定位克隆（positional cloning）技术。首先从大量收集的患者家系中通过家系连锁分析资料、染色体区带分析数据等了解致病基因的遗传分离方式，找出与该基因紧密连锁的遗传标志，如序列标签位点（sequence-tagged site，STS）标志、微卫星标志（microsatellite marker）、SNP 标志等以及它们在染色体上的位置。然后通过染色体步移（chromosome walking）、染色体区带显微切割等技术，获得基因所在区段的 DNA 片段叠连群（contig），绘制出更精细的染色体图谱并确定含有候选基因的染色体片段。最后从定位的染色体区段内分离和克隆所要的基因，再进一步研究该基因的功能。

技术进步使原本一次只测试一个 SNP 而发展成在一个体中测试数百万个 SNP 成为可能。这就构成可通过全基因组关联分析（GWAS）发现常见遗传变体与各种常见性状和疾病间的联系的基础，而不必像定位克隆策略那样需要先从家系分析着手预先确定假设致病基因所在的染色体上的位置。在冠心病、肥胖、2 型糖尿病、精神分裂症和肿瘤等研究中，应用该技术取得了显著进展。GWAS 不仅发现了很多以前并不知晓与所研究的复杂性状及其易感性有联系的基因或基因组座位，而且还发现了对于某一特定疾病的“分子亚表型”（molecular subphenotype）的存在：即对某一特定疾病发生，总体而言可涉及多条潜在的通路，但就特定个体而言只涉及其中一条或一组通路。例如，2 型糖尿病发生遗传倾向涉及影响胰岛 B 细胞形成和功能以及影响空腹血糖和肥胖等多条通路，但并非每个相关个体都涉及这些通路。GWAS 确认了 18 个基因组区间与白人 2 型糖尿病风险有关。这些基因有：①

与胰岛 B 细胞形成有关的 *CDKN2A*，*2D*（cyclin-dependent kinase inhibitor 2A，2D）；②与 B 细胞功能和胰岛素分泌有关的 *CDKAL1*（CDK5 regulatory subunit associated protein 1-like 1）、*HHEX*（hematopoietically expressed homeobox）、*IDE*（insulin-degrading enzyme）、*KCNJ11*（potassium inwardly rectifying channel，subfamily J，member 11）、*SLC30A8* [solutecarrier family 30（zinc transporter），member 8]、*TCF7L2* [transcription factor 7-like 2（T-cell specific，HMG-box）]；③与空腹血糖控制有关的 *MTNR1B*（melatonin receptor 1B）；④与体重指数相关的 *FTO*（fat mass and obesity associated）；⑤与脂肪细胞分化有关的 *PPARG*（peroxisome proliferator-activated receptor gamma）；⑥与胰岛素信号通路调节有关的 *IGF2BP2*（growth factor 2 mRNA binding protein 2）以及在统计学上与 2 型糖尿病有关联但其作用尚不清楚的 *ADAMTS9*（ADAM metallopeptidase with thrombospondin type 1 motif，9）、*CAMK1D*（calcium/calmodulin-dependent protein kinase 1D）、*HNF1B/TCF2*（HNF1 homeobox B/transcription factor 2，hepatic）、*JAZF1*（JAZF zinc finger 1）、*NOTCH2*（Notch homologue 2）、*THADA*（thyroid adenoma associated）、*TSPAN8*（tetraspanin 8）、*WFS1*（Wolfram syndrome 1）。这些基因中只有 4 个是以前在单基因型糖尿病研究中发现的罕见突变基因。传统的危险因子包括肥胖（高体重指数）、空腹血糖水平升高和导致胰岛素分泌减低的 B 细胞功能紊乱。GWA 研究还发现了一些新基因座位与 2 型糖尿病的这些表型有关，例如褪黑激素受体 1B（melatonin receptor 1B，MTNR1B）参与空腹血糖和 2 型糖尿病昼夜节律调节通路。该基因在 B 细胞功能紊乱中的功能是多样的，涉及胰岛增殖、胰岛素分泌和细胞通讯等。胰岛素样生长因子 2 mRNA 结合蛋白 2（insulin-like growth factor 2 mRNA binding protein 2，IGF2BP2）虽已知参与胰岛素信号传导的调节但并不知晓它在糖尿病发生中所起的作用。GWAS 的结果扩展了相关的通路数。

第二节　核基因突变与遗传病

一、突变的起源与类型

（一）点突变

只涉及一个核苷酸变化的突变称为点突变（point mutation）。核苷酸的替换若一个嘌呤（或嘧啶）被另一个嘌呤（或嘧啶）替换称为转换（transitions），若一个嘌呤/（或嘧啶）被另一个嘧啶（或嘌呤）替换称为颠换（transversion）。若此种变化发生在基因的编码区并从而改变其编码的氨基酸，则称为错义突变（missense mutation）。若碱基对的置换导致一终止密码子的形成，称为无义突变（nonsense mutation），由此编码一截短的蛋白。小的核苷酸缺失或插入可导致密码子读码框的移动，称为移码突变（frameshift mutation）。通常读码框的移动将导致在一新形成终止密码子处中断翻译而生成一长度不同的异常蛋白质片段。发生在蛋白质不同区域内的氨基酸置换也可能导致突变表型的发生。由于氨基酸的遗传密码子存在简并密码子（degenerate codon），有时单个碱基的置换并不引起编码蛋白质序列的改变，这种点突变称为同义突变（synonymous or same sense or silent mutation）（图 2-1）。DNA 序列变异发生频率在 1% 以上称为多态性，多态性通常并没有可见的表型改变。突变若发生在内含子序列和外显子交接处可破坏或形成剪接供体或剪接受体部位，从而在转录过程中生成剪接变体（splicing variant）并翻译成异常蛋白。突变也可发生在基因的调节序列中，这将导致基因表达水平的改变。

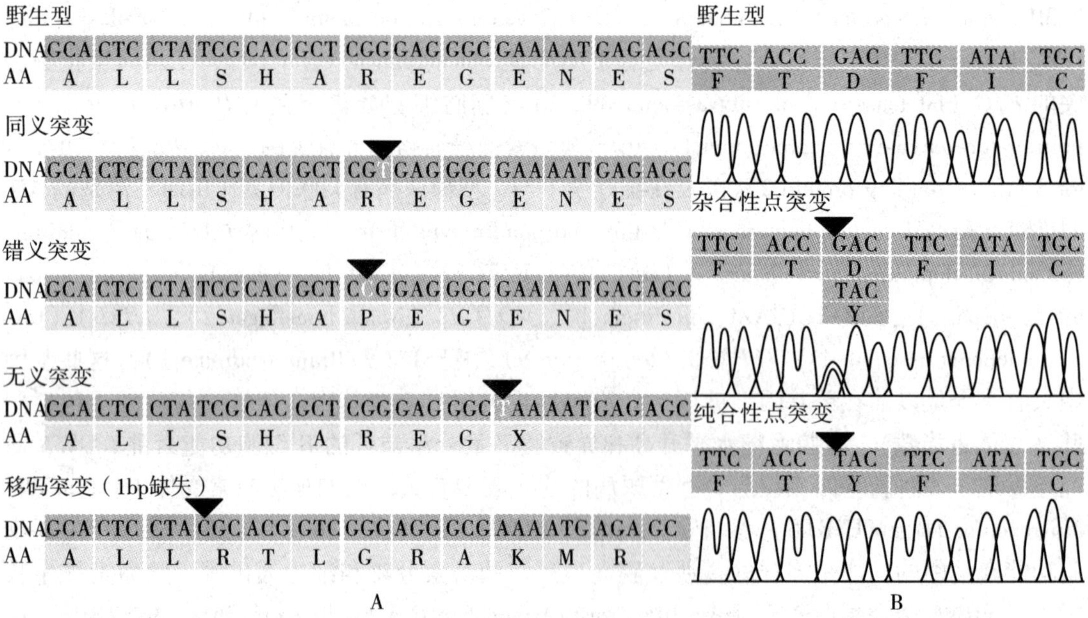

图 2-1　点突变的类型

A. 根据密码子编码氨基酸的变化的点突变分型；B. 纯合性和杂合性点突变的测序结果。修改自参考文献［2］。

点突变虽是遗传变异和疾病的重要因素，但由于许多点突变为沉默的而且有些并不能检出有表型改变，因此突变率（mutation rate）常难以确定。不同基因的突变率也不同，一般认为每次细胞分裂约为 10^{-10}/bp。卵母细胞在发育早期就已建立，完成卵子生成过程只需约 20 次细胞分裂；但完成精子生成在青春期有约 30 次而以后每年约有 20 次细胞分裂，因此新突变发生的概率在雄性性系细胞要比雌性高。此外，精子生成过程中新点突变的发生还与亲本的年龄有关。常染色体显性和 X 连锁疾病的新突变的发生率每代 10^{-5} ~ 10^{-6}/基因座位。

（二）基因缺失、重复

由于在性系细胞减数分裂中要发生 DNA 重组，而在交换的 DNA 序列间的结合部位是很精确的，因此通常它是高保真的。但有时同源序列间可发生误配将导致不等交换（unequal crossover）。其后果是在一条染色体上发生基因重复（gene duplication）而另一条染色体上发生基因缺失（gene deletion）（图 2-2）。例如，相当一部分生长激素基因（*GH*）的变化是基于不等交换。这是因为 *GH* 基因是一个大基因簇（gene cluster）的一个成员，在该基因簇中包括一个生长激素基因以及几个在结构上相关的绒毛膜生长催乳激素（chorionic somatomammotropin）基因和与正常基因高度同源但功能失活的伪基因（pseudogene）。这样的基因簇中含有多个排列成串的同源序列，这就特别有可能于减数分裂时在其间发生重组而最后导致基因重复或缺失。又如，编码醛固酮合酶（aldosterone synthase）的 *CYP*11*B*2 和编码类固醇 11-β 羟化酶（steroid 11β-hydroxylase）的 *CYP*11*B*1 在染色体 8q 上成串排列，这两个基因的序列有 95% 相同，也易于因不等交换而导致基因重复或缺失。重排的基因就含有与醛固酮合酶编码序列融合的 11-β-羟化酶调节区。这样醛固酮合酶就在肾上腺的 ACTH 依赖性束状带（zona fasciculata）中表达，而导致盐皮质素生成过多和高血压。此种遗传性疾病称为糖皮质激素可治性醛固酮增多症（glucocorticoid-remediable aldosteronism，GRA）。

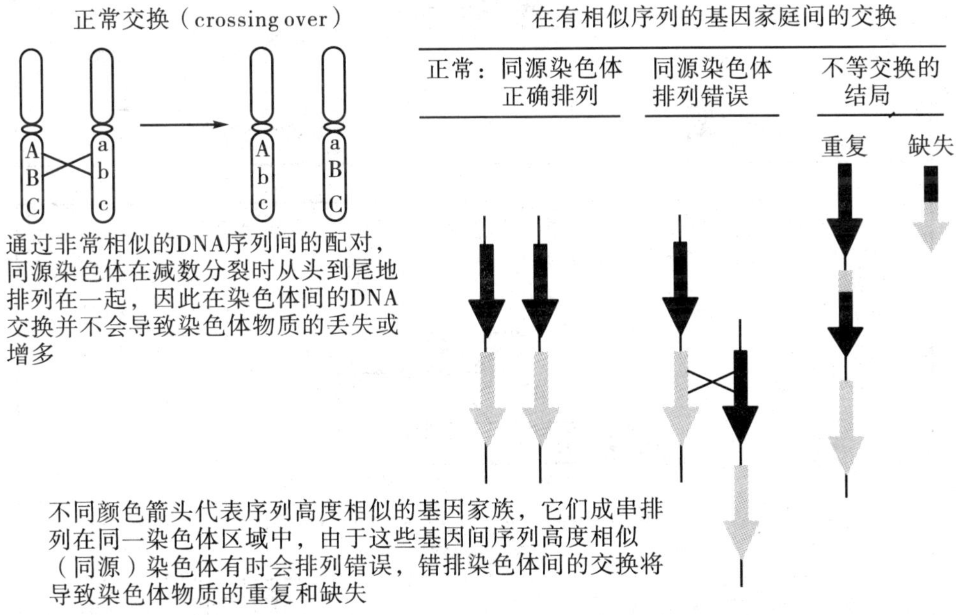

图 2-2　减数分裂中的交换和不等交换

修改自参考文献［2］。

基因转换（gene conversion）是指在同源遗传信息中发生非相互交换（non-reciprocal exchange），并用于解释一基因的一个内在部分被拷贝自另一个等位基因或基因座的同源片段所取代。这种改变可涉及几个至几千个核苷酸不等。其结果导致两染色体的一个短片段变得完全相同，但在其亲本中却是完全不同的（图 2-3）。假如这种交换发生在一个基因和与它相关的伪基因之间，就将影响该基因的功能。例如 21-羟化酶基因（*CYP*21*A*2）紧靠于一无功能的伪基因 *CYP*21*A*1*P*。已发现一些先天性肾上腺增生患者的 *CYP*21*A*2 基因中的核苷酸置换与伪基因 *CYP*21*A*1*P* 中的相当。因此基因转换也可成为基因突变的机制之一。在性系细胞中发生的减数分裂性基因转换也可导致在某些细胞中遗传性突变被“纠正”的现象，称为回复嵌合性（revertant mosaicism）。例如，常染色体隐性全身性萎缩性良性表皮水疱症（epidermolysis bullosa，generalized atrophic benign，又称 epidermolysis bullosa junctional，non-Herlitz type）在两个突变的 *COL*17*A*1（collagen，type ⅩⅦ，alpha 1）等位基因中有一个发生获得性回复突变而导致在临床上出现未受累的皮肤斑。

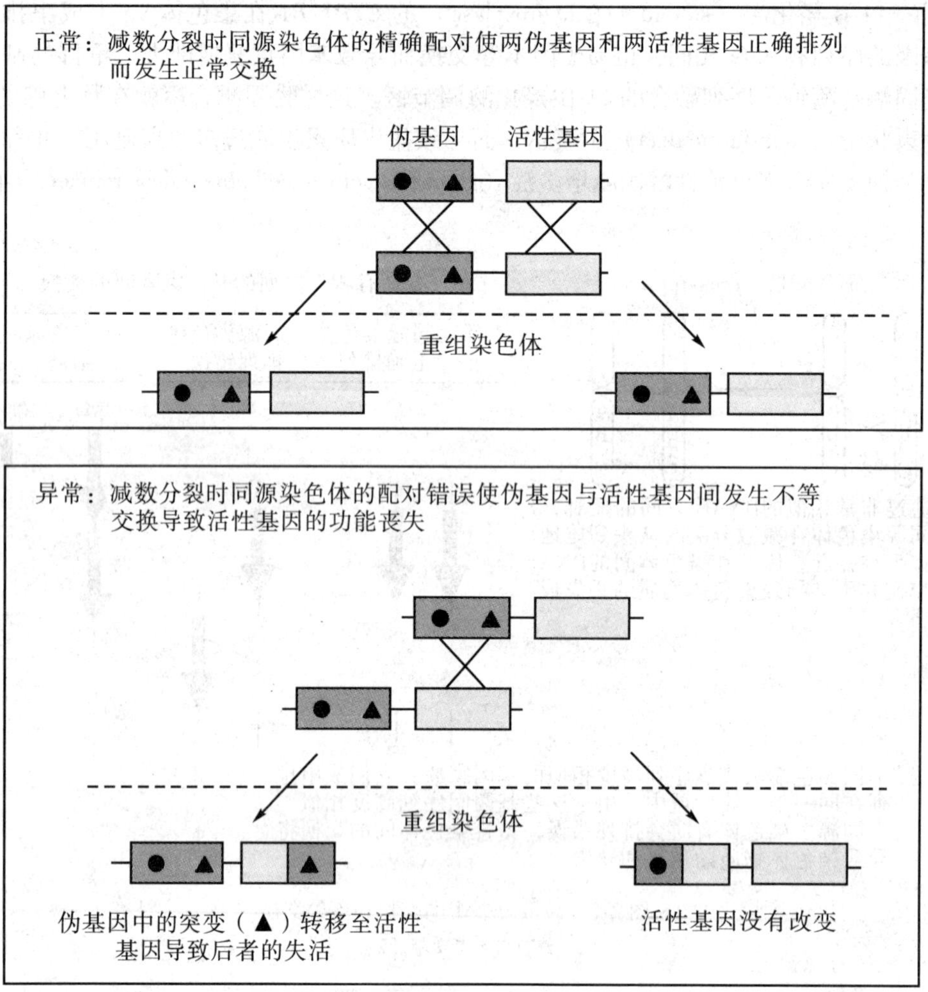

图 2-3 减数分裂中的基因转换

修改自参考文献［2］。

（三）基因突变对功能的影响

根据突变对功能的影响，可分为功能获得性突变（gain-of-function mutation）和功能丧失性突变（loss-of-function mutation）。功能获得性突变是典型显性的，即只要有一个等位基因受累就会发生表型改变。功能丧失性突变常为隐性的，即受累个体只有为纯合子或复合杂合子（同一基因中有两种不同突变存在）时该突变才能成为致病性突变。但在一个正常基因并不能维持正常表型时，可形成所谓的单倍不足（haplo insufficiency）而酷似显性遗传，但若患者带有两个拷贝的突变等位基因则症状将更为严重，因而更确切的应称为半显性（semidominant）。由于此等突变基因的纯合子很罕见，因此通常此类遗传病被描述为显性遗传。例如，在软骨发育不全（achondroplasia），患者间的婚配有 25% 后代为纯合子，其症状就要严重得多，多数在围生期就夭折。半显性在转录因子突变相关疾病中甚为常见。单倍不足也常见于涉及编码限速酶的基因突变，如血红素合酶（heme synthase）单倍不足即可导致血卟啉症（porphyrias）。基因剂量（gene dosage）增大也可导致疾病的发生，如*NROB*1（nuclear receptor subfamily 0，group B，member 1，又称*DAX*1）基因重复所致的剂量敏感性性逆转（dosage-sensitive sex-reversal）就是一个典型的例子。该基因定位于X染色体p21.3～21.2，编码一含有DNA结合功能域的蛋白质，可使其他核受体如视黄酸受体的DNA结合功能域失去作用，因此是这些受体介导的转录作用的显性失活性调节因子。*NROB*1在肾上腺、垂体、丘脑以及睾丸和卵巢的正常发育中有重要作用。它通过对*Sry*基因的拮抗性作用而又为一抗睾丸基因。该基因突变是X连锁先天性肾上腺发育不全和促性腺激素分泌不足性性腺功能低下（hypogonadotropic hypogonadism）的病因。X染色体中包括该基因在内的区域发生重复时，该基因的额外拷贝可阻止雄性生殖组织形成。即使在基因层面为雄性的XY个体，但表现为雌性。单个等位基因的突变也可因显性失活作用（dominant-negative effect）导致功能丧失，显性失活作用可通过以下机制干扰正常基因产物的功能：①突变蛋白干扰由它参与组成的多聚蛋白复合体的功能，例如成骨不全（osteogenesis imperfecta）中Ⅰ型胶原蛋白基因（*COL*1*A*1，*COL*1*A*2）的突变；②突变蛋白占领了蛋白质或启动子反应元件上的蛋白质结合部位，如甲状腺激素受体基因突变产物可结合至靶基因启动子反应元件上而成为正常基因产物的拮抗物而导致甲状腺激素抵抗症；③突变蛋白有细胞毒作用，如α_1抗胰蛋白酶缺乏症、常染色体显性神经垂体性尿崩症等。异常折叠的突变蛋白陷入内质网中而最终导致细胞损伤。

二、基因型和表（现）型的相关性

基因型（genotype）为机体或细胞的遗传组成，也用于表述在某一基因座上遗传的特殊等位基因组，而表（现）型则指某一基因表达后所能观察到的物理和/或生化特征，或指具有某一特定基因型的个体的临床表现。基因型和表型间的关联可受以下情况影响而出现迷惑。

（一）等位基因异质性和表型异质性

在同一个基因座位中有不同的突变基因的个体却有相同的表型，称为等位基因异质性（allelic heterogeneity）。例如，有许多β珠蛋白基因座的突变可导致β-珠蛋白合成障碍性贫血（β地中海贫血）(图2-4)，这反映不同类型的突变可改变蛋白质的结构和功能。这将影响遗传筛查策略设计。有些等位基因的不同类型的突变也可导致出现不同表型，此谓表型异质性（phenotypic heterogeneity）。例如，核纤层蛋白病（laminopathy）为编码核纤层蛋白A和C的*LMNA*基因突变所致的遗传性疾病。已知有12种常染色体隐性遗传病和4种常染色体显性遗传病由*LMNA*基因突变引起，其中包括几种类型的脂质营养不良（lipodystrophy）、Emery-Dreifuss肌营养不良（Emery-Dreifuss muscular dystrophy）、早老综合征、2B1型Charcot-Marie-Tooth病和一组症状相互覆盖的综合征。层序聚类分析（hierarchical cluster analysis）证明表型差异源自突变的位置。又如*FGFR*2基因突变可导致不相同的表型，如表现颅面骨性联结（craniofacial synostosis）的Crouzon综合征或头尖并指畸形（acrocephalopolysyndactyly）的Pfeiffer综合征。

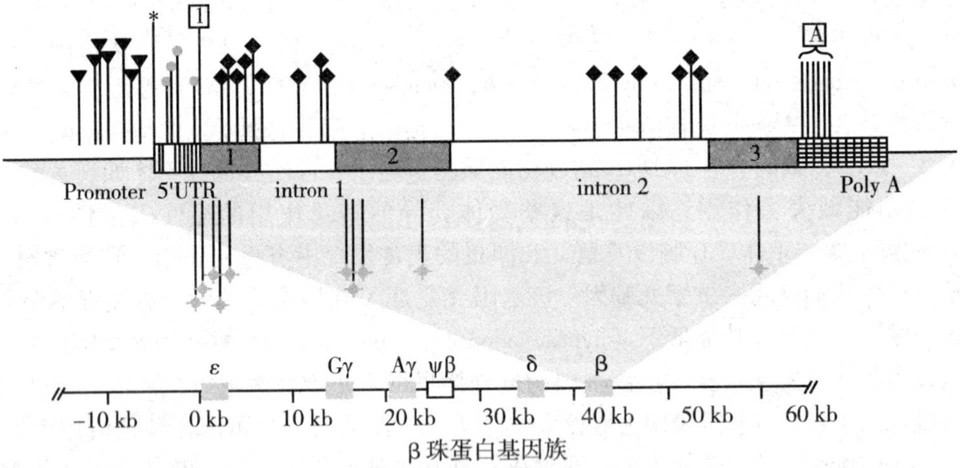

图 2-4 等位基因异质性：诱发 β 珠蛋白合成障碍性贫血的点突变

β 珠蛋白基因位于珠蛋白基因族中。点突变可发生在启动子区（▼）、CAP 部位（*）、5′不翻译区（●）、起始密码子（1）、任一个外显子（共三个）、内含子或多腺苷酸信号（A）中。有的突变为错义或无义突变（✦），有的引起 RNA 剪接异常（◆）。图中未显示 β 珠蛋白基因的缺失突变或珠蛋白基因座的大片缺失，它们也可引起 β 地中海贫血。修改自参考文献［2］。

（二）基因座或非等位基因异质性和拟表型

基因座或非等位基因异质性（locus or nonallelic heterogeneity）是指相似的疾病表型可由在不同基因座的基因突变所引起。这通常是由于有一个以上基因的编码产物构成一相互作用复合体中的不同亚单位或由于不同的基因产物参与同一个联级反应或生理学通路。例如成骨不全可由位于不同染色体上的 2 个不同前胶原蛋白基因 *COL1A1* 或 *COL1A2* 的突变所引起，因为它们的基因产物组成螺旋形胶原纤维的不同亚单位。肌营养不良综合征（muscular dystrophy syndromes）也可因不同基因突变所导致，而有 X 连锁型（Duchenne 或 Becker 型）、常染色体显性（1 型肢带肌营养不良，limb-girdle muscular dystrophy）、常染色体隐性（2 型肢带肌营养不良）等多种类型。编码肌营养不良蛋白（dystrophin）的 X 连锁 *DMD* 基因的突变是最常见的类型，表型改变在只有一条 X 染色体的半合子男性中表现。肌营养不良蛋白在肌肉中与膜结合的细胞骨架相连，在此蛋白复合体中不同组成成员的编码基因的突变也可导致肌营养不良综合征。由不同基因突变导致的表型相互重叠，从而形成非等位基因异质性。肌营养不良蛋白基因的突变也有表现为等位基因异质性的，根据该蛋白质的缺陷程度可有 Duchenne 型或较轻些的 Becker 型。此外，某些毒物或药物诱发的类似 Huntington 病的神经系统综合征以及由血管因素诱发的痴呆与遗传型早老性痴呆的表型特征相似等。这种由非遗传因素诱发拟似遗传性疾病的表现称为拟表型（phenocopy）。

（三）基因表现度和外显度

相同的基因突变在不同受累个体中可有不同强度的表型，这种现象称为可变的基因表现度（expressivity）。例如，常染色体显性 *MEN*1 基因突变导致甲状腺、胰岛和垂体等内分泌腺体的肿瘤。但不同腺体发生肿瘤的类型、肿瘤发生的年龄以及所产生的激素的类型在不同受累个体甚至在同一家系中可不尽相同。导致可变表现度的原因，部分是由于在正常的 *MEN*1 基因拷贝中是否有第二个突变存在或不同类型的细胞对 *MEN*1 突变基因的敏感性不同；还可能因修饰基因（modifier gene）和遗传背景对特定突变效应有影响。在单卵双胎中其遗传素质虽然是完全相同的，有时也会见到不同表现度，环境因素也可影响疾病的进程。例如，铁摄入量对血色病（hemochromatosis）的严重度的影响以及食物中苯丙氨酸的量对苯丙酮尿症进程的影响就是明显的例子。由此可见许多机制包括遗传和环境因素都可导致表现度差异的发生。

外显度（penetrance）是指在突变体基因型个体中出现表型改变的比例。若所有突变体携带者都有表型改变其外显度是完全的，若有些个体并无任何表型特征出现则为不完全的。呈不完全外显度的显性遗传病表现为隔代遗传，有只传递突变基因但不发病的突变基因携带者存在。例如，导致肥大型阻塞性心肌病（hypertrophic obstructive cardiomyopathy，HCM）的肌球蛋白结合蛋白 C 基因（*MYBPC*）突变为一显性突变，但只在一部分有该突变基因的个体中出现临床症状。没有症状的个体仍可将疾病传递给其后代。许多在出生后才发病的遗传性疾病，如在晚年才发病的 Huntington 病以及家族性肌萎缩性侧索硬化，出现症状的比例随年龄而异。

基因组印记（genomic imprinting）也可影响疾病的外显度，例如在 Albright 型遗传性骨营养不良（Albright hereditary osteodystrophy），突变的 *GNAS*1（guanine nucleotide binding protein alpha stimulating activity polypeptide 1）基因只有从母系获得突变基因的个体才会有临床表现。又如，遗传自父系染色体 15q11. 2-q12 上基因座的缺失者发生 Prader-Willi 综合征，其表型有胎儿活动度减低、肌张力低下、智力迟钝、身材矮小、性腺功能减退；而源自母系的该染色体区域的缺失导致 Angelman 综合征，又称快乐 - 木偶综合征（happy-puppet syndrome），其表型有智力迟钝、癫痫、共济失调和肌张力低下。此两综合征也可由单亲二体（uniparental disomy）导致，此时患者获得两个母系或两个父系染色体。

三、核基因突变诱发的遗传性疾病举例

（一）苯丙酮尿症

苯丙酮尿症（phenylketonuria，PKU）为常染色体隐性遗传性疾病，纯合子个体表型有代谢和临床两方面的表现：前者表现为高苯丙氨酸血症（hyperphenylalaninemia，HPA），后者表现为认知发育和功能损害。PKU 的遗传缺陷存在基因座异质性，可分为经典的和非经典的两种类型。前者因苯丙氨酸羟化酶（phenylalanine hydroxylase，PAH）编码基因突变，后者则因编码四氢生物蝶呤（tetrahydro biopterin，BH_4）再循环利用（再生）和合成所需的酶的基因突变（图 2-5）。非经典型只占 HPA 患者的 2% 左右，已知的相关基因有：参与 BH_4 再生的醌式二氢蝶啶还原酶（quinoid dihydropteridine reductase）基因（*QDPR*）、参与 BH_4 合成的 GTP 环化水解酶（GTP cyclohydrolase）基因（*GTPCH*）和 6-丙酮酰四氢蝶呤合酶（6-pyruvoyl-tetrahydropterin synthase）基因（*PTPS*）。有人将 BH_4 再生缺陷和 BH_4 合成缺陷有关基因突变所致的 PKU 分别称为Ⅱ型和Ⅲ型 PKU，而把经典的称为Ⅰ型 PKU。在

PKU，基因突变还表现广泛的等位基因异质性。Ⅰ型 PKU 有关的 *PAH* 基因定位于染色体的 12q23.2，由 13 个外显子组成。已记录的突变有 556 个，可发生在任一外显子和内含子序列中，也有发生在 5′-和 3′-UTR 中。其中错义突变占 60%、无义突变占 5%，缺失突变占 13%，插入突变占 2%，导致 RNA 剪接异常的突变占 11%。另有约 6% 为沉默（同义）突变。换言之，致病性突变已记录的约有 500 种，但在一个特定的群体中半数以上的患者由不到 10 种致病性突变类型引起。在Ⅱ型 PKU，*QDPR* 基因（有 7 个外显子）定位于 4 号染色体（4p15.3），已知有 21 种突变全部伴有 HPA 和神经递质不足。在Ⅲ型 PKU，*GTPCH* 基因（有 6 个外显子个）定位于 14 号染色体（14q22.1-q22.2）已发现 42 种突变，大部分与非 HPA dopa 应答性肌张力低下（non-HPA dopa-responsive dystonia，DRD）有关。*PTPS* 基因（有 6 个外显子个）定位于 11 号染色体（11q22.3-q23.3），已发现 28 种突变伴有 HPA。

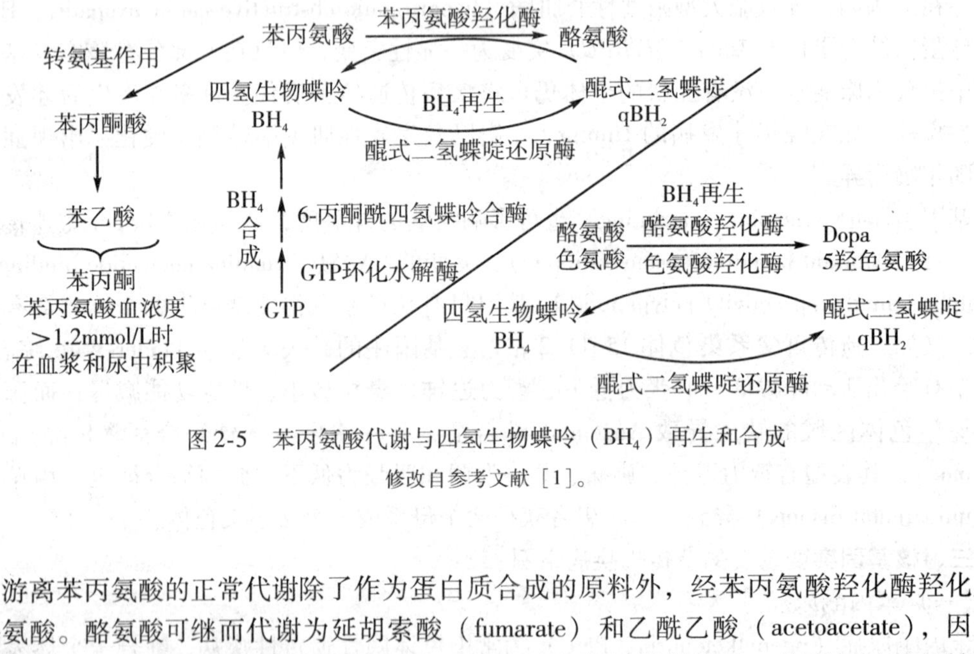

图 2-5　苯丙氨酸代谢与四氢生物蝶呤（BH_4）再生和合成

修改自参考文献［1］。

游离苯丙氨酸的正常代谢除了作为蛋白质合成的原料外，经苯丙氨酸羟化酶羟化后生成酪氨酸。酪氨酸可继而代谢为延胡索酸（fumarate）和乙酰乙酸（acetoacetate），因此苯丙氨酸的羟化不仅提供酪氨酸，而且还通过葡糖异生作用提供能量。苯丙氨酸通过转氨作用而形成苯丙酮酸。苯丙氨酸转氨基作用正常时并不生成苯丙酮酸，因其正常血浓度仅为 0.06～0.1 mmol/L，当其血浓度高于 1.2 mmol/L 时（高苯丙氨酸血症），苯丙氨酸经转氨基作用而生成苯丙酮酸（phenylpyruvate）和苯乙酸（phenylacetate），从而出现苯丙酮尿症。苯丙酮尿症患儿的临床表现是由高苯丙氨酸血症本身而并非由其代谢产物引起，即是底物积聚（substrate accumulation）的结果。苯丙氨酸羟化酶缺陷虽导致苯丙氨酸转化为酪氨酸受阻，但苯丙酮尿症患者并不会发生酪氨酸不足的表现，因酪氨酸尚可由苯丙氨酸非依赖性途径供给。苯丙氨酸除了引起脑的能量代谢、蛋白质合成和神经递质内稳态失常外，还会抑制中性氨基酸通过血脑屏障。患者出现的色素沉着过少可能是因苯丙氨酸过多对黑色素生成过程中的限速步骤——多巴醌生成的抑制作用所致。在非经典类型患者中出现的症状还可因有关酶的缺乏而导致其下游生物活性物质的生成障碍，即由所谓终端产物不足（end-product deficiency）所致。约有1%持续高苯丙氨酸血症患儿有羟化作用辅因子四氢生物蝶呤（BH_4）代谢缺陷。BH_4不仅对于苯丙氨酸羟化酶是必需的，而且也是酪氨酸羟化酶和色氨酸羟化酶所必需的。酪氨酸和色氨酸羟化酶的产物为儿茶酚胺能和羟色胺能神经递质。有BH_4代谢异常的患儿其表现不仅是由于底物积聚还有因终产物不足所致。患儿有肌张力低下、活动减少、发育退化等表现。食物中除需限制苯丙氨酸外还需补充DOPA（二羟基苯丙氨酸）和5-羟色氨酸。

苯丙酮尿症是环境因子如何影响基因型和表型关系的最好的例子之一。通过新生儿筛选的PKU患儿，给予合成饮食以控制苯丙氨酸的血浓度可阻断其表型的出现。在实现的初始阶段，普遍认为因HPA诱发的神经系统损害有一限定的窗口期，饮食控制可在发育期后停止。但目前发现，轻度HPA（>1.2mmol/L）对成人仍会导致神经心理和认知障碍。另一个重要的问题是，当经饮食治疗的女婴达到生育期而出现的“母系苯丙酮尿症”（maternal phenylketonuria）现象：胎儿在宫内受到母亲HPA的影响而发生先天性异常（小头、生长滞缓、先天性心脏病等），且与胎儿的基因型无关。控制孕妇自受孕至胎儿出生期的苯丙氨酸血浓度（安全浓度为0.12～0.36 mmol/L，远低于治疗PKU可接受的血浓度）有助于减低其发生率。因此发展基因治疗是一个重要的选择。

（二）遗传与肿瘤

人们对肿瘤与遗传的关系的认识在20世纪发生重大改变。当家族性腺瘤性息肉病（familial adenomatous polyposis，FAP）在100多年前被描述时，遗传性肿瘤综合征认为是非常罕见的。20世纪60年代进行的病例对照研究揭示了一个家族，其家族成员发生胃和结肠癌的风险高出对照群体3倍；对美国中西部两个大家族的研究显示，乳腺癌、卵巢癌和结肠癌的聚集由一常染色体显性方式传递，但此论点曾备受责难。直至20世纪80年代，FAP有关的基因被连锁至染色体5q并随后被定位于5q21后，相关研究进入一个肿瘤分子研究的新纪元。在20世纪90年代当分子遗传学家将不同部位的肿瘤与基因突变相链接之后，这种认识的转换才得以最终完成。遗传性肿瘤综合征一般有以下特征：在两位或两位以上的至亲中发生相同的或关联的肿瘤，在一位或一位以上的亲属中肿瘤的发生年龄较通常早，在成对器官中可发生两侧性肿瘤，同一个体中发生多个原发性肿瘤。已知肿瘤综合征有特异性肿瘤群集以及有肿瘤易感性的常染色体显性遗传的证据。目前至少已有70多种性系细胞基因突变与肿瘤易感性有关。

1. 遗传性乳腺癌　单基因显性遗传的乳腺癌约占所有乳腺癌的10%以下，但有人认为大部分所谓的散发性乳腺癌的易感性由多基因遗传因素决定。已发现的乳腺癌易感基因可分为三组：第一组为高风险度（≥5.0）等位基因，最主要的基因为*BRCA*1和*BRCA*2，以及很罕见的*TP*53、*PTEN*、*STK*11和*CDH*1基因；第二组先前称为低外显率基因，当前更合适的应称为中等风险度（≥1.5，<5.0）等位基因。此组中已知有4个基因*CHEK*2、*ATM*、*BRIP*1和*PALB*2基因；第三组基因是通过全基因组扫描获得，在15%～40%乳腺癌患者中存在。是较常见的变异但风险度很低（≥1.01，<1.5）。

（1）高风险度基因　通常大多数家族性乳腺癌与*BRCA*1或*BRCA*2基因突变相关联。

浆液性乳头状卵巢癌也是由 *BRCA*1 基因突变引起乳腺癌的一个特征表现，由 *BRCA*2 基因突变引起的则较为少见。因而此种遗传性乳腺癌被称为遗传性乳腺－卵巢癌综合征（hereditary breast-ovarian cancer syndrome，HBOC）。突变基因的携带者发生乳腺癌的风险为普通群体的 10～30 倍。*BRCA*1（定位于染色体 17q21）和 *BRCA*2（定位于染色体 13q12）基因皆为有 20 个以上外显子的大基因，分别编码由 1863 和 3350 氨基酸组成的蛋白质。除在 *BRCA*1 的 C 末端有一个在很多（>40 个）与 DNA 损伤应答有关基因中都具有的 BRCT 功能域外，该两基因与其他基因无同源结构。*BRCA*1/2 是保护细胞免受 DNA 损伤作用的通路中的重要成员。大部分已鉴定的基因突变主要发生于 *BRCA*1 基因的 RING 基序（motif）或 BRCT 区和 *BRCA*1 基因中与 PALB2 结合部位，从而导致编码一截短的蛋白。在另一个基因拷贝丢失后导致肿瘤的发生。*BRCA*1 相关乳腺癌细胞与其他乳腺癌不同为高度非整倍体性，不表达雌激素受体、孕酮受体和 HER2，但常表达细胞角蛋白 5 和 14、波形蛋白、表皮生长因子受体和 P-钙粘蛋白（CDH3）。这种表型称为基底样乳腺癌（basal-like breast cancer）。

*BRCA*1 和 *BRCA*2 基因在多个层次参与细胞的 DNA 损伤应答：与其他蛋白一起参与 DNA 双链断裂的修复；*BRCA*1 与 *TP*53 相互作用促进 *TP*53 的活性，从而参与在 DNA 损伤后由 $p21^{WAF1}$ 介导的细胞周期停顿；*BRCA*1 还参与转录调节、细胞周期控制和发育：它可与 RNA 聚合酶全酶和转录因子 CREB 结合提示它的转录调节作用；*BRCA*1/2 的转录水平还随细胞周期进展而改变，由 G_1 期的低水平逐渐升高而在 G_1/S 转折期达到最高，与细胞周期蛋白 A 的变化相平行，并发生细胞周期依存性磷酸化。提示它可能在 G_1/S 关卡控制中的起作用；*BRCA*1 或 *BRCA*2 基因的纯合性缺失小鼠在胚胎期死亡，*BRCA*2 基因部分缺失虽可存活，但生长迟缓并会发生胸腺淋巴瘤。这些都提示它们对发育的作用。

其他高风险乳腺癌基因［*TP*53（<0.5），*PTEN*（<0.5），*STK*11（<0.1），*CDH*1（<0.1）］导致的乳腺癌占所有乳腺癌的 1% 以下。*PTEN* 突变引起多种遗传综合征，包括 Cowden 综合征（Cowden Syndrome）和 Bannayan-Ruvalcaba-Riley-Smith 综合征（Bannayan-Ruvalcaba-Riley-Smith Syndrome）；*TP*53 突变引起 Li-Fraumeni 综合征（Li-Fraumeni syndrome），包括在 45 岁前在任何部位发生肉瘤和癌。

（2）中等风险度基因　目前鉴定的有 4 个 *CHEK*2、*ATM*、*BRIP*1 和 *PALB*2。这些等位基因在大部分群体中都较罕见。在国内尚未见相关报道。在荷兰和丹麦人群中，相关 *CHEK*2 1100delC 携带者约有 1%，在德系犹太人群体中 S428F 突变基因频率以及斯拉夫人中的建立者突变（founder mutation）频率也相似；*PALB*2 的建立者突变在芬兰和加拿大魁北克省人群中被检出。

（3）全基因组扫描鉴定出的易感基因　在 15%～40% 患乳腺癌妇女中存在，这些遗传变异对乳腺癌的风险度贡献很小（≥1.01，<1.5）。这些基因有：*CASP*8、*FGFR*2、*MAP*3*K*1、*AKAP*9、*LSP*1、*TOX*3，以及位于染色体 6q22、8q24、2q、5p 上的基因座。

2．遗传性结直肠癌（hereditary colorectal cancer）在不同恶性肿瘤中结直肠癌是有家族背景的最大群体之一。根据家谱和孪生子研究资料估计约有 30% 结直肠癌病例是遗传的。约有 5% 是由于高风险度突变基因的遗传，其他 20%～30% 是由于风险度较低但比前者更为常见的基因改变，如调节代谢的或被环境所调节的基因，或因多重敏感位点的叠加效应所致。最重要的高风险度基因有 *APC*，*MUTYH*（家族型息肉病）和 Lynch 综合征（Lynch Syndrome）基因（*MLH*1，*MSH*2，*MSH*6，和 *PMS*2）。

（1）伴腺瘤样息肉的遗传性结直肠癌　家族性腺瘤样息肉病（familial adenomatous polyposis，FAP）和 *MUTYH* 相关性息肉病（MUTYH-associated polyposis，MAP），前者为常染色体显性遗传，后者为常染色体隐性遗传。两者都先发生不同数目的腺瘤样息肉，并有较高风险的癌变倾向。其中 *APC* 基因突变属高风险度（≥5.0），特定的 *APC* I1307K 突变为中风险度（≥1.5，＜5.0）；*MUTYH* 突变则属低风险度（≥1.01，＜1.5）。

APC 基因定位于 5q21-q22，为一大基因，有 15 个外显子，编码一个有多种功能的大蛋白（310 kD，2843 个氨基酸）。已证明 FAP 患者生殖细胞中的 *APC* 基因突变最常见的是无义突变（nonsense mutation）(30%)、移码突变（1～2 个碱基的缺失或插入）(68%）或大缺失性突变（2%）而引入一个提前的终止密码，使编码蛋白在其 C-端区截断。大部分生殖细胞中的突变集中在外显子 15 的 5′端，该区域被称为突变聚簇区（mutation cluster region，MCR），最常见的突变密码子为 1061 和 1309 密码子。还有一种被称为衰减型家族性腺瘤息肉病（attenuated familial adenomatous polyposis，AFAP），其息肉多发生在大肠的近端，且数目较少（＜100 个），癌变的年龄也比典型的迟 15 年左右。其突变多为发生在基因 3′端导致截断的移码突变，或发生在外显子 3、4 和 5 中的无义/移码突变。一种错义突变 I1307K 主要在德系犹太人中存在。APC 蛋白作为一支架蛋白具有与多种蛋白相结合的部位，最重要的是 Wnt 通路成员 β-连环蛋白（β-catenin）和轴蛋白（axin）。着丝点相关微管和细胞骨架调节蛋白 EBI 也可与 APC 蛋白相结合。连环蛋白在细胞黏附和核信号通路中有重要作用。APC 的微管调节作用保证有丝分裂性染色体分离不发生偏差。APC 功能丢失导致核－连环蛋白的积聚，正规 Wnt 通路的激活就足以促进肠道的肿瘤形成。细胞骨架结构控制丢失可导致染色体不稳定和非整倍体形成。结肠外表现如皮脂囊肿、骨瘤、硬纤维瘤和甲状腺癌在这种家族中也较常见。

MUTYH 相关性息肉病是常染色体隐性遗传。在双等位基因突变携带者的结肠癌的风险度在 60 岁左右几乎为 100%。杂合性患者结直肠癌风险度在 1.5 以下。*MUTYH* 基因［mutY homolog（E. coli）］定位于染色体 1p34.3～p32.1，编码一糖基化酶——A/G 特异性腺嘌呤 DNA 糖基化酶（A/G-specific adenine DNA glycosylase）。它参与细胞碱基切除修复（base-excision repair），切除因氧化性 DNA 损伤形成的 8-氧化鸟嘌呤而导致误配的腺嘌呤。G∶C＞T∶A碱基颠换性突变是该碱基切除修复缺陷的征象。MUTYH 蛋白还可通过错配修复蛋白 MSH6 与 MutSα 相互作用。在有此缺陷的个体的结肠中的氧化性 DNA 损伤将导致继发的 G∶C＞T∶A突变。当这种突变发生在 *APC* 基因中将导致其功能丢失或失活，发生表型类同于家族性腺瘤样息肉病的常染色体隐性综合征——MUTYH 相关性息肉病。还有人报道过 *SMAD*4、*BMPR*1*A* 和 *STK*11 也为息肉相关基因但甚为罕见。

（2）Lynch 综合征　又称遗传性非息肉病性结直肠癌（hereditary non-polyposis colorectal cancer，HNPCC）。其基本缺陷为 DNA 错配修复的缺陷，是错配修复关键基因失活所致。它的发生是“二次打击”的结果。一个突变基因是遗传获得的（存在于生殖细胞中的突变），另一个则是在后来形成的（发生在肠道上皮中的体细胞突变）。在DNA链之间发生错配是在DNA复制时自然发生的，但有此缺陷时这种错配不能被修复，从而导致DNA序列特别是串联重复核苷酸如（T）n或（CA）n（n通常>5）的错误。当这种序列错误发生在关键基因（如*BAX*或*TGFBR*Ⅱ）中时启动癌变过程。

人类的错配修复（mismatch repair，MMR）基因已被克隆和鉴定，它们与大肠杆菌和酵母的DNA错配修复基因同源，而命名为*hMSH2*（定位于染色体2p22-p21）、*hMSH3*（定位于染色体5q11-q12）、*hMSH6*（定位于染色体2p16）、*hMLH1*（定位于染色体3p21.3）、*hPMS1*（定位于染色体2q31.1）和*hPMS2*（定位于染色体7p22）。Lynch综合征中发现的缺陷基因为*MSH2*、*MSH6*、*MLH1*或*PMS2*基因。缺陷基因携带者的患癌风险度在5.0以上。因*MSH2*或*MLH1*基因缺陷发生的结直肠癌在所有结直肠癌患者中所占比例为1%～2%，而因*MSH6*或*PMS2*基因缺陷发生的结直肠癌在所有结直肠癌患者中所占比例<1%。*MSH2*基因编码蛋白可分别与*MSH6*或*MSH3*基因的编码蛋白形成二聚体hMutSα（MSH2-MSH6）或hMutSβ（MSH2-MSH3），它们在错配修复的错配识别过程中起作用。前者识别碱基-碱基错配和小插入缺失错配，后者则只识别插入缺失错配；*MLH1*基因编码的错配修复蛋白MLH1也以异二聚体形式存在，与PMS2、PMS1或MLH3分别形成异二聚体hMutLα、hMutLβ或hMutLγ。只有MutLα肯定与肿瘤易感性有关。MutLα结合至MutS α和错配DNA形成的一三元复合体上并有外切核酸酶活性。

3. 其他结直肠癌易感相关基因　通过全基因扫描发现*CASP8*、染色体8q24、8q23（*EIF3H*）、10p14和11q23上的基因、*CRAC1*和*SMAD7*基因与结直肠癌易感性有关。这些遗传变异对结直肠癌的风险度贡献很小（风险度≥1.01，<1.5）。

第三节　线粒体基因突变与遗传病

线粒体是人类细胞中除细胞核外唯一具有自身遗传物质的细胞器。线粒体基因组由16 569bp组成，每一细胞可有上千个拷贝，其功能和基因产物共37个，包括2个rRNAs（12S和16S rRNA）、22个tRNAs和13个编码蛋白。蛋白产物有7个NADH-泛醌还原酶ND亚基（ND1、ND2、ND3、ND4、ND4L、ND5和ND6）、1个细胞色素b亚基（Cytb）、3个细胞色素C氧化酶亚基（COX Ⅰ、COX Ⅱ和COX Ⅲ）、2个ATP合成酶亚基（ATP6和ATP8），它们都参与细胞氧化磷酸化反应（oxidative phosphorylation，OXPHOS）。mtDNA的突变率约为胞核DNA的10倍以上。

一、线粒体遗传病的遗传性学特征

线粒体遗传病的遗传性学特征可以概括为4个方面，分别是：异质性和突变负荷、阈值效应、随机分配和母系遗传。正常细胞中所有mtDNA的拷贝都是相同的，即所谓的胞质基因均质性（homoplasmy）。由于mtDNA分子以多拷贝的形式存在，因此与核基因不同，线粒体基因突变往往只涉及线粒体基因组的一部分，从而构成胞质基因异质性（heteroplasmy）。细胞同时拥有突变型和野生型mtDNA基因组，并以突变负荷（mutation load），突变的mtDNA占全体mtDNA的百分数来衡量异质性的程度；若突变mtDNA拷贝数或突变负荷超过一定水平而野生型 mtDNA 不足以代偿时疾病就得以表现，即表型的表达依存于异常 mtDNA 的“阈值效应”（threshold effect）。胞质基因异质性在连续世代传延进程中可增强，这将导致线粒体疾患的变异表现增加。由于 mtDNA 疾病的发生及其临床表型取决于突变体突变负荷的高低，同时由于不同组织对能量需求不同，因此线粒体缺陷的临床表现既有特异性又变化多端。此外在细胞有丝分裂时传递给子代细胞的线粒体是随机的，因此在子代细胞中，突变 mtDNA 的比值是有波动的，因此表型也可有变化。此现象称为有丝分裂性分离（mitotic segregation）。线粒体遗传病的另一个重要特征为母系遗传。mtDNA 分子严格按照母系遗传方式进行传递，只有母本能将其 mtDNA 分子传递给下一代，即通过女儿传播给后代。这是因为在受精过程中，精子线粒体会被卵子中泛素水解酶特异性地识别并发生降解。若受精时卵子未能阻止精子中的 mtDNA 进入，由此形成的受精卵也会因发育异常而丢失。

二、线粒体基因突变与遗传病

由于认识和关注度方面的问题，过去一直认为线粒体疾病是很罕见的。但近年关于儿童和成人线粒体病的流行病学研究结果显示，其最低罹病率至少在 1∶5000。mtDNA 突变的主要类型为点突变和重排（缺失和重复）。根据人线粒体基因组数据库（MITOMAP）（http://mitomap.org/foswiki/MITOMAP）2010 年更新资料，文献中已报道的 mtDNA 基因碱基替换突变类型，在多肽编码基因（包括其控制区）有 257 种，在 rRNA 和 tRNA 基因有 194 种。缺失/单碱基插入突变分别有 128 和 6 种。有约 200 种的突变与疾病相关，可见线粒体基因组有非常显著的多态性，很多突变都是中性的并无致病性。突变引起的表型改变与 OXPHOS 缺陷相关，在优势依赖线粒体能量产生的器官，如眼、中枢神经系统等最易罹患。细胞能量产生降低至一定阈值以下时，线粒体会发生代偿性增生。线粒体细胞病变最常见的表现在横纹肌有运动无耐力、肌张力低下、包括面肌和咽肌的近端肌病（proximal myopathy）、外眼肌麻痹（external ophthalmoparesis）以及上睑下垂等；在心脏有节律失常、肥大型心肌病；在中枢神经系统有视神经萎缩、色素性视网膜病、轻度阵挛、痴呆、癫痫、感觉神经性耳聋、共济失调、卒中样发作、精神心理障碍等；在外围神经有轴突性神经病变、胃肠动力障碍；在内分泌系统有糖尿病、甲状旁腺功能低下、胰腺外分泌功能障碍、身材低矮等。

mtDNA 突变引起的遗传性疾病类型众多。因点突变导致的 Leber 遗传性视神经病（Leber hereditary optic neu ropathy，LHON）是人类母系遗传病的代表。以成人因视神经坏死引起视盲、中心视力迅速丧失为临床特征。该病由编码 OXPHOS 有关的酶复合物基因突变所致，涉及复合物Ⅰ的 ND_1 和 ND_4（NADH 脱氢酶亚单位 1、4）、复合物Ⅲ的 Cytb 以及复合物Ⅳ的 COⅠ亚单位肽链基因的点突变。其中 ND 基因核苷酸（np）11778G→A 点突变占 50%～70%；ND 基因 np3460G→点突变占 15%～25%。现知点突变引起的其他 mtDNA 基因病尚有肌阵挛性癫痫和粗糙红纤维（myoclonus epilepsy rough red fiber，MERRF）综合征（$tRNA^{Lys}$基因 np8344A→G 突变占 80%～90%）；线粒体脑肌病乳酸酸中毒及卒中样发作（mitochondrial myopathy encephalopathy lactic acidosis and stroke like episodes，MELAS）综合征（$tRNA^{Leu}$UUR 基因 np3243A→G 突变占 80%）；神经性肌虚弱、共济失调及色素性视网膜炎（neuropathy ataxia and retinitis pigmentosa，NARP）综合征（复合物 V-ATP 酶 6 基因

np8993T→G 突变)，以及成年型糖尿病伴耳聋（$tRNA^{Leu}$基因 np3243 A→G突变）等。由线粒体基因重排（缺失和重复）导致的，如 Kearns-Sayre 综合征（Kearns-Sayre Syndrome）等。后者是由于4. 9kb 的 mtDNA 缺失或重复引起眼肌麻痹、视网膜色素变性及心肌病综合征，缺失的基因涉及复合物Ⅳ的一个编码基因、复合物Ⅴ的2个基因及 tRNA 的5个基因，从而导致其相关复合物活性的完全或部分缺陷。图 2-6 为简化的线粒体基因组突变病图谱。

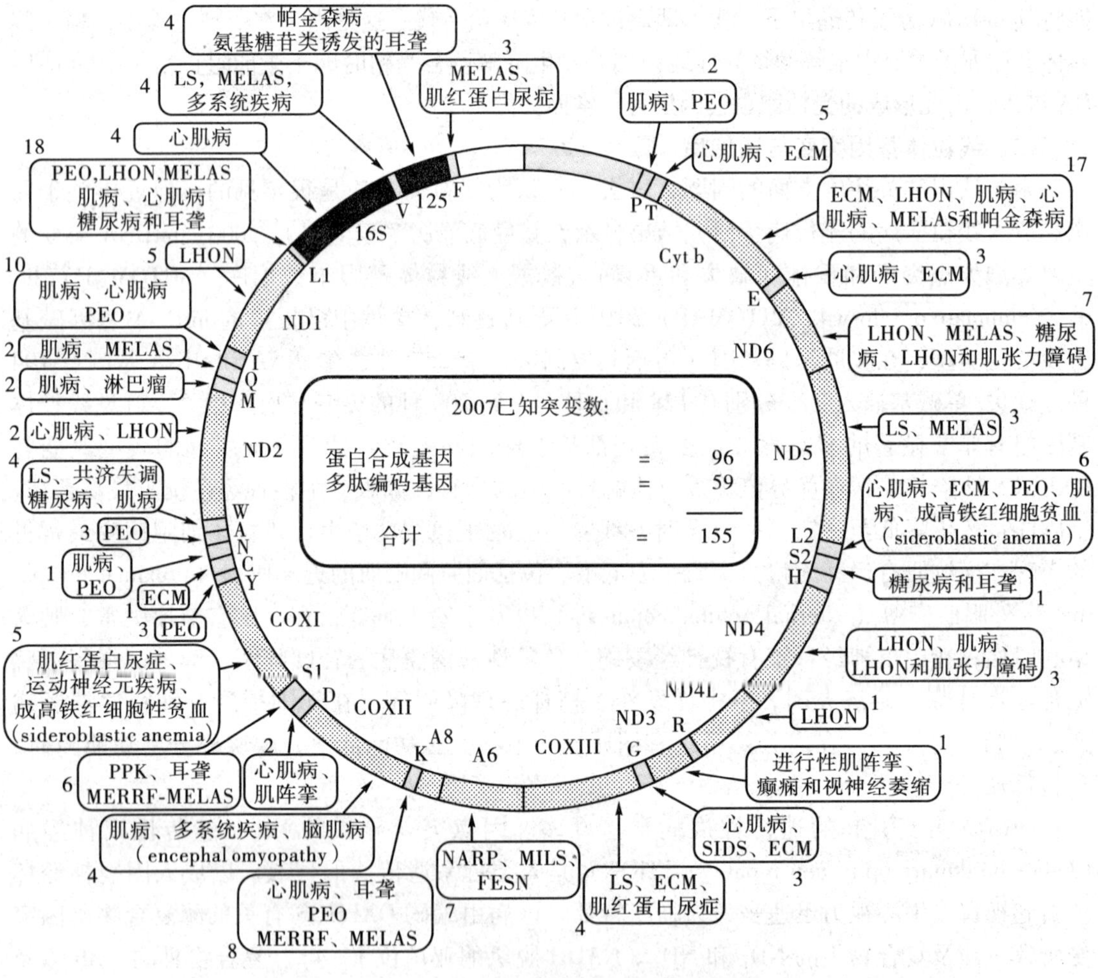

图 2-6 线粒体基因组突变病图谱

ECM，脑肌病（encephalopathy）；FESN，家族性双侧纹状体坏死（familial bilateral striatal necrosis）；LHON，Leber 遗传性神经病变（Leber hercditaryneuropathy）；LS，Leigh 综合征；MELAS，线粒体性脑肌病、乳酸性酸中毒、卒中样发作（mitochondrial encephalomyopathy，lactic acidosis，stroke-like episodes）；MERRF，肌阵挛性癫痫伴破碎红纤维（myoclonus cpilepsy with ragged red fibers）；MILS，母系遗传性 Leigh 综合征（maternally inherited Leigh syndrome）；NARP，神经病变、共济失调、色素性视网膜炎（neuropathy，ataxia，retinitis pigmentosa）；PEO，进行性眼外肌麻痹（progressive external ophthalmoplegia）；PPK，掌跖角化症（palmoplantar keratoderma）；SIDS，婴儿猝死综合征（sudden infant death syndrome）。修改自参考文献［13］。

第四节 染色体畸变与遗传病

染色体畸变是指染色体数目和结构的改变。染色体数目的改变有多倍体（polyploid）和非整倍体/异倍体（aneuploid）；染色体结构异常有染色单体型畸变（chromatid type aberration）和染色体畸变（chromosome aberration），后者主要表现为缺失（deletion，染色体臂的部分丢失，符号为 del）、重复（duplication，染色体个别区段插入而多出相同的一份，dul）、倒位（inversion，一条染色体发生两处断裂，其中断片颠倒180°后重接，inv）和易位（translocation，染色体断面的节段连接到另一染色体上，t），此外还有插入、四断重排、末端重排、等臂重排、环型染色体、双着丝粒染色体等类型。

非整倍体有单体、三体和四体型，以单体（monosomy）或三体（trisomy）最常见。新生儿中非整倍体的发生率约 0.3%。单体型是某号染色体少一条，如 Turner 综合征（45，X）；三体型是某号染色体多一条，如唐氏综合征（47，XY +21 或47，XX +21，又称21三体或先天愚型）。在死胎（胎儿在妊娠20 周至分娩期间死亡）中非整倍体的发生率增至4%左右，其类型与新生儿中所见的相同。在临床认定的自然流产（胎儿在妊娠 6 ~20 周死亡）中非整倍体的发生率高出 10 倍，达 35%左右，而其类型几乎涉及所有染色体，最常见的为性染色体单体（45，X），其次为染色体 16、21 和 22 三体共占 50%左右。由此推算，非整倍性约占所有临床识别妊娠的 5%。在精子和卵细胞中有染色体数目异常的分别占约 2%和 20%~25%，可见人类合子中这类异常至少占 5%甚至高达25%。但在其他生物中其发生率是很低的。如在酿酒酵母减数分裂染色体分离异常的概率在 1∶1 700 至 1∶6 000 之间，在哺乳动物，如小鼠，受精卵非整倍体的发生率不超过 1%~2%。为何在人类的减数分裂中染色体分离会经常发生错误的原因未知。大部分非整倍体孕体在宫内死亡，是妊娠丢失主要的遗传病因。但也有些非整倍性胚胎存活并出生，是智能缺陷最常见的原因。

一、非整倍体的来源

通过 DNA 多态性可以检测出不同非整倍体的来源。由于常染色体单体导致早期胚胎死亡，因此只有单体 45，X 有相关研究结果。不论是自然流产的或活体出生的 45，X 孕体 70%~80% 含有来自母系的单个染色体，即父系的 X 或 Y 染色体在减数分裂或胚胎形成早期丢失。三体性的研究结果发现，额外的染色体的亲本来源和减数分裂期起源在不同三体性有较大差异。例如，约有 50% 的 47，XXY 和染色体 2 三体性的额外染色体源自父系，而其他类型的三体性只有 5%~10% 源自父系，而染色体 16 三体性来自父系的非常少见。在减数分裂哪一期导致异常的问题在不同三体性也不同。例如，额外染色体来自母系的 16 三体性绝大部分错误发生在减数分裂Ⅰ期，但有 1/3 性染色体三体性起源于减数分裂Ⅱ期，而大部分染色体 18 三体性则源自减数分裂Ⅱ期的染色体不分离。这提示有一个特异的反式调节机制可影响染色体不分离的模式。总结已有资料，在所有三体性中占优的是母系减数分裂Ⅰ期发生的错误。用 FISH 技术进一步证明人类配子染色体异常在卵母细胞和精子的总发生率分别为21%和约 9%，其中数目异常的发生率在卵母细胞约为 20%（最常见的为

21、22和16非整倍体）在精子仅为1%~2%（最常见的为21、22和X/Y非整倍体）。减数分裂错误发生的两性差别的原因目前并不明确，但存在两种可能性：①卵细胞在形成的过程中更容易出现错误；②人类有某些机制，可帮助识别、纠正或消除异常的生殖细胞，但女性的这种“监控系统”不如男性有效。精子的形成是个持续的过程，两次减数分裂仅在1周多的时间里就能完成。而卵母细胞的第一次减数分裂需要多个终止和启动的信号，整个过程持续十几年至几十年。因此，一个漫长、复杂的过程可能更容易出错。这在一些研究中已经得到证实。哺乳动物的卵母细胞数目有限，不能更新，因此，可能的确有某些生物机制存在，如不太严格的“监控系统”可以避免异常的卵母细胞被淘汰。在体细胞中，一种纺锤体装配关卡（spindle assembly checkpoint）可以监控细胞分裂中期染色体的排列和纺锤体的完整性，直到所有的动粒（kinetochore）都与一个或更多的纺锤体微管黏接和所有的染色体都准确位于中期的赤道板上，细胞周期才会从中期进入后期。在哺乳动物和人类，男性减数分裂有严格的纺锤体装配关卡，可使异常配子细胞发生凋亡。卵母细胞的形成过程却缺乏这种关卡的监控，或者这种控制作用非常弱，以致即使发生了染色体分离错误的卵母细胞仍然能够存活，甚至得以受精。此外，对减数分裂很可能还存在一个更早期的控制机制——粗线期关卡（patchtene checkpoint）。它可以阻止未完成联会和重组的细胞发生核分离，防止非整倍体配子的产生。突变研究发现，与联会和重组有关的基因发生突变会导致减数分裂的异常，但在男性和女性引起的后果不同。精母细胞在减数分裂前期即发生凋亡，而卵母细胞却多可完成减数分裂过程，从而使非整倍体的发生率增高。这些均提示，这种粗线期关卡在两性之间具有不同的严格程度，或者女性根本缺乏这样的一种质量控制机制。但在性染色体，非整倍体的发生不存在两性差别。例如，在47，XXY的男性中，约有50%是由于父系来源的X染色体和Y染色体不能重组而发生了性染色体的不分离。

二、非整倍体产生机制

（一）染色体不分离

染色体不分离（nondisjunction）是指成对染色体在细胞分裂后期不能正常地分开而同时进入子细胞，导致一个子细胞多一条染色体，而另一个缺一条（图2-7）。这是不以DNA为靶子的损伤所引起。染色体不分离在减数分裂和有丝分裂过程中都可发生。若发生在减数分裂过程中，所形成的异常配子与正常配子结合后，就会出现合子细胞中某一染色体的三体性或单体性。因此由合子分裂得来的全身细胞都具有该种异常。不分离可以发生在第一次减数分裂，也可发生在第二次减数分裂；若在有丝分裂过程中发生染色体不分离，由于合子细胞最初是正常的，但在以后的某次有丝分裂时发生不分离。这种异常细胞如能存活继续分裂，将构成异常细胞系和正常细胞系并存于同一个体的嵌合体。

（二）染色体丢失　由于纺锤体（包括微管蛋白）形成不完全或着丝粒受损，使个别染色体在细胞有丝分裂后期移动滞留（anaphase lag），于是没有进入子细胞的核中，并随后丢失，从而导致每一个子细胞及其后代中缺少一条染色体，称染色体丢失（chromosome loss）。这同样也是由不以DNA为靶子的损伤所引起。

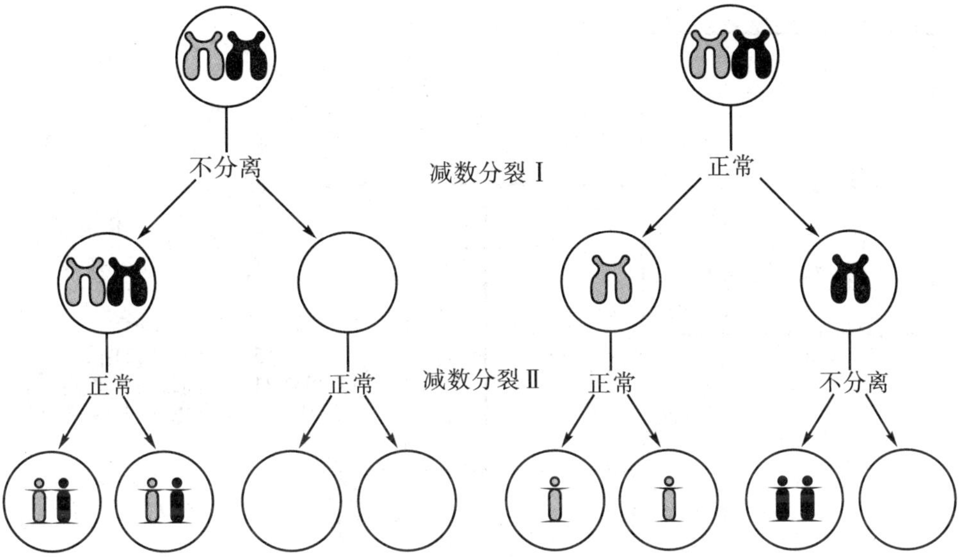

图 2-7 减数分裂过程中的染色体不分离

发生在减数分裂 I 期或 Ⅱ 期的染色体不分离有不同后果。异常配子含有一特定染色体的两个拷贝。若染色体不分离发生在减数分裂 I 期每一个拷贝源自不同染色体；但若染色体不分离发生在减数分裂 Ⅱ 期每一个拷贝都源自同一个染色体。因此可用细胞遗传的分子多态性来确定染色体不分离发生在减数分裂的哪一期以及在父系还是在母系中发生。修改自参考文献［1］。

三、非整倍体遗传病举例——唐氏综合征

Down JL 于 1866 描述了该遗传病的表型，故称为唐氏综合征（Down syndrome），又称 21 三体综合征或先天愚型综合征。1959 年 Lejeune 等首先证明它是由于有一个额外的染色体 21 存在的非整倍体引起的遗传性疾病。染色体 21 完整序列的测序是在 2000 年由 Hattori 等完成的。已经证明非整倍体可涉及染色体的整体或其一部分。染色体 21 为一近端着丝粒常染色体，含有不到 2% 的整个基因组部分。大部分唐氏综合征个体有 37 个染色体，其父母有完全正常核型，是因亲代在生殖细胞减数分裂中发生了染色体不分离所致。但有一小部分唐氏综合征患者的染色体数目是正常的，其缺陷是含有一个因染色体 21 通过其着丝粒与其他近端着丝粒染色体（染色体 13、14、15、22）融合而形成的新染色体。这种异常染色体称为罗伯逊易位，可通过亲代携带者遗传而获得（图 2-8）。

唐氏综合征约在每 700 个活着出生的婴儿中有一个，约占智力迟钝患儿的 1/3。在围生期即可根据其典型的面部和其他变形特征如短头畸形（brachycephaly）、内眦赘皮（epicanthal folds）、小耳、横向掌纹、肌力低下等预测其可能性。约有 50% 患儿并发先天性心脏病。确诊则有赖于细胞核型分析。唐氏综合征患儿自然成长过程中的特征表现为发育迟缓、生长阻滞和免疫缺陷。发育迟缓在 3 ~ 6 月龄时即可显现，涉及运动和认知功能各个方面。智力迟钝的程度差异甚大，有许多成人后可半独立生活。通常认知技巧比情感表达受限更为严重。患者体高只有中等受影响，一般只比总人群低 2 ~ 3 个标准差，但体重却有轻度升

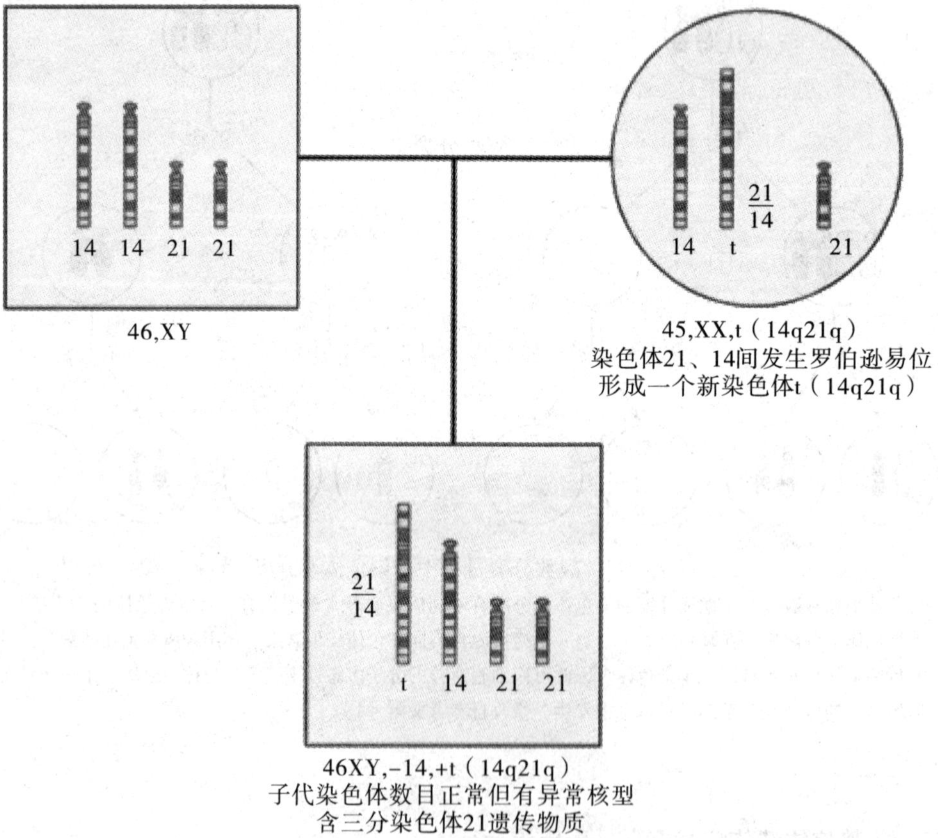

图 2-8　罗伯逊易位与唐氏综合征

修改自参考文献［1］。

高。患者对感染的敏感性上升，实验室检查显示体液和细胞免疫都有异常。最普遍和关注的临床表现是阿尔茨海默病（原称老年性痴呆）的早期发病。虽然真正的痴呆并不是在所有唐氏综合征成人中都可检出，但典型的神经病理学改变，老年斑和神经原纤维缠结（neurofibrillary tangles）在 35 岁左右的罹患者中几乎 100% 都存在。

人类基因组计划的研究显示染色体 21 上有约 230 个基因，实验研究支持唐氏综合征表型是由于特殊基因表达升高引起的。额外染色体 21 源自父系还是母系对患者的表现并无影响提示配子的基因组印记在唐氏综合征发病机制中并无重要作用。在一唐氏综合征患者的细胞核型分析发现的一罕见事例，即细胞中只有染色体 21 的很小一部分有三个拷贝存在，这提示染色体 21 中可能有一些唐氏综合征关键区段（Down syndrome critical region，DCR），当它以三个拷贝存在时对唐氏综合征的产生就是充分的了。这些区段可能在 21q21 至 21q22. 3 之间。但迄今对于染色体 21 基因剂量的增加与唐氏综合征表型发生的机制仍然不很清楚。但下列基因的高表达可能在唐氏综合征表型形成中有意义：*CAF1A*、*CBS* 和 *GART* 基因对于 DNA 合成和修复、*COL6A*1 基因对于心脏缺陷、*CRYA*1 基因对于白内障、*DYRK1A*

基因对于智力迟钝、*ETS*2 基因对于白血病、骨骼异常、胸腺较小和淋巴细胞异常、*IFNAR* 基因和 *SOD*1 基因对于免疫系统。其他被关注的基因还有 *NRIP*1、*GABPA*、*SUMO*3、*APP*、*GLUR*5、*S*100*B*、*TIAM*1，*SYNJ*、*PFKL* 和 *KCNJ*6 基因等但迄今仍然没有一个基因被确凿地认定与唐氏综合征的特殊表型相关联。

第五节　表观遗传机制与遗传病

一、表观遗传的概念和机制

（一）表观遗传的概念

表观遗传学（epigenetics）是与遗传学（genetics）相对应的概念。表观遗传学研究的是指不伴有编码蛋白质基因的核苷酸序列改变所致基因表达水平的变化，这类遗传信息以 DNA 甲基化（DNA methylation）、组蛋白修饰（histone modification）等形式保存。广义上来讲，基因组印记（genomic imprinting）、X 染色体失活（X chromosome inactivation）、母体效应（maternal effects）、基因沉默（gene silence）等都属于表观遗传现象。

（二）表观遗传的机制

表观遗传机制主要包括 DNA 甲基化、组蛋白翻译后修饰，如乙酰化与甲基化引起的染色质结构改变，以及非编码 RNA 的转录后调节等。其中 DNA 甲基化是目前研究得较多的表观遗传标志，它在细胞有丝分裂或减数分裂过程中传递着非 DNA 序列变化的遗传信息。这些遗传信息在胚胎发育过程中调控基因的适时启闭和时空有序表达，并维持着个体中各种不同表型的细胞的分化。

1. DNA 甲基化　是指在 DNA 甲基转移酶（DNA methyltransferase，DNMT）的作用下，将一个甲基添加到 DNA 分子中的碱基上，最常见的是加在胞嘧啶上，由此形成 5 - 甲基胞嘧啶（5mc）。在哺乳动物中，DNA 甲基化是必不可少的，它广泛发生在转座元件、其他重复的 DNA 序列和大多数功能基因的编码区，而且几乎所有的甲基化胞嘧啶都发生在 CpG 二核苷酸（CpGs）中。人类基因组中包含 2 800 万个 CpG 二联核苷，其中 7% 存在于 CpG 岛（CpG islands）。CpG 岛是指基因组中富含 CpG 二联核苷的长 200 ~ 500 bp 的区域。人类有接近 70% 基因的启动子区含有 CpG 岛。正常细胞中，大部分 CpG 二联核苷（约 70%）处于甲基化状态，非甲基化的 CpG 主要集中于基因启动子区域的 CpG 岛。特定基因启动子区域 CpG 岛的高甲基化（hypermethylation）会导致基因转录沉默，可能是由于甲基化阻碍了转录因子与 DNA 的结合或者由于甲基化结合蛋白与 DNA 相结合所致。所以 DNA 甲基化一般与基因沉默相关联，非甲基化一般与基因的活化相关联，去甲基化则与一个沉默基因的重新激活相关联。

2. 组蛋白翻译后修饰　是表观遗传学研究的另外一个重要内容，组蛋白在进化中高度保守，但其结构因其翻译后修饰状态的改变发生动态变化。组蛋白被修饰氨基酸的种类、位置和修饰类型被称为组蛋白密码（histone code），它决定了基因表达调控的状态，常见的组蛋白翻译后修饰包括乙酰化、甲基化、磷酸化、泛素化等。目前对于组蛋白翻译后修饰的研究中关于组蛋白乙酰化的研究最为深入。组蛋白在组蛋白乙酰化酶/组蛋白乙酰基转移酶（histone acetyltransferase，HAT）和组蛋白去乙酰化酶（histone deacetylase，HDCA）的调控下发生乙酰化和去乙酰化。组蛋白不同氨基酸残基的乙酰化一般与活化的染色质构型——常染色质和有表达活性的基因相关联。组蛋白乙酰化能够使DNA的构型变得松散，转录因子得以和核小体包裹的顺式激活部位结合，促进基因的转录。反之，则抑制基因的转录。染色质重塑异常对人类基因的影响主要由于重塑复合物中的关键蛋白质发生突变，导致染色质重塑失败，造成核小体不能正确定位，并使修复DNA损伤的复合物、转录复合物等不能接近DNA，从而影响基因的正常表达。目前对于组蛋白密码的认识还很初步，其分子机制还不清楚，但可以肯定的是组蛋白密码在更高层次丰富了基因组信息，赋予了遗传信息更广泛的灵活性和多样性，尤其是它构成了机体不同生长发育阶段、不同病理生理条件下基因表达的表观遗传学信息。它不仅影响基因的表达活性，还可有效调节染色质转录活跃与沉默状态的转化，并为其他蛋白因子和DNA的结合产生协同或拮抗效应。

3. MicroRNA（miRNA）的调节　细胞内基因沉默的另一个重要调控机制为通过miRNA的调节。miRNA是一类由内源基因编码的长度约为22个核苷酸的非编码单链RNA分子。大多数miRNA基因以单拷贝、多拷贝或基因簇（cluster）的形式存在于基因组中。大约70%的哺乳动物miRNA基因位于转录单位区（transcription units，TUs），且其中大部分位于内含子区。单链小分子miRNAs由具有发夹结构的70～90个碱基大小的单链RNA前体经过Dicer酶加工后生成。miRNAs被认为是通过不完全互补结合到目标靶mRNA 3′非编码区端，以阻断mRNA的翻译，进而抑制蛋白质合成（详见第五章第三节，图5-8）。其机制区别于人为导致基因沉默的siRNA干预机制，后者为介导mRNA降解。目前尚不明确miRNA调控的表观遗传学机制在遗传性疾病中的作用。

4. 基因组印记　是一种重要的表观遗传现象，是指源自父系和母系的基因通过染色体修饰或者甲基化等方式使得在遗传过程中保持活性状态或失活状态，即同一基因在父本或母本中的一方有表达活性，而在另一方中被沉默失活。基因组印记很大程度上与甲基化有关，由于基因某些特异性位点被甲基化修饰从而导致其失活，而与该基因对应的来自于另一亲本的等位基因始终保留去甲基化的状态，因而具有表达活性。因此基因组印记就是给某些基因带上了性别标签。基因组印记只发生在一小部分基因上，在生殖细胞形成早期，来自父方和母方的印记将全部被消除，父方等位基因在精母细胞形成精子时产生新的甲基化模式，但在受精时这种甲基化模式还将发生改变；母方等位基因甲基化模式在卵子发生时形成，因此在受精前来自父方和母方的等位基因具有不同的甲基化模式。这就导致导致亲本等位基因中的一个优先表达。目前发现的印记基因中约有80%是成簇的，这些成簇的基因被位于同一条链上的顺式作用位点所调控，该位点被称做印记中心（imprinting center，IC）。有一些遗传疾病的遗传取决于其亲本的性别，印记在这些遗传性疾病的表现起重要作用。

近年的研究表明在一些基因座，其表观遗传状态可因环境因素而发生变化。而且还发现有些表观遗传学改变还是可遗传的，这就改变了人们对表（现）型遗传的认识。最经典的报道是在 *agouti viable yellow*（A^{vy}）小鼠中的研究。（A^{vy}）小鼠在其 *agouti* 基因的5′端隐藏一控制皮毛黄色程度的IAP反转录转座子（intracisternal A particle retrotransposon）。IAP成为*agouti*基因的一隐蔽启动子（cryptic promoter），其甲基化程度在遗传背景完全相同的个体间是可变的。IAP未甲基化的小鼠表达*agouti*基因皮毛呈黄色，而IAP甲基化了的小鼠*agouti*基因沉默皮毛为鼠灰色（agouti）。常常可见因在早期胚胎中发生IAP随机甲基化作用而其皮毛既有黄色又有鼠灰色的杂色。当A^{vy}等位基因通过胚系时被重新编程，因此皮色单一的亲本可以为有黄色、杂色和鼠灰色的后代。控制孕鼠饲料中甲基供体的量可以改变不同毛色后代的比例，使鼠灰色后代的比例上升。

二、原发和继发性表观突变

表观遗传突变（epimutation）通常是指与一种表型有关而在其DNA编码序列中没有任何改变的表观遗传学异常。表观突变可以有效地引起基因表达产物的降低，甚至完全丧失，从而产生与基因序列突变类似的后果，引起细胞或个体的表型改变。表观突变过去一直被认为是局部体细胞事件，因为在多种肿瘤演进过程中，抑癌基因发生表观突变是屡见不鲜的事实。现已知晓，表观突变不仅可在体细胞中发生，也可在生殖细胞、合子子代细胞中发生。在生殖细胞中发生的表观突变在其后代中呈组成性（constitutional）改变，即所有后代细胞（包括体细胞和生殖细胞）中都存在这种改变；在合子子代细胞中发生的表观突变在其发育而成的个体中，根据表观突变发生的时期可表现为组成性的也可表现为非组成性（嵌合性）的；而在体细胞中发生的则只在该细胞的子代细胞中存在。

在人体研究中特别在结直肠癌的研究中发现肿瘤抑制基因启动子中有表观突变存在。在某些病例中这种改变并不局限于肿瘤细胞，而在所有三胚层来源的细胞中都存在，显然这是一个发生在合子或亲代的配子（配系表观突变，germline epimutation）中的事件。在并无相关基因突变而发生的启动子甲基化被称为原发性表观突变。在另一些患者中发现这种表观突变是继于其他部位存在的基因损伤而发生的，即继发性表观突变。这种基因损伤可以在同一条染色体链上（顺式作用的）也可不在同一条染色体上（反式作用的）（图2-9）。一般认为表观突变不易遗传，因为DNA的表观遗传学修饰是不稳定的，而且在生殖细胞和配子早期发育过程中将发生表观遗传性重新编程（reprogramming）。因此在一些肿瘤家系中观察到的所谓原发性表观遗传学改变是否可遗传给下一代备受争议，争议的焦点是是否可能存在未被检出的突变基因，即所观察到的可遗传的表观突变实际上为一继发性表观突变，只是其突变基因尚未被鉴定。但由于还观察到表观突变的逆转现象，因此可遗传的原发性表观突变存在的可能性也不能完全排除。

三、表观遗传学与遗传性疾病

在一些遗传性疾病中不按孟德尔模式遗传的例子反复被报道，如所谓的Sherman颠倒现象（Sherman paradox）、一些疾病的亲本起源依存性遗传（parent-of-origin-dependent inheritance）以及遗传背景完全相同的个体间（如单卵双胎）基因表现度存在差别等。其中有些已证明有遗传学基础，有的为表观遗传学的，有的则尚不清楚。以下举例说明有关的表观遗传学机制。

（一）Prader-Willi综合征和Angelman综合征

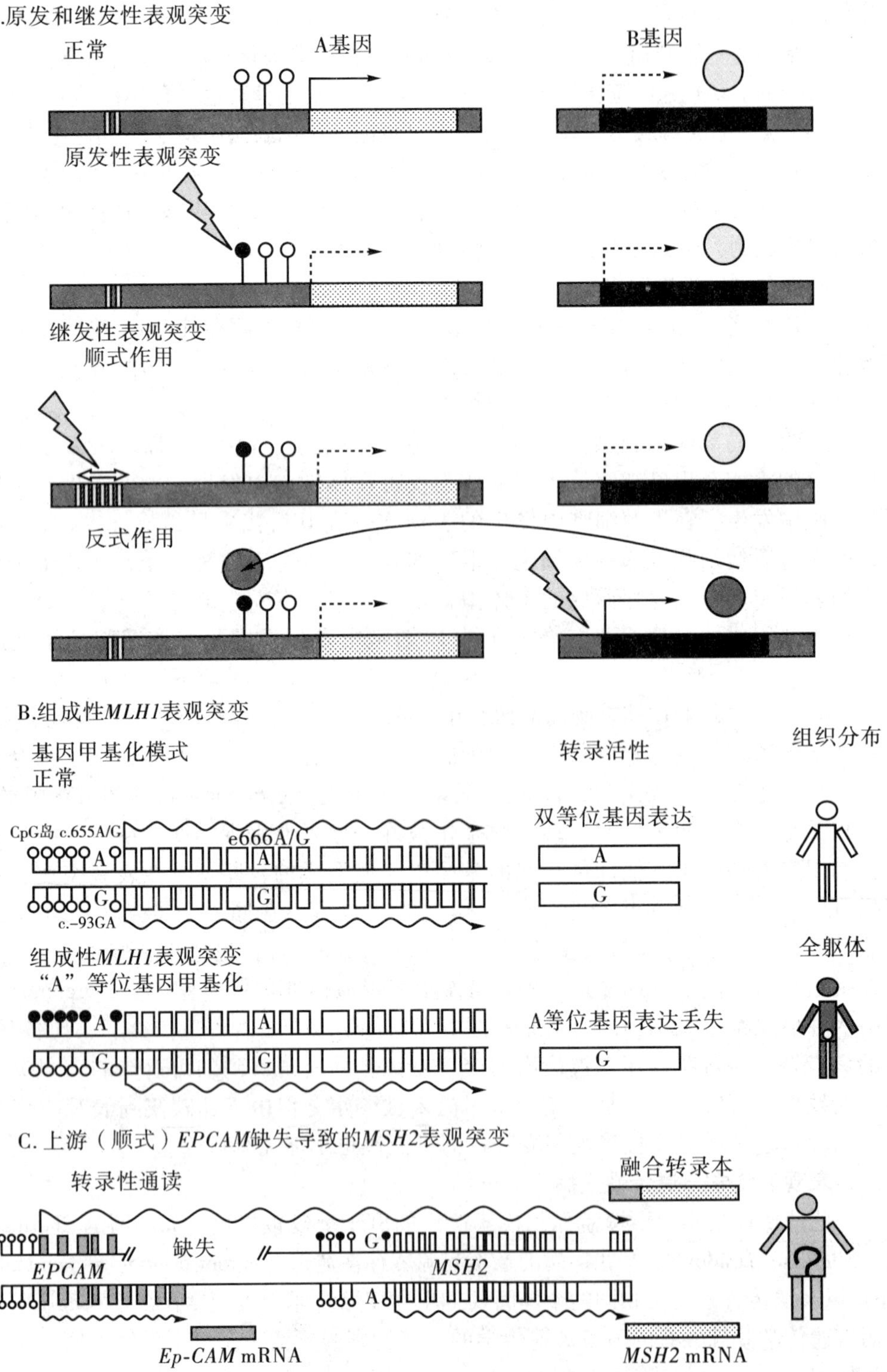

图 2-9 原发性和继发性表观突变与 Lynch 综合征

修改自参考文献［17］和［20］。

这是一种亲本起源依存性遗传性疾病（见本章第二节二），若源自父系的染色体15q11.2～q12中印记基因的缺失导致Prader-Willi综合征而源自母系的则引起Angelman综合征。大部分患者是遗传了缺陷基因，但也有一些表现的遗传模式与众不同，其中一部分为既有基因缺失又有亲本起源依存性表观突变存在。已发现一些病例在印记基因或其调节序列中并无缺失存在，而表观突变为唯一有关的改变。而这些患者中，Prader-Willi综合征患者受累基因全部来自祖母，而Angelman综合征患者的受累基因一部分源自外祖父，另一部分源自外祖母。推测这种表观突变发生于生殖细胞形成期，Prader-Willi综合征的发生可能是由于精子形成过程中对母系染色体的表观遗传标记清除不够完全。

（二）Beckwith-Wiedemann综合征

此病是由人染色体11p15.5区相关的显性遗传病，表现为伴有器官过大和半侧肥大的躯体生长过度，而且发生胚胎性恶性肿瘤如Wilm瘤的风险大增。约20%患者是由于11p15.5的父源单亲二体，1%～2%有11p15.5的父源重复和母源易位。此外，20%～50%患者中还有印记丢失（loss of imprinting，LOI）导致双等位基因*IGF2*（胰岛素样生长因子2）表达，有的还伴有*H19*基因的高甲基化和沉默。这些都是由于该区域内的一些印记基因表达失衡所致。已知的唯一一个与此综合征有关单一基因的遗传学改变为母源的细胞周期蛋白依存性激酶抑制因子基因（*CDKN1C*，编码蛋白为$p57^{KIP2}$）突变。该突变在40%家族性和5%散发性病例中存在。散发病例中只有半数病例有11p15.5父源单亲二体重复和易位及*CDKN1C*突变，而其他的患者中只有表观遗传学改变。

已知11p15.5区有两个被非印记区分割的印记区。端粒/远端区的印记区中有印记基因*IGF2*和*H19*。在*H19*基因上游2kb处有一差异甲基化区（differentially methylated region，DMR）为相关基因的印记中心IC1。*H19*基因为母系表达基因，编码一不翻译的RNAPol Ⅱ转录本，有限制生长的作用。*IGF2*基因为父系表达基因，其编码蛋白胰岛素样生长因子2，在胚胎和早期儿童发育期上调，并在Beckwith-Wiedemann综合征的发病机制中起重要作用。在正常组织中，该两印记基因通过增强子竞争机制而呈现交互调节。在母系染色体中IC1是非甲基化的，可允许锌指蛋白CTCF与之结合，这种结合阻断*IGF2*启动子与相关下游增强子接近。这样母系的*H19*基因就可利用这些增强子而转录，但*IGF2*不表达。而在父系染色体上IC1为甲基化的，因而可防止CTCF与IC1的结合，这样*IGF2*启动子可接近下游增强子而得以表达，而*H19*基因却被沉默。IC1的改变在Beckwith-Wiedemann综合征患者为甲基化增强，即母系和父系的IC都甲基化，从而出现*IGF2*双等位基因表达。这种表观遗传性改变可以单独存在或与基因组改变（IC1序列有不同长度的微缺失）共存。另一个1Mb大小的着丝粒/近端印记区包含有约10个印记基因。其中两个基因*KCNQ1OT1*（KCNQ1 overlapping transcript 1）和*CDKN1C*（cyclin-dependent kinase inhibitor 1C）在Beckwith-Wiedemann综合征患者中明确受累。*KCNQ1OT1*为一父系表达的基因，其产物是与*KCNQ1*基因反义方向转录的不翻译转录本。其5′末端为差异甲基化区（KvDMR1）构成11p15.5区的另一个印记中心IC2。它在母系为甲基化的而在父系为非甲基化的。*KCNQ1OT1*对该印记区中的一些印记基因如*CDKN1C*、*KCNQ1*（potassium voltage-gated channel，KQT-like subfamily，member 1）基因起负调节作用，因此在父系这些基因不表达，而在母系则有表达。

在 Beckwith-Wiedemann 综合征母系的 IC2 甲基化丢失导致正常沉默的母系等位基因也表达 *KCNQ1OT1* 转录本，这样这些相关基因在细胞中就不会有表达。IC2 的印记缺陷为 Beckwith-Wiedemann 综合征的主要（50%左右）分子缺陷。在大多相关病例中只有此等表观遗传学改变而并无基因组的变化。

四、表观遗传学与遗传性肿瘤

在遗传性肿瘤的研究中，近年来发现一些组成性表观遗传学改变也可发生与同一基因中发生突变相似的肿瘤表型。表现为在正常细胞中某一基因的一个等位基因的启动子区的甲基化和转录沉默，而该基因座的另一等位基因并无序列改变。例如，遗传性结直肠癌 Lynch 综合征，常见的是生殖细胞中存在错配修复基因 *MLH*1、*MSH*2、*MSH*6 或 *PMS*2 的突变。但有高达 1/3 以上的 Lynch 综合征家族并无遗传学突变存在，而 *MLH*1 或 *MSH*2 基因的组成性表观突变（高甲基化）则是这些病例发生的分子机制。已有多起报道显示 *MLH*1 基因的组成性表观突变在一些家系中是可遗传的。在这些病例中没有发现有任何基因突变存在，因此认为所见的表观突变为原发性的。在 *MSH*2 基因呈组成性表观突变的则为继发性的，它是基于在 *MSH*2 基因上游的 *EPCAM* 基因（epithelial cell adhesion molecule）的末端缺失，从而导致转录从 *EPCAM* 基因延伸至 *MSH*2 基因而生成一 *EPCAM-MSH*2 融合转录本并引起 *MSH*2 基因高甲基化。但后者发生的分子机制尚不清楚。还证明由于不同类型细胞的 *EPCAM* 表达水平存在差异，*MSH*2 基因高甲基化程度也有相应的差异。由于肠道上皮的 *EPCAM* 呈高水平表达，因此相应的 *MSH*2 基因的表观遗传学改变就特别明显。

在其他遗传性肿瘤中如家族性乳腺癌，也有报道因 *BRAC*1 表观突变诱发的。

（余应年）

参 考 文 献

[1] Barsh G. Chapter 2. Genetic Disease. In: McPhee SJ and Hammer GD (eds). Pathophysiology of Disease: An Introduction to Clinical Medicine. 6th ed. New York: The McGraw-Hill Companies, 2009

[2] Jameson JL, Kopp P. Chapter 62. Principles of Human Genetics. Impact of Genetics on Medical Practice; In: Fauci AS, Braunwald E, Kasper DL, et al (Eds). Harrison's Principles of Internal Medicine. 17th ed. New York: The McGraw-Hill Companies, 2008

[3] Hassold TJ, Schwartz S. Chapter 63. Chromosome Disorders. In: Fauci AS, Braunwald E, Kasper DL. et al (Eds). Harrison's Principles of Internal Medicine. 17th ed. New York: The McGraw-Hill Companies, 2008

[4] Pagon RA, Bird TC, Dolan CR, et al (eds). GeneReviews. Seattle (WA): University of Washington, Seattle (http://www.ncbi.nlm.nih.gov/books/NBK1116/)

[5] Stein CM, Elston RC. Finding genes underlying human disease. Clin Genet, 2009, 75: 101-106

[6] Prokopenko I, McCarthy MI, Lindgren CM. Type 2 diabetes: New genes, new understanding. Trends Genetics, 2008, 24: 613-621

[7] Scriver RS. The PAH gene, phenylketonuria, and a paradigm shift. Human Mutation, 2007, 28: 831-845

[8] Longo N. Disorders of biopterin metabolism. J Inherit Metab Dis, 2009, 32: 333-342

[9] Foulkes WD. Inherited susceptibility to common cancers. N Engl J Med, 2008, 359: 2143-2153

[10] Petrucelli N, Daly MB, Feldman GL. Hereditary breast and ovarian cancer due to mutations in BRCA1 and BRCA2. Genet Med, 2010, 12: 245 – 256

[11] Rippergerl T, Gadzickil D, Meindl A, et al. Breast cancer susceptibility current knowledge and implications for genetic counselling. Eur J Human Genet, 2009, 17: 722 – 731

[12] Jasperson KW, Tuohy TM, Neklason DW, et al. Hereditary and familial colon cancer. Gastroenterol, 2010, 138: 2044 – 2058

[13] DiMauro S. Mitochondrial DNA medicine. Biosci Rep, 2007, 27: 5 – 9

[14] Johannsen DL, RavussinE. The role of mitochondria in health and disease. Curr Opin Pharmacol, 2009, 9: 780 – 786

[15] Vogt E, Kirsch-Volders M, Parry J, et al. Spindle formation, chromosome segregation and the spindle checkpoint in mammalian oocytes and susceptibility to meiotic error. Mutat Res, 2008, 651: 14 – 29

[16] Neri G, Opitz JM. Down syndrome: Comments and reflections on the 50th anniversary of Lejeune's discovery. Am J Med Genet, 2009, 149A: 2647 – 2654

[17] Whitelaw NC, Whitelaw E. Transgenerational epigenetic inheritance in health and disease. Curr Opin Genet Develop, 2008, 18: 273 – 279

[18] Buiting K, Gross S, Lich C, et al. Epimutations in Prader-Willi and Angelman syndromes: a molecular study of 136 patients with an imprinting defect. Am J Hum Genet, 2003, 72: 571 – 577

[19] Choufani S, Shuman C, Weksberg R. Beckwith-Wiedemann syndrome. Am J Med Genet C Semin Med Genet, 2010, 154C: 343 – 354

[20] Hitchins MP. 8-inheritance of epigenetic aberrations (constitutional epimutations) in cancer susceptibility. Adv Genet, 2010, 70: 201 – 243

第三章 细胞信号转导的病理生理

在多细胞生物体内，细胞通过相互间的信息交流调节它们的增殖、分化、代谢、适应、防御和凋亡等过程。细胞间信息传递有受体介导、非受体介导和缝隙连接等多种方式。细胞外信号作用于细胞或细胞接受信号后，能通过激活细胞内的信号转导通路，影响靶蛋白的活性和功能，并通过改变基因表达导致特定的生物学效应。在高等生物，信号转导系统还介导神经内分泌对脏器功能的调节和维持内环境的稳定。它们的异常与疾病，如肿瘤、心血管病、炎症、糖尿病、某些神经精神性疾病以及多种遗传病的发生发展密切相关。

第一节 细胞信号转导的基本过程和机制

细胞信号转导系统（signal transduction system or cell signaling system）由细胞信号、接受信号的受体（receptor）或者感受器（sensor）及其下游的信号转导通路以及它们细胞内的效应器（intracellular effectors）组成。信号转导过程包括细胞对信号的接受，细胞信号转导通路的激活和信号在细胞内的传递，并最终通过对其下游靶蛋白表达或活性的调节导致特定的生物效应。

一、细胞信号和信号被细胞接受

（一）细胞信号（cell signal）

细胞信号有不同的分类方法，按照信号的性质分为化学信号和物理信号。

化学信号包括：①可溶性的化学分子：如激素、神经递质和神经肽、细胞生长因子和细胞因子、局部化学介质如前列腺素、细胞的代谢产物（如 ATP 和活性氧、NO、CO 等）、进入体内病原体产物以及药物和毒物等；②气味分子；③细胞外基质成分和与质膜结合的分子（如细胞黏附分子等）。

物理信号包括：光信号、电信号、机械信号（摩擦力、压力、牵张力以及血液在血管中流动所产生的切应力等）、与环境应激有关的信号（如 X 线、紫外线、冷、热等）。

不管是化学信号、物理信号还是结构信号，按细胞信号所导致的细胞功能或引起的细胞行为变化又可分为：

1. 细胞增殖信号 如细胞生长因子、细胞因子、某些激素（如生长激素、胰岛素等）、分裂原以及某些物理刺激，如牵拉刺激等，它们通过激活的信号转导通路导致细胞的增殖。细胞增殖信号的产生和转导具有严格的时相性，在胚胎发育时增殖信号很强，一旦个体发育成熟，信号就减弱或停止（如在神经细胞中）。但是当细胞处于不利环境或有损伤时，由于修复和增加细胞抵抗性的需要，增殖信号又会增强。

2. 细胞分化信号 如细胞生长因子、一些激素（如甾体激素），它们能使细胞内与分化有关的特异基因有选择性地程序性地表达，从而有诱导分化的作用。

3. 代谢信号　如胰岛素、甲状腺素等，它们能通过相关的信号转导通路，促进使细胞摄入并代谢营养物质，产生供细胞生命活动所需要的能量。

4. 细胞功能信号　如导致细胞迁移、肌肉收缩、神经兴奋传导、腺体分泌等的信号。

5. 导致细胞应激和损伤的信号　已证明很多对细胞有损伤作用的刺激（也被称为应激原），如射线、对细胞有毒的药物和毒物、热休克、活性氧、细菌内毒素等，都能启动与细胞应激和损伤反应有关的信号转导通路，诱导细胞中多种基因的快速表达，以保护细胞免受损伤，并进行损伤后的修复。但如损伤严重，修复无望，则开启细胞凋亡的信号转导通路，导致细胞凋亡。细胞应激是在长期进化过程中形成的，按照应激原可分为基因毒应激、热应激、氧化应激、内质网应激等（详见第四章）。

6. 细胞死亡信号　程序性细胞死亡（programmed cell death，PCD）是一种基因控制的自主性死亡过程。包括细胞凋亡、自噬性细胞死亡、类凋亡（paraptosis）等。目前，对细胞凋亡和自噬性细胞死亡的研究比较深入。多种信号可以触发细胞的 PCD，导致细胞死亡。其目的是清除无功能的细胞、对机体有害的细胞（如能与自身抗原起反应的细胞）和突变的细胞，以维护多细胞生物体的整体利益（详见第四章）。

综上所述，细胞的信号几乎控制着所有的生命过程。有一些信号，如细胞代谢信号和细胞功能信号是细胞必需的，其产生和转导贯穿细胞生命过程的始终。而有些信号，如增殖和凋亡信号的产生和转导则具有一定的时相性。

（二）信号被细胞接受

由于细胞信号种类繁多，因此细胞接受信号的方式也不同。目前了解比较清楚的是细胞对化学信号的接受和转导。

1. 化学信号的接受　化学信号又被称为配体（ligand），包括激动剂和阻断剂。能接受化学信号的细胞膜或细胞内蛋白称为受体。功能性的受体必需具备两点：特异结合和效应，因此化学信号在细胞内的转导是受体介导的过程。受体分为膜受体和细胞内受体，前者占大多数。因为绝大部分配体为不能自由穿过细胞膜的水溶性化学信号分子、同种或异种的膜分子（如细胞黏附分子）以及细胞外基质成分，它们通过膜受体介导其作用。脂溶性化学信号分子如甾体激素，能通过弥散作用穿过细胞膜进入细胞，因此它们的受体存在于胞内或核内。无论是膜受体还是核受体，根据受体在结构上的同源性和信号转导模式上的类似性，可将它们分为不同的受体类型或家族。以膜受体为例。膜受体一般为跨膜的糖蛋白，具有能与配体结合的膜外区，跨膜区和细胞内区。它们可分为四次或六次跨膜的离子通道型受体、七次跨膜的 G 蛋白偶联受体、一次跨膜的具有酶活性的受体，包括酪氨酸蛋白激酶（protein tyrosine kinase，PTK）型包括酪氨酸蛋白激酶（protein tyrosine kinase，PTK）型受体或受体酪氨酸激酶、丝/苏氨酸受体或受体酪氨酸激酶、丝/苏氨酸蛋白激酶型受体（TGF-β 受体超家族）以及鸟苷酸环化酶型受体。此外还有细胞因子受体超家庭、TNF 受体超家族，能识别和结合病原体成分和组织损伤产物的模式识别受体（见第六章）等。细胞黏附分子为跨膜的糖蛋白，也具有受体的作用。它们的胞外区能与同种或异种的黏附分子以及细胞外基质成分结合，介导同种或异种细胞与细胞之间以及细胞与细胞外基质的相互作用，除了参与组织的构建外，还在细胞的跨膜信号转导中发挥重要作用。配体与受体结合后可导致受体构象改变，使其激活，有些受体兼有受体和效应器两种作用，受体激活就可直接引发效应。如配体与离子通道型受体结合后可直接导致通道的开放，而多数受体，如 G 蛋白偶联受体、具有酶活性的受体等被配体激活后，通过不同方式，经过跨膜信号转导，启动细胞内的信号转导通路（图 3-1）。

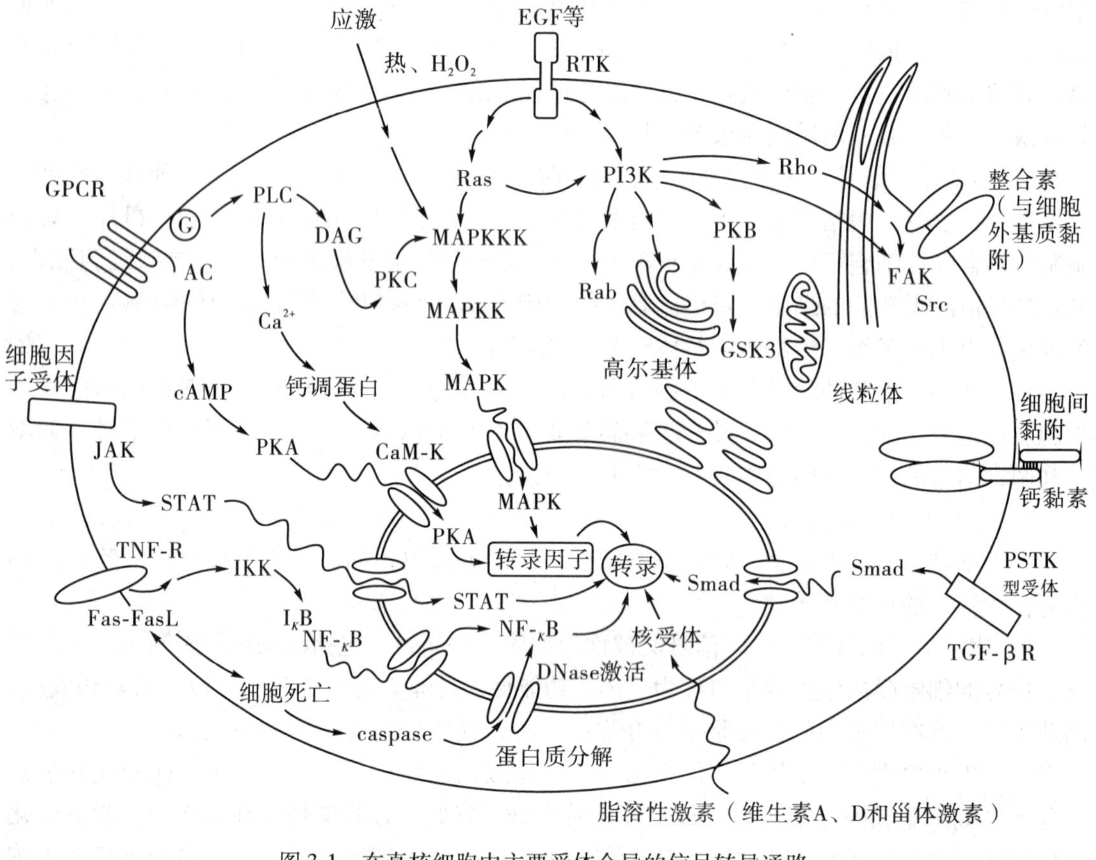

图 3-1　在真核细胞中主要受体介导的信号转导通路

2. 物理信号和应激刺激信号的接受　已明确光信号是通过视网膜细胞中的光受体——视紫红质接收和转导的。但是细胞对多数物理刺激/信号的感受并不像化学信号那么专一，其确切机制还不很清楚。如多细胞的动物有机械感知（如牵拉刺激）、机械传导和机械应答的功能。细胞中能感受牵拉刺激的有离子通道、细胞骨架、细胞黏附分子（如整合素）等。此外，已知细胞具有感受应激刺激的传感器，只是这些细胞应激传感器主要不是感受应激原或环境信号（如 X 线，活性氧、热等）本身，而是感受应激原导致的细胞大分子改变。细胞具有能感知膜脂质损伤、蛋白质损伤和 DNA 损伤的传感器（damage sensors），它们能感受对细胞损伤性刺激导致的膜、蛋白质和 DNA 损伤，并引发细胞内相关的信号转导通路

（详见第四章）。

二、细胞内信号转导的主要特点和方式

（一）信号转导的特点和相互间的连接

不同膜受体启动细胞内的信号转导通路的方式或机制不同，但是细胞内信号转导却有一些共同的特点。细胞内的信号转导通路是由一个个信号转导分子组成的，有特定的上游和下游蛋白。在膜受体启动细胞内信号转导通路的过程中，信号通路中的上游分子需要和膜受体直接或者间接的相互作用。已证明在细胞内的信号转导蛋白中存在一些被称为信号域或接头域的保守的多肽区段，如能与含有磷酸酪氨酸残基（pY）的短肽基序结合的Src同源2区（src homology 2 domain，SH2）和磷酸酪氨酸结合区（phosphotyrosine binding domain，PTB），能与靶蛋白中富含脯氨酸（proline-rich）基序结合的SH3区，能与磷脂和G蛋白βγ亚基等结合的PH域（pleckstrin homology domain）以及死亡域/区（death domain，DD）等。它们能识别和特异结合膜受体或与膜受体结合蛋白中的肽段、结构域或膜上的成分。这种特异性结合作为“分子接头”介导信号转导蛋白的靶向定位、信号转导蛋白间的聚集、连接和信号复合物的形成、蛋白激酶和蛋白磷酸酶与底物的相互作用，并决定信号转导通路的特异性。此外，在细胞信号转导系统中，还存在能将受体与下游的信号转导分子和通路连接起来的接头蛋白（adaptor），能作为支架，同时结合几种酶分子，以形成稳定的多酶复合物，保证快速高效、有序性和特异性反应的脚手架蛋白（scaffold protein），以及靶向蛋白。这些蛋白参与了信号转导蛋白间的移位、聚集和结合，它们是细胞内信号转导网络形成的基础。

（二）细胞内信号转导的主要方式

信号通路一旦被激活，会产生一系列胞内信号转导分子和有序的酶促级联反应，从而将信号在细胞内像接力棒似地逐级传递并放大。细胞内信号转导的过程是通过细胞内一系列蛋白质构象和功能的变化来实现的，信号转导蛋白都具有使其活性从一种状态转到另一种状态的开关装置，控制这种装置或调节信号转导蛋白活性的方式有多种，其中最主要的方式为：

1．蛋白质的可逆磷酸化　细胞内最主要、最大量的信号转导蛋白是蛋白激酶和蛋白磷酸酶。蛋白质磷酸化指由蛋白激酶催化的把ATP或GTP上的磷酸基转移到底物蛋白质氨基酸残基上的过程，是生物体内一种普通的调节方式，在细胞信号转导的过程中起重要作用。现今发现的所有蛋白质中超过30%可被磷酸化修饰。蛋白质的磷酸化修饰与多种生物学过程密切相关。蛋白激酶分为酪氨酸蛋白激酶和丝/苏氨酸蛋白激酶（protein serine/threonine kinase，PSTK），它们各自又分为受体型和非受体型。受体型蛋白激酶的激活依赖于配体结合，激活的激酶启动跨膜信号转导。非受体型酪氨酸蛋白酶激酶包括JAK家族、Src家族、Tec家族、ZAP70家族等。它们常聚集在膜受体的周围，协助一些没有蛋白激酶活性的受体，如细胞因子受体和淋巴细胞抗原受体等进行跨膜信号转导。非受体型的丝/苏氨酸蛋白激酶作为细胞内信使分子的靶酶，能被信号通路中产生的特定信使分子激活，这些酶如cAMP依赖的蛋白激酶Ⅱ（cyclic-AMP-dependent protein kinase，PKA）、cGMP依赖的蛋白激酶G（cGMP dependent protein kinase PKG）、DAG和Ca^{2+}依赖的蛋白激酶C（protein kinase

C，PKC）、Ca^{2+}和钙调素（CaM）依赖的蛋白激酶Ⅱ（calcium/calmodulin-dependent protein kinase Ⅱ，CaMKⅡ）等。还有一些激酶能被磷酸化或去磷酸化激活。如MAPK家族的酶就是通过磷酸化级联反应激活的典型例子（图3-5）。蛋白质被磷酸化后，由于引入了一个负电性基团，通过它与蛋白质分子上其他基团的相互作用，可以改变或调整蛋白质的空间构象，从而导致其活性增强，也可以由于构象的变化或磷酰基的空间位阻效应导致功能的抑制或丧失。此外，磷酸化蛋白带有的磷酸基团还具有空间位置和标记作用，利于底物或下游信号蛋白的识别。除了蛋白激酶外，蛋白磷酸酶通过对蛋白的脱磷酸作用，在细胞信号转导中也发挥重要作用。总之，蛋白激酶和蛋白磷酸酶作为胞外或胞内信号分子的直接或间接的靶酶，能通过对蛋白质的磷酸化或脱磷酸的共价修饰，控制信号转导途径中其他酶类或蛋白质的活性，导致信号的启动、转导或终止、信号的放大或抑制、信号的发散或整合，并最终通过对靶蛋白的修饰引起细胞对胞外信号的反应。可以说，蛋白质的可逆磷酸化构成了不同胞外信号所启动的信号转导过程的共同通路。

2. 活性和非活性G蛋白的转换　G蛋白分为三聚体的G蛋白和单亚基的小G蛋白，三聚体的G蛋白的活性受控于G蛋白偶联受体，其配体激动剂与受体结合后，通过激活G蛋白进行跨膜信号转导（详见第二节）。小G蛋白有Ras家族、Rho家族和Rab家族等，它们能介导多种膜受体的信号转导。无论是三聚体的G蛋白，还是小G蛋白，它们都有共同的特点，就是能与GTP和GDP结合，并具有内在的GTPase活性。与GTP结合是它们的活性形式，已知细胞内多数已知的信号转导通路都能被G蛋白所激活。之后G蛋白藉其GTP酶分解GTP，转为与GDP结合的非活性形式，关闭信号转导通路。由于它们通常处于跨膜信号转导的上游，故有信号转导通路中的分子开关之称。小G蛋白是单亚基，它们内在GTP酶活性很低，因此它们的活性受控于作为正调控因子的鸟苷酸交换因子（guanine nucleotide exchange factor，GEF）和作为负调控因子的GTP酶激活蛋白（GTPase activating protein，GAP）。GEF促进小G蛋白向有活性的GTP结合状态转换，GAP则能分解GTP，使小G蛋白转为GDP结合的形式从而失活。多种胞外信号能通过不同的受体激活这些小G蛋白。已知Ras家族位于细胞膜内侧，激活的Ras能激活ERK信号转导通路（图3-9），在细胞增殖、分化、迁移、凋亡等调节中发挥重要作用。Rho蛋白家族中研究最多的是RhoA、Racl和Cdc42三个亚族。与GDP结合的无活性的Rho蛋白定位在胞质，激活后（与GTP结合）与细胞膜相结合。Rho家族蛋白既能在细胞黏附过程中被黏附分子（如整合素）所激活，也能被其他膜受体，如G蛋白偶联受体（GPCR）、酪氨酸激酶型受体及细胞因子受体等激活。现已证实Rho的下游靶分子有70多个，Rho通过这些下游分子，影响细胞骨架或调节其靶蛋白而产生多种生物效应，如影响细胞的变形、运动，并能调节细胞的增殖；而Rab家族成员在膜泡运输，以及细胞的胞吞和胞吐过程中发挥关键性的作用。

三、细胞信号转导通路对靶蛋白的调节

细胞信号转导系统通过对信号的放大和加工整合，最终将信号传给其终端靶分子，通过复杂机制调节细胞内功能蛋白的表达和活性，导致一系列生物效应，使机体得以适应复杂和多变的内外环境。

（一）信号转导通路对靶蛋白的快速调节

细胞信号转导通路可通过多种机制对靶蛋白进行快速调节。调节的方式有配体调节、磷酸化调节、乙酰化调节和泛素化调节等。其中蛋白质可逆磷酸化既是细胞信号转导的最常见方式，也是快速调节效应蛋白的活性和功能的最重要的机制之一。多种信号转导通路中被激活的蛋白激酶和磷酸酶能通过对各种效应蛋白（如酶、离子通道、离子泵、运输蛋白、骨架蛋白、转录因子等）进行可逆的磷酸化修饰，快速调节它们的活性和功能，导致细胞的增殖、分化、迁移、凋亡、离子的转运、代谢，以及神经的兴奋和抑制、肌肉的收缩、腺体的分泌等生物效应（图 3-2）。信号转导通路对磷酸化调节的方式比较复杂，通常一种蛋白质可能存在多个磷酸化位点，它们位于不同的氨基酸残基，并受多种信号通路中激活的蛋白激酶和磷酸酶调控。而一些蛋白需要多个位点均被磷酸化后才可导致其功能变化。当然也存在一个磷酸化位点受不同信号通路中激活的蛋白激酶调节的情况。

此外，配体或 G 蛋白也能直接调节效应蛋白。如有些受体既能接受信号，本身又是效应蛋白，因此可被配体快速激活。如配体与离子通道型受体结合后，可导致通道开放和产生效应。已知 G 蛋白也可直接调节某些离子通道的开放和关闭。

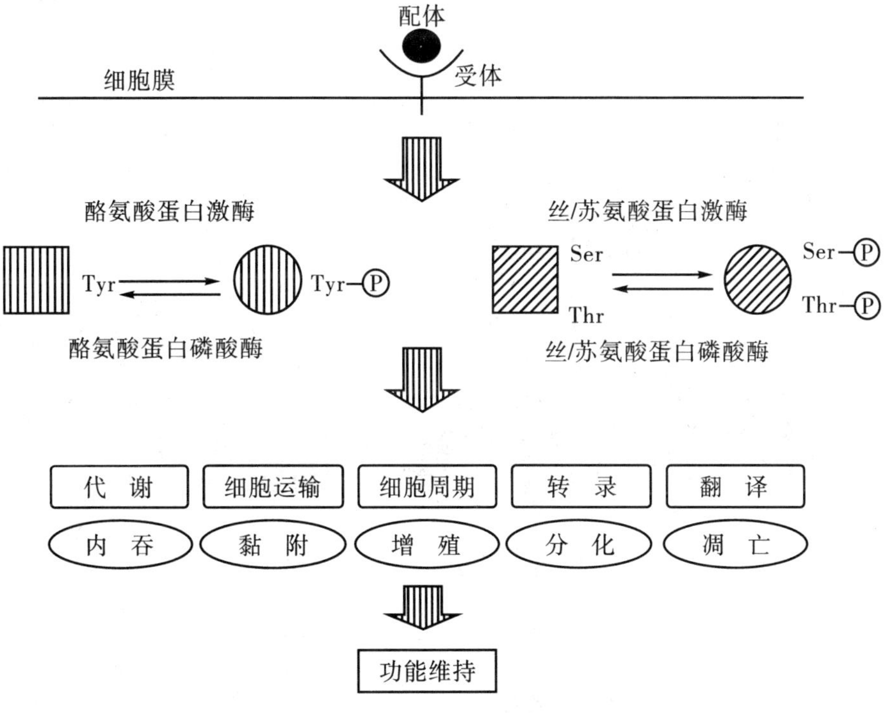

图 3-2　可逆磷酸化对细胞功能代谢的调节

（二）信号转导通路对靶基因表达的调节

细胞信号转导通路可在转录水平、转录后和翻译水平等多个层次调节靶基因表达。但目前了解比较多的还是转录水平的调节。转录水平的调控是一个多因子参与、多步骤的非常复杂的过程。已知参与转录的有转录因子、基础转录因子和 RNA 聚合酶Ⅱ以及多种转录辅因子。辅因子包括共激活/活化因子（co-activator，CoA）和共抑制因子（co-repressors，CoR）。转录因子一般结合在靶基因启动子附近的特定反应元件上（response element），这些反应元件具有增强子或静息子的性质。结合后能够募集辅因子，从而促进或抑制特定靶基因的转录。共激活因子（如 CBP/p300、PCAF、ACTR）具有组蛋白乙酰化酶（histone acetyltransferase，HAT）的活性或能与 HAT 结合。转录因子通过募集共激活因子，使组蛋白乙酰化（acetylation，Ac），导致缠绕核小体的 DNA 解旋，靶基因的 DNA 模板裸露，使 TF 容易与 DNA 结合，从而促进转录。而共抑制因子具有组蛋白脱乙酰化酶（histone deacetylase，HDCA）活性或能与其结合，转录因子如与共抑制因子结合，则能使组蛋白去乙酰化（deacetylation），从而抑制基因转录。已知信号转导通路主要通过对转录因子和转录辅因子的修饰来影响它们的活性。调节的方式有配体调节（如核受体的激活），磷酸化调节和乙酰化调节等（图 3-3）。

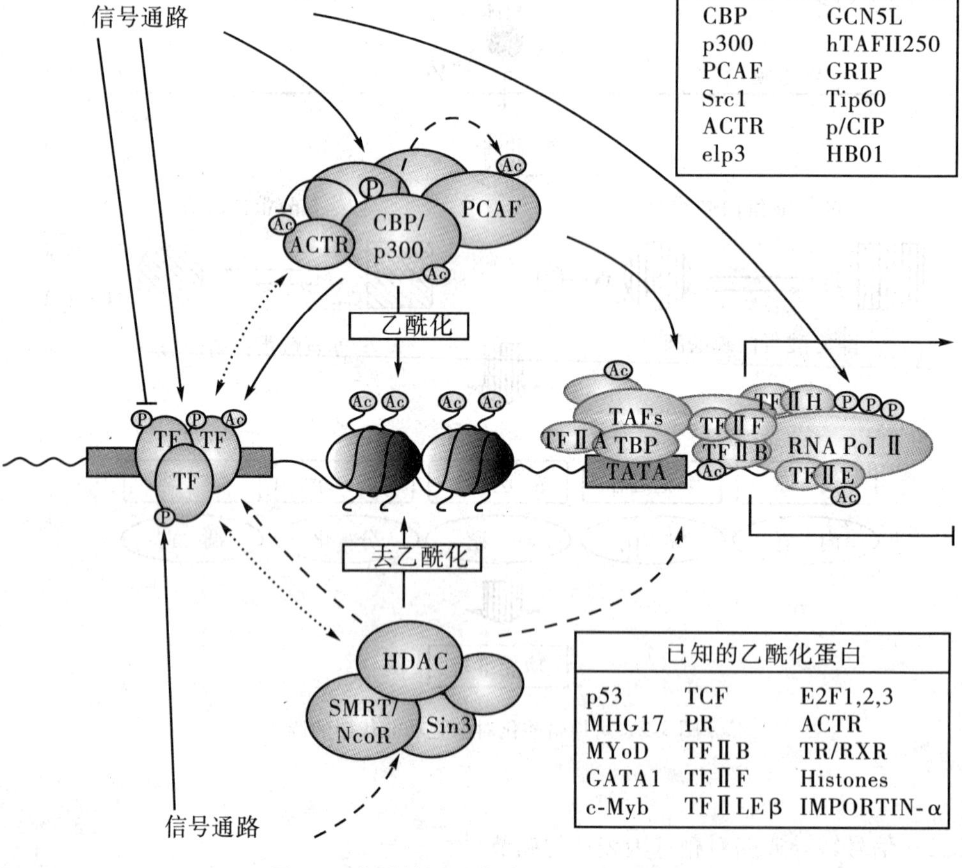

乙酰化酶	
CBP	GCN5L
p300	hTAFII250
PCAF	GRIP
Src1	Tip60
ACTR	p/CIP
elp3	HB01

已知的乙酰化蛋白		
p53	TCF	E2F1,2,3
MHG17	PR	ACTR
MYoD	TFⅡB	TR/RXR
GATA1	TFⅡF	Histones
c-Myb	TFⅡLEβ	IMPORTIN-α

图 3-3 信号转导通路对基因转录的调节

1. 磷酸化调节　细胞信号转导通路可通过对转录因子的磷酸化修饰调节基因转录。具体作用为：

（1）促进转录因子从细胞质到细胞核的运转　如促进原存在于胞质的转录因子STAT、NF-κB 核转位（图 3-1）。NF-κB 是由 p50 和 p65 两个亚基组成的异二聚体，在非活化细胞中，NF-κB 与其阻遏蛋白 IκB 结合。IκB 可以掩蔽 NF-κB 的核定位信号，从而使其以非活性复合物形式被锚定于细胞质内。当丝裂原、病原菌及其产物、细胞因子、氧化应激等信号刺激细胞后，能通过不同的上游途径激活 IκBα 激酶（IKK），激活的 IKK 能特异性地磷酸化 IκBα 中的 Ser32/36，磷酸化的 IκBα 与 NF-κB 解离后通过泛素－蛋白酶体途径被降解。激活的 NF-κB 得以进入核内，诱导多种基因，包括编码促炎细胞因子、趋化因子、黏附分子等基因的表达（图 3-4），参与免疫、创伤、炎症以及多种细胞应激反应，并在肿瘤发生发展过程中发挥重要作用。此外，激活的 NF-κB 还能通过上调能清除活性氧的锰超氧化物歧化酶（MnSOD）以及抗凋亡蛋白（如 Bcl-X_L 等）的表达，对细胞产生保护及抗凋亡作用。

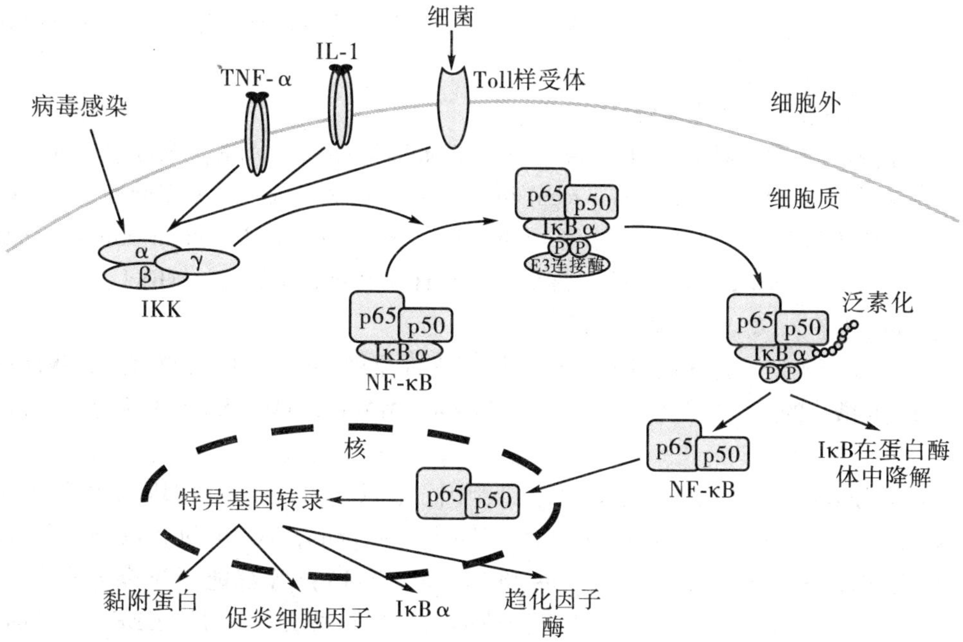

图 3-4　转录因子 NF-κB 的激活

（2）调节转录因子的活性　磷酸化可影响转录因子与靶基因中特异 DNA 调节元件的结合或提高转录因子的转录激活功能（图 3-3）。磷酸化还可以增强核内转录因子 P53 等与DNA 的结合能力，并可导致核受体配体非依赖性激活。

2. 配体调节　核受体本质上属于配体依赖性的转录调节因子，与配体结合后被激活，从而具有转录调节活性（详见本章第二节）。

3．其他调节方式　信号通路还可通过乙酰化和泛素化等方式调节转录因子的活性和水平，如已知 p53 在 DNA 损伤引起的细胞周期检测点应答反应有着重要作用。当 DNA 没受到损伤时，胞内的 p53 被泛素连接酶 MDM2 加上泛素标记，并经 26S 蛋白酶体降解，因此，p53 的半衰期很短，约为 20 分钟。然而当细胞受到包括 X 射线、紫外线和其他 DNA 损伤药物刺激时，p53 的多个氨基酸残基上发生磷酸化和乙酰化等翻译后修饰，其中 p53 N 端 ser15 位和 ser20 位的磷酸化将明显阻断 p53 与 MDM2 的结合，抑制 p53 的泛素化降解，导致 p53 的半衰期延长，胞内的 p53 蛋白水平急剧增加，并进一步被活化。活化的 p53 作为转录因子移位入核，以四聚体的形式参与多种生命活动的调节。

除了转录调节外，近年来的研究发现信号转导通路还可影响 mRNA 在胞质中的定位，翻译起始及 mRNA 降解等环节，在转录后水平调节基因表达（详见第二章和第五章）。

四、细胞内信号转导通路举例

细胞内的信号转导通路有些是受体特异性的，但是更多的是受体非特异性的，它们可被不同的膜受体和胞外信号所激活。换言之，这些信号通路具有共用性。以下介绍几种共用的信号转导通路。

（一）MAPK 家族信号转导通路

丝裂原激活的蛋白激酶（mitogen-activated protein kinase，MAPK）家族包括细胞外信号调节的蛋白激酶（extracellular-signal regulated kinase，ERK）、c-jun N 端激酶（c-jun N-terminal kinase，JNK）/应激激活的蛋白激酶（stress activated protein kinase，SAPK）、p38MAPK 和 ERK5/BMK1 四个亚族，每个亚族又有其不同的成员，如 ERK1、2、3，JNK1、2、3，p38α、β、γ、δ 以及 ERK5 和 7。

1．MAPK 家族信号转导通路的激活　该家族都是丝/苏氨酸蛋白激酶，其激活机制相似，都通过磷酸化的三级酶促级联反应（MAPKKK→MAPKK→MAPK）。激活的通路如图 3-5 所示。

（1）促分裂信号　如细胞生长因子、细胞因子、胰岛素、G 蛋白偶联受体的配体（如血管紧张素Ⅱ、内皮素）、T 细胞抗原受体（T-Cell receptors，TCR）和乙酸肉豆蔻佛波酯/乙酸肉豆蔻佛波酯（phorbol-12 myristate-13 acetate，PMA）等都能通过酪氨酸蛋白激酶（PTK）途径，作用于小 G 蛋白 Ras 的正调控因子－鸟苷酸交换因子（GEF）(如 Sos)，使 Ras 从非活性的 RasGDP 转为活性的 RasGTP。激活的 Ras 能募集 Raf（相当于 MAPKKK）到细胞膜。Raf 进而磷酸化从而激活 MEK，后者再通过磷酸化 ERK 导致其激活。

（2）多种应激原　如渗透压的改变、热休克、射线、紫外线（UV）、某些机械刺激、活性氧、培养液中去除血清、蛋白质和 RNA 合成抑制剂、重金属、病原体及其产物（如细菌的内毒素）以及某些促炎的细胞因子（如 TNF-α）可以激活 JNK 和/或 p38 通路，也可同时或者先后激活多条 MAPK 的信号转导通路（图 3-5、3-10）。

该家族信号转导通路间既有分工，又有联系。不仅如此它们与细胞内其他信号通路间也存在相互作用，因此是细胞内多条信号通路的会聚点。

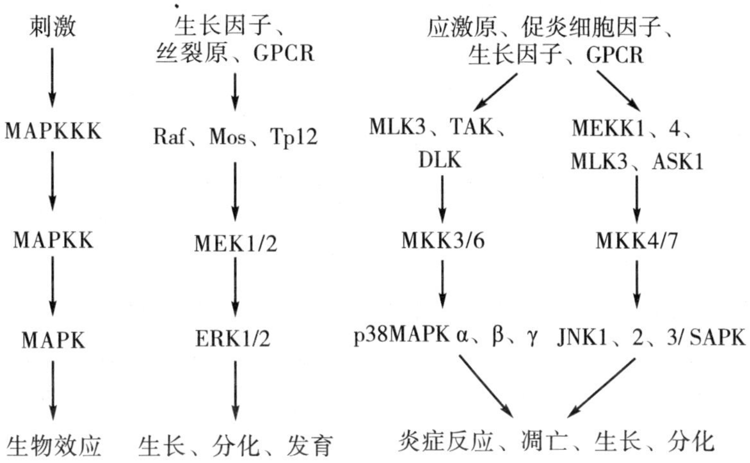

图 3-5 激活 MAPK 家族成员的信号转导通路

注：MAPK 家族的激酶包括 ERK、p38MAPK 和 JNK，它们的上游酶是 MAPKK（分别为 MEK、MKK3/6、MKK4/7），MAPKK 的上游酶是 MAPKKK（分别为 Raf、MLK3 和 MEKK1、4 等），该家族酶的激活方式为 MAPKKK→MAPKK→MAPK。

2. MAPK 家族信号转导通路的效应 激活的 MAPK 家族酶能磷酸化多种底物，调节它们的活性，导致生物效应。这些底物包括：

（1）蛋白激酶 如能被 ERK 激活的 90kD 核糖体 S6 激酶（90kD ribosomal S6 kinase，p90RSK）和 MAPK 激活的蛋白激酶-1（MAPK-activated protein kinase-1，MAPKAPK1）；能被 p38 激活的分裂原和应激激活的激酶-1（mitogen and stress activated kinase-1，MSK1）和 MAPKAPK2、3、5，它们被激活后能使多种底物蛋白，包括多种转录因子磷酸化。

（2）转录因子 是该家族作用最多的底物。如转录因子 AP-1 是由 c-jun 和 c-fos 组成的异二聚体，其活性主要受磷酸化调控。细胞因子、生长因子、感染、致癌刺激以及癌基因活化等可激活 JNK，激活的 JNK 能转入核内，使 c-jun 氨基末端转录活化区的两个磷酸化位点磷酸化，从而增加 AP-1 的转录活性。此外，能被 MAPK 家族酶作用的转录因子还包括 Elk1、激活的转录因子 2（activating transcription factor-2，ATF2）、Myc、STAT、SMAD3、p53、T 细胞核因子激活物（nuclear factor of activator T-cell，NFAT）以及 cAMP 反应元件结合蛋白（cAMP response element-binding protein，CREB）等（见图 3-10），通过这些转录因子，调节相关的基因表达，导致生物效应。

（3）其他蛋白，如 ERK 能磷酸化并激活 PLA_2、Ras 的正调控因子 Sos、表皮细胞生长因子受体（EGFR）以及人雌激素受体；JNK 能激活 MADD（MAPK-activating death domain）；而 p38 能磷酸化热休克蛋白 27（heat shock proteins 27，HSP27）等。

综上所述，激活的 ERK 信号转导通路能通过磷酸化多种靶蛋白，改变其活性，介导细胞的增殖、迁移和存活。JNK 和 p38 通路能对细胞应激、细胞生长因子和细胞因子起反应，在应激、炎症中具有重要作用。该家族的酶因具有调节细胞增殖、分化、凋亡和迁移等作用，因此与发育和肿瘤的发展密切相关。

（二）PI3K-Akt 通路

1. PI3K-Akt 通路的激活　磷脂酰肌醇-3 激酶（phosphoinositide 3 Kinases，PI3K）是一种可使肌醇环第 3 位羟基磷酸化的磷脂酰肌醇激酶，由 p85 和 p110 两个亚基组成，前者是调节亚基，后者是催化亚基。PI3K 可被多种生长因子、细胞因子、胰岛素、凝血酶、T 细胞抗原、G 蛋白、小 G 蛋白（如 Ras）以及胞质型的酪氨酸蛋白激酶等激活。活化的 PI3K 催化磷脂酰肌醇（PI）的 3 位磷酸化而生成 PI（3，4）P_2、PI（3，5）P_2 和 PI（3，4，5）P_3。其中的磷脂酰肌醇三磷酸（PIP_3）可以激活磷脂酰肌醇依赖性激酶-1（phosphoinositide-dependent kinase-1，PDK-1），后者可激活丝/苏氨酸蛋白激酶 Akt/蛋白激酶 B（PKB）。在哺乳动物中存在 Akt1（PKBα）、Akt2（PKBβ）、Akt3（PKBγ）三种亚型，它们都有 N 端的 PH 区、催化区和一个 C 端的调节区。Akt 被 PIP_3 募集到质膜内侧，在 PDK-1 作用下其 308 位 Thr 被磷酸化而激活，但是 Akt 的完全激活需要其 473 位的 Ser 被 PDK-2 进一步磷酸化。

2. PI3K-Akt 通路的靶蛋白和效应　激活的 Akt 在质膜、胞质和胞核中磷酸化多种底物，并可引起广泛的生物效应（图 3-6），主要有：

（1）促进细胞存活，保护细胞免于凋亡。Akt 能使促凋亡蛋白 Bad 和 Bax 磷酸化，磷化的 Bad 与抗凋亡蛋白 Bcl-X_L 解离，使后者能发挥抗凋亡作用。激活的 Akt 可使在线粒体凋亡通路中发挥重要作用的 caspase 9 磷酸化而使之失去活性。Akt 还能能磷酸化叉头转录因子（forkhead，Fox）家族的 FKHR/FoxO1，使其被阻滞在胞质，不能上调一些促凋亡基因，如作为死亡受体配体的 *FasL* 和 *TRAIL* 的表达，发挥促细胞存活和抗凋亡作用。转录因子 NF-κB 也有抗凋亡的作用，有报道 Akt 能磷酸化 IKK，使 IκB 降解，造成 NF-κB 转位入核（图 3-11）。Akt 还可直接磷酸化 NF-κB 导致其活性增加，从而使其下游的抗凋亡蛋白 Bcl-X_L 表达增加。Akt 还能磷酸化 p53 的负性调节蛋白 MDM2（murine double minut 2），促进 p53 的失活或降解，阻断 p53 介导的促细胞凋亡作用。

（2）促进蛋白质合成、调节细胞的增殖和分化　哺乳动物雷帕霉素靶蛋白（mammalian target of rapamycin，mTOR）是 PI3K 相关的丝/苏氨酸蛋白激酶家族成员。正常情况下，结节性脑硬化复合物（tuberous sclerosis complex，TSC）中的 TSC-2 具有 GAP 活性，能通过抑制小 G 蛋白 Rheb 来抑制 mTOR 的功能。激活的 Akt 能磷酸化 TSC-2，导致其不能与 TSC-1 形成复合物，从而丧失抑制 Rheb 的作用。激活的 Rheb 进而导致 mTOR 激活。mTOR 可随后磷酸化它的两个下游分子，即翻译抑制分子 eIF-4E 结合蛋白 1（4E-BP1）和分子量 70kD 的核糖体蛋白 S6 激酶（p70S6K）。4E-BP1 磷酸化后与 eIF-4E 的结合能力降低，使 eIF-4E 与其他翻译起始因子结合，启动蛋白质的翻译（图 3-11）。而 p70S6K 磷酸化后被激活，使 40S 核糖体亚单位中的 S6 蛋白成分磷酸化，促进蛋白质的合成，这对于细胞周期从 G_1 期进入 S 期是至关重要的。因此，PI3K/Akt/mTOR 被认为是蛋白质合成的主要信号调节通路，参与细胞增殖、分化、迁移、存活等的调节。

（3）参与细胞骨架的重组，调节细胞的变形和运动　已知 PI3K 介导的大多数效应还

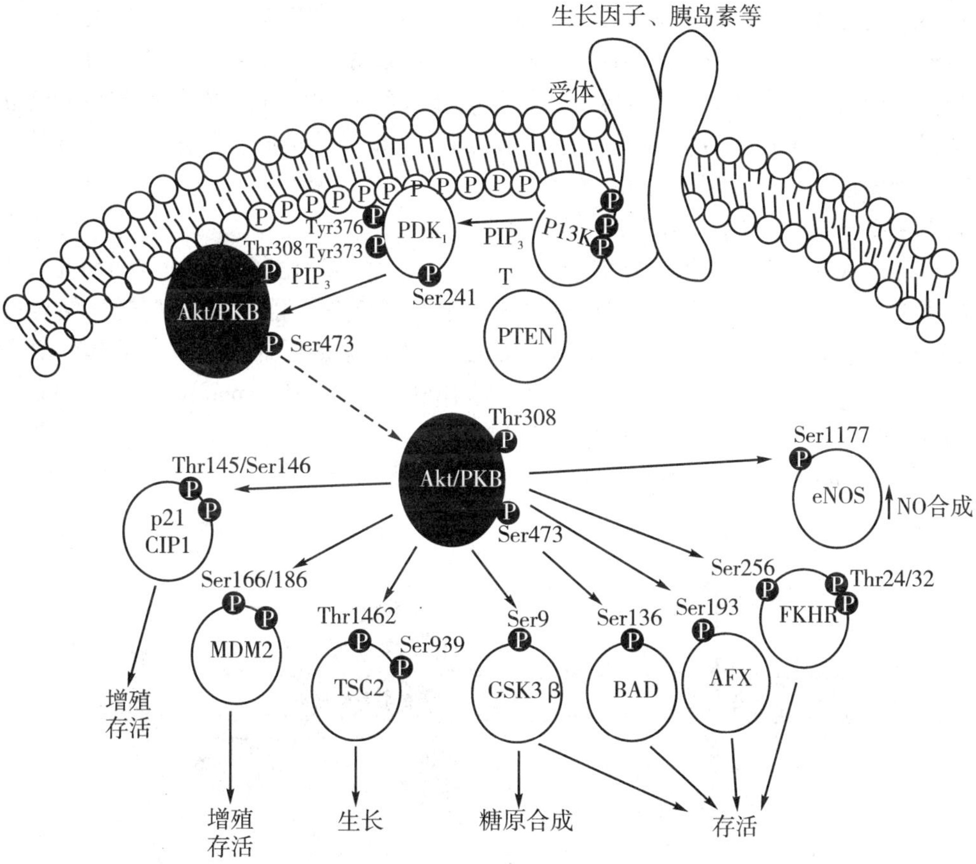

图 3-6　PI3K-Akt 通路的激活及其效应

与细胞骨架某种形式的重排和膜成分的运动有关，包括能促进细胞的迁移运动、参与细胞边缘波动（ruffling）、细胞趋化、中性粒细胞氧爆发（oxidative burst）、受体内化、卵细胞成熟、膜的运输（membrane trafficking）、囊泡运输（vesicular trafficking）等。

（4）介导胰岛素的作用，参与糖脂代谢。如激活的 Akt 能磷酸化糖原合酶激酶 3β（glycogen synthase kinase 3β，GSK3β）使其失活，导致糖原合酶（GS）磷酸化水平降低（活性增高），从而促进糖原合成。Akt 还有促进葡萄糖转运子向膜转位和刺激葡萄糖摄入的作用（详见第九章）。

总之，PI3K-Akt 通路能参与糖脂代谢、促进细胞存活和增殖、抑制细胞凋亡和自噬，并参与调节细胞的变形和运动以及膜和囊泡运输等。磷酸酶和张力蛋白同源（phosphatase and tensin homolog，PTEN）蛋白具有磷酸酶的双重活性，因能使磷脂酰肌醇三磷酸（PIP_3）脱磷酸化，因而对 PI3K 信号通路具有抑制作用。

（三）磷脂酶引发的信号转导通路

磷脂酶（phospholipase，PL），包括磷脂酶 A_2（PLA_2）、磷脂酶C（PLC）、磷脂酶 D

（PLD）和鞘磷脂酶（sphingomyelinase，SMase）等，是能够水解磷脂的酶。多种细胞外信号通过不同的受体能调节这些酶的活性，磷脂酶活化后可产生多种脂源性信使分子，如花生四烯酸（AA）及其代谢产物（前列腺素、前列环素等）、甘油二酯（DAG）、三磷酸肌醇（IP_3）、磷脂酸（PA）、磷酸胆碱以及神经酰胺（CM）等，它们在细胞的信号转导、功能代谢以及免疫与炎症反应中发挥主要作用。图 3-7 显示的是血管紧张素Ⅱ受体激活的包括多种磷脂酶在内的信号转导通路。

以下主要介绍 PLC 的信号转导通路。

迄今已发现有 100 多种细胞外信号通过 PLC 的信号转导途径调节细胞的功能。PLC 分为三种类型，即 PLC-β、γ 和 δ。PLC-γ 的分子中有 SH2 区，能与 PTK 型受体结合而被激活；而 PLC-β 能被多种 G 蛋白偶联受体（如 α_1 肾上腺素能受体、内皮素受体、血管紧张素Ⅱ受体等）激活。激活的 PLC 催化质膜磷脂酰肌醇二磷酸（phosphatidylinositol 4, 5-biphosphate，PIP_2）水解，生成三磷酸肌醇（1, 4, 5-inositol triphosphate，IP_3）和甘油二酯（1, 2-diacylglycerol，DAG），并进一步激活以下的信号转导通路：

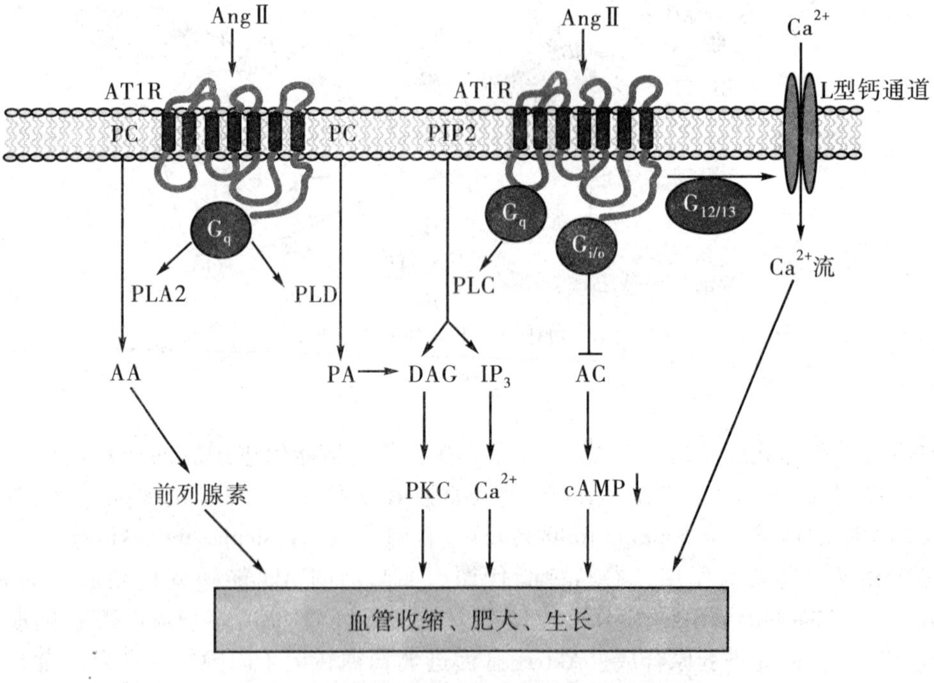

图 3-7 血管紧张素Ⅱ受体介导的信号转导通路

1. IP_3-Ca^{2+}途径 IP_3 能激活平滑肌和心肌内质网/肌质网上作为 Ca^{2+} 通道的 IP_3 受体，使内质网/肌质网释放 Ca^{2+}，导致细胞内 Ca^{2+} 浓度增高，通过与肌钙蛋白结合，触发心肌和骨骼肌的收缩。Ca^{2+} 亦可作为第二信使，激活各类依赖钙离子的蛋白，启动多种细胞反应。如促进胰岛 B 细胞释放胰岛素等。Ca^{2+} 还能与钙调蛋白/钙调素（calmodulin，CaM）

结合。CaM 与 Ca^{2+} 结合后，可激活钙调素依赖性激酶（CaM-Kinase，CaMK），经磷酸化多种靶蛋白产生生物效应。CaMKⅡ是多功能激酶，可使突触蛋白Ⅰ磷酸化，调节囊泡循环与递质释放；使酪氨酸羟化酶磷酸化，促进含有儿茶酚胺的神经递质的合成；使 CREB 转录因子磷酸化，增强基因的转录水平；使肌质网/内质网 Ca^{2+} 释放通道（ryanodine 受体和 IP_3 受体）磷酸化，促进 Ca^{2+} 释放；使受磷蛋白（phospholamban）磷酸化，导致肌质 Ca^{2+}-ATP 酶活化，增加 Ca^{2+} 摄取；使 tau 蛋白与微管相关蛋白磷酸化，调节微管装配等。

2. DAG-PKC 途径　DAG 结合于质膜上，在 Ca^{2+} 协助下，可活化与质膜结合的蛋白激酶 C（PKC）。PKC 以非活性形式分布于胞质中，当细胞接受刺激，产生 IP_3，使 Ca^{2+} 浓度升高，PKC 便转位到质膜内表面，被 DAG 活化，PKC 可以使其底物蛋白的丝/苏氨酸残基磷酸化，如促进细胞膜 Na^+/H^+ 交换蛋白磷酸化，增加 H^+ 外流，维持细胞内 pH 值稳定；在血管平滑肌细胞中的 PKC 还能使 Ca^{2+} 通道磷酸化，激活电压依赖性的 Ca^{2+} 通道，造成细胞外 Ca^{2+} 内流。PKC 可以与 Ras 共同作用，激活 Raf，并进而激活 Raf-MEK 和 ERK 通路。此外，PKC 可激活转录因子促进基因表达，如磷酸化转录因子 AP-1，磷酸化 IKK 从而导致 NF-B 激活等，在细胞增殖、分化等方面发挥重要的调节作用。

第二节　细胞主要受体介导的信号转导通路

一、G 蛋白偶联受体介导的信号转导

G 蛋白偶联受体（G protein coupled receptor，GPCR）是跨膜受体中最大的受体超家族。因与 G 蛋白偶联，并通过其转导信号而得名。GPCRs 具有共同的七次跨膜结构，故又称七次跨膜受体。它们能介导多种激素（如血管加压素、肾上腺素、内皮素、胰高血糖素以及垂体的促激素等）、神经递质、神经肽、趋化因子、前列腺素、蛋白酶、生物胺、核苷、脂质、气味分子和光的信号转导和效应。此外，GPCR 还介导多种药物，如肾上腺素受体阻断剂、组胺拮抗剂、抗胆碱能药物和阿片制剂等的作用。

G 蛋白是信号跨膜转导过程中的“分子开关”。由 α、β、γ 三个亚基组成，已发现有 20 种 Gα，6 种 Gβ 和 11 种 Gγ 亚基。Gα 又分为刺激型（Gαs）、抑制型（Gαi/o）、Gαq/11 和 Gα12/13 四个亚家族。其中 Gα 能分别与 GTP 和 GDP 结合，GαGTP 是活性形式，而 GαGDP 是非活性形式。G 蛋白偶联受体与激动剂结合后，能使 G 蛋白转为与 GTP 结合的活性形式，并与 Gβγ 解离，活化的 Gα 和 Gβγ 都能通过激活下游的信号转导通路，影响酶、离子通道、转运子、转录因子等导致生物效应。之后受体和配体解离，GαGTP 在 GTPase 的作用下，变成非活性形式 GαGDP。G 蛋白的 α、β、γ 重新恢复成三聚体的形式。以下介绍迄今已知的能被 GPCR 激活的主要信号转导通路。

（一）通过 Gα 激活的信号转导通路

1. Gαs-AC-cAMP-PKA 通路　β 肾上腺素受体、胰高血糖素受体、抗利尿激素受体、促甲状腺激素（TSH）受体等激活后能通过 Gαs，激活腺苷酸环化酶（AC），生成 cAMP，进而激活 cAMP 依赖性的蛋白激酶 A（PKA），此即为 AC-cAMP-PKA 通路。PKA 能使多种蛋白磷酸化，调节其功能。如使磷酸化酶激酶磷酸化而促进其活化，增加糖原分解；进入

核内的 PKA 能磷酸化作为转录因子的 cAMP 反应元件结合蛋白（cAMP response element binding protein，CREB），提高其转录活性。PKA 还能介导肾上腺素的正性肌力作用，通过多种机制促进心肌钙转运，提高心肌收缩力。例如 PKA 能使心肌细胞膜上的 L 型 Ca^{2+} 通道磷酸化，导致其开放，使 Ca^{2+} 从胞外进入胞内，这种钙内流随即触发肌质网上的钙通道开放，大量 Ca^{2+} 从肌质网中进入胞质，即钙触发钙释放（Ca^{2+}-induced Ca^{2+} release，CICR）（图 13-3）。PKA 还能磷酸化心肌肌质网上的 Ryanodine 受体 2（RyR2）（一种钙通道），后者被磷酸化后，通道开放，使肌质网中的 Ca^{2+} 快速释放入胞质，使胞内 Ca^{2+} 浓度瞬间从 100 nmol/L 升高到 1μmol/L 左右。激活的 PKA，还能使 GPCR 自身磷酸化，磷酸化后的 GPCR 转与 Gαi 偶联。

2. Gαi 介导的信号转导通路　$α_2$ 肾上腺素能受体、M_2 胆碱能受体、血管紧张素Ⅱ受体、IL-8 等激活后与 Gαi 偶联。激活的 Gαi 抑制 AC 活性，使 cAMP 水平降低。Gαi 家族的 Gα 亚基包含 Gαi-1、Gαi-2、Gαi-3、Gαi-O、Gαi-T（transducin）、Gαi-gust（gust），它们能激活多种磷脂酶以及磷酸二酯酶，开放一些离子通道。与 Gαi 和 Gαi-O 偶联的受体还能调控 STAT3 通路和 MAPK 通路的活性。

3. Gq-PLC 通路　肾上腺素、血管紧张素、加压素、促性腺激素（LH）、FSH、组胺、乙酰胆碱等与其受体结合后，可通过 Gq 激活 PLCβ，产生脂质双信使 IP_3 和 DAG。进而激活 IP_3-Ca^{2+} 通路和 DAG-PKC 通路（详见本章第一节）。

4. Gα12/13 家族控制的信号通路　有报道 Gα12 能激活 PLD、c-Src 和 PKC，并能在很多情况下激活 MAPK 家族的成员（如 ERK5 或者 JNK）。Gα13 能通过与 P115RhoGEF（一种小 G 蛋白 Rho 的鸟苷酸交换因子）激活 RhoB，后者引诱导多种效应。Gα13 还参与激活 PI3K－Akt 通路，并调节 NF-κB 活性，但目前激活的机制尚不清楚。

（二）通过 Gβγ 激活的信号转导通路

除了上述已知的由 Gα 激活的信号转导通路外，近年来的研究表明 Gβγ 亚基能直接连接至少四个效应分子：PLCβ、K^+ 通道、AC 和 PI3K。Gβγ 与 PLCβ 结合有助于 Gαq 激活 PLCβ。Gβγ 也能增强 Gαs 对 AC 的激活。另外，Gβγ 还能募集 PI3Kγ 和 β 肾上腺素受体激酶（一种 G 蛋白偶联受体激酶）到细胞膜，前者可激活 Akt。此外近年来通过对肾上腺素、内皮素和血管紧张素Ⅱ受体的研究表明，已激活的 GPCR 也能通过激活小 G 蛋白 Ras 激活 Raf-ERK 通路。如已证实 Gβγ 可使非受体酪氨酸蛋白激酶 Src 活化，Src 再通过接头蛋白 Shc-GRB2 募集作为鸟苷酸交换因子（GEF）的 Sos，后者促进 Ras 与 GTP 结合，从而激活 Ras，进而激活 Raf-MEK-ERK 通路。该通路是体内最重要的促进细胞增殖和调节生长发育通路。

激活的 GPCR 还能通过多种机制激活转录因子 NF-κB　有报道 Gαq 和 Gα13 都可以通过激活富含脯氨酸的酪氨酸激酶-2（proline-rich tyrosine kinase-2，PYK2）激活 Akt，后者可磷酸化 IKK，进而激活 NF-κB（图 3-9）。而 Gβγ 也可通过激活 PI3K-Akt 通路，激活 NF-κB。此外 Gαq 激活的 PKCβ 也可磷酸化并激活 IKK，进而激活 NF-κB。

总之，细胞内由 GPCR 信号激活的信号通路包括：cAMP/PKA 通路、多种磷酸酶通路，如 PLC-PKC 通路以及 Ca^{2+} 信号通路、PTK 通路、ERK1 通路、p38MAPK 通路、PI3K/Akt

通路、Rho 通路、NF-κB 通路和 JAK/STAT 通路等。此外，近年来的研究还发现 GPCR 可直接作用下游的效应分子，即存在 G 蛋白非依赖性的信号转导通路。上述激活的信号转导通路通过对靶蛋白活性和基因表达的调节，参与调节细胞代谢、趋化运动，促进细胞增殖、分化，在组织器官，如心血管、神经系统和垂体等的功能调节中发挥重要作用。并参与了高血压、心肌肥厚和心力衰竭等疾病的发生和发展（详见第十二和十三章）。GPCRs 介导的信号转导通路是上百种药物，包括抗组胺药、神经抑制剂、抗抑郁药、抗高血压药的靶点。

GPCRs 通过激活的信号转导通路除了可以调控靶蛋白的活性和功能外，也能调节受体自身。在 GPCR 介导的信号通路中激活的 PKA 可磷酸化 GPCR，后者可进一步被 G 蛋白偶联受体激酶（G-protein-coupled receptor kinase，GRK）磷酸化。磷酸化的 GPCR 与抑制蛋白（arrestin）结合，后者在空间上抑制 GPCR 与各自的 G 蛋白偶联（受体脱敏），并靶向受体使其通过包被网格蛋白的凹槽被内化。内化的部分受体与配体解离和去磷酸后重新回到膜上被利用（受体的再循环），部分受体在溶酶体中被降解（图 3-8）。因此在高浓度激动剂长时间作用下，由于膜受体内化降解可导致其数量减少（受体下调），使靶组织细胞对激动剂的敏感性降低。持续性的受体下调会影响细胞的代谢和功能，促进疾病的发生发展。如有研究表明，由于心肌收缩力降低导致心输出量减少可使交感神经兴奋，血中肾上腺素和去甲肾上腺素浓度增高。血中去甲肾上腺素浓度过高可使心肌 β 受体下调以及受体与 G 蛋白解偶联，使细胞内 cAMP 生成减少，导致去甲肾上腺素的正性肌力作用减弱，从而促进心衰的发展。受体调节性变化还与机体对药物的敏感性有关。某些作为药物的激动剂的长时间使用所导致的相应受体下调，可导致组织细胞对药物的不敏感，如给哮喘患者长时间用异丙肾上腺素。可使支气管平滑肌上的 β 受体减少或与 G 蛋白解偶联，使患者最终对药物的反应性降低。

G 蛋白信号转导调节子（regulator of G protein signaling，RGS）是 G 蛋白信号转导的负

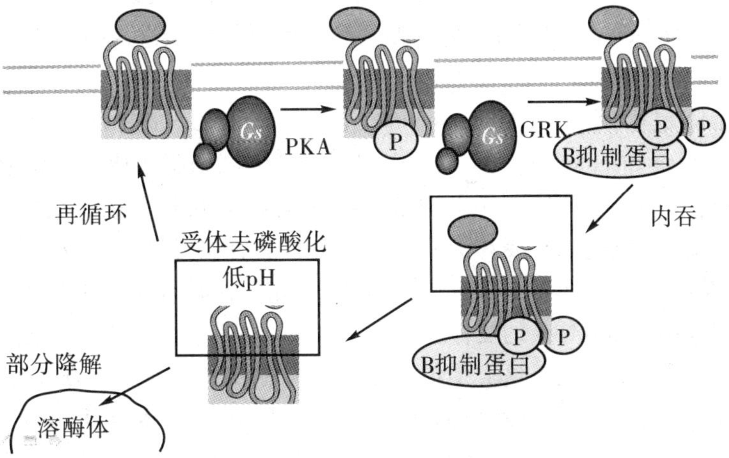

图 3-8　GPCR 的磷酸化、内化和下调

调节因子，主要起 GTPase 激活蛋白（GAP）的作用，能促使 GαGTP 转为 GαGDP 的非活性形式，因而可抑制 G 蛋白的激活和其介导的信号转导。

二、具有酶活性的受体或酶连接的受体介导的信号转导

（一）受体酪氨酸蛋白激酶

受体酪氨酸蛋白激酶（receptor tyrosine kinase，RTK）包括近 20 种不同的受体家族，其中有胰岛素受体、多种生长因子受体以及与其有同源性的癌基因产物。该家族受体除了胰岛素受体是 $\alpha_2\beta_2$ 的四聚体外（胰岛素受体的信号转导详见第 9 章），都是单体，分为胞外区、跨膜区、细胞内区。它们的共同特征是细胞内区具有酪氨酸蛋白激酶（protein tyrosine kinase，PTK）区。RTK 的配体是多种细胞生长因子，如表皮生长因子（EGF）、成纤维细胞生长因子（FGF）、神经生长因子（NGF）等和胰岛素。配体与受体结合后，诱导受体构象变化，导致受体发生稳定的二聚化，激活受体胞内区的 PTK，二聚体的受体相互交叉磷酸化，在受体的 C 端形成含有磷酸化酪氨酸位点（pY）的基序，并募集下游多种含有 SH2 区和 PTB 区的靶蛋白到（pY）的基序（详见第一节中的二），并由此激活以下一些信号转导通路。

1. ERK/MAPK 信号转导通路　激活的 RTK 能通过接头蛋白 shc 和 Grb2，与作为 Ras 鸟苷酸交换因子的 Sos 结合，促进 Ras 转为 GTP 结合的激活状态，继而激活 Raf-MEK-ERK 通路（图 3-5），并通过调节下游靶蛋白的活性，调节细胞增殖、分化，促进有机体的生长发育和创伤修复（详见本章第一节），并参与多种肿瘤的发生发展。

2. PI3K-Akt 通路　已证明胰岛素和多种生长因子与其受体结合后，通过激活受体 PTK 或与受体连接的 PTK 招募 PI3K 的调节亚基 p85，并激活其催化亚基 p110，激活的 PI3K 进而激活 Akt 通路（详见本章第一节），该通路能介导胰岛素的作用和生长因子的促增殖作用。

3. 其他通路　激活的受体能募集含有 SH2 区的 PLCγ，进而激活 PKC 通路和 Ca^{2+} 的信号通路，还能通过非受体型 PTK，如 JAK，激活信号转导子和转录激活子（signal transducer and activator of transcription，STAT），后者作为转录因子能直接进入核内调节基因表达。

（二）细胞因子受体超家族

细胞因子受体超家族（cytokine receptor superfamily）又称造血细胞因子受体超家族（haemopoietic cytokine receptor superfamily），主要分为促红细胞生成素受体超家族（erythropoietin receptor superfamily，ERS）或Ⅰ型细胞因子受体家族和干扰素受体家族（interferon receptor family）或Ⅱ型细胞因子受体家族。属于前者的有促红细胞生成素（EPO）、多种白介素（IL）、集落刺激因子（CSF）以及某些激素（如生长激素受体和促乳素）的受体，而后者的成员有 IFN-α/β 和 IFN-γ 的受体以及组织因子（TF）。它们介导其配体在造血、免疫和炎症反应等方面的重要作用。这类受体（α 亚基）的细胞内区无 PTK 活性，不能直接转导信号。但它们与配体结合后，能与通过与另一种具有信号转导作用的亚基（β 亚基）形成异源寡聚体，募集胞质的非受体型 PTK，如 JAK 家族成员（JAK1、JAK2、JAK3 和 Tyk2）。激活的 JAK 可磷酸化并激活下游的 STAT，后者以二聚体的形式转入核内，调节基因表达。此即 JAK-STAT 信号通路。不同的 JAK 家族成员和 STAT 介导不同受体的信号转导。已知参与IL-6受体信号转导的跨膜蛋白是gp130。2分子IL-6与其受体（IL-6Rα）结合后，与gp130形成六聚体，导致JAK家族成员的激活，后者磷酸化并激活STAT（如STAT3）以及由RTK激活的相关的其他信号转导通路，如PLC-PKC通路，PI3K-Akt通路，Ras-Raf-ERK通路等（图3-9）。已知在STAT调节表达的产物中，有一种被称为细胞因子信号转导抑制因子（suppressor of cytokine signaling，SOCS）是细胞因子信号转导过程的负性调节因子，能通过与STAT竞争性结合细胞因子受体的酪氨酸磷酸化位点，抑制STAT的磷酸化，从而抑制细胞因子的信号转导和效应。这是信号通路对其自身进行负反馈性调节的典型例子。

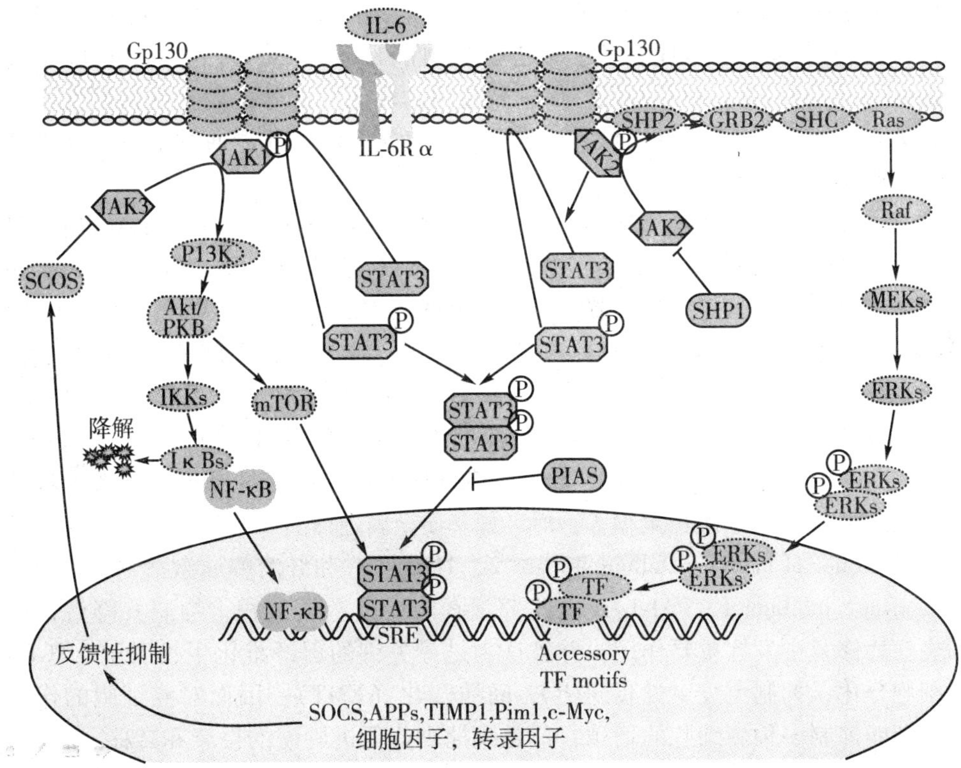

图3-9　IL-6受体介导的信号转导通路

（三）丝/苏氨酸蛋白激酶型受体/TGF-β受体超家族

丝/苏氨酸蛋白激酶型受体（receptor serine/threonine kinase，RSTK）超家族有近20个成员，TGF-β1受体是该家族受体的代表。它们的共同特征是细胞内区都有丝/苏氨酸蛋白激酶活性区。其配体包括转化生长因子β（TGF-β）、活化素（activin）和骨形态发生蛋白（bone morphogenetic protein，BMP）等，它们不仅参与许多重要的发育决定，调节细胞的生长、分化、凋亡、细胞黏附、细胞外基质的合成和储存，在个体发生早期的形态形成中发挥重要作用，还能调节成熟哺乳动物机体的免疫功能以及参与创伤修复，并与肿瘤或纤维化等多种疾病的形成有关。该家族中的每种受体又分为Ⅰ型和Ⅱ型两种类型，能与配体结合的是Ⅱ型受体，结合配体的Ⅱ型受体与Ⅰ型受体形成寡聚体，使Ⅰ型受体磷酸化而导致其激活，并启动以下下游的信号转导通路。

1. Smad 通路　Smads（Sma and Mad-related protein-3）在该类受体的信号转导中发挥重要作用。Smad 分为受体调节的 Smad（R-Smads）和辅 Smad（co-Smad），前者包括 Smad 1、2、3、5、8，它们能直接与受体结合，结合后被受体激酶磷酸化并激活，激活的 R-Smad 与 co-Smad（如 Smad4）形成二聚体，转入核内，与靶基因的启动子中的 Smad 结合元件（Smad binding element，SBE）结合或通过与其他转录因子（如 ATF2）相互作用，调节基因表达。已知 TGF-β1 与其Ⅱ型受体（TβRⅡ）结合后，进一步与Ⅰ型受体（TβRⅠ）形成寡聚体，磷酸化并激活下游的 Smad2-Smad3，它们可分别与作为 co-Smad 的 Smad4 形成异二聚体转入核中。Smad2-Smad4 在核中通过与特异性的 DNA 结合蛋白，如 FAST2（forkhead activin signal transducer-2）相互作用，促进靶基因的转录。此外，还存在抑制性 Smad（I-Smads），如 Smad6 和 7。TGF-β 可快速诱导它们的表达。I-Smad 能通过不同环节抑制 TGF-β 家族成员所引发的信号转导。

2. 非 Smad 信号转导通路　TGF-β1 与受体结合后，①通过上游的 RhoA、Ras、TGF-β 激活的激酶（TGF-β activated kinase，TAK1），TAK1 结合蛋白（TAK1 binding protein，TAB1）等激活数种 MAPK 家族的上游激酶，进而激活 JNK/SPAK，p38 和 ERK1/2；②激活 PI3K-Akt-mTOR 通路。这些不同的通路或者独立介导，或者通过之间的相互作用，共同介导 TGF-β 的作用。

TGF-β 的靶基因包括：①细胞周期抑制性蛋白，如 p15、p21 和 p27，它们介导 TGF-β 抑制多种上皮来源细胞增殖的作用；②多种基质分子和蛋白酶抑制剂，前者如纤连蛋白（FN）、Ⅰ型和Ⅳ型胶原、蛋白聚糖等，后者如基质金属蛋白酶-2（MMP-2）的组织抑制因子（tissue inhibitor of matrix metalloproteinase-2，TIMP-2）和纤溶酶原激活物抑制物（plasminogen activator inhibitor-1，PAI-1）。因此 TGF-β 能促进基质沉积，抑制其降解，在组织损伤和炎症后修复中发挥重要作用，并被认为是最关键的促纤维化生长因子。TGF-β1 还能促进细胞分化，抑制免疫，并促进上皮-间质转化（EMT），因而对癌细胞的作用比较复杂，早期能抑制多种癌细胞的增殖，但是晚期则能促进肿瘤的侵袭和转移。

（四）受体鸟苷酸环化酶

受体鸟苷酸环化酶（receptor guanylate cyclase）是单次跨膜蛋白受体，胞外段是配体结合部位，胞内段具有鸟苷酸环化酶（guanylate cyclase，GC）催化结构域。受体的配体为心房利钠肽（atrial natriuretic peptides，ANP）和脑利钠肽（brain natriuretic peptides，BNP）。ANP 受体分布在肾和血管平滑肌细胞表面。当血压升高时，心房肌细胞分泌 ANPs，ANPs 与受体结合导致其胞内 GC 激活，激活的 GC 使 GTP 转化为 cGMP，后者进而激活依赖 cGMP 的蛋白激酶 G（PKG），PKG 通过对靶蛋白的磷酸化，促进肾细胞排水、排钠，同时导致血管平滑肌细胞松弛，结果使血压下降。

三、TNF 受体家族介导的信号转导

肿瘤坏死因子（TNF）受体家族迄今发现有十几个成员，包括 TNF 受体（TNFR）、

Fas、低亲和力的神经生长因子（NGF）受体、TNF 受体相关蛋白（TNFrp）和死亡受体（death receptor，DR）3、4、5 等。其中的 TNFR1、Fas 和死亡受体 3 ~5 胞内区具有死亡区（death domain，DD），有诱导细胞凋亡的作用。该家族的配体包括 TNF-α、Fas 配体（FasL）、TNF 相关的凋亡诱导配体（TNF-related apoptosis-inducing ligand，TRAIL）等。它们属于Ⅱ型膜蛋白（即 N 端在胞内区，C 端在胞外区），以三聚体的形式与受体结合。结合后通过与受体接头蛋白和一系列相关蛋白，如 TNF 受体死亡功能域结合蛋白（TNFR associated death domain protein TRADD）、FADD（fas associated death domain）、TRAF2（tumor necrosis factor receptor-associated factor-2）和 RIP（receptor-interacting protein）等结合，引发多种不同的下游信号通路，介导其配体对细胞增殖分化、细胞保护、细胞毒、抗病毒、诱导凋亡以及促炎等多种复杂的生物学作用。以下以 TNF-α 受体为例说明。

TNF-α 作用复杂，除了能诱导细胞凋亡外，还有很强的促炎作用，是体内重要的促炎细胞因子（proimflammation cytokine）。它有 1 型和 2 型两种受体，TNFR1（p55）和 TNFR2（p75）。TNFR1 在所有的人类组织中表达，是介导 TNF-α 作用的主要受体。而 TNFR2 主要表达在免疫细胞，能结合 TNF-α 和 TNF-β，介导的生物效应有限。TNFR1 以三聚体的形式存在，其胞质段与死亡区沉默物（silencer of death domain，SODD）结合而处于非活化状态。TNF-α 与 TNFR1 的结合导致 SODD 被释放，继而募集下游接头分子和信号分子，激活以下通路（图 3-10）：

（一）介导细胞凋亡的信号转导通路

TNF-α 与三聚体的 TNFR1 结合后，通过其 DD 与它们的接头蛋白和一系列相关蛋白结合，在受体胞内侧形成死亡诱导信号复合体（death inducing signaling complex，DICS），启动 caspases 的酶促级联反应，即通过激活 caspases8，激活作为死亡执行器的效应子 caspase 3，诱导细胞凋亡。caspase 8 也可通过线粒体死亡途径诱导细胞凋亡，即通过将促凋亡蛋白 Bid 剪切成为截断的 BID（tBID），增加线粒体的通透性，使其释放细胞色素 C（CytC），后者能激活 caspases-9，进而激活 caspase 3。

（二）其他信号转导通路

TNF-α 与受体结合后，还能激活 MAPK 家族（ERK、p38 和 JNK）的信号通路和多种磷脂酶，并能激活转录因子 AP-1（由 c-Jun 和 c-Fos 两个亚基组成）和 NF-κB，从而发挥其促炎和抗凋亡、促存活的细胞保护反应。如通过接头蛋白 TRFA2 和 RIP 激活 NF-κB 诱导激酶（NF-κB-inducing kinase，NIK），NIK 能激活 IκB 激酶（IKK），后者使 IκB 磷酸化并使其降解，激活的 NF-κB 得以进入核内，诱导多种基因的表达，参与免疫与炎症反应。TNFR1 还能激活鞘磷脂酶，其产物神经酰胺（ceramide）能激活 TGF-β 激活的激酶（TAK1），进而激活 JNK 信号通路。

如上述 TNF 受体被激活后，既能诱导细胞凋亡，又能通过激活 NF-κB 和 MAPK 家族的信号通路，产生促细胞存活的作用。这两种相反的作用是如何切换的还不清楚。但促细胞存活过程依赖于蛋白质合成，因此一般认为，当 TNF 作用于细胞时，如果细胞同时有蛋白质合成障碍使受体介导的细胞保护作用减低时，细胞才发生凋亡。

细胞凋亡蛋白的抑制物（cellular inhibitor of apoptosis protein，cIAP）能通过与 TRAF 家

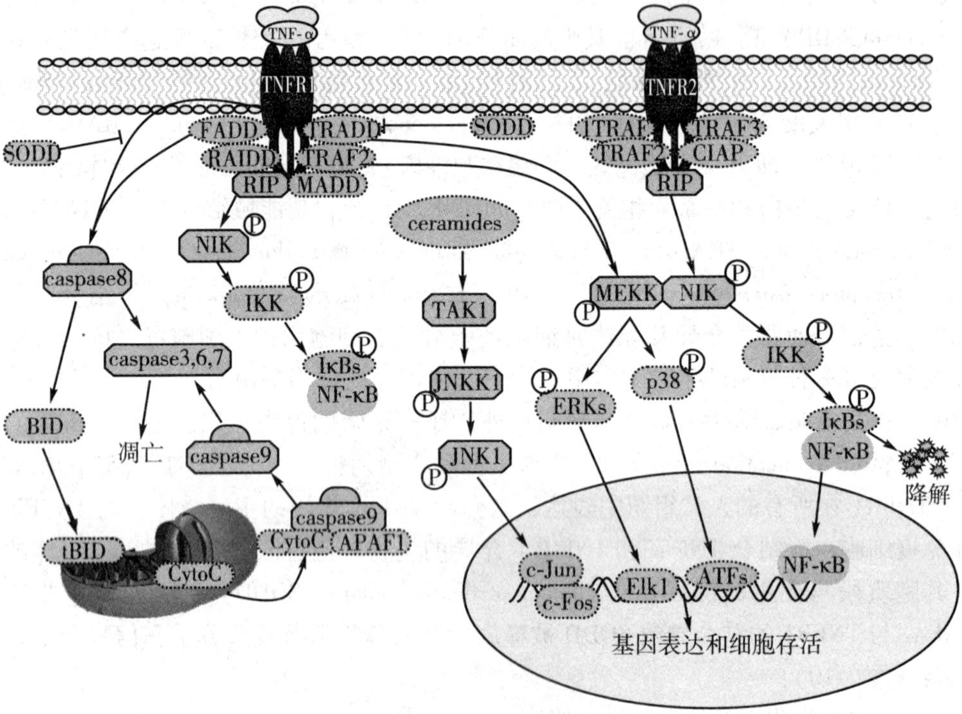

图 3-10　TNF 受体介导的信号转导通路

族蛋白的 N 端结合，抑制 TNF-α 诱导的免疫细胞凋亡。此外还证实了两种诱饵受体（decoy receptor，DcR）1 和 2。它们能通过与死亡受体 DR4 和 DR5 竞争结合配体（TRAIL），抑制 TRAIL 诱导细胞凋亡的作用。

四、细胞黏附分子介导的信号转导

细胞黏附分子（cell adhesine molecule，CAM）是细胞表面的糖蛋白。迄今已证实了百余种细胞黏附分子，根据编码黏附分子的基因及其产物的结构功能特点，将它们至少分为 5 大家族，即钙黏素（cadherin）家族、整合素（integrin）家族、选凝素（selectin）家族、免疫球蛋白超家族和 CD44 家族。此外，还有一些尚未归类的黏附分子。它们介导同种或异种细胞之间的相互作用以及细胞与细胞外基质的连接。如钙黏素家族介导同种细胞间的黏附，而整合素家族的某些成员和免疫球蛋白超家族成员介导白细胞和内皮细胞间的黏附。整合素家族的部分黏附分子和 CD44 家族介导细胞与细胞外基质的黏附。黏附分子在人体的发育、细胞的分化和移行、细胞信号转导、免疫调节、炎症反应、血栓形成、损伤修复、病原体感染以及肿瘤转移等生理及病理过程中发挥重要作用。

细胞黏附分子作为跨膜的蛋白质，其胞内区通常通过肌动蛋白结合蛋白（actin binding protein，ABP）与骨架中由肌动蛋白组成的细肌丝相连。如钙依赖黏附素通过环连蛋白（catenin）或桥粒珠蛋白（plakoglobin），整合素通过踝蛋白（talin）、黏附斑蛋白（vinculin）、α-辅肌动蛋白（α-actinin）、桩蛋白（paxillin）和张力蛋白（tensin），CD44 通过 ERM（ezrin、 radixin、meosin）与肌动蛋白结合。这种结合不仅加强了黏附的力度，还能改变细胞骨架的结构和形态，诱导多种细胞信号通路的改变，直接调控细胞和组织的命运。已证实在黏附分子与 ABP 结合的部位，聚集着多种参与信号转导的蛋白，包括：①非受体型的酪氨酸蛋白激酶，如黏附斑激酶（focal adhesion kinase，FAK）、Src 和 Fyn 等；②接头蛋白（如 p130 Cas）以及小 G 蛋白 Rac 和 Rho 的上游调节因子；③具有 SH2 和 SH3 的信号转导蛋白，如 PI3K，PLC 等。已知当整合素与作为其配体的细胞外基质成分结合后，能通过激活 FAK 和 Src 等，激活 PLC-PKC 通路、PI3K-Akt 通路、Ras-Raf-ERK 通路和 JNK 通路、小 G 蛋白 Rho 和 Rac 的信号转导通路以及 Ca^{2+} 的信号转导通路等。上述通路通过调节基因表达以及影响细胞骨架的组装和收缩，对细胞的增殖、分化、迁移等产生明显的影响（图 3-11）。

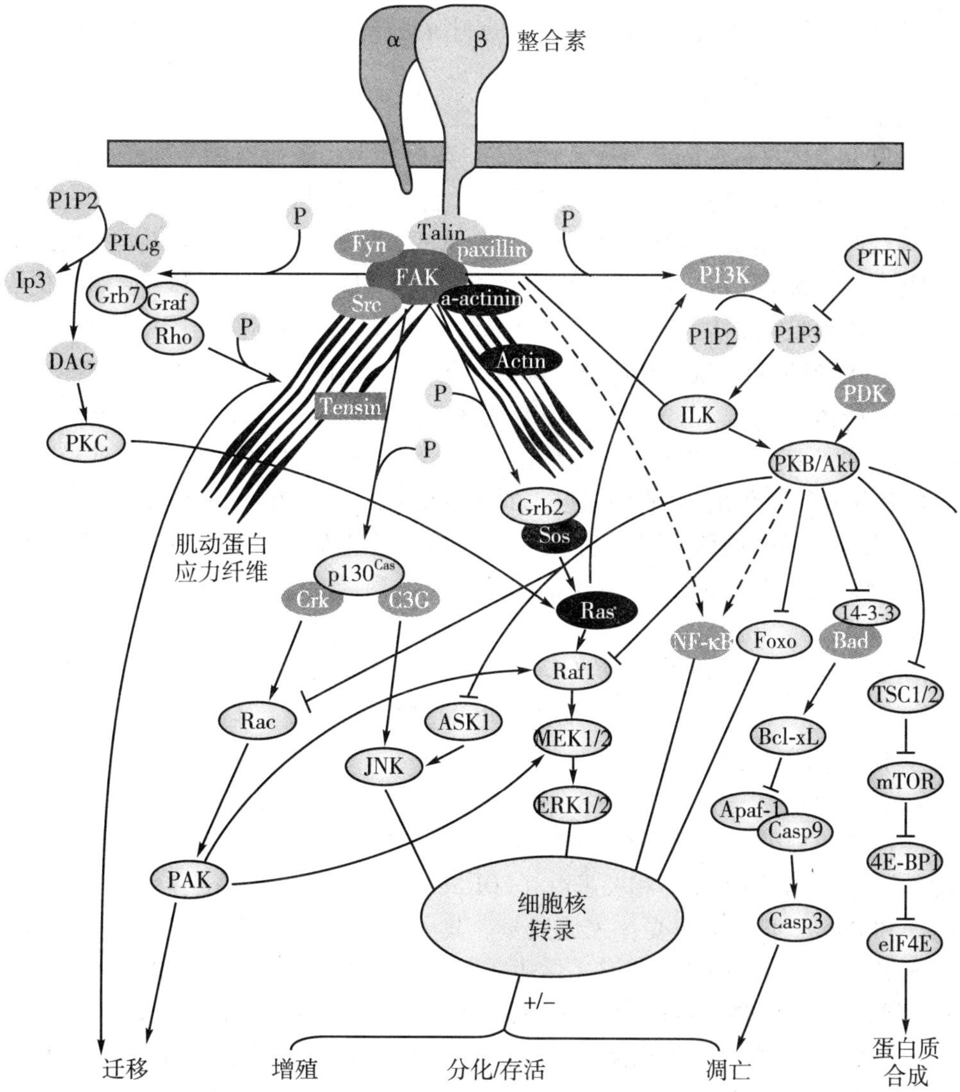

图 3-11　整合素介导的信号转导通路

已知多种类型的正常细胞的生长具有停泊依赖性，体外培养细胞的实验显示，传代细胞必须贴壁后才能生长。当这种黏附被阻断时，细胞便停止生长，甚至发生凋亡。这是因为由整合素介导的细胞黏附可以激活在细胞增殖中具有重要作用的 Ras-Raf-ERK 通路、PLC-PKC 通路和 PI3K-Akt 通路。此外整合素的信号通路中激活的 Rho 家族分子，如 RhoA、Racl 和 Cdc42 可使肌动蛋白细胞骨架重新组装，分别形成不同的细胞结构，如应力纤维和黏着斑、片层伪足、细胞膜褶皱。Rho 家族分子还有胞膜运输和调节微管的作用。由细胞外基质 - 整合素 - 细胞骨架组成的结构还能感受机械的（如切应力和机械牵拉）和细胞运动的刺激，激活细胞内多种信号转导通路，导致细胞增殖及功能改变。如运动导致的对肌肉的牵拉刺激可使肌纤维肥大，肌肉更有力。但过度或长时间的机械刺激会导致不利的后果，如对心肌细胞的过度或过长的牵拉刺激（如主动脉瓣闭锁不全使得左心室舒张期过度充盈导致的牵拉刺激）和血流切应力对血管的刺激是导致心肌肥厚和动脉粥样硬化形成的重要因素之一。

五、离子通道型受体

离子通道型受体（ionotropic receptor）是一类自身为离子通道的受体，主要存在于神经、肌肉等可兴奋细胞，分为质膜的和胞内的。前者主要存在于突触后膜和运动终板上，其配体是神经递质，如乙酰胆碱、5-羟色胺、γ-氨基丁酸和甘氨酸等。它们均是由五个亚单位组成的复合体，每个亚单位具有 4 个疏水跨膜区（4TM），其 N 末端和 C 末端均位于胞膜外侧。烟碱型乙酰胆碱受体（nAch R）和 5-羟色胺受体（5-HT_3R）是阳离子（Na^+、K^+）通道，而 $GABA_A$ 受体和甘氨酸受体都是配体门控的 Cl^- 通道，为抑制性氨基酸递质受体，当配体与这类受体结合后，诱导受体构象变化使通道开放，导致离子的跨膜流动从而改变神经或者肌肉的兴奋性（去极化或者超极化）。故这类受体也被称为配体门控通道。例如已知 nAch R 存在于脊椎动物神经骨骼肌接头的终板膜上，运动神经末梢释放 Ach 与受体结合使离子通道开放，Na^+ 内流，导致终板电位。在一些重症肌无力患者的体内，存在抗 nAChR 的抗体，抗体能阻断运动终板上的 nAChR 与乙酰胆碱结合，导致终板电位减弱，肌肉收缩无力。

胞内的离子通道型受体的配体多为第二信使，包括环核苷酸（cGMP 和 cAMP）受体、三磷酸肌醇受体（IP_3R）和 ryanodine 受体（RyR）以及腺苷酸受体 P_{2X}等。

六、其他的跨膜信号转导通路

（一）Wnt 信号通路

Wnt 蛋白是一种分泌型糖蛋白，其受体包括 7 次跨膜的卷轴受体（frizzled receptor，Fz），以及一次跨膜的 LDL 受体相关蛋白（LDL-receptor-related protein，LRP）5/6、Ror2 和 Ryk。Ror2 和 Ryk 属于 PTK 型受体家族成员。其中 Fz 是 Wnt 在细胞膜表面的主要受体。Wnt 信号通路是一条古老的信号通路，该通路调控个体的发育和细胞分化。分为经典通路和非经典通路。前者以 β-catenin 为中心，而后者不需要 β-catenin 的参与。

1．Wnt/β-catenin 信号转导通路　当没有 Wnt 信号时，位于胞质的 β-catenin 与一个大的降解复合体结合，并被其降解，因而在胞内的水平比较低。糖原合酶激酶 3β（GSK3β）是该复合物中的重要成分。而当 Wnt 信号存在时，Wnt 与细胞表面受体 Fz 和辅助受体

LRP5/6 结合形成三聚体，激活下游蛋白 dishevelled（Dsh），Dsh 先激活鸟苷酸结合蛋白（GBP），后者将 GSK3β 从降解复合物中解离下来，导致 β-catenin 降解减少而在胞质内聚集，积累到一定程度后从胞质转位至核内，与转录因子 TCF/LEF（T cell factor/lymphoid enhancer factor）结合，形成转录复合体，进而促进细胞周期蛋白 D1（cyclin D1）、c-Myc 等靶基因的表达。目前已证实活化的 Wnt 信号通路至少有 20 多种靶基因，包括细胞增殖调控基因、发育控制基因和与肿瘤发生相关基因。由于 GSK3β 既是该信号转导通路中关键蛋白激酶，有下调 β-Catenin 的作用，也是 PI3K-Akt 信号通路的下游蛋白。Akt 能磷酸化 GSK3β 使其失活，因此 PI3K-Akt 通路有激活 Wnt 信号通路的作用。

2. 非经典 Wnt 信号通路　该通路不依赖 β-catenin。当 Wnt 与 Fz 受体结合后，能活化 Dsh 进而激活下游的小 G 蛋白 RhoA 和 Rac1。RhoA 能激活 Rho 相关激酶（Rho-associated kinase，ROCK），导致细胞骨架蛋白的重排，而活化的 Rac1 能激活 JNK 通路。此外，Wnt 蛋白与 Fz 结合后，还能通过 G 蛋白（Gαq 和 Gαo），激活 PLC，从而激活 PKC 和 Ca^{2+} 通路等。

总之，Wnt 通路可通过复杂机制调控细胞的生长、分化、迁徙等，在发育和肿瘤发生发展中发挥重要作用。

（二）Hedgehog 信号通路

脊椎动物中经典的 Hedgehog（Hh）信号通路由配体、膜受体复合物、该通路下游的转录因子 Gli 家族成员和对 Gli 具有调节作用的胞质复合物，以及其他能调节该通路活性或者亚细胞定位的分子共同组成。Hh 信号通路在胚胎发育和胚胎形成后细胞的生长和分化过程中都起着至关重要的作用，此外，它还与细胞增殖、迁移、干细胞更新、组织再生修复相关，并在多种肿瘤的发生、发展中起重要作用。

Hh 是一种高度保守的分泌性糖蛋白，有 Shh、Dhh、Ihh 三种。其膜受体复合物由具有抑制作用的 12 次跨膜的受体 Ptch1/2 和具有激活作用的 7 次跨膜蛋白 smoothened（Smo）组成。Smo 与 G 蛋白偶联受体具有同源性。Gli1 家族是 Smo 下游具有锌指结构的转录因子。其家族成员有 Gli1、Gli2、Gli3。Gli1 具有转录因子的活性，SUFU 作为 Smo 下游的蛋白，与 Kif7、Gli 形成复合体，对 Gli 起抑制作用。在没有配体信号刺激时，Patch1 能抑制 Smo 的活性；当 Hh 与 Ptch 结合后，就解除对 Smo 的抑制。激活的 Smo 抑制 Sufu 功能，使 Gli 从复合物中解离。激活的 Gli 转入核内，调节基因表达。已证实的 Hh 通路的靶基因有 FoxA2、FoxF1、Myf5、Bcl2、Nmyc 和 Igfbp3 等。此外，作为 Hedgehog 信号通路组成部分的 Gli1、Ptch1、Hhip1 也是该通路的靶基因。因此该通路通过上调 Gli1 起正反馈作用。此外，有文献报道，转录因子 Gli 不仅仅能被 HH/Smo 信号激活，也能被其他信号通路，如 Ras 信号转导通路和 TGF-β 信号通路激活。

该家族中的负调节因子有 Ptch1、Hhip1 和 Gli3-R 等。Hhip 能与 Ptch 竞争 HH 配体，而该通路下游的 Gli3，特别是它的截短的形式（Gli3-R），能抑制 Gli 的转录作用，是该通路的主要抑制因子。

七、核受体介导的信号转导

核受体（nuclear receptor，NR）超家族由类固醇激素受体、非类固醇激素受体和一些尚没有发现其内源性配体的孤儿受体（orphan receptor）组成。它们均为单亚基，都含有配体结合区、高度保守的DNA结合区和转录激活的基序，为一类配体依赖的转录调节因子。它们激活后通过调节基因表达，在调节细胞生长、分化、代谢、凋亡，维持机体生殖，调节免疫以及调节机体稳态方面发挥重要作用。

核受体中的甾体激素受体，如糖皮质激素受体（glucocorticoid receptor，GR）和性激素受体在未与激素结合前多存在于胞质中，与热休克蛋白及小分子量的蛋白如亲免素（immunophillin）等结合。受体与配体结合后与热休克蛋白等解离而活化，并转入核中，以同源二聚体的形式与靶基因中的激素反应元件（hormone response elements，HREs）结合，之后募集共激活因子（coactivator），如p160/SRC家族成员、CBP/p300等。共激活因子复合物中的组蛋白乙酰基转移酶（acetyltransferase，HAT）能使组蛋白乙酰化，导致染色质的变构及DNA模板的裸露，使基本转录因子容易与DNA结合以形成转录起始复合物，从而促进转录。一些核受体，如GR还能通过与负性HRE（nHRE）结合，或通过与其他转录因子（如NF-κB、AF-1、p53等）的相互作用，调节靶基因表达，导致生物效应。如已证明糖皮质激素与GR结合后，能够诱导膜联蛋白-1（annexin-1）来抑制磷脂酶A_2（PLA_2）活性，减少多种脂质炎症介质（如前列腺素、血栓素、前列环素和白三烯）的生成；诱导抑制性细胞因子和受体，如IL-10和作为IL-1拮抗剂的Ⅱ型IL-1受体表达，抑制免疫细胞功能。GC/GR还能抑制NF-κB的转录活性，从而抑制一系列促炎细胞因子和趋化因子（如IL-1、IL-6、TNF-α、IL-8等）的产生，从而发挥强大的免疫抑制和抗炎作用。

非甾体激素核受体包括甲状腺激素受体（TR）、维A酸受体（RAR）、1,25 $(OH)_2D_3$受体（VDR）、参与细胞内代谢和解毒功能的核受体，如过氧化物酶体增殖因子激活受体（PPAR）、肝X受体（LXR）、法尼醇X受体（FXR）、孕甾烷X受体（PXR）等。它仍未与激素结合前就存在于核中，通常与维甲类X受体（retinoid X receptor，RXR）形成异二聚体结合在HRE上，并与共抑制因子复合体结合而不具有转录活性。共抑制因子复合体中含有的组蛋白去乙酰化酶（histone deacetylase，HDCA）能使组蛋白去乙酰化，从而抑制基因转录。这类受体与配体结合后与共抑制因子脱离而活化。活化的核受体募集共激活因子从而激活转录。

除了调节基因表达的作用（基因组作用）外，一些甾体激素还有非基因组作用，这些作用起效快，但是作用机制目前尚不很清楚。

第三节　信号转导的终止、负性调节和网络概念

一、信号的终止

信号既然有发生的机制，也必然有消除的机制，细胞信号在产生、传递并导致细胞反应后，必须及时终止，这是因为在信号转导过程中，多种信号转导分子要被反复使用，因此信号分子在被激活后要迅速恢复原来的状态，以接收下一个刺激，这是细胞信号转导系统发挥正常功能的需要。

在信号转导过程中，信号终止可以发生在信号转导的各个环节，例如：①受体与配体解离；②激活的G蛋白或小G蛋白因其结合的GTP被GTP酶水解而转为非活性形式；③被

蛋白激酶磷酸化所激活的信号转导蛋白，可在蛋白磷酸酶的作用下去磷酸而失活；④生成的第二信使可被降解等。信号的终止是信号转导中的重要环节，由于信号终止障碍所致的信号积累会影响细胞的功能代谢，导致包括肿瘤在内的各种疾病的发生。研究已证实由于基因突变使激活的G蛋白或小G蛋白不能转为与GDP结合的非活性形式与多种肿瘤的发生有关。已知下丘脑生长素释放激素（GHRH）能促进腺垂体分泌生长激素（GH）。GHRH与腺垂体上的受体（为GPCR）结合后经激活Gαs，导致cAMP增多，促进GH的分泌。在分泌GH过多的垂体腺瘤中，已证实有30%～40%有编码Gαs的基因点突变，导致Gαs的精氨酸^{201}为半胱氨酸或组氨酸所取代，或谷氨酰胺^{227}为精氨酸或亮氨酸所取代，结果抑制了GTP酶活性，使Gαs处于持续激活状态，促使垂体细胞分泌GH，在成人引起肢端肥大症，在儿童引起巨人症。

二、信号转导的负性调节

细胞信号转导系统控制着细胞的几乎所有生命活动，因此它们自身的数量和功能也必然会受到严格的调控。为了保证信号转导过程精确性，防止信号通路不适当激活对细胞功能代谢的损害，细胞内信号转导的不同环节均存在负性调控。一些负性调控蛋白起抑制信号转导的作用。有些通路中有数种抑制性成分，如具有抑制作用的受体、细胞内的抑制性成分等。

（一）存在信号转导蛋白的抑制性成分

1. 存在具有抑制性作用的受体　膜受体中一部分以溶解或循环形式存在于血清和其他体液中，被称为可溶性膜受体，如可溶性TNF-α受体，可溶性的细胞黏附分子等。某些膜受体通过糖基磷脂酰肌醇（GPI）锚定在膜上，缺乏跨膜区去和胞内区，故只能结合配体而无信号转导和诱导效应的作用，这种受体称为诱饵受体（decoy receptor）。如IL-1受体分为Ⅰ型和Ⅱ型，Ⅱ型受体就是缺乏胞内区的诱饵受体。可溶性膜受体及膜上的诱饵受体虽然能与配体结合，但不能转导信号，因而能通过与膜受体竞争结合配体，阻断配体的信号转导及作用，起相关配体/受体拮抗剂的作用。有报道在炎症、自身免疫病、移植排斥反应等病理情况下，体液中可溶性细胞因子受体和诱饵受体含量可明显增高，它们通过与膜受体竞争结合细胞因子，阻断增高的细胞因子的活性，减轻炎症反应，对组织细胞起保护作用。此外，已证明核受体的一些亚型，如糖皮质激素受体β（GRβ）对GRα也具有内源性拮抗剂样作用。

2. 存在信号内信号转导通路的抑制性成分　为保证信号转导的精确性，在细胞信号转导通路中，通常存在作用相反的成分，如既有刺激型G蛋白，也有抑制型G蛋白；既有使蛋白质磷酸化的蛋白激酶，也有能使蛋白质脱磷酸的蛋白磷酸酶。如上述，在几乎所有的信号转导通路中以及信号通路的不同层次，都存在相应的抑制性成分。如JAK-STAT通路中的细胞因子信号传导抑制因子（SOCS），TGF-β-Smad通路中的抑制性Smad（I-Smad）、死亡受体信号转导通路中的细胞凋亡蛋白抑制物（cIAP）等。

（二）信号转导通路的负反馈调节

1. 激活的信号通路能诱导自身抑制性成分的生成　如上述，TGF-β激活的通路可诱导它的抑制性成分I-Smad的表达；而细胞因子受体激活的JAK-STAT通路能上调SOCS的表达

(图3-9)。此外，已知IκBα是转录因子NF-κB的抑制性亚基，也是NF-κB的靶基因，激活的NF-κB可促进其表达，因此这也是负反馈调节的例子之一。

2. 受体脱敏或下调　当受体介导的信号转导通路被激活后，激活的信号转导通路除了可以调控靶蛋白的活性和功能外，也能调节受体自身。已有较多实验表明当体内某些配体浓度发生明显而持续变化时，可以通过使自身受体与配体结合的亲和力降低/受体脱敏(desensitization)或使受体数量减少/受体下调(receptor downregulation)来抑制信号转导。已在GPCR(图3-8)、胰岛素受体以及一些核受体中都发现了受体下调或脱敏的现象。受体的下调/脱敏是生物调节的重要组成部分，是实现内环境稳定的需要。当体内某种激素/配体剧烈变化时，受体的上述改变可缓冲激素/配体的变动，以减少有可能导致的代谢紊乱和对细胞的伤害。但是持续性的受体下调/脱敏会影响细胞的代谢和功能，可导致疾病的发生或促进疾病的发展，并可能降低某些作为受体激动剂的药物的药效。

三、细胞信号通路的交互作用与信号网络

如上述，细胞信号转导系统是由多种信号转导分子和一系列信号转导通路所组成，需要指出的是，这些通路不是简单的、线性的、离散的，它们之间存在相互作用，形成高度有序的复杂的信号网络。细胞信号系统的存在使细胞能够接受、分捡(sorting)、汇集、分析并整合来自细胞外的各种信号，并做出最有利于细胞生存发展和实现其各种功能的反应。

(一) 信号通路间的相互协同作用

从上文我们已了解到，一种胞外信号通过受体能激活多条不同的信号转导通路(图3-9、图3-10、图3-11)，而不同受体也可激活相同的信号转导通路，如RTK、多种细胞因子受体、TGF-β受体、GPCR以及整合素家族的黏附分子都能激活MAPK家族的一条或多条信号转导通路。当体内的内环境变化或发生病理情况时，体内可有多种信号分子，包括神经内分泌激素、细胞因子、细胞生长因子等同时释放，它们通过细胞中各自的受体，能激活细胞内相同的或者不同的信号转导通路。这些被激活的不同的信号转导通路间存在相互作用或交互通话(cross-talk，“串活”)，它们相互调节、相互协同或相互制约，共同控制着细胞的最终反应或命运。

在细胞信号转导过程中，信号转导通路间的相互协同的例子很多。如已知对于停泊依赖性生长的细胞来说，由黏附分子整合素介导的细胞与基质的黏附是细胞对生长因子反应的必要条件。换言之，生长因子受体和整合素介导的信号通路在促进细胞增殖方面具有协同作用。膜受体介导的信号转导通路和核受体的信号通路之间也存在相互作用。多种跨膜信号转导通路中激活的蛋白激酶，如PKA、ERK、AKT/PKB等以及磷酸酶能通过对核受体的可逆性磷酸化修饰，导致核受体的配体结合能力，DNA结合能力、或与共激活因子结合能力发生变化，从而影响其转录激活功能。如研究表明，表皮生长因子(EGF)与其受体结合后，能激活ERK，使雌激素受体(ER)N端区的Ser118磷酸化，导致ER非激素依赖性激活。由此可见，ERK对ER的N端区Ser118位点的磷酸化是EGF引起ER非激素依赖性活化的必要条件。

(二) 信号转导通路间的相互拮抗作用

在细胞信号转导系统中，不同信号通路间的相互拮抗的例子也比比皆是。信号通路间的拮抗作用可控制信号的强度，使调节更加精细和准确。如上述 Ras-Raf-ERK 通路与细胞增殖有关。一些胞外信号通过与 GPCR 偶联的 Gαs 激活 AC-cAMP-PKA 通路。PKA 可使 ERK 的上游激酶 Raf-1 中的一个抑制性磷酸化位点磷酸化，其结果使激活的 Ras 不能与 Raf 结合，从而阻断了 ERK 的激活。另一个例子是损伤和应激常可同时启动细胞保护（如激活 NF-κB 和 PI3K/Akt）和凋亡的信号转导，这两种作用相互拮抗的信号通路的强度对比与细胞的最终命运有关。此外，如上述，糖皮质激素受体（GR）作为转录因子，能拮抗 NF-κB 或 AP-1 等转录因子的转录激活作用，从而导致抗炎和免疫抑制效应。

（三）不同信号转导通路可发生会聚和整合

细胞和有机体无时无刻不在接收和处理着各种信号，并通过复杂的信号网络对各种信号进行整合。细胞信号转导的网络概念指被激活的不同信号转导通路间可发生会聚和整合，如已知多种不同受体，如 β 肾上腺素受体、促甲状腺素受体和加压素受体等都可激活 Gα，进而激活 AC-cAMP-PKA 通路。而 ERK 通路除了能被通过酪氨酸蛋白激酶（PTK）起作用的受体激活外，也能被 G 蛋白偶联受体以及多种应激刺激所激活。此外，由不同的刺激，如活性氧、热、射线、细菌脂多糖、促炎细胞因子（TNF、白介素-1）等造成的细胞应激反应，能通过不同的信号通路激活转录因子 NF-κB。这是信号在转录因子水平会聚的例子。在一些生理和病理情况下（如在缺血、缺氧、炎症、创伤等内环境紊乱时），体内会出现多种神经内分泌的改变，并可激活多种信号转导通路，这些通路间必然会存在相互作用。

总之，近年来生命科学领域里最重要的成就之一，就是证明了细胞中存在一个能对外来信号起反应的高度完善的细胞信号转导系统。细胞信号系统的存在使细胞能够接受、分捡、汇集、分析并整合来自细胞外的各种信号，在细胞应对不断变化的内外环境时，做出最有利于细胞生存发展和实现其各种功能的反应。

第四节 细胞信号转导与疾病

细胞信号转导系统是生物体细胞与细胞以及细胞与环境之间相互交流和作用，从而维持其生存所必需的。它们的异常与疾病，如肿瘤、心血管病、糖尿病、某些神经精神性疾病以及多种遗传病的发生发展密切相关。受体和细胞信号转导分子异常既可以作为疾病的直接原因，引起特定疾病的发生；亦可在疾病的过程中发挥作用，促进疾病的发展。某些信号转导蛋白的基因突变或多态性虽然并不能导致疾病，但它们在决定疾病的严重程度以及疾病对药物的敏感性等方面起重要作用。

一、病因和发生机制

（一）病因

已证明遗传因素、理化损伤、免疫学因素以及病原体及其产物的刺激、体内内环境紊乱等因素等都可以导致信号转导的异常。

1. 基因水平的改变　由于多数信号转导的成分是蛋白质，因此编码这些蛋白的基因水平的变化可以导致它们的表达改变（增多或者减少），或者由于基因突变改变信号转导蛋白的结构和功能（如受体与配体结合功能、受体激酶的活性、核受体的转录调节功能等）。基因突变可导致信号转导成分的失活或异常激活。有些突变体不仅自身丧失功能，还具有抑制其野生型分子的作用，称为显性负性作用（dominant negative effect）；突变也可生成组成性激活突变体（constitutively activate mutant），这种突变体处于不受调节的持续性激活状态。基因突变既可发生在生殖细胞，也可发生在体细胞。前者可致遗传性疾病，而后者与肿瘤的发生有关。已证明肿瘤是多基因病，有多种信号转导蛋白和通路的改变。

2. 免疫学因素　当机体存在免疫功能异常时，信号分子或受体在一定内外因素作用下，可作为抗原，使机体产生相应的自身抗体。导致相关信号转导通路的异常。以抗受体的抗体为例。抗受体抗体可分为抑制型和刺激型。前者可阻断受体和配体的结合，抑制特定的信号转导通路；而后者则可模拟配体的作用，与受体结合后，能激活受体，导致特定信号转导通路的持续激活（详见下文自身免疫性甲状腺病）。

3. 继发性异常　某些病理情况出现信号分子释放改变，继发性的引起相关信号转导通路的异常激活或者活性降低，并导致该信号支配的特定代谢或者功能的改变，从而影响疾病的过程和结局。如已知多食肥胖与糖尿病的发生有关。其机制之一是多食可致血中胰岛素水平增加，而长时间胰岛素水平增加可通过对胰岛素受体的下调作用，使靶细胞对胰岛素反应性降低，从而引发糖尿病。

除了单个信号发放的异常外，机体在缺血、缺氧、炎症、创伤等内环境紊乱时可出现多种神经内分泌的改变，导致神经递质、激素、细胞因子、炎症介质等的大量释放，引发某些信号转导通路的异常。这种信号转导异常尽管不是疾病发生的直接原因，但能促进疾病的发生发展。如已知当心脏泵血功能损害危及血流动力学稳态（心输出量减少及血压降低）时，体内的神经系统被激活，肾上腺素、血管紧张素、加压素和内皮素等多种神经激素分泌增多，它们在心脏泵血功能损害的适应和代偿过程中发挥重要作用。但是神经－内分泌系统的过度激活或这些神经激素的长时期作用会导致有害作用，不但可使小血管收缩，增加血流动力学的应力和心脏后负荷，还可导致各种心肌结构及功能的病理改变，包括造成心肌细胞肥大和心肌纤维化（心肌重塑），进一步降低心肌的泵血功能；上述神经激素的产生过多，还能对心脏产生直接的毒性作用，可诱导心肌细胞凋亡，造成心肌收缩力下降等，这些反而成为推动心力衰竭发生发展的重要因素。

（二）细胞信号转导异常的发生环节

由于从信号的发放、接受、信号在细胞内的传递直至作用靶蛋白出现效应是一整个过程，因此从理论上讲，无论是信号、受体或受体后信号通路的任何一个环节出现异常都有可能会影响到最终的效应，进而造成与这种信号转导相关的细胞代谢和功能异常，并由此引起疾病。细胞信号转导异常可以局限于单一成分（如特定受体）或某一环节，亦可同时或先后累及多个环节甚至多条信号转导途径，造成调节信号转导的网络失衡。此外，如上所述，在不同信号通路中都存在终止机制、负性调控成分和负反馈性的调节，如果激活的信号转导通路不能及时终止，或者由于其负性调节成分或机制异常导致信号的积累和信号通路的过度激活，也会使信号转导异常，导致疾病发生或影响其发展。

（三）细胞信号转导异常的结果

细胞信号转导的异常可导致如下结果：

1. 信号转导减弱或发生障碍 由于信号转导通路中某一成分的减少、缺失或结构异常，导致功能降低或丧失，或自身抑制性抗体的作用，造成相关信号转导通路作用减弱，均引起与这种信号转导相关的细胞代谢和功能障碍。例如因受体数量减少或失活可导致某些激素的不敏感或抵抗综合征。这类疾病多为家族遗传性疾病，其特点是患者体内的相应激素水平并不降低，但患者表现出该激素作用降低的症状和体征，如胰岛素抵抗性糖尿病（详见第九章）、雄激素抵抗征等。

2. 信号转导过度激活 由于疾病时某些信号转导蛋白的过度表达，或基因突变使某一信号蛋白的固有活性限制解除，成为异常的不受控制的激活状态或者激活的癌基因产物、自身抗体作为信号蛋白的类似物，能模拟某种信号转导蛋白的作用，从而参与了细胞内的信号转导过程，都可使细胞内的信号转导过度激活，造成信号积累，导致细胞增殖、分化、凋亡或功能代谢的异常。

需要指出的是由于细胞信号系统实际上是一个网络，某种信号蛋白的功能丧失后，如果它的作用能由别的相关信号蛋白来取代，或者功能相近的信号转导途径间发生了功能上的互补，则不会影响细胞的功能代谢。因此并非所有的信号转导蛋白异常都能导致疾病。

二、单个环节的信号转导异常与疾病的关系举例

（一）2 型抗利尿激素受体与肾性尿崩症

肾脏对水的重吸收和排泄功能受加压素（VP）或抗利尿激素调节，VP 能与肾集合管上皮细胞管周侧膜上的 V_2R 结合，V_2R 为 G 蛋白偶联受体，激活后能通过 Gs-AC-cAMP-PKA 信号转导通路，使微丝微管磷酸化。在它们的作用下，原来位于肾集合管上皮细胞管腔侧膜下胞质小泡膜上的水通道（AQP_2）通过胞吐过程，向上皮细胞管腔侧膜移动，并插入膜中。结果使肾集合管管腔膜对水的通透性增加，尿液因此而浓缩。VP 受体（V_2R）及受体后信号转导通路异常，可使肾集合管上皮细胞对 VP 的反应性降低而引发肾性尿崩症（nephrogenic diabetes insipidus，NDI）。目前在该病中已确定的 V_2R 变异型已达 60 多种，突变可使受体生成减少或生成截短的不完全的受体蛋白。而编码受体膜外区的错义突变可使受体与 VP 结合的亲和力降低。此外，在该病中还发现有水通道 AQP_2 的异常。不同的是，由 AQP_2 异常所致的肾性尿崩症为常染色体隐性遗传病，而由于 V_2R 异常所致的肾性尿崩症为 X 染色体隐性遗传病。

（二）促甲状腺激素受体与遗传性和自身免疫性甲状腺病

促甲状腺激素受体（thyroid stimulating hormone receptor，TSHR）是存在于甲状腺滤泡上皮细胞膜上的糖蛋白，由 764 个氨基酸组成，为与 Gs 和 Gq 蛋白偶联 GPCR。TSH 与受体结合后，可通过 Gs 激活 AC，使 cAMP 增多，进而促进甲状腺素的合成与释放。此外，TSHR 还能通过 Gq 蛋白激活磷脂酶 C，产生 IP_3 及 DAG，并进一步激活蛋白激酶 C，导致促甲状腺细胞的增殖效应。但 TSHR 通过 Gs 的信号转导通路要明显强于 Gq 的信号转导通路。

在 Plummer 病、常染色体显性遗传的甲状腺功能亢进、先天性甲状腺功能亢进症中发现有 TSHR 的激活型突变，导致细胞内 cAMP 增高，甲状腺激素分泌过高。受体的突变多数发生在穿膜区，特别高发于从第三胞内环的 C 端部分到第六穿膜区 α 螺旋的 N 端部位，形

成突变热点。此外还发现有受体的失活性突变，使甲状腺细胞对 TSH 不敏感，造成 TSH 抵抗征，患者表现为甲状腺功能减退。

自身免疫性甲状腺病可分为 Graves 病（又称 Basedow 病及毒性甲状腺肿）及桥本病（慢性淋巴细胞性甲状腺炎）两种，前者表现为甲状腺功能亢进，后者表现为甲状腺功能低下，90% 以上的 Graves 病及 10%～40% 的甲状腺萎缩黏液水肿型桥本病的发病被认为与促甲状腺激素受体（TSHR）抗体的生成有关。自身免疫性甲状腺病患者体内至少有 3 种抗体：①甲状腺刺激型抗体（TSAb）或甲状腺刺激型免疫球蛋白（TSI）：该抗体能模拟 TSH 的作用，与甲状腺细胞膜的 TSHR 结合后，使可激活 AC，使甲状腺素释放增多，而且 TSAb 的作用不受 T_3、T_4 的负反馈调节，结果因甲状腺素持续升高引起甲亢；②甲状腺生长刺激免疫球蛋白（TGI）：主要刺激甲状腺腺体的生长，该抗体与患者的甲状腺肿有关，其存在已被体外实验所证实；③抑制型抗体：抑制型抗体为 TSH 结合抑制免疫球蛋白（TSH binding inhibitor immunoglobulin，TBⅡ）和甲状腺刺激阻断抗体（thyroid stimulating blocking antibodies，TSBAb），抑制型抗体与 TSHR 结合可阻断 TSH 与受体的结合，并抑制甲状腺的功能。在某些患者体内发现有 3 种抗体并存现象，一般而言，Graves 病患者体内以 TSAb 为主，伴有甲状腺肿大时，可同时存在 TGI；桥本病则以抑制型抗体为主。已证实正常甲状腺细胞存在 Fas 配体（FasL），当抗原抗体反应引起甲状腺炎症反应后，进入甲状腺的 T 淋巴细胞可分泌 IFN－γ、IL-1β 等细胞因子，诱导甲状腺细胞大量表达 Fas。Fas 和 FasL 相互作用导致甲状腺细胞发生凋亡，结果导致甲状腺功能低下。

（三）生长激素受体异常与 Laron 型侏儒症

侏儒症可由生长激素减少或者生长激素受体（GHR）减少或者失活所致。GHR 属于细胞因子受体超家族成员，其异常可导致 Laron 型侏儒症。这是一种常染色体隐性遗传病，已在 Laron 型侏儒症患者靶细胞的 GHR 中发现有多种形式的突变，如错义突变、无义突变、移码突变，还有基因的缺失。突变的受体有的合成后不能装配到膜上，有的受体不能与生长激素结合，有的结合后不能二聚化，结果导致靶细胞对生长激素不敏感/抵抗，临床出现身材矮小、肥胖、低血糖以及血中游离脂肪酸增高等侏儒症症状。

（四）雄激素受体缺陷与雄激素抵抗征

雄激素具有诱导男性性分化发育及维持男性生育能力等作用，雄激素受体（AR）是核受体家族成员。作为配体依赖性的转录调节因子，AR 与雄激素结合后，在核内与靶基因中的雄激素反应元件结合，之后通过募集共激活因子，调节基因表达产生生物效应。AR 的减少和失活性突变可致雄激素不敏感综合征（androgen insensitivity syndrome，AIS）。AIS 可分为：①男性假两性畸形，是一种男性性分化发育障碍性疾病。患者染色体核型为 XY，有睾丸。轻度患者为不同程度的尿道下裂和阴茎短小；严重患者外生殖器女性化，睾丸多在腹股沟内，没有女性内生殖器，称为睾丸女性化综合征；②特发性无精症和少精症；③延髓脊髓性肌萎缩（spinal and bulbar muscular atrophy，SBMA），是一种运动神经元变性所致的疾病，表现为进行性的延髓及脊髓性肌无力及肌萎缩。本病患者均为男性，除了肌萎缩外，近 50% 的患者尚有乳房女性化及生育能力低下表现。

三、多环节的信号转导异常与肿瘤

恶性肿瘤的特征是高增殖、低分化，并具有转移能力。肿瘤是一种基因病，在癌变多阶段性的演变过程中，通常积累了与DNA损伤修复、细胞增殖、分化、凋亡、运动迁移等相关的一系列基因突变和表达改变。多种致瘤因素，如理化因素或病毒感染等可以导致基因突变，使得原癌基因激活或者抑癌基因失活。而它们的产物中有相当部分是生长因子、受体，或者细胞内的信号转导蛋白，因此肿瘤的信号转导的改变是多成分、多环节的。肿瘤的早期主要是与增殖、分化、凋亡有关的基因改变，造成调控细胞生长、分化和凋亡信号转导异常，使细胞出现增殖失控、分化受阻和/或凋亡障碍。而晚期则是控制细胞黏附和运动性的基因发生变化，使肿瘤细胞获得了转移性。这里只讨论导致肿瘤细胞过度生长的机制，即增殖调控和凋亡调控失衡，前者又与促增殖信号转导过强（图3-12），抑制增殖的信号减弱有关。

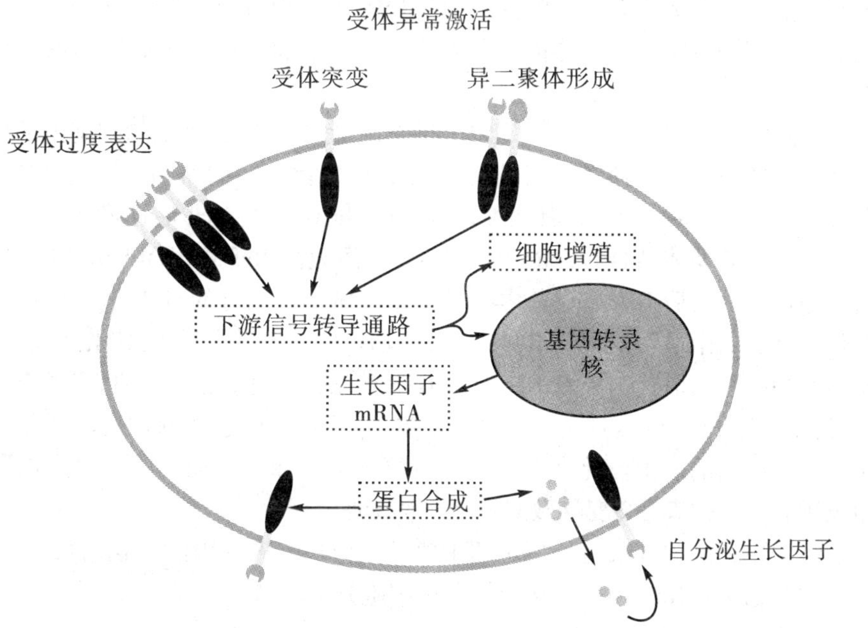

图3-12　肿瘤细胞中促增殖信号增强的机制

（一）促细胞增殖的信号转导过强

1．生长因子产生增多　自分泌机制在肿瘤发生发展过程中发挥重要作用。已证明多种肿瘤组织能分泌生长因子，如转化生长因子α（TGF-α）、表皮生长因子受体（EGF）、血小板衍生性生长因子（PDGF）、成纤维细胞生长因子（FGF）等。而肿瘤细胞通常具有上述生长因子的受体。因此肿瘤细胞可通过自分泌机制导致自身的增殖。

2．受体的改变　大量实验表明恶性肿瘤常伴有某些生长因子受体表达的异常增多，且其表达量与肿瘤的生长速度密切相关。酪氨酸蛋白激酶受体（RTK）是多种生长因子受体以及与其有同源性的癌基因产物。它们与生长因子结合后，可启动Ras-Raf-MEK-ERK通路、PLCγ-DAG-PKC通路、PI3K-PKB通路等多条信号转导通路，促进基因表达和细胞周期的运行，导致细胞增殖。如已在多种人的肿瘤细胞，如前列腺癌、乳腺癌、胃肠道肿瘤、卵巢癌等肿瘤中发现有表皮生长因子受体（epidermal growth factor receptor，EGFR）的过度表达及编码 EGFR 的原癌基因 *c-erb-B* 的扩增。EGFR 既是 EGF 的受体，也是 TGF-α 的受体。EGFR 增多使肿瘤细胞对 TGF-α 和 EGF 的反应性增强，促增殖效应更为明显。还有报道神经胶质细胞瘤中神经生长因子受体（NGFR）明显增多，人多发性骨髓瘤细胞及成人 T 细胞白血病（ATL）细胞膜上的 IL-2 受体及 IL-6 受体表达异常增高，且增高值与病情的严重程度呈正相关。此外，已在多种肿瘤组织中证实有 RTK 的组成型激活突变。如在肺癌、乳腺癌、卵巢癌中发现一种缺失了 N 端配体结合区的头部截短的 EGFR，这种受体处于配体非依赖性的持续激活状态，能持续刺激细胞的增殖和转化。

肿瘤的发生发展还与血管的增生密切相关。已证明在脑胶质瘤、乳腺癌、卵巢癌、结肠癌等多种肿瘤组织中证实有血管内皮细胞生长因子（VEGF）受体、FGF 受体以及 PDGF 受体的高表达。这些生长因子受体能介导相应生长因子促进血管生成的作用，从而能促进肿瘤的进展。

3．细胞内信号转导蛋白的改变　已发现肿瘤中有多种促进增殖的细胞内的信号转导蛋白改变，在人类肿瘤中发生频率最高的突变是小 G 蛋白 Ras 的激活型突变。Ras 由单亚基组成，与 GTP 结合（RasGTP）是其活性形式，而 RasGDP 是其非活性形式。多种细胞生长因子和细胞因子与其受体结合后，能激活 Ras，进而激活 Raf-MEK-MAPK/ERK 信号转导通路，促进细胞增殖。之后 Ras 通过其内在 GTP 酶分解与其结合的 GTP，转变为 RasGDP，从而终止活性。在肿瘤中最常发现的 Ras 突变是第 12 位甘氨酸、13 位甘氨酸或 61 位谷氨酰胺为其他氨基酸残基所取代。导致 Ras 自身 GTP 酶活性下降，使 RasGTP 不能转变成 RasGDP 而始终处于 GTP 结合的活性态，造成 Ras-Raf-MEK-ERK 通路的过度激活，从而导致细胞的过度增殖与肿瘤的发生。此外在一些内分泌肿瘤，如垂体瘤、肾上腺皮质肿瘤和卵巢肿瘤中也发现有因 Gα 基因突变导致 Gα 的异常激活。

在肿瘤组织中还发现有某些编码 PTK 的癌基因如 *src* 癌基因的表达增加。*src* 的产物可通过接头蛋白激活 Ras-Raf-ERK 通路等，促进细胞异常增殖。

（二）抑制细胞增殖的信号转导过弱

细胞癌变过程不仅可由促进细胞增殖的信号转导通路过强所致，还可能由生长抑制因子受体的减少、丧失以及受体后的信号转导通路异常，使细胞的生长负调控机制减弱或丧失。已知 TGF-β 对多种肿瘤细胞具有抑制增殖及诱导凋亡的作用。TGF-β 与其受体结合后，能激活下游的 Smad 蛋白家族，后者以二聚体的形式转入核内，调节多种细胞周期抑制性蛋白，如 $p21^{waf1}$、$p27^{kip1}$ 和 $p15^{ink4b}$ 等的表达，将细胞阻滞于 G_1 期。已在多种肿瘤细胞中发现有 TGF-βⅡ型受体（TβRⅡ）的突变，并在多种肿瘤中证实有 Smad4 的失活、突变或缺失。受体和 Smad 的突变可使 TGF-β 的信号转导障碍，使细胞逃脱 TGF-β 的增殖负调控从而发生肿瘤。此外已知作为抑癌基因产物的 PTEN 能通过抑制 PI3K-Akt 信号通路、FAK 信号通路和 MAPK 信号通路等产生对肿瘤的抑制作用；已发现在多种肿瘤（特别是后期肿瘤）组织中存在 PTEN 的缺失性突变，导致抑癌作用丧失，从而促进肿瘤的发生和发展。

附：信号转导系统的研究策略与技术方法简介

一、信号转导系统研究的主要任务

1. 确定特定细胞内信号转导通路的组成，包括上游、中游和下游的每一个具体环节和参与的信号转导分子，特别是新的信号通路的研究。

2. 确定特定信号通路作用的靶蛋白及其在细胞功能代谢中的作用。

3. 阐明信号转导通路自身的正负调节。

4. 阐明信号转导蛋白之间相互作用和细胞信号网络。

5. 确定信号转导异常与疾病及临床治疗的关系。

二、信号转导蛋白或通路研究的技术路线和方法举例

（一）信号转导蛋白的表达研究

多数信号转导分子是蛋白质，如受体，或者蛋白激酶等，在细胞内外环境变化或病理情况下这些信号转导蛋白会发生表达改变，而表达水平会直接影响其功能。表达的检测方法如同一般蛋白质的检测，简述如下：

1. mRNA 水平　RT-PCR（半定量）、real time PCR（定量）、Northern blot、原位杂交（组织细胞内定位和半定量）。

2. 蛋白质水平　Western blot（半定量）、免疫组织（细胞）化学的方法（组织细胞内定位和半定量）。

采用基因芯片（gene chip）技术和蛋白组学（proteomics）等方法可同时快速检测在某些生理或者病理改变时多种信号转导蛋白 mRNA 和蛋白质的表达情况。

（二）信号转导蛋白活性的研究

在一些生理或者病理情况下，发生最多而且最快的是信号转导蛋白活性的改变，由于信号转导蛋白种类多，这里不可能一一列举，举例如下：

1. 受体的结合实验　功能性受体能够特异结合配体，并产生效应。受体和生理性配体之间为非共价键结合，其结合具有特异性、可逆性和可饱和性。根据受体的特性，可采用放射性核素或非放射性核素标记的配体进行检测。前者如^{125}I 标记的胰岛素，或者氚标记的类固醇激素，所用方法为放射配体结合测定法。即在一定条件下，将放射性核素标记的配体与受体进行结合实验，之后去掉没有被结合的游离配体，从已结合配体的量推算出与配体结合的受体的量。如将氚标记雌二醇（$^{3}H\text{-}E_2$）与雌激素受体（ER）进行结合实验，之后用葡聚糖包裹活性炭液吸附游离的$^{3}H\text{-}E_2$，用液闪法测定与受体结合的标记雌激素含量。通过 Scatchard 法作图，可求出受体与配体结合的解离常数（Kd）值和受体的最大结合容量。现在也有非放射性核素标记配体，如荧光染料标记的配体。

2. 磷酸化信号转导蛋白的检测　许多信号转导蛋白激活伴有磷酸化改变。例如信号转导过程中涉及多种激酶的活化，而磷酸化是细胞内多种受体型和非受体型蛋白激酶，如酪氨酸蛋白激酶或者某些丝/苏氨酸蛋白激酶（如 ERK、JNK、p38 和 Akt 等）被激活的重要标志，因此可利用相关激酶特定位点的磷酸化抗体进行 Western blot 检测，在检测同时用该

激酶的非磷酸抗体检测其总蛋白量。如果在某一刺激因素作用下，磷酸化的激酶比总激酶蛋白的比例比对照明显增多，表明有该激酶的激活。

3. 信号转导蛋白活性的其他判断指标　可通过下游信号转导通路的活性判定上游信号转导蛋白的活性；或通过检测底物的磷酸化水平判定其上游蛋白激酶的活性。如发现在某种因素作用下，某种激酶特异性底物的磷酸化水平增高了（可用底物的特异磷酸化抗体进行 Western blot 的检测），而用这种激酶的特异性抑制剂抑制该酶活性时，低物的磷酸化减少，表明底物的磷酸化与该激酶的激活有关。

4. 转录因子活性及转录调节的研究　可通过转录因子的磷酸化、核转位或调节的靶基因变化判定转录因子的活性。报告基因（reporter gene）用于转录调节的研究。而凝胶迁移滞后实验（electrophoretic mobility shift assays，EMSA）和染色质免疫共沉淀（chromatin immunoprecipitation assay，ChiP）方法被用来检测转录因子与靶基因 DNA 相互作用（详见第五章第三节）。

（三）信号转导蛋白/通路调节细胞代谢或功能的研究

在改变信号转导蛋白/通路的激活状态（如使信号通路激活或者被抑制）的此基础上，观察信号通路调节的靶基因和细胞功能代谢情况，以确定信号转导通路调节的细胞功能。也可以观察在一些生理或者病理情况下，信号转导蛋白/通路的变化对细胞以及器官功能代谢的影响，以探讨其与疾病发生的关系。

1. 改变信号通路激活状态的常用方法

（1）导致特定信号转导通路激活的方法　采用相关受体的激动剂、特定信号通路的刺激信号（如活性氧）、或使细胞过表达信号通路中关键的信号转导蛋白，或通过人工致突变的方法构建这一信号转导蛋白的组成型激活突变体（constitutively activated mutant）的 cDNA，并将其导入特定细胞中表达，来激活拟研究的信号转导通路。

（2）导致信号通路抑制的方法　采用受体的拮抗剂、阻断剂、蛋白激酶的抑制剂、特异性抗体抑制信号通路的活性，或采用基因沉默（gene silence）技术，如小干扰 RNA（small interfering RNA，siRNA）、反义寡核苷酸技术等抑制特定信号转导蛋白表达，或构建特定信号转导蛋白的缺失或者显性负性突变体（dominant negative mutant），后者本身虽已丧失转导信号的功能，但却能通过竞争性抑制的方式阻断野生型信号转导蛋白的作用，从而阻断该信号转导通路。

2. 研究举例

（1）受体介导的信号通路的研究　可以用药理学的方法，如利用某一受体的激动剂和拮抗剂研究受体激活或功能被拮抗时对该受体介导的信号转导通路以及对细胞相关功能的影响。如用肾上腺素受体的激动剂或者抑制剂研究对心血管功能的影响。如果是膜受体，也可用膜受体抗体的阻断实验（抗体和受体结合从而阻断配体和受体结合）来观察该受体介导的信号通路的功能，也可以阻断或抑制受体表达，观察对受体下游通路的影响。

（2）研究起信号转导作用的酶　可用这种酶的专一性激活剂或抑制剂来研究其激活或失活对特定信号转导通路和细胞功能的影响。目前已发展了多种信号转导蛋白的特异性激活剂或抑制剂，如腺苷酸环化酶的激活剂 forskolin、蛋白激酶 C（PKC）的特异性激活剂

PMA、酪氨酸蛋白激酶 JAK 的抑制剂 tyrphostin AG 490、磷脂酰肌醇 3 激酶（PI3K）的抑制剂 wortmannin、ERK 的抑制剂 PD98059、p38MAPK 的抑制剂 SB203580 以及 JNK 的抑制剂 SP600125 等。

（四）信号转导蛋白之间相互作用和细胞信号网络的研究

信号通路是由一个个信号转导分子组成的有序的反应链，上游的信号转导分子依次激活下游的信号转导分子而将信号逐级传递。因此处于上下游的信号分子间必然存在相互作用。此外在不同信号通路的某个环节可能存在交汇点，使来自不同信号通路的信号转导蛋白之间能发生相互作用。因此蛋白质－蛋白质相互作用在细胞的信号传递中发挥着极其重要的作用。常用于了解信号转导过程中蛋白质－蛋白质专一相互作用的方法有免疫共沉淀法（Co-IP）、GST-pull down 方法、蛋白质直接相互作用的荧光共振能量转移（fluorescence resonance energy transfer，FRET）、酵母或者哺乳动物细胞双杂交系统、双免疫荧光技术（double immunofluorescence，double IF）等。

近年来的研究证实细胞信号系统是通过复杂的信号网络对各种细胞信号进行整合，从而调控细胞功能的。用组学的方法，即采用功能基因组学（functional genomics）、转录组学（transcriptomics）、蛋白组学等方法研究在多种生理和病理情况下，细胞信号系统多分子、多途径的改变和网络的变化，得到的是不同信号分子间和通路间广泛相互作用的复杂的信号信息，而不是仅仅局限于某个通路的变化。使我们能对有机体如何根据各种信号来做出相应反应有一个全局的了解。

需要指出的是，医学研究中往往关注信号系统的改变与细胞、组织器官和整体生理和病理的关系，而不仅仅是信号系统是否发生了改变，只有信号通路的改变导致了细胞功能和代谢的变化，并与某些病理状况（如炎症、肿瘤细胞的表型）相关，这种改变才有意义。

（卢　建）

参 考 文 献

[1] 卢建，余应年，徐仁宝主编. 受体信号转导系统与疾病. 济南：山东科技出版社，1999

[2] 卢建. 细胞信号转导异常与疾病. 见：金惠铭，王建枝主编. 病理生理学. 北京：人民卫生出版社. 2007

[3] Toren Finkel，J. Silvio Gutkind（editors -in -chief）. Signal transduction and human disease. John Wiley & Sons. Inc，2003

[4] Friedrich Marks，Ursula Klingmüller，Karin Müller-Decker（editors -in -chief）. Cellular signal processing：An introduction to the molecular mechanisms of signal transduction. Garland Science，2008

[5] McCubrey JA，Steelman LS，Abrams SL，et al. Roles of the RAF/MEK/ERK and PI3K/PTEN/AKT pathways in malignant transformation and drug resistance. Adv Enzyme Regul，2006，46：249－279

[6] MacDonald BT，TamaiK，He X. Wnt/beta-catenin signaling：components，mechanisms，and diseases. Dev Cell，2009，17：9－26

[7] SteccaB，Ruiz i Altaba A. Context-dependent regulation of the Gli code in cancer by hedgehog and non-hedgehog signals. J Mol Cell Biol，2010，2：84－95

[8] Moustakas A，Heldin CH. Non-Smad TGF signals. J Cell Sci，2005，118（Pt 16）：3573－3584

第四章　细胞应激与细胞死亡

第一节　细胞应激反应概述

一、细胞应激反应的概念

细胞应激反应（cellular stress response，CSR）是指因环境因素引起细胞正常状态发生急性或慢性偏离或内稳态被打破而触发的各种过程，换言之，是细胞对环境因素导致大分子损伤的一种防御反应，目的是对抗伤害、修复损伤、暂时增加对这种损伤的耐受性，以最终保护细胞和/或通过细胞死亡过程最终除去损伤后不能修复的细胞。

能导致细胞应激的环境因子或应激原（stressor）包括射线、紫外线、低氧、营养缺乏、温度或渗透压改变、过量的活性氧（ROS）等。此外感染细胞的病毒、细菌毒素、进入生物体的药物和毒物（如抗癌剂、蛋白质和 RNA 合成抑制剂）也都可导致应激反应。细胞的应激反应包括一系列高度有序事件，如细胞对应激原的感知，应激原诱发的细胞内信号转导和激活特定转录因子，诱导多种特异性和非特异性的对细胞具有保护作用的应激性蛋白，其结果是增强细胞在不利环境下的生存能力。例如热休克蛋白的诱导是蛋白质构型发生了改变的标志，抗氧化酶的升高提示细胞氧化还原失衡的结果。其结果是增强细胞在不利环境下的生存能力。但如刺激过强或者持续时间过久，细胞应激反应不足以恢复和维持细胞稳态，则细胞将会死亡。细胞应激反应高度保守，可以说，进化在很大程度上得益于应激导致的选择性压力。

需要指出的是，能打破一种细胞内稳态的因素在另一种细胞中却可能是一正常生理事件。例如内皮细胞正常地暴露于切力之下，而其他细胞就非如此，至少程度不会相同。因此一种细胞应激通路可能在有些细胞中为生理性表达而在其他细胞只是在特定情况下才被诱导，表明细胞应激有一定的细胞特异性。目前对急性伤害的应激反应的生物学有较为清楚的认识，而慢性的较温和的伤害的效应仍知之甚少，此时细胞所表现的除了它的适应和有利效应外，还有细胞损伤的表现。

二、细胞大分子损伤传感器

细胞信号转导网络通常由感知信号的传感器（sensor），携带、放大和整合信号的信号转导分子（transducer）以及对信号作出细胞功能相应调整的效应器（effector）等三个层次组成。在大部分生物系统中，多数细胞外信号/配体能被细胞膜受体所接受/感知。配体通常以极低的浓度（纳摩尔或微摩尔级）存在，它们可以很高的亲和力与相应膜受体结合，并激活细胞内的细胞转导通路。已证明应激原也可以激活细胞内的信号转导通路，但与配体通过相关受体（如特定膜受体）激活细胞的信号转导通路不同，应激刺激的强度更大。例如能导致渗透性应激的渗透剂的总浓度可有数百毫摩尔级的改变，而且应激刺激对细胞的影响和引起细胞的改变要更为严重，它们不仅能影响细胞膜，通常还可影响所有的细胞区室（compartment），并导致细胞中大分子的损伤。在细胞应激反应中，细胞应激传感器主要监控的不是应激原或环境信号本身，而是细胞中大分子的完整程度。这就保证当细胞应激反应一旦发生就会立即得到反馈。细胞遭遇应激时另一个普遍特性是细胞 ROS 水平的升高，后者被称为细胞应激反应信号网络的一个关键性第二信使。膜脂质损伤、蛋白质损伤和 DNA 损伤的传感器以及氧还传感器（redox sensors）是 CSR 信号网络的主要调节器。以下就各应激反应通路的传感器作一概述。

（一）膜脂质损伤传感器（lipid membrane damage sensors）

膜脂质损伤几乎存在于所有的细胞应激发生中。应激时的膜损伤程度和细胞耐受限度依赖于细胞膜的脂质组成、脂肪酸饱和度和膜流动性。在酵母中曾证明，由热或盐度（salinity）所诱导的应激反应元件（stress response element，STRE）驱动的报告基因的表达程度与膜的不饱和脂肪酸的量呈负相关，即 STRE 通路依赖于膜的脂质组成。应激反应过程中还可通过参与脂肪酸/脂质代谢的酶和成分，如长链脂肪酸 ABC 转运子（long-chain fatty acid ABC transporter）、多功能 β 氧化蛋白（multifunctional beta oxidation protein）、长链脂肪酸 CoA 连接酶（long-chain fatty acid CoA ligase）等的表达改变导致膜脂质组分的改变。

环境应激的物理效应导致的膜损伤有膜张力或牵张变化、通透性改变、脂质重排、膜蛋白重排、跨膜电位的改变以及脂质氧化物及脂质加成物的形成等（图 4-1）。膜的脂质过氧化是应激反应中一个常见的损伤类型，是由脂质自动氧化或由脂氧合酶（lipoxygenase，LOX）或细胞色素 P-450 作用所致。这种膜损伤作为潜在的上游信号，能通过以下多重机

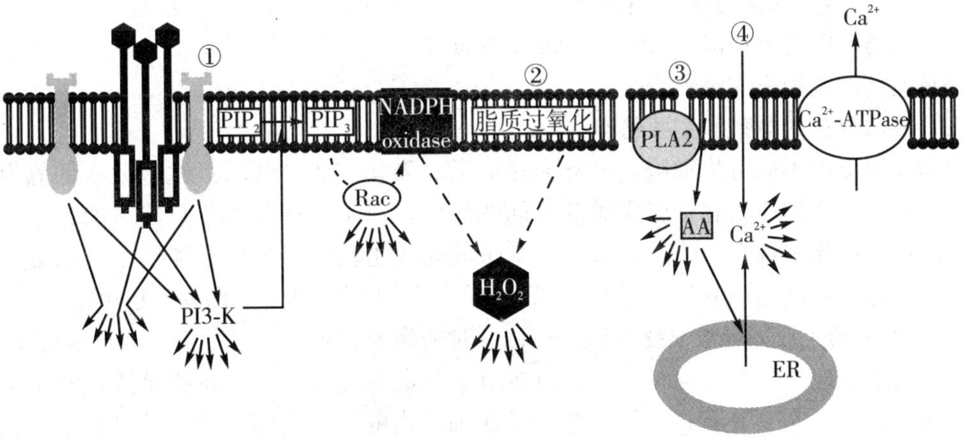

图 4-1 以脂质膜损害重排为基础的应激感受机制

①因质膜重排引起生长因子和细胞因子受体的非特异性聚簇而导致受体的激活；②因受体激活导致 DADPH 氧化酶的激活和脂质自身氧化生成氧自由基转换为第二信使 H_2O_2；③膜张力变化或脂质重排引起磷脂酶 A2（PLA2）的激活导致花生四烯酸（AA）自膜中释出；④膜渗透性改变导致钙内流入胞液。修改自参考文献［1］

制激活细胞应激反应的信号通路：

1．质膜重排引起生长因子和细胞因子受体的非特异性聚簇而导致受体的激活　已证明由渗压性、UV 辐照或烷化剂诱发应激可以导致上述膜受体的非特异性聚簇，进而激活这些受体和 JNK 级联反应，也可干扰相关信号通路的转导。激活的受体还有可能进一步激活 PI3K，导致 PIP_2 转化为 PIP_3，后者可激活小 G 蛋白 Rac1，继而激活 NADPH 氧化酶，生成的 H_2O_2 可进一步激活 H_2O_2 诱导的信号通路。

2．脂质过氧化产物可激活包括 MAPK 通路在内的多条信号通路，并激活转录因子 AP-1（activator protein 1）。

3．膜张力变化或脂质重排引起重要膜蛋白活性的改变，并可产生活性的信号分子，如磷脂酶 A_2（phospholipase A_2，PLA_2）的活性依存于脂质的组装密度（packing density）和膜的完整性。在应激时 PLA_2 活性升高，该酶可水解膜甘油磷脂导致重要信号分子花生四烯酸（arachidonic acid，AA）的释出。

4．膜通透性和机械敏感离子通道（mechanosensitive ion channel）的改变促进钙内流入胞液而成为一个重要的 CSR 信号。

（二）蛋白质损伤传感器（protein damage sensors）

细胞应激时发生的蛋白质损伤主要为氧化性或结构性损伤，导致蛋白质变性，使之成为未折叠（unfolded）或错误折叠（misfolded）多肽链，其疏水区域可重新暴露在外，因而较易形成蛋白质聚集物，对细胞造成损伤。甲硫氨酸硫氧化物还原酶（methionine sulfoxide reductase，MsrA/PMSR）及其他保守的氧还调节性应激蛋白参与氧化性蛋白质损伤的识别和修复。一些伴侣分子（chaperone）如 HSP90、内质网中的 GRP78/BIP 蛋白（是热休克蛋白 HSP70 的同系物）在未折叠或错误折叠蛋白的感知中起关键作用（详见本章的内质网应激）。

（三）DNA 损伤传感器（DNA damage sensors）

详见本章的基因毒应激。

三、应激反应的类型和主要特点

根据应激原的不同可将细胞应激分为热应激、氧化应激、基因毒性应激、低氧应激和渗压性应激、内质网应激和金属应激等不同的类型。但是上述分类不是绝对的，因为一些应激原能同时损伤多种大分子。如氧自由基可同时攻击脂质、蛋白质和核酸，既可导致氧化应激，也能引发基因毒应激；而 DNA 损伤剂除了能引起 DNA 损伤外，还可损伤蛋白质，并能增加 ROS 的生成而导致氧化应激。所以一种应激原常可导致两种甚至多种应激反应。

不同的细胞应激各有各自的特点，如能激活特定的转录因子，并诱导特定的靶基因表达等（表 4-1）。此外，不同的应激原也能激活细胞内的一些共同的信号转导通路，如丝裂原激活的蛋白激酶（MAPK）家族中的 JNK 和 p38 通路，磷脂酰肌醇 3 激酶（PI3K）/AKT 通路等，并激活转录因子 AP-1 和 NF-κB 等（详见第三章）。已知多种应激，如氧化应激和基因毒应激都可以激活转录因子 NF-κB，因此不同细胞应激反应之间虽有各自特征但也有一些共性存在。

表 4-1 主要应激反应通路的组成

通路	传感器	主要转导分子	转录因子	靶基因	
				基因名（举例）	启动子反应元件核心序列*
热休克应激	Hsp90	CaMK2、CK2	HSF-1	*HSPA6*	5′-GAANNTTC-3′
氧化应激	Keap1	ERK、p38、PKC	Nrf2	*HMOX1*、*NQO1*、*GST2A*	5′-TGCTGAGTCA-3′
金属应激	—	PKC、CK2、TKs	MTF-1	*MT1E*、*MT2A*	5′-CNNTGCRCY-CGGGNC-3′
渗透性应激	—	p38、ATM、PKA	NFAT5	*AKR1B1*、*SLC6A12*、*SLC5A3*	5′-YGGAANNNYNY-3′
缺氧应激	VHL	p38、PI3K	HIF-1	*VEGF*、*TF*、*EPO*	5′-TACGTGCT-3′
DNA 损伤应激	MDC1、Mre11-Rad50-Nbs1、ATRIP、Ku70/80、ATM，ATR	Chk1、Chk2	p53	*CDKNIA*、*GADD45A*、*MDM2*、*BCL2*、*TP53I3*	5′-YYYCWWGRRR-3′
内质网应激	GRP78/BiP	IRE1α、S2P	XBP-1、ATF6、ATF4	*HSP90B1*、*HSPA5*、*DNAJB9*	5′-GGTGACGTG- 3′(ATF6)
炎性应激	IκB	IKK	NF-κB	*IL1A*、*TNFA*	5′-GGGGATTCCC-3′

*R＝A 或 G、Y＝C 或 T、W＝A 或 T、N＝任何碱基。修改自参考文献［2］。

第二节 主要的细胞应激反应

如上述，不同细胞应激反应既有各自特征，也存在一些共性。由于篇幅的关系，以下主要介绍不同细胞应激反应中特异性的转导通路、转录因子和它们的靶基因。有关炎性应激的识别和反应通路请参考本书第六章第一节。

一、热休克反应（heat shock response，HSR）

1962 年 Ritossa 首次报道，在环境温度升高时（从 25℃移到 30℃，30 分钟），果蝇唾液腺染色体会发生蓬松现象，某一区域出现膨突，并具有转录活性。1974 年 Tissieres 利用 SDS 凝胶电泳及放射自显影技术证实上述反应中因环境温度升高诱导细胞合成一组特殊蛋白质。由于与加热有关，故把这一现象及此间产生的蛋白质分别称为 HSR 和热休克蛋白(heat shock protein，HSPs)。后来的研究证实 HSP 的产生并不限于热应激，许多对机体有害的应激因素，如低氧、缺血、活性氧、基因毒物质、ATP 缺乏、酸中毒、炎症，以及感染等也可诱导 HSP 的生成，故 HSP 又被称为应激蛋白（stress protein，SP)。

（一）热休克蛋白的组成、结构和功能

已知 HSP 是一个大家族，在进化上十分保守，其中大多数是细胞的结构蛋白，分子量从 15kD 至 110kD 不等。根据分子量大小将主要 HSP 分为 HSP110、HSP90、HSP70、SP60、HSP40 及小分子 HSP（主要 20 ~ 25kD）等不同的家族。HSP 在细胞内含量相当高，其功能涉及细胞结构维持、更新、修复、免疫等，但其基本功能为帮助蛋白质的正确折叠、移位、维持和降解，故又被称之为分子伴侣（molecular chaperone）。其中与应激关系最为密切的是 HSP70 家族，在大多数生物中含量最多，分为组成型（constitutive）和诱导型（inducible）两类。后者可被导致细胞应激的因素所诱导。HSP 的基本结构为 N 端有一个具 ATP 酶活性的高度保守序列和 C 端有一个相对可变的底物识别序列。后者易与蛋白质的疏水结构区结合，而这些结构区在天然蛋白质中通常被折叠隐藏于内部而无法接近。HSP 能通过与尚未折叠或折叠结构因有害因素破坏了的肽链结合，并依靠其 N 端的 ATP 酶活性，利用 ATP 促成这些肽链的正确折叠、移位、修复或降解，因此 HSP 可增强机体对多种应激原的耐受能力，如 HSP 合成增加可使机体对热、缺血缺氧、内毒素、病毒感染等多种应激原的抵抗能力增强，因此是具有细胞保护作用的效应蛋白。

（二）热休克因子的激活及其诱导的靶基因

应激能促进诱导性 HSP 生成，这是因为多种损伤性应激能激活存在于胞质的热休克因子（heat shock factor，HSF）或热休克转录因子（heat shock transcription factor，HSTF）。真核生物的 HSF 具有高度保守性，包括 HSF1、HSF2、HSF3 和 HSF4 四种亚型，其中 HSF1 是应激反应涉及的主要转录因子。不同生物 HSF 分子大小不同，同源性小于 40%，但其结构相似，都具有两个高度保守 C 末端的三聚化区和 N 末端的 DNA 结合区。在非应激细胞中，HSF 以单体形式存在于胞质中，与 HSP 结合，无转录活性。多种应激原能导致蛋白质，特别是合成中的蛋白和正在穿膜过程中的蛋白变性，变性蛋白失去正常的三维结构，暴露出隐藏在内部的能与 HSP 高度亲和结合的疏水性位点，因此 HSP 与变性蛋白质结合，而使 HSF 游离。游离的 HSF 单体聚合成活化的 HSF 三聚体转入核内，在多聚化的同时，它又由钙/钙调蛋白依存性激酶Ⅱ（calcium/calmodulin-dependent protein kinase Ⅱ，CaMKⅡ）和蛋白激酶 CK2（casein kinase 2）磷酸化而进一步激活。

激活的 HSF-1 与靶基因启动子区中的热休克反应元件（heat shock response element，HSE）结合而诱导一系列基因的转录。HRE 的核心序列为 GAANNTTC（中间的 N 为非特异性碱基）。HSF 靶基因的编码产物包括 Hsp70 和 Hsp27、炎性介质如 IL-6、细胞泵如多药耐药蛋白 1（multidrug resistance protein 1，又称 ATP-binding cassette，sub-family B，member 1，ABCB1）等。当 HSP 合成达到一定水平，它又与 HSF 结合，HSP 靶基因的表达重新被抑制。此外 HSP 靶基因中还包括热休克结合蛋白 1（heat shock binding protein 1，HSBP1），它可与 HSF-1 三聚体结合并使之失活，构成一负反馈回路。

二、氧化应激反应（oxidative stress）

（一）氧化应激概念

氧化应激是由活性氧或自由基生成增多和/或清除减少导致 ROS 相对超负荷引起的细胞应激反应。

活性氧（reactive oxygen species，ROS）是一类由氧形成的、化学性质较基态氧活泼的含氧代谢物质，主要包括包括超氧阴离子（$O_2^{\cdot -}$）、过氧化氢（H_2O_2）、羟自由基（OH·）、单线态氧（$^1O_2$）以及$O_2^{\cdot -}$与一氧化氮反应后生成的过氧亚硝酸盐（peroxynitrite，$ONOO^-$）。机体存在两类抗氧化系统，一类是酶抗氧化系统，包括超氧化物歧化酶（superoxide dismutase，SOD）、过氧化氢酶（catalase，CAT），和谷胱甘肽过氧化物酶（glutathione peroxidase，GPx）等；另一类是非酶抗氧化系统，包括维生素 C、维生素 E、谷胱甘肽、褪黑素、α-硫辛酸、类胡萝卜素及微量元素（如硒、锌）等。生理情况下，细胞产生的小量自由基参与体内的电子转移、杀菌和物质代谢，而 SOD 等抗氧化物质可以及时清除自由基，使自由基的生成与降解处于动态平衡。病理情况下，由于自由基生成过多或机体抗氧化能力不足，自由基的含量明显增加，增多的活性氧和自由基可与各种细胞成分，如膜磷脂、蛋白质、核酸等发生反应，造成细胞结构损伤和功能代谢障碍，严重时导致细胞死亡（详见第七章）。

（二）参与氧化应激的信号通路、氧还调节蛋白和转录因子

氧化应激反应包括一系列高度有序事件，包括由活性氧激活细胞内的信号转导通路以及通过特异的氧还敏感蛋白（如硫氧还蛋白等）间接地引起信号通路的改变。这些变化最终导致转录因子的激活。已证明活性氧能激活 MAPK 家族成员的 ERK1、2 和 JNK 信号转导通路以及 ERK5 通路。ERK5 是对氧化还原（redox）敏感的专一性的 MAPK，它的最强的激活剂是 H_2O_2。上述信号转导通路能通过激活转录因子 AP-1、NF-κB 等而诱导氧化应激基因如 *SOD*、*CAT* 和 *GPX* 等基因的表达，基因产物能清除$^1O_2$，对细胞有特异性的保护作用。

参与氧化应激的还有高度保守的氧还调节蛋白。很多称为氧还酶（oxidoreductase，redox enzyme）的实际上是一种脱氢酶，有的还是基本代谢通路中的一个元件。如硫氧还蛋白还原酶（thioredoxin reductase，TRXR）、谷胱甘肽还原酶（glutathione reductase，GSHR）和醛/醛糖还原酶（aldehyde/aldose reductase，ALDR），这些脱氢酶以 NADPH 为辅助因子起氧还酶作用而影响细胞氧还电位和修复氧化性损伤。

蛋白质的氧化损伤有多种类型，最常见的是半胱氨酸的氧化（导致双硫键的形成）和甲硫氨酸的氧化。谷胱甘肽和硫氧还蛋白（thioredoxin）系统修复这些氧化性蛋白损伤。谷胱甘肽是可在动物细胞内从头合成的最充裕的低分子量的硫醇化合物。还原型和氧化型谷胱甘肽（GSH/GSSG）代表细胞中的主要氧还偶（redox couple）。GSH 代谢的主要通路为经谷胱甘肽过氧化物酶（glutathione peroxidases）和过氧化氧还蛋白（peroxiredoxins）还原氢过氧化物（hydroperoxides）而生成谷胱甘肽二硫化物（GSSG）。GSHR 则酶促 NADPH 依存性还原作用使 GSSG 还原为 GSH。由于 GSH 为细胞中通用的自由基清除剂，GSHR 对于氧化应激状态有决定性作用。硫氧还蛋白为一 12kD 蛋白，其 Cys-Gly-Pro-Cys 活性部位中的双巯基结构有氧还活性，从而构成一主要的巯基还原系统。硫氧还蛋白还原酶（TRXR）通过硫氧还蛋白系统修复半胱氨酸和甲硫氨酸的氧化性损伤，它利用 NADPH 提供的电子使氧化了的硫氧还蛋白恢复至还原状态。除了抗氧化作用外，硫氧还蛋白还有恢复 AP-1、NF-κB、p53 和 PEBP2 等转录因子活性的作用。此外，它还可与一些关键信号分子如 ASK1（apoptosis signal regulating kinase 1）直接相互作用而在细胞增殖和凋亡过程中起作用。

转录因子 Nrf2［nuclear factor（erythroid-derived 2）-like 2］是参与氧化应激反应的主

要转录因子。在生理条件下，Nrf2 以与 Keap1（Kelch ECH associating protein 1）结合成复合物的形式存在胞质中。Keap1-Nrf2 复合物与肌动蛋白细胞骨架相互作用而得以稳定。Keap1 还可与另两蛋白 Roc1 和 Cul3 相互作用，Keap1-Roc1-Cul3 复合体可募集 E2 泛素连接酶，从而驱动 Nrf2 被蛋白酶体的降解过程。由于这种 Keap1 指向的泛素化降解作用，使正常情况下 Nrf2 蛋白的半寿期只有 20 分钟，因此 Nrf2 蛋白在细胞内维持一低水平。在氧化应激时 Keap1-Nrf2 动力学发生重要变化，从而导致 Nrf2 的激活。首先，在氧化应激反应中被激活的一些关键性的信号转导蛋白，如 MAPK 家族中的 ERK 和 p38，以及蛋白激酶 C（PKC）可导致 Keap1 和 Nrf2 磷酸化。PI3K 通路在 Nrf2 激活也有重要作用，有人证明 PI3K 抑制剂可抑制氧化应激时的基因表达反应，PI3K 下游的 AKT、RSK（riboaomal S6 kinase）的激活以及 PI3K 通过小 G 蛋白 Rac 最终激活 JNK，也可导致相关信号蛋白的磷酸化。Keap1 磷酸化引起的构型改变而使它与 Nrf2 的亲和性下降，而 Nrf2 的磷酸化使之更为稳定和成为一更活泼的信号分子；其次，Keap1 为一富含半胱氨酸的蛋白质，可提供与包括 ROS 在内的亲电分子相互作用的含巯基分子靶。亲电分子与 Keap1 的半胱氨酸残基作用引起它发生关键性构型改变，使 Nrf2 从 Keap1-Nrf2 中释出并得以稳定；第三，释出并稳定了的 Nrf2 转入核内与转录因子小 Maf 蛋白形成异二聚体，取代转录抑制因子 Bach1，直接与靶基因启动子中具有 TGCTGAGTCA 核心序列的抗氧化反应元件（antioxidant response element，ARE）相互作用，调节血红素加氧酶-1（heme oxygenase-1，*HMOX*1）、谷胱甘肽 *S*-转移酶 A2（glutathione *S*-transferase A2，*GSTA*2）和 NAD（P）H 醌氧还酶-1［NAD（P）H quinone oxidoreductase-1，*NQO*1］等靶基因的转录。

（三）氧化应激的生理和病理意义

综上所述，氧化应激能激活细胞内相关的信号转导通路和转录因子，活化的转录因子调节其靶基因的表达，这些基因产物在清除 ROS 和亲电分子，合成谷胱甘肽，指导外来化合物的流出以及除去氧化了的蛋白质等方面发挥重要作用。

氧化应激反应是多种细胞应激反应中最中心的通路，这是因为细胞自由基的生成和细胞氧还状态的改变是细胞应激的主要触发因子。在应激反应中涉及的基因几乎都受细胞氧还状态和自由基水平所影响。而在多种病理生理过程中（如炎症、缺血再灌流损伤）和应激原（如基因毒应激）作用下都有活性氧和氧自由基的生成增多，因此氧化应激反应参与了缺血再灌注损伤、炎症、肿瘤、衰老以及多种疾病，如帕金森病、Alzheimer 病、艾滋病、糖尿病血管并发症、心脑血管病等重要疾病的发生和发展过程。

三、低氧应激反应（hypoxic stress）

多细胞有机体对缺氧的适应反应可发生在细胞、组织和器官以及有机体整体各个层面。许多适应反应需多种基因改变其表达水平，这种改变在很多细胞类型中发生，提示有共同主要调节因子和分级控制系统的存在。

（一）低氧应激的概念

低氧应激反应可由单纯性的缺氧或缺血缺氧引起。已知低氧作用于细胞上的氧感受器，启动细胞内的信号转导通路，激活作为转录因子的低氧诱导因子-1α（hypoxia inducible factor，HIF-1α）。它与多种低氧敏感基因结合后促进基因表达，导致红细胞生成增多、血管增生、血管舒张以及无氧酵解增强等效应，以利细胞在低氧条件下生存。若低氧应激过强过久则可诱导细胞凋亡。

（二）低氧诱导因子在低氧应激反应中的作用

在研究低氧诱发的基因如促红细胞生成素（erythropoietin，*EPO*）基因表达时发现它是直接对氧水平的变化发生反应而不是间接地对低氧引起的代谢变化起反应。在这些基因的3′端鉴定出一个氧反应性转录增强子，即低氧反应元件（hypoxia response element，HRE，核心序列为 RCGTG）；通过对 DNA 结合蛋白的亲和纯化、蛋白测序和用简并寡核苷酸的 PCR 扩增确定了与 HRE 结合的蛋白的 cDNA 和基因，从而导致转录激活因子低氧诱导因子（hypoxia-inducible factor，HIF）家族的发现。

1. HIF 的组成、结构与表达　结合于 HRE 的 HIF 是一 α 和 β 链组成的异二聚体蛋白复合体，是低氧调节性转录系统中的主调节因子。HIFα 和 HIFβ 蛋白含有碱性螺旋－环－螺旋功能域（basic helix-loop-helix，bHLH）和 PAS（Per-AHR-ARNT-SIM）功能域。PAS 功能域是许多参与生物周期节律调节的蛋白质中的一个组成成分，通过光合成速度的变化在日夜亮暗循环中与氧供相关联，对氧水平发生反应。在 HIF 复合体中，HIFα 链才是赋予复合体氧调节功能的亚单位，而 HIFβ 链为组成性表达的，并不随氧水平而改变。HIFβ 链曾被鉴定为芳烃受体核转运子（aryl hydrocarbon receptor nuclear translocator，ARNT），它与芳烃受体结合而参与相关外源化合物诱发的转录反应。

在哺乳细胞中已发现多个 HIFα 和 HIFβ 亚单位的编码基因以及一些差异剪接转录本。已知有三个 α 链，HIF1α、HIF2α、HIF3α 和三个 β 链，ARNT1、2、3。HIF1α 在正常组织中广泛表达，而 HIF 2α 曾被认为一内皮细胞特异性同工型，但已知其表达也较为广泛，HIF3α 的表达模式尚无深入研究。ARNT1 在各种组织中广泛表达，而 ARNT2 在中枢神经系统和肾脏中有高表达，ARNT3 在脑和肌肉中表达。虽然在体外研究中显示它们通过 HRE 驱动报告基因表达的活性是相似的，但在不同细胞中 HIF1α 和 HIF 2α 对内源性靶基因的转录激活作用是有区别的。如在肾源性细胞中，*Tie*2 和 *EPO* 基因可被 HIF2α 而不能被 HIF1α 激活，而对糖酵解酶基因和碳酸酐酶基因则反之。这种差异性基因调节作用是由于存在在 HIF1α 和 HIF2αN 末端和 C 末端的反式激活功能域的相对活性存在差异。而 HIF 3α 虽与 HIF1α 和 HIF2α 一样有 bHLH 和 PAS 功能域，但其 C 末端的序列与它们有较大区别。HIF 3α 转染细胞后却可抑制由 HIF1 通过 HRE 所驱动的报告基因的基础和低氧诱导表达，也可拮抗 HIF1α 或 HIF2α 介导的靶基因的表达。HIF 3α 可与 ARNT1 结合并可识别 HIF1α 和 HIF2α 组成的异二聚体所识别的 DNA 序列而与之发生竞争结合。而 HIF3α 的变异剪接转录本所生成的蛋白质可与 HIF1α 形成无转录活性的异二聚体，从而可导致转录反应潜在地偏向为 HIF2α 依存性。

2. 低氧导致 HIF1 在核内聚集　低氧时 HIF1 在核内聚集，但在 von Hippel-Lindau 蛋白（VHL）缺如的细胞中 HIF1 的丰度不再与低氧相关，而且在此种细胞中 *HIF*1 基因呈持续性表达，在低氧时其 mRNA 水平和翻译水平并不增高。这提示 HIF1 的低氧反应并非由于它的从头合成，而是通过翻译后水平的调节。在高 pO_2 下 HIF1 呈 VHL 依存性降解。不少实验室证明 HIF-1 的 402 和 564 位的脯氨酸残基的羟化是关键性氧依存性翻译后修饰，从而可为

VHL 所识别。VHL 为一 E3 泛素连接酶的组成部分，它将导致修饰了的 HIF1 的多泛素化并转而发生蛋白酶小体降解作用。HIF1 对低氧发生不需额外耗能的瞬时反应的基础就是基于它的氧不稳定性。换言之，HIF1 的积聚是由于它在低氧时不再被降解所致（图 4-2）。

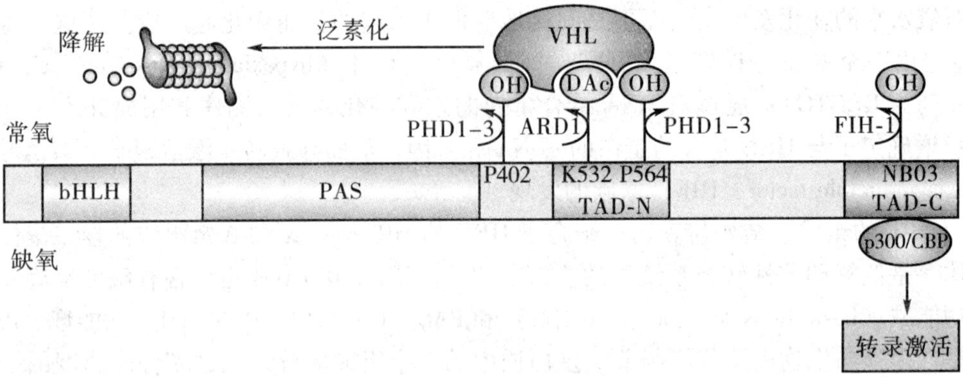

图 4-2 低氧应激通路示意图

由脯氨酰基羟化酶功能域（PHD）介导的 HIF1 的 P402 和 P564 脯氨酰基羟基化是氧依存性的，在常氧时可发生。P402 和 P564 脯氨酰基羟基化了的 HIF1 可被 VHL 所识别，而导致其发生多泛素化而经蛋白酶小体降解。在低氧状态下 PHD 活性降低导致 HIF1 的积聚增加。此外在常氧下 HIF1 的 N803 的门冬氨酸残基经称为 HIF1 抑制因子（FIH1）的门冬氨酰羟化酶羟基化后可阻止转录共激活物如 p300/CBP 募集至 HIF1 的 C 末端反式激活域上，在低氧时 N803 的羟基化也不发生，从而使共激活物结合至 HIF1 装配成活性 HIF1 复合体。修改自参考文献［4］。

HIF1 的脯氨酰基羟基化是氧依存性的，这是由于与之有关的酶，脯氨酰基羟化酶功能域蛋白（prolyl hydroxylase domain protein，PHD）的活性是以氧作为其共同底物（co-substrate）的。迄今已鉴定了 4 个 PHD 同工型，PHD1、PHD2、PHD3 和 PH4，除 PH4 尚不明确外，其他 3 个在低氧时的活性都降低导致 HIF1 的积聚增加。一般都认为 PHD 才是氧传感器，其中 PHD2 是最活跃的也是最重要的。在低氧时，PHD 的酶活性终止 HIF1 水平瞬间就升高，而在复氧（reoxygenation）时 PHD 很快就恢复活性使 HIF1 发生羟基化和后续的降解。HIF1 在常氧时的半寿期只有 2～5 分钟。PHD 的氧传感器作用依靠一门冬氨酰羟化酶（asparagyl hydroxylase）最后完成，它使 HIF1 的 803 位的门冬氨酸残基发生羟基化。在常氧时它将阻止转录共激活物如 p300/CBP 募集至 HIF1 的 C 末端反式激活域（C-terminal transactivation domain，C-TAD）。因此在常氧时不仅 HIF1 的丰度，其活性也被抑制，而在低氧时该酶的活性减低，从而使共激活物结合至 HIF1 装配成活性 HIF1 复合体。该酶曾因其抑制 HIF1 活性而被命名为 HIF1 抑制因子（factor inhibiting HIF1，FIH1）。

3. HIF-1 调节的靶基因　在低氧应激反应时，HIFα 链进入核内而与 HIFβ 链结合形成异二聚体。活性复合物与 DNA 结合，并募集共转录因子 CBP/p300 至转录复合体上，从而增强其内在转录活性并影响其下游基因的转录。迄今已鉴定了 100 个以上的不同功能的 HIF1 下游基因。这些基因在其增强子和启动子区中有由 50 碱基对组成的顺式作用 HRE 元件。近年通过 DNA 芯片技术有人报道在动脉内皮细胞约有 20% 以上基因可由 HIF1 调节。

这些靶基因的产物包括：参与细胞增殖调控（CCNG2、IGF2、IGF-BP1、IGF-BP2、IGF-BP3、WAF1、TGF-α、TGF-β3）、与细胞存活相关（ADM、EPO、IGF2、IGF-BP1、IGF-BP2、IGF-BP3、NOS2、TGF-α、VEGF）、与细胞凋亡相关（NIP3、NIX、RTP801）、与细胞运动相关（AMF/GPI、c-MET、LRP1、TGF-α）、细胞骨架结构（KRT14、KRT18、KRT19、VIM）、细胞黏附（MIC2）、促红细胞生成素（EPO）、血管形成相关（EG-VEGF、ENG、LEP、LRP1、TGF-β3、VEGF）、血管张力相关（ADRAIB、ADM、ET1、HMOX1、NOS2）、转录调节（DEC1、DEC2、ETS-1、NUR77）、调节 pH 的 CA9、调节 HIF1 活性的 p35srj、与上皮稳态相关的 TFF3、药物耐受（MDR1）、与核苷酸代谢相关（AK3、NT5E）、参与铁代谢（CP、TF、TFR）、参与葡萄糖代谢（HK1、HK2、AMF/GPI、ENO1、GLUT1、GAPDH、LDHA、PFKBF3、PFKL、PGK1、PKM、TPI）、与细胞外基质代谢相关（CATHD、COL5A1、FN1、MMP2、PAI1、UPAR、P4HA1）、参与氨基酸代谢的 TGM2 和能量代谢的 LEP 等。细胞和器官的 HIF 靶基因有明显的组织特异性和多样性。

四、内质网应激反应（endoplasmic reticulum stress）

真核细胞的内质网（ER）是细胞内蛋白合成和折叠、Ca^{2+}存储和脂质合成的重要部位。内质网稳态被某些应激刺激，如 Ca^{2+}稳态紊乱、蛋白质糖基化或二硫键形成抑制、低氧、氧化应激和病毒细菌感染等打破时，会导致内质网中未折叠或错误折叠的蛋白质明显增多和积聚。当超出内质网处理能力时，会引起细胞内一系列反应，来减轻异常蛋白的过度负荷，恢复内质网的蛋白质折叠环境和稳态，这即为内质网应激（ER stress）。内质网应激主要包括未折叠蛋白反应（unfolded protein response，UPR）、内质网超负荷反应（ER-overloaded response，EOR）和固醇调节级联反应。其中目前了解最为清楚的是 UPR。通过 UPR 可使蛋白质翻译短暂减弱、错误折叠蛋白的降解，以及诱导伴侣分子和折叠酶以增强内质网中的蛋白质折叠和降解能力，来减轻内质网蛋白过荷。若通过上述反应仍不能缓解内质网异常蛋白积聚，将触发受损细胞凋亡或死亡。

内质网中有许多伴侣分子，它们参与蛋白质的翻译后修饰、二硫键形成、折叠、新合成蛋白质的装配和质控以维持细胞的内稳态。内质网伴侣分子可分为 3 组：①热休克家族蛋白包括 GRP78（glucose-related protein of 78kD）、GRP94 及其共伴侣分子（co-chaperone）SIL1；②凝集素样伴侣分子如钙联蛋白（calnexin）、钙网蛋白（calreticulin）、甘露糖苷酶样内质网降解促进因子（ER degradation enhancer，mannosidase alpha-like）；③底物特异性伴侣分子如 Hsp47 等。此外至少还有两组折叠催化因子，蛋白二硫化物异构酶（protein disulfide isomerase，PDI）家族中的 PDI、巯基氧还酶（thiol oxidoreductases）和 GRP58/ERp57 以及肽基脯氨酰基异构酶（peptidyl prolyl isomerases，PPIs），它们在内质网应激中发挥重要作用。如 GRP78/GRP94 伴侣分子系统调节内质网应激信号通路，而在内质网应激中上调的内质网伴侣分子有助于蛋白质的正确折叠和装配，并能防止其在内质网中积聚。特异性伴侣分子还参与应激信息的调节和蛋白质的降解过程以减轻凋亡刺激。

（一）内质网应激通路

未折叠蛋白反应（UPR）为一在进化上保守的细胞内信号传递级联反应，目前已发现哺乳动物有三条感受 UPR 的信号转导通路，它们的上游分别是作为内质网应激传感器的活化转录因子6（activating transcription factor 6，ATF6）、双链RNA依赖的蛋白激酶R样内质网激酶（protein kinase R-like ER kinase，PERK）和需肌醇酶1（inositol-requiring enzyme 1，IRE1）。ATF6、PERK和IRE1都是内质网膜上的跨膜蛋白，它们被激活后能将未折叠蛋白信号通过内质网膜传向胞质和胞核（图4-3A）。内质网伴侣分子GRP78/BiP为热休克蛋白

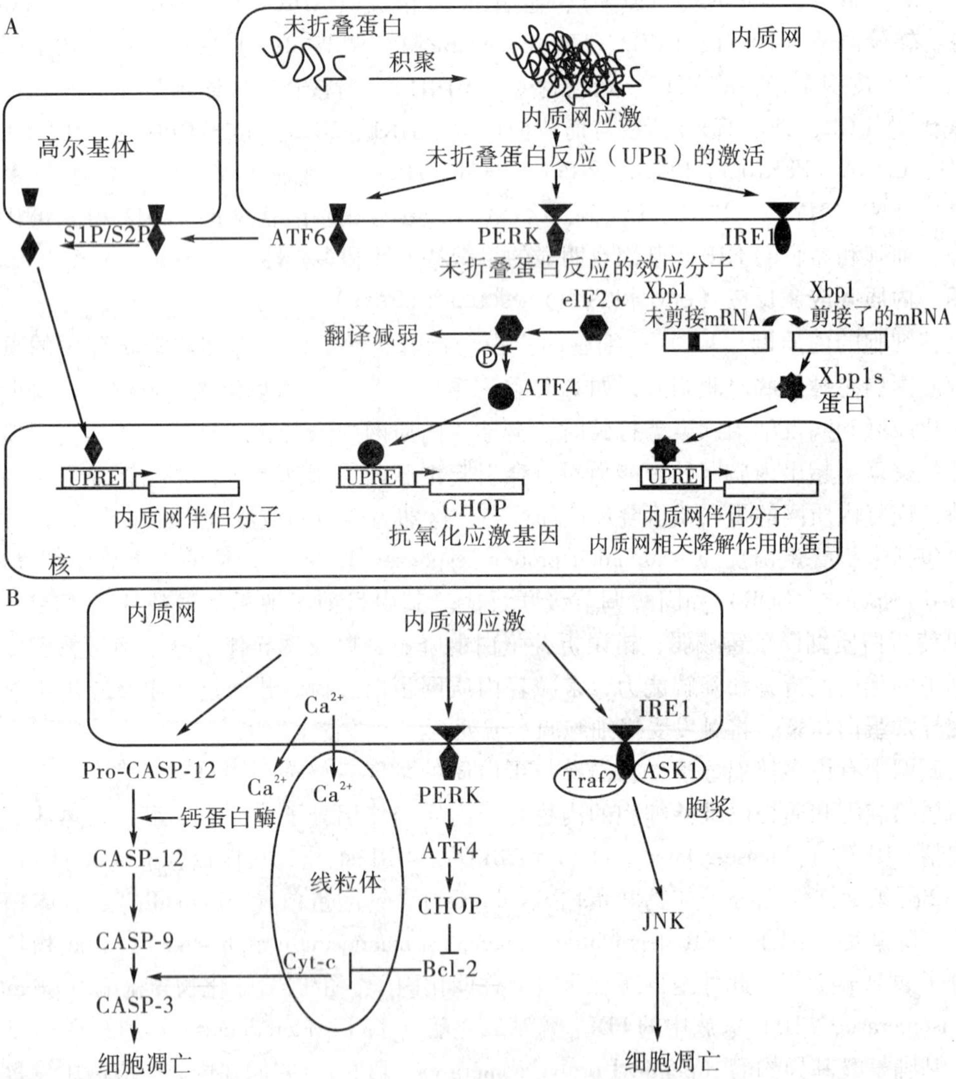

图4-3 内质网应激信号通路（A）和内质网应激诱发细胞凋亡通路（B）

A. 内质网应激传感器和UPR通路。内质网应激反应有分别由内质网应激传感器ATF6、PERK和IRE1激活的三条通路。在应激状态下，ATF6被转运至高尔基体，经S1P/S2P蛋白酶裂解后其胞质功能域在核内激活伴侣分子的转录；PERK诱发eIF2a的磷酸化，从而导致蛋白质翻译过程的减弱和ATF4的激活；IRE1对Xbp1 mRNA进行剪接，剪接过的Xbp1 mRNA的翻译产物激活伴侣分子的转录。B. ER应激诱发细胞凋亡的机制。由钙蛋白酶直接激活的CASP-12，再依次激活CASP-9和CASP-3级联反应；线粒体的Ca^{2+}过荷（源自内质网）导致促凋亡因子如Cyt C自线粒体释出；由PERK/eIF2a/ATF4通路引起的CHOP激活导致Bcl-2蛋白家族中促凋亡成员表达上调和抗凋亡成员表达下调；IRE1/Traf2/ASK2还可激活JNK而启动细胞凋亡通路。修改自参考文献［6］。

HSP70 的同系物，能直接与 PERK、ATF6 和 IRE1 结合使之在非应激细胞中处于失活状态。在内质网中未折叠蛋白发生积聚时，GRP78 因能识别不折叠蛋白中的疏水性残基并与其结合，便与 PERK，ATF6 和 IRE1 解聚。与 GRP78 解聚后的 IRE1 和 PERK，通过腔侧功能域（luminal-domain）发生同质二聚化和自身磷酸化而激活。

PERK 是Ⅰ型跨膜丝氨酸/苏氨酸蛋白激酶，激活的 PERK 能使真核转录起始因子 2（eukaryotic initiation factor 2，eIF2）中的 α 亚单位磷酸化，导致其活性降低，从而减少新蛋白质的合成，以减轻内质网的负荷。而 eIF2 活性降低却促进了转录因子 ATF4 的翻译，ATF4 不仅能诱导 UPR 调节的基因表达，还能通过上调具有诱导细胞凋亡作用的转录因子 CHOP（C/EBP homologous protein）的表达而介导内质网应激诱发的细胞凋亡。而且通过 ATF4 还可使 mRNA 5′帽结合蛋白（mRNA 5′cap-binding protein）eIF4E 的抑制子 4E-BP1（eIF4E-binding protein 1）增加，有报道认为这对细胞的存活有利。

ATF6 是Ⅱ型跨膜蛋白，与 GRP78 解聚后从内质网移至高尔基体，被高尔基体的丝氨酸蛋白酶 S1P 和 S2P（membrane-bound transcription factor peptidase，site 1 and 2）裂解，切割下来的胞质片段作为转录因子，进入核内调节参与内质网应激的基因（如伴侣蛋白等）转录。ATF6 的翻译后修饰，腔侧功能域的糖基化和二硫键也是它的重要激活机制，如内质网应激诱导的 ATF6 低糖基化有助于将它自内质网转运至高尔基体。

IRE1 为Ⅰ型跨膜丝/苏氨酸受体蛋白激酶，不仅具有丝/苏氨酸蛋白激酶活性，还有核酸内切酶活性。与 GRP78 解聚后的 IRE1 也发生二聚化和自身磷酸化因而被激活。激活后 IRE1 能切除 *XBP1*（X-box-binding protein 1）mRNA 的内含子。由该 mRNA 生成的 XBP1 蛋白为内质网应激相关基因如 GRP78 基因（*HSPA5*）的特异性转录因子。与激活的 ATF6 片断一样，调节参与内质网应激的基因（如内质网分子伴侣）转录，并帮助错误折叠蛋白反向从内质网转运至细胞质，以减轻内质网负荷。

另一个内质网应激诱导的伴侣分子 p58IPK（protein kinase inhibitor p58）为一粗面内质网的外围膜蛋白，属 HSP40 家族，含有介导蛋白－蛋白相互作用的三角四肽重复基序（tetratricopeptide repeats，TPR）。P58IPK 为 PERK 激活的负性调节因子，通过抑制 eIF2a 的磷酸化而减弱 UPR 反应。P58IPK 除了调节 PERK 外，还通过与内质网易位子（ER translocon）和胞质 HSP70 形成复合体参与内质网应激诱导的蛋白质的降解。

（二）内质网应激与细胞死亡

当上述内质网应激反应仍不足以代偿，如不能有效处理在内质网中堆积的异常蛋白则诱导细胞死亡。此外，内质网中的钙离子浓度高于胞质几千倍，在组织缺氧、自由基生成增多等病理条件下，内质网因释放钙离子增多也可诱发细胞凋亡。内质网应激诱发的死亡方式包括半胱天冬酶（caspase，CASP）依存性细胞凋亡、非半胱天冬酶依存性的细胞坏死和自噬（autophagy）（详见第三节）。

决定内质网应激细胞命运的机制尚不清楚。曾观察到在细胞对短暂内质网应激的反应中 AKT 上调，而在长期暴露于应激状态下 AKT 下调。激活的 PI3K-AKT 通路有促进细胞存活的作用（详见第三章）。内质网应激诱发细胞凋亡伴有 PI3K 通路下游的 AKT 和 GSK3β（glycogen synthase kinase 3β）磷酸化水平的降低。PI3K 失活或者该通路被抑制可诱导内质网应激相关凋亡转录因子 CHOP 的表达，CHOP 通常被看做是过度内质网应激的标志。还有观察报道 IRE1 信号通路也可影响内质网应激的细胞命运。IRE1、ATF6 和 PERK 各通路在内质网应激中的反应有所不同。IRE1 活性在内质网应激持续期间很快衰退，而 ATF6 和 PERK 活性的衰退则持续较久。人为地维持 IRE1 活性可促进细胞的存活，这提示 UPR 信息分支通路与细胞的命运有关。

内质网应激诱发细胞凋亡的分子机制尚未充分阐明（图 4-3B）。在小鼠中首先证明缺乏 CASP-12 的小鼠细胞不会发生内质网应激诱发的凋亡，但可在其他死亡刺激信号作用下发生凋亡，表明 CASP-12 特异性地参与了内质网应激诱发的凋亡。CASP-12 被胞质中的钙蛋白酶（calpain）所激活。它继而通过激活 CASP-9 和 CASP-3 导致细胞凋亡。由于在内质网应激激活 CASP-9 过程中并无细胞色素 C 的释放，表明 CASP-9 可被 CASP-12 直接激活，而无需细胞色素 C/Apaf-1 通路的作用。但因为在有些人类细胞中并没有发现 CASP-12 的存在，因此可能在人类细胞中还有其他 CASP 介入，目前最为关注的是 CASP-4。PERK 是未折叠蛋白反应（UPR）最为重要的传感元件，该反应通过活性 ATF4 和 CHOP 而完成。CHOP 可下调抗凋亡因子 Bcl-2、上调促凋亡因子 Bim 而促进细胞凋亡的发生。CHOP 还可上调一巯基氧化酶 Ero-1（endoplasmic oxidoreductin-1），它介导二硫键的形成以促进内质网中蛋白质的折叠，但在此过程中生成活性氧（ROS）从而激活细胞凋亡程序。细胞的 Ero-1 水平降低可显著抑制内质网应激诱发的细胞凋亡。此外，PERK 还能磷酸化并激活在氧化应激中发挥重要作用的转录因子 Nrf2，激活的 Nrf2 具有抗氧化和促进细胞存活的作用（详见氧化应激）。IRE1 也可与 TNF 受体连接因子-2（TNF receptor-associated factor 2，TRAF2）和凋亡信号调节激酶-1（apoptosis signal regulating kinase-1，ASK1）形成复合体，磷酸化并激活下游的 JNK 通路，促进细胞凋亡。该作用与它通过引发 Xbp1 剪接而发挥的促细胞存活的作用相反。在人类细胞中的研究表明 Xbp1 剪接在内质网应激发生细胞凋亡的后期已减弱，而此时若通过可诱导的 IRE1 突变体使之强行发生 Xbp1 剪接可以观察到凋亡被抑制而细胞得到保护。

总之，各种原因导致内质网内未折叠蛋白或错误折叠蛋白积聚或细胞内钙稳态失衡，都会引起内质网应激，并通过未折叠蛋白反应减轻内质网的蛋白过负荷，恢复内质网的蛋白质折叠环境和稳态。过度的内质网应激或内质网应激机制失常将导致细胞损害和死亡。迄今的研究表明内质网应激和未折叠蛋白反应与许多疾病，如糖尿病、神经退行性疾病、缺氧条件下的肿瘤、心脑缺血病、病毒感染性疾病以及一些化学毒物中毒引起的疾病都有关。

五、基因毒应激反应（genotoxic stress response）

基因毒应激是由 DNA 损伤引起的细胞应激。DNA 损伤是细胞经常发生的事件，据估计人类每 10^{13} 细胞每天会接受好几万个 DNA 损伤。这些损伤可阻断基因组复制和转录，若不被修复或修复不准确将导致突变或全面基因组紊乱而威胁细胞的活性或生存。由于能被物理性或化学性 DNA 损伤剂攻击的大分子中的亲核结构不仅存在于 DNA 中，也存在于 RNA 和蛋白质中，使得能导致 DNA 损伤的因素，也能导致 RNA 和蛋白质损伤，因此基因毒应激反应通常在 DNA 损伤反应（DNA damage response，DDR）的基础上，还可伴有由非 DNA

损伤诱发的反应（图4-4）。一些应激原不仅可导致DNA损伤，还可引发质膜和内质网的蛋白质和脂质损伤。

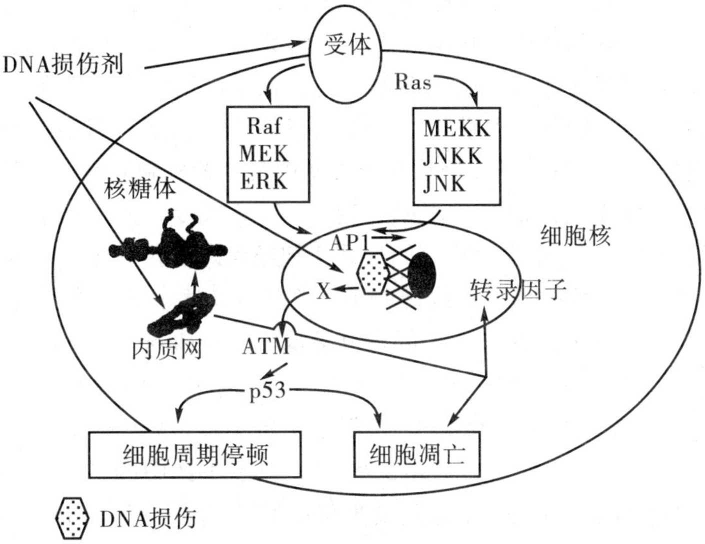

图4-4　触发基因毒应激反应的应激原
修改自参考文献［8］。

（一）DNA损伤的因素和机制

DNA损伤可源自内源性或外源性因素。

1. 内源性因素　一些生理过程可发生DNA异常如在DNA复制时偶尔发生的碱基错配，因拓扑异构酶（topoisomerase）Ⅰ和Ⅱ活性顿挫而发生的DNA链断裂；水解反应及非酶性甲基化每天可在每个细胞中生成上千个DNA碱基损伤。DNA损伤也可由受到氧化呼吸或氧化还原循环事件中生成的活性氧攻击而形成碱基配对错误和/或DNA复制和转录阻断、碱基丢失或DNA单链断裂（SSB）。若两个SSB发生极为贴近或DNA复制机器遭遇1个SSB和某些其他损伤可发生难以修复并毒力极大的双链断裂（DSB）。

2. 外源性因素　有物理性的如紫外线、电离辐射和化学性的如各种类型的DNA损伤剂。后者的活性状态都含有亲电基团可攻击DNA中的亲核结构而导致各种类型的DNA损伤。

（1）紫外线照射　紫外线依据波长一般分为UVA（320～400nm）、UVB（290～320nm）、UVC（240～290nm）。UVA主要通过其他分子产生活性氧间接损伤DNA的单个碱基；而UVB和UVC可直接被DNA分子吸收，使DNA形成嘧啶二聚体，相邻的两个T、两个C以及C与T之间均可形成二聚体，但最容易形成的二聚体是TT，结果使其不能与嘌呤配对而致DNA损伤。

（2）电离辐射　电离辐射主要是X射线和β射线，它们能解离细胞内的水产生许多活性氧和自由基，后者与 DNA 共价结合后引起 DNA 碱基的损伤、链断裂（双链和单链断裂）等。

（3）化学诱变剂　少数类型的化学诱变剂（如一些烷化剂和碱基类似物）进入体内后不必经过代谢活化即有致突变作用，称为直接诱变剂。更多的化学诱变剂，如多环芳烃类、芳香胺类、杂环胺类、亚硝胺类、真菌毒素类、肼类等它们必须在体内经代谢活化后才能启动致突变作用，属间接诱变剂。烷化剂是一类有烷化作用的化学性质活泼、极不稳定且易于分解的有机物分子，如甲基甲磺醇（MMS）、芥子气、氮芥、环磷酰胺等。烷化剂将烷基加到 DNA 碱基上，DNA 的烷基化修饰是诱发基因突变的机制之一；碱基类似物是一类结构与碱基相似的人工合成化合物如 5-溴尿嘧啶，2-氨基嘌呤，由于其结构与碱基相似，能替代正常的碱基而干扰 DNA 正常合成。间接诱变剂经代谢活化后生成可与细胞关键成分直接作用而导致其损伤的活性结构，即终诱变剂。终诱变剂大多为一种亲电子物质（electrophilic reagent），即分子中含有-N^+、-C^+等亲电子基团（electrophilic group）。这些基团可与生物大分子 DNA、RNA 和蛋白质中的亲核基团（nucleophilic group）相互作用。它们是核酸分子中尿苷和胸苷中的 N-3、O^2 和 O^4、胞苷中的 N-3、O^2 和 N^4、鸟苷中的 O^6、N^7、N-3、N-1 和 N^2、腺苷中的 N-1、N-7、N-3 和 N^6，以及主链中的磷酸二酯键和核糖的 O^2；蛋白分子中酪氨酸残基的 C-3、甲硫氨酸及半胱氨酸残基中的 S、组氨酸残基中的 N-1 和 N-3等。

一些致瘤性病毒感染细胞后，其基因组的全部或一部分能够整合到宿主细胞的染色体中，使宿主的基因结构发生改变。但并未发现直接由此诱发的应激反应，这是由于 DNA 损伤传感器并不能识别整合于细胞基因组中新增的额外序列。但整合于细胞基因组中的病毒基因组的表达产物可继而诱发 DNA 损伤和细胞关卡功能的改变。例如，乙型肝炎病毒（HBV）的转化基因 HBx 的编码蛋白可与线粒体的压控阴离子通道 3 直接相互作用而改变线粒体的膜电位，导致细胞内源性 ROS 的水平升高；在 EB 病毒，EB 病毒核抗原（EBNA-1）也可诱导通过 ROS 而引发的 DNA 损伤、其潜伏膜蛋白 1（LMP1）可下调 ATM 激酶及减低其下游 CHK2 的磷酸化而导致 G2 关卡机制失活而核抗原 EBNA-3G 可下调 BubR1 的表达而使有丝分裂纺锤体关卡机制失活，从而抑制 DNA 损伤的修复。

（二）DNA 损伤的感知和信号转导

DNA 损伤一般可分为几个主要类型，包括 DNA 双链断裂（DSB）、DNA 核苷酸加成物的形成和碱基修饰、DNA 碱基错配和 DNA 单链断裂（SSB）。一些蛋白复合物作为 DNA 损伤一级传感器（DNA damage sensors）能识别在各类 DNA 损伤中都存在的双链断裂和在各种碱基错配和修饰中都存在的识别基序，并在 DNA 损伤部位募集被称为二级传感分子的一些蛋白激酶，这些激活的蛋白激酶通过对底物的磷酸化作用，导致信号转导并引发 DNA 损伤反应。

迄今虽然已知作为 DNA 损伤一级传感器（或称一级传感分子）的有复合体 MDC1（mediator of DNA damage checkpoint 1）、Mre11-Rad50-Nbs1（MRN）、ATRIP（ATR interacting protein）、Ku70/Ku80 等，而作为二级传感分子的蛋白激酶有 DNA 依存性蛋白激酶（DNA-dependent protein kinase，DNA-PK）以及 PI3K 样激酶 ATM（ataxia telangiectasia mutated）和 ATR（ATM-related）。但因为参与 DNA 损伤感知的蛋白质通常形成一反馈性调节的复杂环路，例如许多感知蛋白为多蛋白复合体的组成部分，而在激活时又成为其底物作用的靶分子，因此明确区分哪些分子为一级传感器，哪些为二级转导器是有难度的。此外，除了由电离辐射或高度活泼化合物诱导 DNA 损伤外，其他类型应激（如渗压性应激和热休克等）导致 DNA 损伤时，同样会激活参与真核细胞 DNA 损伤感知、传导和修复的主要机制。

在 DNA 碱基配对中发生的错配在真核细胞由 MSH［mutS homolog（E. coli)］蛋白识别。错配修复（mismatch repair，MMR）蛋白 MSH2、MSH6 和 MLH1 为 BRCA-1 相关基因组监管超复合体（BRCA1-associated genome surveillance supercomplex，BASC）的组成部分。BASC 在哺乳细胞是识别碱基错配和感知其他 DNA 损伤类型的重要的分子结构。其中的 MSH 蛋白通过募集 MLH［mutL homolog（E. coli)］蛋白启动 MMR 复合体的装配。在应激状态下，MSH 的表达上调，这有助于提高其感知能力。

Rad51 为人类细胞中与大肠杆菌单链 DNA 结合蛋白 RecA 的同源物，可与 ssDNA 结合，也是介导 dsDNA 同源重组修复的关键蛋白。它可与其他感知 DNA 损伤的蛋白相互作用，包括 BASC 超复合体中的组分 BRAC-1。Mre11 和 Rad50 也是哺乳细胞 BASC 超复合体的组成成员。这些蛋白实际上与 Nbs-1 组成一个较小的复合体 Mre11-Rad50-Nbs1（MRN）复合体，它在双链 DNA 断裂的修复中是必需的。此复合体被另一个推测的 DNA 损伤感知蛋白 MDC1 募集至双链断裂部位。在哺乳细胞中 Nbs1 调节 ATM 激酶 1981 位丝氨酸自动磷酸化的动力学和幅度，从而刺激 ATM 的激酶活性。ATM 在电离辐射或拟辐射化合物诱导的 DNA 损伤时被激活。激活的 ATM 可磷酸化其下游的激酶，如细胞周期关卡激酶（checkpoint kinase，CHK）以及组蛋白 H2AX 等，此外还能磷酸化自身的激活物如 Nbs1。其他作为 DNA 损伤信号早期传导分子的还有 ATR 激酶。由 UV 辐照或拟 UV 化合物诱发的 DNA 损伤能被感知蛋白 ATRIP 识别，ATRIP 能将 ATR 激酶募集至损伤处并将其激活，并导致 CHK 的激活。在 ATRIP 与损伤 DNA 结合的同时，RAD17-RFC 和 RAD9-RAD1-HUS1（9-1-1）复合体也被募集到 DNA 损伤部位。RAD17-RFC 是复制因子 RFC 的特异性结构同源物，复制型 RFC 为一由 p140、p40、p38、p37 和 p36 组成的异五聚体，而 RAD17-RFC 中以一 75kD 的 RAD17 蛋白替代复制型 RFC 中的 p140；9-1-1 复合体为环状结构，为同质三聚体 PCNA 的对应物。推测 RAD17-RFC 和 9-1-1 复合体的作用方式与 RFC 和 PCNA 在 DNA 复制中的相似。RAD17-RFC 为一可被 DNA 促进的 ATP 酶，可与 DNA 和 9-1-1 复合体相结合。它与 DNA 的结合并不依存于 ATP，但 RAD17-RFC 对 9-1-1 复合体募集至 DNA 损伤部位的作用以及 RAD17-RFC/9-1-1 复合体的形成则依存于 ATP。它们在损伤感知中的地位尚不清楚。与 DNA 双链断裂感知有关的哺乳细胞 DNA-PKc（DNA-dependent protein kinase catalytic subunit）也并非它本身有识别损伤的作用，而是通过 Ku70 和 Ku80 蛋白募集至断裂部位并启动非同源末端连接（non-homologous end-joining，NHEJ）修复复合体的（图 4-5）。

（三）DNA 损伤反应

DNA 损伤反应包括对损伤细胞的细胞周期进行管制（细胞关卡反应），将细胞周期阻滞于 G_1、S 或 G_2 期以减缓 DNA 的复制，使细胞有时间对受损的 DNA 进行修复以及对染色

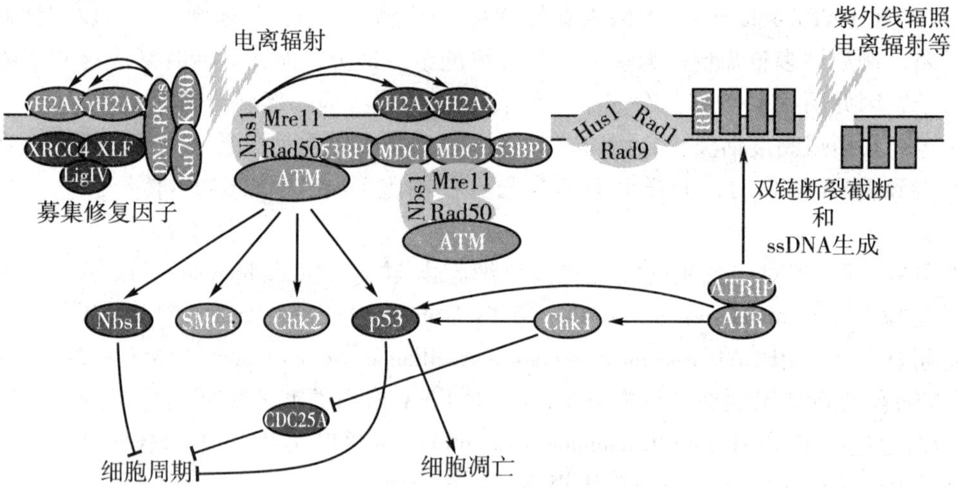

图 4-5　DNA 损伤的传感器和 DNA 损伤反应

DNA 损伤的传感器能识别在所有类型 DNA 损伤中都存在的双链断裂。Mre11-Rad50-Nbs1（MRN）复合体被 MDC1 介导募集至双链断裂部位。Nbs1 能激活 ATM 激酶，激活的 ATM 继而磷酸化下游分子 Nbs1、Chk2 和 p53。DNA-PKc 通过 Ku70 和 Ku80 蛋白也被募集至双链断裂处并激活。UV 辐照或拟 UV 化合物诱发的损伤由感知蛋白 ATRIP 识别并将 ATR 激酶募集至损伤处而激活之。ATR 主要的下游分子为 p53 和 Chk1。同时 RAD9-RAD1-HUS1（9-1-1）复合体也被募集于 DNA 损伤部位。激活了的 ATM、ATR 和 DNA-PK 可介导组蛋白 H2AX 的磷酸化，起到募集 DNA 损伤修复因子的作用。激活了的 Chk1 和 Chk2 通过它对 CDC25A 的磷酸化作用而抑制其活性，而 CDC25A 在 G_1/S 和 G_2/M 细胞周期关卡调节中其重要作用；并通过它对 p53 蛋白的磷酸化而调控其转录因子活性，p53 下游蛋白的表达改变参与基因毒应激反应中细胞周期改变和细胞凋亡发生的调节。修改自参考文献［8］。

质进行重塑，而对于重度损伤难以修复的细胞则通过诱导凋亡进行清除。可见基因毒应激在防止突变固定和传播，维持遗传稳定性方面具有重要作用。

1. 细胞周期关卡管制　DNA 损伤关卡管制指 DNA 损伤细胞的细胞周期进展发生延缓或停顿。在哺乳细胞，细胞周期 G_1/S 和 G_2/M 转折点和 S 期进展都是被精确调控的，一些参与调节细胞周期有序进展的蛋白质参与关卡反应的调控。因此，DNA 损伤关卡并非由 DNA 损伤激活的特殊通路，而是一些在正常生长条件下运行着的但在 DNA 损伤时被放大的通路。关卡通路在整个细胞周期中执行其功能，因此可在细胞周期四个期中的任一点上使细胞周期延缓。如上述，DNA 损伤后先由 DNA 损伤传感器（作为一级传感分子的复合体 MDC1、Mre11-Rad50-Nbs1、ATRIP、Ku70/Ku80 和作为二级传感分子的 ATM、ATR、DNA-PK）感知，经信号转导分子最后由效应器执行。虽 G_1/S、S 期内和 G_2/M 关卡是有区别的，但损伤传感分子或在这三通路中共享，或在一通路中起主导作用而在另一条通路中起支持作用；执行信号转导的蛋白激酶和磷酸酶也在不同关卡通路中不同程度地共享。

在人类细胞中，有两个蛋白激酶 CHK1 和 2 作为细胞周期关卡通路中信号转导分子，它们都是丝/苏氨酸蛋白激酶，并有一定的底物特异性。在哺乳细胞，双链断裂信号通过激活 ATM，继而磷酸化并激活下游 CHK2。而 UV 损伤则由 ATR 激活 CHK1。细胞周期关卡通路中的效应分子，在人类细胞中为相关的磷酸酪氨酸磷酸酶（phosphotyrosine phosphatase）

CDC25 和转录因子 TP53 蛋白。非磷酸化的 CDC25 具有磷酸酶活性，通过它对 CDK2 的去磷酸化作用而促进细胞周期自 G_1 期进入 S 期，通过对 CDC2 的去磷酸化而促进细胞周期自 G_2 期进入 M 期。CHK 对相关磷酸酶的磷酸化使得它们与 14-3-3 蛋白的结合解除，从而使它们离开细胞核经蛋白酶小体降解而失活，从而细胞周期进展被抑制。

TP53 蛋白在 DNA 损伤后在细胞内积聚，这是由于翻译后修饰（磷酸化）导致其寿命延长的结果。蛋白激酶 ATM 和 ATR 不仅可直接导致其 Ser15 磷酸化，还可通过激活 CHK1 或 CHK2 而使其 Ser20 磷酸化，从而抑制其出核和被蛋白酶降解。最近有人证明，在 DNA 损伤后细胞内 TP53 水平升高除了其稳定性提高外，还有 *TP*53 的 mRNA 翻译加强，这是通过蛋白质 RPL26（ribosomal protein L26）与 *TP*53 mRNA 的 5′非翻译区（UTR）结合而促进的。作为转录因子，TP53 蛋白的靶基因甚多，其中调控细胞周期进展的蛋白的编码基因有 *WAF-1/Cip1/SDI-1*（wild P53 activated fragment-1/CDK interacting protein-1/senescent cell derived inhibitor-1）、*GADD45*（growth arrest and DNA damage inducible）和 *MDM-2*（mouse double minute 2，human homolog of）等。除了能诱导与细胞周期停顿相关基因的表达外，在细胞遭遇严重 DNA 损伤时，TP53 还可在一 TP53 诱导的蛋白 P53DINP1（p53-dependent damage-inducible nuclear protein 1）协同下，在其 Ser46 部位被一尚未完全确认的蛋白激酶，即 Ser46 激酶磷酸化。TP53 在其 Ser15、Ser20 和 Ser46 残基磷酸化后将诱导促细胞凋亡有关基因，如 *BAX*、*NOXA*（现称 phorbol-12-myristate-13-acetate-induced protein 1，*PMAIP*1）、*Fas*、*PIGs*（tumor protein p53 inducible protein）、*DR5*/KILLER（*death receptor* 5）、PERP（*p*53 *apoptosis effector related to PNP*-22）、*P53AIP1*（tumor protein p53 regulated apoptosis inducing protein 1）及 *IGF-BP3*（insulin-like growth factor binding protein-3）等的表达。这些基因表达的激活将影响细胞进入凋亡的决策过程。总之，野生型 TP53 蛋白在细胞生长过程中能以分子警察的身份监控细胞内 DNA 的状态，它在 DNA 损伤后的细胞周期阻滞或凋亡中起关键作用。

2. DNA 修复通路　DNA 损伤类型繁多，针对不同损伤类型有特定的修复机制。虽然有些损伤可通过相关蛋白发生直接逆转，但多数损伤需由多种蛋白介导的一系列酶促事件完成。在错配修复，错配和插入/缺失环被识别后先触发一单链切开，然后通过核酸酶、聚合酶和连接酶予以完成。碱基切除修复（base excision repair，BER）则通常由一 DNA 糖基化酶（DNA glycosylase）识别并切去相关碱基，再由核酸酶、聚合酶和连接酶最终完成修复过程。过程的后阶段与单链断裂修复机制重叠。在核苷酸切除修复（nucleotide excision repair，NER）中识别的是碱基损伤引起的螺旋扭曲，然后通过识别机制不同的两条亚通路进行修复：转录偶联核苷酸切除修复（transcription-coupled NER）和全基因组核苷酸切除修复（global-genome NER）。前一亚通路特别针对阻断转录的损伤。在修复过程中包括损伤在内的 22～30 个碱基组成的寡核苷酸被切去，形成一段单链 DNA，随后由 DNA 聚合酶和相关因子自一断端进行合成，再由连接酶完成连接。NER 过程中发生的 DNA 合成称为非程序性 DNA 合成（unscheduled DNA synthesis，UDS）与细胞周期 S 期中所见的半保留复制（semiconservative DNA replication）相对应。有一些损伤并不被修复，而在 DNA 复制过程中由一些保真度较复制型 DNA 聚合酶为低的 DNA 聚合酶完成碱基配对，从而通过损伤部位而完成 DNA 复制（跨损伤 DNA 合成，translesion DNA synthesis，TLS）。双链断裂的修复有两个主要机制：非同源末端连接（non-homologous end-joining，NHEJ）和同源重组（homologous recombination，HR）。在 NHEJ，DSB 为 Ku 蛋白识别，然后与蛋白激酶 DNA-PKcs 结合并激活之，从而募集相关末端处置酶类、聚合酶和连接酶Ⅳ完成修复。还有一个研究尚不够深入的非 Ku 依存性 NHEJ 通路，微同源介导的末端连接（microhomology-mediated end-joining，MMEJ）存在。此过程常导致序列缺失。NHEJ 和 MMEJ 为易误性的，但可在细胞周期任何一期中进行。反之，HR 只限在 S 和 G_2 期进行，因为此过程需要利用姊妹染色单体作为模版以完成准确可靠的修复。HR 有多个亚通道，最常见的是由形成的 ssDNA 发动，由包括 MRE11-RAD50-NBS1（MRN）复合体在内的各种蛋白质中介。在由 RAD51 和乳腺癌敏感蛋白 BRCA1 和 BRCA2 酶促的过程中，ssDNA 随后侵入未损伤的模板，继聚合酶、核酸酶、解旋酶和其他成员作用后完成 DNA 连接和底物分离。HR 也用于重启停顿了的复制叉和修复 DNA 链间交联，后者的修复还需 Fanconi 贫血蛋白复合体。

3. 组蛋白翻译后修饰和染色质重塑　真核细胞基因组由 DNA 包绕在组蛋白上形成核小体，并高度浓缩形成染色质。染色质的结构对 DNA 的转录、复制和修复有深刻的影响。近年研究显示在 DNA 损伤初期核小体组蛋白有多种翻译后修饰，包括乙酰化、磷酸化和泛素化。例如在 DNA 损伤初期由 KAT5［K（lysine）（acetyltransferase 5］HAT（histone acetyltransferase）导致的组蛋白 H3 和 H4 的乙酰化、由 ATM/ATR 所致的 H2AX 磷酸化、由 RNF8（ring finger protein 8）介导的 gH2AX 和 H2A 的泛素化，或由 DDB（damage-specific DNA binding protein）-CUL4（cullin 4）-RBX1（ring-box 1，E3 ubiquitin protein ligase）介导的 H3 和 H4 的泛素化等，这些改变会导致核小体的解装配和组蛋白的出局，从而有助于修复机器接近 DNA 损伤部位。例如，ATM/ATR/DNA-PK 介导的在 DSB 侧翼染色质上的组蛋白 H2A 变体 H2AX 139 位丝氨酸的磷酸化将导致在该区域中形成泛素加成物并募集 DNA 损伤应答因子和其他染色质重塑复合体（chromatin remodeling complexes），这有助于 DSB 的修复和放大 DSB 信号的作用。在 DNA 修复完成后，修复依存性染色质装配恢复原有的核小体密度。一些新的表观遗传学标记如乙酰化了的组蛋白 H3、泛素化了的 H2A 还可能还有一些其他修饰会掺入到损伤部位新装配的染色质中。也就是说，在染色质恢复后细胞重新进入周期，一些翻译后修饰被消除但有一些会保存在那里而成为损伤的记忆，从而挑战经历过修复的细胞的表观遗传学稳定性。但详细分子机制和信号通路尚未阐明。

4. 重度损伤细胞的清除（细胞死亡）　见第三节。

（四）由非 DNA 损伤起源的信号源所触发的反应

一般都认为理化致癌因子作用的细胞靶结构为 DNA，但这些因子还可攻击其他细胞大分子如 RNA 和蛋白质，因组成这些结构中碱基和氨基酸中都有亲核基团存在，都可成为 DNA 损伤剂亲电集团的分子靶。已知化学和物理性 DNA 损伤剂可诱导多种基因快速或持续表达，说明遗传毒性应激反应是十分复杂的。触发这些细胞反应的初始信号除源自核内的 DNA 损伤外还应考虑自核外发出。激活通常起源于细胞膜或胞质的信号转导通路，启动类似于膜受体激活后所引发的磷酸化级联反应。利用基因组学和蛋白质组学技术，我们证明烷化性和大块加合物形成性 DNA 损伤剂 MNNG 和 BPDE 可引起广泛的基因表达和蛋白质表达改变，提示这些反应并不是完全源自核内信号源所触发，我们还证明，这些 DNA 损伤剂还可诱发内质网应激。

1. 由膜信号触发的信号转导通路　已经证明，DNA 损伤剂可激活通常经生长因子和细胞因子激活的各条信号转导通路，如能选择性激活丝裂原激活的蛋白激酶（MAPK）家族的 ERK、JNK 和 P38 MAPK 通路（图 4-4），但激活的机制还不清楚。曾证明短波长紫外线辐射诱发的转录因子 AP-1 的激活依赖于 Ras、Raf 和酪氨酸蛋白激酶 Src 的激活。但紫外线诱发 JNK 激活似乎并不需要 Src 的参与，而烷化剂甲磺酸甲酯诱发的相似反应却有 Src 的介入，并由 Ras 相关蛋白 Rac 所介导。因此，很可能理化性质不同的 DNA 损伤因子通过激活位于 Ras 及 Rac 上游的不同分子靶而激活信号转导通路。有些 DNA 损伤剂，如电离辐射和烷化剂的遗传毒性应激反应中，还可见到酪氨酸蛋白激酶 c-Ab1 的激活，但其生理意义并不明确。在 HeLa 细胞中，曾发现 UVB 可以引起表皮生长因子受体聚簇，内吞，酪氨酸磷酸化和接头蛋白 SHC 的激活；而 UVC 处理细胞的表皮生长因子受体中，各个位点的酪氨酸激酶活性受到抑制，虽然 UVC 不能引起表皮生长因子受体的二聚化，但是可以引起受体内吞和非泛素依赖的受体降解；最近，Iordanov 等人在增殖中的人角质上皮细胞 HEKn 发现，UVB 却可以特异性地诱发短暂和迅速的 Ras 通路的下调，继而发生细胞周期蛋白 D1 表达的持续下降；在 UVB 作用下虽可引起表皮生长因子受体（EGFR）一些酪氨酸残基的磷酸化，使 Grb2、ShcA 和一个 p55 形式的 PI3K 亚基募集到 EGFR 上，但却无 Ras 激活。即 UVB 在 HEKn 细胞中出乎意料地诱发 Ras-ERK 信号级联反应的解偶联。在人 A431 细胞系中，UVC 引起的 ERK 激活却是通过 Src 酪氨酸激酶磷酸化 EGFR 来实现的。

我们在烷化性致癌物甲基硝基亚硝基胍（MNNG）的研究证明，低浓度 MNNG 诱发的细胞 EGFR 的聚簇在去核的细胞中也可发生，受体的聚簇确为受体蛋白的二聚化，但后者不能被弱酸所逆转提示这种二聚化的形成并非由于有关配体的自分泌或旁分泌作用的结果。值得注意的是，MNNG 诱发的 EGFR 二聚化与配体 EGF 诱发的不同，并不导致受体胞内有关酪氨酸残基的自身磷酸化，也不引起有关接头蛋白，如 Grb2、SOS 的募集和 Ras 蛋白的激活；更有兴趣的是，MNNG 虽并不阻断配体 EGF 与受体的结合，但在 MNNG 暴露细胞中 EGF 不再诱发 EGFR 的自身酪氨酸残基的磷酸化、接头蛋白的募集和 Ras 蛋白的激活。在体外，MNNG 的这种阻断作用可因较高浓度 ATP 的存在而逆转，提示可能有一因子在 MNNG 处理细胞中与受体蛋白结合，从而产生其功能的阻断。实验证明这个因子为内质网伴侣蛋白 Grp78，它在 MNNG 处理细胞中表达上调，并结合于因 MNNG 处理而发生构型改变的 EGFR 分子上。在其他化学致癌剂，有人证明用 2，3，7，8-四氯二苯-p-二噁英（2，3，7，8-tetrachlorodibenzo-p-dioxin，TCDD）处理后的原代宫颈内皮白斑细胞培养中，结合于芳烃受体（AhR）的 Src 激酶被激活；而在 TCDD 处理的小鼠肝细胞中，出现 Shc、Grb2 和 Sos 相互聚集而存在在一个复合体中。三价和五价砷化合物都可以在人类角质上皮细胞引起 EGFR-Shc-Grb2-MEK1/2-ERK1/2 通路的激活。Simeonova 在人类膀胱上皮细胞系中也证明砷剂诱发的 EGFR-ERK 通路的激活，而受体酪氨酸磷酸化由 c-Src 所介导。

2. 由内质网应激触发的信号转导　Kim 等发现在人黑色素细胞瘤细胞系中 DNA 交联剂顺铂诱发的细胞凋亡过程可在去核的细胞质体中发生，并证明后者是由钙蛋白酶依赖的内质网特异性 CASP-12 激活所致。进一步工作证明在该细胞系中顺铂可以诱发 *GADD*153/*CHOP* 和 *GRP*78/*BiP* 的表达上调，从而确认顺铂可诱发内质网应激，并最终导致非核依赖的细胞凋亡。我们用 Western 印迹技术证明，在低浓度甲基硝基亚硝基胍和苯并（a）芘活性代谢物 BPDE 处理的细胞中，一些内质网应激特异性蛋白质、GRP78/BiP 和 GADD153/CHOP 的表达都明显升高，并伴有 CASP-12 的激活。这就充分证明烷化剂和导致加成性损伤的致癌物在低浓度暴露时就可诱发细胞的内质网应激。

六、金属应激反应（metal stress response）

有些重金属，如镉、锌、铬可激活金属应激反应。金属应激反应与其他应激反应相比是最不典型的，即，迄今未发现相关的传感器，而是由细胞内重金属水平直接影响相关转录因子的活性。金属调节的转录因子（metal-regulatory transcription factor-1，MTF-1）是一个几乎在所有类型细胞中都表达的特异性转录因子，其氨基酸末端有 6 个锌指基序 F1-F6，是感知细胞内游离锌离子浓度的基本结构。其中锌指 F1-F4 与锌结合的亲和力较高，在细胞内锌浓度正常时能与锌紧密结合，此时 MTF-1 的 DNA 结合功能域处于 DNA 低亲和力状态。F5 和 F6 与锌的亲和力较 F1-F4 为低，在细胞内锌浓度升高时才能与锌结合，致使 MTF-1 结合锌增多，从而稳定其 DNA 结合功能域的结构和提高它与靶基因中金属反应元件（metal-response element，MRE）的结合能力。MRE 的核心序列为 CNNTGCRCYCGGGNC。激活了的 MTF-1 通过其与 MRE 的结合诱导靶基因，如与金属储存有关的金属硫蛋白（metallothionein，MT）（为富含半胱氨酸可螯合胞质中锌的小蛋白）和锌外流性转运蛋白（zinc efflux transporter，ZnT-1）（与锌和重金属向细胞外流有关）等编码基因的表达，最终导致细胞内锌水平的减低，使 MTF-1 的锌指 F5 和 F6 失去稳定性而降低与 DNA 结合的亲和力。有些观察似乎与以上模式不符。首先，锌以外的重金属也可激活 MTF-1，但它们并不能稳定 MTF-1 蛋白的 F5 和 F6 锌指。有人曾假设这是通过取代其他细胞蛋白中的锌，从而导致锌的细胞内水平升高而激活 MTF-1 的。近年有人证明 MTF-1 的 C 末端附近有一富含半胱氨酸的功能域，它对其他重金属如镉有亲和性而且也是它们激活 MTF-1 所必需的。很可能此功能域与一假设的抑制性辅助因子结合，而重金属的结合导致其发生构象改变从而导致此种相互作用的破裂并允许共激活因子的募集。其次，还发现在氧化应激时虽无重金属的存在 MTF-1 也可被激活而触发其靶基因的表达。进一步研究发现多种转导蛋白包括 PKC 和 CK2 可磷酸化 MTF-1，而此等修饰对 MTF-1 的激活也是很关键的。因此曾有人提出，可能存在一种金属离子反应性传感器，但迄今尚未发现。

七、渗透性应激反应（osmotic stress）

渗透性应激是由细胞外环境中渗压剂（osmolyte）浓度的改变而导致细胞快速的穿膜水运动的变化。在体内最典型的例子是肾髓质细胞长期暴露于高渗环境却能正常发挥功能，对其机制的研究发现，细胞能产生一系列变化来适应高渗应激，如诱导有机渗透物的聚积以及热休克蛋白的表达等。但是，无论在体外还是体内，即使细胞已适应了高渗环境之后，高盐引起的损伤仍然会持续存在。渗透性应激时激活的相关转录因子为 TonEBP（tonicity element binding protein）或 NFAT5（nuclear factor of activated T-cells 5），为转录因子 Rel 家族成员。由于它们的靶基因调节区都含有渗透性反应元件（osmotic response element，

ORE)，故也称为渗透性反应元件结合蛋白（OREBP)。目前对其传感器和 TonEBP 在渗透性应激时的激活机制知之甚少。TonEBP 在正常情况下主要定位于胞质内。在肾细胞中 p38 激酶和 Rac1 的 ATP 酶活性是 TonEBP 激活所必需的；ATM 激酶也可在高渗诱发反应时激活 TonEBP，但此种激活作用只限于渗透性应激诱发了 DNA 损伤之时。也有些证据显示在肾细胞中蛋白激酶 A（PKA）在 TonEBP 激活中也有作用。激活了的 TonEBP 可转位至核内与其反应元件（核心序列为 YGGAANNNYNY）结合，与转录因子 AP1 协同调节与溶质转运相关的基因如 *UTA*1、有机渗压剂反应基因 *BGT1*、*ALDOA* 以及伴侣分子基因 *Hsp70* 等的表达。

八、应激反应通路间的串话

在各个细胞应激信号通路间有广泛“线路跨接”或“串话”（cross-talk）的现象。其发生机制有：

1. 一些应激原能损伤多种大分子，如 DNA 损伤剂不仅可引起 DNA 损伤，还可导致蛋白质损伤，改变氧化还原状态促使 ROS 生成等，因此既可以引起基因毒应激，也可导致氧化应激。而 ROS 增多不仅可导致氧化应激，也可因导致 DNA 损伤而引起基因毒应激。

2. 不同的应激原可激活相同的细胞内信号传导分子和通路，进而激活多种应激反应通路。如 PKC 通路参与氧化应激和金属应激反应，PKA 通路参与热休克和渗透性应激反应。ATM 作为激活 p53 的激酶也可调节 MTF-1 的活性。其中最常见的参与应激反应的共用信号转导分子是 MAPK 家族的酶，如 JNK 和 p38MAPK，已证明后者参与氧化应激、缺氧应激和渗透性应激反应。这些由应激原激活的信号转导通路最终激活特定的转录因子，从而诱导具有细胞保护作用的靶基因的生成。

3. 在应激反应基因启动子上发生转录因子间的相互作用。这是由于很多相关基因的启动子上存在多个应激转录因子结合部位。例如氧化应激的反应基因 *Hmox*1 的启动子中不仅有 Nrf2 结合部位还有转录因子 MTF-1、HIF-1、HSF-1 和 NF-κB 的反应元件，使它可对多种应激刺激发生反应。热休克反应基因 *HSPA2* 也可被渗透性应激诱导，因其启动子中含有渗透应激转录因子 NFAT5/TonEBP 的 DNA 基序。

4. 一些应激原可改变细胞的内在环境和条件而并发与应激原不同的另一种细胞应激。如镉与其他重金属可取代金属硫蛋白复合体中的锌而激活 MTF-1，而锌可转位进入线粒体诱导 ROS 生成启动氧化应激通路，还可调节 *TP53* 的诱导。TP53 蛋白含有多个可与锌结合的活性半胱氨酸残基，在锌、铜诱发的金属应激中 TP53 蛋白被激活，并可转位至线粒体进一步激发 ROS 的生成和线粒体膜通透性改变。氧化应激将诱导 Nrf2 通路，但若细胞长期暴露于 ROS 和/或 ROS 浓度较高，也可导致 NF-κB 通路的激活；氧化应激也可造成 DNA 损伤而导致 *TP53* 通路的激活。在内质网应激，钙可自内质网中漏出而进入线粒体，诱导 ROS 的生成从而激活氧化应激通路。此外还发现低氧性应激也可诱导 *XBP*-1 mRNA 的表达并激活其剪接而生成有活性的 XBP-1，而与内质网应激通路“串话”。

5. 不同应激通路中的共同过程被抑制时可改变细胞总体应激反应　有些传感器蛋白的蛋白酶小体降解和由此导致转录因子的释出/稳定作用在一些应激反应通路中起调节作用。蛋白酶小体抑制剂可导致热休克反应、遗传毒反应和 Nrf2 介导的氧化应激反应，但出乎意料的是削弱低氧性应激反应。蛋白质的磷酸化和去磷酸化是控制细胞通路激活或抑制的重要方式。重金属锌和钒在适度浓度时可广泛地抑制磷酸酶，从而使细胞受体、转录因子及激酶激活而使一些应激反应通路激活。

第三节　细 胞 自 噬

多种细胞应激原和细胞的微环境变化（如缺氧和葡萄糖耗竭等）均可导致内质网内未折叠和错误折叠蛋白聚集，积聚的异常蛋白可以通过泛素－蛋白酶体系统或者自噬的形式分选消化。目前认为泛素－蛋白酶体系统主要消化可溶性的蛋白和短寿命的蛋白，而自噬可以消化所有形式的错误折叠蛋白。可见适度自噬有助于维持细胞稳态，具有自救的作用。因此细胞自噬与细胞应激关系非常密切。

自噬（autophagy）现象最早是 Ashford 和 Posen 于 1962 年用电子显微镜在人的肝细胞中观察到。但直到近 10 年，随着酵母模型的建立和基因技术的发展，人们对自噬分子机制和形态特点的了解才逐渐深入。自噬是进化上保守的细胞内“自我消化”或降解并重复利用其细胞成分的途径。在自噬过程中，细胞质成分或细胞器被特殊双层膜包裹形成自噬小体（autophagosome），后者与溶酶体融合形成自噬溶酶体（autolysosome），在自噬溶酶体中被包裹的内容物被降解产生核苷酸、氨基酸和脂肪酸返回到细胞质被重新利用、再循环产生 ATP 和生成大分子物质。在正常条件下，自噬发生的基础水平很低。细胞在受到外界条件，如饥饿、低氧、高温、辐射、病原体感染等刺激，或在内部条件发生改变，如发生内质网应激、细胞损伤等都可以产生自噬。

一、自噬的分类、过程和调节

（一）自噬的分类

自噬有多种类型，伴侣分子介导的自噬（chaperone-mediated autophagy）、小自噬（microautophagy）和大自噬（macroautophagy）。除作出特殊说明外，一般自噬就是指大自噬，目前了解比较多的与细胞应激相关的也主要是大自噬。大自噬的特征是从源头开始形成新的自噬小体。迄今在酵母中已鉴定了 30 个自噬相关基因（autophagy related genes，Atg），其中多数同源基因已在哺乳细胞中分离并作了功能鉴定。

（二）自噬的过程　自噬的发生需要诱导，因此其过程分为诱导期、自噬小体的形成、自噬溶酶体的形成以及自噬溶酶体内膜和内容物的降解和再利用等四个步骤（图 4-6）。自噬的起始是激活 Atg1 激酶复合体（Atg1 kinase complex），即 Atg1（ULK1）-Atg13-FIP200 复合体从而诱导自噬小体的形成。自噬小体或自噬泡（autophagic vacuole）的合成经历了阶段性的成熟过程。首先经小泡成核作用（vesicle nucleation）形成一个游离双层膜结构的小胞核心——噬体柄（phagophore），并在此基础上逐渐形成杯状凹陷，这些结构称为自噬前体（proautophagosome）。此过程由 PI3KC3 复合体启动。在 PI3KC3 复合体中起重要作用的是Ⅲ型磷脂酰肌醇-3-激酶（phosphoinositide-3-kinase，class 3，PI3KC3），其激活后的产物是磷脂酰肌醇-3 磷酸（PI3P）。以 PI3KC3 复合体中的 Beclin-1（Atg6）作为平台，结合了 PI3KC3 的正性调节因子 UVRAG（UV radiation resistance associated gene）蛋白、Bif-1（Bax-interacting factor-1/endophilin-B1）和 Ambra-1（activating molecule in BECN1-regulated autophagy protein 1）。

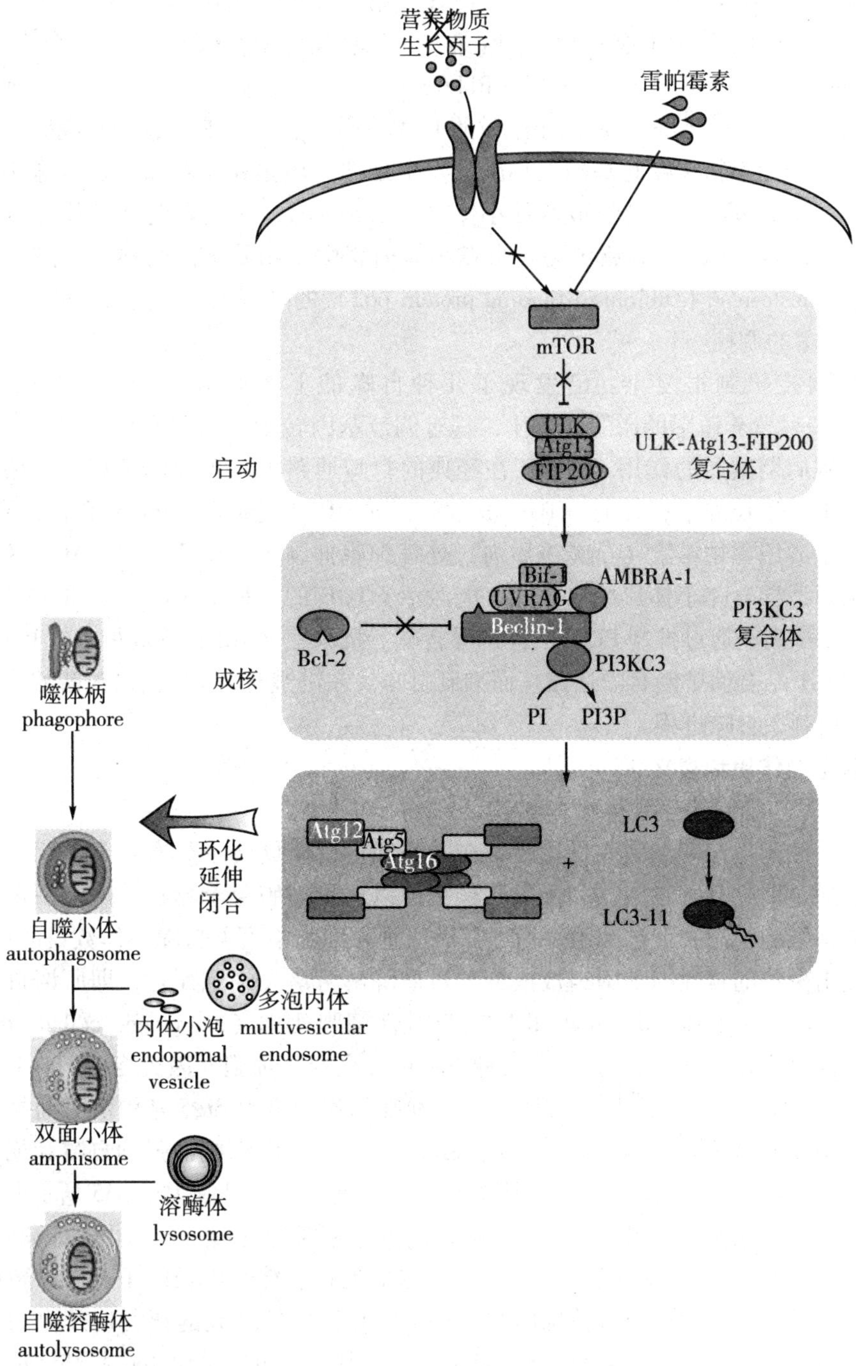

图 4-6 自噬信号通路和自噬小体的形成

修改自参考文献［13］和［15］。

PIK3C3 激活后生成 PI3P，随后募集其他与小泡膜延伸有关的 Atg 蛋白。有两步泛素样结合反应（ubiquitin like conjugation）参与此过程，第一步结合反应中形成 Atg12-Atg5-Atg16（L）多聚体复合物参与了小泡的屈曲；在第二步结合反应中，LC3（Atg8，全称为 microtubule-associated protein 1 light chain 3，MAP1LC3）与磷脂酰乙醇胺（PE）结合形成酯化产物 LC3-PE（LC3-Ⅱ）。LC3-PE 与定位于胞质的 LC3 不同，能特异地结合于自噬膜上，因此可作为自噬的一个标志物。在此基础上小胞膜发生延伸、环化和闭合而形成自噬小体。自噬小体与内体（endosome）融合形成双面小体（amphisome），之后再与溶酶体融合而形成自噬溶酶体（autolysosome），导致包裹在自噬小体内膜中的物质被溶酶体酶降解。自噬底物 SQSTM1（sequestosome 1/ubiquitin-binding protein p62）的降解也可作为自噬的一个标志物。

（三）自噬的调控

自噬的调控机制很复杂。已发现了几种自噬的上游调节因子。雷帕霉素靶蛋白（mTOR）是一种营养敏感的激酶复合体，具有调节基因转录、蛋白质翻译起始、核糖体生物合成和细胞周期进展的作用。mTOR 在经典的自噬通路中起重要的负调节作用。在营养充足的条件下和生长因子存在时 mTOR 被激活，mTOR 通过抑制 Atg1 复合体，阻断自噬。而当细胞饥饿或用雷帕霉素（自噬诱导剂）处理细胞抑制 mTOR 活性时，Atg1 激酶复合体被激活，从而诱导自噬小体形成。因此，能激活 mTOR 的Ⅰ型 PI3K/AKT 和 NF-κB 可抑制自噬，而 PTEN 则能通过抑制 PI3K 活性诱导自噬。抗凋亡 Bcl-2 家族成员中的 Bcl-2 蛋白由于可与 Beclin-1 结合而中断自噬通路从而抑制自噬。在饥饿时 Bcl-2 蛋白被磷酸化，从而释出 Beclin-1 而刺激自噬进程。

二、自噬的作用和意义

（一）自噬与细胞的存活和死亡

自噬参与细胞生存和细胞死亡途径，在胞质和蛋白质周转中具有管家作用。在应激状态下，细胞通过消除有害细胞器和蛋白质聚集体以保护细胞免予死亡，因此一定程度的自噬有助于维持细胞稳态和促进细胞存活。在一些垂死细胞中可见自噬小体数目的增多现象，因此有人提出失控的自噬因细胞组成成分的过度降解可诱发细胞死亡，即所谓自噬诱导的细胞死亡（autophagy-induced cell death）或自噬性细胞死亡（autophagic cell death），也称为Ⅱ型程序性细胞死亡（PCD）。如在某种 Beclin 1 突变体细胞，因突变 Beclin 1 蛋白不能与 Bcl-2 结合而导致自噬过度和细胞死亡，这种细胞死亡可因 *Atg5* 基因沉默而抑制之。在组成性激活型 *Atg1* 基因突变体过度表达的果蝇中可见唾液腺细胞的强烈自噬和崩解，后者可由自噬相关基因 *Atg12* 基因的沉默而阻断，但并不能被凋亡抑制因子 p35 所抑制。还有些证据提示自噬在细胞死亡中起作用。如自噬抑制剂 3-甲基腺嘌呤（3-methyladenine，3-MA）可抑制 TNF 诱导的人类 T 淋巴母细胞白血病细胞的死亡、神经生长因子剥夺导致的交感神经原的死亡、低钾诱发的小脑颗粒细胞的死亡、氯喹诱发神经元的死亡以及血清剥夺诱发的 PC12 细胞的死亡等。但这些实验结果尚不能排除其作用可能是由于这些基因或化合物的另一些与自噬无关的功能引起。也有证据提示自噬在细胞凋亡通路阻断时可直接导致坏死样细胞死亡，后者常伴有由 LC3-Ⅱ积聚监控下的自噬。例如在 $bax^{-/-}$、$bak^{-/-}$ 鼠胚胎成纤维细胞在遭遇 DNA 损伤或内质网应激如暴露于表鬼臼毒吡喃葡糖苷（etoposide）时，可诱发的细胞死亡，但后者可被 *Atg5* 和 Beclin 1 基因沉默阻断。缺乏 FADD 和 CASP-8 的 T 淋巴细胞会发生广泛自噬并死于 RIP1 依存性细胞坏死，而抑制细胞自噬如用神经内分泌转化酶（neuroendocrine convertase 1，Nec-1）抑制 LC3-Ⅱ的积聚则可拯救此种缺陷细胞免予发生坏死。CASP 抑制剂 zVAD-fmk 或 CASP-8 RNAi 在 L929 细胞可导致因大量 ROS 积聚和细胞损伤而诱发的 RIP1 依存性自噬性细胞死亡。因自噬相关基因 *Atg7* 或 Beclin 1 基因的沉默可阻断此等细胞死亡的发生，而且在其发生中出现的抗氧化关键酶过氧化氢酶被选择性地降解又依存于自噬过程。但也有报道在 zVAD-fmk 诱导的细胞死亡中自噬是促存活的而非杀细胞的。因强自噬诱导剂雷帕霉素（rapamycin）可阻断 zVAD-fmk 诱发的细胞死亡而溶酶体酶抑制剂氯喹（chloroquine）却大大提高此种细胞死亡的敏感性。这可能是由于 zVAD-fmk 不仅可抑制 CASP 半胱天冬酶而且也可阻断组织蛋白酶的作用。可见虽然有研究提示自噬可能对正常细胞在某些应激条件诱发细胞死亡过程起调节作用，但总体而言，自噬在哺乳细胞死亡中的作用仍不清楚。

（二）自噬与疾病

自噬在很多病理和疾病的发生发展中起作用。对不同病原体感染，细胞自噬能将进入胞内的病原体通过降解作用加以清除，保护正常细胞不被感染；如当 A 族链球菌进入细胞后自噬就是细胞清除细菌的防御形式，这种病原菌从内吞小泡出来进入细胞质后，就被自噬小泡包裹，并运送到溶酶体降解。在自噬缺陷型细胞中，A 族链球菌就会存活、繁殖，并从细胞中释放出来再侵染其他细胞；但有些病原菌可通过阻止自噬体的成熟而逃脱机体的防御系统。如单核细胞增生李斯特杆菌（Listeria monocytogenes）被自噬体包裹后，会释放溶血素破坏自噬小泡的双层膜结构而进入细胞质，并开始繁殖。用氯霉素抑制细菌蛋白质（溶血素）合成后，细菌就会被自噬小泡包裹。还有充分研究证明自噬在抗原提呈细胞（antigen presentating cell）如巨噬细胞和树状突细胞将抗原递送至 MHC Ⅱ类分子过程中起重要作用。

在神经细胞中变性蛋白的过度堆积是帕金森病、阿尔茨海默病和亨廷顿病等神经退行性疾病的主要病理特征。如帕金森病是以黑质致密部多巴胺能神经元的进行性、广泛性丢失为特点，以细胞内出现主要含有 α 突触核蛋白（synuclein）聚集体的包涵体（Lewy 小体）为特征。患病早期，被激活的细胞自噬行为能清除这些变性蛋白，但随着病情的发展，当变性蛋白的积累速率超过自噬的清除能力，就会引起自噬的过度激活，发生自噬性细胞死亡，加重病情发展。

自噬与肿瘤的关系甚为复杂并有高度争议。一方面自噬性细胞死亡可清除 DNA 损伤了的细胞而有肿瘤抑制作用，一些肿瘤抑制基因如 *DRAM*、*PTEN*、*DAPK*、*TSC*1 和 *TSC*2 基因等对自噬起正调节作用。此外，一些自噬相关基因如 Beclin 1、*UVRAG* 和 *Bif*-1 等在肿瘤中常有突变发生，而在 Beclin 1 半合子性失活的小鼠，肿瘤的发生率升高，而它的过表达抑制肿瘤的生长。另一方面，自噬在低氧、营养剥夺不利条件下支持细胞存活，这样在肿瘤血管形成前又有促进肿瘤细胞生长的作用。

第四节　细 胞 死 亡

当细胞遭遇有害刺激或出现内环境改变时，可以通过细胞应激反应来自救，但若细胞损伤严重，应激反应仍不足以使细胞恢复稳态则将启动细胞死亡程序以除去不能被修复的损伤细胞，如果应激原过于强烈，也可直接导致细胞坏死。

细胞死亡有多种类型，主要为程序性细胞死亡（programmed cell death，PCD）和细胞坏死（cell necrosis）两种方式。前者是基因控制的细胞自主的有序性死亡，而后者长期以来被认为是突发性的非程序性的细胞死亡。但随着对坏死机制研究的日益深入，现已知除了在高热或除垢剂导致的细胞溶解等极端的物理性损伤诱发的细胞死亡符合此概念外，细胞坏死实际上也是按序发生的。程序性细胞死亡根据其发生是否依存于半胱天冬酶（caspase，CASP）而可分为 CASP 依存性和非依存性程序性细胞死亡。前者包括细胞凋亡（apoptosis）、热亡（pyroptosis）、失巢凋亡（anoikis）、角化（cornification）和有丝分裂灾难（mitotic catastrophe）。后者有非 CASP 依存性内源性凋亡、自噬性细胞死亡（autophagic cell death）、粒细胞胞外阱释出性细胞死亡（netosis）、桑纳托斯细胞死亡（parthanatos）、侵入性细胞死亡（entosis）和类凋亡（paraptosis）等。在按序进行的细胞坏死包括文献中称为坏死样细胞死亡（necrosis like cell death）、胀亡（oncosis）和坏死样凋亡（necroptosis）等。

也有人（Jäättelä）将死亡按死亡细胞的细胞核的形态分为 4 类：凋亡被定义为染色质浓缩成球状或新月状（Ⅱ期染色质浓缩）的，染色质浓缩稍轻一些的（Ⅰ期染色质浓缩）的称为凋亡样 PCD（apoptosis-like PCD），无染色质浓缩但染色质聚簇而失去斑纹（speckles）的称为坏死样 PCD（necrosis-like PCD），坏死则以胞质肿胀和细胞膜破裂为特征。此等对细胞死亡的分类称为描述性分类（descriptive model）。

由于在细胞死亡研究中很多学者创建了很多术语，有时不同术语描述的是同一类型细胞死亡。为此，曾成立了一个跨国的专门委员会 Nomenclature Committee on Cell Death（NCCD）以协调相关矛盾和分歧。NCCD 曾先后于 2005、2009 年对细胞死亡进行了分类并给出建议命名。该委员会于今年（2011）提前发表了有关细胞死亡的分类和命名的升级版，并给出关于可调控细胞死亡的功能分类和特征简表（表 4-2）。该委员会未接纳类凋亡作为一种特殊类型的细胞死亡，认为尚有待积累更多证据。

以上各种细胞死亡类型，除热亡外，可以在各种细胞应激反应中被启动。根据目前对各种类型细胞死亡的认识，发展了一系列检测技术以监控和鉴别细胞死亡的进程和类型。

一、CASP 依存性细胞程序性死亡

在 CASP 依存性程序性死亡中发挥重要作用的是半胱氨酰天冬氨酸特异性蛋白酶（cysteinyl aspartate specific proteinase，caspase），即 CASP 家族。人类 CASP 家族有 14 个成员，所有 CASP 都以无活性的酶原的形式表达，由不同长度的 N 末端前功能域（prodomain）、一个大单位（p20）和一个小的 C 末端亚单位（p10）三部分组成。它们被激活后参与细胞凋亡和其他程序性死亡的发生，如已知 CASP2、3、6、7、8、9、10 参与细胞凋亡；CASP1 参与热亡，而 CASP12 参与内质网应激诱发的细胞凋亡 CASP14 参与角化。

表 4-2　细胞死亡的功能分类

	主要生化特征	CASP 依存度	抑制性干预举例
	CASP 依存性		
CASP 依存性内源性凋亡	线粒体外膜通透、$\Delta\psi_m$ 不可逆低落	++	BCL-2 过表达、CASP 抑制剂 Z-VAD-fmk
经死亡受体的外源性凋亡	死亡受体通路、CASP8（10）激活、BID 裂解和线粒体外膜通透（Ⅱ型细胞中）、CASP3（6、7）激活	++	CrmA 表达、*CASP8* 和 *3* 基因抑制、CASP 抑制剂 Z-VAD-fmk
非经死亡受体的外源性凋亡	依赖受体通路、PP2A 激活、DAPK1 激活、CASP9 激活、CASP3（6、7）激活	++	*CASP9* 和 *3* 基因抑制、*PP2A* 基因抑制、Z-VAD-fmk 处理
热亡	CASP1 激活、ASP-7 激活、IL-1β 和 IL-18 分泌	++	CASP 抑制剂 Z-YVAD-fmk、*CASP1* 基因抑制
失巢凋亡	EGFR 下调、ERK1 通路抑制、无 β1 整合素介入、BIM 过表达、CASP3（6、7）激活	++	BCL-2 过表达、CASP 抑制剂 Z-VAD-fmk
角化	转谷氨酰胺酶（TG）激活、CASP14 激活	+	*TG1*、*TG3*、*TG5* 或 *CASP14* 基因抑制
有丝分裂灾难	CASP2 激活（有时）、TP53 或 TP73 激活（有时）、有丝分裂停滞	+-	*TP53* 基因抑制（有时）、CASP2 药理学或基因抑制（有时）
	非 CASP 依存性		
非 CASP 依存性内源性凋亡	线粒体膜间隙蛋白释出、呼吸链抑制	--	BCL-2 过表达
自噬性细胞死亡	MAP1LC3 脂化、SQSTM1 降解	--	PI3KC3 抑制剂；*AMBRA1*、*ATG5*、*ATG7*、*ATG12* 或 *BCN1* 基因抑制
坏死样凋亡	死亡受体通路、CASP 抑制、RIP1 和/或 RIP3 激活	--	Necrostatin 处理、*RIP1/RIP3* 基因抑制
粒细胞胞外阱释出性细胞死亡	CASP 抑制、NADPH 氧化酶激活、NET 释出（有时）	--	自噬抑制、NADPH 氧化酶抑制、*PAD4* 基因抑制
桑纳托斯细胞死亡	PARP1 介导的 PAR 积聚、$\Delta\psi_m$ 不可逆低落、ATP 和 NADH 耗竭、PAR 与 AIF 结合和 AIF 核转位	--	*AIF* 基因抑制、PARP1 药理学或遗传性抑制
侵入性细胞死亡	RHO 激活、ROCK1 激活	--	*MT2A* 基因抑制、溶酶体抑制因子

修改自参考文献［18］。

（一）细胞凋亡

细胞凋亡也称为程序性细胞死亡，或Ⅰ型PCD，是一种在生理或者病理条件下由基因控制的单个细胞温和死亡形式。表现为细胞体积缩小、细胞膜起泡、胞质和染色质浓缩、细胞崩溃成凋亡小体，随后为周边细胞和吞噬细胞识别并被吞入的死亡过程。参与细胞凋亡的CASP被分为两类：①启动性CASP（initiator caspase），包括CASP2、8、9、10，它们含有一长前功能域，包括死亡效应域（death effector domain，DED）和CASP激活和募集功能域（caspase activation and recruitment domain，CARD）。这些功能域为蛋白-蛋白相互作用基序（protein-protein interaction motif）；②执行性CASP（executionor caspase），包括CASP3、6、7。它们在细胞中都以无活性酶原存在，能被上游CASP通过酶解作用而激活。在哺乳细胞中，能激活执行性CASP有以下两条通路（图4-7）。

1. 内在通路/线粒体通路　各种可造成DNA损伤的因素和细胞毒因素能通过激活内在通路/线粒体通路，导致细胞凋亡。该通路受控于Bcl-2家族的蛋白质。在稳态状态下，抗凋亡Bcl-2家族成员（如Bcl-2、Bcl-X等）防止由促凋亡Bcl-2家族成员（如Bax、Bak等）对线粒体的损伤作用而维持后者的完整性。在细胞应激状态下，Bcl-2家族成员中的只含BH3功能域的蛋白（BH3 only protein）被激活，对抗凋亡Bcl-2家族成员起拮抗作用，从而导致促凋亡Bcl-2家族成员Bax和/或Bak从抑制状态下释放。后者继而发生寡聚化而在线粒体膜上形成一管道，使得线粒体内的细胞色素C（cytochrome C，Cyt C）从此管道释放至细胞质。Cyt C结合凋亡蛋白酶激活因子（apoptosis proteinase activating factor，Apaf-1）和ATP，并募集CASP9酶原，形成被称为凋亡小体（apoptosome）的CASP9激活平台。CASP9被激活后进而裂解并激活下游的凋亡执行CASP3、6、7，通过破坏细胞的骨架蛋白和核结构等导致细胞凋亡。

此外，线粒体还可释出其他促凋亡的蛋白质。如Smac/Diablo（second mitochondria-derived activator of caspases/direct IAP-binding protein with low pI）为一自线粒体释出的促凋亡蛋白，它的作用为拮抗凋亡蛋白抑制因子（inhibitor of apoptosis proteins，IAPs），如XIAP、cIAP1和cIAP2的作用。其中的XIAP能与CASP9、3、7结合从而抑制其活性，Smac/Diablo通过与XIAP的结合而解除XIAP对CASP9、3、7的抑制作用。cIAP1和cIAP2与XIAP不同，它们并不是直接抑制CASP，而是被TNF受体连接因子2（TNF receptor-associated factor 2，TRAF2）募集至Ⅰ型肿瘤坏死因子受体（TNFR1）上，通过受体相互作用蛋白1（receptor-interacting protein，RIP1）的泛素化介导TNF诱导的NF-κB激活，从而介导抗凋亡基因的表达而实现。其他由线粒体释出的如凋亡诱导因子（apoptosis-inducing factor，AIF）和核酸内切酶G（endonuclease G，EndoG）是一种非特异的核酸酶，则可介导非CASP依存性细胞凋亡（见下文二）。

2. 外源性/死亡受体通路　诱导凋亡的外源性通路即死亡受体介导的凋亡通路。死亡受体属TNFR家族，其成员有TNFR、Fas（CD95）、TRAIL-R、DR3等，它们的胞内区具有死亡功能域（death domain，DD）。它们的相应配体为肿瘤坏死因子（tumor necrosis factor，TNF）、Fas-L（CD95L）、TNF相关凋亡诱导配体（TNF-related apoptosis inducing ligand，TRAIL）、APO3L等。这些配体以三聚体的形式与它们的受体结合，三聚化的受体通过其

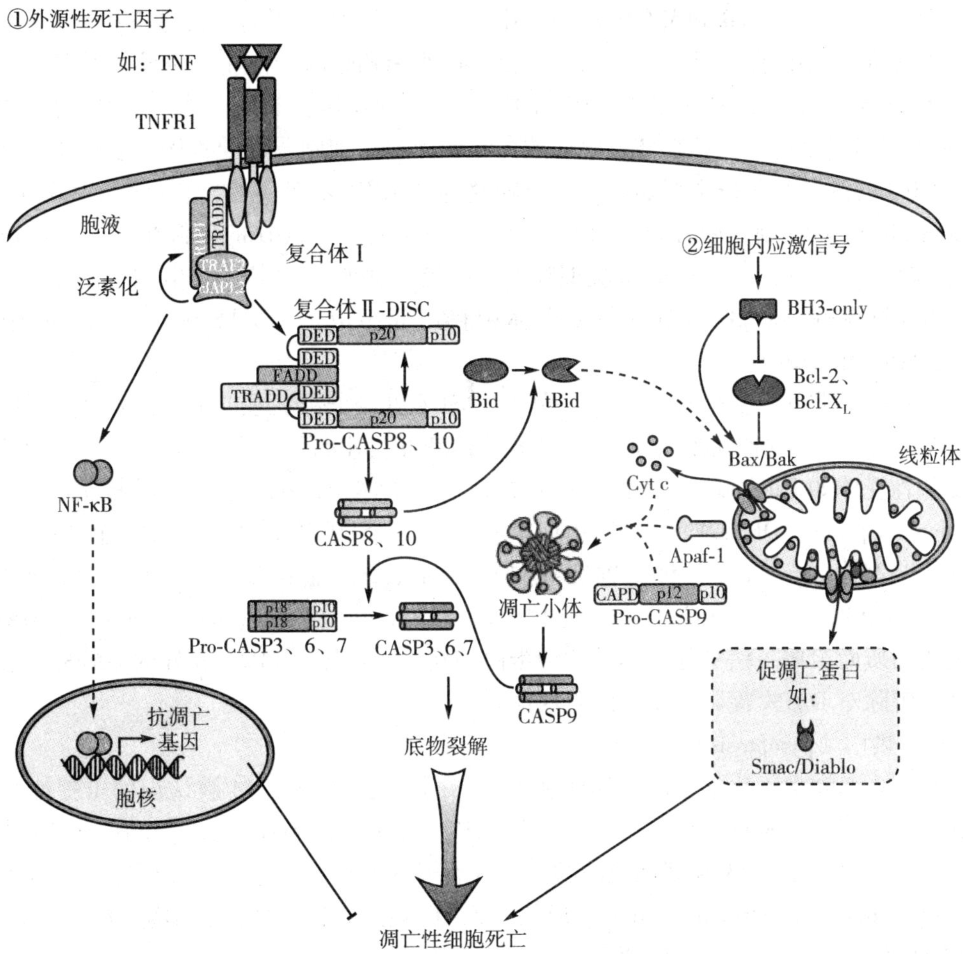

图 4-7 CASP 依存性凋亡发生的外源性和内在信号通路

①凋亡发生的外源性信号通路由死亡受体如 TNFR1 受配体刺激而启动。在 TNF 刺激时复合体Ⅱ形成，导致 NF-kB 激活和随后的抗凋亡基因的转录。在 TNFR1 内吞（图中未显示）后，形成复合体Ⅱ，半胱天冬酶 8 被募集并激活。随后引起凋亡执行半胱天冬酶的激活而导致其底物的裂解和细胞死亡。②凋亡发生的内源性通路由细胞内应激信号在线粒体水平予以激活。Bax 和 Bak 的激活导致一些凋亡介质自线粒体释出。随后形成的凋亡小体导致半胱天冬酶 9 的激活。在外源性通路中激活的半胱天冬酶 8 对 Bid 的裂解可通过激活线粒体通路而使外源性凋亡通路得以放大。修改自参考文献［15］。

DD 与它们的接头蛋白（adaptor）和一系列相关蛋白结合，在受体胞内侧形成死亡诱导信号复合体（death inducing signaling complex，DISC），启动 CASP 的酶促级联反应，诱导细胞凋亡。如当 Fas 与其配体结合后，通过 Fas 结合的死亡功能域（Fas associated death domain，FADD）募集凋亡启动性 CASP8 和/或 10，进而启动细胞凋亡。由 TNFR1 启动的过程与 FAS、TRAIL 的有所不同，TNF-α 与 TNFR1 结合后，先在膜上形成复合体Ⅰ，其中包括 TNFR1、TNFR 死亡功能域结合蛋白（TNFR associated protein with death domain，TRADD）、TRAF2、受体相互作用蛋白 1（receptor-interacting protein，RIP1）、cIAP1 和 cIAP2。这些蛋

白质也是 TNF 激活 NF-κB 和 MAPK 的重要中介。在 TNFR1 内吞后，再募集其他相关蛋白并形成复合体Ⅱ，其中包含 TRADD、FADD 和 CASP8 和/或 10，在死亡诱导信号复合体中被激活的 CASP8 和 10 再激活下游凋亡执行 CASP。CASP8 还会裂解只含 BH3 功能域的蛋白 Bid，从而通过激活凋亡的线粒体通路而放大经受体诱导细胞凋亡的程序。近年还发现 TNF 诱导 CASP8 的激活有两条不同通路，一条通路为非 RIP1 依存性的，它可被 cFLIP（FLICE inhibitory protein）抑制，后者为一可与 CASP 竞争结合于 FADD 的同源蛋白。另一通路为 RIP1 依赖性的，是在 TNF 和 Smac 类似物处理细胞时发现的。Smac 类似物可诱导 cIAP1 和 cIAP2 的自身降解，使 RIP1 自受体复合体中释出而组成一 CASP8 激活平台，其中包括 RIP1、FADD 和 CASP8。

3. 外源性/非死亡受体通路　有些外源性因子可经非死亡受体而经依赖性受体（dependence receptors）通路诱发细胞凋亡。此项通路可快速激活执行 CASP，尤其是 CASP3。一些依赖性受体如 Patched，当无配体存在时，这些受体蛋白可与胞质中的接头蛋白 DRAL（LIM domain protein DRAL）相互作用而装配成一 CASP9 激活平台。另一个依赖性受体 UNC5B，当配体 netrin-1（一种与轴突导向有关的分子）撤除时通过募集包括磷酸酶 2A（phosphatase 2A，PP2A）和死亡相关蛋白激酶（death-associated protein kinase 1，DAPK1）在内的蛋白质而组成一信号复合体。这种蛋白相互作用将导致 PP2A 介导的 DAPK 的去磷酸化，从而解除对 DAPK 促凋亡作用的阻遏。

（二）热亡（pyroptosis）

热亡在形态和生物化学特征与坏死和凋亡不同，是一个新近才被认识的可控性细胞死亡形式。热亡细胞的线粒体膜电位和质膜的完整性丧失，其胞质内容物释放至细胞外环境中。热亡细胞也发生 DNA 断裂和核浓缩，但其裂解并没有凋亡细胞那种典型的寡核小体性断裂（oligonucleosomal fragmentation）形式。而且热亡细胞中存在的 DNA 损伤和伴随的 PARP-1 激活也并非发生细胞溶解所必需的。

热亡在多种病原体如沙门菌、弗朗西斯菌和军团杆菌等感染的单核细胞、巨噬细胞和树状突细胞中发生，其发生依赖 CASP1。在非巨噬细胞中，损伤/危险相关模式分子（danger/damage associated molecular pattern，DAMP）也可诱导热亡的发生。

炎性小体（inflammasome）是细胞内的一类多蛋白复合物，炎性小体根据其含有的 NOD 样受体（NLR）来命名。而 NLR 主要功能是识别细胞内的病原相关分子模式或内源危险信号。目前已鉴定的有生物学功能的炎性小体有 4 种：Nalp-1、Nalp-3、Ipaf 和 Aim2（absent in melanoma 2），它们能被不同的细胞内信号激活（详见第六章，表 6-2、图 6-3）。大多数 NLR 有 3 个独特的功能域：N 末端 CASP 激活和募集功能域（CARD）或 PYD（pyrin effector domain）、中央的核苷酸结合和寡聚化功能域（nucleotide binding and oligomerization domain，NACHT）和若干个 C 末端富亮氨酸重复序列（leucine-rich repeats，LRR）。Nalp-1 还有一内藏一 CARD 功能域的 C 末端延伸。炎性小体的装配是细菌、病毒或宿主危险信号在细胞内触发 NLR 后发生的。Nalp-1 可识别胞液中的枯草杆菌致死毒素、Ipaf 可识别胞液中的鞭毛蛋白、Nalp-3 可识别各种损伤/危险相关模式分子和病原体相关模式分子（pathogen associated molecular pattern，PAMP）。而 Aim2 可通过其 HIN 功能域直接与双链

DNA（dsDNA）结合。CASP-1，又称白细胞介素转化酶（interleukin-converting enzyme，ICE），是炎性小体的效应蛋白。NLR 受刺激后通过同源 NACHT 功能域间的相互作用而发生寡聚化，随后与接头蛋白 ASC（apoptosis-associated speck-like protein）通过 PYD 功能域的同源相互作用而结合。此外，Nalp-3 在其炎性小体中与接头蛋白 CARDINAL（CARD inhibitor of NF-kappaB-activating ligands，又称 caspase recruitment domain-containing protein 8，CARD8）结合。这些接头蛋白通过 CARD-CARD 同源相互作用再募集 CASP1，导致其激活。活性 CASP1 是热亡的执行分子。用膜通透染色剂和渗透保护实验证明它的主要作用为诱导在质膜上形成大小不等的离子通透孔，从而因渗透压差异引起水的流入、细胞肿胀和最终的细胞溶解。CASP1 还可启动炎症反应，这是由于它裂解促炎性细胞因子 IL-1β 前体和 IL-18 前体，从而使之自细胞释出。但炎性反应对细胞死亡的发生似乎并非必需的。虽 CASP1 的激活与炎性反应通常都联系在一起，但仍不清楚后者是否不可避免地与热亡相关。CASP1 依存性炎症反应与 CASP1 介导的热亡的分叉点在何处，其机制如何都尚待研究。

CASP1 的消化小体（digestome）中有 40 多个 CASP1 的底物，其中有伴侣分子、细胞骨架和与翻译相关的蛋白、与免疫有关的蛋白以及在糖酵解通路中的一些蛋白质。这些底物的裂解是否与热亡的发生有关也不清楚。CASP7 是新近鉴定的 CASP1 的靶蛋白。曾有报道，由沙门氏菌或军团杆菌感染诱导的 CASP7 处置过程中需要炎性小体通路的协同。在 CASP7 缺失的巨噬细胞，感染了军团杆菌后显示出病原体向溶酶体递送的缺陷、细胞死亡延迟和病原体的大量增殖。但 CASP7 在热亡中的作用并不能泛化，因感染沙门菌的 CASP7 缺失的巨噬细胞并不出现细胞死亡得到保护的现象（图 4-8）。

（三）失巢凋亡（anoikis）

细胞失去与基质相互作用时发生的凋亡反应称为失巢凋亡。正常锚地生长细胞的存活依存于与细胞外基质相互作用以及由整合素和一些生长因子受体（如表皮生长因子受体、EGFR）转导的信号通路。上皮性肿瘤细胞对失巢凋亡有抗性，而保持其侵袭性、转移潜能。当前，失巢凋亡被视为一在黏附生长细胞中被限制了的死亡级联反应的激活，此反应由细胞与基质脱离所致。表现有以下特征：①缺乏 β1 整合素介入；②EGFR 下调；③ERK1 通路被抑制；④Bcl-2 家族成员 BIM 过表达。大部分情况下（但非全部）失巢凋亡由前述内在凋亡线粒体通路机制执行。

（三）角化（cornification）

表皮基底层细胞对损伤打击的反应可发生细胞凋亡或坏死，但表皮的外层细胞持续发生的生理性死亡被称为角化。在此过程中形成由一层死亡了的角质细胞组成的角质层（stratum corneum），其中含有特异性蛋白（如角蛋白 keratin、兜甲蛋白 loricrin、苞蛋白 involucrin）和脂质（如脂肪酸、神经酰胺）。角化过程常被视作一终末分化程序，但现知此过程伴有细胞死亡执行器，尤其是 CASP 的激活。角化过程涉及的酶有 CASP14 和酶促交联反应的转谷氨酰胺酶（transglutaminases，TGs）。在 Casp14$^{-/-}$ 小鼠，角质层的成分有变化提示 CASP14 在角化过程中有重要作用。

（四）有丝分裂灾难（mitotic catastrophe）

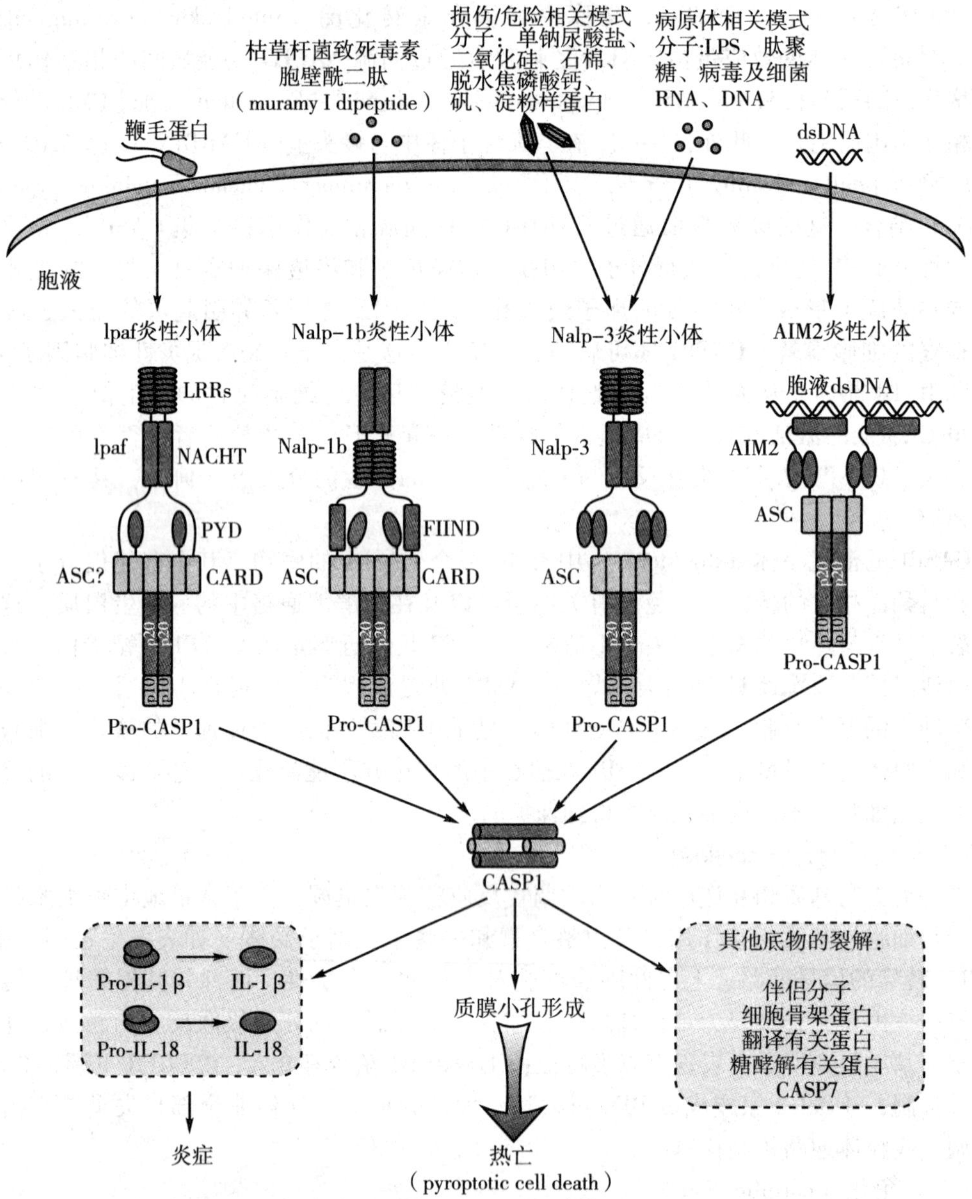

图4-8 热亡信号通路

细菌、病毒或宿主危险信号被感知后触发 Nalp-1b、Nalp-3、Ipaf 或 AIM2 的寡聚化而导致各种炎性小体的形成。通过接头蛋白 ASC 募集并激活半胱天冬酶1，从而在质膜上形成小孔而导致热亡性细胞死亡。半胱天冬酶1还使 IL-1β 和 IL-18 成熟而介导炎症反应。半胱天冬酶1还可裂解一系列其他底物。修改自参考文献［15］。

有丝分裂灾难为另一种细胞死亡通路。它可因细胞周期关卡缺陷和非整倍体细胞濒危发育所致的有丝分裂失败所触发。特别是它可由微管稳定或去稳定药物和 DNA 损伤所触发。细胞在分裂中期或接近分裂中期死亡，通常为 TP53 非依赖的或 TP53 部分依赖的。有人报道有丝分裂灾难常伴有线粒体膜通透性改变和 CASP 激活，但有人提出质疑，因 CASP 抑制因子或 Bcl-2 过表达并不能阻止之。可见有丝分裂灾难的 CASP 依存性仍存在争议。

二、非 CASP 依存性细胞程序性死亡

(一) 经内在通路/线粒体通路诱发的非 CASP 依存性细胞凋亡

许多细胞内应激状态如 DNA 损伤、氧化应激、胞质 Ca^{2+} 过负荷、神经系统谷氨酸受体的过度刺激导致的兴奋毒性（excitotoxicity）、非折叠蛋白在内质网内的积聚等诱发的细胞反应中，促凋亡和抗凋亡（存活）信号将汇集在线粒体膜上。促凋亡信号占优势，将发生线粒体外膜通透（mitochondrial outer membrane permeabilization，MOMP），从而导致 $\Delta\psi_m$ 不可逆低落，线粒体 ATP 合成和 $\Delta\psi_m$ 依存性转运活性终止、毒性蛋白（CytC、Diablo/Smac、HTRA2、AIF 和 EndoG 等）自线粒体膜间间隙释出以及呼吸链被抑制。后者将激起和加剧 ROS 过度生成而形成一凋亡信号放大性反馈回路。AIF 是一种分布于线粒体的黄素蛋白，受到凋亡信号刺激后从线粒体释出，通过核孔复合体进入细胞核，引发 DNA 断裂和染色质凝集（详见图 7-7）。核酸内切酶 G（EndoG）是一种非特异的核酸酶，在凋亡过程中也能从线粒体的膜间质释放进入细胞核，引起 DNA 的剪切。HTRA2（high temperature requirement protein A2）具有丝氨酸蛋白酶活性，通过对细胞骨架的作用显示其促凋亡的作用。有些自线粒体膜间间隙释出的蛋白，如 CytC、Diablo/Smac、HTRA2 通过凋亡小体的组成和抑制 IAPs 作用等途径导致 CASP 依存性细胞凋亡的发生（见上文）。线粒体通路介导的 CASP 依存性和非 CASP 依存性凋亡机制在细胞应激状态和发育性细胞死亡中所处的地位取决于细胞状态。

(二) 自噬性细胞死亡

虽然有些证据提示自噬在细胞死亡中起作用，但是确切作用仍不清楚。已有人提出失控的自噬因细胞组成成分的过度降解可诱发细胞死亡，这被称为自噬性细胞死亡（详见第三节）。

(三) 粒细胞胞外阱释出性细胞死亡（netosis）

这是一种局限于粒细胞中的一种特殊类型的细胞死亡。对有些刺激的反应，中性和嗜酸性粒细胞可释出所谓“中性粒细胞胞外阱”（neutrophil extracellular traps，NETs），它是由核染色质、组蛋白和粒细胞颗粒抗菌蛋白组成的杀菌结构。在粒细胞-巨噬细胞集落刺激因子（granulocyte macrophage-colony stimulating factor，GM-CSF）或短期用补体片段 C5a 刺激等生理条件下活细胞也可形成 NET。在 IL-8 和脂多糖（LPS）刺激后的 30 ~ 60 分钟内即可检出 NET。在 NET 中不能检出胞质蛋白，同时 NET 释放细胞不会接纳排除性染料（exclusion dyes）。但在非生理性刺激，如在佛波醇-12-肉豆蔻酯-13-乙酯（phorbol 12-myristate 13-acetate，PMA）作用下，NET 由一些死亡的中性粒细胞亚群所释出。此种死亡过程被称为粒细胞胞外阱释出性细胞死亡。其特征为胞质中出现大块空泡形成、快速的染色质解凝（chromatin decondensation）、细胞核和颗粒的膜崩解。此种细胞死亡对 CASP 抑制剂和坏死抑制因子（necrostatin-1，Nec-1）不敏感，提示它是一种有别于细胞凋亡和可控性细胞坏死的另一种类型的细胞死亡。但这种细胞死亡过程可因 NADPH 氧化酶（在中性粒细胞激活时发生的氧化爆发中起重要作用）或自噬的抑制而被阻遏。ROS 对粒细胞胞外阱释出性细胞死亡的发生是必要的但却不是充分的。组蛋白中带正电荷的精氨酸侧链转变为极性但不带

电荷的瓜氨酸侧链的瓜氨酸性修饰作用（citrullination）与染色质解凝和 NET 的形成有关。与组蛋白瓜氨酸性修饰作用有关的酶，肽基精氨酸脱亚氨酶 4（peptidylarginine deiminase 4，PAD4）的编码基因的抑制会干扰 HL-60 细胞由 Ca^{2+} 离子载体或福氏志贺菌刺激所诱发的 NET 释出。但也有人观察到在有些条件下，一些接触细胞因子的中性粒细胞亚群可发生具有粒细胞胞外阱释出性细胞死亡特征的细胞死亡但却无 NET 的释出。可见 NET 形成大多与粒细胞胞外阱释出性细胞死亡相平行，但并非绝对如此。由于它可因抑制自噬而被阻遏，因此它可能与自噬有某种关联。

（四）桑纳托斯细胞死亡（parthanatos）

"桑纳托斯细胞死亡"专门用于表述一种特殊的细胞死亡，其进程涉及一 DNA 损伤应答酶，多聚腺苷二磷酸核糖聚合酶［poly（ADP-ribose）polymerase，PARP］特别是占全部 PARP 活性 90% 以上的 PARP1。桑纳托斯细胞死亡源于希腊神话中的死亡之神桑纳托斯（Thanatos）。在生理条件下，PARP1 与 DNA 损伤修复机制相配合以保持在轻度损伤时基因组的内稳态。但 PARP1 过度激活会导致 NAD^+ 和 ATP 的耗竭以及多聚（ADP-核糖）［poly（ADP-ribose），PAR］的积聚。后者对线粒体有毒性作用，可导致 $\Delta\psi_m$ 的低落和 AIF 的释出。AIF 有一对 PAR 呈高亲和力的结合部位，PAR 与 AIF 间的相互作用对于此型细胞死亡是必需的。桑纳托斯细胞死亡为非 CASP 依存性的，但可因 PARP1 的抑制而阻遏。此过程也需 RIP1 和 TRAF2 的激活。但详情尚未阐明。它在很多病理生理状态下，如脑卒中、糖尿病、炎症和神经退行性疾病中有作用。

（五）侵入性细胞死亡（entosis）

这是一种在临床病理样本中见到的一种特殊的细胞死亡，呈现"细胞中细胞"的表现，两个细胞为同类型的非吞噬细胞。侵入性细胞死亡由细胞与细胞外基质失去相互作用所激发，但它并不导致凋亡执行分子的激活，因而不同于失巢凋亡。近年证明下调金属硫蛋白 2A 基因 *MT2A* 的表达将促进此种表型显现，提示黏着连接（adherens junctions）在此反应中有重要作用。吞食的细胞并无 CASP 的激活，对 CASP 抑制剂和 Bcl-2 过表达的抑制作用也不敏感，但伴有小 GTP 酶 RHO 和 ROCK1（Rho-associated，coiled-coil containing protein kinase 1）的激活。被吞食了的细胞看似正常但随后消失，因此认为它是被溶酶体水解酶所降解。但有时可看到内化了的细胞可分裂并最终被释出，因此被吞食细胞的结局可能并不是无可改变的。

（六）类凋亡（paraptosis）

类凋亡以线粒体和内质网肿胀起始的胞质空泡形成为特征。典型的类凋亡不受 CASP 抑制因子影响也没有 CASP 的激活、凋亡小体的形成和其他凋亡的形态特征。类凋亡由丝裂原激活的蛋白激酶（mitogen-activated protein kinases，MAPKs）介导，并可由 TNF 受体家族成员 TAJ/TROY 和胰岛素样生长因子Ⅰ受体所触发。与凋亡不同，它可被 *AIP1/ALIX* 基因编码蛋白，PDCD6IP（programmed cell death 6-interacting protein）蛋白所抑制，该蛋白可与细胞的一种钙结合性死亡相关蛋白 PDCD6（programmed cell death 6/apoptosis-linked gene-2，ALG-2）相互作用。这些证据提示此型细胞死亡完全不同于细胞凋亡。由于研究报道甚少，也没有与其他 PCD 如自噬等进行比较，因此也不能确定类凋亡是否为独立的细胞死亡类型。

三、坏死/坏死样凋亡

细胞坏死的特征是细胞和细胞器肿胀或表面膜崩裂细胞内容物溢出。细胞器膜的损伤使蛋白水解酶自溶酶体释出进入胞液而导致细胞毁损。坏死通常由以细胞 ATP 快速耗竭的代谢衰竭而引起，被认为是突发性的非程序性的细胞死亡。但是已有很多证据证明坏死并不都是非程序性的，除了高热或除垢剂导致的细胞溶解等极端的物理性损伤诱发的细胞死亡符合此概念外，细胞坏死实际上也是按序发生的。多种不同刺激激活的信号通路可以调控坏死的发生（图 4-9）。坏死可通过选择性细胞表面受体的激活而触发，例如，高浓度 TNF 可诱发肝细胞的坏死。细胞内丝氨酸蛋白酶抑制因子（serpin）可防止由许多有害刺激诱发的细胞坏死，进一步提示坏死也是受调控的。

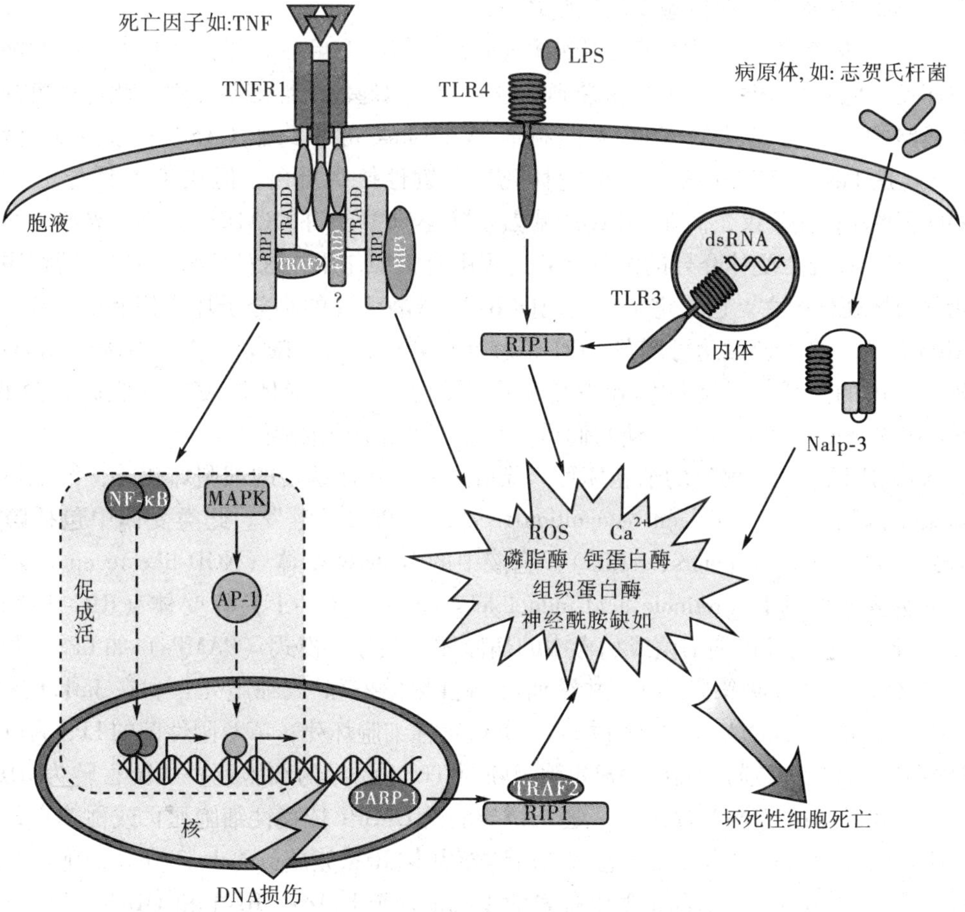

图 4-9　坏死信号通路

TNFR1 受刺激后 RIP1 被激活，后者通过激活转录因子如 NF-κB 和 AP-1 诱导一促存活通路。RIP1 还可与 RIP3 相互作用，它们是死亡受体诱导的细胞坏死的关键启动因子。RIP1 激酶活性可激活一系列坏死介质，如 ROS、钙、钙蛋白酶、组织蛋白酶、磷脂酶、NO 和神经酰胺等。这些介质也可由 DNA 损伤或由 TLR3、TLR4 和 Nalp-3 触发而被激活。修改自参考文献［15］。

正因如此，在坏死的研究进程中出现了很多术语的争议。在观察胚胎发育过程中，发现清除多余细胞，除以凋亡方式外，还存在类似坏死样方式，如对趾（指）间细胞清除的细胞死亡。有人认为凋亡方式有利于细胞数量准确的控制，而“坏死样死亡”可促使大规模清除过渡形式的组织结构，维持正常胚胎的发育。为此，Majno 等（1995）将这种不同于凋亡的细胞死亡称之为胀亡（oncosis），oncosis 一词来源于希腊文 onkos，含义为肿胀。很多学者认为：凋亡和胀亡才代表了两种不同的主要细胞死亡方式，而坏死可继发于凋亡和胀亡。并建议用“凋亡样坏死”（apoptotic necrosis）和“肿胀样坏死”（oncotic necrosis）以及对特征无法确定时才用“坏死”术语进行表述。有人把按序进行的细胞坏死称之为坏死样程序性细胞死亡（Ⅲ型 PCD）或坏死样凋亡（necroptosis），显然这也是一种非 CASP 依存性 PCD。

（一）细胞表面受体激活触发的细胞坏死

1. 死亡受体介导的细胞坏死　当配体与死亡受体结合后在大部分细胞中会诱发细胞凋亡而非坏死。但若 CASP 在此进程中受到限制，则将引起坏死性细胞死亡。此过程可视为细胞死亡通路的一个备份。CASP 的强抑制剂 zVAD-fmk 可导致非 CASP 依存性细胞死亡。FADD 仍然是 Fas 和 TRAIL-R 诱导细胞坏死的关键性接头蛋白，但在 TNF 诱导的坏死中 FADD 的重要性存在争议，而在 TRADD 基因敲除小鼠中证明 TRADD 为 TNF 诱导的坏死所必需的。RIP1 在死亡受体介导的细胞坏死进程中有重要作用，这种依赖于 RIP1 的程序性细胞坏死称为坏死样凋亡。已鉴定了一个靶向 RIP1 激酶活性的小分子坏死抑制因子-1（Nec-1）。RIP3 作为一个上游激酶可调节 RIP1 依赖性坏死样凋亡，在 TNF 作用后诱导 RIP1-RIP3 促坏死复合体的形成，是随后坏死发生所必需的。在死亡受体诱发的细胞凋亡过程中，RIP1 和 RIP3 被 CASP8 所裂解，使它们诱导细胞坏死作用被阻断。

2. 病原体识别受体触发的细胞坏死　除通过死亡受体诱发的细胞坏死外，细胞坏死还可由病原体识别受体（pathogen recognition receptor，PRR）触发。此类受体中包括跨膜的 Toll 样受体（Toll-like receptors，TLRs）、胞液中的 NOD 样受体（NOD-like receptor，NLR）以及视黄酸诱导基因Ⅰ（retinoic acid-inducible gene Ⅰ，RIG-Ⅰ）样受体（RIG-Ⅰ-like receptor，RLR）。它们可识别细菌或病毒中的病原体相关分子模式（PAMPs）如 LPS、鞭毛蛋白和双链 RNA 等（详见第六章），并继而激活自然免疫和/或细胞死亡。在 Jurkat 细胞和 L929 细胞，合成的 dsRNA 经 TLR3 诱导 RIP1 依存性细胞坏死；革兰阴性菌的 LPS 为巨噬细胞和单核细胞 TLR4 识别，但在 CASP8 被阻断时 TLR4 诱导的细胞死亡从凋亡转为 RIP1 依存性坏死。病原菌诱导 NLR 激活后，通常诱导的是 CASP1 依存性细胞死亡或称热亡，但已有人证明在巨噬细胞多重感染弗氏志贺菌后诱导由 NLR 家族成员 Nalp-3 介导细胞坏死的发生。RLR 介导的 NF-κB 激活和Ⅰ型干扰素的生成依存于 FADD、RIP1 和 TRADD，但它们是否参与 RLR 诱导的细胞死亡尚不清楚。

对严重 DNA 损伤应答中多聚（ADP-核糖）聚合酶-1（PARP-1）的过度激活也会诱发细胞死亡，此过程也需 RIP1 和 TRAF2 的激活。此种细胞死亡被称为桑纳托斯细胞死亡（见上文）。

（二）在坏死执行中起介导作用的分子

能在坏死执行期中起介导作用的分子有活性氧（ROS）、Ca^{2+}、钙蛋白酶、磷脂酶、组织蛋白酶和神经酰胺等。氧化应激可引起细胞大分子物质的损伤，剧烈的DNA损伤由于PARP-1的过度激活而导致细胞坏死，蛋白质损伤使损伤的蛋白质对蛋白水解作用敏感，而细胞膜和线粒体膜的磷脂和脂质的过氧化引起质膜以及内质网和溶酶体膜的不稳定并分别导致Ca^{2+}和蛋白酶向胞液泄漏。线粒体的钙超载导致线粒体通透性转换（mitochondrial permeability transition，MPT），这是由于连通胞液和线粒体基质的非选择性线粒体通透性转换孔（mitochondrial permeability transition pore，MPTP）的开放。MPT还表现有线粒体内膜去极化、氧化磷酸化的解偶联、基质肿胀和外线粒体膜的崩解。亲环素D（cyclophilin D，CyP-D）抑制剂可使细胞对MPT产生抗性，提示CypD可能在此有重要作用；CypD缺失小鼠对缺血性损伤的耐受性提高。除影响线粒体呼吸外，Ca^{2+}超载还可激活磷脂酶、蛋白酶和一氧化氮合酶，它们都与坏死的发展有关。钙蛋白酶在Ca^{2+}水平升高时也被激活，它可裂解质膜上的Na^+/Ca^{2+}逆向转运子（Na^+/Ca^{2+} antiporter）造成持续性Ca^{2+}超载。钙蛋白酶的强烈激活可使溶酶体膜通透而使组织蛋白酶释至胞液中。但钙的来源和量可诱发不同类型的细胞死亡：通过质膜内流的钙离子一般触发细胞坏死，而由内质网释出的钙更多地诱导细胞凋亡。

（余应年）

参 考 文 献

[1] Kültz D. Molecular and evolutionary basis of the cellular stress response. Annu Rev Physiol, 2005, 67: 225-257

[2] Simmons SO, FanC-Y, Ramabhadran R. Cellular stress response pathway system as a sentinel ensemble in toxicological screening. Toxicol Sci, 2009, 111: 202-225

[3] Webb JD, Coleman ML, PughHypoxia CW. Hypoxia-inducible factors (HIF), HIF hydroxylases and oxygen sensing. Cell Mol Life Sci, 2009, 66: 3539-3554

[4] Semenza GL. Targeting HIF-1 for cancer therapy. Nature Rev Cancer, 2003, 3: 721-732

[5] Hosoi T, Ozawa K. Endoplasmic reticulum stress in disease: mechanisms and therapeutic opportunities. Clin Sci, 2010, 118: 19-29

[6] Rasheva VI, Domingos PM. Cellular responses to endoplasmic reticulum stress and apoptosis. Apoptosis, 2009, 14: 996-1007

[7] Jackson SP, Bartek J. The DNA-damage response in human biology and disease. Nature, 2009, 461: 1071-1078

[8] 余应年. 化学致癌. 见：王迪浔、金惠铭主编. 人体病理生理学. 北京：人民卫生出版社，2008，445-494

[9] Clémenson C, Marsolier-Kergoat M-C. DNA damage checkpoint inactivation adaptation and recovery. DNA Repair, 2009, 8: 1101-1109

[10] Li G-M, Chen DJ, Mitra S, et al. (Eds) A special issue on DNA damage responses and genome maintenance. Cell Res, 2008, 18: issue1

[11] Zhu Q, Wani AA. Histone modifications crucial elements for damage response and chromatin restoration. J

Cell Physiol, 2010, 223:283 - 288
[12] Mehrpour M, Esclatine A, Beau I, et al. Autophagy in health and disease. 1. Regulation and significance of autophagy: an overview. Am J Physiol Cell Physiol, 2010, 298: 776 - 785
[13] Ravikumar B, et al. Regulation of mammalian autophagy in physiology and pathophysiology. Physiol Rev, 2010, 90: 1383 - 1435
[14] Klionsky DJ, Abeliovich H, Agostinis P, et al. Guidelines for the use and interpretation of assays for monitoring autophagy in higher eukaryotes. Autophagy, 2008, 4: 151 - 175
[15] Dupreza L, Wirawana E, Vanden Berghe T, et al. Major cell death pathways at a glance. Microb Infect, 2009, 11: 1050 - 1062
[16] Hotchkiss RS, Strasser A, McDunn JE, et al. Cell Death. N Engl J Med, 2009, 361: 1570 - 1583
[17] Henriquez M, Armisén R, Stutzin A, et al. Cell death by necrosis, a regulated way to go. Curr Mol Med, 2008, 8: 187 - 206
[18] Galluzzi L, et al. Molecular definitions of cell death subroutines recommendations of the Nomenclature Committee on Cell Death 2012. Cell Death Differ, 2011, Jul 15. doi: 10.1038/cdd. 2011.96. [Epub ahead of print]
[19] Christofferson DE, Yuan J. Necroptosis as an alternative form of programmed cell death. Curr Opin Cell Biol, 2010, 22: 263 - 268
[20] Galluzzi L, Aaronson SA, Abrams J, et al. Guidelines for the use and interpretation of assays for monitoring cell death in higher eukaryotes. Cell Death Differ, 2009, 16: 1093 - 1107

整体病理生理学篇

第五章　肿瘤的病理生理

世界范围内肿瘤病例的急剧增加使肿瘤已成为常见病与多发病，给社会带来了巨大的负担。2008 年在世界范围内有 1240 万新增的肿瘤发生病案，同时有 760 万病例因肿瘤而导致死亡。世界卫生组织提出了关于癌症预防的 3 个“1/3”原则，即：1/3 预防是通过病因预防来降低癌症的发病率，1/3 预防是通过对癌症的早期诊断来实现，1/3 预防是通过对肿瘤的有效治疗来提高患者的生活质量。因此，癌症预防的总体目标是将肿瘤变成一种可以控制的疾病。

肿瘤的发生发展是一个受多因素作用漫长而复杂的过程。涉及 DNA 损伤修复异常、增殖失控、分化障碍、凋亡受阻、侵袭和转移等多个环节。在癌变多阶段性的演变过程中，通常积累了包括癌基因、抑癌基因、DNA 损伤修复基因和细胞周期调控基因在内的一系列的基因突变和表达改变，包括一系列抑癌基因的突变失活或功能异常以及癌基因的过表达或异常活化，因此肿瘤是一种多基因病，是外部环境因素与自身多个基因长期相互作用的结果。肿瘤细胞的微环境（如缺氧和炎症）也影响肿瘤的发生与发展。本章主要介绍在肿瘤研究中近年来进展比较快，了解比较多的细胞周期调控、细胞凋亡、肿瘤的侵袭和转移以及与此相关的肿瘤的基因表达调控异常，并从肿瘤的转录调控、表观遗传、miRNA 及肿瘤微环境几个层面介绍了肿瘤发病的重要分子机制。此外还介绍了肿瘤研究中常用的方法及抗肿瘤实验药物方面的进展。

第一节　肿瘤的增殖和凋亡异常

机体组织细胞的数量取决于细胞增殖、分化和凋亡三个环节，其中细胞增殖是通过细胞周期的进行来实现的。这三个过程的正常进行和精确调控对于维持细胞数量的相对平衡以及正常的组织器官结构和功能具有非常重要的作用。已知这三个环节受到体内多种调节因子（如神经内分泌因素、细胞生长因子、细胞因子等）的调控。增殖过度、分化障碍、凋亡受阻与肿瘤的发生发展密切相关，本节重要讨论细胞周期调控和凋亡异常与肿瘤的关系，相关调节因子和信号通路的异常请参考第三章。

一、细胞周期异常与肿瘤

细胞通过细胞周期完成分裂。细胞周期是在复杂的调控机制下高精度有序进行的不同时相，这一过程的任何障碍都将导致遗传信息的改变，最终导致癌变。目前认为肿瘤是一类细胞周期障碍疾病，近年来从细胞周期的角度认识和理解肿瘤的发生发展，建立以靶向细胞周期的治疗策略，取得了重要的进展。

（一）细胞周期的调控

细胞增殖周期简称细胞周期（cell cycle），它是指连续分裂的细胞从上一次分裂结束开始到下一次分裂结束为止所经历的全过程。细胞周期是细胞生命活动的基本过程，正常的细胞周期保证 DNA 在 S 期能得到准确复制，产生两组完全相同的染色体，平均分配到两个子细胞中去。在真核细胞中，细胞周期各事件依 G_1 期-S 期-G_2 期-M 期的次序，完成一次 DNA 复制及有丝分裂，最终实现忠实于亲代的细胞复制和增殖。

1. 细胞周期素依赖性蛋白激酶　细胞周期素依赖性蛋白激酶（cyclin dependent kinase，CDK）与相应的细胞周期素（cyclins）结合，通过对各种底物的磷酸化，推动细胞周期不同时相向前运转；而细胞周期素依赖性蛋白激酶抑制物（cyclin dependent kinase inhibitor，CKI）与 CDK 结合，可抑制 CDK 的激酶活性，阻碍细胞周期的运行；以 CDKs、cyclins 与 CKIs 三者为核心的调控网络，保障了细胞周期内各事件协调有序地进行。在细胞周期中 CDK 的表达相对恒定，而 cyclins 的表达呈细胞周期依赖性。研究表明 cyclins 的转录调控是调节 CDKs 活性，协调细胞周期运行的重要机制之一。细胞内外各种信号传导途径激活的转录因子、转录因子对靶基因的作用及各转录因子间的相互作用，通过对 cyclins 的转录调控形成细胞周期行进的重要决定因素。

2. 细胞周期限制点　细胞周期限制点（cell cycle check point）是细胞周期中的一套保证 DNA 复制和染色体分配质量的检查机制，是一类负反馈调节机制。当细胞周期进程中出现异常事件，如各种原因所致 DNA 损伤或 DNA 复制受阻时，这类调节机制被激活，及时中断细胞周期的运行。待细胞修复或排除故障后，细胞周期才能恢复运转。目前研究证实有两个限制点分别称为 G_1/S 期、G_2/M 期限制点（图 5-1）。在 G_1 期细胞对细胞外信号发生应答，决定细胞是将继续进入 S 期，还是退出细胞周期进入静止期（G_0 期）。细胞受到生长因子刺激时，开始形成 D 型 cyclins（包括 D1、D2 和 D3）与 CDK4/6 复合物，使视网膜母细胞瘤蛋白 pRb 磷酸化，释放出转录因子 E2F，导致一系列与 S 期行进有关的基因转录，促使细胞通过 G_1/S 限制点。细胞一旦越过 G_1/S 限制点之后，细胞周期的进行过程就具有了自主性。S 期的进入和 G_2/M 转换需 cyclin A/CDK2 复合物的作用，若 cyclin A 的转录受到抑制，细胞将停滞于 S 早期，但 G_2/M 期的转换或 M 期的进入和退出主要由 cyclin B/Cdc2 复合物来调节，Cdc2/cyclinB1 复合物活性在不同层面及不同水平上的严密调控机制，才能确保有序的细胞周期进程：一是在 Cdc2 蛋白的磷酸化水平上进行调节，Cdc2 蛋白在转录上的调节不明显；二是在 cyclinB1 的转录上调节。只有当 Cdc2/cyclinB1 组成复合物，并在 Cdc2 特殊位点上进行相应的去磷酸化和磷酸化修饰，才能激活 Cdc2/cyclinB1 激酶活性，使细胞有序的进入下一个时相。

（二）细胞周期调控异常与肿瘤

细胞周期调控因子的发现，为肿瘤学研究拓展了全新的领域。研究发现，几乎所有癌基因、抑癌基因的生物学效应最终都会聚到细胞周期机制上来，许多癌基因、肿瘤抑制基因直接参与细胞周期的调控，或者本身就是细胞周期调控复合体的主要成分。这些基因变异的结果，导致了细胞周期的失控。

1. 细胞周期素表达异常与细胞周期失控　肿瘤是一种细胞周期病，作为细胞周期重要的正性调节因子——cyclins，在肿瘤发生发展中发挥重要的作用。目前，根据序列类似性将

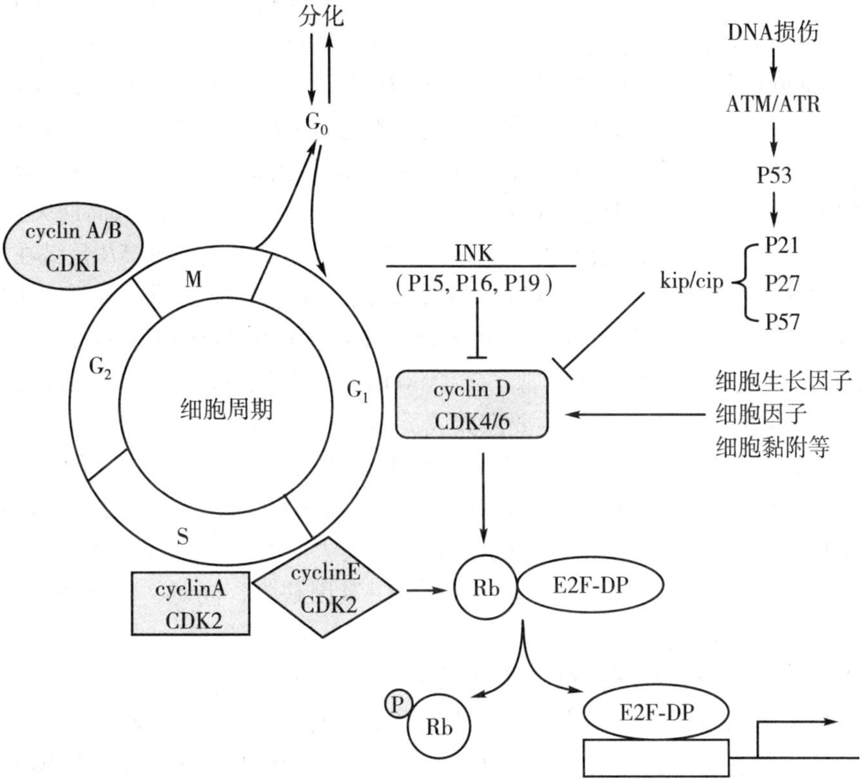

图 5-1　细胞周期及其调控模式图

哺乳动物周期素分为 A、B、C、D、E、F、G、H、I 九大类，其中 cyclinD，作为一种调节 G_1/S 期行进的重要正性调节蛋白，是连接外界生长因子、信号转导与细胞周期调控机制的纽带，常成为肿瘤发生过程中的分子靶。D 型周期蛋白，包括 D1、D2、D3 三个亚型，其表达具有细胞类型特异性。cyclinD1 是肿瘤细胞 G_1 期向 S 期行进必不可少的蛋白质之一，在细胞周期中调控 G_1/S 期的检查点，是 cyclinDs/CDKs/CKIs/pRb 网络调节系统的核心，在调节细胞周期的 G_1/S 转换中起重要作用，是肿瘤发生过程中异常改变的共同通路。*CyclinD1* 基因是重要瘤基因，在许多肿瘤如甲状旁腺瘤、乳腺癌、结肠癌、食管癌、肝癌、肺癌、头颈部肿瘤及鼻咽癌中过表达。致瘤病毒编码的瘤蛋白可以通过信号转导通路激活 CyclinD1，活化的 cyclinD1 促使细胞容易越过 G_1/S 期限制点，是造成细胞周期网络紊乱的主要表现，成为肿瘤细胞生长过快的重要分子机制。Cyclin D1 的主要功能是促进细胞的增殖，许多细胞因子、生长因子等通过激活转录因子促进其过表达，其中 AP-1、NF-κB、STAT3 和 EGFR 是调控 cyclinD1 基因表达最重要的转录因子，而 E2F、ATF3 等则是该基因表达的负调控转录因子。许多肿瘤细胞的癌基因一方面通过激活转录因子，或者本身就是转录因子促使 cyclinD1 基因的表达，从而促进细胞增殖；另一方面使 *cyclinD1* 基因转录的负调控因子的突变，使其抑制作用降低或解除，肿瘤细胞呈无限制地增殖，促进肿瘤恶性增长。在肿瘤中，cyclinDs/CDKs/CKIs/pRb 网络调节系统异常，除了表现为 cyclinD 等过度表达以外，还可表现为 CDKs 激酶活性增高，以及 CKIs 的低表达。

2．CKI 激酶异常活化与细胞周期失控　*CKIs* 基因突变频率相对较低，*CDK4* 和 *CDK6* 基因突变，导致与 CKI 结合的结构域缺失，使细胞通过 CKI 调控细胞周期的功能丧失。在黑色素瘤、肌肉瘤及神经母细胞瘤细胞均发现 *CDK* 基因扩增，从而导致 *CDK4* 过表达；*CDK1* 与 *CDK2* 也在结直肠癌中也呈现过表达，CDKs 异常活化将使细胞周期失控。CDK 激酶的活化是通过磷酸酶 Cdc25 家族去磷酸化而实现的，*Cdc25A* 与 *Cdc25B* 是潜在的瘤基因，在乳腺癌中 32% 的患者 *Cdc25B* 呈现过表达，同时，肿瘤细胞最常见的瘤基因如 *c-myc*、*ras*、*Raf* 突变均能促使 Cdc25B 活化，从而激活 CDKs 介导的细胞周期失控。

3．CKIs 功能丧失与细胞周期异常　除了 cyclins 的周期起伏与 CDK 的活化，CKIs 通过负调控抑制 CDKs 的活性。CKIs 的主要家族成员分为两大类：一类是 p21 和 p27，它们主要与 CDK2、CDK4 的抑制有关，另一类是 p15 和 p16，主要与 CDK4、CDK6 的抑制密切相关。p16 基因在人类多种肿瘤如鼻咽癌、胰腺癌、直肠癌等均发现有缺失、点突变及基因启动子区域的甲基化，从而导致其表达下调或功能丧失，失去对 CDK-cyclinD 复合物的抑制作用。在肺癌、乳腺癌、膀胱癌等多种肿瘤均发现有 p27 基因缺失，同时，在直肠癌等也发现其表达下调，失去对 CDK-cyclinD 的负调控作用。

4．DNA 损伤修复机制障碍与 G_2/M 期阻滞的调控　DNA 损伤检测点是细胞周期正常运行的重要监控机制之一。DNA 损伤或突变将使受损细胞阻滞于 G_2/M 期进行 DNA 修复，若不能修复将导致细胞发生凋亡（详见第四章，图 4-5）。DNA 损伤修复机制障碍与肿瘤发生、细胞周期异常、放射不敏感性等密切相关。

（1）ATM/ATR　目前认为存在两类 G_2/M 期阻滞信号途径，一是 ATM/ATR 信号途径，二是 ATR-Chk1-Cdc25C 信号途径。ATM 和 ATR 是 PI3K 激酶家族的两种蛋白，主要参与 DNA 损伤检控点的应答。在辐射等造成 DNA 损伤后，可直接激活 ATM，ATM 通过对 Thr68 的磷酸化激活 Chk2，Chk2 对 Cdc25C 磷酸酶 Ser216 的磷酸化，磷酸化的 Cdc25C 与 14-3-3σ 蛋白结合，被“锚定”在胞质，不入核，从而不能行使对 Cdc2 脱磷酸的功能，抑制 Cdc2 的激活，最终导致 G_2/M 期阻滞。而 ATR 使 Chk1 磷酸化激活，Chk1 同样会使 Cdc25C 磷酸化，最终抑制 Cdc2 的脱磷酸化激活，加固 G_2 期的阻滞。G_2/M 期阻滞与肿瘤的放射（IR）抵抗有关，放射主要引起的是 DNA 双链断裂，可以通过多个级联磷酸化事件，形成 G_2/M 期阻滞。ATM 是 DNA 损伤修复中的核心分子，细胞缺失 ATM 基因会产生辐射敏感性，小分子抑制剂 Ku-55933 特异抑制 ATM 的活性后，导致乳腺癌细胞放射敏感性增加；siRNA 阻断 ATM 表达，显著增强放射诱导的鼻咽癌细胞凋亡。

（2）P53　细胞内的作为细胞基因组稳定性的“守护神”，对细胞的存活具有两面性：一是当细胞受到损伤时迅速累积，通过作用于受损细胞的细胞周期限制点，延缓细胞周期行进，使细胞在 DNA 复制和细胞分裂前修复 DNA 损伤保证细胞高质量存活；但当 DNA 损伤超过细胞的修复能力时，则促使细胞进入凋亡。P53 不但在 G_1/S 期阻滞中有着重要作用，而且在维持 G_2/M 期阻滞也同样有重要作用。P53 可以促进 14-3-3σ 的表达，也能降低 cyclinB 的表达，减少 Cdc2/cyclinB1 复合体的形成而产生 G_2-M 期阻滞；P53 还可以调节

Gadd45 蛋白的表达，Gadd45β 蛋白可在 S 期和 G_2/M 期检测点与 Cdc2/cyclinB 复合物结合，导致 Cdc2/cyclinB 复合物的解离，从而抑制 Cdc2 的激酶活性，参与 G_2/M 期阻滞。

（3）P21　P21 是 G_1 时相 DNA 损伤监测点的介导性蛋白，同时 P21 也是支撑 DNA 损伤所诱导的 G_2/M 时相停滞的重要蛋白。DNA 损伤或高表达 P21 蛋白，都将引起 Cdc2 磷酸化程度的降低，而转录因子 P53 同样能调控 P21 的表达。

（4）Rb　目前认为 Rb 家族成员对 DNA 损伤引起的细胞周期检测点应答反应有着重要作用。①Rb 与 E2F 共同调节相关基因的转录；②诱导细胞停滞，为 DNA 损伤修复赢得时间；③抑制 DNA 双链断裂的产生。当 DNA 损伤发生在 G_2 期时，细胞周期停滞，与 G_2 期和 M 期相关的基因表达开始下调。Rb2/p130 和 p107 通过调节 G_2/M 相关基因，如 *Cdc2*、*cyclinB*、染色体凝聚基因、*SMC4L1*、纺锤体形成基因 *STATHMIN* 等的表达在 G_2/M 期阻滞中起着重要调节作用。

二、肿瘤的细胞凋亡障碍及其机制

在正常情况下，细胞凋亡与细胞增殖两者相互协调处于一种动态平衡的状态，但在肿瘤的生长过程中，肿瘤细胞的增殖和凋亡关系失调，一般认为恶性转化的肿瘤细胞是因为失控生长，过度增殖，从细胞凋亡的角度看则认为是肿瘤的凋亡机制受到抑制不能正常进行细胞死亡清除的结果。细胞凋亡与肿瘤的发生关系密切，肿瘤过快、过多的生长是肿瘤细胞过少死亡和过多繁殖的结果。20 世纪 90 年代初，由于分子肿瘤学研究发现细胞凋亡与肿瘤的发生、发展，以及与肿瘤治疗中的细胞死亡有密切关系，才引起极大重视，通过研究发现了一系列控制凋亡发生的基因和蛋白分子，迅速成为近年来生命科学的一大研究热点。

（一）细胞凋亡的分子机制

细胞凋亡是一种在特定时空主动发生的、受基因严密调控的细胞逐渐死亡现象，为维持内环境稳定，由基因控制的细胞自主的有序的死亡，其涉及一系列基因的激活、表达以及调控等的作用。细胞凋亡的发生发展过程，根据形态学上的改变和可分为早期、中期和晚期 3 个阶段（表 5-1）。

表 5-1　细胞凋亡进程及检测方法

细胞凋亡时相	细胞功能改变	检测方法
早期	线粒体膜电位↓	线粒体膜电位探针
	线粒体转换孔开放	线粒体转换孔检测
	磷脂酰丝氨酸翻转至外膜	annexin V 法
中期	caspase 活性↑	caspase 活性检测
	细胞代谢活性↓	细胞代谢检测
	DNA 浓缩	Hoechst 染色
晚期	质膜完整性↓	PI 染色
	DNA 片段化↑	DNA Ladder、TUNEL

细胞凋亡相关的信号途径有外部通路（extrinsic pathway）即死亡受体信号通路，在凋亡诱导因素的刺激下由 FasL、TNF-α、TRAIL 各自与相应细胞膜上受体特异结合后，募集细胞质内 caspase8 或 caspase10 的前体蛋白并结合，形成死亡诱导的信号复合物（death-inducing signaling complex，DISC），引起 caspase-8、10 通过自身切割激活，启动下游的 caspase 的级联反应，引起细胞凋亡。细胞凋亡的内部通路（intrinsic pathway）即线粒体通路，当 Bcl-2 家族蛋白质的作用使线粒体跨膜电位消失，膜通透性改变，细胞色素 C 释放，作为凋亡诱导因子，细胞色素 C 能与 Apaf-1、caspase9 前体、ATP/dATP 形成凋亡小体（apoptosome），caspase9 自身切割激活，在 ATP 存在时引起下游的 caspase3，6，7 的活化，介导细胞凋亡。最新的研究表明还存在内质网应激诱发的细胞凋亡，其发生主要由于内质网钙离子失衡或非折叠蛋白过度聚集所致（详见第四章，图 4-7）。

（二）细胞凋亡障碍与肿瘤的发生

肿瘤的发生是一个复杂的生物学过程，从细胞凋亡角度来理解其机制，是由于凋亡受阻所致。由于带有不稳定基因组的细胞容易获得明显的生长优势，造成细胞的失控性增殖。肿瘤细胞凋亡障碍可以导致肿瘤细胞的数量增多，在细胞癌变过程中，许多凋亡活化基因功能受阻，而凋亡抑制基因的功能得到增强。导致增殖异常的细胞不断增多，增殖过程中的基因突变被不断积累，最终导致肿瘤细胞的克隆性增殖和肿瘤的发生。

1. TRAIL 和受体 TRAIL（TNF-related apoptosis-inducing ligand）是 TNF 超家族成员之一，由 281 个氨基酸组成的 2 型跨膜蛋白，能诱导多种肿瘤细胞发生凋亡。TRAIL 的分布非常广泛，在多种组织细胞中均有表达，一个重要的生物学功能是诱导不同来源的肿瘤细胞以及病毒转化的细胞发生凋亡，而对正常组织细胞不产生毒性。TRAIL 与其受体（TRAIL-R1）DR4 或（TRAIL-R2）DR5 结合后，引发受体三聚化激活，通过 FADD、TRADD、TRAF2 和 RIP 向下游传递凋亡信号，进一步激活 caspapse 诱导细胞凋亡。

2. Bcl-2 家族蛋白　Bcl-2 家族蛋白在线粒体凋亡通路中居核心地位，其调控凋亡的主要途径是通过调节线粒体外膜通透化。根据在凋亡调控中的作用可将家族成员分为两类，一类是抗凋亡蛋白，主要包括 Bcl-2、Bcl-xl、Bfl-1、Bcl-w、Mcl-1；一类是促进凋亡蛋白，主要包括 Bax、Bak、Bik、Bad、Bid、Bim、Hrk、Bcl-Xs。无凋亡信号刺激时，Bcl-2 抗凋亡蛋白一般作为细胞器膜的整合膜蛋白被隔离起来，而促凋亡蛋白则以非活性的形式定位分布于胞质。当细胞受到凋亡信号刺激后，促凋亡蛋白在某些蛋白酶的作用下便发生构象变化，从胞液中易位到细胞器的膜结构上，尤其是线粒体外膜上，并与膜上和膜内的抗凋亡蛋白发生相互作用，使抗凋亡蛋白丧失对细胞凋亡的抑制活性，引起细胞器功能丧失和各种促凋亡因子的释放，最终导致细胞凋亡。已经发现，在一半的人类肿瘤中存在 *Bcl-2* 的增强表达。

3. 半胱天冬酶（caspase）　是一组存在于细胞质中具有类似结构的蛋白酶，其活性位点均包含半胱氨酸残基，能特异地切割靶蛋白天冬氨酸残基后的肽键。依据功能的不同，caspase 蛋白酶分为三种类型：起始 caspase、效应 caspase 以及炎症相关的 caspase，前两种在细胞凋亡中发挥作用。起始 caspase 负责对效应 caspase 的前体进行切割，产生有活性的效应 caspase；效应 caspase 负责切割细胞核内、细胞质中的结构蛋白和调节蛋白，使细胞呈现出凋亡的一系列形态学和分子生物学特征，激活细胞凋亡途径。

4. 凋亡抑制蛋白家族蛋白　目前已发现的凋亡抑制蛋白（inhibitor of apoptosis protein，IAP）家族成员有 8 种，包括 NIAP、C-IAP1、C-IAP2、XIAP、Livin、survivin、Ts-IAP 和 BRUCE，是一类高度保守的内源性抗细胞凋亡因子家族，其结构的共同特点是 N 端含有 1 个或 3 个包含 70 个氨基酸的杆状病毒 IAP 重复序列（baculoviral IAP repeat，BIR），C 端包含或不包含 1 个指环（ring finger）结构。主要通过抑制 caspase 活性，并通过蛋白酶体的作用，诱导 caspase 的降解而发挥阻断凋亡的作用。survivin 是 IAP 家族的成员，在正常组织中，除胚胎及分化未成熟的组织，绝大多数终末分化组织中检测不到 survivin，但在几乎所有常见的人类肿瘤组织中 survivin 呈高表达状态，发挥抗凋亡作用。

（三）细胞周期和凋亡研究的主要技术方法和原理

1. 细胞周期研究的实验方法　流式细胞技术是细胞周期研究最主要的实验方法，既能测定肿瘤细胞周期的时相，也能对不同时相的细胞进行分选。

（1）原理　流式细胞技术是一种在液流系统中，快速测定悬液细胞或细胞器的生物学性质技术。将待测样品如细胞等经荧光染料染色，制成样品悬液，在一定压力下通过鞘液包围的进样管进入流动室，排成单列的细胞，由流动室的喷嘴喷出而成为细胞液流，并与入射激光束相交。细胞被激发而产生荧光，由放在与入射的激光束和细胞液流成 90°处的光学系统收集数据与分选。

（2）测定细胞周期时相　流式细胞术可用于测定细胞周期各时相细胞的百分比。通过测定细胞群体中每个细胞的 DNA 含量，得出 DNA 含量分布曲线。例如，在测定 Hela 细胞 DNA 含量分布曲线上，第一个峰是含有 2 倍 DNA 含量的 G_1/G_0 细胞，另一个峰是 4 倍 DNA 含量的 G_2/M 细胞，从 2 ~4 倍 DNA 间的区域为 S 期细胞。采用绘图法或计算机拟合法可计算出细胞周期各时相细胞占整个细胞群体的百分数。用流式细胞技术可进行多参数分析，利用散射光或多种不同颜色的荧光同时测定一个细胞的多种性质，如细胞经吖啶橙染色后，DNA 发绿色荧光，RNA 发红色荧光，测定这两种荧光就能同时得知一个细胞内的 DNA 和 RNA 含量。测定结果可用二维散点图或三维立体图表示（图 5-2）。用这种方法可根据 DNA 和 RNA 含量而鉴别出 G_0 与 G_1、M 期和 G_2 期细胞。近年来利用抗溴脱氧尿苷（Brdu）单克隆抗体能特异性地与渗入细胞 DNA 内的溴脱氧尿苷结合这一特性，将此种荧光抗体技术与测定细胞 DNA 含量相结合，成为研究 DNA 合成和细胞周期的一种非常有用的技术。

（3）分选不同周期时相的肿瘤细胞群　利用流式细胞技术收集的数据与液体闪烁技术相配合，还可分选 G_1、S 和 G_2/M 期等不同时相的细胞群，这极大地促进了细胞周期不同阶段基因表达及相关信号通路的研究，增强对肿瘤细胞周期分子机制的理解，同时，在肿瘤细胞周期为靶标的新药筛选中提供了新的技术手段。除此之外，利用流式细胞技术还能鉴别死细胞和活细胞，利用特异性荧光标记配体，还可定量测定肿瘤细胞表面和内部的受体表达水平等。

细胞究竟是生长还是分化，细胞内外各种生长刺激信号的总和起了决定性的作用，但均需要通过调控细胞周期的进行而完成。尽管细胞周期异常与肿瘤的关系被不断深入认识，发现了肿瘤中不少转录因子及其相关蛋白在细胞周期调控中的作用，但各种信号传导途径

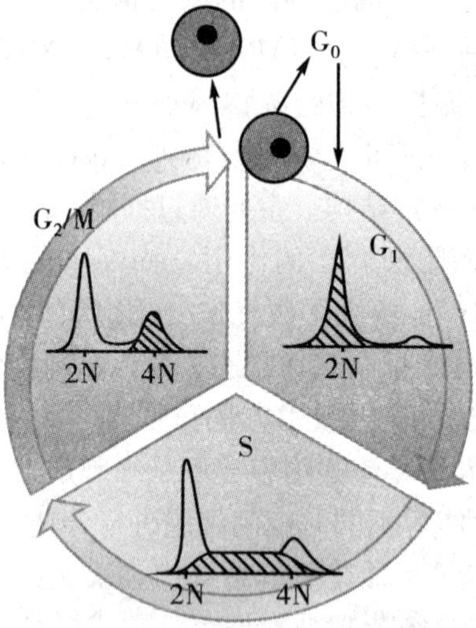

图 5-2 细胞周期在流式细胞仪上分析时的图谱特征

在肿瘤发生发展中是通过哪些转录因子，这些转录因子间的相互作用是如何实现对细胞周期的精密调控，以及转录因子的功能失调又是怎样促进了肿瘤的发生、发展，其完整图景仍远未揭开；肿瘤的基因治疗近年来取得了令人鼓舞的进展，但离临床应用取得满意的疗效，副作用低便于患者能够耐受药物治疗还有较长的距离，还有待于我们奋发努力，深入研究探讨。

2. 细胞凋亡研究的主要技术方法及原理

（1）观察细胞凋亡形态学改变　细胞凋亡往往涉及单个细胞，即便是一小部分细胞也是非同步发生的。首先出现的是细胞体积缩小，连接消失，与周围的细胞脱离，然后是细胞质密度增加，线粒体膜电位消失，通透性改变，释放细胞色素 C 到胞质，核质浓缩，核膜核仁破碎，DNA 降解成为 180～200bp 片段；胞膜有小泡状形成，膜内侧磷脂酰丝氨酸外翻到膜表面，胞膜结构仍然完整，最终可将凋亡细胞遗骸分割包裹为凋亡小体，无内容物外溢，因此不引起周围的炎症反应，凋亡小体可迅速被周围专职或非专职吞噬细胞吞噬。

（2）检测细胞膜成分变化的 annexin V 联合 PI 法　目前，检测细胞凋亡的方法中，annexin V 法是一种运用最广泛的标准方法之一。Annexin V 是一种分子量为 35. 8kDa 的 Ca^{2+} 依赖性磷脂结合蛋白，与细胞凋亡早期中翻转到膜外的磷脂酰丝氨酸高亲和力结合。利用这种特性，荧光标记 annexin V 可通过检测凋亡细胞膜上外翻的磷脂酰丝氨酸相结合而产生光学成像。可经流式细胞仪或荧光显微镜检测到早期凋亡的细胞。DNA 结合染料 PI 在质膜完整性破坏的情况下进入细胞内着色，标记晚期凋亡或坏死细胞。

（3）caspase 活性检测法　caspase 活化是凋亡的典型特征，caspase 是天冬氨酸特异性半胱氨酸蛋白酶，一般以酶原（前体）形式存在于细胞质内，在细胞凋亡时被快速活化，发生级联反应，活化的效应 caspase-3，6，7 参与凋亡降解中发生的重要底物的剪切，通过测定 caspase 的酶活性，确定细胞凋亡的发生。caspase 的显著特点是其底物的 P1 位有天冬氨酸（asp）残基，P4 位残基与底物的识别及特异性有关。caspase 活性检测时基于标记发色团或荧光素的四肽底物。活化的 caspase 降解标记的底物多肽后，发色基团或荧光素被释放出来，引起显色或发光反应，能经比色法或荧光法测定。

（4）梯状电泳图谱（DNA ladder）　DNA 片段断化是凋亡发生晚期主要的生化特征，染色质 DNA 在核小体单位之间的连接处断裂，形成 180 ~ 200bp 整数倍的寡核苷酸片段，在凝胶电泳上表现为特征性的梯状电泳图谱。

（5）脱氧核糖核苷酸末端转移酶介导的缺口末端标记法（TUNEL）细胞凋亡时，染色体 DNA 断裂而产生大量的黏性 3-OH 末端；生物素或荧光素标记的脱氧核糖核苷酸在脱氧核糖核苷酸末端转移酶（TdT）的作用下参入到凋亡过程中产生的 DNA 的 3′末端，并通过检测方法使之显示出来，称为脱氧核糖核苷酸末端转移酶介导的缺口末端标记法（TUNEL）。

（6）分子影像技术在该领域的应用　分子影像技术是近年来放射学领域的一项重大突破，它使得疾病在基因水平上的早期诊断、监测，以及进一步的微观疗效评价成为可能。运用分子影像学技术监测细胞凋亡的发生发展成为该领域的研究热点，随着分子核医学显像研究的发展，用放射性核素标记 annexinV 的凋亡显像剂，其中包括：^{99m}Tc-ED-annexinV、^{18}F-SFB-annexinV 与 ^{123}I/^{124}I/^{125}I-labeled annexinV 等已运用于研究活体的凋亡显像，在器官移植、肿瘤治疗、心脏疾病与中枢神经疾病的研究领域中，特别是肿瘤治疗评价和预后处理方面取得了很大的进步。还有一类以 caspase 活性为基础的荧光标记探针（ABPs），共价标记反映活体内 caspase 活性。这种无损伤的成像系统可在正常组织细胞中又可在肿瘤细胞中特异性的检测凋亡的发生，具有良好的临床应用的前景。

第二节　肿瘤侵袭和转移的机制

肿瘤的另一个重要生物学行为是侵袭和转移。肿瘤侵袭转移是肿瘤细胞之间，肿瘤细胞与宿主细胞，肿瘤细胞和细胞外基质相互作用的结果。肿瘤侵袭转移包括原发性肿瘤局部浸润，肿瘤细胞自母体瘤脱离，循环（血液和淋巴循环）运转和在组织器官中继发性生长等程序，是一个多基因参与的多步骤过程。侵袭转移是恶性肿瘤最显著的特征之一，也是肿瘤发生和演进过程中的最危险阶段，临床 80% 以上病例死于肿瘤侵袭和转移。

一、肿瘤细胞侵袭和转移的基本过程

侵袭和转移是一个极其复杂的过程，包括：肿瘤细胞脱离原发瘤群体，粘连基底膜并发生局部侵袭，肿瘤细胞在周围间质中浸润生长，与局部毛细血管或毛细淋巴管内皮细胞密切接触并穿透其管壁，或突入腔道，在血管或淋巴管里继续存活并转运，进一步通过循环系统到达全身的各组织器官。同时启动血小板聚集，形成小瘤栓，到达新的组织器官，与血管或淋巴管内皮细胞和基底膜粘连，穿出毛细血管或毛细淋巴管，向周围间质浸润，在基质下不断增生，形成新的继发瘤，这就是肿瘤转移的基本过程（图 5-3）。

肿瘤所在的原发部位及所转移部位的微生态系统对肿瘤细胞的生存、增殖、侵袭和转

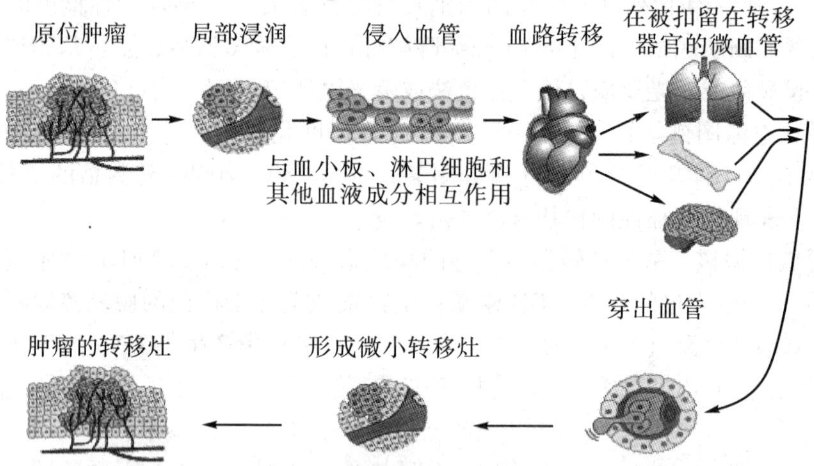

图 5-3 肿瘤细胞侵袭和转移的过程

修改自 Nat Rev Cancer，2003，3:453。

移起着至关重要的作用。这种微生态系统主要包括肿瘤细胞本身的生物学特性、宿主细胞、细胞外基质以及肿瘤细胞黏附、基质降解、运动等多种功能。一个肿瘤细胞获得浸润与播散，并在转移部位存活下来这一复杂的过程受细胞和基因两种水平机制的调节。恶性肿瘤侵袭转移的每一个阶段，都受多种基因及其产物瞬时和持续性变化的调控，其中转移性亚细胞群的变化、转移相关基因的激活或过度表达、转移抑制相关基因的失活或表达不足是引起恶性肿瘤转移的关键因素。

二、肿瘤细胞侵袭转移的分子机制

肿瘤转移是一个多步骤、多基因参与的复杂过程，已知主要的调控因素有：①在转移启动初期，细胞黏附分子 E-cadherin、整合素、Ig 超家族、选择素等参与肿瘤细胞间的脱离以及肿瘤细胞与胞外基质的黏附；②肿瘤细胞或间质细胞分泌的蛋白水解酶及其抑制剂，在降解胞外基质和血管的基底膜过程中发挥重要作用；③在生长因子、趋化因子、归巢因子等的作用下，肿瘤细胞迁移到转移靶器官；④血管增生因子 VEGF、bFGF、PDGF 等促进新生血管的形成，伴随着肿瘤细胞的增生，形成新的转移灶，完成转移过程。

（一）与肿瘤细胞侵袭转移相关的细胞黏附分子

肿瘤细胞的侵袭和转移，首先从肿瘤细胞间黏附能力下降开始。细胞黏附作用主要由存在于细胞表面的细胞黏附分子（cell adhesion molecule，CAM）所介导的。细胞黏附分子是一大类膜上的蛋白质分子，它们介导细胞与细胞，细胞与细胞外基质之间的相互选择性识别和结合。现已明确，参与细胞黏附的分子主要有钙依赖黏附素家族、免疫球蛋白家族、整合素家族、选择素家族、CD44 家族和血管附着素家族等。

1. 钙依赖黏附素家族　钙黏素是一种依赖钙离子的，相对分子量为 120 000 的 I 型糖蛋白，包括膜内、膜外和跨膜三个区，大约含有 723～748 个氨基酸。它们具有同型分子亲和性，主要参与同源细胞间的黏附。钙黏素主要分为E、P、N三种，E-钙黏素主要分布在各种上皮组织，P-钙黏素主要分布在上皮组织和胎盘的基底层，N-钙黏素多分布在神经组织、心脏、骨骼肌和角膜组织等。其中E-钙黏素是家族中较为典型，也较为重要的一种，其主要作用是介导钙离子依赖的肿瘤细胞间的黏附。研究表明：钙黏素是一种抑制肿瘤细胞侵袭和转移的黏附分子，其表达水平的高低与肿瘤的恶性程度、癌侵袭能力和进展情况密切相关。E-钙黏素表达下调与多种上皮源性恶性肿瘤如乳腺癌、头颈部癌、食管癌、胃癌和卵巢癌的淋巴结转移密切相关。

2. 免疫球蛋白家族　免疫球蛋白超家族黏附分子是一种分子结构上同源，含有类似免疫球蛋白样折叠结构的跨膜蛋白。其主要成员有：细胞间黏附分子ICAM-1、ICAM-2、ICAM-3、血管细胞黏附分子VCAM、杀伤性T细胞相关抗原CTLA-4、神经细胞黏附分子NCAM、血小板内皮细胞黏附分子-1（PECAM-1）、MVC-18、抑癌蛋白DCC、癌胚抗原CEA以及组织相容性抗原、CD44、CD8、其他T细胞受体、集落刺激因子-1受体、PDGF受体，这些成员大部分参与钙离子依赖性的细胞间黏附反应，其异常表达与许多恶性肿瘤的侵袭转移有关。

3. 整合素家族　整合素是一类重要的细胞黏附分子，是由α和β两个亚基组成的异二聚体跨膜糖蛋白，特异性识别配体蛋白的RGD序列（Arg-Gly-Asp），配体蛋白包括层连蛋白、Ⅰ型和Ⅳ型胶原蛋白、纤维黏连蛋白、玻璃黏连蛋白、纤维蛋白原以及免疫球蛋白家族的膜蛋白等。它广泛分布于成纤维细胞、上皮细胞、肝细胞、白细胞和血小板等，其主要功能是介导细胞与细胞、细胞与细胞外基质的黏附反应，参与细胞移动、肿瘤浸润和转移等多种生理和病理过程。整合素的表达水平和分子结构随肿瘤侵袭转移的不同阶段而改变。早期阶段某些整合素表达下降，同质黏附能力和对ECM的黏附下降，促进肿瘤细胞从瘤体上脱落；晚期进入循环系统后，某些整合素表达增强，异质黏附能力增强，促进了转移灶的形成。目前，分子影像技术快速发展，已开展以肿瘤的新生血管内皮细胞表达物为靶标的成像研究。将MR对比剂与αvβ3整合素的抗体连接，通过与整合素结合，可定量分析新生血管的结构与功能情况，还可确定血管生成抑制因子及刺激因子在时间及空间上的分布，并对其进行长期无创伤的监测。

4. 选择素家族　选择素家族是一种以唾液酸化路易斯a和x抗原为识别配体的跨膜糖蛋白，主要包括L、P、E三种。虽然其各附属的调节蛋白不同，但N端均含有一个120～130个氨基酸残基的糖识别结构域或凝集素结构域，紧接一个表皮生长因子结构域和高度保守且数目不等的重复序列，该结构决定着选择素参与糖基介导的识别过程。肿瘤细胞在循环系统内的聚集，及其对特定脏器血管内皮细胞的选择性黏附等一系列肿瘤侵袭转移关键步骤中，选择素起着十分重要的作用。

5. CD44家族　CD44是一种主要表达于血液细胞和上皮细胞的跨膜糖蛋白分子，同时也是透明质酸酶及其他一些糖蛋白在细胞膜上的受体。家族中不同结构的CD44均是由同一个基因在不同的外显子经过不同剪切加工而形成，目前发现至少9种CD44转录本。CD44功能复杂而多样，主要是CD44蛋白作为导向性受体调节淋巴细胞在血液和淋巴液间的运行。在肿瘤组织中，CD44主要表达于肿瘤细胞，与肿瘤的恶性程度以及转移潜能有着密切的关联，其表达频率和水平可作为肿瘤诊断和预后判断的重要指标之一。

（二）细胞外基质降解酶类异常表达

肿瘤细胞要发生侵袭转移要突破的第一道天然屏障就是细胞外基质（extracellular matrix，ECM），其主要包括胶原蛋白和非胶原蛋白及其他一些大分子。肿瘤细胞能产生一系列的酶，如：纤维蛋白酶及其酶原活化因子（PA），基质金属蛋白酶（MMPs），弹力蛋白酶，组织蛋白酶 B、L 和 D，透明质酸酶，肿瘤相关胰蛋白酶（TAT），丝氨酸蛋白酶，半胱氨酸蛋白酶，天冬氨酸蛋白酶，基质溶解素和肝素酶凝血素等。各种蛋白水解酶的水平与肿瘤侵袭转移潜能相平行，其中 MMPs 是最为重要的一种。在肿瘤细胞分泌的 MMPs 中，MMP-2 是降解Ⅳ型胶原最主要的酶，其在肿瘤的血管形成，肿瘤细胞的浸润和转移灶的形成过程中均起重要的作用。另外 MMP9 在恶性肿瘤中的重要作用之一是通过降解细胞外间质和基底膜而促进肿瘤侵袭和转移。研究发现，在鼻咽癌细胞中，LMP1 可以通过 JAK/STAT 信号通路上调 MMP9 的表达，进而促进鼻咽癌的转移；另外 Wnt/β-catenin 通路也能促使 MMP7 高表达，有利于肿瘤转移过程中基底膜的降解。

（三）细胞运动与肿瘤转移

1. 上皮 - 间质转化与运动细胞　上皮 - 间质转化（epithelial-mesenchymal transition，EMT）是多细胞生物胚胎发生发育过程中的基础过程，也存在于多种慢性疾病（如肾纤维化）的发病及肿瘤的进展过程中。上皮细胞暂时丧失它们的细胞极性，且表现出具有移行能力的间质细胞特征，正式提出 EMT 的概念。从单个肿瘤细胞的分离到迁移至细胞间质概述了 EMT 的发展过程，使稳定的上皮细胞转变成有运动能力的细胞。其主要分子特征为：上皮细胞标志物表达的下调和间质细胞标志物表达的上调。目前已发现 EMT 存在于多种上皮来源的肿瘤中，如卵巢癌、乳腺癌、口腔癌、食管癌、鼻咽癌、直结肠癌等，EMT 与肿瘤细胞的原位侵袭和远处转移有着密切的关系。大部分的研究认为，EMT 在促进肿瘤的演进和转移过程中的作用是瞬时和可逆转的（图 5-4），它是肿瘤细胞通过内渗和侵袭邻近脉管系统向外播散的第一步。原发部位的肿瘤细胞通过 EMT 的转变可产生与肿瘤相关的肌上皮细胞，肌上皮继而成为细胞外基质主要的调节子并提供几种生长因子、细胞因子和趋化因子，从而改变肿瘤微环境导致肿瘤的进一步恶性演进，当肿瘤细胞通过循环外渗入局部组织器官后，肿瘤细胞再分化，经历一个间质 - 上皮转化（mesenchymal-epithelial transition，MET）的过程，并在继发部位形成与原发瘤相同的克隆增生。肿瘤细胞从 EMT 到 MET 的转变，经历了肿瘤细胞侵袭和转移的全过程。已发现 Snail、Slug、NF-κB、Twist 等多种转录因子可以诱导 EMT。对 E-cadherin 起抑制作用的 Snail 被多种途径激活而引发 EMT，Snail 被作为上调上皮蛋白和下调间质蛋白的分子组织者。Snail 负向调节糖原合成激酶 3β（GSK3β），GSK3β 在稳态的上皮细胞维持一种激活的状态，促使 Snail 出核，在胞质内降解。研究发现，在食管腺癌诱导 EMT 的过程中，Slug 是唯一一个过表达的转录因子，Slug 通过抑制 E-cadherin 转录启动子而抑制 E-cadherin 的转录。最终，与其他信号分子一起参与 EMT 的过程。利用乳腺癌的模型研究证明，在诱导和维持 EMT 的过程中，NF-κB 的信号通路是必需的。此外，在间质细胞中抑制 NF-κB 的活性可以导致 EMT 过程的逆转。转录因子 Twist 是一个高度保守的螺旋 - 环 - 螺旋蛋白，它对早期的胚胎发育至关重要，在一乳腺癌的模型中，Twist 可以促进 EMT 并在乳腺癌的转移过程中起重要的作用。Twist 的过度表达与肝细胞癌的转移相关，并且 Twist 诱导的 EMT 能够促进肝癌细胞的侵袭。有报道指出 Twist 参与了多种肿瘤的侵袭和转移，但是 Twist 在肿瘤发生中的活化和其上游的信号传导通路有待于进一步研究。

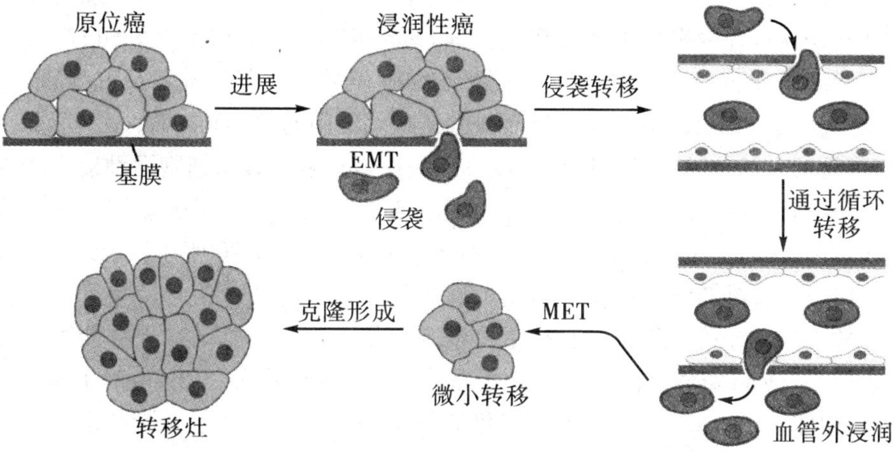

图 5-4　上皮 - 间质转化和间质 - 上皮转化的过程

EMT：上皮 - 间质转化；MET：间质 - 上皮转化。修改自 Nat Rev Cancer，2002；2:442。

2. 趋化因子异常表达　趋化因子是一类能诱导细胞定向运动的小分子量细胞因子，通过与相应受体的结合选择性地作用于不同类型的细胞，使它们能定向迁移和在组织内聚集。目前已鉴定出 50 余种趋化因子和近 20 种趋化因子受体。趋化因子对肿瘤的作用包括如下四个方面：①促进白细胞在肿瘤部位的聚集；②刺激肿瘤生长和存活；③影响肿瘤细胞的黏附、侵袭和转移；④影响肿瘤的血管形成。目前，趋化因子及其受体与肿瘤转移是一个进展快速的热点研究领域，其不仅阐明肿瘤转移的分子机制，同时为发展分子靶向治疗策略开拓了新的机会。趋化因子 SDF-1 最初是从骨髓间质细胞分离出的前 B 细胞刺激因子。SDF-1 可形成 6 种剪接异构体，其中 SDF-1α（CXCL12）是最为常见的一种。SDF-1 在肿瘤的原发部位以及转移的常见部位的高表达可促进肿瘤细胞的黏附、侵袭、生长、存活和血管形成。目前已知 SDF-1 的受体包括 CXCR4（C-X-Cchemokine receptor 4）（即 CD184）、RDC1、Syndecan-4（SD-4）和 CXCR7，而 CXCR4 是 SDF-1 受体中最为常见也是研究得最为深入的一种。在所有趋化因子受体中，CXCR4 在肿瘤中过表达最为常见，其表达和活化可促进肿瘤细胞向高表达 SDF-1 的部位（如骨和淋巴结）转移，与包括前列腺癌、乳腺癌、肺癌胰腺癌、骨髓瘤、卵巢癌在内的多种肿瘤的生长和转移有关。CXCR4 是目前已知 SDF-1α 的唯一受体，为 G 蛋白偶联受体（GPCR），含有 7 个跨膜区域，高度保守，由 352 个氨基酸组成，其编码基因位于染色体 2q21，有 1 个胞外 N 端、3 个胞内环、3 个胞外环和 1 个胞内C端，SDF-1与CXCR4的N端结合启动下游信号通路。SDF-1/CXCR4生物学轴是指由趋化因子SDF-1与其特异性受体CXCR4相互作用而构成的一个与细胞间信号转导、细胞迁移有密切关系的偶联分子对，其实质在于CXCR4对其配体SDF-1的高度亲和力和绝对特异性。CXCR4的氨基端有3个可以被硫酸化的酪氨酸残基（Y7，Y12和Y21），将第21位的酪氨酸突变为苯丙氨酸可大大降低其与SDF-1α（CXCL12）结合能力，目前CXCR4第21位的酪氨酸被认为是酪氨酸硫酸化的位点。研究表明SDF-1/CXCR4生物学轴在多种肿瘤的发生、发展和转移过程中发挥重要作用。如通过PI3K/AKT信号通路诱导口腔鳞状上皮细胞癌的上皮间质转化，从而促进口腔鳞状上皮细胞癌的转移等。最新研究发现，EB病毒LMP1可以通过上调CXCR4的硫酸化从而促进鼻咽癌细胞的侵袭和转移。

3. 细胞骨架异常与肿瘤细胞运动增强　细胞骨架异常是肿瘤细胞运动能力增强的重要机制之一，一些转录因子和蛋白质参与肿瘤细胞的骨架重塑，增强肿瘤细胞的迁移运动能力。膜交联蛋白Ezrin（又称为cytovillin、p81或villin-2）是在2004年发现的一种膜－细胞骨架连接蛋白，具有维持细胞形态和运动、连接黏附分子及调节信号转导等功能，其在肿瘤细胞中异常表达，连接细胞膜和肌动蛋白细胞骨架，增强细胞运动迁移能力，与许多肿瘤转移密切相关。Rho家族蛋白质是小G蛋白的Ras超家族成员，Rho具有RhoA、RhoB和RhoC三种异构体，Rho家族蛋白参与调节细胞的多种生命过程，包括肌动蛋白的细胞骨架重组、细胞黏附、细胞运动、细胞周期进展、细胞分裂以及基因转录等，近年来研究发现，Rho家族蛋白与肿瘤发生发展的各个方面均有联系，包括肿瘤的生长和增殖、侵袭和转移、细胞凋亡、肿瘤新生血管的形成等。有研究表明Wnt/RhoA通路的活化促进肿瘤的转移等。Op18/stathmin是一种小分子磷蛋白，通过整合体内外不同信号影响微管动力学变化，从而影响细胞周期，与细胞生长、增殖、分化等密切相关；对肿瘤细胞恶性表型的维持、转移与侵犯等也都至关重要，是一个有望在肿瘤治疗上取得突破的，非常重要的潜在靶标。这些细胞骨架蛋白共同作用，形成一个复杂的信号网络，增强肿瘤细胞的运动能力，促进肿瘤转移。

4. 肿瘤血管生成因子高表达　实验研究表明，只有具备血管生成表型后，实体瘤才能恶性生长和成功发生侵袭转移，肿瘤血管生成是肿瘤发生侵袭转移一系列事件中最重要的因素之一。肿瘤血管生成因子（tumor angiogenesis factor，TAF）能促进宿主毛细血管和小静脉内皮细胞的分裂并刺激毛细血管的生长，为肿瘤提供继续增殖和播散的条件。体内有许多与微血管生成相关的因子，如血管内皮细胞生长因子（vascular endothelial growth factor，VEGF）、表皮生长因子（epidermal growth factor，EGF）、成纤维细胞生长因子（basic fibroblast growth factor，bFGF）、血小板源性生成因子（platelet-derived growth factor，PDGF）、转化生长因子（TGF）、肿瘤坏死因子（tumor necrosis factor，TNF）、胰岛素样生长因子（insulin-like growth factor，IGF）等，其中以VEGF作用最强。VEGF属于血小板衍生生长因子家族，又称血管通透因子和血管调理素，主要包括VEGF-A、VEGF-B、VEGF-C、VEGF-D和胎盘生长因子（PGF）5大成员，具有增强小静脉和微静脉的通透性，促进血管内皮细胞分裂和增殖，促进细胞质钙聚集和诱导血管形成等作用，在肿瘤组织血管和淋巴管形成过程中起着非常重要的作用。将VEGF与分子影像对比剂连接后，可对肿瘤血管生成进行靶向研究，能将新生血管与原有宿主血管分开，定量分析新生血管的结构和功能情况，还可以确定血管生成抑制因子与刺激因子在时间及空间上的分布，并对其进行长期、无创的监测。因此，利用分子影像技术研究实体肿瘤的血管生成不仅能从理论上阐明肿瘤生长和转移的机制，而且在临床上为肿瘤的防治提供了新的思路。

5. 肿瘤干细胞（cancer stem cells，CSCs）与肿瘤转移　CSC_S 是肿瘤细胞群体中具有部分干细胞特性的细胞亚群，其增殖能力明显强于同一肿瘤组织中的其他癌细胞，这类细胞具有自我复制、自我更新、自我增殖及多向分化能力。在肿瘤的发生、发展和维持中起十分重要的作用。CSCs 还有以下几个突出特点：①致瘤性：CSCs 在体内外只要极少的数量即可成瘤，而一般的肿瘤细胞很难形成集落或体内成瘤；②耐药性：CSCs 通常表现为较强的耐药性；③高转移性：在肿瘤组织中并不是所有的细胞都具有侵袭与转移能力，而 EMT 通常与 CSCs 存在密切联系，CSCs 迁移前可能经历了 EMT 过程；④异质性：肿瘤细胞是高度异质性的群体，甚至同一肿瘤群体的 CSCs 间也存在不同的特征；⑤CSCs 比率变化大：CSCs 在同类型肿瘤中的比率变化差异相当大，可以在 1%～20% 范围内变动。肿瘤转移是一个复杂的多因素参与的病理过程，上皮间质转化机制、SDF-1/CXCR4 和 CSCs 及其微环境等都在肿瘤转移的过程中起到了不可低估的作用，而 CSCs 与它们的相互作用可能贯穿了肿瘤转移过程的始末。

三、肿瘤细胞侵袭和转移研究采用的主要模型与方法

肿瘤转移学实验室研究主要是探讨肿瘤侵袭转移机制，寻找抗肿瘤转移等的主要方法，在整个肿瘤学基础与临床研究中占有重要地位。

（一）肿瘤细胞的侵袭转移研究方法和模型的建立

1. 肿瘤的体外侵袭研究　肿瘤细胞体外侵袭研究是肿瘤细胞体内侵袭研究的基础，亦是明确肿瘤细胞生物学行为的主要途径，在整个肿瘤学基础研究中占有举足轻重的地位。其优点是可以直接观察单一因素或复合性已知因素对肿瘤侵袭性抑制或促进的影响，不受体内多因素的影响，周期比较短。不足的地方是体外实验结果不一定能完全代表体内侵袭状态。目前所使用的体外侵袭模型以器官培养法和模拟基底膜的方法为主。

（1）器官培养的方法　器官培养的方法众多，包括：半固体培养基单细胞侵袭器官培养法，液体培养基单细胞侵袭器官培养、单层细胞复合体器官培养、球体器官培养及半体外－半体内器官培养。其基本原理是模拟宿主体内立体结构作为靶器官，在体外加不同状态的瘤细胞与其接触后共培养，在不同时间和条件下观察瘤细胞的侵袭能力、侵袭程度及进行侵袭机制的研究。目前最常用的是旋转摇动球体培养法，球体也称球样聚集体。

（2）肿瘤细胞体外侵袭实验方法　肿瘤细胞体外侵袭实验主要有以下几种：①二维对照模型；②单层细胞单层侵袭实验；③滤膜侵袭实验；④胶原基质浸润实验；⑤人羊膜侵袭实验；⑥骨组织侵袭实验；⑦鸡绒毛尿囊膜侵袭实验；⑧Matrigel 基质膜侵袭实验。

2. 肿瘤的体内侵袭研究　动物体内肿瘤侵袭模型和体外侵袭模型一样，是肿瘤侵袭实验中最基本和必需的条件。其不同之处是能真正显示人类肿瘤在机体内侵袭过程与宿主之间相互作用的关系，模拟了人类肿瘤在机体内侵袭的状态，便于研究侵袭机制。其缺点是机体影响因素复杂，难以分析某单一因素与侵袭之间的关系。因此，常需结合体外实验进

行综合分析。建立体内模型的基本要求是模型要稳定，可重复性，周期不能太长，且方法要简单易推广。模型建立可以从动物自发瘤、诱导瘤和可移植性瘤三个方面建立侵袭模型，至今很少有人用自发瘤和诱导瘤建立稳定的侵袭模型，因为这两种肿瘤模型在发生发展过程中将受到体内或体外不同因素的影响和作用，缺乏重复性。目前用得最多的是可移植瘤侵袭模型，其优点是周期相对较短，发展过程较稳定，具有重复性和可人为控制移植的瘤细胞数。

（1）皮下移植侵袭模型　皮下移植侵袭模型的移植瘤常用部位是皮下，移植方法简便，移植后潜伏期短易观察，同一动物肿瘤不同生长时间的体积容易测量。其主要包括以下几种：①背侧皮下移植侵袭模型；②爪垫内侧皮下移植侵袭模型；③耳郭皮下移植侵袭模型；④颈部皮下移植侵袭模型；⑤尾部皮下移植侵袭模型。

（2）器官内移植侵袭模型　器官内移植侵袭模型的建立较皮下侵袭模型复杂，涉及如何暴露内脏器官及选择适当部位等。其主要包括：①肾包膜下移植侵袭模型；②睾丸包膜下移植侵袭模型；③脾包膜移植侵袭模型；④肝内移植侵袭模型；⑤视网膜内界膜侵袭模型；⑥眼球前房移植侵袭模型；⑦鸡胚 CAM 肿瘤移植侵袭模型；⑧其他器官内原位移植侵袭模型；⑨肌肉内移植侵袭模型；⑩腹腔内移植侵袭模型。

（二）肿瘤转移研究方法和模型的建立

1. 建立转移模型的原则　建立转移模型的原则：①要模拟人类肿瘤转移的模式。如人类肿瘤的转移多以血道转移和淋巴道转移形式为主，因此，在模型建立过程要建立相应的血道转移和淋巴道转移模型；②建立方法要简便易行和适用，如常规肿瘤移植方法（以背侧皮下为常用）建立自发性转移模型，适用于一般的实验条件，以小鼠前胃癌 FC 瘤细胞为例，用常规背侧皮下移植后，到晚期可出现 80%～90% 的肺转移；③根据实验目的建立相应的模型，如研究肿瘤转移的实验性治疗，需建立仅在动物肺表面计算转移灶发生的数目，不用组织学检查即可得出治疗效果的结论。因此将具有转移性瘤细胞进行尾静脉内注射后，就可在一定时间使肺内出现大小不等的瘤细胞转移灶形成；④研究特殊器官转移时，可利用特殊部位和方法，如研究肝转移时往往进行瘤细胞脾内移植，肠壁内移植或门静脉内直接注射。

2. 转移模型的分类　转移模型主要分为自发性转移模型和实验性转移模型两大类。自发性转移模型是将瘤细胞或瘤组织块移植于局部组织后，瘤细胞在局部生长，其周围包绕有包膜，继而瘤细胞呈侵袭性生长，穿过包绕肿瘤的基底膜（即穿过第一个基底膜）；瘤细胞继续向周围组织侵袭性生长，穿过管腔的基底膜（包括血管和淋巴管，即穿过第二个基底膜），瘤细胞进入管腔后，在管腔内运行，在适应的部位和器官与内皮细胞黏附，进而与基底膜黏附经过相互作用后，穿出管腔基底膜（即第三个基底膜），在穿出部位与实质器官的靶细胞黏附，相互作用后，继续生长形成继发瘤，即转移灶形成。这一转移过程建立的模型即为自发性转移模型。最典型的例子是将移植瘤接种于常规部位，即背侧皮下肿瘤移植后于一定时间内发生转移。其他部位的移植，如爪垫皮下，尾部皮下，耳郭皮下，睾丸内等移植后发生的转移，均属自发性转移模型。实验性转移模型是指将瘤细胞悬液直接种于血管腔内或淋巴管腔内，瘤细胞在适宜的靶组织或器官内，或者与内皮黏附后形成瘤栓，进而穿出管腔形成转移灶；或瘤细胞与内皮黏附后穿出管腔基底膜，在管腔外形成转移灶，这种转移模型称为实验性转移模型，或称转移灶的克隆形成。

3．淋巴转移模型建立方法　淋巴转移模型的建立有两种方式，一是在常规肿瘤移植部位，即背侧皮下移植后发生淋巴转移的模型，称为自发性淋巴转移模型。二是按淋巴引流方向建立淋巴转移模型。建立淋巴转移模型的目的是观察不同瘤细胞转移过程的形态学改变，其主要方法有背侧皮下移植淋巴转移、爪垫内侧皮下移植淋巴转移、尾部皮下移植淋巴转移、耳郭皮下移植淋巴转移、睾丸包膜下移植淋巴转移、骨髓内移植淋巴转移及淋巴管内直接接种瘤细胞的淋巴转移等。

4．血行转移模型　以肺转移模型为常见，瘤细胞进入血管后，主要循环到肺，亦可到达肝，肾及其他器官和部位；但尾静脉注射瘤细胞，主要分布于肺，晚期可达全身；门静脉注射瘤细胞后，主要分布于肝脏。建立血行转移模型的方法有背侧皮下移植血行转移、爪垫内侧皮下移植血行转移、肌肉内移植血行转移、脾内移植血行转移、眼球后静脉丛内移植血行转移、尾静脉内移植血行转移及联体动物血行转移等，实验中常用背侧皮下及肌肉内瘤细胞移植建立血行转移模型。目前还发展了斑马鱼模型，研究肿瘤侵袭和转移的机制。

5．基于分子影像的肿瘤转移可视化模型　分子影像技术是非侵入性地对活体内的参与生理和病理过程的分子进行定性或定量的一种全新的科学观察方法与手段，能在同一个体动物观察肿瘤细胞转移模式与细胞增殖动态变化。光学整体动物成像技术通过 GFP、Luciferase 等标记肿瘤细胞，建立理想的活细胞标记和肿瘤转移动物模型，能确定肿瘤转移的靶器官与转移灶的大小与生长；同时也能反映体内肿瘤生长时微血管形成的实际过程及毛细血管密度的变化。MRI 技术具有更高的分辨率，能评估肿瘤血管功能。磁共振灌注成像技术（magnetic resonance imaging-perfusion weighted imaging，MRI-PWI）通过最大线性斜率来反映肿瘤组织血管的渗漏性，对肿瘤血管功能及血流灌注分析。磁共振弥散加权成像（magnetic resonance imaging-diffusion weighted imaging，MRI-DWI）是利用 MRI 的弥散敏感梯度，观察活体组织中水分子的微观弥散运动的一种成像方法。通过对肿瘤组织随水分子的弥散及表观扩散系数（apparent diffasion coefficients，ADC）值的分析，得到肿瘤细胞的密度的相关信息，也可用来评价靶向药物抑制肿瘤转移的效果。分子影像技术为肿瘤转移研究及抗肿瘤转移新药的筛选与治疗评估提供了一种新的手段。

第三节　基因调控异常与肿瘤发生发展的机制

从正常人体细胞到临床上可检测到的肿瘤组织的漫长转变过程中，会发生多个肿瘤相关基因功能的改变，包括一系列抑癌基因的突变失活或功能异常以及癌基因的过表达或异常活化，遗传物质的不可逆改变是肿瘤发生的基础。Vogelstein 提出的结肠癌遗传学和组织学变化的多阶段模型，初步揭示了人类结肠肿瘤发生发展过程中所发生的关键分子事件，使人们认识到肿瘤是多基因病，是外部环境因素与自身多个基因长期相互作用的结果。

基因需要翻译表达成蛋白质才能最终执行其生物学功能。真核生物基因表达调控的环节较多，可发生在基因组水平、转录水平、转录后水平、翻译水平和翻译后水平等多个层次上，具有严格的时间和空间特异性。真核生物基因转录调控与其基因的结构、RNA 聚合酶的功能、细胞内存在的蛋白质分子以及其他小分子物质密切相关。近年来肿瘤表观遗传学研究的进展证明，肿瘤是遗传与表观遗传改变相互作用的结果；新近的研究发现，非编码 miRNA 在肿瘤的发生发展中具有重要的功能，参与了肿瘤细胞的增殖、凋亡、黏附、分化、血管生成等多种恶性生物学表型，这里我们从肿瘤的转录调控、表观遗传及 miRNA 几个层面介绍了肿瘤发病的重要分子机制。

一、肿瘤基因转录的调控异常

（一）基因的转录调控

转录水平的调控是真核生物遗传信息传递过程中第一个具有高度选择性的环节。转录调控是通过各种元件实现的，即顺式作用元件和反式作用因子。按照功能顺式作用元件分为启动子、终止子、增强子、负调控因子（沉默子）等。反式作用因子能直接或间接地识别或结合在各顺式作用元件 8 ~ 12bp 核心序列，参与调控靶基因的转录效率，反式作用因子也称序列特异性 DNA 结合蛋白，主要为各种转录因子。

真核生物的转录起始于 RNA 聚合酶Ⅱ复合物等通用转录因子与核心启动子区域 TATA 盒及起始子的结合。基因转录效率的提高是通过位点特异性 DNA 结合因子与上游调节启动子的结合，以及增强子序列在结合特异性转录因子的同时与另一细胞特异性的伴侣蛋白（cell-type-specific partner protein）结合共同招募转录共活化因子结合到增强子区域等方法来实现的（图 5-5）。增强子区域形成的蛋白复合物会进一步招募其他转录调控相关的蛋白（如组蛋白修饰酶类），使染色质形成更加有利转录的微环境，共同促进基因的高表达。

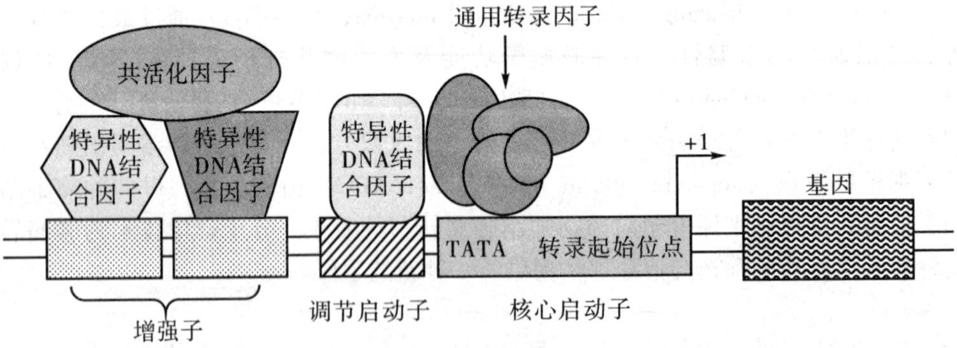

图 5-5 典型的基因转录调控模式

1. 启动子（promoter） 真核基因启动子位于基因转录起始位点（+1）及其 5′上游近端 100 ~ 200bp 以内的 DNA 序列内。启动子区域存在多个 SNP 位点，与肿瘤的发生发展密切相关。SNP 是不同个体的 DNA 序列上的单个碱基的差异，反映了遗传易感性的个体差异，在疾病研究中具有重要意义。肿瘤抑制基因 *p53* 的负性调节因子 MDM2，其启动子单核苷酸多态性位点 SNP309（T > G，rs2279744）能够增强转录激活子 Sp1 结合到启动子，

促进 *MDM2* 的转录，提高 MDM2 蛋白的表达水平，抑制 p53 的反式激活，从而促进遗传性及散发性肿瘤的发生。DNA 甲基化相关酶类基因 DNMTs 启动子区内存在的 SNP 也能影响个体对肿瘤的易感性。研究发现在一些恶性肿瘤中如结肠癌、食管癌等，*DNMT3B* 和 *DNMT3A* 均过表达。有证据显示其中一些 SNP 能够影响 *DNMT3B* 的活性，改变肺癌、乳腺癌、结肠癌、前列腺癌的易感性。*DNMT3B* 启动子区转录起始位点的 SNP（-579，G > T）能增强中国人群对结直肠癌的易感性，SNP（-149，C > T）则能增强中国大陆人群对肺癌、乳腺癌的易感性。

2. 转录因子　转录因子是起正调控作用的反式作用因子，通常含有三个重要的功能结构域：DNA 结合结构域、转录活化结构域和结合其他蛋白质的调节结构域。转录因子常见的 DNA 结合结构域包括：锌指结构、同源结构域、碱性亮氨酸拉链、螺旋－环－螺旋/螺旋－转角－螺旋等，其转录活化结构域也含有特定的基序（motif），如：酸性 α-螺旋、富含谷氨酰胺的结构域以及富含脯氨酸结构域等。转录因子功能的执行受到多种蛋白质表达和翻译后修饰的调控，如磷酸化、泛素化和乙酰化等。磷酸化是转录因子重要的翻译后修饰方式。已证明多种细胞信号通路中激活的蛋白激酶和磷酸酶可通过调节转录因子的磷酸化而影响其活性。磷酸化不仅可以影响转录因子的稳定性，还可以通过改变转录因子的细胞内亚定位以及调节转录因子的 DNA 结合活性和转录活性等来影响其转录激活功能。例如转录因子在被激活前通常被细胞内的锚定蛋白固着于胞质或胞膜上，磷酸化（或去磷酸化）可使转录因子从锚定蛋白上释放出来，移位入核。转录因子活化的另一机制是其分子中原先隐藏的核定位序列（NLS）显露。细胞外的信号刺激可以使 NLS 重新显露，转录因子得以进入细胞核（详见第三章）。

3. 转录辅因子　转录辅因子（transcription cofactor）分为共活化/激活因子（coactivator，CoA）和共抑制因子（corepressor，CoR），它本身不与 DNA 直接结合，其通过与转录因子、其他蛋白质和核受体直接的结合，使转录因子所调控的基因处于活化或失活状态，在信号传递、信号整合以及转录调控特异性等方面起着十分重要的作用。辅因子的结构由以下三部分组成，包括：①高度保守的 N 末端区域：其负责参与结合其他蛋白质；②核受体作用区域（RID）：CoA 区为数个不同的 LXXLL 基序，CoR 区则为 LXXI/HIXXXI/L 基序，它们与核受体的亲和力具有特异性；③C 末端区域：该区含有 2 个激活功能区，即 AD1 和 AD2，作为信号途径中下游信号输出区而发挥作用。由于 CoA 和 CoR 两者的组成及其酶活性具有特异性，影响转录调控的机制各不相同（表 5-2）。辅因子发挥其功能主要是通过参与染色体的重塑，且这一过程除了涉及共因子内在组蛋白修饰酶活性，还包括其通过直接和间接的招募其他具有组蛋白酶活性的辅调节因子到启动子区，使所调控的基因被快速激活或者失活。当配体不存在时，CoR 的 LXXH/ⅡXXXI/L 基序或核受体盒可介导与核受体之间的识别，通过自身的修饰或募集组蛋白去乙酰化酶使核心组蛋白去乙酰化而抑制核受体的转录活性；但当核受体与配体结合后，可导致核受体构象改变，使 CoR 与之解离，取而代之的 CoA 通过 LXXLL 基序结合到配体活化的核受体上，通过组蛋白乙酰化和募集基本转录复合物而增强核受体介导的转录。

CoA 和 CoR 是一对作用相反的转录调节因子。多项研究支持竞争模型，认为不同的转录因子可通过竞争结合有限的共激活因子而互相抑制，他们表达的相对含量可能最终决定功能上的平衡。当特异性转录因子被激活并与其识别的特定 DNA 序列结合后，辅因子复合物与多种特异性转录因子相互作用，将不同转录因子调控相互联系，形成一个网络结构。在此网络中，辅因子复合物可改变自身的酶活性，发挥其“传感器”作用参与多种信号通路，各种成分共用、相互竞争，使外来信号在转录水平相互交流，从而达到细胞中转录调控的协同和准确。

表 5-2 常见的辅因子及其相关酶活性

共活化因子	酶活性	共抑制因子	酶活性
SRC-1	组蛋白乙酰化酶	NCoR	无特定的酶功能
SRC-2	无特定的酶功能	SMRT	无特定的酶功能
SRC-3	无特定的酶功能	HDAC1 ~ HDAC11	组蛋白去乙酰化酶
CBP	组蛋白乙酰化酶	SIN3	无特定的酶功能
E6-AP	E3 泛素连接酶	SUZ12	甲基化酶
ERAP140	无特定的酶功能	TBL1，TBLR1	泛素化酶
SRA	无特定的酶功能	RING1	H2AK119 泛素化酶
RPL7	无特定的酶功能	PARP1	Poly-ADP 糖基化酶

（二）转录因子调控与肿瘤

胞内一些重要的转录因子，其功能的异常与肿瘤的发生发展密切相关。在正常生理状态下，这些转录因子的下游靶基因参与调控细胞增殖、分化、凋亡等多种生命活动，但由于各种因素常引起这些转录因子的异常活化，导致胞内信号网络的改变，细胞生理活动异常，增殖与分化失调，最终导致细胞恶性转化而癌变。

1. 转录因子 NF-κB 家族与肿瘤　转录因子 NF-κB（nuclear factor κB）是一类核转录因子。目前在哺乳动物细胞中已发现 NF-κB 家族的五个成员：p65（RelA）、RelB、c-Rel、p50 和 p52。每一个 NF-κB 亚基均含有保守的 N 端区域，约 300 个氨基酸，称为 Rel 同源域（RHD），内含 DNA 结合位点、二聚化结构域及核定位信号（NLS）。根据它们的转录激活能力，NF-κB 家族成员可分为两组：第一组包括 p65（RelA）、Rel B 和 c-Rel，在 C 末端序列中均含有激活结构域，内含丰富的丝氨酸、酸性氨基酸及疏水性氨基酸；第二组包括 p52 和 p50，均不含 C 末端激活功能域，分别由前体蛋白 p100 和 p105 水解而成。通常所说的 NF-κB 是指 p50/p65 的异源二聚体，不同的异源二聚体在不同类型组织和细胞中被不同程度地组成性活化，由于各亚基成员在识别位点上的细微差别，因此决定了各不同异源二聚体识别靶基因的特异性。NF-κB 调控着一系列基因的表达，尤其与免疫反应、炎症反应和肿瘤相关基因的活化高度相关，在介导机体的先天性免疫和获得性免疫中发挥着至关重要的作用。静息状态下，NF-κB 二聚体与抑制性蛋白 IκB 结合而存在胞质中，外源性刺激通过信号转导途径激活 IκB 激酶（IKK）的上游激酶而使 IKK 活化，活化的 IKK 再使其底物

IκB 磷酸化，磷酸化的 IκB 经泛素蛋白酶体途径降解，释放出 NF-κB 并发生核移位，继而调控其下游特异性靶基因的表达。目前在多种肿瘤中均发现有 NF-κB 的过度活化或异常核积聚。与病毒感染相关的肿瘤，其病毒编码的致瘤蛋白都能异常激活 NF-κB 信号传导通路。如鼻咽癌，肝癌等，其 EB 病毒蛋白潜伏膜蛋白 LMP1、HCV 核心蛋白等均能活化 NF-κB，抑制 Fas 和 TNF 介导的凋亡。而且，LMP1 能活化 NF-κB 上调 cyclin D1 的表达，加速 G_1/S 期转化，使肿瘤细胞获得更强的增殖潜能和抗凋亡能力。作为促癌转录因子，NF-κB 的下游靶基因主要调控如下的恶性演进相关事件：促进细胞增殖、抑制凋亡、维持血管新生、介导侵袭与转移等。在抗凋亡方面，NF-κB 在活化下游多种抗凋亡基因的同时能抑制促凋亡蛋白的活化，如上调凋亡抑制蛋白 Caip1/2，survivin 等，抑制 IAP 的活化。诱导血管新生的血管源生长因子 VEGF 其启动子区域也存在 NF-κB 的结合位点，抑制 NF-κB 的活性能明显抑制肿瘤的形成和瘤体的血管新生。除此之外，肿瘤细胞高表达转录因子 NF-κB 能促进其转移，并与放化疗抵抗高度相关。NF-κB 能介导多种转移相关信号转导通路，如参与 TNF 对多种黏附分子表达的调控。

2. 转录因子 AP-1 家族与肿瘤　激活蛋白 1（AP-1）由两大家族成员组成：即 c-Fos 家族的 c-Fos、FosB、Fra-1、Fra-2 和 c-Jun 家族的 c-Jun、JunB、JunD。通常所说的 AP-1 复合物是指由 c-Jun 和 c-Fos 两个亚单位组成的异二聚体，通过亮氨酸拉链与 DNA 结合。AP-1 的活性主要受磷酸化调控，c-Jun 的磷酸化水平直接决定了 AP-1 的 DNA 结合能力和反式激活能力。在 c-Jun 氨基末端的转录活化区存在两个受 JNK（c-Jun-N-terminal-kinase）调控的重要功能磷酸化位点：Ser63 和 Ser73。在外界刺激下，JNK 上游激酶 MKK4 和 MKK7 磷酸化 JNK Thr183 和 Tyr185 使其活化，活化的 JNK 再磷酸化 c-Jun，磷酸化一方面可抑制 c-Jun 的泛素化降解而延长 c-Jun 的半衰期，另一方面则增强 c-Jun 的序列特异性 DNA 结合能力和反式激活能力，促进其下游靶基因的表达。细胞因子、生长因子、感染、致癌刺激以及癌基因活化等生理病理信号均能活化 AP-1。除了 MKK4 和 MKK7 对 JNK 的活化外，JNK 的活性还受到 JNK 相互作用蛋白（JIP）的负性调控。JIP 可抑制 JNK 的核移位，阻止 JNK 对 c-Jun 的磷酸化活化。AP-1 信号通路参与调控机体多种生命活动，在肿瘤发生发展中扮演着重要的角色。其下游靶基因涉及细胞周期进程，细胞增殖与分化调控，凋亡，血管生成以及肿瘤的侵袭与转移等。在细胞周期调控方面，AP-1 亚基 c-Jun 在上调 cyclin D1 表达的同时，其 JunB 亚基与 CKIs 家族成员 p16 启动子区结合抑制 p16 的表达，最终导致 G_1/S 期的加速演进。AP-1 还能上调胰岛素样生长因子及表皮生长因子信号传导通路，促进细胞增殖。AP-1 的活化参与了血管生成，AP-1 能直接结合在血管源生长因子 VEGF 的启动子区参与调控 VEGF 的表达调控。在人正常成纤维细胞中，过表达 Fos 蛋白明显促进转移相关基因的表达，这一现象在乳腺癌细胞系 MCF-7，肺癌细胞系 H1299 等多种肿瘤细胞中得到了证实。对细胞外基质金属蛋白酶（MMPs）家族成员启动子分析发现，大多数 MMPs 家族成员启动子区域都存在一个或多个 AP-1 的结合位点。而且，血清蛋白降解酶尿激酶型纤溶酶原激活物（uPA）启动子区同样存在 AP-1 的结合位点。在黑色素瘤等多种高转移肿瘤细胞系中，AP-1 的异常活化直接导致了 uPA 的表达上调，促进肿瘤细胞的侵袭与转移。

3. 转录因子 STAT 家族与肿瘤　信号转导子和与转录激活子（signal transducer and acti-

vator transcription factor，STAT）存在于细胞质中，是一种与酪氨酸磷酸化信号通道偶联的重要转录因子。目前共发现 STATs 家族的 7 种成员，分别是 STAT1、STAT2、STAT3、STAT4、STAT5a、STAT5b、STAT6，分子量在 84～113kD 之间。按其结构，STATs 可分为 N 端的氨基酸保守序列、螺旋区、DNA 结合域、连接区、SH2 结构域和 C 端的转录活化区等功能域。其中 SH2 区是 STATs 结构中最保守和功能活化最重要的部分，参与 STAT 蛋白的酪氨酸磷酸化，并在 STAT 二聚体的形成中起重要作用。STATs 的活性主要通过丝裂原活化蛋白激酶 MAPK 对丝氨酸、酪氨酸的磷酸化和组蛋白乙酰化转移酶 p300 对赖氨酸乙酰化来调控。STATs 家族与肿瘤的发生发展密切相关，尤其是 STAT3，在多种肿瘤中均被明显上调。STAT3 Tyr705 位的磷酸化被认为是其活化的标志，Lys685 位乙酰化参与促进 STAT3 二聚体的形成及稳定，并增强其转录活性。外界细胞因子或生长因子一旦与相应受体结合，首先诱发受体的二聚化，在胞质内结合 Janus 激酶（JAK）并引发自身和 JAK 的酪氨酸磷酸化。磷酸化的受体或 JAK 募集胞质内的 STAT3，使 STAT3 发生酪氨酸磷酸化而活化。活化的 STAT3 离开受体，通过分子间 SH2 区与酪氨酸磷酸化位点的相互作用，在胞质内形成同源或异源二聚体。STAT 蛋白二聚体迅速转位入核，诱导下游靶基因的表达。STATs 的过度活化与肿瘤细胞周期异常，增殖、凋亡失调，血管生成以及肿瘤细胞的侵袭与转移密切相关。STAT3 可促进多种细胞周期相关基因的表达，如 cdc2，cyclinB，E2F1 等，加速细胞周期的行进。在鼻咽癌中，EBV 编码的致瘤蛋白 LMP1 能通过上调 STAT3 和 EGFR 的表达共同参与调节 cyclin D1 的活化。STAT3 和 STAT5 可上调 Bcl-2 家族成员 BCL-XL 的表达，从而抑制 Fas 介导的凋亡途径。而且，凋亡抑制蛋白 IAP 家族成员 survivin 的表达亦能被活化的 STAT3 上调，共同促进肿瘤细胞的存活。活化的 JAK/STAT 信号通路可促进血管源生长因子 VEGF 的表达，并促进缺氧诱导因子 HIF-α 刺激下的血管生成。在肿瘤的侵袭转移方面，STAT3 抑制钙粘连蛋白 E-cadherin/β-catenin 复合物的形成，降低细胞间的黏附能力促进肿瘤细胞的转移。

4. 转录因子 EGFR 与肿瘤　表皮生长因子受体（epidermal growth factor receptor，EGFRs，HER1，ErbB1）属Ⅰ型酪氨酸激酶细胞膜受体，为跨膜酪氨酸激酶生长因子受体（receptor tyrosine kinases，RTKs）家族的主要成员。RTKs 包括 EGFR、c-erbB-2（HER-2/Neu）、c-erbB-3、c-erbB-44 个成员，均定位于胞膜上。人 EGFR 基因位于第 7 号染色体 p13-q22 区，全长 200kD，由 28 个外显子组成，编码 1186 个氨基酸，其糖蛋白分子量约 170kd。人 EGFR 由胞外区、跨膜区和胞内区等三部分组成：①胞外区由 621 个氨基酸组成氨基端，是其与相应的配体 EGF、TGF-α 等结合的所在部位；②跨膜区由 23 个氨基酸残基组成，其功能是将受体锚定在胞膜上；③胞内区即受体酪氨酸激酶（RTK），由剩余 542 个氨基酸残基组成羧基端。EGFR 磷酸化后主要通过 Ras→Raf→MAPK 和 PLC-PI3K-AKT/PKC 两条途径将信号传导入核，激活 AP-1 等转录因子。作为膜受体 EGFR 除了在细胞膜上与其配体结合发挥其生物学效应外，还能移位入核，移位入核的 EGFR 可通过与其他转录因子相互作用反式激活一系列下游靶基因的表达（图 5-6）。EGFR 在大多数肿瘤中过表达，活化的 EGFR 促进肿瘤细胞增生、血管生成以及侵袭和转移。在鼻咽癌细胞中，EB 病毒潜伏膜蛋白 LMP1 调控核移位的 EGFR 可与 cyclinD1 和 cyclinE 启动子结合，影响细胞周期各期调节分子如 CDK2、CDK4、E2F1、Rb、CDC2 和 p53 等，以及细胞增殖相关分子 PCNA 等的表达，导致更多的 G_0 期细胞进入细胞周期，加速细胞周期演进。除此之外，核 EGFR 还能上调 DNA-PK 的活性，促使损伤 DNA 的修复，从而增强肿瘤细胞对放疗、化疗的耐受。

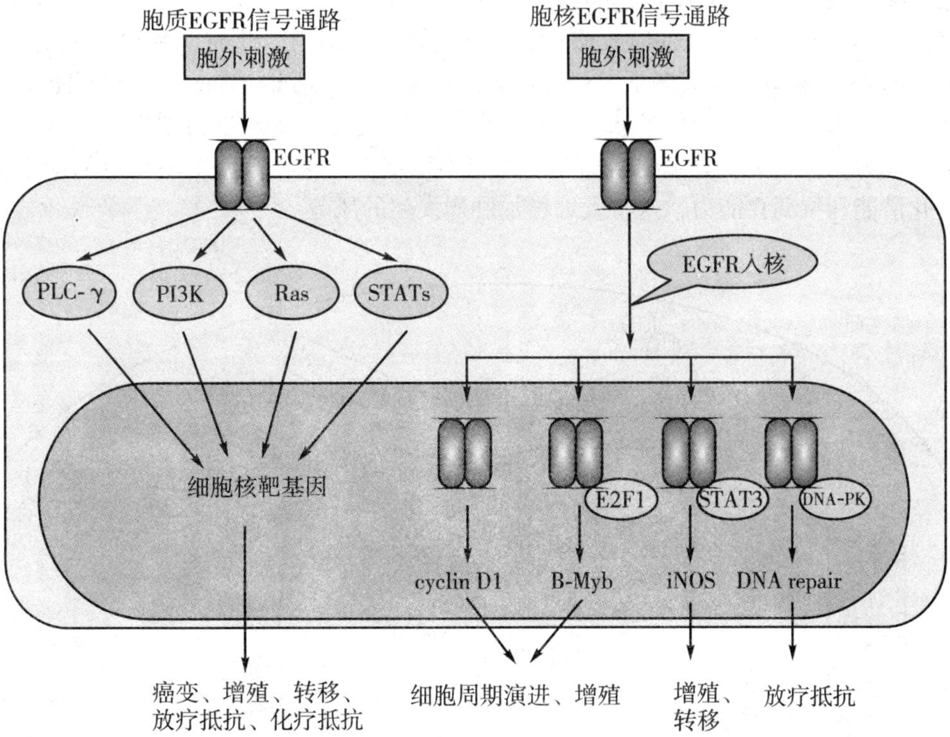

图 5-6　EGFR 信号转导通路模式图

5．转录因子 p53 与肿瘤　P53 是最重要的抑癌基因之一，在超过 50% 的肿瘤中都发现了 p53 基因的突变。人 p53 蛋白由 393 个氨基酸组成，分子量约为 53kD，包括四个主要的功能结构域：N 端的转录活性区，中间的序列特异性 DNA 结合区，C 端的 p53 四聚化区和 C 末端调控区。在多种细胞损伤应激刺激中，活化的 p53 通过细胞周期阻滞和细胞凋亡来维持基因组稳定性，因而 p53 也被形象地称为“细胞的看门人”或“基因组卫士”。P53 可发生多种翻译后修饰，包括磷酸化、泛素化、乙酰化、sumo 化、neddyl 和甲基化等。这些共价修饰是 p53 执行功能的分子基础。细胞在未受到应激刺激时，胞内的 p53 被泛素连接酶 MDM2 加上泛素标记，经 26S 蛋白酶体降解，此时，p53 的半衰期很短，约为 20 分钟。然而当细胞受到包括 X 射线、紫外线和其他 DNA 损伤药物刺激时，p53 的多个氨基酸残基上发生磷酸化和乙酰化等翻译后修饰，p53 N 端 ser15 位和 ser20 位的磷酸化将明显阻断 p53 与 MDM2 的结合，抑制 p53 的泛素化降解。此时，p53 的半衰期被大大延长，胞内的 p53 蛋白水平急剧增加，并进一步被活化。活化的 p53 作为转录因子移位入核，以四聚体的形式参与多种生命活动的调节（图 5-7）。目前已发现多种受 p53 调节的靶基因，大致可以归为以下几大类：生长阻滞基因（如：p21），DNA 修复基因（如 GADD45），凋亡调节基因（如 BAK、PUMA）等。当 DNA 受到损伤时，p53 活化并移位入胞核，诱导下游靶基因 p21 等的表达。P21 能抑制 CDK2 和 CDC2 的活性，使细胞周期停滞在 G_1/S 或 G_2/M 期，为 DNA 损伤修复赢得充分的时间，避免了产生基因突变的子代细胞。另一方面，当 DNA 损伤程度超过细胞修复的能力之外时，p53 则诱导细胞发生凋亡。此时，凋亡相关基因 BAX、PUMA、NOXA 等被 p53 反式激活，经线粒体凋亡途径最终活化 caspase9，使不能发生 DNA 损伤修复的细胞发生凋亡。如果 p53 基因发生突变，突变的 p53 蛋白则丧失了诱导细胞周期阻滞的能力，导致突变频率的增加和基因组不稳定性，这种基因组不稳定的细胞拥有更强的转化潜能和抗凋亡能力，这将大大增加肿瘤发生的风险。

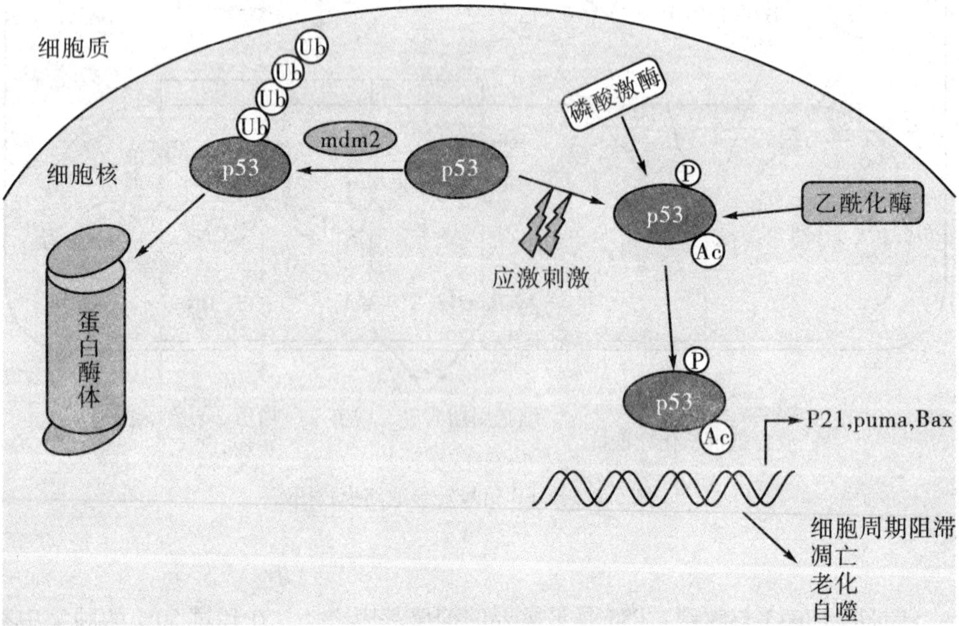

图 5-7　p53 信号通路模式图

随着研究的深入，越来越多的新转录因子加入到肿瘤发生发展这个调控网络中来。这些为数众多的转录因子，在癌变过程中，到底是谁起到了主导作用目前还不得而知。从开始的单个转录因子异常导致肿瘤到现在的整个转录因子网络异常导致癌变，人们在肿瘤的预防与治疗上已取得了巨大进步。进一步阐明这些转录因子的功能，揭示转录因子之间相互作用的分子机制将为确定转录因子与肿瘤的关系提供重要的理论依据，也将为以转录因子为靶点的肿瘤的预防与治疗提供新的契机。

二、基因表观遗传改变与肿瘤

（一）表观遗传学的概念和机制

真核基因的表达受遗传调控（genetic regulation）和表观遗传调控（epigenetic regulation）。前者包括基因转录、转录后加工、翻译及翻译后修饰等环节。表观遗传调控是指单细胞或多细胞把遗传信息传递给子代的过程中不伴有编码蛋白质基因的核苷酸序列的改变，而这类遗传信息以DNA甲基化（DNA methylation）、组蛋白翻译后修饰（histone modification）等形式保存。表观遗传具有三个密切相关的含义：①可遗传，即这类改变通过有丝分裂或减数分裂，能在细胞或个体间世代遗传；②可逆性的基因表达调节；③没有DNA序列的变化或不能用DNA序列变化来解释。表观遗传学成为许多生命学科的研究前沿，具有重要的理论和实际意义。（详见第二章第五节）

（二）肿瘤中的表观遗传学

在多种肿瘤中，通过高通量分析技术对肿瘤中的甲基化模式进行网络分析（network analysis）发现，除30%基因遗传改变外，还伴随有近70%的基因呈现表观遗传改变。癌变过程中表观遗传突变（epimutation）与遗传突变相互作用，共同促进肿瘤的发生发展。信号通路中关键节点的表观遗传突变破坏了DNA损伤修复、应激反应、细胞周期调控和凋亡等多种正常功能，对信号通路造成障碍。因此，探索细胞信号转导网络中关键的信号分子和表观遗传学修饰间的内在联系已成为表观遗传学研究领域的热点，尤其是从表观遗传学的层面阐明其在重大疾病发生发展中的意义是未来的重要研究方向，同时也为发展基于表观遗传学的肿瘤的治疗策略带来了新的启发和思路。

1. DNA甲基化与肿瘤　DNA甲基化异常是癌变早期的重要分子事件之一，目前几乎在所有的实体瘤中都可见到DNA甲基化改变。DNA甲基化改变能引起染色质结构、DNA构象、DNA稳定性及DNA与蛋白质相互作用方式的改变，从而影响癌基因及抑癌基因的表达。研究证实，DNA甲基化是由DNA甲基转移酶（DNA methyltransferase，DNMT）催化发生、维持和调控的，目前已知具有功能的DNA甲基化催化酶有DNMT1、DNMT3A和DNMT3B。DNMTs与肿瘤的发生发展密切相关，其表达及活性增高是细胞癌变过程中重要的分子改变之一。在癌变过程中，随着DNMTs活性增高促进抑癌基因启动子区DNA高甲基化，沉默抑癌基因的表达，导致如STAT3（signal transducer and activator of transcription 3，STAT3）、PI3K等信号通路持续活化，促进肿瘤的发生与发展。在肿瘤发生发展过程中，环境致癌因素、致瘤病毒以及遗传突变相互作用一方面可通过信号转导通路反式激活DNMTs或通过影响泛素蛋白酶体途径调控DNMTs的稳定性；另一方面，通过上游一系列信号转导通路调控DNMTs的磷酸化影响其酶活性。如EB病毒编码的致瘤蛋白LMP1以及乙肝病毒HBV编码的致瘤蛋白X蛋白通过异常激活宿主细胞内信号通路反式激活DNMT1的表达；抑制异常激活的信号通路能够从转录水平抑制DNMT1的表达；另外烟草中的致癌物NNK［nitrosamine 4-（methylnitro-samino）-1-（3-pyridyl）-1-butanone］能够通过PI3K信号通路抑制DNMT1的泛素化，增加DNMT1的蛋白稳定性，这与有吸烟史的肺癌患者预后不良密切相关。此外，PKC和PI3K信号通路参与调节DNMTs磷酸化，影响其酶活性。因此，DNA甲基化是与环境因素高度相关的事件。*DNMTs*是癌变过程中多条信号通路的关键靶基因，通过抑制MAPK、PKC和PI3K等信号转导通路能够抑制癌变过程中异常激活的*DNMTs*。癌变过程中*DNMT*活性增高的下游分子事件是促进细胞染色质局部高甲基化，导致部分抑癌基因表观遗传沉默。在癌变中抑癌基因启动子区 DNA 甲基化导致功能失活是这种表观遗传沉默的重要分子机制之一，涉及细胞内信号转导网络以及多重生物学效应，如细胞凋亡受阻、细胞周期异常、信号通路异常活化等，被称为“表观遗传信号通路改变”。如与肿瘤细胞生长、增殖、分化及移行密切相关的 PI3K 信号通路的负性调控因子 PTEN（phosphatase and tensin homolog）在肿瘤细胞中因 DNA 甲基化呈高频失活状态，从而导致 PI3K 信号通路持续活化；死亡相关蛋白激酶（death-associated protein kinase 1，DAPK1）是 γ 干扰素诱导细胞凋亡过程中的关键分子，在多种肿瘤细胞中 DAPk1 启动子区高甲基化导致肿瘤细胞凋亡受阻；另外与细胞周期异常密切相关的 *CDKN2A* 基因（cyclin-dependent kinase inhibitor 2A，CDKN2A）也是因为启动子区高甲基化失活，在癌变早期发挥重要功能；此外还有与 DNA 损伤修复相关的基因如 *GADD45G*（growth arrest and DNA-damage-inducible protein，GADD45）以及与细胞移行相关的基因 *E-cadherin*，在肿瘤细胞中均常因启动子区高 DNA 甲基化而表达沉默。这种 DNA 甲基化改变正在发展成为新的肿瘤早期筛查标志物，通过检测患者血清中 DNA 甲基化改变，可为基于表观遗传学预防提供新的思路。随着肿瘤表观遗传学研究的不断深入，不断发现新的抑癌基因在癌变过程中因 DNA 甲基化而表观遗传失活，越来越多的实验结果使得研究人员利用抑癌基因的 DNA 甲基化谱开发了一种新的疾病分子分型方式，即 CIMP（CpG island methylation phenotype）。目前研究人员通过利用高通量的 DNA 甲基化检测技术构建了肝癌、白血病、结肠癌等常见恶性肿瘤的 CIMP。通过统计分析按照 CIMP 分型的临床数据，发现 CIMP 分型不同患者的生存、预后存在显著性差异。综上，根据大量的基础及临床医学研究表明 DNA 甲基化具有病因因子的功能，是肿瘤细胞多种生物学活性异常的分子基础之一。

2. 组蛋白翻译后修饰与肿瘤　组蛋白是重要的染色质结构维持单元和基因表达调控因子。组蛋白的翻译后修饰是由不同的组蛋白翻译后修饰酶协调进行的。如组蛋白乙酰基转移酶（HATs）可使组蛋白赖氨酸残基乙酰化增加，组蛋白去乙酰化酶（HDACs）可移除组蛋白上的乙酰基，从而维持细胞内组蛋白乙酰化的动态平衡，确保细胞的正常生物学功能。因此，组蛋白翻译后修饰酶的酶活性的改变与肿瘤的发生发展密切相关。p300/CREB 结合蛋白（CBP）家族是一组有转录共激活物活性的核蛋白，该家族蛋白的特征是有大 HAT 功能域，可以乙酰化靠近启动子的核小体蛋白，使其他必要的调控因子更易接近 DNA。在肿瘤细胞中 P300/CREB 能与癌蛋白（Myb、Jun、Fos）、病毒编码蛋白（如腺病毒编码的 e1a、人乳头状瘤病毒编码的 E6）和肿瘤抑制蛋白的转化相互作用。在急性粒细胞白血病中存在 t（8；16)(p11；p13）易位，这使得锌指蛋白和 CBP 的氨基末端融合，形成具有两个 HATs 功能域的融合蛋白，显著提高细胞内 HAT 活性，打破细胞内组蛋白乙酰化的平衡。因此组蛋白翻译后修饰酶在肿瘤的发生发展过程中具有重要作用。目前在不同的肿瘤中鉴定出了一系列肿瘤特异性的组蛋白翻译后修饰。如前列腺癌细胞中组蛋白 H3 18 位赖氨酸乙酰化程度比正常癌旁组织低 3 倍。新近通过构建 H3 和 H4 突变文库技术已经明确 H3、H4 组蛋白 486 个特异位点翻译后修饰的功能。因此在可以预计的将来，通过进一步鉴定在肿瘤发生发展过程中特异性的组蛋白翻译后修饰的位点和功能，将为我们从表观遗传学角度对肿瘤的预防和治疗提供新的启示。

表观遗传学是今后肿瘤研究领域的热点与前沿，癌变过程中表观遗传突变在促进肿瘤细胞恶性增殖、侵袭转移中发挥关键作用。一方面癌变过程中异常激活的信号转导通路能促进 DNMT、HDAC 等与表观遗传修饰密切相关的酶活性增强，增加基因组不稳定性；另一方面 DNMT、HDAC 表观遗传沉默抑癌基因，进一步维持和促进癌变过程中异常激活的信号转导通路的活性。因此，深入研究表观遗传学将有助于深入阐明癌变的分子机制，并从表观遗传角度开发新的肿瘤标志物与肿瘤预防及治疗方法。

三、miRNA 异常表达与肿瘤

miRNAs 是近年来新发现的一类具有全局调控作用的小分子调控物，可在转录后水平调节基因的表达。随着研究的不断深入，人们发现肿瘤组织中多种 miRNAs 的表达水平异常，提示肿瘤的发生发展与 miRNAs 之间存在一定的相关性。尽管该领域的研究刚刚起步，但随着新发现、新观点和新技术不断出现，miRNAs 与肿瘤的关系已逐渐成为当前生命科学的研究热点之一。

（一）miRNA 的概念和形成的分子机制

miRNAs 是一类长 20～25 个核苷酸的内源性非编码小分子 RNA，可通过与靶 mRNA 的 3′非编码区（untranslated regions，UTRs）完全或不完全互补结合在转录后水平使其降解或抑制蛋白合成，参与基因转录后水平调控及多种生物学过程。目前，估计人类细胞中有近 1000 种 miRNAs，其中绝大多数呈高度进化保守的特点。MiRNAs 在细胞生长、增殖、发育、凋亡、病毒感染及肿瘤的发生发展中扮演重要角色，并与多种疾病的发生有关。

miRNAs 的生成和作用机制比较复杂，目前人们仅阐明其部分机制。细胞内编码 miRNAs 的基因首先在 RNA 聚合酶Ⅱ的作用下转录出长约几百个核苷酸的初级转录物 pri-miRNAs，然后在 RNA 聚合酶Ⅲ——Drosha 的作用下进一步被加工成为只含 60～70nt 具有茎环结构的 miRNAs 前体——pre-miRNAs，转运蛋白 exportin-5 识别其突出于 3′端的标志并与之结合，并依赖 Ran-GTP 将其转运至细胞质。在另一种 RNase Ⅲ Dicer 酶的参与下，miRNAs 前体加工形成 miRNA : miRNA* （miRNA* 为 miRNA 的反义链）。然后在解旋酶（helicase）的作用下，最终形成成熟的单链 miRNA（多数为 miRNA，miRNA* 通常被降解），进入核蛋白复合体并参与形成 RNA 诱导的沉默复合体（miRNA-associated RNA-induced silencing complex，miRISC），从而发挥生物学作用。miRNAs 对靶基因的调控主要通过与其 mRNAs 的 3′UTRs 碱基互补配对来实现，植物 miRNAs 与靶基因完全互补，可使靶 mRNAs 降解，而动物 miRNAs 与靶序列的匹配程度较差，因此多数属于翻译抑制（图 5-8）。另外腺苷酸化机制也参与了 miRNAs 的基因调控，大约 60% 的 miRNAs 为独立表达，15% 左右的 miRNAs 成簇表达，还有 25% 位于内含子。在生物体内，miRNAs 的特异性并不是很强，往往是一个 miRNA 作用于多个靶基因，包括转录因子、细胞因子、受体等，仅占人类基因 1% 的 miRNAs 基因可能调控 30% 以上其他基因的表达，也可能存在多个 miRNAs 调控一个靶基因的情况，因此 miRNAs 与靶基因之间组成了一个复杂的调控网络。

RNA 干扰（RNA interference，RNAi）是生物进化过程中遗留下来的一种在转录后通过 RNA 调控基因表达的机制。是指一种分子生物学上由双链 RNA 诱发的基因沉默现象，其机制是通过阻碍特定基因的翻译或转录来抑制基因表达。当细胞中导入与内源性 mRNA 编码

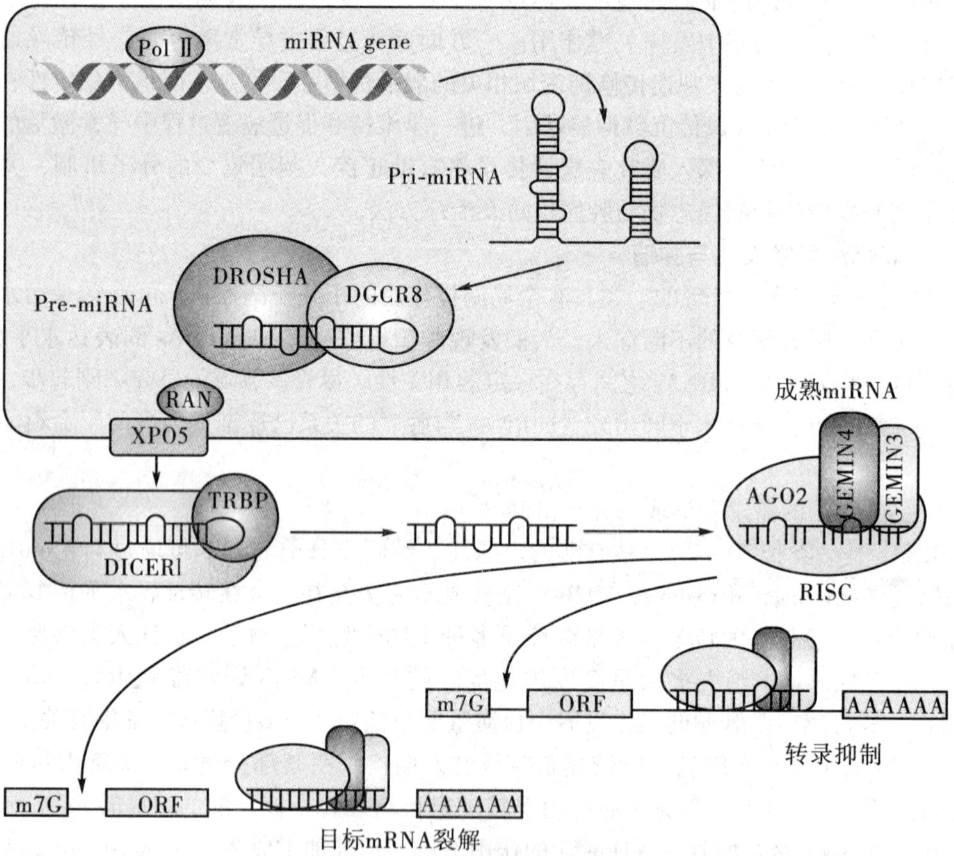

图 5-8 miRNA 的生物合成和作用机制

修改自 Nat Rev Cancer，2010，10：389。

区同源的双链 RNA 时，该 mRNA 发生降解而导致基因表达沉默。RNAi 现象在生物中普遍存在，其作用是通过一类较稳定的中间介质实现的。siRNA 是在 RNA 干扰过程中人工体外合成的小片段外源性 RNA，由约 20 个碱基对组成，包括 5 个磷酸盐、2 个核苷和 3 个悬臂。siRNA 只降解与其序列互补配对的 mRNA，其调控的机制是通过互补配对而沉默相应靶基因的表达，是一种典型的负调控机制。miRNA 与 siRNA 同属非编码小分子 RNA，都是双链 RNA 经过加工产生的，两者在生物合成和作用机制上存在着紧密联系，但两者之间也存在着明显的区别：①miRNA 是生物体自身的正常调控机制，具有高度的保守性、时序性和组织特异性，而 siRNA 是外源的，具有高度特异性；②miRNA 是不对称加工产生的，仅是剪切 pre-miRNA 的一个侧臂产生的单链 RNA，而 siRNA 是对称地来源于双链 RNA 的前体两侧臂的双链 RNA；③miRNA 与靶基因可以完全互补也可以不完全互补，存在错配现象，而 siRNA 一般要求完全互补；④miRNA 可降解靶 mRNA，也可在翻译水平上进行调控，不影响 mRNA 的稳定性，而 siRNA 降解靶 mRNA，影响 mRNA 的稳定性；⑤miRNA 主要与靶基因 3′UTR 区域结合，而 siRNA 可作用于 mRNA 的任何部位。

（二）miRNAs 异常表达与肿瘤发生发展的分子机制

在正常的生理情况下，单个的 miRNA 表现出严格的组织和发展阶段的特异性，可对多个生理过程产生重要影响，如细胞生长、凋亡、应激应答、干细胞分化潜能的维持以及新陈代谢等。由于其在转录后水平进行调节，能够比转录水平调节因子更快地调节基因的表达，具有明显的生物学优势。随着研究的深入，目前已发现了多种与细胞分化成熟障碍、增殖失控、细胞永生化等肿瘤疾病密切相关的 miRNAs，其中癌基因功能的 miRNA 通常称之为“OncomiR”。根据恶性肿瘤 miRNA 表达谱的分析主要有以下特点：①恶性肿瘤的 miRNA 表达高低各异。与同源的正常组织相比，恶性肿瘤组织中有的 miRNA 表达升高，有的降低。不同组织来源的肿瘤，甚至同一组织来源的肿瘤的不同分化状态，其 miRNA 的表达谱都不相同；②miRNA 差异的水平与其功能有一定的相关性。miRNA 是通过调控编码的癌基因和/或抑癌基因的表达起作用的，同一种 miRNA 可能调控多种癌基因和/或抑癌基因，所以即使 miRNA 表达水平差别不大，但它可能通过协同调控数种癌基因或抑癌基因而获得放大。另一方面，有的 miRNA 表达水平虽然相差甚远，但可能由于其同时调控了功能相拮抗的癌基因和抑癌基因而作用相互抵消。此外，有的 miRNA 在不同组织类型，甚至是胚胎来源不同的恶性肿瘤组织中的表达具有共同的特征，提示这些小分子 RNA 及其调控的编码产物控制着多种肿瘤发生发展的基本信号通路。多种 miRNAs 分子通过沉默肿瘤生长相关基因的表达，参与了肿瘤细胞重要的细胞生物程序的调控，间接起着“促癌”或“抑癌基因”的作用。一般来说，发挥癌基因功能的 miRNAs 在肿瘤中过表达，通过抑制抑癌基因、生长抑制基因或促凋亡基因，促进肿瘤的发生与发展；而抑制癌基因或增殖相关基因的发挥抑癌基因功能的 miRNAs 则通常表现为下调或缺失。

1. 具有抑癌基因作用的 miRNAs　研究发现，大约 50% 的 miRNAs 在基因组上定位于与肿瘤相关的脆性位点（fragile site），说明 miRNAs 在肿瘤的发展中起着重要的作用。2002 年，慢性 B 淋巴细胞性白血病（CLL）作为第一种被发现的存在 miRNA 表达改变的人类恶性肿瘤，其发病与 13q14 位点的缺失高度相关，这一区域包含了 2 种 miRNA——miR-15a 和 miR-16-1，约 68% 的慢性淋巴细胞白血病细胞中这两种 miRNAs 的表达缺失，因此该 miRNAs 可以起到抑癌基因的作用。2005 年，后续研究进一步证实了 miR-15a 和 miR-16-1 的表达与 CLL 细胞 BCL-2 的表达呈负相关，而 bcl-2 基因的 3′UTR 区域含有该两个 miRNA 分子的结合序列。在 bcl-2 高表达的 CLL 细胞中转导上述 miRNA 的其中一种，都会导致 BCL-2 蛋白水平的下降，而不会影响其 mRNA 的表达，更证实了这两种小分子 RNA 是通过 miRNAs 的途径抑制 bcl-2 基因的翻译过程，也说明 miR-15a 和 miR-16-1 可能就是真正的抑癌基因。最初在线虫中发现的 let-7 家族是典型的具有抑癌作用的分子。在人类中，let-7 代表了 11 个类似物的 miRNAs 家族：let-7a-1、let-7a-2、let-7a-3、let-7b、let-7c、let-7d、let-7e、let-7f-1、let-7f-2、let-7g 和 let-7i。这些 let-7 家族成员在肺癌、结肠癌、乳腺癌和卵巢癌中低表达，说明该 miRNA 的丢失可能参与这些肿瘤的发生。过表达 let-7 可抑制肺癌和 Burkitt 淋巴瘤细胞增殖。Ras 作为一种原癌基因因其 3′UTR 含有 let-7 家族多个互补位点，受到 let-7 家族的负性调控。因此，let-7 既可以作为一种标志物诊断肿瘤和判断预后，也可作为 Ras 基因突变的肺癌的一种可能的治疗药物。此外，在结直肠癌中，成熟的 miR-143 和 miR-145

水平显著下降，说明 miR-143 和 miR-145 在肿瘤形成过程中发生异常，它们不但在结直肠癌中发挥抑癌作用，而且在胃癌、乳腺癌、前列腺癌、宫颈癌和淋巴瘤细胞中表达也明显下降。

2. 具有癌基因作用的 miRNAs　miR-155 是最早发现的具有促癌活性的 miRNA。在人的各种肿瘤类型中都发现了 miR-155 的高表达，包括 B 细胞淋巴瘤、乳腺癌、肺癌、结肠癌和甲状腺癌等。miR-155 转基因小鼠研究发现小鼠体内很快形成 B 细胞性恶性肿瘤，证实 miR-155 的表达具有诱导淋巴瘤形成的作用。位于染色体 13q31-32 上的 miR-17-92 基因簇在 B 细胞淋巴瘤和滤泡性淋巴瘤中高频扩增。miR-17-92 基因簇包括 miR-17-5p、miR-17-3p、miR-18a、miR-19a、miR-20a、miR-19a-1 和 miR-92-1，它们起着癌基因的作用。原癌基因 *c-myc* 激活 miR-17-92 基因簇的表达，转录后抑制靶基因 E2F1 表达，抑制细胞死亡，促进细胞增殖。研究表明，过表达 c-Myc 和 miR-17-92 基因簇的肿瘤比仅有 c-Myc 过表达的肿瘤具有更强的增殖能力和更低的细胞死亡率。miR-21 也是一种具有广泛致癌作用的 miRNA，在乳腺癌、肝细胞癌、胆管癌、视网膜母细胞瘤等肿瘤中异常表达。过表达 miR-21 可促进肝细胞癌的增殖，下调 miR-21 能促进视网膜母细胞瘤细胞的凋亡，明显抑制乳腺癌和前列腺癌细胞的侵袭和转移。PI3K 信号通路的负性调控子——PTEN，是 miR-21 的靶基因，受其负性调控参与肿瘤的发展。恶性胶质瘤中 miR-21 显著高于正常组织中的表达水平，且与 caspases 细胞凋亡途径相关，说明 miR-21 可能通过抑制关键性的凋亡相关基因的表达促进肿瘤的形成。肿瘤的侵袭转移是一个多步骤、多因素参与的复杂过程。miRNA 参与对肿瘤侵袭转移相关分子的基因表达调控研究已经成为肿瘤研究的热点。目前有学者将参与肿瘤转移的 miRNA 称之为“metastamir”。20 多种 miRNAs 可影响上皮 - 间质转化（EMT）、凋亡以及促血管生成等转移相关步骤，包括促进转移的 miR-10b、miR-21 等，以及抑制转移的 miR-141、miR-200a/b/c、miR-146、miR-335 等（表 5-3）。最初抑制转移的 miRNA 是在乳腺癌中发现的，miR-335 和 miR-206 能在体内抑制转移，并在体外实验中抑制侵袭与浸润。而 miR-10b 作为首个发现的促进转移的 miRNA，在乳腺癌细胞中高表达，可促进肿瘤侵袭与转移，其机制主要是在促转移基因 TWIST1 的上调之下，靶向 HOXD10，并使 RHOC 上调。尽管转移 miRNA（metastamir）发现较晚，但其通常是一些复杂的信号通路如 NF-κB、EGFR、TWIST1、BRMS1、ZEB1/2 和 HIF1α 重要组分，并表达于促/抑转移信号的下游，但其具体的机制仍未阐明。

3. 生物因子 EBV、Hp 等与细胞 miRNA 调控网络　在哺乳动物 miRNAs 发现后不久，Epstein Barr 病毒（EBV）、巨细胞病毒、卡波西肉瘤相关疱疹病毒（KSHV/HHV-8）等 DNA 病毒也被相继发现与 miRNAs 的调控网络有关。Epstein-Barr 病毒（EBV）是第一个被发现编码 miRNAs 的病毒。目前已发现 25 条 EBV 编码的前体 miRNAs 和 44 条成熟的 miRNAs，包括 ebv-miR-BHRF1-1 ~ 3、ebv-miR-BART1 ~ 22。ebv-BARTs 是鼻咽癌中第一个被发现的多剪切转录本，在 EBV 相关的肿瘤中广泛存在。miR-BART 在 B 淋巴细胞中低表达，在上皮组织中高表达，说明 miR-BARTs 可能特异性参与上皮细胞的恶性转化。miR-BARTs 也在 EBV 基因组成性活化的 EBV 相关的胃癌细胞系和组织中高表达。鼻咽癌作为中国南方高发的肿瘤之一，与 EBV 感染密切相关。研究发现，来源于 BART 簇的 miRNA 在鼻咽癌组织中均表达，说明这些 miRNAs 对病毒在鼻咽癌中功能的维持有重要作用。此外，目前已发现的病毒编码的 miRNA 还有 SV40、HIV 等等。病毒寄生于细胞内，高效地利用宿主细胞内的机制维持自身的存活与复制，而宿主的 miRNA 在病毒感染的组织中通过靶向病毒致病的相关基因，从而达到抗病毒的防御功能。幽门螺杆菌（Hp）感染被认为是胃癌癌变的重要因素之一，超过 80% 的胃癌中其感染呈阳性。在 Hp 阳性病例中，miR-21 明显过表达，此外，Hp 阳性人群的胃黏膜 miRNAs 基因甲基化水平比阴性组织高 7.8～13.1 倍，而在 Hp 阴性人群中，胃癌患者非癌黏膜比健康者胃黏膜 miRNAs 基因甲基化水平高 7.2～15.5 倍，提示甲基化沉默的 miRNAs 在胃癌的癌变中起重要作用。

表 5-3　miRNA（metastamir）调控肿瘤转移的环节

	EMT	黏附、浸润、侵袭	凋亡	血管生成	克隆形成
促进转移	miR-10b	miR-10b miR-21 miR-143 miR-182 miR-373 miR-520c miR-183	miR-29a/b/c miR-182	miR-27a/b miR-19a/b miR-221 miR-222 let7f	
抑制转移	miR-141 miR-200a/b/c miR-205 miR-429	miR-146a/b miR-206 miR-335 miR-31	miR-31	miR-15b miR-16 miR-20a/b miR-126	miR-31

尽管 miRNA 在肿瘤的发生发展中起着重要的作用，但其中的生物学机制尚未完全阐明。不过，值得肯定的是，肿瘤细胞染色体异常，表观遗传调控障碍和参与 miRNA 生物合成的蛋白表达异常等机制都可能与肿瘤细胞 miRNA 表达谱变化相关。最新研究发现，miRNA 基因中也存在 SNP——miR-SNPs，指 SNP 通过调节初始转录本的转录、pri-miRNA 和 pre-miRNA 的加工和成熟，或 miRNA-mRNA 的相互作用而影响功能。目前研究发现 miRNA SNP 与肿瘤发病风险相关，例如：pri-miRNA mir-26a-1 中 rs7372209 的 SNP 可降低 64% 的女性膀胱癌发病，并可两倍增加患口腔黏膜癌前病变的概率，而 mir-124-1 中 rs531564 SNP 可增加男性膀胱癌和食管癌的发病。除此之外，pre-mirSNP 也与肿瘤发病风险有关，pre-mir-196a-2 的 rs11614913 增加乳腺癌、肺癌和胃癌的发病，miRNA 相关的 SNP 与肿瘤预后也有一定关系。根据最新研究数据显示，202 种 pre-miR 基因拥有 283 个 SNP，这说明一种新的统计潜在的肿瘤风险相关 SNPs 的 dbSNP 即将启动。根据 SNP 的流行病学统计发现 mir-SNPs 的高水平突变具有地域人群分布的特点，而这些流行病学相关性仍将继续在非依赖性人群中证实。Mir-SNPs 在全基因组关联分析（GWAS）的结论将有助于寻找低外显率的易

感突变，但目前大多数 mir-SNPs 未包括在现有的 GWAS 设计中，因此，发现 miRNA 相关的 SNPs 标签将有助于推动未来的肿瘤相关研究。

此外，miRNA 参与了肿瘤细胞的增殖、凋亡、黏附、血管生成等肿瘤细胞生物程序的调控，说明 miRNA 在肿瘤的基因调控上发挥着非常重要而广泛的作用，必然会对肿瘤的诊断和预后带来巨大的影响。

（三）基因表达调控研究的主要技术与原理

1．转录调控研究的主要技术与原理　目前对转录调控的研究主要集中在两方面：一是对基因启动子和增强子活性的分析，二是研究特异性转录因子对基因转录效率的调控。对启动子和增强子活性的分析最常用的方法即是报道基因分析法。目前已经有多个网站可以提供免费的启动子分析服务，根据基因序列即可预测其可能的启动子和转录因子结合区（如：http://www. cbs. dtu. dk/services/Promoter/, http://thr. cit. nih. gov/molbio/proscan/, http://rulai. cshl. org/tools/FirstEF/）。只要已知一个基因的启动子序列即可通过软件预测该启动子区域可能存在的转录因子的特异性结合位点，国外许多网站（http://mbs. cbrc. jp/research/db/TFSEARCH. html, http://www. genomatix. de/en/index. html）也可提供预测服务。

（1）报告基因分析方法　报道基因分析方法是目前研究启动子和增强子活性的经典方法。报道基因是指在 mRNA 和蛋白质水平都易于被正确检测并且与内源性背景蛋白质容易相区别的一类基因，常作为表示转录活性的指示分子。将报道基因与表达载体的启动子序列相连，并转染到细胞内，然后检测细胞内报道蛋白的含量或活性，即报道基因技术。传统的单报告基因（如 CAT，β-Gal 等）实验方法不够便利，检测系统内部存在一定误差。近年来发展的双报告基因技术，将萤火虫报告基因偶联到调控的启动子，海肾报告基因偶联到组成型启动子，同时转染这两种表达质粒，海肾荧光素酶报告基因作为内对照，使萤火虫报告基因的检测均一化，将系统误差降到最低。

（2）凝胶迁移滞后实验（EMSA）　EMSA 是近年发展起来的研究核酸与蛋白质相互作用简单、快速、敏感的方法。其基本原理是在凝胶电泳中，裸露的 DNA 在电场的作用下向正极迁移，DNA 迁移的距离与其分子量成反比。此时，DNA 与某种蛋白质相互结合，由于分子量增大，它在凝胶中的迁移将会变得滞后，因此当某个 DNA 片段与细胞裂解液混合后，若它在凝胶电泳中的移动距离变小了，就说明它与细胞裂解液中的某种特殊蛋白质分子相结合了。该方法可用于检测 DNA 结合蛋白、RNA 结合蛋白，并可通过加入特异性的抗体（supershift）来检测特定的蛋白质，并可进行未知蛋白的鉴定。在凝胶迁移实验中，可以加入目的蛋白特异性的抗体与标记的 DNA 探针和细胞蛋白质提取物共孵育。此时，目的蛋白会与标记的 DNA 探针以及目的蛋白特异的抗体形成复合物，在电场的作用下，这三者的复合物比 DNA 探针和目的蛋白二者形成的复合物迁移得更慢，显影后会出现“super-shift band”的超迁移条带。

（3）染色质免疫沉淀技术（CHIP）　CHIP 是目前常用的研究体内 DNA 与蛋白质相互作用的方法。它的基本原理是在活细胞状态下固定蛋白质-DNA 复合物，并将其随机切断为一定长度范围内的染色质小片段，然后通过免疫学方法沉淀此复合体，特异性地富集目的蛋白结合的 DNA 片段，从而获得蛋白质与 DNA 相互作用的信息（图 5-9）。根据 CHIP 的基本操作由对染色质的处理方法不同 CHIP 分为非变性和变性两种。非变性 CHIP 一般用于具有 DNA 高亲和力的组蛋白及其变异体的研究中，对于核心组蛋白修饰，如甲基化、乙酰化的分析最为合适。而变性（交联）染色质免疫沉淀多用于与 DNA 结合不够紧密的转录因子活性的研究。CHIP 不仅可以检测体内反式作用因子与 DNA 的动态作用，还可以用来研究组蛋白的各种共价修饰与基因表达的关系。而且，CHIP 与其他方法的结合，扩大了其应用范围：CHIP 与基因芯片相结合建立的 CHIP-on-chip 方法已广泛用于特定反式因子靶基因的高通量筛选；CHIP 与体内足迹法相结合，用于寻找反式因子的体内结合位点；RNA-CHIP 用于研究 RNA 在基因表达调控中的作用等。

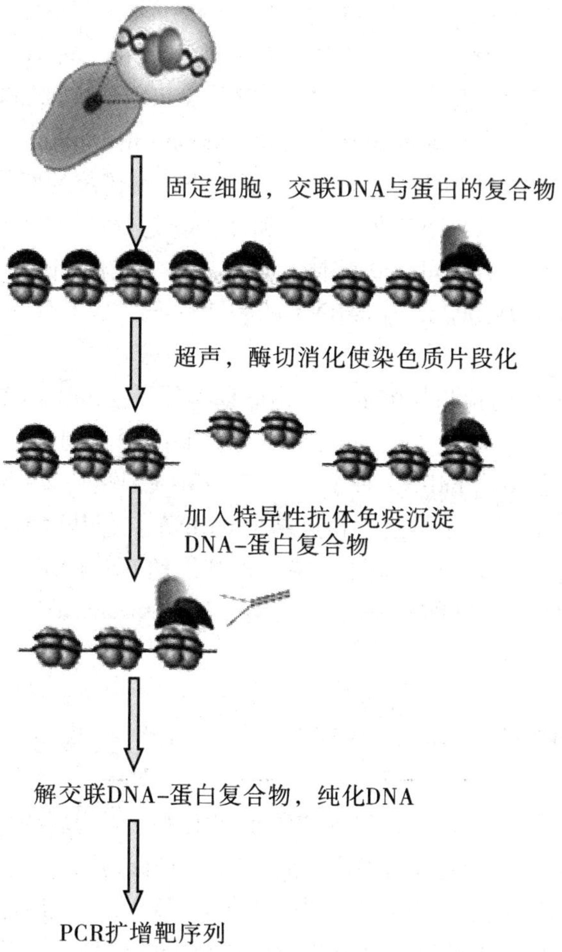

图 5-9　染色质免疫共沉淀（Chip）技术示意图

2. miRNAs 研究的主要技术与原理

(1) miRNAs 的检测方法　由于 miRNA 可能参与分化、发育、组织生长等生理过程，在不同的组织和发育阶段的表达水平有所不同，进一步了解 miRNA 的生理功能需要确定其在各种生物中的表达水平，因此需要一种精确的定量纯化方法，从而得到可信的数据。①miRNA 的抽提和富集：目前用于 miRNA 抽提的方法主要有改良的有机溶剂抽提法和改良硅胶模离心柱法。前者抽提获得的是包含 miRNA 在内的总 RNA，抽提之后再采用 PAGE 电泳的方法将 miRNA 分子分离出来；后者可直接获得小分子 RNA，以 Ambion 公司的 mirVana miRNA Isolation Kit 为代表；②miRNA 微阵列检测：miRNA 微阵列检测即 miRNA 表达谱芯片，是高通量检测 miRNA 表达情况的最佳选择，可在短时间内同时鉴定所有已知 miRNA 的表达谱，其原理与核酸印记杂交类似，采用荧光检测；③Northern 杂交检测：Northern 杂交不仅能够灵敏检测出 RNA 的丰度，还能结合 RNA marker 来检测 RNA 的分子大小，因此一直被认为是 RNA 检测的金标准；④实时荧光定量 PCR（real-time PCR）检测：real-time PCR 用于 miRNA 的定量检测既可检测 miRNA 前体又可检测成熟 miRNA 的表达，具有灵敏、快速、高重复性等优点；⑤核酸原位杂交技术（in situ hybridization，ISH）检测：ISH 被广泛用于 mRNA 表达的检测，但由于 miRNA 分子太小，在传统的原位杂交技术上以新的杂交探针——锁核酸探针（LNA）可增加杂交亲和性，避免小分子 RNA 在杂交和洗脱过程中丢失。这种特异的原位检测方法可以在整体、切片、单个细胞和福尔马林固定、石蜡包埋的切片中进行，可以更直观地显示出 miRNA 的表达情况，是了解 miRNA 时间和组织特异性表达谱更方便的方法。

(2) miRNA 靶基因的预测与鉴定　生物信息学预测在 miRNA 靶基因的发现中发挥了重要的作用，它的广泛应用得益于对 miRNA 功能机制的深入阐明。从已知的 miRNA 与靶基因的相互作用中，人们得出 miRNA 种子序列即 miRNA 5′端的 2～8 个核苷酸与靶 mRNA 3′端 UTR 区完全互补。因此，根据这一特点结合 miRNA 与靶基因形成二聚体的热力学稳定性和二级结构分析软件，以及 miRNA 的 3′端与靶基因的互补情况等，进行 miRNA 靶基因预测，开发多个预测软件，目前常用的主要有：TargetScan、miRanda、Pictar、RNAhybrid、DIANA-microT 等。

第四节　肿瘤微环境对肿瘤发生发展的影响

早在 1889 年，Stephen Paget 提出的“种子与土壤”假说就为肿瘤微环境概念的提出奠定了基础。作为“种子与土壤”假说的扩展，Paget 准确地预测到作为“种子”的肿瘤细胞如果能够定居于适合其生长的“土壤”，即远端组织器官，肿瘤细胞必须与它周围的影响因子起协同作用。微环境是指肿瘤在其发生过程中所处的内环境，肿瘤微环境主要由肿瘤细胞本身、间质细胞、微血管、组织液及少量浸润细胞等共同组成。正常细胞与其周围的组织环境之间存在动态平衡，两者共同作用可以调控细胞活性，决定细胞增殖、分化、凋亡以及细胞表面相关因子的分泌和表达。肿瘤微环境是一个复杂的综合系统，它包括成纤维细胞、免疫和炎性细胞、脂肪细胞、胶质细胞、平滑肌细胞以及一些血管细胞等。这些细胞可以被肿瘤细胞诱导并产生大量的生长因子、细胞趋化因子以及基质降解酶类等，从而有利于肿瘤细胞的增殖和侵袭。

一、肿瘤基质对肿瘤发生发展的影响

肿瘤基质由基底膜、免疫细胞、毛细血管、成纤维细胞以及肿瘤周围的细胞外基质共同构成。机体组织内环境稳态的维持，需要胞外网络提供结构支持以及细胞与细胞之间的持续联系。肿瘤细胞与肿瘤基质之间的相互对话在肿瘤的恶变进程中起到了重要的作用。肿瘤细胞通过产生大量的生长因子和蛋白水解酶调节着肿瘤基质环境并以旁分泌的形式诱导血管生成。同时，还可以激活肿瘤基质中的各型细胞而活化肿瘤基质，如成纤维细胞、平滑肌细胞和脂肪细胞等。基质细胞活化后会分泌胰岛素依赖性生长因子-1（IGF-1）、肝细胞生长因子（HGF）等多种细胞因子，对肿瘤的恶性转化起促进作用。目前，肿瘤基质细胞中对成纤维细胞研究较多。在肿瘤的恶变进程中，大量被激活的成纤维细胞与上皮细胞、炎性细胞以及从脉管中外渗的血浆蛋白共同作用产生富含纤维连接蛋白和Ⅰ型胶原的细胞外基质，诱导肿瘤血管起始阶段的生成。另外，成纤维细胞可以被转化生长因子β（TGF-β）以及血小板衍生生长因子（PDGF）两条途径激活，转化为癌相关成纤维细胞，后者可以进一步促进肿瘤的恶性转化。

二、炎症微环境对肿瘤发生发展和免疫细胞功能的影响

（一）炎症微环境对肿瘤发生发展影响

近年来，炎症和肿瘤发生发展的关系越来越受到重视。研究表明慢性炎症可为肿瘤的发生发展提供微环境。炎症细胞可分泌多种细胞因子（如IL-1、IL-6、TNF-α）、趋化因子、促血管生成的物质和基质降解酶，促进肿瘤细胞的生长、迁移和肿瘤血管形成。研究证明IL-6和TNF-α都有促进肿瘤细胞增殖和转移的作用。炎症因子下游的关键转录因子NF-κB的激活在肿瘤的发生发展中发挥重要作用。慢性炎症的刺激也可导致肿瘤释放许多直接促进其自身生长的因子，从而构成了一个有利于肿瘤发生和发展的炎性微环境。

肿瘤的恶变中有许多炎性免疫细胞的参与和调节，其中起主要作用的是机体的固有免疫细胞，其在肿瘤恶变中起重要作用。固有免疫细胞主要来源于骨髓，包括巨噬细胞、中性粒细胞、肥大细胞等。这些细胞释放化学趋化因子、血管生长因子、基质降解酶等，共同形成有利于肿瘤生长和侵袭的微环境。同时，这些炎性细胞可以通过产生活性氧和氮类，形成一种细胞DNA损伤剂——过氧亚硝酸盐，诱导基因突变，增强肿瘤基因的不稳定性。乳腺癌及膀胱癌中，趋化因子配体2（CCL2）的表达与预后不良呈正相关；单核巨噬细胞主要的生长和分化因子——集落刺激因子1（CSF1）在子宫、卵巢、前列腺癌中高表达。近年的研究表明，粒细胞集落刺激因子（G-CSF）和粒细胞-巨噬细胞集落刺激因子（GM-CSF）是主要的广泛存在于各种肿瘤中的造血生长因子，它们不但可以在体内募集单核巨噬细胞、中性粒细胞等到达肿瘤临近的部位促进肿瘤发展进程，还可以诱导肿瘤血管生成，主要的方式为招募正常的内皮祖细胞到达肿瘤组织。研究发现：炎性细胞中，中性粒细胞对于诱导肿瘤血管生成的作用最强，可以通过分泌基质金属蛋白酶9（MMP9）和基质金属蛋白酶13（MMP13）的方式降解重塑基底膜发挥作用。

（二）肿瘤微环境与肿瘤的免疫逃逸

肿瘤的微环境可以驯化许多免疫细胞，这与肿瘤的免疫逃逸有关。在正常情况下机体免疫系统能够识别异化“非我”的癌变细胞，调动天然免疫和获得性免疫多种细胞，通过多种机制杀伤、清除肿瘤。但是，在宿主与肿瘤的博弈中，结果往往是肿瘤最终逃避宿主的免疫防御和攻击，进而转移并扩散到全身各个器官。肿瘤免疫逃避的机制非常复杂，迄今尚未完全阐明。近年来的研究发现，在肿瘤和宿主的博弈中，肿瘤细胞一方面通过自身突变、修饰等手段，隐藏或缺失宿主识别的靶点，逃避宿主免疫系统的监视；另一方面，通过改变其微环境，即释放一系列被称为肿瘤来源的因子（tumor derived factors，TDFs）的免疫抑制性或炎症性介质，诱导幼稚的免疫细胞耐受、诱导成熟的树突状细胞（dendritic cell，DC）分化为具有免疫抑制功能的调节性树突状细胞（regulatory dendritic cell，DCreg)，以及诱导巨噬细胞成为具有免疫抑制作用的肿瘤相关巨噬细胞（tumor associated macrophage，TAM)。肿瘤诱导 DCreg 和 TAM 通常在肿瘤原位诱导产生，并主要在肿瘤原位发挥免疫抑制功能。此外，目前广泛关注的另一群髓源抑制性细胞亚群（myeloid derived suppressor cells，MDSCs）广泛存在于荷瘤小鼠脾脏、血液、肿瘤组织以及肿瘤患者外周血及肿瘤组织中，该群细胞来源于骨髓祖细胞和未成熟髓细胞，是 DC、巨噬细胞和/或粒细胞的前体。这些前体细胞被 TDFs 从骨髓募集到外周，并进一步诱导活化，活化后的 MDSCs 通过各种机制抑制机体抗肿瘤免疫，使肿瘤逃避机体的免疫监视和攻击，促进肿瘤发展。

三、肿瘤营养代谢改变与低氧对肿瘤发生发展的影响

（一）低氧对肿瘤发生发展的影响

肿瘤组织主要生活在低氧低糖环境中。在低氧条件下，最先受刺激而过度表达并诱导下游基因表达的是低氧诱导因子（hypoxia inducible factor-1，HIF-1）HIF-1 为异源二聚体核转录因子，由 HIF-1α 和 HIF-1β 两个亚单位组成，HIF-1α 决定 HIF-1 的活性（详见第四章）。在实体肿瘤中，肿瘤细胞普遍存在缺氧，处于缺氧状态下的肿瘤细胞仍能不断增殖与浸润，说明肿瘤细胞存在着对缺血缺氧的自身调节和适应，这种适应性调节主要表现在以下两个方面：①肿瘤血管生成：肿瘤生长直径超过几毫米，就必须生成血管，而血管内皮生长因子（VEGF）在肿瘤血管形成调控方面起着重要作用；②Warburg 效应：即肿瘤细胞在缺氧状态下通过增加糖酵解酶活性，加速糖酵解来获取能量。近年的研究表明，这些自身性调节和适应都是受 HIF-1α 调控的。研究发现，肿瘤坏死组织边缘的组织中有缺氧反应基因的表达，这些基因的表达具有 HIF-1α 依赖性。HIF-1α 广泛存在于动物及人体的多种肿瘤细胞中，其活性对维持肿瘤细胞的能量代谢、肿瘤血管生成、促进肿瘤细胞增殖和转移起重要作用。HIF-1α 在各种恶性肿瘤局部和转移区均有普遍性的高表达，在良性肿瘤中 HIF-1α 蛋白处于正常水平，在各种原发性恶性肿瘤中明显增高，在转移瘤中更为明显，与肿瘤细胞的转移潜能呈正相关。HIF-1α 上调会使血管内皮生长因子（VEGF）表达升高；在肿瘤抑癌基因 *VHL* 缺失的 4 型肾细胞癌中，HIF-1α 能够增加编码 3 种转录 E-钙黏素抑制物的 mRNA 的表达，降低肿瘤细胞之间的同型黏附，有利于肿瘤细胞的迁移。表 5-4 和表 5-5 显示了部分 HIF-1 靶基因编码蛋白在肿瘤发展过程中的作用以及一些抑制 HIF-1 活性的典型小分子抑制剂和药物。

表 5-4　部分 HIF-1 靶基因编码蛋白及其在肿瘤发展过程中的作用

基因产物	肿瘤发展中的作用
血管生成素 2	血管生成、淋巴生成
碳脱氢酶 9、碳脱氢酶 12	pH 调节
NADPH 氧化酶亚基 NOX4	维持活性氧簇（ROS）的水平
DEC1	遗传不稳定性
葡萄糖磷酸异构酶	细胞活力、糖代谢、永生化
葡萄糖转移酶 1	葡萄糖摄取
己糖激酶 1、己糖激酶 2	葡萄糖磷酸化、细胞存活
乳酸脱氢酶 A	葡萄糖代谢
胰岛样生长因子 2	细胞存活、增殖
NT5E（外-5-核苷酸酶/CD73）	免疫逃避、多数药物耐受
WSB1	细胞存活
TWIST1	上皮间质转换
ZEB1（ZFHX1A）、ZEB2（ZFHX1B）	上皮间质转换
C-MET	侵袭
CXCR4	转移
内皮素 1	侵袭
赖氨酰氧化酶	转移
基质金属蛋白酶 2、基质金属蛋白酶 14	侵袭
血管内皮生长因子	血管生成
JARIDIB	干细胞维持

表 5-5　一些抑制 HIF-1 活性的典型小分子抑制剂及抗肿瘤药物

药物分类	作用机制
黄酮类似物	降低 HIF-1 的转录活性
蛋白酶体抑制剂	抑制 HIF-1α 的转录活化
蒽环类抗生素（如阿霉素）	抑制 HIF-1 与 DNA 结合
TPZ（tirapazamine）	抑制 HIF-1α 蛋白的合成
LW6	促进 HIF-1α 蛋白的降解
苯并咪唑类似物 AC1-004	促进 HIF-1α 蛋白的降解
Benzo [a] pyrene-3，6-dione（BPQ）	抑制 HIF-1α 的蛋白表达
mTOR 抑制剂	降低 HIF-1α 的合成

除低氧微环境外，肿瘤细胞旺盛生长的同时伴随着大量酸性代谢产物的产生，从而形成了肿瘤细胞外的酸性环境。肿瘤细胞具有很强的适应性，能迅速适应缺氧环境。如肿瘤细胞的三羧酸循环发生障碍，无氧糖酵解释放大量乳酸，以及肿瘤组织周围不完备的脉管系统，使分解代谢产物不能及时排除，都促成肿瘤组织周围酸性环境的形成，而这种环境有利于肿瘤的转移。目前，分子影像学的肿瘤乏氧成像已应用于临床。通过肿瘤成像的形态特征或通过一种相关的肿瘤缺氧标志物，分析肿瘤的背景细胞摄取的比例来显示缺氧状况，对肿瘤缺氧进行评估。

（二）肿瘤营养代谢改变对肿瘤发生发展的影响

新陈代谢是机体生命活动的基本特征，包括物质代谢和与之相伴的能量代谢。有机体在物质代谢过程中能量的释放、转换和利用过程，称为能量代谢。细胞的能量主要来自糖代谢。葡萄糖在体内氧化分解的途径包括糖酵解和氧化磷酸化。细胞活性和能量状态密切相关，恶性肿瘤由于其生长迅速，常常出现葡萄糖摄取量增高、糖酵解增加和乳酸堆积现象。德国生化和生理学家 Otto Warburg 对肿瘤细胞能量代谢特性进行了开拓性研究。他在 20 世纪 20 年代提出了著名的“瓦伯格效应”：即使在氧充足的条件下，肿瘤细胞仍偏好于采用糖酵解方式进行葡萄糖代谢，而不是产生 ATP 效率更高的线粒体氧化磷酸化方式。近年来，许多学者提出“瓦伯格效应”应是肿瘤的第七大特性。肿瘤细胞代谢的改变受复杂因素调控，包括微环境的压力和基因的改变，一方面引起糖代谢酶类和葡萄糖转运体表达上调及活性增强；另一方面抑制线粒体有氧氧化，如丙酮酸利用率降低，通过线粒体 $NADH/NAD^+$ 穿梭通路将胞质 NADH 转运进入线粒体的能力减弱，三羧酸循环障碍，或者电子传递链的呼吸损伤等。

1. 肿瘤基因改变驱动能量代谢模式的转变　由于 HIF 在肿瘤微环境中表达的异质性，因此“瓦伯格效应”不能单纯通过 HIF 上调解释，还与癌基因的活化以及抑癌基因的失活等一系列分子事件引起的代谢改变密切相关。最近研究证实“瓦伯格效应”的关键元件：葡萄糖消耗的增加、氧化磷酸化的减少以及伴随的乳酸生成，这些同时也是癌基因活化的显著特征。*HIF-1* 表达，PI3K/AKT 的活化以及 *c-myc* 癌基因的表达在许多肿瘤中都很常见。在多种人类肿瘤中，癌基因可不依赖于缺氧诱导，直接活化 *HIF-1* 和其他葡萄糖代谢通路元件。如 *PI3Kα* 或 *AKT1* 的活化性突变所致的 mTOR 通路的活化，会促进 *HIF1α* 的转录和翻译。参与细胞能量代谢调节的不仅仅是癌基因，*LKB1*、*PML*、*PTEN* 和 *TSC1/TSC2* 四种肿瘤抑制基因中任一功能性失活，都可通过 mTOR 信号通路，促进 *HIF1α* 的转录和翻译，诱导代谢相关的基因表达。肿瘤抑制蛋白 p53 在调节线粒体呼吸与糖酵解方式之间的平衡中发挥着重要作用。

2. 肿瘤细胞能量代谢调控网络　能量代谢不仅可以作为癌基因活化通路的下游效应元件，也可以作为上游元件影响感知细胞状态信号通路的活性。如先天性琥珀酸盐脱氢酶和延胡索酸盐水合酶基因突变的个体，易形成高血管化的肿瘤。由于扩散受限，肿瘤细胞的代谢产物无法进入循环系统而堆积，使其局部浓度高于全身系统水平，从而介导异于正常组织的自分泌和旁分泌信号通路。如糖酵解的代谢产物乳酸分子，通过单羧基转运体 MCT 转运分泌至胞外，造成微环境的酸化，促进肿瘤进展。此外，肿瘤细胞代谢为细胞内生物大分子的合成提供了反应底物。肿瘤细胞中，葡萄糖摄入的增加，通过糖酵解通路产生了大量代谢中间产物，以满足细胞的增殖需求。如6-磷酸葡萄糖通过磷酸戊糖通路，用于核酸的合成，以满足快速的DNA复制。肿瘤细胞还通过表达肿瘤特异性丙酮酸激酶（PK）异构体M2-PK，增强其生物合成能力。由上所述，在低氧微环境诱导及癌基因活化、抑癌基因失活等因素协同作用下，驱动肿瘤细胞由氧化磷酸化代谢模式向糖酵解转变，并使细胞内能量代谢调控网络重编程，使肿瘤细胞在独特的微环境中获得存活和增殖的优势（图5-10）。

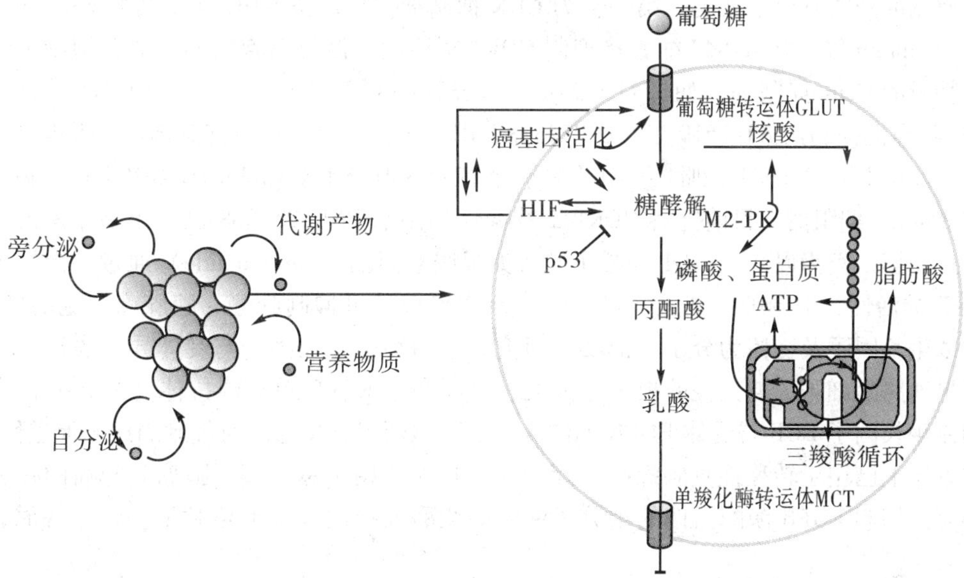

图5-10　肿瘤细胞能量代谢调控网络

四、间质高压对肿瘤发生发展的影响

不同于正常的组织，人和动物的肿瘤组织都呈现组织高压状态。研究发现，两种机制促进肿瘤高压的形成：一是肿瘤组织中缺乏功能性淋巴系统。正常组织中淋巴系统具有调节组织液动态平衡的作用；二是肿瘤血管具有高渗的特性。肿瘤血管具有不同于正常血管的特点，如内皮细胞不完整或缺失、基底膜中断或缺失、血管形成不均匀分布、毛细血管间距增大、动静脉短路、间质内液体增多以及血液黏度增加等，这些超微结构的改变，使得肿瘤血管的舒缩性能丧失，管壁脆性增高，血管阻力增大；血液浓缩，间质内液体增多，血细胞外渗黏性阻力增大，最终出现肿瘤间质高压。虽然肿瘤血管具有高渗的特性，但是在不同的肿瘤组织之间，同一肿瘤组织的不同进展阶段，这种渗透性的程度都是不同的。

总之，宿主微环境通过特异因子的作用影响着肿瘤细胞的生物学特性。对肿瘤细胞之间、肿瘤与微环境的相互作用的信号传导和分子机制的深入研究，将为我们提供更多的信息以研究肿瘤细胞恶性表型的逆转及正常基因表型的维持，为肿瘤的诊断和治疗提供新途径。

第五节　抗肿瘤药物的研制与实验治疗

迄今的研究已证实肿瘤细胞有基因的转录失控、细胞周期异常、细胞凋亡障碍和基因表观遗传学的异常改变等，分子靶向治疗特异性针对肿瘤发生发展过程中起重要作用的分子靶，具有安全性好、耐受性好和毒副作用弱的最大优势，成为当前肿瘤药物研发的趋势。

一、以细胞周期和细胞凋亡为靶点的肿瘤治疗

（一）以细胞周期为靶点的肿瘤治疗

已研制的药物有以下几类：第一类为 CDK 抑制剂：①广谱 CDK 抑制剂如 Flavopiridol、R-547、Silibinin 等。如 R-547 能直接抑制 CDK1-9 活性，促使细胞周期阻滞，抑制肿瘤增殖；②特异的 CDK 抑制剂，如针对 CDK4/6 特异性抑制剂 PD-0332991、CINK4 等；针对 CDK1/2 特异性抑制剂 AT-7519、PNU-252808、BMS-38703 等，这些抑制剂均已批准进入临床试验。其中 PD-0332991 为吡啶类化合物，能特异性地作用于 cyclin D1-CDK4 复合物，导致细胞周期 G_1 期阻滞。目前针对 CDK1/2 特异性抑制剂 PNU-252808 已用于临床淋巴瘤患者的治疗。第二类为以 cyclin D1 为分子靶，如银胶菊内酯（parthenolide）通过抑制转录因子 NF-κB 的活性，下调肿瘤细胞 cyclin D1，研究发现其可抑制肺癌、胰腺癌细胞的增殖。第三类以生长因子及受体为分子靶的实验研究，肿瘤细胞生长因子与受体异常表达激活的信号转导通路是细胞周期失控的根本原因之一，如利用 EGFR 单克隆抗体（爱必妥）竞争性地抑制生长因子 EGF 与受体 EGFR 的结合，从而阻断 EGFR 通路对细胞周期的促进作用，目前在临床上已用于转移性直肠癌的治疗，并已扩大试用于鼻咽癌、肺癌等肿瘤的临床试验；还有能抑制 EGFR 激酶活性的小分子酪氨酸激酶抑制剂（如厄洛替尼、吉非替尼、拉帕替尼）。

（二）以细胞凋亡为靶点的肿瘤治疗

越来越多的证据表明细胞凋亡与肿瘤的发生、发展、治疗及预后密切相关，目前临床上应用的放疗、化疗、热疗以及一些生物治疗的目的主要是诱导肿瘤细胞的凋亡发生。以诱导细胞凋亡设计治疗方案的主要原则之一是重建肿瘤细胞的凋亡信号传递系统，即抑制肿瘤细胞的生存基因的表达，激活死亡基因的表达。目前，深入研究的靶向凋亡通路的肿瘤治疗制剂已成为研究热点。如 Bcl-2 反义寡核苷酸 G3139，其特异性结合 Bcl-2 mRNA，引起 mRNA 的降解，阻断蛋白合成，达到治疗肿瘤的目的，目前进展到Ⅱ/Ⅲ期临床试验中。ABT-737 是特异性靶向 Bcl-2、Bcl-xl 和 Bcl-w 的小分子抑制剂，其结构类似于 Bcl-2 家族蛋白的 BH3 结构域，可插入 Bcl-2 家族的立体结构缝隙中，直接抑制抗凋亡蛋白 Bcl-2、Bcl-xl 和 Bcl-w 的功能，诱导细胞发生凋亡。三氧化二砷（As_2O_3）是一种已被广泛证明并运用于临床的治疗急性早幼粒细胞白血病（APL）的有效制剂，多项研究表明 As_2O_3 可通过诱导肿瘤细胞凋亡、部分分化等机制杀伤肿瘤细胞。

二、抗肿瘤侵袭转移药物及实验治疗

抗肿瘤侵袭转移药物是指特异性地干扰或阻断肿瘤侵袭、转移过程中的某个或某些环节，从而抑制肿瘤侵袭，转移灶形成和发展的一类药物。理想的抗侵袭、转移药物的特性

有：口服有效，毒性较低和生物半衰期长，适于长期应用；对肿瘤细胞和肿瘤侵袭，转移过程有特异性的作用；不受细胞周期和肿瘤异质性因素的影响，不易产生耐药性。目前抗侵袭转移药物的实验研究有以下几个方面：

（一）抗肿瘤血管生成

VEGF 和其受体 Flt-1 和 Flt-1/KDR 相互作用是调控血管形成的关键。目前研制的主要的抑制剂有 2004 年 2 月 FDA 批准用于临床的抗 VEGF 抗体贝伐单抗（avastin）、可溶性受体、反义 VEGF、FDA 批准的 VEGFR 酪氨酸激酶抑制剂索拉非尼（sorafenib）和舒尼替尼（sunitinib）、抗 VEGFR 抗体及抗体介导的免疫毒素。此外还开发研究了血管生成抑制因子，主要有 2005 年 9 月 SFDA 批准的重组人血管内皮抑制素（恩度）、血管抑素、TNP-470、endostatin、HIAF-1、雷公藤红素和雷公藤甲素。

（二）抗肿瘤细胞黏附

目前所用的有：①抗黏附分子作用的肽类化合物和非肽类化合物两大类，前者是一些含有 RGD 或 YIGSR 序列的多肽，能阻止肿瘤细胞黏附于 ECM 和血管基底膜。目前 FDA 批准的有抗整合素单克隆抗体阿西单抗（abciximab，c7E3）、albolabrin、CH-271、前列腺素及其类似物、抗 MCU-1 的糖基化抑制剂苯甲基-α-N-乙酰基半乳糖胺；②抑制细胞外基质降解：以基质金属蛋白酶（MMPs）为靶点，如 MMP-2 的反义 RNA 基因治疗和利用核酸对 MMP-9 的表达进行控制可有效抑制体内外肿瘤的侵袭。

三、其他靶向的肿瘤治疗

（一）以转录因子为靶点的肿瘤治疗

目前已发现肿瘤相关的转录因子多达六十多种，根据其在肿瘤发生发展中的功能与作用，可划分为六大类：第一类参与肿瘤细胞自身充足的生长信号调节，如 NF-κB、AP-1；第二类参与肿瘤细胞周期调控，使肿瘤细胞对生长抑制信号变得不敏感，加速细胞周期进程，如 Myc；第三类与肿瘤细胞逃避机体正常凋亡机制相关，如 STAT 蛋白家族；第四类转录因子与肿瘤细胞无限的增殖潜能相关，如 ETS 家族和 E2F 家族蛋白；第五类调控肿瘤组织的血管生成，如缺氧诱导因子 HIF；第六类参与肿瘤的侵袭与转移，如 ETS、PEA3（polyoma enhancer activator）。在这些肿瘤相关的转录因子中，尽管已有一些特异性的靶向药物进入了临床前实验阶段或投入到临床应用，但如何使这种靶向治疗具有高度的选择性、特异性和敏感性，并减少其副作用，仍然是个很大的挑战，因此，总的说来靶向转录因子的肿瘤个体化治疗还处于起步阶段。

（二）肿瘤的表观遗传学治疗（epigenetic therapy）

表观遗传学治疗是在对肿瘤的表观遗传学研究中逐步发展起来的。由于 CpG 岛的甲基化和组蛋白乙酰化可通过药物逆转，导致肿瘤细胞表观遗传学重编程（reprogramming），并使肿瘤细胞趋向生长抑制或凋亡。因此，表观遗传学治疗正在发展为一种新的治疗策略，并展现出其在肿瘤化学预防中广阔的应用前景。目前 FDA 批准的多种 DNA 甲基化抑制剂（如 5′-Aza-2′deoxycytidine、zebularine）和组蛋白乙酰化抑制 TSA（trichostatin A）进入临床及临床前试验，并取得了一定的疗效，还有针对 DNA 甲基化及组蛋白乙酰化的多重抑制剂协同作用以恢复肿瘤中沉寂基因重新活化。此外，随着肿瘤表观遗传学治疗研究的深入发现一些来源的抗肿瘤药物，如绿茶提取物表没食子儿茶素没食子酸酯（epigallocatechin gallate，EGCG），能剂量依赖性抑制 DNMT1 的活性并使肿瘤细胞表观遗传学重编程。

（三）miRNA 在肿瘤的诊断和治疗中的作用

miRNA 是调节真核生物基因表达和细胞增殖的天然的反义寡核苷酸链，引入与具有癌基因特性的 miRNA 互补的抗 miRNA 寡核苷酸（AMOs）可能有效地降低肿瘤中的 miRNAs 的表达，延缓肿瘤的生长。相反地，过表达那些具有肿瘤抑制基因作用的 miRNAs，如 let-7 家族也可以用于治疗某些特定的肿瘤。例如，miR-101 在大多数肿瘤组织中表达下降，不仅能抑制克隆形成，而且在化疗药物的作用下能增强肿瘤细胞对凋亡的敏感，因此，引入 miR-101 的治疗策略不仅延缓肿瘤发展进程，也可增强肿瘤细胞对抗肿瘤药物的敏感。miR-195 在肝细胞癌中表达下调，异常表达 miR-195 可抑制裸鼠体内克隆形成，并且可使细胞阻滞于 G_1/S 期，因此，miR-195 也是一种潜在的可用于肿瘤治疗的药物。利用病毒或者脂质体的表达系统可以瞬时引入大量 miRNAs，抑制特定基因表达。研究已经发现吉西他滨治疗时会引起 miRNA 表达谱的变化，体外实验中某些 miRNA 的修饰会增加胆管癌细胞对化疗药物的敏感性。如研究发现，胆管癌患者存在的 miR-21 过表达会导致患者对吉西他滨不敏感。用反义核酸技术下调 miR-21 可以增强乳腺癌细胞 MCF7 对拓扑替康的敏感性，这将为 miRNA 在肿瘤治疗中的潜在应用提供实验基础。目前 miRNA 在肿瘤耐药性中的研究尚处于起步阶段，其具体作用机制还需要更加深入的研究证实。

（四）靶向能量代谢的肿瘤治疗

目前，靶向能量代谢的肿瘤治疗策略包括抑制 HIF，重建 p53 功能，抑制 PI3K/Akt/mTOR 通路等，从而恢复细胞正常代谢功能。此外，有氧糖酵解中关键激酶的小分子抑制剂在靶向代谢的肿瘤治疗中占据了重要地位。在低葡萄糖条件下，糖酵解的抑制剂可优先诱导携带活化癌基因（如 *Ras*、*Her2* 和 *Akt*）的嗜糖细胞凋亡。HK2 抑制剂 3-溴丙酮酸可诱导肝癌细胞凋亡。丙酮酸脱氢酶激酶 1（PDK1）的抑制剂，可恢复丙酮酸脱氢酶 PDH 的活性，促进细胞凋亡。小分子丙酮酸脱氢酶激酶抑制剂 DCA，通过增加电子转运呼吸链的流动和上调 K^+ 通道电位，活化细胞氧化磷酸化代谢方式。

四、展望

肿瘤是涉及多基因改变的复杂性疾病，随着人类基因组（HGP）测序工作的完成，以及全基因组 SNP 分析和 GWA 的研究进展，使得科学家能从基因全序列的层面来审视肿瘤发病分子基础。同时，感染与肿瘤发病的关系将受到更多的关注，阐明病原生物在癌变中的机制，从控制感染与炎症入手控制癌前病变将是未来研究的热点领域。一些新的分子靶标将用于肿瘤的筛查和治疗。源于天然产物的化合物将在肿瘤的化学预防中发挥新的功能；此外，肿瘤的分子分型将逐步用于对临床诊疗的指导，肿瘤代谢障碍将肿瘤与其他疾病，如糖尿病等联系起来拓展了我们对肿瘤发病机制的认识，特别值得关注的是，转化医学的兴起将推动肿瘤基础研究与临床的紧密结合，为实现肿瘤的个体化预防、诊断和治疗提供新的机遇。

（曹　亚）

参 考 文 献

[1] Esquela-Kerscher A, Slack FJ. Oncomirs-microRNAs with a role in cancer. Nature Reviews Cancer, 2006, 6: 259 - 269

[2] Baylin SB, Ohm JE. Epigenetic gene silencing in cancer -a mechanism for early oncogenic pathway addiction? Nat Rev Cancer, 2006, 6: 107 - 16

[3] Berx G, van Roy F. Involvement of members of the cadherin superfamily in cancer. Cold Spring Harb Perspect Biol, 2009, 1: a003129

[4] Ryan BM, Robles AI, Harris CC, et al. Genetic variation in microRNA networks: the implications for cancer research. Nature Reviews Cancer, 2010, 10: 389 - 402

[5] De Falco M, De Luca A. Cell cycle as a target of antineoplastic drugs. Curr Pharm Des, 2010, 16: 1417 - 26

[6] Douglas RHurst, et al. Metastamir: The field of metastasis-regulatory microRNA is spreading. Cancer Res, 2009, 69: 7495 - 7498

[7] Elmore S. Apoptosis: A review of programmed cell death. Toxicol Pathol, 2007, 35: 495 - 516

[8] Esteller M. Cancer epigenomics: DNA methylomes and histone-modification maps. Nat Rev Genet, 2007, 8: 286 - 298

[9] Feinberg AP, Ohlsson R, Henikoff S. The epigenetic progenitor origin of human cancer. Nat Rev Genet, 2006, 7: 21 - 33

[10] Calin GA, Croce CM. MicroRNA signatures in human cancers. Nature Reviews Cancer, 2006, 6: 857 - 866

[11] Sotiropoulou G, Pampalakis G, Lianidou E, et al. Emerging roles of microRNAs as molecular switches in the integrated circuit of the cancer cell. RNA, 2009, 15: 1443 - 1461

[12] Ghobrial IM, Witzig TE, Adjei AA. Targeting apoptosis pathways in cancer therapy. CA Cancer J Clin, 2005, 55: 178 - 194

[13] Johnstone RW, Frew AJ, Smyth MJ. The TRAIL apoptotic pathway in cancer onset, progression and therapy. Nat Rev Cancer, 2008, 8: 782 - 798

[14] Klein EA, Richard K. Transcriptional regulation of the cyclinD1 gene at a glance. J Cell Science, 2008, 121: 3853 - 3857

[15] Krohn A, Song YH, Muehlberg F, et al. CXCR4 receptor positive spheroid forming cells are responsible for tumor invasion in vitro. Cancer Lett, 2009, 280: 65 - 71

[16] Krysko DV, Vanden BT, Dherde K. Apoptosis and necrosis: detection, discrimination and phagocytosis. Methods, 2008, 44: 205 - 221

[17] Li ZP, Wang CG, Prendergast GC et al. Cyclin D1 function in cell migration. Cell Cycle, 2006, 5: 2440 - 2442

[18] Sharma S, Kelly TK, Jones PA. Epigenetics in cancer. Carcinogenesis, 2009, 31: 27 - 36

[19] Taylor RC, Cullen SP, Martin SJ. Apoptosis: controlled demolition at the cellular level. Nat Rev Mol Cell Biol, 2008, 9: 231 - 241

[20] Tichy A, Vavrova J, Pejchal J, et al. Ataxia-telangiectasia mutated kinase (ATM) as a central regulator of radiation-induced DNA damage response. Acta Medica, 2010, 53: 13 - 17

[21] Moore PS, Chang Y. Why do viruses cause cancer? Highlights of the first century of human tumour virology.

Nat Rev Cancer, 2010, 10: 878 - 889

[22] de Bono JS, Ashworth A. Translating cancer research into targeted therapeutics. Nature, 2010, 467: 543 - 549

[23] Luo J, Solimini NL, Elledge SJ. Principles of cancer therapy: oncogene and non-oncogene addiction. 2009, Cell, 136: 823 - 837

[24] Lord CJ, Ashworth A. Biology-driven cancer drug development: back to the future. BMC Biol, 2010, 8: 38

[25] Carden CP, Banerji U, Kaye SB, et al. From darkness to light with biomarkers in early clinical trials of cancer drugs. Clin Pharmacol Ther, 2009, 85: 131 - 133

[26] Hanahan D, Weinberg RA. Hallmarks of cancer: the next generation. Cell, 2011, 144: 646 - 674

[27] 廖子君,雷光焰. 肿瘤转移学. 西安:陕西科学技术出版社,2007

[28] 申宝忠,分子影像学. 北京:人民卫生出版社,2007

[29] 宋尔卫. 小分子 RNA 的基础研究与临床应用. 北京:北京科学技术出版社,2007

第六章　炎症反应的病理生理

炎症（inflammation）是机体对致炎因子所致的损伤发生的一种以防御反应为主的基本病理过程。主要表现为局部组织发生变质（变性、坏死）、渗出（血管短暂收缩继而扩张、液体和白细胞渗出）和增生改变。炎症局部有红、肿、热、痛和功能障碍，全身常伴有不同程度的发热、白细胞增多、代谢增强等。炎症局部组织的变化和症状的出现与炎症时体内神经、体液和组织因素的改变有关，这些变化有利于局限、消除致炎因子和清除坏死组织，促进炎症局部组织修复。

近年来的研究表明，炎症反应是由多种细胞、多种因子参与的非常复杂的反应。参与炎症反应的细胞称为炎细胞，主要包括单核巨噬细胞、中性粒细胞、内皮细胞和血小板。炎细胞表达不同类型的模式识别受体，它们能识别病原体的保守成分或组织细胞在应激、损伤时释放的物质或内源性代谢产物。模式识别受体和相应的配体结合后通过激活炎细胞中不同信号转导通路，导致基因表达的改变和细胞表型的变化，从而启动炎症反应。表现在一方面激活单核/巨噬细胞等炎细胞，促使其合成和释放炎性细胞因子和炎症介质；另一方面激活吞噬细胞（中性粒细胞和单核/巨噬细胞），使其迁移至炎症部位，吞噬和杀灭细菌或者清除异物。

在炎症反应过程中，即有损伤又有抗损伤。致炎因子引起的损伤与机体抗损伤反应的抗衡，决定着炎症的发生、发展和结局。机体在多个层面上对炎症反应具有严格的调控。炎症的失控将导致炎症性损伤和疾病。除了感染、损伤等引起的急性炎症反应及异常免疫反应等导致的炎症相关疾病外，近年来的研究表明，炎症反应在其他一些慢性疾病，如肥胖症、胰岛素抵抗、2 型糖尿病、动脉粥样硬化、某些神经退行性疾病以及肿瘤的发生和发展过程中也起重要作用，因此阐明炎症反应的机制及调控因素，控制炎症反应，减轻炎症反应的损害，一直是基础医学与临床医学的重要课题之一。

本章主要介绍炎细胞对致炎因子的识别和炎症反应的启动，炎症介质的作用及机制，以及机体对炎症反应的调控机制。

第一节　炎细胞对致炎因子的识别和炎症反应的启动

引起炎症的致炎因子可分为：生物性因子（如细菌、病毒、真菌、寄生虫等病原体感染），物理性因子（如高温、低温、放射线，紫外线、电击、切割、挤压等造成组织损伤），化学性因子（如外源性强酸、强碱等，组织损伤坏死产生的代谢产物，以及体内产生的尿酸、尿素等），免疫反应（如免疫复合物、自身免疫反应等造成的组织损伤）。虽然引发炎症反应的致炎因子种类繁多，但总体上可分为两大类：一类是病原生物特有成分，即病原相关分子模式（pathogen associated molecular patterns，PAMPs）；另一类是组织损伤产生的物质或内源性代谢产物，称为损伤相关分子模式（damage-associated molecular patterns，DAMPs），或危险相关分子模式（danger-associated molecular patterns，DAMPs），或 alarmins。在炎症反应过程中，天然免疫细胞不仅能通过一套模式识别受体（pattern recognition receptors，PRRs）识别 PAMPs，而且能识别细胞在病原体感染、组织损伤，或应激时释放的危险信号分子 DAMPs。对 PAMPs 的识别为免疫系统提供了区别病原体和共生菌的信号，而对 DAMPs 的识别则在无菌性炎症反应（如缺血性损伤和创伤所致的炎症反应）中起重要作用。当模式识别受体与相应的配体结合后，通过激活受体下游的信号转导通路激活炎细胞，导致相关基因的表达和细胞表型发生变化，如炎性细胞因子表达和释放、细胞变形和游走等，从而启动炎症反应。简言之，炎细胞对致炎因子的识别过程就是炎细胞激活和炎症的启动过程。

一、病原相关分子模式（PAMPs）的识别

PAMPs 形式多样，广泛存在于病原体表面。如脂多糖、多肽糖、胞壁酸等细菌的细胞壁成分，细菌鞭毛蛋白，酵母细胞壁的甘露糖等。识别 PAMPs 的受体主要有 Toll-样受体（Toll-like receptors，TLRs）、清道夫受体、NOD 样受体［nucleotide-binding oligomeriztion domain（NOD）-like receptors，NLRs］、RIG-I 样受体［retinoic acid inducible gene（RIG）-I-like receptors，RLRs］，以及 C 型凝集素受体（C-type lectin receptors，CLRs）。

（一）TLRs 介导的识别

TLRs 是最先被鉴定且研究最深入的病原相关分子模式识别受体。在哺乳动物至今已发现 12 种 TLRs。TLRs 主要表达于免疫细胞，但在其他细胞，如血管内皮细胞、血小板、上皮细胞、脂肪细胞、骨骼肌细胞、胰岛 B 细胞、肝细胞等也有表达。TLR1、2、4～6 和 TLR11 位于细胞膜表面，而 TLR3、7～9 则位于细胞内体（endosome），由内质网的转运蛋白 UNC-93B 转运至内体膜的内表面。TLRs 能识别细菌、真菌、病毒及寄生虫的多种 PAMPs，包括脂类、脂蛋白、蛋白质、聚糖和核苷酸。TLR1 能识别细菌和支原体的三酰基脂肽。TLR2 能识别多种 PAMPs，包括革兰阳性菌的肽聚糖、分枝杆菌的脂阿拉伯甘露聚糖、细菌和支原体的三酰基脂肽、念珠菌磷脂甘露聚糖、酵母菌胞壁酵母多糖、麻疹病毒的血细胞凝集素等。TLR4 识别革兰阴性菌脂多糖、念珠菌的甘露聚糖、呼吸道合胞病毒的衣壳蛋白、锥虫的糖基化肌醇磷脂。TLR5 能识别细菌鞭毛蛋白。TLR3、TLR7 和 TLR8 参与病毒感染应答，TLR3 能识别西尼罗河病毒的单链 RNA、呼肠孤病毒和呼吸道合胞病毒的双链 RNA，TLR7 识别水疱性口炎病毒和流感病毒的单链 RNA，TLR8 识别 RNA 病毒的单链 RNA。TLR9 识别细菌和病毒的 CpG 基序、单纯疱疹病毒的单链 DNA、疟原虫的疟原虫色素（hemozoin）。TLR11 识别尿路致病菌和弓形虫的 profillin 样分子。

TLRs 属于 1 型跨膜糖蛋白，其细胞外 N 端区域含有约 16～28 个富亮氨酸重复序列（leucine-rich repeats，LRRs），每个 LRR 由 20～30 个氨基酸残基以保守的 LxxLxLxxN 基序组成，这个区域参与配体的结合。TLRs 的细胞内 C 端区域因与 IL-1 受体具有同源性而称为 TIR 区域（Toll/IL-1 receptor domain）。这个区域是募集各种接头分子并与之相互作用激活下游信号通路所必需的。TLRs 与相应的配体结合后，形成同源或异源二聚体，受体的 TIR 区域通过募集各种含有 TIR 结构域的接头蛋白（adapter protein），如 MyD88、TIRAP（Toll/IL-1 receptor domain-containing adaptor protein）、TRIF（TIR domain-containing adaptor-inducing interferon-β）及 TRAM（TRIF-related adaptor molecule），激活下游信号通路（图 6-1）。除 TLR3 外，其他 TLRs 与配体结合能直接（TLR5、TLR11、TLR7 ~ 9）或者间接（TLR1、TLR2、TLR4 和 TLR6）募集 MyD88，通过下游信号通路激活转录因子 NF-κB 和 AP-1，诱导包括促炎细胞因子（如 TNF-α、IL-1β、IL-6）、趋化因子（如 IL-8）、NO 合酶和环氧合酶 2（COX-2），以及某些黏附分子等的表达。与配体结合后，TLR3 通过直接募集 TRIF、TLR4 通过与 TIRAP 间接募集 TRIF，通过 TRIF 下游信号通路，一方面激活 NF-κB 和 AP-1 而促进炎性细胞因子表达，另一方面激活 IRF3 和 IRF7，促进 I 型干扰素（IFN-α、INF-β）表达。TLR7 ~ 9 与相应的配体结合后通过募集 MyD88 激活其相应的下游信号通路，还能激活转录因子 IRF3 和 IRF7，促进 I 型干扰素表达。归纳起来，TLRs 与配体结合后激活炎细胞，通

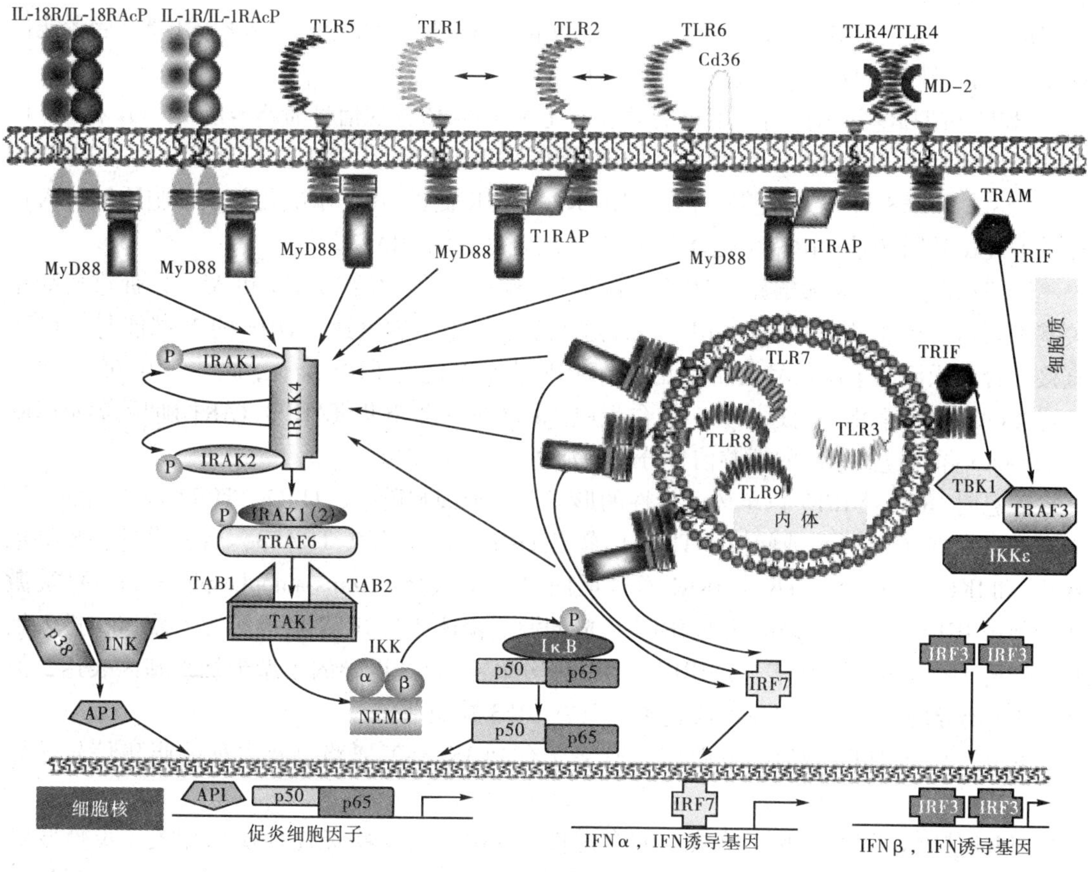

图 6-1　TLR 信号转导通路

修改自 Mediators Inflamm，2010，674363。

过 MyD88 依赖性和 TRIF 依赖性信号通路促进炎症介质和Ⅰ型干扰素表达，启动炎症反应和抗病原体（主要是细菌和病毒）反应。下面具体介绍这两条信号通路：

1. MyD88 依赖的信号通路　除 TLR3 外，其他 TLRs 与相应的激动剂结合后都能激活 MyD88 依赖的信号通路。MyD88 募集 IRAKs（IL-1 receptor-associated protein kinases），导致 IRAK4 发生自身磷酸化，IRAK1 和 IRAK2 先是在 IRAK4 作用下发生磷酸化，随后发生自身磷酸化。磷酸化的 IRAK1 与 MyD88 的亲和力减弱而与 TRAF6 结合的亲和力增强，IRAK1 通过其 C 端募集 TRAF6。几个 TRAF6 在 TRAF6 作用蛋白 TIFA 的帮助下发生聚合，聚合的 TRAF6 通过其泛素连接酶 E3 活性促进自身 63 位赖氨酸连接的多聚泛素化（auto-K63-linked polyubiquitination）。泛素化的 TRAF6 通过 TAK1 结合蛋白 TAB1/2 募集 TAK1。TAK1 是 TLRs 下游信号通路激活 NF-κB 和 AP-1 的重要中间信号分子。静息时 NF-κB 的二聚体与抑制性蛋白 IκB 结合，以无活性的形式存在于胞质中。TAK1 能磷酸化 IKKα/IKKβ，后者通过使 IκB 磷酸化并泛素化而降解，导致 NF-κB 释放并入核调节基因表达。IRAK2 以与 IRAK1 相似的方式激活 NF-κB。TAK1 还能磷酸化 MAPK 激酶（MAPKK），包括 MKK4/7、MKK3/6 和 MKK1/2。这些 MAPKK 依次磷酸化 MAP 激酶（MAPK）JNK、p38 和 ERK1/2，后者能进一步激活转录因子 AP-1，促进炎症相关基因表达。

TLR7 和 TLR9 被激活后，不仅能通过上述 MyD88 依赖的信号通路激活 NF-κB 和 AP-1，促进炎性细胞因子表达；还能通过 MyD88 介导激活 IRF7，促进Ⅰ型干扰素（主要是 IFN-α）表达。MyD88 与 IRAKs 相互作用，IRAK1 和 IKK 促进 IRF7 磷酸化并从细胞质转位入核促进 IFN-α 基因转录。IRAK1 也能与 TRAF3 结合并激活 IRAF7。

2. TRIF 依赖的信号通路　TRIF 下游信号通路不仅能激活 NF-κB 和 AP-1，促进炎症相关基因表达，还能激活 IRF3 和 IRF7，促进Ⅰ型干扰素基因表达。TRIF 的 N 端能与 TRAF6 直接结合而激活其下游信号通路。此外，TRIF 的 C 端能与 RIP1 结合，后者发生 63 位赖氨酸连接的多聚泛素化后通过 TAK1 结合蛋白 TAB2 进一步募集 TAK1，TAK1 随后激活 IKKs 和 MEKK3 并通过其相应的下游信号分子激活 NF-κB 和 AP-1。

静息时 IRF3 及 IRF7 以单体无活性的形式存在于细胞质中，TLR3、TLR4 与相应的配体结合后，直接（TLR3）或间接（TLR4）募集 TRIF。TRIF 募集 TRAF3，后者再进一步募集 TBK1 和 IKKi（IKKε）。TBK1/IKKi 通过反向自身磷酸化（trans-autophosphorylation）被激活，促进 IRF3 磷酸化；磷酸化的 IRF3 形成同源二聚体或与 IRF7 形成异源二聚体，进入细胞核促进Ⅰ型干扰素基因表达。IRF3 和 IRF7 均介导 TLR3 诱导的Ⅰ型干扰素基因表达，但在 TLR4 诱导的Ⅰ型干扰素基因表达中，只有 IRF3 被激活。

此外，已知 TLRs 激活的下游信号通路还有 PI3K-AKT 通路以及多种磷脂酶信号转导通路。

TLRs 基因表达的改变及单核苷酸多态性（SNP）与一些炎症性疾病相关。炎性肠病（inflammatory bowel disease，IBD）患者小肠巨噬细胞 TLR2 和 TLR4 的表达增加。类风湿关节炎患者的滑膜成纤维细胞高水平表达多种 TLR，并对相应配体的反应增强，提示 TLRs 参与炎症反应及关节破坏。呼吸道上皮细胞、肺泡Ⅱ型上皮细胞以及肺泡巨噬细胞也表达 TLRs，TLRs 的激活参与慢性阻塞性肺疾病的发生和发展。TLR2 基因的 SNP 与哮喘相关，

SNP Arg753Gln 与急性风湿热的发生相关，SNP Arg677Trp 与麻风病相关。TLR4 基因的 SNP Asp299Gly 与 Crohn 病及溃疡性结肠炎相关，降低急性移植排斥反应的发生率；TLR4 的辅助受体 CD14 的 SNP 与哮喘的发生相关。

（二）清道夫受体介导的识别

清道夫受体（scavenger receptors，SRs）是重要的模式识别受体，属于跨膜蛋白，根据其结构，可分为多种类型（图 6-2，表 6-1）。SRs 主要表达于巨噬细胞，在内皮细胞、平滑肌细胞也有表达。SRs 不仅能识别细菌和真菌细胞壁多糖和脂质，介导吞噬作用，参与对病原体的识别和清除，还能结合化学修饰的蛋白质，以及多核苷酸、多糖和磷脂等，促进其胞吞作用，起清除体内有毒物质和衰老、凋亡或坏死细胞的作用。另外，SRs 还参与化学修饰的脂蛋白，如乙酰化低密度脂蛋白（AcLDL）、氧化低密度脂蛋白（oxLDL）等的代谢。

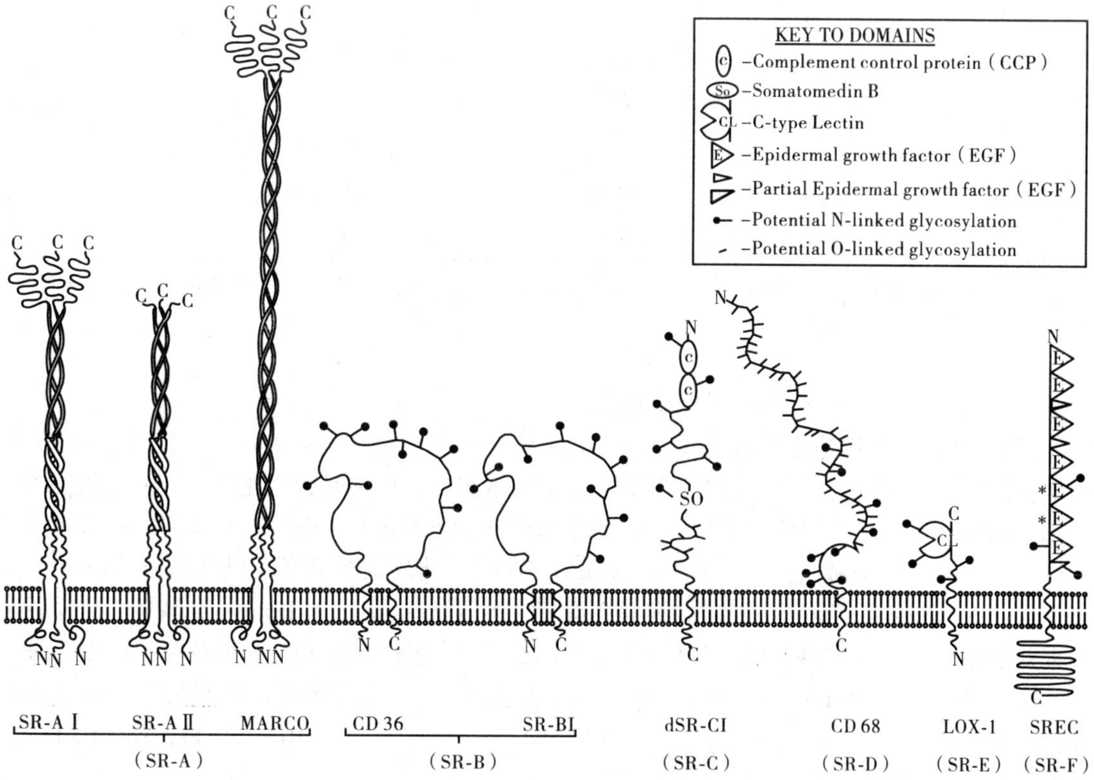

图 6-2 清道夫受体结构模式图

引自 Microbes Infect，2000，2∶305。

表 6-1 清道夫受体及其配基（引自 J Lipid Res，2009，50：S282）

清道夫受体	识别的病原体/分子	结合的脂蛋白
SR-A Ⅰ/Ⅱ	脂质 A、李斯特菌、金黄色葡萄球菌、脑膜炎奈瑟菌、溶血性链球菌、B 族链球菌	AcLDL、oxLDL、mlDL
MARCO	脂多糖、脂磷壁酸、肺炎链球菌、脑膜炎奈瑟菌	AcLDL（亲合力很低）
CD36	二酰基甘油酯、肺炎支原体、金黄色葡萄球菌	AcLDL、oxLDL
SR-BI	丙型肝炎病毒	AcLDL、oxLDL、LDL，HDL
CD68	未见报道	oxLDL *
SR-PSOX 6	金黄色葡萄球菌、大肠杆菌	oxLDL
LOX-1	未见报道	oxLDL
SREC-I	未见报道	AcLDL
CD163	葡萄球菌突变体、金黄色葡萄球菌、大肠杆菌	无
CL-P1	金黄色葡萄球菌、大肠杆菌	oxLDL
FEEL-1	金黄色葡萄球菌、大肠杆菌	AcLDL
FEEL-2	金黄色葡萄球菌、大肠杆菌	AcLDL
SCARA5	金黄色葡萄球菌、大肠杆菌	无

注：AcLDL：乙酰化低密度脂蛋白；oxLDL：氧化低密度脂蛋白；mlDL：马来酰低密度脂蛋白；HDL：高密度脂蛋白。* 仅通过结合实验证实。

（三）NOD 样受体（NLRs）介导的识别

NLRs 是位于细胞质中的可溶性蛋白，其主要功能是识别细胞内的病原相关分子模式或内源危险信号。NLRs 分子主要由三个不同的结构域组成：C 端是识别配体的富亮氨酸重复序列（LRRs），中央是保守的能使 NLRs 发生寡聚化的 NACHT 结构域，N 端是效应结构域，如热蛋白效应子结构域（pyrin effector domain，PYD）、半胱天冬酶募集结构域（caspase recruitment domain，CARD）或杆状病毒 IAP 重复序列（baculoviral IAP repeat，BIR）结构域。根据效应结构域的不同将 NLRs 分为 NODs、NALPs、白介素-1 转化酶激活因子［IL-1β-converting enzyme（ICE）protease activating factor，IPAF］以及神经元凋亡抑制蛋白（neuronal apoptosis inhibitor proteins，NAIPs）亚家族。NOD 和 IPAF 含有 CARD 结构域，NALPs 含有 PYD 结构域，NAIP 则含有 BIR 结构域（图 6-3）。

NOD1 和 NOD2 分识识别肽聚糖成分 iE-DAP 和胞壁酰二肽。NODs 被激活后通过下游信号分子最终活化 MAP 激酶和 NF-κB，促进炎性细胞因子 IL-1β 表达。NALPs 和 IPAF 是炎性小体（inflammasome）的核心成分。炎性小体是细胞内的一类多蛋白复合物，半胱天冬酶 1（caspase1），又称白细胞介素转化酶（interleukin-converting enzyme，ICE），是炎性小体的效应蛋白。炎性小体在感受细胞内刺激信号后能激活 caspase1，促进 IL-1β、IL-18 和 IL-33 的前体蛋白的加工、成熟和分泌，或导致细胞死亡（图 4-8）。炎性小体是根据其含有的 NLR

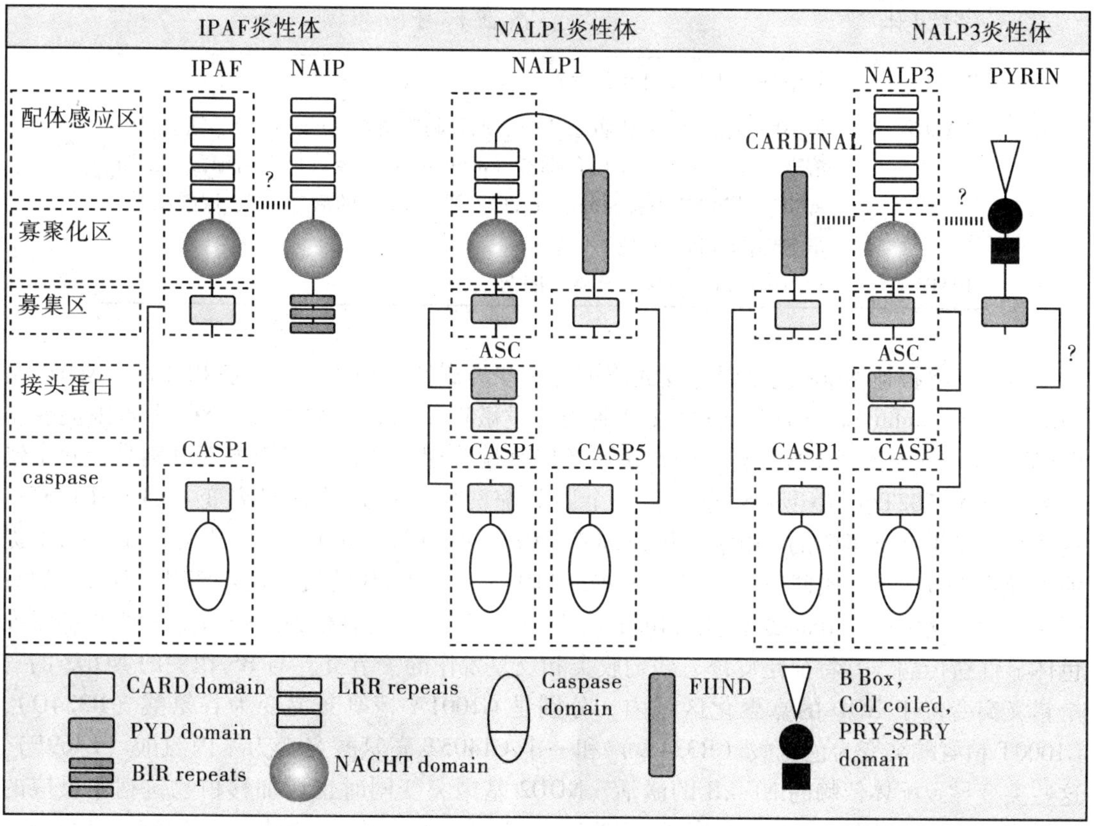

图 6-3　炎性体模式图

修改自 Cell Death Differ, 2007, 14：10。

命名的，目前已鉴定的具有生物学功能的炎性小体有三种：NALP1、NALP3 和 IPAF 炎性小体。它们能被不同的细胞内信号激活（表 6-2）。NALP1 及 NALP3 炎性小体被激活后，其 PYD 与接头蛋白 ASC（apoptosis-associated speck-like protein）的 PYD 相互作用，继而 ASC 的 CARD 与 caspase1 的 CARD 相互作用，从而激活 caspase1。NALP3 还能通 CARDINAL（CARD inhibitor of NF-κB activating ligand）的 CARD 募集并激活 caspase1。NALP1 还能通过其 C 端 CARD 直接激活 caspase-5。IPAF 炎性小体激活后，IPAF 的 CARD 能直接与 caspase1 的 CARD 作用而激活 caspase1。NAIP 的 BIR 结构域具有抑制作用，因此 NAIP 对 IPAF 炎性小体的激活可能具有负向调节作用。虽然上述炎性小体能被特定的 PAMPs 或 DAMPs 激活，但是炎性小体中的 NLRs 是否直接识别了这些分子目前尚不清楚。

表6-2 主要炎性小体及激活信号

炎性小体	激活信号
NALP1	胞壁酰二肽、炭疽致死毒素
NALP3	细菌脂多糖、细菌和病毒RNA、尼日利亚菌素（nigericin）、气单胞菌溶素（aerolysin）、刺尾鱼毒素（maitotoxin）、金黄色葡萄球菌、李斯特菌、引起K^+外流的分子（ATP、受体P_2X_7的激动剂）、尿酸结晶、焦磷酸钙结晶、石棉、二氧化硅
IPAF	沙门菌、痢疾杆菌、嗜肺军团菌

目前已有报道NLRs的基因突变或修饰与一些炎症性疾病的发生具有相关性。NOD1基因的SNP与Crohn病（CD）、溃疡性结肠炎、过敏性湿疹、哮喘相关；NOD2基因突变是CD的危险因子。NOD2基因有3个SNP与CD有显著相关性，这三个突变分别是：两个错义突变（Arg702Trp与Gly908Arg）和一个因胞嘧啶插入导致的移码突变（L1007fsinsC）。这些突变发生在NOD2的LRRs区域或靠近LRRs的区域，L1007fsinsC致使终止密码子提前，导致NOD2蛋白质截短。目前对NOD2基因突变导致CD的机制尚不清楚。NOD2的编码区发生错义突变与Blau综合征（Blau syndrome，BS）也明显相关。BS是一种少见的常染色体显性遗传病，其特征是皮疹、葡萄膜炎和反复发作的关节炎。与BS相关的NOD2的三个错义突变位于NOD的寡聚化区域内，分别是G1001A精氨酸突变为谷氨酸（R334Q），C1000T精氨酸突变为色氨酸（R334W）和一个C1405T亮氨酸突变为苯丙氨酸（L469F）。这些突变导致配体依赖的NF-κB的激活。NOD2基因突变同时也增加移植物抗宿主反应的发生率。NLP1基因的SNP与白癜风、银屑病、类风湿关节炎、系统性红斑狼疮、自身免疫性甲状腺疾病等相关。NLP3的NACHT区域突变与家族性寒冷性荨麻疹综合征（familial cold urticaria，FCU）、穆-韦二氏综合征（Muckle-Wells syndrome，MWS）及新生儿起病的多系统炎症性疾病（neonatal onset multisystem inflammatory disease，NOMID）相关。NLP3的NACHT区域发生突变导致NSLP3处于持续激活状态，使IL-1β和其他炎性因子生成增加。FCU表现为寒冷刺激所致的反复发作的皮疹、关节痛、发热及结膜炎。MWs临床表现主要是反复发作非瘙痒性荨麻疹、关节痛或关节炎和/或结膜炎，其他病变还有感觉神经性耳聋（多在青春期发作），严重者可发生广泛性淀粉样变性。NOMID也称为慢性婴儿神经、表皮、关节综合征（chronic infantile neurologic，cutaneous，articular syndrome，CINCA），其特征是发热、慢性脑膜炎、眼葡萄膜炎、感觉神经性耳聋、皮肤荨麻疹和特征性关节变形。

（四）RIG-I样受体（RLRs）介导的识别

RLRs为RNA解旋酶，能够识别细胞质中的病毒RNA，通过RLR级联信号诱导干扰素和促炎细胞因子的产生，在宿主抗病毒应答反应中发挥重要作用。目前发现的RLR家族成员主要包括RIG-Ⅰ（retinoic acid induced gene Ⅰ）、MDA5（melanoma differentiation associated gene 5）和LGP2（laboratory of genetics and physiology 2）（图6-4）。尽管它们属于同一家族，在结构上具有一定的同源性，但在病毒RNA识别类型、信号传递机制及抗病毒天然免疫反应等方面不尽相同。RLR家族的表达在病毒感染或Ⅰ型干扰素刺激时显著升高。

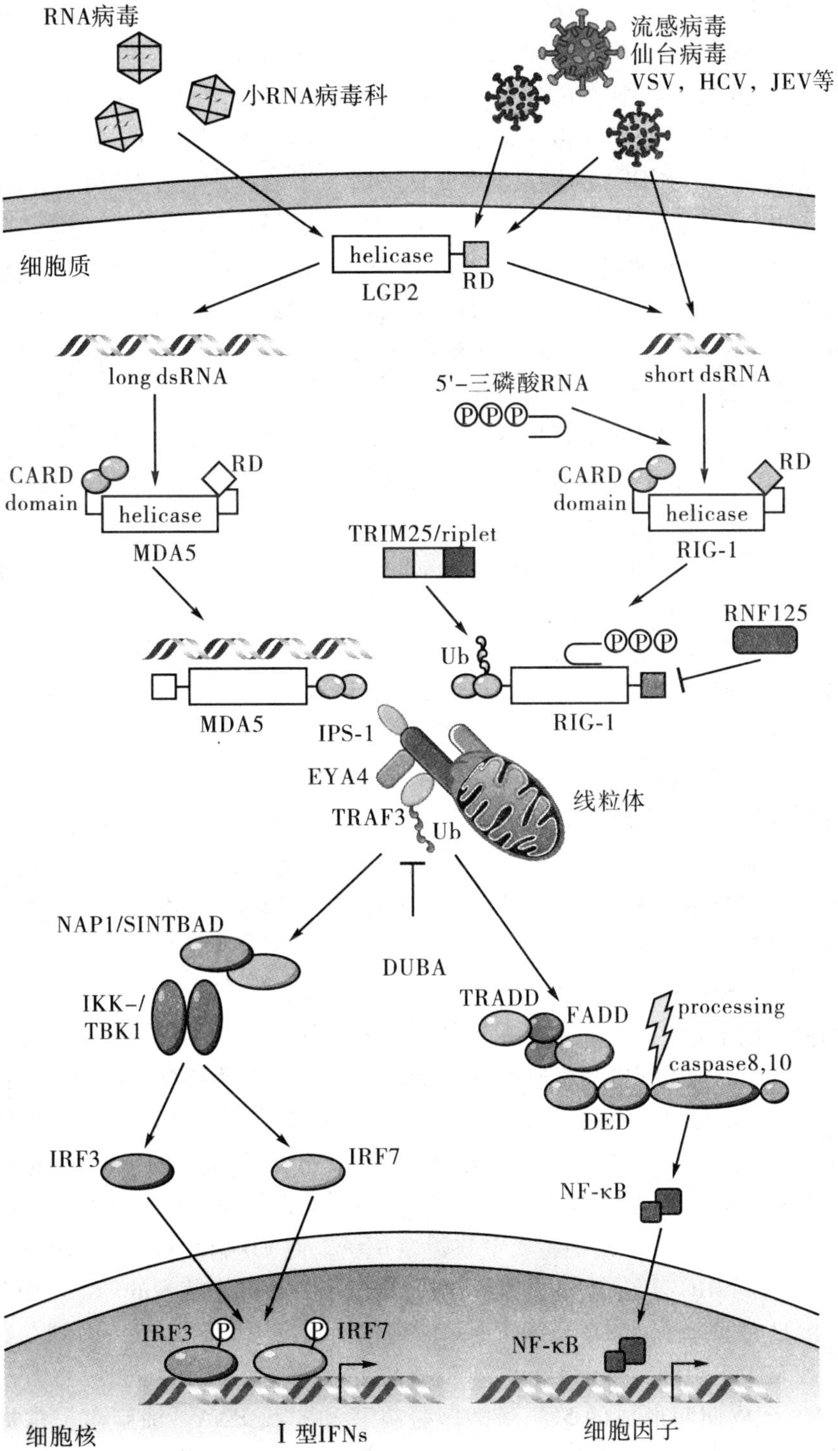

图 6-4　RLRs 对 RNA 病毒的识别

修改自 Cell，2010，140∶805。

RIG-I的N端含有2个CARD，中间为RNA解旋酶区，C端包含抑制区（repressor domain，RD）。其中解旋酶区包括ATP酶和解旋酶活性区。C端RD区负责与病毒RNA结合，并调控RIG-Ⅰ下游信号。细胞在静息状态时，RIG-Ⅰ以单体非活性形式存在，其N端CARD和C端RD区通过分子内相互作用维持于非活化状态。病毒RNA与RIG-Ⅰ结合后，刺激ATP酶水解ATP、RIG-Ⅰ的构象发生变化形成二聚体，并通过CARD与位于线粒体外膜的接头分子IPS-1（也称MAVS、VISA、CARDIF）的CARD结构结合，IPS-1通过募集下游信号分子启动两条信号通路：一是通过结合FADD（fas associated death domain-containing protein）激活下游的转录因子NF-κB，促进炎性细胞因子的表达；二是通过活化TBK1（TANK binding kinase-1），使干扰素调节因子IRF-3和IRF-7磷酸化，形成同源或异源二聚体后，转入核内，促进细胞表达Ⅰ型干扰素，产生抗病毒效应（图6-4）。整个作用途径与内体中识别dsRNA的TLR3所启动的两条信号通路及产生的抗病毒机制十分相似。

MDA5与RIG-Ⅰ在结构上具有相似性，在N端的CARD区和解旋酶区的氨基酸同源性分别为23%和35%。但MDA5 C端的构象与RIG-Ⅰ及LGP2不同，其与RNA病毒结合的能力比RIG-Ⅰ及LGP2弱。MDA5与RIG-Ⅰ识别的病毒也不同（见下述）。此外，脊髓灰质炎病毒感染引发的MDA5剪切依赖于蛋白酶体和半胱天冬酶途径；MDA5的降解与细胞凋亡的标志多聚腺苷二磷酸核糖聚合酶（PARP）的剪切相关，这可能是脊髓灰质炎病毒感染时Ⅰ型干扰素表达被抑制的机制。另外，有报道MDA5基因的SNP与1型糖尿病相关，提示MDA5在体内的功能不仅限于识别病毒RNA。

LGP2与RIG-Ⅰ和MDA5相比在N端缺少CARD域，不能与下游蛋白作用结合进行信号传导，早期的研究认为LPG2是宿主抗病毒天然免疫反应的负调节因子，通过以下途径负调控RLR信号通路：①与RIG-Ⅰ的RD相互作用，抑制RIG-Ⅰ活性；②隔离RNA底物、破坏MAVS信号复合体等多个环节间接抑制RLR信号通路；LGP2的CTD与dsRNA竞争RIG-Ⅰ的结合位点，调控RLR的信号通路。但最近在LPG2基因敲除及基因突变小鼠发现LPG2对RIG-Ⅰ及MDA5识别RNA病毒产生Ⅰ型干扰素，具有正调控作用。

RLR的表达谱十分广泛，但主要在非髓系细胞系中发挥抗病毒作用。如在成纤维细胞、巨噬细胞和树突状细胞中识别细胞质中RNA病毒，而在浆细胞样树突状细胞（plasmacytoid DCs，pDCs）中，主要通过TLR7/8以及TLR9识别RNA病毒。尽管不同的RLR结构基本类似，但其识别的病毒明显不同。目前的研究表明，RIG-Ⅰ识别的RNA病毒包括黄病毒科、副黏病毒科、正黏病毒科、弹状病毒科、丝状病毒科等成员。MDA5只能够识别小RNA病毒。虽然RLR主要识别细胞质中的病毒RNA，但EB病毒基因组为环化DNA，其编码的小RNA能够与RIG-Ⅰ结合，并激活下游信号分子，诱导干扰素的产生。RLR识别病毒dsRNA的长度具有选择性。如呼肠孤病毒基因组包括长度不等的dsRNA片段，大于1kb的dsRNA主要被MDA5识别，小于1kb的dsRNA主要被RIG-Ⅰ识别。同时，RIG-Ⅰ通过特异识别病毒RNA合成期间形成的5′三磷酸区分自我和非我RNA。细胞内正常加工处理的RNA均不含5′三磷酸，而且大量细胞RNA（tRNA、rRNA）被稀有碱基修饰，因此不被RIG-Ⅰ和MDA5识别。研究还发现，5′或3′端至少带一个磷酸基团且长度为25bp的dsRNA能够促进RIG-Ⅰ信号传导。因此，宿主细胞主要通过识别5′三磷酸RNA以及小双链RNA

来启动 RLR 信号通路，最终诱发抗病毒天然免疫反应。

（五）C 型凝集素受体介导的识别

C 型凝集素受体（CLRs）含有一个或多个碳水化合物识别域（carbohydrate recognition domain，CRD）。CLRs 可分为分泌型和跨膜型两类。可溶性 CLR（如甘露糖结合凝集素）能结合 PAMP 阻止病原体入侵。结合型 CLRs（如甘露糖受体和 Dectin-1）则能介导细胞对 PAMP 的识别和吞噬，参与防御反应，维持内环境稳态。

1. 甘露糖结合凝集素　甘露糖结合凝集素（mannose-binding lectin，MBL）存在于血液中，主要由肝细胞合成，小肠上皮细胞也能合成。MBL 的基本亚单位包含 CRD、α 螺旋以及胶原螺旋构成的主茎。3 个亚单位通过主茎缠绕结合形成三聚体，三聚体内各个 CRD 的距离需保持在 4.5nm 以保证 CRD 与糖链的高亲和力结合（图 6-5）。2 ~6 个三聚体通过主茎末端相互结合形成寡聚物。人类 MBL 多以二聚物、三聚物和四聚物的方式存在。MBL 专一性识别各种病原体表面的碳水化合物，包括 D-甘露糖、L-岩藻糖和 N-乙酰氨基葡萄糖。MBL 以其 CRD 结合糖分子的第 3 和第 4 位羟基。MBL 识别的病原体有革兰阳性菌、革兰阴性菌、酵母、寄生虫和病毒。近来发现，MBL 还能识别凋亡细胞、游离的 DNA 和多种自身抗原。MBL 识别细菌表面糖链后，激活 MBL 相关丝氨酸蛋白酶（MBL associated serine protease，MASP），使补体成分 C4 和 C2 分解，构成 C3 转化酶，启动补体级联反应的凝集素途径，发挥调理作用和中和作用，阻断病原体入侵。人群分子流行病学研究在 MBL 启动子和 5′非编码区发现了能显著影响 MBL 表达的 SNPs。MBL 基因第一个外显子区的突变导致的 MBL 分子结构改变影响 MBL 单体组装成多聚体。血清 MBL 浓度偏低的个体对各种病原体感染的易感性增加，患系统性红斑狼疮、肝炎、类风湿关节炎、缺血再灌注损伤、囊性纤

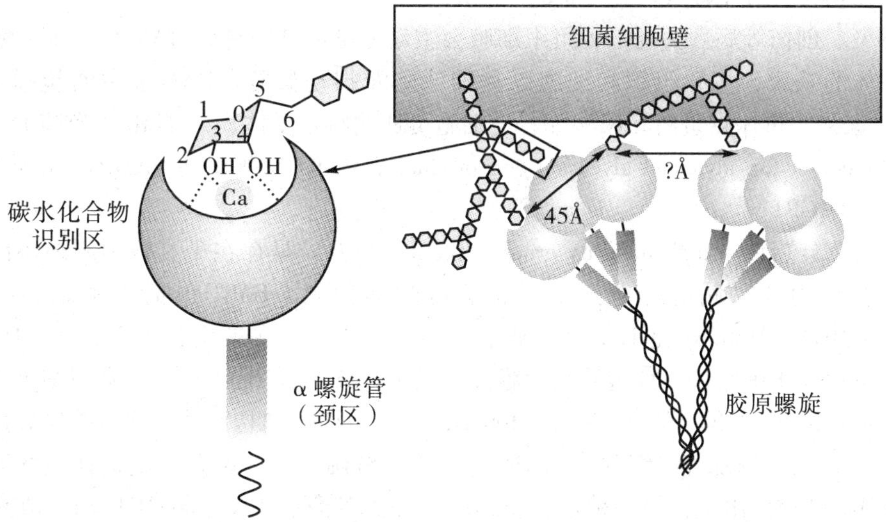

图 6-5　甘露糖结合集素模式图

修改自 Currt Opin Immunol，2006，18∶16。

维性病变的概率显著增加。

2．甘露糖受体　甘露糖受体（mannose receptor，MR）主要表达于巨噬细胞和树突状细胞，在未成熟树突状细胞、内皮细胞、气管平滑肌细胞、肾系膜细胞、视网膜色素上皮细胞等也有表达。MR 可识别细胞表面或病原体表面的多种糖分子，通过受体介导的内吞和吞噬作用，参与机体的防御反应，维持内环境稳定。MR 为单链跨膜蛋白，含有五个结构域：N 端富含半胱氨酸区（cysterine-rich region，CR）、Ⅱ型纤联蛋白重复区、8 个钙离子依赖的 CRD、跨膜区，以及细胞内 C 端区。MR 通过 CRD 结合糖分子，包括甘露糖、岩藻糖和 N-乙酰氨基葡萄糖等。巨噬细胞通过 MR 结合细菌、真菌和原生动物等病原体表面的多糖分子而吞噬病原体，同时 MR 与病原体上多糖成分的结合可导致巨噬细胞活化，使活性氧分子生成增加，并诱导炎性细胞因子生成，以杀灭和清除病原体。巨噬细胞和树突状细胞还可以通过 MR 介导的内吞摄取抗原，将先天性免疫反应和获得性免疫反应联系起来。此外，巨噬细胞可通过 MR 介导的内吞清除机体自身的糖蛋白，如分泌的溶酶体酶、促甲状腺素等，从而维持内环境稳定。

3．Dectin-1　Dectin-1 在树突状细胞、单核巨噬细胞、中性粒细胞和一些 T 细胞亚群都有表达。Dectin-1 属于跨膜蛋白，其 C 端在细胞外，含有能识别碳水化合物的 CRD 结构域；其 N 端在细胞内，含有免疫受体酪氨酸活化基序（immunoreceptor tyrosine-based activation motif，ITAM），介导细胞内信号转导。Dectin-1 主要参与机体对真菌的天然免疫反应。它能识别多种真菌表面的 β-葡聚糖，包括酵母菌、白色念珠菌、隐球菌、曲霉等。Dectin-1 与配体结合后发生酪氨酸磷酸化，激活下游信号通路，促进细胞吞噬，诱导呼吸爆发和炎性细胞因子（TNF、IL-2、IL-6、IL-12 等）生成。

二、损伤相关分子模式（DAMPs）的识别

在感染、创伤等病理情况下，组织细胞会主动分泌或被动释放 DAMPs，引发炎症反应，促进病原体的杀灭，坏死组织和细胞碎片的清除及损伤修复。DAMPs 主要包括 HMGB1、S100 蛋白家族、热休克蛋白和尿酸等。炎细胞可通过特定受体，如 TLRs、晚期糖基化终产物受体（receptor for advanced glycation end products，RAGE）等识别 DAMPs，并被激活。

（一）HMGB1

高迁移率族蛋白（high mobility group protein，HMG）是存在于真核细胞核内的非组蛋白，因其在聚丙烯酰胺凝胶电泳中迁移速度快而得名。HMG 包括 3 个家族：HMGA、HMGB 和 HMGN。HMGB1 是 HMGB 家族的 3 个成员之一，在进化上高度保守。HMGB1 分布广泛，可存在于细胞核、细胞质和细胞外。是 HMGB 家族中唯一可分泌到细胞外并具有细胞因子活性的蛋白质。细胞核内的 HMGB1 主要和特定结构的染色质 DNA 结合而调节 DNA 复制、转录、修复等。细胞外的 HMGB1 来源有两种：一种是细胞损伤或坏死后细胞内的 HMGB1 被释放出来；另一种是免疫细胞在受到刺激后主动分泌 HMGB1。在内毒素血症和脓毒症的研究中发现，HMGB1 是一种晚期炎症介质。LPS 刺激单核巨噬细胞可促进 TNF-α 和 IL-1 等迅速合成与释放，而 HMB1 的释放比较晚，而且持续时间比较长。研究表明 HMGB1 作为促炎细胞因子在多种感染、炎症相关疾病以及无菌性炎症中发挥重要作用。在感染（内毒素血症、脓毒症、感染所致的急性呼吸窘迫综合征、肝炎等）、炎症相关疾病

(类风湿关节炎、系统性红斑狼疮、皮肌炎等)以及无菌性炎症(创伤、失血性休克、脑卒中、急性心肌梗死、肝移植等)患者的体循环或病变局部 HMGB1 水平有显著升高。LPS、TNF-α、IL-1β、IFN-γ 可刺激单核巨噬细胞释放 HMGB1。

HMGB1 的结构可分为 N 端的 A 盒和 B 盒以及带负电荷的 C 端。A 盒能与相应受体结合，B 盒具有细胞因子活性。含 B 盒区前 20 个氨基酸残基的小分子肽可模拟 HMGB1 的促炎作用。HMGB1 可通过包括 TLR4、TLR2 和 RAGE 等多种受体激活细胞。HMGB1 在炎症中的作用有：①活化巨噬细胞，促进 TNF-α、IL-β、IL-6 等促炎细胞因子和 MIP-1α(CCL3)等趋化因子的释放；②促进中性粒细胞表达促炎细胞因子及抗凋亡蛋白 Bcl-XL；③促进内皮细胞表达 RAGE、黏附分子(VCAM-1、ICAM-1)、趋化因子、TNF-α 等；④促进白细胞跨内皮细胞迁移；⑤促进树突状细胞释放促炎细胞因子和趋化因子，并诱导其成熟。

目前已在动物模型中证实 HMGB1 是治疗感染和炎症相关疾病的有效靶标，包括内毒素血症、脓毒症、缺血再灌注损伤、急性呼吸窘迫综合征和类风湿关节炎。针对 HMGB1 的治疗措施包括：用抗 HMGB1 多克隆抗体特异性中和 HMGB1 活性；通过 HMGB1 A 盒片段竞争 HMGB1 与细胞结合而抑制 HMGB1 活性；通过丙酮酸乙酯、乙酰胆碱和尼古丁抑制 HMGB1 分泌等。

（二）S100 蛋白家族成员

S100 蛋白家族属于钙结合蛋白，目前已发现 20 多个成员。其中 S100A8、S100A9 和 S100A12 与炎症相关。S100A8 和 S100A9 表达于粒细胞、单核细胞以及分化早期的巨噬细胞；在炎症情况下在角质细胞和上皮细胞也有表达。S100A12 则主要在粒细胞表达。在细胞内，S100A8/S100A9 以钙依赖方式作用于微管蛋白，参与吞噬细胞迁移过程。在组织细胞损伤或吞噬细胞被激活时，S100A8、S100A9 和 S100A12 被释放到细胞外，或以不依赖于内质网-高尔基复合体的非经典途径分泌到细胞外，激活免疫细胞和血管内皮细胞，参与炎症反应。

在炎症反应过程中，激活的吞噬细胞与内皮细胞相互作用促进 S100A8 和 S100A9 以非共价键结合的形式(S100A8/S100A9)从吞噬细胞分泌出来。S100A8/S100A9 的分泌依赖于蛋白激酶 C 的激活和细胞内钙离子浓度的升高。S100A8 和 S100A9 具有自分泌作用，即 S100A8 和 S100A9 能通过上调内皮细胞黏附分子 ICAM-1 表达、促进中性粒细胞上的整合素受体 CD11b/CD18 与内皮细胞上的 ICAM-1 结合而促进白细胞和内皮细胞黏附，从而引起更多的 S100A8/S100A9 分泌。S100A8 和 S100A9 通过下调内皮细胞之间的连接蛋白而增加血管的通透性；还能刺激血管内皮细胞分泌 IL-8 等趋化因子，由此形成正反馈，促进更多的白细胞被募集到炎症部位。S100A8 和 S100A9 可能通过与内皮细胞上的硫酸乙酰肝素、蛋白聚糖(progeoglycans)或羧基化 N-聚糖(carboxylated N-glycans)结合而发挥作用。

S100A12 由激活的中性粒细胞分泌，可通过 RAGE 介导激活 NF-κB 信号通路，促进炎性细胞因子和黏附分子的表达。RAGE 表达于巨噬细胞、淋巴细胞和血管内皮细胞。有研究提示，RAGE 可能并不是介导 S100A12 作用的唯一受体。此外，S100A12 还有很强的趋化活性。因此，S100A12 在炎症部位形成正反馈，使更多的白细胞渗出、迁移到炎症部位。

临床研究证实 S100A8、S100A9 和 S100A12 在炎症相关疾病的病变部位高度表达，如类风湿关节炎、幼年特发性关节炎、炎性肠病、系统性血管炎、系统性红斑狼疮。这些 S100 蛋白在患者血清中也有升高，并与炎症病变具有相关性。

（三）热休克蛋白

热休克蛋白（heat shock proteins，HSPs）是重要的蛋白伴侣分子，可辅助新合成蛋白质的折叠、转运和错误折叠蛋白质的纠正。HSPs 的表达在应激（如热应激）和感染等情况下显著升高。在细菌感染时，HSPs 从感染细胞和坏死细胞中释放出来，与细菌的 PAMP（如 LPS）结合形成复合物，增强巨噬细胞的 PAMP-TLRs 信号传导，促进炎性细胞因子和趋化因子生成。此外，HSPs 可与病原体产生的抗原结合形成复合物，被抗原递呈细胞通过受体（CD40、CD91 或清道夫受体）介导的内吞而摄取、加工。在无菌性创伤时，受损细胞释放的 HSPs 可能以不依赖于 TLR 的机制刺激巨噬细胞生成炎症介质。HSP/PAMP 复合物和 HSPs 对抗原递呈细胞的激活都能启动针对 HSP 相关抗原的获得性免疫反应。

（四）尿酸

尿酸在细胞内呈溶解状态，但在细胞损伤后释放到细胞外，被视做细胞损伤时发出的危险信号。尿酸在细胞外以尿酸钠结晶（monosodium urate monohydrate，MSU）的形式沉积下来。MSU 具有促炎作用，在痛风患者，MSU 在关节腔沉积可引发急性炎症反应，表现为大量中性粒细胞浸润和组织破坏。MSU 可促进多种炎症介质的释放，包括炎性细胞因子、趋化因子、花生四烯酸代谢产物、蛋白酶和氧自由基。研究表明 MSU 通过 TLR2/TLR4 介导激活 MyD88 信号通路而活化巨噬细胞，促进 MSU 吞噬和炎性细胞因子（TNF-α、IL-6、IL-8）生成。目前对于 TLR2/TLR4 如何识别 MSU 并不清楚。MSU 带有负电荷，可与细胞膜上的脂类和蛋白质呈静电结合，因此推测 TLR2/TLR4 可能通过与 MSU-膜分子复合物结合启动炎症反应信号通路。MSU 还可通过激活 NALP3 炎性小体，活化 caspase1 而促进 IL-1β 生成。最近的研究表明，疟原虫感染时产生的血红蛋白代谢产物疟原虫色素（hemozoin）不仅具有直接的促炎作用，还可通过促进尿酸释放，继而激活 NALP3 炎性小体通路，诱发炎症反应。

第二节　炎症介质的生成和释放

炎症介质（inflammatory mediators）是指在致炎因子作用下，由局部组织细胞或血浆产生和释放的，参与或引起炎症反应的化学活性物质，亦称化学介质。在炎症反应过程中，不仅激活的白细胞（主要是单核巨噬细胞）能合成和释放多种炎症介质，参与炎症反应的其他炎细胞（如血管内皮细胞、血小板等）和其他一些组织细胞，如脂肪细胞、神经元、神经胶质细胞、关节滑膜细胞等，受致炎因子刺激或损伤，也能合成和释放不同种类的炎症介质，促进炎症的发生和发展。

炎症介质在炎症过程中的主要作用是使血管扩张、血管壁通透性升高和对炎细胞的趋化作用，导致炎性充血和渗出等变化。此外有的炎症介质还可以引起发热、疼痛和组织损伤等。通常根据来源可将炎症介质分为外源性（如细菌及其产物）和内源性两大类，后者又可分为细胞源性和血浆源性两类。由细胞释放的炎症介质有活性氧分子、促炎细胞因子、前列腺素、白三烯、血管活性胺、溶酶体成分等，由血浆产生的炎症介质包括激肽系统、补体系统、凝血系统和纤溶系统激活产物。而按作用也可将炎症介质分为分为促炎介质（proinflammatory mediators）和抗炎介质（anti-inflammatory mediators）两大类。

在炎症反应过程中，除致炎因子（如上所述的病原相关分子模式和损伤相关分子模式）能通过与模式识别受体结合激活炎细胞，直接促进炎症介质的生成和释放外，炎细胞释放的某些促炎细胞因子（如 IL-1 和 TNF-α）、趋化因子、ROS 也能激活炎细胞和组织细胞，促进炎症介质的进一步合成和释放，通过这种正反馈性调节使炎症反应进一步扩大，引起炎症瀑布反应（inflammatory cascade）。

以下介绍几类主要炎症介质的生成、作用及机制。

一、活性氧分子和氮分子

活性氧分子（reactive oxygen species，ROS）是生物体内一类活性含氧化合物的总称，主要包括超氧阴离子（superoxide anion，O_2^-）、羟自由基（hydroxyl radical，$OH^{\cdot}$）、过氧化氢（hydrogen peroxide，H_2O_2）、过氧羟自由基（hydroperoxyl radical，$HO_2^{\cdot}$）和单线态氧（singlet oxygen，$'O_2$）。线粒体是细胞内 ROS 产生的主要部位，线粒体呼吸链中的酶复合体Ⅰ和Ⅲ漏出的电子能与 O_2 结合生成 ROS。内质网和各种氧化酶类如 NADPH 氧化酶复合体、脂氧合酶系、环氧合酶系也能产生部分 ROS。在正常情况下，生物体内有一套完整的抗氧化体系，使细胞内的 ROS 水平控制在很低范围。炎症时，吞噬细胞被激活后通过呼吸爆发（respiratory burst）或氧爆发（oxygen burst），产生 ROS 和氧化代谢产物，ROS 使病原微生物膜脂质过氧化，导致膜损伤，发挥杀菌作用。

活性氮分子（reactive nitrogen species，RNS）包括一氧化氮（NO）和过氧亚硝基阴离子（peroxynitrite anion，$ONOO^-$）等。NO 是由一氧化氮合酶（nitric oxide synthase，NOS）催化精氨酸所产生。NOS 有组成型（cNOS）和诱导型（iNOS）两类。cNOS 主要存在于神经细胞和内皮细胞。cNOS 仅产生少量 NO，发挥舒张血管平滑肌及神经信号传导功能。iNOS 主要存在于巨噬细胞、肝细胞、软骨细胞等。iNOS 的表达受病原生物及其产物和细胞因子的诱导。单核巨噬细胞、中性粒细胞和软骨细胞等在 LPS、TNF-α、IL-1、IFN-γ 等作用下，可产生大量 NO。

ROS 和 NOS 的过量产生在炎症反应的组织损伤中发挥重要作用。ROS/NOS 通过作用于脂类、蛋白质、核酸等，造成脂质过氧化、DNA 链断裂和氧化性损伤、蛋白 - 蛋白交联、蛋白-DNA 交联等，继而损伤血管内皮细胞导致血管通透性增加，损伤红细胞或其他实质细胞，破坏组织结构成分（如弹力纤维）。近年来的研究表明，ROS/NOS 过量产生所导致的氧化应激或氮化应激（oxidative or nitrosative stress）也在一些慢性疾病（如代谢性疾病、神经退行性疾病、肿瘤等）中发挥重要作用。

二、细胞因子

细胞因子（cytokine）是细胞合成分泌的一类低分子量可溶性蛋白质或多肽，具有调节免疫、细胞增殖、胚胎发育等多种生物学功能。从广义上说，所有参与炎症反应的细胞因子都称为炎性细胞因子。在此主要介绍促炎细胞因子（TNF-α、IL-1β、IL-6、IL-17）、趋化因子以及晚期炎症介质 HMGB1。

（一）肿瘤坏死因子-α（tumor necrosis factor α TNF-α）

TNFα-为多功能的细胞因子，主要由活化的单核巨噬细胞产生，中性粒细胞、肥大细胞、NK 细胞、T 淋巴细胞、B 淋巴细胞、内皮细胞、平滑肌细胞、心肌细胞等受到刺激后也能产生。LPS 是 TNF-α 较强的刺激剂，IFN-γ、M-CSF、GM-CSF 对单核细胞巨噬细胞产生 TNF-α 也有刺激作用。TNF 参与机体对病原体（细菌、病毒和寄生虫）感染的天然免疫反应。在动物实验中，通过 TNF 抗血清、中和抗体或 TNF 受体基因敲除，已证实 TNF 在细菌感染导致的内毒素血症和致死性休克中发挥重要作用。TNF 血清浓度在患疟疾的儿童升高，在病情更严重的脑型疟疾的儿童则更高，提示 TNF 生成增加是机体对疟原虫感染的正常防御反应，但 TNF 生成过多，则会加重病情。

TNF-α 在炎症反应中的作用主要包括：①刺激单核巨噬细胞和其他细胞分泌炎性细胞因子和趋化因子（PAF、IL-1、IL-6、IL-8 和 TNF-α 本身），招募白细胞至炎症部位；②激活白细胞释放蛋白水解酶和氧自由基，杀灭病原体；③激活白细胞和内皮细胞，使其表达黏附分子，以利于白细胞黏附于内皮细胞表面；④诱导内皮细胞表达 COX-2，使 PGI_2 生成增多而导致血管扩张；使血管通透性增加而造成组织水肿；⑤通过诱导促凝血蛋白（如组织因子）表达，抑制抗凝血蛋白（如血栓调节蛋白 thrombomodulin）的表达，导致血栓形成；⑥参与组织修复，诱导血管和结缔组织形成。TNF 还是一种内源性致热原，能引起发热，并诱导肝细胞合成急性期反应蛋白。

TNF-α 单体为 17kD 的肽链，其发挥生物学效应的形式为同源三聚体。TNF 受体有两种类型：TNFR1 和 TNFR2。TNFR 是跨膜蛋白，可分为胞膜外区、跨膜区和胞质区三个部分。TNFR1 和 TNFR2 的胞膜外区有 28% 的同源性，含有能与配体结合的富含胱氨酸的结构域，但两者在胞质区无同源性。细胞在静息状态时，TNFR1 以三聚体的形式存在，因其胞质段与死亡区沉默物（silencer of death domain，SODD）结合而处于非活化状态。SODD 通过其死亡区（death domain，DD）与 TNFR1 胞质段的 DD 结合。TNF-α 与 TNFR1 的结合导致 SODD 被释放，TNFR1 与 TRADD 结合，继而募集下游接头蛋白，通过一系列接头分子和信号分子的传导，最后激活转录因子 NF-κB 和 AP1，诱导细胞产生炎症介质和炎细胞因子以及促进细胞增殖或活化 caspase 家族成员诱导细胞凋亡。TNFR2 的信号转导通路目前并不太清楚，可能与 TNFR1 既有相似之处，也有不同点。TNFR2 的胞质区没有 DD 结构，但能与 TRAF 结合，激活下游信号分子。TNFR2 激活可能导致细胞激活、迁移或增殖。在某些情况下，特别是在低浓度 TNF 时，TNFR2 通过把捕获的 TNF 转给 TNFR1 而促进 TNFR1 发挥效应。

TNF 也在一些慢性炎症相关疾病中发挥重要作用。目前临床研究证实针对 TNF 或其受体的制剂能有效治疗这些疾病。如抗 TNF 的人-小鼠嵌合抗体能有效治疗类风湿关节炎，并与甲氨蝶呤有协同作用；人-小鼠嵌合抗体 infliximab 和人源化抗 TNF 抗体 CDP571 能有效诱导 Crohn 病的缓解；infliximab 和 etanercept（一种重组 TNFR2-Fc 融合蛋白）能促进强直性脊柱炎缓解；infliximab、etanercept 和 adalimumab（一种通过噬菌体展示技术生产的人抗人 TNF 受体）都能有效治疗银屑病。

（二）白介素1（interleukin 1，IL-1）

IL-1 是第一个被鉴定的能引起发热和参与炎症反应的细胞因子。IL-1 有 IL-1α 和 IL-1β 两种形式，两者由不同基因编码，同源性小于 30%。IL-1α 的前体蛋白具有活性，主要存在于细胞核内，参与转录调控，在细胞损伤时可释放到细胞外。而 IL-1β 的前体蛋白必须经 caspase 1 酶切加工、释放到细胞外才能发挥生物学效应。作为炎性小体的组成成分，caspase 1 通常是在炎性小体激活时被活化的。IL-1β 主要来源于血液单核细胞、组织巨噬细胞和树突状细胞。多种刺激因素（如 TLR 配体、C5a）能诱导 IL-1β 表达和分泌。IL-1β 也能诱导其本身的表达和分泌。IL-1 通过调节 COX-1、磷脂酶 A_2 和诱导型一氧化氮合酶（iNOS）的表达而促进前列腺素 E_2、血小板活化因子和一氧化氮的合成。IL-1 还能促进间质细胞和血管内皮细胞表达黏附分子，促进血管生成。

IL-1 的受体属于免疫球蛋白超家族受体，有两个亚型。IL-1 的生物学功能主要由 1 型 IL-1 受体介导。1 型 IL-1 受体的细胞内部分含有 TIR 区域（Toll/IL-1 receptor domain）。1 型 IL-1 受体在与 IL-1 结合后，与细胞内的 IL-1 受体附属蛋白（IL-1 receptor accessory protein，IL-1RAcP）结合形成二聚体，其 TIR 区域通过募集 MyD88 和其他信号分子激活下游信号通路，导致 NF-κB 活化，炎性介质表达增加。而 2 型 IL-1 受体则由于缺乏 TIR 区域，在与 IL-1RAcP 结合后不能激活下游信号通路，因此不能介导 IL-1 的功能。

（三）白介素6（interleukin 6，IL-6）

IL-6 是一种具有多种功能的细胞因子，参与炎症反应、造血、淋巴细胞分化与增殖、细胞增殖、骨形成、代谢、内分泌等多种生理过程。体内的很多种细胞都能生成 IL-6。LPS、炎症介质（TNF-α、IL-1β、PGE_2 和 VEGF 等）、电离辐射、缺氧、氧化应激等都能刺激细胞合成和释放 IL-6。

IL-6 受体系统由两条多肽链组成：分子量为 80 kD 的 IL-6 受体（IL-6R）和分子量为 130 kD 的 gp130。其中 IL-6R 能特异性结合 IL-6，gp130 则起信号转导作用。gp130 也是 IL-6 细胞因子家族其他成员的共用受体，包括 IL-11、睫状神经营养因子、白血病抑制因子、抑瘤素 M（oncostatin M）和 cardiotropin-1。IL-6R 和 gp130 都有跨膜型和可溶型两种类型。可溶型 IL-6R（sIL-6R）由跨膜型 IL-6R 经酶解或其 mRNA 经选择性剪接后翻译产生。IL-6 与跨膜型 IL-6R 结合后使 IL-6R 的构象发生变化进而与 gp130 分子结合，2 个 IL-6/IL-6R/gp130 形成二聚体，通过 gp130 激活 JAK-STATs 通路和 Ras/MAPK 通路，调控下游基因表达。IL-6 与 sIL-6R 结合形成复合体后可与细胞膜表面的 gp130 结合，诱导胞内信号产生，这一过程称为 IL-6 的跨信号转导（trans-signaling）。跨膜型 IL-6R 的表达比较局限，主要在白细胞和肝细胞等，而 gp130 的表达很广泛，因此 IL-6 可以通过与 sIL-6R 结合激活不表达跨模型 IL-6R 的细胞，这一途径在炎症反应中的作用正日益受到关注。IL-6 信号通路受 SOCS（suppressors of cytokine signaling）和 PIAS（protein inhibitors of activated STAT）的负反馈调节。IL-6/IL-6R/gp130 激活 JAK/STAT 信号通路，使 SOCSs 表达增加。SOCS-1 通过与 JAKs 相互作用直接抑制其催化活性，SOCS-3 则通过与 IL-6/IL-6R/gp130 复合物结合抑制 IL-6 的信号传导。除 IL-6 外，INF-γ、IL-4 和集落刺激因子等也能通过诱导 SOCSs 而抑制 JAK/STAT 通路。与 SOCSs 的诱导性表达不同，PIAS 呈组成性表达，PIAS 通过与激活的

STAT 特异性结合而阻断 STAT 介导的基因表达。此外，IL-6 的信号传导还受可溶性 gp130 的调节，可溶性 gp130 通过与 IL-6/sIL-6R 复合物结合而抑制 IL-6/sIL-6R 与跨膜型 gp130 结合。

IL-6 对急性炎症反应的消退和获得性免疫反应的启动都有调节作用。在炎症反应过程中，白细胞浸润最先出现的是中性粒细胞，随后中性粒细胞凋亡并被清除，取而代之出现单核细胞浸润，白细胞浸润的这一转换过程受 IL-6 和 sIL-6R 的调节。炎症部位产生大量 IL-6，中性粒细胞上的 IL-6R 在细菌趋化物质 fMLF 以及趋化因子（如 CXCL8、CXCL1）的作用下脱落形成 sIL-6R，IL-6/sIL-6R 通过跨信号转导抑制 TNF-α 或 IL-β 诱导的趋化因子 CCXCL1、CXCL8 表达，从而抑制中性粒细胞的进一步浸润；并且通过 caspase3 相关途径促进中性粒细胞凋亡。IL-6/sIL-6R 通过跨信号转导还能促进趋化因子 CCL2 和 CCL8 表达，促进单核细胞浸润。此外，IL-6/sIL-6R 通过跨信号转导能促进 T 淋巴细胞浸润，抑制 T 细胞凋亡，因此在炎症反应后期获得性免疫反应的启动中也发挥作用。但目前并不清楚 IL-6 信号是如何协调对中性粒细胞的促凋亡作用和对 T 细胞的抗凋亡作用的。

众多的研究提示 IL-6 过量表达参与慢性炎症性疾病（类风湿关节炎、全身型幼年突发性关节炎、银屑病等）、自身免疫性疾病、浆细胞瘤/多发性骨髓瘤和 Castleman 病等。临床研究显示抗 IL-6 受体的单克隆抗体能有效治疗类风湿关节炎和全身型幼年突发性关节炎。此外，可溶性 gp130 也是 IL-6 相关疾病治疗研究的新靶标。

（四）白介素-17（interleukin-17，IL-17）

IL-17 是目前新发现的主要由 CD4 记忆 T 细胞、单核细胞等分泌的一种促炎性细胞因子，具有强大的招募中性粒细胞，促进多种细胞释放炎性因子，促进细胞增殖及抑制部分肿瘤生长等多种生物学作用。目前发现其与机体多种疾病相关，特别是与肺部感染、哮喘、类风湿关节炎、器官移植、肠道炎症等炎症性疾病关系密切。

三、趋化因子

趋化物质通过吸引白细胞游走到感染和损伤局部，参与炎症和免疫病理反应。经典的趋化物质主要有补体片段 C5a、白三烯 B_4（leukotriene B_4，LTB_4）、血小板活化因子（platelet-activating factor，PAF）和细菌产物 fMLF（N-formylmethionyl-leucyl-phenyl-alanine），这些趋化物质的受体同属于 G 蛋白偶联受体。1986 年以来，陆续发现了一类具有趋化白细胞作用的细胞因子，称为趋化因子（chemokine）。趋化因子由活化的单核巨噬细胞、内皮细胞、血小板和成纤维细胞等产生，为分子量 8～17kD 的小分子肽。人的趋化因子超家族目前已发现近 50 个成员，根据趋化因子一级结构中 N 端两个保守的半胱氨酸残基的位置，趋化因子超家族可分成 CC、CXC、C 和 CX3C 四个亚家族（其中 C 指半胱氨酸，X 可以是任何氨基酸）。CC 亚家族的成员最多，其次为 CXC 亚家族，C 亚家族有 2 个成员（XCL1 和 XCL2），而 CX3C 家族只有 1 个成员 CX3CL1。根据产生模式不同，趋化因子又可分为组成性表达和诱导性表达两类。诱导性表达趋化因子是指在脂多糖等外源性和 IL-1、TNF-α 等内源性炎性因子刺激下产生的趋化因子。绝大多数趋化因子为诱导性表达，主要包括 CXCL7（NAP-2）、CXCL10（IP-10）、CXCL6（GCP-2）、CXCL8（IL-8）、CCL2、8、7、13（MCP1、2、3、4）、CCL11（eotaxin）等。这些趋化因子在炎症反应时高表达，又称炎性趋化因子。胸腺、淋巴结和其他淋巴组织固有性高表达的趋化因子为组成性表达趋化因子，主要包括 CXCL12（SDF-1）、CCL25（TECK）、CCL17（TARC）、CCL21（SLC）、CCL19（ELC）、CCL22（MDC）等，这些趋化因子主要在淋巴组织和淋巴器官中高表达，又称淋巴组织趋化因子，例如：CCL22（MDC）由胸腺和淋巴管产生，CXCL12（SDF-1）在胎肝和骨髓基质细胞中高表达，对 T 淋巴细胞、B 淋巴细胞和树突状细胞的分化、发育、增殖和定位起重要的调控作用。

趋化因子受体是 7 次跨膜蛋白，属于 G 蛋白偶联受体超家族。其 N 端位于细胞膜外，参与对趋化因子的识别和结合；C 端位于细胞内，富含丝氨酸/苏氨酸，与受体的细胞内环一起参与受体的内吞和信号传导。至今已鉴定了 18 个趋化因子受体，包括 10 个 CCR（CCR1～10）、6 个 CXCR（CXCR1～6）、1 个 XCR（XCR1）和 1 个 CX3CR（CX3CR1）。趋化因子与受体的结合具有不同的特异性。大多数趋化因子可结合同一受体家族的多种受体，或一种受体可与多种趋化因子结合，如 CXCL8（IL-8）有 CXCR1 和 CXCR2 两种受体，CXCR2 可与 CXCL1、2、3、5、6、7、8 结合。但少数趋化因子与受体呈特异性结合，如 CXCL13 只与 CXCR5 结合，CX3CL1 只与 CX3CR1 结合。趋化因子受体与相应配体结合后引起构象变化导致受体关联的 Gi 蛋白复合体分解为 α 和 βγ 亚基，α 和 βγ 亚基作为第二信使激活下游的一系列效应酶，如磷脂酶 C 和蛋白激酶。磷脂酶 C 可引发磷酸肌醇 C 信号通路和胞内 Ca^{2+} 浓度的增加。这个信号转导级联反应最终通过调节肌动蛋白依赖的细胞运动和上调黏附蛋白引起细胞趋化移动；并且能活化效应细胞的其他功能，如细胞呼吸、脱颗粒、吞噬和炎性因子合成。

CC 亚家族趋化因子在慢性炎症时对单个核细胞起趋化作用，其中研究得最多的是单核细胞趋化蛋白 1（monocyte chemoattractant protein 1，MCP-1）（CCL2）。MCP-1 对单核细胞、树突状细胞、记忆性 T 细胞和嗜碱性粒细胞具有很强的趋化作用。CC 亚家族的其他成员包括巨噬细胞炎性蛋白［macrophage inflammatory protein（MIP）1α］（CCL3）、MIP-1β（CCL4）和 RANTES（CCL5）等。这个亚家族的许多成员以二聚体，甚至四聚体的形式发挥作用。CXC 亚家族的有些成员在 N 端存在谷氨酸－亮氨酸－精氨酸（glutamate-leucine-arginine，ELR）基序，这些趋化因子的代表是 IL-8（CXCL8），能促进中性粒细胞趋化移动，并刺激中性粒细胞脱颗粒及呼吸爆发。IL-8 还能激活巨噬细胞，并将其招募至血管损伤部位。C 亚家族成员对淋巴细胞有趋化作用。CX3CL1（fractalkine）是 CX3CL 亚家族的唯一成员，它有膜结合型和可溶性两种形式。膜结合型 CX3CL1 具有胞外区、跨膜区和胞内区，其中胞外区由 CX3C 结构与一个黏蛋白样茎状结构相连。膜结合型 CX3CL1 可介导细胞与细胞之间的黏附。炎症因子如 TNF-α、IL-1、IFN-γ 等可以诱导内皮细胞上膜结合型 CX3CL1 的表达。可溶性 CX3CL1 只含有膜结合型 CX3CL1 的胞外区，可能是由膜结合型 CX3CL1 通过 TNF-α 转换酶（ADAM17）和 ADAM10 水解生成。这种可溶性的 CX3CL1 对单核细胞、NK 细胞和 T 细胞有较强趋化活性。

趋化因子及其受体不仅参与炎症反应，也参与血细胞生成、淋巴细胞的迁移和归巢、血管生成、器官形成等生理过程，并在多种炎症相关疾病（如哮喘、动脉粥样硬化、类风湿关节炎、多发性硬化症、肥胖症、2 型糖尿病等）、HIV 感染以及恶性肿瘤转移中发挥重要作用。

四、脂类炎症介质

脂类炎症介质主要包括花生四烯酸代谢产物前列腺素（prostaglandin，PG）、白三烯（leukotriene，LT）和血栓素（thromboxane，TX），以及血小板活化因子。

（一）花生四烯酸（arachidonic acid，AA）代谢产物

AA 属于 ω-6 多不饱和脂肪酸，在体内主要以磷脂的形式存在于细胞膜上。细胞膜磷脂可在磷脂酶 A_2 和磷脂酶 C 的作用下释放出 AA。在正常的生理状态下游离的 AA 水平很低，当细胞受到刺激（如炎症）时，AA 便从磷脂中释放出来，并转变为具有生物活性的代谢产物。给动物注射内毒素或 TNF-α 后，以及全身性炎症反应综合征（systemic inflammatory response syndrome，SIRS）患者血浆中，TXA_2、PGE_2（由于半衰期很短，有时不容易检测到）和 PGI_2 都明显升高。AA 通过环氧合酶（cyclooxygenase，COX）途径生成 PG 和 TX。人体 COX 有 COX-1 和 COX-2 两种亚型。COX-1 在正常组织中呈组成型表达，而 COX-2 则呈诱导型表达。在炎性刺激下 COX-2 介导 AA 转化产生系列代谢产物，具有很强的致炎作用。AA 通过脂氧合酶（lipooxygenase，LOX）途径生成 LT 和脂氧素（lipoxins，LXs）。LT 具有致炎作用，但脂氧素则与 AA 的其他衍生物不同，具有抗炎作用（详见后述）。

AA 代谢产物在炎症中的作用包括：①大部分 PG 能扩张微血管，PGE 和 LT 均可使微血管通透性升高，导致血浆渗出和组织水肿。PGEs 增加血管通透性的作用机制除直接作用外，一部分是通过刺激组胺释放而间接发挥作用；②LTB_4 具有很强的白细胞趋化作用，其次是 PGF_2、PGE_1。LTB_4 还能促使中性粒细胞表达黏附分子，从而促进其与内皮细胞黏附；③LTs 能促进白细胞溶酶体酶释放；④PGEs 和 PGI_2 在低浓度时能增强痛觉的敏感性，在高浓度时具有致痛作用；⑤PGs 具有致热作用；⑥TXA_2 的主要作用是促血小板聚集、刺激血管收缩。

临床上常用的非甾体抗炎药物如阿司匹林、吲哚美辛、布洛芬等，其作用机制主要是通过抑制 COX 或 LO 而减少 AA 代谢产物生成，发挥抗炎、解热、镇痛作用。

（二）血小板活化因子

血小板活化因子（platelet activating factor，PAF）在体内的生物合成途径包括两种：从头合成途径和再修饰合成途径。PAF 的从头合成途径是以甘油、脂肪醇和磷酸为原料，先合成烷基甘油磷酸，然后经乙酰基转移酶、磷酸酶、磷酸胆碱转移酶依次催化的多步反应，最终合成 1-烷基-2-乙酰基甘油磷酸胆碱，即 PAF。PAF 的再修饰合成途径则是由 1-烷基-2-脂肪酰甘油磷酸胆碱在 PLA_2 的催化下，生成 1-烷基甘油磷酸胆碱，后者在乙酰转移酶作用下生成 PAF。从头合成途径是生理情况下 PAF 的合成途径。再修饰合成途径是在炎症及缺血等急性刺激下 PAF 快速生成的途径，是病理状态下 PAF 产生的主要途径。中性粒细胞、单核细胞、嗜酸性粒细胞、嗜碱性粒细胞、肥大细胞、血小板、内皮细胞和Ⅱ型肺泡上皮细胞均能合成和释放 PAF。内毒素、凝血酶、TNF-α、IL-1、LT 等，以及 PAF 本身都能刺激 PAF 的生成。PAF 在炎症反应中的作用包括：①促进血小板黏附、聚集、脱颗粒释放组胺和 5-羟色胺等；②促进嗜碱性粒细胞、嗜酸性粒细胞和中性粒细胞脱颗粒、释放炎症介质；③促进单核细胞和巨噬细胞生成炎性细胞因子；④对白细胞具有趋化活性，促进活性

氧分子生成；⑤增加微血管通透性，活化内皮细胞，使其表达黏附分子。

五、其他炎症介质

（一）血管活性胺

组胺主要存在于肥大细胞、嗜碱性粒细胞和血小板内。在组织损伤和免疫反应过程中，肥大细胞脱颗粒或血小板聚集均可释放组胺，引起微动脉、毛细血管前括约肌和微静脉扩张，使微静脉和毛细血管通透性升高。此外，组胺对嗜酸性粒细胞有趋化作用，是过敏性炎症反应中引起嗜酸性粒细胞浸润的主要因素。5-羟色胺又称血清素，存在于肥大细胞、血小板和肠黏膜的嗜银细胞中，其主要作用是使血管壁通透性升高，低浓度时有致痛作用。

（二）溶酶体成分

在炎症反应过程中，中性粒细胞和单核细胞的溶酶体中的酶和非酶成分可成为炎症介质，其中中性粒细胞阳离子蛋白质能使肥大细胞脱颗粒释放组胺，使血管通透性升高，并对单核巨噬细胞有趋化作用；中性蛋白酶能降解胶原、基膜、弹力蛋白、纤维素等，引起组织损伤和促进脓肿形成。

第三节 炎细胞的激活和在炎症中的作用

参与炎症反应的细胞称炎细胞，包括白细胞、血管内皮细胞和血小板等。当致炎因子与细胞表面的模式识别受体结合后，通过激活受体下游的信号转导通路而激活炎细胞，导致其基因表达和细胞表型发生变化，如细胞表达黏附分子、合成和释放炎症细胞因子等，以及形态和运动能力发生变化。下面介绍炎细胞在炎症反应中的作用，重点介绍炎症反应时白细胞激活后发生的形态、功能变化及机制。

一、白细胞在炎症反应中的作用

（一）参与炎症反应的白细胞

主要包括中性粒细胞、巨噬细胞、嗜酸性粒细胞、嗜碱性粒细胞和Th17 细胞。

1. 巨噬细胞　巨噬细胞来源于血液单核细胞，或由局部组织内的组织细胞增生而来。如上所述，一些致炎因子，如细菌成分 LPS，能通过与单核巨噬细胞上的模式识别受体结合，激活转录因子 NF-κB 和 AP-1，促进多种促炎细胞因子（如 IL-1 和 TNF-α）、趋化因子（如 IL-8）等的合成和释放。而已证明在巨噬细胞表面也存在多种促炎细胞因子、趋化因子的受体。这些受体与促炎细胞因子和趋化因子结合后也能激活 NF-κB 及与 LPS 类似的信号转导通路，最终导致促炎细胞因子等进一步释放，后者可进一步激活其他炎症细胞，这种正反馈性的调节引起炎症反应的扩大。此外巨噬细胞还能分泌和释放多种酶及炎症介质，如溶酶体酶、补体、前列腺素、纤溶酶原激活物、内源性致热原等。巨噬细胞具有较强的吞噬功能力，能吞噬较大的病原体、异物、坏死组织碎片甚至整个细胞；常见于急性炎症后期、慢性炎症，非化脓性炎症（结核、伤寒等）以及病毒、原虫和真菌感染引起的炎症。

2. 中性粒细胞　具有活跃地游走和吞噬能力，能吞噬细菌、组织崩解碎片及抗原抗体复合物等。其胞质内含有丰富的溶酶体，含有碱性磷酸酶、溶菌酶、酸性水解酶和髓过氧化物酶等，通过这些酶的作用杀灭和降解被吞噬的病原体及异物。中性粒细胞常见于炎症早期、急性炎症和化脓性炎症。

3．嗜酸性和嗜碱性粒细胞　嗜酸性粒细胞多见于各种过敏性炎症（如哮喘、过敏性鼻炎等）和寄生虫感染（如血吸虫病），具有一定的吞噬能力，能吞噬抗原抗体复合物，杀伤寄生虫。其胞质内的嗜酸性颗粒含多种水解酶（如蛋白酶、过氧化物酶等）。嗜碱性粒细胞常见于变态反应性炎症，其胞质中的嗜碱性颗粒含肝素、组胺和5-羟色胺。在受到炎症刺激时，细胞脱颗粒而释放上述物质引起炎症反应。

4．Thl7 细胞　是指表达 IL-17 的 CD4 T 细胞亚群。Thl7 细胞与炎症有着密切联系，通过分泌 IL-17 促进炎症反应。

（二）白细胞的渗出与组织浸润

白细胞从血管内渗出的过程是复杂的连续过程，包括白细胞着边（leukocytic margination）、附壁、黏附和游出等阶段，期间被致炎因子、促炎细胞因子、炎症介质激活的白细胞在细胞黏附分子的介导下与毛细血管内皮细胞发生相互作用，并在趋化因子的作用下迁移到炎症灶，在局部发挥重要的防御作用。

白细胞黏附于血管内皮细胞表面，是其穿过血管壁趋化游走和进入炎症灶内的初始环节。细胞黏附分子在其中发挥了重要作用。参与炎症反应的细胞黏附分子主要为选择素家族、整合素家族、免疫球蛋白超家族和 CD44 家族中的一些黏附分子（表6-3）。在静息状态下，微血管内皮细胞仅表达少量与白细胞特异结合的黏附分子，如 ICAM-2。白细胞虽然表达与内皮细胞黏附的黏附分子，但表达量低。在炎症反应时炎细胞被激活或致敏（primed）后的一个重要特征是黏附分子的表达增多，以及黏附分子（如整合素）与配体结合的亲和力增强。在炎症早期白细胞和血管内皮细胞黏附的即时相增强是一个不依赖于蛋白质合成的过程，而与细胞特殊颗粒内的黏附分子转位到质膜上来有关。白细胞上的 L 选择素通过与血管内皮细胞上的配体 E 选择素、P 选择素的相互作用使中性粒细胞沿血管壁滚动，与血管内皮细胞发生即时黏附。随后中性粒细胞 L 选择素的表达水平显著下降，血管内皮细胞膜表面的 IL-8、GM-CSF、PAF 等细胞因子与白细胞上相应的受体结合使白细胞 β_2 整合素（CD11/CD18）表达水平升高、与配体的亲和力增高，同时血管内皮细胞在炎性细胞因子的作用下 ICAM-1、ICAM-2、ICAM-3 表达增加，这样 CD11/CD18 与其配体 ICAM-1、ICAM-2、ICAM-3 的结合导致白细胞与血管内皮细胞发生牢固黏附。黏附阶段之后，随着白细胞表面 L 选择素脱落，白细胞与内皮细胞的黏附作用减弱。在趋化因子等的作用下，白细胞表达与细胞外基质黏附的黏附分子，如整合素 VLA 族和 CD44 家族成员，以利于它们与内皮下基底膜黏附，并释放各种蛋白水解酶以降解基底膜成分，最终穿出血管。内皮细胞也可被各种促炎症介质进一步活化，细胞内 Ca^{2+} 浓度升高，引起内皮细胞收缩，利于白细胞游出。白细胞游出血管后，以阿米巴运动的方式向炎症灶定向迁移，这是由于炎症灶中存在趋化物质，对白细胞具有化学吸引作用。

表 6-3　参与白细胞与血管内皮细胞黏附的黏附分子

白细胞黏附分子（受体）	主要表达细胞	内皮细胞黏附分子（配体）
L-selectin	N、L、M	E-selectin、P-selectin
CD11a/CD18	N、L、M	ICAM-1、ICAM-2、ICAM-3
CD11b/CD18	N、L、M	ICAM-1
VLA-4（CD49d/CD29）	L、M	ICAM-1
CD15	N	E-selectin、P-selectin

注：N：中性粒细胞；L：淋巴细胞；M：单核细胞。

不同炎症反应具有不同类型的炎细胞浸润，如急性炎症以中性粒细胞渗出和浸润为主；慢性炎症往往以淋巴细胞浸润为主；Ⅰ型超敏反应的变态反应性炎症以嗜碱性粒细胞的渗出为主；迟发型超敏反应性炎症则以单核细胞、T 细胞浸润为特征。虽然目前对白细胞选择性渗出的机制还不完全明了，但已有的证据显示，其中涉及黏附分子在不同类型白细胞表达的差异，细胞因子对黏附分子表达的不同调节，以及局部组织产生不同的趋化因子等因素。

白细胞黏附缺陷症（leukocyte adhesion deficiency，LAD）患者由于黏附分子表达缺陷影响白细胞的渗出而反复发生感染。LAD 可分为 LAD-I、LAD-Ⅱ和 LAD-Ⅲ三型。LAD-I 由于 CD11/CD18 基因突变，虽然白细胞可沿血管壁滚动，但不能与血管内皮细胞表面的黏附分子 ICAM-1 结合，白细胞不能渗出到炎症部位。LAD-Ⅱ由于遗传性的岩藻糖代谢障碍，不能生成白细胞表面选择素的配体 sialyl Lewis X（CD15s），导致白细胞不能沿血管壁滚动、黏附，同样也不能向炎症部位渗出。LAD-Ⅲ由于 kindlin-3 基因突变使整合素不能被激活，从而使白细胞发生黏附和迁移功能障碍。

（三）白细胞的吞噬作用

人体具有吞噬功能的白细胞主要是中性粒细胞和单核巨噬细胞。吞噬作用是指白细胞吞噬和消化病原体、异物及组织崩解碎片等的过程，是炎症反应的重要组成部分。吞噬过程包括对吞噬物的识别和附着、包围吞入和杀灭降解三个阶段。吞噬细胞表面具有识别病原体或异物的受体，如 Fc 受体、C3b 受体能识别被调理素（抗体或补体）包被的细菌或异物。与细菌或异物结合的吞噬细胞发生膜流动性变化和微丝变化，伸出伪足包绕细菌和异物，将其吞入细胞内形成吞噬体（phagosome）；吞噬体与胞质内的内体（endosome）融合后逐步成熟化（phagosome maturation），最终与溶酶体融合形成吞噬溶酶体（phagolysosome）或次级溶酶体。溶酶体中含有多种水解酶以及其他的酶类和非酶类物质。吞噬溶酶体一旦形成，便可通过一系列酶解反应分解、消化和杀灭细菌或异物。之后细胞通过排粒作用（exocytosis）将剩下的一些不能被消化的物质及消化后的大分子排出细胞外。吞噬细胞在吞噬过程中出现呼吸爆发，表现为：①通过单磷酸己糖（hexose monophosphate，HMP）支路使葡萄糖分解代谢猛烈增高；②激活 NADPH 氧化酶产生大量的超氧阴离子、过氧化氢、羟自由基和次氯酸等活性氧和氧化代谢产物，使细菌膜脂质过氧化，造成细菌膜的损伤，发挥强有力的杀菌作用。一些活性氧还可激活溶酶体酶，因此活性氧和溶酶体酶具有相互协同作用。

四、其他炎细胞在炎症中的作用

（一）血管内皮细胞

炎症时，血管内皮细胞不仅参与毛细血管通透性的调节，还能通过表达细胞黏附分子和趋化因子，促进它们与白细胞的相互作用，并促使白细胞穿过血管壁向炎症部位游走。在炎症和组织损伤时，内皮细胞膜上可表达能启动血管内凝血反应的组织因子（tissue factor，TF），产生促进血小板黏附、聚集和活化的物质，如血小板活化因子（platelet activating factor，PAF）和血栓素 A_2（TXA_2）等，并分泌纤溶酶原激活物抑制物（plasminogen activator inhibitor，PAI），结果使促凝物质增多，血管内皮细胞的抗凝血机制减弱，因此可促使血管内凝血的发生。

（二）血小板

血小板在受病原体产物刺激或组织损伤时被激活，激活后的血小板不仅参与止血和凝血反应，还参与了炎症反应。活化的血小板能合成和释放多种炎性介质，包括磷脂代谢产物（白三烯、前列腺素、血小板活化因子等）、肿瘤坏死因子家族（CD40L、LIGHT）、白细胞介素（IL-1β、IL-6）、趋化因子、生长因子（PDGF）。活化的血小板表面表达P选择素，通过与单核细胞及中性粒细胞上的受体相互作用，使血小板聚集在这些细胞周围，从而增加这些细胞与内皮细胞的黏附，以利于白细胞的渗出。另外血小板似乎具有直接的抗微生物功能，识别某些细菌、病毒后释放抗病原体蛋白，并直接吞噬它们。近来的研究发现血小板能表达Toll样受体（TLR1、TLR2、TLR4、TLR6、TLR9）为血小板参与炎症和固有免疫反应提供了新的证据。

（三）其他细胞

近年来的研究表明，不仅传统意义上的炎细胞，如白细胞、血管内皮细胞和血小板能合成和释放炎性介质，其他组织细胞，如脂肪细胞、神经元、神经胶质、关节滑膜细胞等，在受致炎因子刺激或损伤时，也能合成和释放炎性介质，参与炎症反应。

第四节　炎症反应的调控

近年来的研究表明，炎症的消退并不仅仅是炎症反应的被动终止，而是机体通过主动调节实现的。其调节途径涉及神经、体液和炎症局部的抗炎因子。

一、神经、内分泌反应

天然免疫系统是机体抵抗病原体的第一道防线，在感染所致的炎症反应中，天然免疫细胞产生的炎症介质能迅速激活神经系统，通过全身、区域和局部三个层面调控炎症反应。

（一）下丘脑－垂体－糖皮质激素的作用

机体主要通过下丘脑－垂体－肾上腺轴神经内分泌反应在整体水平对炎症反应进行调控。在受促炎因子（如LPS、TNF、IL-1、IL-6）、生理或心理因素刺激时，下丘脑室旁核释放促肾上腺皮质激素释放激素，使腺垂体释放促肾上腺皮质激素，后者通过血液循环作用于肾上腺皮质，促进糖皮质激素合成和分泌。糖皮质激素通过作用于免疫细胞直接或间接发挥抗炎作用。糖皮质激素抑制与白细胞迁移相关的黏附分子的表达，抑制巨噬细胞和树突状细胞产生促炎细胞因子（如 TNF 和 IL-1β），抑制 COX-2 和 NOS 表达，促进抗炎细胞因子 IL-10 和 2 型 IL-1 受体表达，还能促进巨噬细胞、树突状细胞和 T 细胞凋亡，抑制免疫反应。糖皮质激素不仅是内源性的抗炎物质，还是临床常用的抗炎药物和免疫抑制剂。糖皮质激素的免疫调节作用由基因机制（通过抑制或激活基因转录）和非基因机制（不依赖于新的蛋白质合成）实现。膜联蛋白 A1（annexin A1），也称脂皮素（lipocortin 1）是介导糖皮质激素发挥抗炎作用的重要介质之一。在静息状态下，膜联蛋白 A1 存在于中性粒细胞、单核细胞和巨噬细胞的细胞质中，在细胞激活时移动到细胞膜表面并释放出来。膜联蛋白 A1 及其衍生肽通过作用于甲酰肽受体 2（formyl peptide receptor 2，FPR2）抑制中性粒细胞与血管内皮细胞黏附及跨内皮细胞迁移，抑制炎性细胞因子生成。糖皮质激素不仅能促进膜联蛋白 A1 表达和分泌，也能促进其受体 FPR2 表达。

（二）交感神经系统和副交感神经系统的作用

交感（肾上腺素能）神经系统和副交感（胆碱能）神经系统通过支配免疫器官对炎症反应起调控作用。交感神经系统通过其支配免疫器官的神经末梢释放去甲肾上腺素，以及支配肾上腺髓质的神经末梢释放肾上腺素，分别对炎症反应起区域性和全身性调控作用。虽然有些实验提示交感神经系统及儿茶酚胺类神经递质对炎症反应起促进作用，但大多数实验结果支持交感神经系统激活能抑制炎症反应。在单核细胞和树突状细胞，去甲肾上腺素通过 β_2 肾上腺素受体介导，使细胞内 cAMP 升高，蛋白激酶 A 活化，从而抑制炎性细胞因子（包括 TNF、IL-1、IL-6 和 IL-12）生成，促进抑炎因子（IL-10）生成。副交感神经系统对炎症反应也起抑制作用。炎症局部产生的炎性细胞因子刺激自主神经传入纤维，将外周炎症信息传至脑干孤束核（nucleus tractus solitarius），再由自主神经背核（dorsal motor nucleus）通过自主神经传出纤维到达炎症部位，释放乙酰胆碱，作用于巨噬细胞的 α7 烟碱型胆碱能受体（nicotinic acetylcholine receptor）抑制炎性细胞因子（TNF、IL-1β、IL-6）生成和 HMGB1 释放。近来的研究表明，脾脏也是胆碱能神经系统发挥抗炎作用的场所，但脾脏并不受自主神经传出纤维的直接支配。自主神经支配的腹腔肠系膜神经丛发出脾脏神经，其末梢释放去甲肾上腺素作用于脾脏免疫细胞，发挥抗炎作用。

外周神经系统通过感觉神经末梢不但能感受炎症局部疼痛、触觉和温度改变的刺激，而且还通过释放神经肽（neuropeptides）调节炎症反应。不仅与免疫细胞有密切联系的感觉神经末梢和传出神经末梢在受到炎症刺激时释放神经肽，有些神经肽也在免疫细胞表达，包括巨噬细胞、中性粒细胞、淋巴细胞和肥大细胞。在炎症局部，外周神经末梢释放的神经肽具有促炎作用，如皮质激素释放激素、P 物质（substance P）可通过促进炎性因子生成、血管扩张、通透性增加、白细胞渗出而增强炎症反应，以利于病原微生物清除。也有一些神经肽具有抗炎作用，如血管活性肠肽（vasoactive intestinal peptide）、尿皮质素（urocortin）、肾上腺髓质素（adrenomedullin）、α 黑素细胞刺激素（α melanocyte stimulating hormone）、生长素（ghrelin）以及 cortistatin。这些神经肽分别属于神经肽的不同家族，但具有某些相似的免疫调节功能。它们在炎症或抗原刺激时，由免疫细胞合成，通过作用于免疫细胞上相应的G蛋白偶联受体，激活cAMP/PKA信号通路而抑制炎性细胞因子和趋化因子表达，发挥抗炎作用。众多的体外及体内实验证实这些神经肽都具有较强的抗炎活性，通过不同途径发挥抗炎作用，包括：①抑制巨噬细胞的黏附、迁移及吞噬活性，诱导巨噬细胞凋亡；②抑制肥大细胞脱颗粒；③抑制活化的巨噬细胞和小胶质细胞生成氧自由基、一氧化氮、前列腺素 E_2、炎性细胞因子（TNF-α、IL-1β、IL-6和IL-12）、趋化因子以及HMGB1；④促进抗炎细胞因子（如IL-10和IL-1ra）生成，激活抗炎相关转录因子PPARγ。

虽然感染局部炎症反应引发的神经内分泌反应有助于机体清除入侵的病原体，但持续或过度的神经内分泌反应（如激素对炎症的抑制作用）往往可使炎症反应和感染失控，导致病理性甚至致死性反应，如组织损伤、中毒性休克和死亡。

二、抗炎细胞因子和可溶性细胞因子受体

（一）抗炎细胞因子

IL-1受体拮抗剂（IL-1 receptor antagonist，IL-1ra）是IL-1α和IL-1β的特异性抑制剂。IL-1ra在氨基酸水平与IL-1α有26%同源性，与IL-1β有19%同源性。IL-1ra与1型IL-1受体结合的亲和力与IL-1α、IL1β相当或更高，IL-1ra与IL-1α、IL1-β竞争1型IL-1受体，但其与受体结合后不能与IL-1RAcP形成二聚体激活下游信号通路，从而抑制IL-1发挥作用。在人志愿者的研究表明，细菌内毒素能刺激单核细胞和巨噬细胞合成和释放IL-1ra，其血浓度超过IL-1α或IL-1β浓度的100倍，提示机体在炎症反应过程中启动了强有力的抗炎机制。另外，抗炎细胞因子IL-10既能抑制IL-1β生成，又能促进IL-1ra生成。一种名为anakinra的重组IL-1ra已在美国由FDA批准用于治疗类风湿关节炎。

白介素-4（IL-4）主要由Th2细胞、肥大细胞和嗜碱性粒细胞表达。IL-4促进T细胞向Th2分化；抑制内毒素刺激单核细胞和巨噬细胞表达和释放炎性细胞因子TNF-α、IL-1β、IL-6、IL-8和MIP-1α；促进IL-1ra表达。

白介素-10（IL-10）主要由Th2细胞、单核细胞和B细胞表达。IL-10抑制内毒素刺激单核细胞、巨噬细胞和中性粒细胞生成炎性细胞因子（TNF-α、IL-1、IL-6、IL-8、IL-12、MIP-1α、MIP-2α及集落刺激因子）；抑制细胞表达组织相容性复合物Ⅱ以及内毒素信号分子CD14；促进单核细胞表达可溶性TNF Ⅱ受体。

转化生长因子β1（transforming growth factor-β1，TGF-β1）不但对细胞增殖、分化发挥重要调节作用，而且具有抗炎作用，其对单核细胞及巨噬细胞的抑制作用与IL-10相似，但较IL-10弱，且对IL-1的生成没有抑制作用。TGF-β受体分为Ⅰ型和Ⅱ型两种类型。它们的共同特征是细胞内区都具有丝/苏氨酸蛋白激酶区。TGF-β1与其Ⅱ型受体结合后，与Ⅰ型受体形成寡聚体，并使其磷酸化从而活化，激活的Ⅰ型受体能使下游的Smad蛋白磷酸化，之后Smad以二聚体的形式转入核内，促进靶基因的转录，导致生物学效应。除了抑制免疫功能、调节细胞的生长和分化外，TGF-β还能促进绝大多数基质分子，如纤连蛋白（FN）、胶原（如Ⅰ型和Ⅳ型胶原）和蛋白聚糖的合成，同时能通过抑制蛋白酶的分泌和诱导蛋白酶抑制物，如基质金属蛋白酶2（MMP-2）的特异性组织抑制因子（tissue inhibitor of matrix metalloproteinase2，TIMP-2）以及诱导纤溶酶原激活物抑制物（PAI-1），从而阻断基质降解，促进基质沉积，因此是组织损伤和炎症后发生纤维化的关键介导者。

（二）可溶性细胞因子受体

1 型和 2 型 TNF-α 受体既可以以跨膜蛋白的形式存在于细胞膜上，也可以以可溶性形式存在于细胞外液中。TNF-α 受体的可溶性形式只含有受体的细胞外段，但其与 TNF-α 结合的亲和力与膜受体相当，可与膜受体竞争 TNF-α。因此，可溶性 TNF-α 受体是抑制 TNF-α 活性的特异性抑制剂。在炎症相关的病理情况下，人的外周循环中能检测到可溶性 TNF-α 受体，并且其浓度足以抑制 TNF-α 活性。但在有些情况下，2 型 TNF-α 可溶性受体通过与 TNF-α 结合使体循环中 TNF-α 的半衰期延长，反而增强 TNF-α 的作用。

在败血症等病理情况下，体循环中能检测到可溶性 IL-1 受体，其形式主要是 2 型 IL-1 受体的细胞外段。膜结合形式和可溶性形式的 2 型 IL-1 受体被称为诱饵受体（decoy receptor），通过与 IL-1 结合而减少其与 1 型 IL-1 受体结合，从而抑制 IL-1 的功能。另外，细胞膜上的 2 型 IL-1 受体与 IL-1 结合后，通过与 1 型 IL-1 受体竞争 IL-1RAcP，抑制 1 型 IL-1 受体下游的信号传导，从而抑制 IL-1 的功能。

炎性细胞因子白细胞介素-18（IL-18）也存在可溶性受体。可溶性 IL-18 受体也称 IL-18 结合蛋白，与 IL-18 受体相比，IL-18 结合蛋白缺失了跨膜区或细胞内区域。在体循环中，IL-18 结合蛋白通过与 IL-18 结合而抑制 IL-18 与细胞膜上的 IL-18 结合，从而抑制 IL-18 的活性。

三、脂类代谢产物

脂氧素（lipoxin，LX）、resolvin 和 protectin 是近年来新发现的在炎症局部产生的能促进炎症消退的脂类代谢产物。脂氧素是花生四烯酸的代谢产物，主要是通过细胞间相互作用经不同脂氧合酶（lipoxygenase，LO）顺序催化生成的。在循环系统中，白细胞内的花生四烯酸由 5-LO 催化合成 LTA_4，在血小板与白细胞黏附时，LTA_4 被转入血小板内，由 12-LO 催化生成 LXA_4 或 LXB_4。花生四烯酸也可在上皮细胞、单核细胞和嗜酸性粒细胞内由 15-LO 催化生成 15S-羟二十碳四烯酸（15S-HETE）和 15S-羟过氧化二十碳四烯酸（15S-HPETE）。这些细胞通过黏附分子与中性粒细胞相互作用，将 15S-HETE 和 15S-HPETE 传递给中性粒细胞，再由 5-LO 催化生成 LXs。脂氧素的抗炎、促炎症消退效应主要包括：抑制中性粒细胞、嗜酸性粒细胞趋化因子以及黏附分子的表达从而抑制这些细胞的渗出，减轻其在炎症部位的浸润；抑制炎性刺激引起的中性粒细胞活性氧和炎性细胞因子的表达和释放，促进抗炎细胞因子表达；促进巨噬细胞对凋亡的中性粒细胞的吞噬和清除；限制炎症损伤，调节组织修复。在炎症反应过程中，脂氧素是在促炎介质 PGE_2 和 LTB_4 之后产生的，因而认为在炎症反应的消退中起重要作用。脂氧素也可抑制树突状细胞、T 细胞等免疫细胞的功能，发挥免疫调节作用。

Resolvin（resolution-phase interaction product，Rv，消退期相互作用产物）和 protectin（PD）最早是从炎症消退期的炎性渗出物中分离发现的，因其具有抗炎、促进炎症消退作用及对炎症损伤具有保护作用而命名。Rv 和 PD 主要由白细胞生成，ω3 多不饱和脂肪酸 EPA（eicosapentaenoic acid）和 DHA（docosahexaenoic acid）是 Rv 和 PD 的前体。EPA 经 5-LO 催化生成 E 系列 Rv（RvE）。DHA 经 LO 催化生成 D 系列的 Rv（RvD）和 PD。研究表明，Rv 和 PD 在动物炎症模型能减轻炎细胞浸润，抑制炎症介质生成，减轻组织损伤。

在炎症消退期，中性粒细胞发生凋亡，其表面高表达趋化因子受体 CCR5，可结合相应的趋化因子，然后被巨噬细胞吞噬而清除。同时，炎症部位的趋化因子也可通过被细胞分泌的或细胞表面表达的蛋白酶降解而清除。炎症局部趋化因子的清除可防止更多的白细胞募集到炎症部位。LXA_4、RvE1 和 PD1 通过三个环节调节上述过程：①LXA_4、RvE1 和 PD1 上调 CCR5 在凋亡中性粒细胞的表达；②LXA_4 促进巨噬细胞吞噬凋亡的中性粒细胞；巨噬细胞对凋亡白细胞的吞噬能通过增强 15-LO 表达而进一步促进 LXA_4 释放；③LXA_4、RvE1 和 PD1 抑制中性粒细胞浸润炎症部位。

阿司匹林是常用的非甾体抗炎药，它通过乙酰化 COX-2 活性部位中第 516 位的丝氨酸而不可逆地抑制 COX-2 的活性，阻断前列腺素的产生。此外阿司匹林通过促进脂氧素、resolvin 和 protectin 的生成而发挥抗炎作用，促进炎症消退。阿司匹林通过乙酰化的 COX-2 催化花生四烯酸产生 15R-HETE，然后在 5-LO 的催化下产生具有抗炎活性的 15-epi-LXA_4 和 15-epi-LXB_4。阿司匹林通过乙酰化血管内皮细胞中的 COX-2 催化 EPA 生成 18R-HEPE（18R-hydro-EPE），催化 DHA 生成 17R-HDHA（17R-hydro-DHA），随后血管内皮细胞与活化的中性粒细胞相互作用使 18R-HEPE 通过中性粒细胞的 5-LO 作用转变为 resolvin El，而 17R-HDHA 则转变成 17R-D 系列的 resolvin。

除通过阿司匹林-COX-2 途径外，resolvin El 也可以通过细胞色素 P450 单氧合酶（CYP）途径生成。微生物的 P450 单氧合酶能催化 EPA 产生 18R-HEPE，然后在人类白细胞的 5-LO 作用下在 C5 位插入一分子氧而生成 resolvin El。CYP 还可以将人 EPA 的 5-LO 产物 LTB_5（白三烯 B_5）转变成 resolvin El。

四、其他促进炎症消退的介质

蛋白酶抑制剂，如分泌型白细胞蛋白酶抑制剂（secretory leukocyte protease inhibitor，SLPI），也参与炎症的消退。SLPI 由巨噬细胞在炎症反应后期产生，能抑制 TNF-α 激活中性粒细胞。中性粒细胞在 TNF-α 刺激下产生弹性蛋白酶，后者促进上皮生长因子 progranulin 生成 granulin，progranulin 能促进上皮细胞修复，而 granulin 则促进上皮细胞释放中性粒细胞趋化因子 IL-8。SLPI 与 progranulin 结合使其不被弹性蛋白酶降解。因此 SLPI-progranulin 系统在皮肤损伤所致炎症的消退及伤口愈合中发挥重要作用。

活性氧介质（reactive oxygen intermediate，ROI）和活性氮介质不仅有致炎作用，也有抗炎作用。ROI 能激活转录因子 Nrf2，Nrf2 通过上调合成谷胱甘肽的酶，使具有抗氧化作用的谷胱甘肽合成增加而促进炎症消退和损伤组织修复。ROI 使胆固醇氧化生成肝 X 受体（LXRs）激动剂，LXRs 与维 A 酸 X 受体结合形成二聚体，抑制 COX2、iNOS 和 IL-6 表达。NO 能抑制白细胞黏附、渗出和迁移；抑制半胱氨酸蛋白酶（caspases）从而抑制 IL-1β 和 IL-18 生成；抑制淋巴细胞增殖。一氧化碳（CO）不仅介导 IL-10 的部分抗炎作用，还能促进 IL-10 表达，抑制 LPS 诱导的 TNF-α 合成。硫化氢（H_2S）由半胱氨酸在胱硫醚 γ 分解酶和胱硫醚 β 合酶作用下生成，H_2S 能促进 CO 生成，对动物炎症模型（如角叉莱胶所致炎症及缺血再灌注损伤）具有保护作用。

体液中含有丰富的硝化脂肪酸（nitrated fatty acid），能抑制中性粒细胞活化、抑制 NF-κB 活性及 iNOS 和 VCAM-1 表达、诱导 PPARγ 和血红素加氧酶 1（heme oxygenase1，HO-1）

表达。HO-1 能催化血红素生成铁离子和具有抗氧化作用的胆绿素及具有抗炎作用的 CO。溶血磷脂（lysophospholipid）也有抗炎作用。例如，鞘氨醇磷脂酰胆碱（sphingosylphosphorylcholine）、1-磷酸鞘氨醇（sphingosine 1 phosphate）和溶血脑硫脂（lysosulfatide）能刺激内皮细胞释放 NO，从而抑制血小板和中性粒细胞与内皮细胞黏附。此外，炎症反应中坏死细胞释放的 ATP 在外核苷酸酶（ectonucleotidases）的作用下生成腺苷酸，后者不仅具有致炎作用，也有抗炎作用。A2a 腺苷酸受体在腺苷酸抑制炎症中发挥重要作用，在小鼠，激活该受体能抑制刀豆素 A（concanavalin A，ConA）导致的肝损伤及炎性细胞因子生成；抑制或敲除该受体则加重 ConA、绿脓杆菌外毒素 A（Pseudomonas aeruginosa exotoxin A）或内毒素所致的肝损伤，促进炎性因子生成；有报道激活该受体还能促进伤口愈合。

综上所述，体内对炎症反应在整体（如神经和内分泌）、细胞和分子水平都有严密的调控（图 6-6）。这种调控可以防止炎症失控导致的组织损伤。但多种因素，如持续的炎性刺激，持续或过强的炎症反应或促进炎症消退的分子生成减少等，可造成血管内皮细胞和组织细胞损伤，进而影响组织器官的功能，导致炎症相关疾病的发生（图 6-7）。如严重的急性肺损伤可导致急性呼吸窘迫综合征。炎症的扩散还可导致全身性炎症反应综合征（systemic inflammatory response syndrome，SIRS），严重时甚至引起多器官功能障碍。炎症反应在休克、缺血再灌流损伤等的发生和发展过程中起重要作用。此外，炎症反应也在其他一些慢性疾病中发挥作用，例如：在肥胖症、胰岛素抵抗及 2 型糖尿病患者血液中炎性细胞因

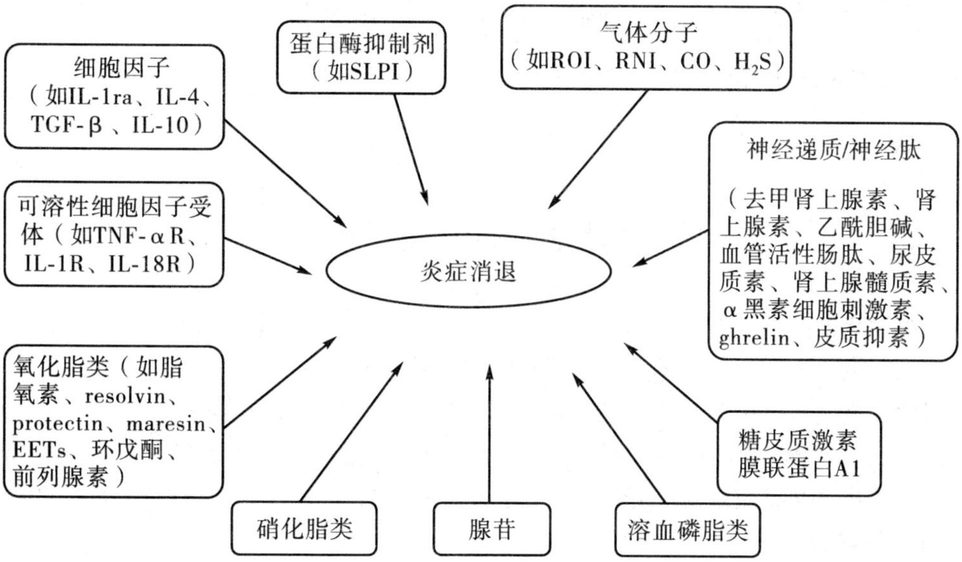

图 6-6 参与炎症消退的细胞外介质（根据 Cell. 2010，140∶871 改编）

CO：一氧化碳；EETs：环氧二十碳三烯酸；H_2S：硫化氢；IL-1R：IL-1 受体；IL-1ra：白介素-1 受体拮抗剂；IL-18R：白介素-18 受体；RNI：活性氮介质；ROI：活性氧介质；SLPI：分泌型白细胞蛋白酶抑制剂；TGF-β：转化生长因子-β；TNF-αR：肿瘤坏死因子 α 受体。

子［TNFα、MCP-1（CCL2）等］显著升高，这些细胞因子参与了这些代谢性疾病的发生、发展。在动脉粥样硬化患者，单核细胞/巨噬细胞介导的炎症反应促进动脉粥样斑块的形成、发展与破裂。小胶质细胞和星形胶质细胞介导的炎症反应与多种神经退行性疾病（如阿尔茨海默病、帕金森病、多发性硬化等）相关。炎症反应在肿瘤发生发展的不同阶段（包括起始、恶变、侵袭和转移）都发挥重要作用，而且还影响机体的免疫监视功能和对药物的反应。

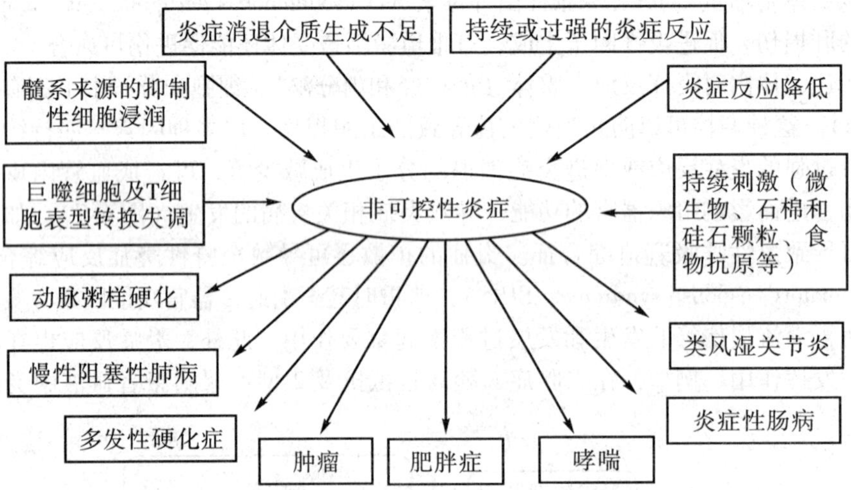

图 6-7　非可控性炎症的发生机制及相关疾病（引自 Cell. 2010，140：871）

附：常用炎症动物模型的制备

一、皮肤局部炎症模型

（一）模型制备方法

常用的致炎剂有二甲苯、巴豆油（croton oil）、角叉菜胶（carrageenan）等。通过将二甲苯或巴豆油（内含 2% 巴豆油、20% 无水乙醇、5% 蒸馏水和 73% 乙醚）均匀涂在小鼠右耳的两面；或将角叉菜胶溶液（1%）注射于大鼠后足跖皮下，诱导急性炎症反应。

（二）观察指标

1．组织肿胀程度　①耳郭肿胀程度：处死小鼠，用打孔器（9mm）分别在两耳同一部位打下圆形耳片，用分析天平称取耳片的重量。耳郭肿胀程度 = 致炎侧耳片重量（右耳）- 对照侧耳片重量（左耳）；②足肿胀程度：用软皮尺测量大鼠后肢踝关节周长，或用千分尺测量足跖厚度，或用容积测量仪测定足容积，比较大鼠致炎前、后的测量值，并以两者间的差值为肿胀度。

2．炎症局部病理学改变　制备组织切片，观察组织水肿、炎细胞浸润等。

3. 炎症局部组织炎症介质的表达水平　用 ELISA 或 Western blotting 方法测定前列腺素、炎性细胞因子、COX-1、COX-2 等的表达水平。

二、背部气囊炎症模型

（一）模型制备方法

在小鼠背部皮下注射空气形成气囊，在气囊中注射致炎剂（如角叉菜胶、趋化物质等），诱导急性炎症反应。

（二）观察指标

1. 气囊炎性渗出液中白细胞计数及分类。
2. 气囊炎性渗出液中炎症介质（如前列腺素、炎性细胞因子等）含量。

三、关节炎模型

大鼠佐剂性关节炎（adjuvant arthritis）和Ⅱ型胶原诱导的关节炎（type Ⅱ collagen-induced arthritis）常作为人类风湿性关节炎的实验模型。

（一）模型制备方法

佐剂性关节炎模型：将福氏完全佐剂（Freund complete adjuvant）皮内注入大鼠足趾或尾根部致炎。历经急性局部炎症（第 1 ~ 4 天）、急性炎症缓解（第 7 ~ 12 天）、以多发性关节炎为特征的慢性全身炎症（第 10 ~ 28 天）及永久性关节畸形（第 35 天以后）等四个阶段，病程长达 3 个多月。

Ⅱ型胶原诱导的关节炎模型：将异源性Ⅱ型胶原（如牛、鸡Ⅱ型胶原）与福氏完全佐剂混合配成乳化剂，在小鼠或大鼠背部及尾根部皮下多点注射致敏，2 ~ 3 周后以相同剂量再次免疫。

（二）观察指标

1. 关节肿胀程度　测量关节肿胀程度或进行关节肿胀指数评分。
2. 血清、关节液及关节滑膜组织炎性细胞因子（如 TNF-α、IL-1β 等）水平。
3. 关节病理学改变　关节间隙改变、滑膜肿胀、滑膜细胞增多及炎细胞浸润、关节骨和软骨组织破坏。

四、哮喘模型

（一）模型制备方法

常用卵蛋白诱导制备动物哮喘模型，常用的实验动物为豚鼠、大鼠及小鼠。采用卵蛋白腹腔注射致敏（常同时应用免疫佐剂），致敏后至 2 ~ 3 周时，再以卵蛋白雾化吸入诱发急性气道过敏反应。

（二）观察指标

1. 支气管 - 肺泡灌洗液中白细胞总数及分类计数。
2. 血清卵清蛋白特异性 IgE 浓度。
3. 支气管 - 肺泡灌洗液及血清中 IL-4、5、10、12、13 及 INF-γ 水平。
4. 肺组织中炎症相关分子的表达，如白介素（IL-4、5、13 等）、INF-γ、趋化因子 eotaxin 及其受体、转录因子 NF-κB 和 AP-1 的表达水平。
5. 肺组织病理学改变　大、小气道管径改变、炎细胞浸润及肺组织水肿、渗出。

五、炎症性肠病模型

硫酸葡聚糖钠（dextran sulphate sodium，DSS）、三硝基苯磺酸（trinitrobenzenesulfonic acid，TNBS）诱导的结肠炎是人类炎性肠病的常用动物模型。

（一）模型制备方法

1. DSS诱导的肠炎模型　将DSS配成水溶液让大鼠或小鼠自由饮用。DSS诱导的肠道炎症发病及严重程度与DSS浓度及动物种系有关。其中大鼠和小鼠的病变主要以直肠和左半结肠为主，而仓鼠和豚鼠的病变则在盲肠和右半结肠比较明显。

2. TNBS诱导的结肠炎模型　在大鼠或小鼠通过TNBS/乙醇溶液灌肠进行造模。该模型的发病机制是乙醇破坏肠黏膜屏障，TNBS作为半抗原渗入结肠组织并与组织蛋白等高分子物质结合形成全抗原，刺激T淋巴细胞致敏，引起肠壁一系列免疫应答和炎症反应，随着组织的逐渐修复，可出现一系列肠壁的增生性改变。也可用二硝基苯磺酸（dinitrobenzenesulfonic acid，DNBS）造模，造模方法、症状、症状高峰期出现时间，各个时间段的组织病理学变化与TNBS结肠炎相似，但DNBS毒性较小。

（二）观察指标

1. 体重减轻、腹泻、血便。

2. 病理改变　大体观：结肠充血、水肿、溃疡；慢性结肠炎时结肠缩短。镜下观：黏膜溃疡、黏膜下水肿、黏膜或黏膜下炎细胞浸润。

3. 病变结肠组织炎症介质含量。

六、内毒素诱导的炎症模型

内毒素脂多糖（lipopolysaccharide，LPS）常用于制备急性肺损伤和急性肝损伤模型。

（一）模型制备方法

在大鼠或小鼠通过腹腔注射LPS诱导急性肺、肝损伤。

（二）观察指标

1. 血气分析　氧分压下降，二氧化碳分压升高。

2. 血清、支气管-肺泡灌洗液、肝组织和肺组织炎性细胞因子（如TNF-α，IL-1β等）水平升高。

3. 组织病理变化　肉眼可见肺、肝脏水肿，表面出现淤血、出血点。光镜下可见肺组织毛细血管扩张、充血，白细胞贴壁，肺泡隔增宽，大量白细胞渗出、聚集，部分肺泡腔中可见渗出液、出血、萎陷不张。肝组织可见肝细胞空泡变性、肿胀，坏死及中性粒细胞浸润。

4. 血清肝功能指标　谷丙转氨酶、谷草转氨酶和胆红素等升高。

（乐颖影）

参 考 文 献

[1] 卢建．炎细胞的信号转导与炎症反应．见：卢建、余应年、徐仁宝主编，受体信号转导系统与疾病．济南：山东科学技术出版社，2001，558－573

[2] Bianchi ME. DAMPs，PAMPs and alarmins：all we need to know about danger. J Leukoc Biol，2007，81：

1 - 5

[3] Takeuchi O, Akira S. Pattern recognition receptors and inflammation. Cell, 2010, 140: 805 - 820

[4] Loiarro M, Ruggiero V, Sette C. Targeting TLR/IL-1R signalling in human diseases. Mediators Inflamm, 2010, 2010: 674363

[5] Ostuni R, Zanoni I, Granucci F. Deciphering the complexity of Toll-like receptor signaling. Cell Mol Life Sci, 2010, 67: 4109 - 4134

[6] Gough PJ, Gordon S. The role of scavenger receptors in the innate immune system. Microbes Infect, 2000, 2: 305 - 311

[7] Greaves DR, Gordon S. The macrophage scavenger receptor at 30 years of age: Current knowledge and future challenges. J Lipid Res, 2009, 50: S282 - 286

[8] Fukata M, Vamadevan AS, Abreu MT. Toll-like receptors (TLRs) and Nod-like receptors (NLRs) in inflammatory disorders. Semin Immunol, 2009, 21: 242 - 253

[9] Martinon F, Tschopp J. Inflammatory caspases and inflammasomes: master switches of inflammation. Cell Death Differ, 2007, 14: 10 - 22

[10] Lamkanfi M, Dixit VM. Inflammasomes: guardians of cytosolic sanctity. Immunol Rev, 2009, 227: 95 - 105

[11] Nakhaei P, Genin P, Civas A, et al. RIG-I-like receptors: sensing and responding to RNA virus infection. Semin Immunol, 2009, 21: 215 - 222

[12] Takahashi K, Ip WE, Michelow IC, et al. The mannose-binding lectin: a prototypic pattern recognition molecule. Curr Opin Immunol, 2006, 18: 16 - 23

[13] Brown GD. Dectin-1: a signalling non-TLR pattern-recognition receptor. Nat Rev Immunol, 2006, 6: 33 - 43

[14] Ulloa L, Messmer D. High-mobility group box 1 (HMGB1) protein: friend and foe. Cytokine Growth Factor Rev, 2006, 17: 189 - 201

[15] Foell D, Wittkowski H, Vogl T, et al. S100 proteins expressed in phagocytes: a novel group of damage-associated molecular pattern molecules. J Leukoc Biol, 2007, 81: 28 - 37

[16] Osterloh A, Breloer M. Heat shock proteins: Linking danger and pathogen recognition. Med Microbiol Immunol, 2008, 197: 1 - 8

[17] Akahoshi T, Murakami Y, Kitasato H. Recent advances in crystal-induced acute inflammation. Curr Opin Rheumatol, 2007, 19: 146 - 150

[18] Le Y, Zhou Y, Iribarren P, et al. Chemokines and chemokine receptors: their manifold roles in homeostasis and disease. Cell Mol Immunol, 2004, 1: 95 - 104

[19] Bradley JR. TNF-mediated inflammatory disease. J Pathol, 2008, 214: 149 - 160

[20] Henderson C, Goldbach-Mansky R. Monogenic IL-1 mediated autoinflammatory and immunodeficiency syndromes: finding the right balance in response to danger signals. Clin Immunol, 2010, 135: 210 - 222

[21] Jones SA. Directing transition from innate to acquired immunity: defining a role for IL-6. J Immunol, 2005, 175: 3463 - 3468

[22] Kishimoto T. Interleukin-6: discovery of a pleiotropic cytokine. Arthritis Res Ther, 2006, 8: S2

[23] Sternberg EM. Neural regulation of innate immunity: a coordinated nonspecific host response to pathogens, Nat Rev Immunol, 2006, 6: 318 - 328

[24] Rosas-Ballina M, Tracey KJ. Cholinergic control of inflammation. J Intern Med, 2009, 265: 663 - 679

[25] Delgado M, Ganea D. Anti-inflammatory neuropeptides: a new class of endogenous immunoregulatory a-

gents. Brain Behav Immun, 2008, 22: 1146 - 1151

[26] Perretti M, D'Acquisto F. Annexin A1 and glucocorticoids as effectors of the resolution of inflammation. Nat Rev Immunol, 2009, 9: 62 - 70

[27] Opal SM, DePalo VA. Anti-inflammatory cytokines. Chest, 2000, 117: 1162 - 1172

[28] Serhan CN, Chiang N. Endogenous pro-resolving and anti-inflammatory lipid mediators: a new pharmacologic genus. Br J Pharmacol, 2008, 153: S200 - 215

[29] Nathan C, Ding A. Nonresolving inflammation. Cell, 2010, 140: 871 - 882

第七章 缺血－再灌注损伤及其适应性保护反应

良好的血液循环是组织细胞获得充足的氧和营养物质供应并排出代谢产物的基本保证，血管痉挛、狭窄和血栓等多种原因可造成组织血液灌注量减少，使细胞发生缺血性损伤（ischemia injury），其损害的程度与缺血时间及严重程度有关，短期不完全性缺血可引起可逆性损害，而长时间或严重缺血会引起坏死。在缺血期，供给细胞的氧不足，造成线粒体氧化磷酸化受阻，ATP 生成减少，导致细胞的功能障碍甚至结构损伤，其主要表现是细胞内离子失衡、多种水解酶激活和细胞膜选择性通透性减弱或丧失，细胞难以维持正常的 ATP 含量是缺血性损伤最显著的标志。值得指出的是，缺血引起的细胞损伤往往比单纯缺氧引起的细胞损伤更迅速也更严重。这是因为缺血不但减少了细胞的氧供应，而且造成糖酵解底物缺乏和代谢产物堆积，从而加重细胞的损伤。

近年来，随着溶栓疗法、动脉旁路移植术和介入术等再灌注技术的建立和推广，使缺血器官和组织重新获得血液供应，这是减轻缺血性损伤的根本措施。但是，在临床观察和动物实验中也发现，再灌注后缺血器官和组织表现出损伤减轻或加重的双重特征。多数情况下，尽早恢复血液再灌注能够减轻组织细胞的缺血性损伤，促进缺血组织器官的代谢、功能甚至结构的全面恢复；但也有部分患者或动物缺血细胞的损伤或功能障碍反而加重，因而将这种血液再灌注使缺血性损伤进一步加重的现象称为缺血－再灌注损伤（ischemia-reperfusion injury），简称再灌注损伤（reperfusion injury）。

1955 年 Sawell 发现，结扎狗冠状动脉一段时间后恢复冠脉血流，部分动物因发生心室颤动而死亡，最早报道了再灌注损伤的现象。1960 年 Jennings 发现再灌注可引起心肌超微结构改变，包括心肌水肿、收缩带形成、线粒体内磷酸钙颗粒沉积和坏死，首次提出了心肌再灌注损伤的概念。1968 年 Ames 报道了脑再灌注损伤，1972 年 Flore 发现肾脏也存在再灌注损伤；1978 年 Modry 报道了肺再灌注损伤；1981 年 Greenberg 发现了肠再灌注损伤，这说明再灌注损伤是发生在多种组织器官的普遍现象。在对缺血－再灌注损伤的实验研究中还发现，用低氧溶液灌注组织器官或在缺氧条件下培养细胞一定时间后，再恢复正常氧供应，组织及细胞的损伤不仅未能恢复，反而更趋严重，这种现象称为氧反常（oxygen paradox）。预先用无钙溶液短时间灌流大鼠的心脏，再用含钙溶液进行再灌流时，心肌细胞酶释放增加、肌纤维过度收缩及心肌电信号异常，称为钙反常（calcium paradox）。缺血引起的代谢性酸中毒是细胞功能及代谢紊乱的重要原因，但在再灌注时如果迅速纠正缺血组织的酸中毒，反而会加重缺血－再灌注损伤，称为 pH 反常（pH paradox），这提示氧、钙和 pH 可能参与再灌注损伤的发生与发展。

再灌注损伤是在缺血性损伤的基础上发展而来的，涉及多种发病机制并影响缺血性疾病的预后。再灌注就像一把双刃剑，既是减轻缺血性损伤所必需，在某些条件下又可以使可逆性缺血损伤加重，或是促进可逆性缺血损伤转化为不可逆性损伤。探索缺血－再灌注损伤的机制，做到既保证尽早恢复缺血组织的血流，又减轻或防止再灌注损伤的发生，是缺血性疾病防治中亟待解决的重要课题。

第一节　缺血－再灌注损伤的原因与影响因素

一、缺血－再灌注损伤的原因

凡是在组织器官缺血基础上的血液再灌注都可能成为缺血－再灌注损伤的发病原因，常见的原因见表7-1。

表7-1　缺血－再灌注损伤的常见原因

原　因	主要影响范围	举　例
全身循环障碍后血流恢复	多器官受累	休克后恢复血液灌注、挤压综合征、心脏骤停后心脑肺复苏、心脏外科体外循环后等
组织器官缺血后血流恢复	单个器官受累	器官移植和断肢再植术后
某一血管再通后血流恢复	局部组织受累	动脉搭桥术、溶栓疗法、冠状动脉痉挛缓解后

二、影响缺血－再灌注损伤的因素

并不是所有缺血的组织器官在血流恢复后都会发生缺血－再灌注损伤，许多因素可以影响再灌注损伤的发生和严重程度，常见的有：

（一）缺血时间

缺血时间是决定缺血性损伤程度的最主要因素，也与再灌注损伤的发生密切相关。缺血时间越长，缺血性损伤越重，甚至可引起细胞坏死。但缺血时间过短或过长都不易引起再灌注损伤。因为所有器官都能耐受一定时间的缺血。如果缺血时间很短，血流恢复后细胞可迅速恢复，不会发生明显的再灌注损伤；若缺血时间持续过长，缺血细胞已经发生了不可逆性损伤甚至坏死，也不会发生再灌注损伤。

（二）侧支循环

侧支循环能够缩短缺血时间和减轻缺血程度，再灌注损伤主要影响组织的微循环。因此，缺血后容易形成侧支循环的组织，不易发生再灌注损伤。

（三）需氧程度

再灌注损伤主要影响的是氧和能量依赖性细胞。对氧需求量高的组织器官，如心、脑等最易发生再灌注损伤。若缺血前组织器官有较多的能量贮备，有丰富的侧支循环，则缺血－再灌注损伤较轻。若组织器官缺血前已有严重的疾患，如严重的心肌肥厚，广泛性冠状动脉病变等，则因心肌ATP贮备严重不足或Ca^{2+}的转运障碍，较易发生心肌缺血－再灌注损伤。在肝、肾、肠道、肺及肢体等多种组织器官也都存在缺血－再灌注损伤的现象。

（四）再灌注条件

已有研究表明，先采用低于正常水平的灌流压、温度（25℃）、低 pH、低钠、低钙液进行再灌流，再逐步使其恢复到正常水平，可使心肌再灌注损伤减轻，心功能迅速恢复。反之，直接给予正常压力、温度、钠和钙浓度的液体再灌注，可诱发或加重再灌注损伤。

第二节　缺血－再灌注损伤的发病机制

缺血－再灌注损伤是一个非常复杂的病理过程，其发病机制尚未完全阐明，目前认为氧自由基生成、钙超载和多种细胞激活引起的炎症反应可能在缺血－再灌注损伤的发生与发展中起重要作用。

一、自由基

（一）自由基的概念与类型

自由基（free radical）是在外层电子轨道上含有单个不配对电子的原子、原子团和分子的总称。为表达不配对的电子，习惯上在分子式后方或上方加一个点（如 $R^{\cdot}$）。自由基的种类很多，主要有：

1. 氧自由基（oxygen free radical，OFR）　由氧衍生的自由基称为氧自由基，主要包括超氧阴离子（superoxide anion，$O_2^{\cdot}$）和羟自由基（hydroxyl radical，OH·）。单线态氧（singlet oxygen，$^1O_2$）的外层轨道无不配对电子，不属于氧自由基。当氧分子两个外层轨道中的一个电子发生反向自旋改变，氧分子的反应能力会大大增加，这种氧分子在紫外光谱呈现一条单线，外层轨道两电子自旋方向相反，因而称为单线态氧。单线态氧可在光敏剂存在的情况下，由光作用于氧分子激发而产生，也可由$O_2^{\cdot}$歧化产生。在髓过氧化物酶存在的情况下，亦可由 H_2O_2 氧化卤化物产生。单线态氧是一种激发态氧，能迅速氧化多种分子，特别是细胞膜上的多聚不饱和脂肪酸。过氧化氢（hydrogen peroxide，H_2O_2）的外层轨道亦无不配对电子，也不属于氧自由基，但其化学性质十分活泼，由$O_2^{\cdot}$单电子还原而形成。在再灌注损伤中最受重视的是一类由氧形成的、化学性质较基态氧活泼的含氧代谢物质，称为活性氧（reactive oxygen species，ROS），主要包括超氧阴离子$O_2^{\cdot}$、H_2O_2、OH·、$^1O_2$ 以及$O_2^{\cdot}$与一氧化氮反应后生成的过氧亚硝酸盐（peroxynitrite，$ONOO^-$）。

2. 脂性自由基（lipid free radical）氧自由基与不饱和脂肪酸作用后生成的中间代谢产物，称为脂性自由基，包括烷自由基（L·）、烷氧自由基（LO·）和烷过氧自由基（LOO·）等。

3. 其他　如氯自由基（Cl·）、甲基自由基（CH_3·）、一氧化氮自由基（NO·）等。

（二）缺血－再灌注时氧自由基生成增多的机制

缺血和再灌注均可以促进氧自由基生成，但是主要是在再灌注后几秒至几分钟内，血液和组织中氧自由基含量明显增加。这是因为在缺血期组织含氧量减少，作为电子受体的氧不足，生成的氧自由基有限。再灌注恢复了组织的氧供应，也提供了大量电子受体，使氧自由基在短时间内暴发性增多。再灌注时氧自由基产生的主要来源是线粒体、内皮细胞和中性粒细胞。

1．线粒体　在生理状态下，线粒体内的 O_2 绝大部分在细胞色素氧化酶的作用下还原成 H_2O，仅1% ~2%的 O_2 经单电子还原生成少量的氧自由基，但立即被线粒体内的超氧化物歧化酶、过氧化氢酶等抗氧化物质清除。氧自由基生成的反应式见图 7-1，氧获得 1 个电子还原生成$O_2^{\bar{\cdot}}$，获得 2 个电子时还原生成 H_2O_2，获得 3 个电子时还原生成 OH·，获得 4 个电子时还原生成 H_2O。

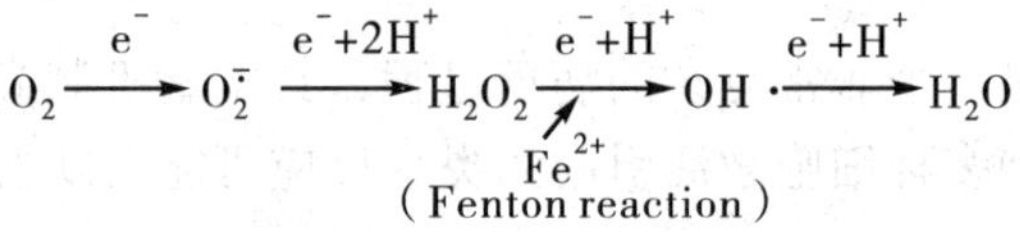

图 7-1　氧自由基的生成

细胞缺血缺氧时，线粒体氧化磷酸化功能障碍，ATP 生成减少；Ca^{2+} 进入线粒体增多，使线粒体功能进一步受损。进入细胞内的氧分子经单电子还原形成活性氧增多，而经 4 价还原生成水减少，损伤的电子传递链成为活性氧的主要来源。此外，细胞损伤导致超氧化物歧化酶、过氧化氢酶等清除自由基的能力下降，也导致氧自由基增多。

2．内皮细胞　在供氧正常的情况下，甲硫氨酸经甲硫氨酸腺苷转移酶催化生成 S-腺苷甲硫氨酸（S-adenosylmethionine，SAM）。SAM 作为甲基供体，在甲基转移酶作用下，将甲基转移至 DNA、RNA 及蛋白质等生物大分子，使其甲基化，自身转变成 S-腺苷同型半胱氨酸（S-adenosylhomocysteine，SAH），后者在 S-腺苷同型半胱氨酸水解酶的作用下生成腺苷。在缺血和缺氧时，5′-核苷酸酶（5′-nucleotidase，5′-ND）激活成为腺苷生成的主要途径。当心肌代谢增加而局部组织氧分压降低时，心肌细胞中 ATP 分解成 ADP 和 AMP，AMP 经冠脉血管周围的间质细胞中的5′-核苷酸酶分解产生腺苷。正常情况下黄嘌呤氧化酶（xanthine oxidase，XO）占 10%，其前身黄嘌呤脱氢酶（xanthine dehydrogenase，XD）占 90%，主要存在于毛细血管内皮细胞内。当组织缺血缺氧时，由于 ATP 含量降低，离子转运功能障碍，Ca^{2+} 进入细胞激活 Ca^{2+} 依赖性蛋白酶，促使黄嘌呤脱氢酶大量转变为黄嘌呤氧化酶。同时，由于 ATP 分解，ADP、AMP 含量升高，并依次分解生成次黄嘌呤（hypoxanthine），次黄嘌呤自身不能代谢生成黄嘌呤，故缺血组织中次黄嘌呤大量堆积。再灌注时，大量分子氧随血液进入缺血组织，缺血时大量积聚的次黄嘌呤在黄嘌呤氧化酶催化下转变为黄嘌呤，继而又将黄嘌呤转化为尿酸，这两个过程都有电子转移，释放出大量电子，为分子氧接受后产生$O_2^{\bar{\cdot}}$（图 7-2）。超氧阴离子形成后，进一步通过单电子还原形成 H_2O_2，这一反应可以是自发的，但一般是由超氧化物歧化酶（SOD）歧化以加速该反应。H_2O_2 进一步单电子还原，通过两个途径生成更为活跃即毒性更强的羟自由基（OH·）。一是 H_2O_2 在游离 Fe^{2+} 存在的条件下，催化 H_2O_2 生成 OH·（fenton reaction）。二是 O_2 与 H_2O_2 结合产生 OH·（Haber-Weiss reaction），上述反应在再灌注早期尤为强烈，产生大量活性氧。

过去曾认为，黄嘌呤氧化酶系统是产生活性氧的主要途径，但近年发现，小鼠、大鼠、豚鼠和牛的黄嘌呤氧化酶含量较丰富，而人、兔和猪体内的含量较低，再灌注时不足以引

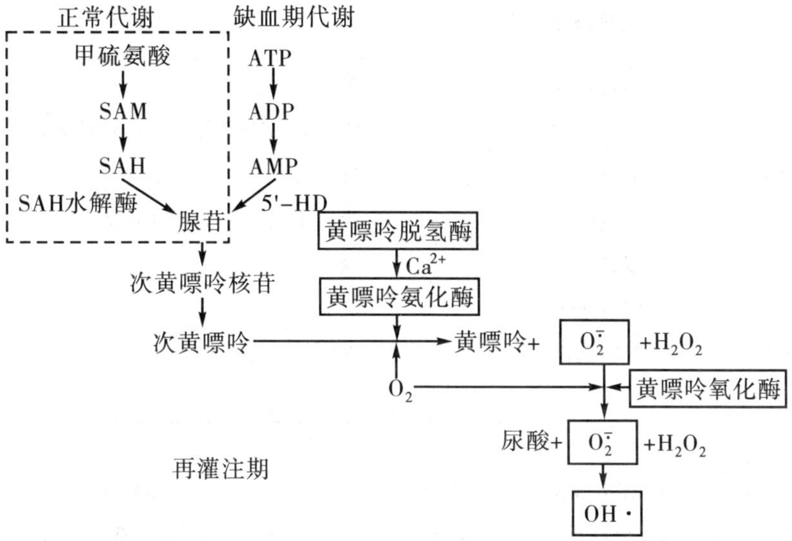

图 7-2　腺苷的生成和黄嘌呤氧化酶催化的活性氧生成

SAM：S-腺苷甲硫氨酸；SAH：S-腺苷同型半胱氨酸；5′-ND：5′-核苷酸酶。

起大量活性氧产生，所以其他途径形成的活性氧日益受到重视。

3．中性粒细胞　正常情况下，中性粒细胞在吞噬活动时耗氧量增加，其摄入的氧在还原型辅酶Ⅱ（NADPH）氧化酶和还原型辅酶Ⅰ（NADH）氧化酶的催化下，将 NADPH 转化为氧化型辅酶Ⅱ（$NADP^+$），或将 NADH 转化为氧化型辅酶Ⅰ（NAD^+），同时将电子交给氧分子，形成少量氧自由基，用于杀灭病原微生物。组织缺血可激活补体系统，或经细胞膜分解产生多种具有趋化活性的物质，如 C3 片段、白三烯等趋化因子，吸引和激活中性粒细胞。再灌注期，组织重新获得 O_2 供应，激活的中性粒细胞耗氧量显著增加，产生大量氧自由基，称为呼吸爆发或氧爆发，造成细胞损伤。

4．其他　儿茶酚胺在单胺氧化酶的作用，通过自身氧化形成$O_2^{\cdot}$；线粒体功能受损，通过线粒体单价电子漏（univalent leak）产生$O_2^{\cdot}$；在甲状腺素生成和花生四烯酸代谢中也均可产生$O_2^{\cdot}$。此外，在血红蛋白及肌红蛋白等氧化过程中也可生成$O_2^{\cdot}$。

（三）自由基的损伤作用

自由基的化学性质极为活泼，通过失去电子（氧化）或获得电子（还原）参与体内的电子转移、杀菌和物质代谢。生理情况下，细胞内存在的抗氧化物质可以及时清除自由基，使自由基的生成与降解处于动态平衡，对机体并无有害影响。病理情况下，由于活性氧生成过多或机体抗氧化能力不足，体内活性氧明显增加。而且自由基一旦生成，即可经其中间代谢产物不断扩展生成新的自由基，形成连锁反应。自由基可与各种细胞成分，如膜磷脂、蛋白质、核酸等发生反应（表 7-2），造成细胞结构损伤和功能代谢障碍，引发氧化应激反应（详见第四章），导致细胞损伤甚至细胞死亡。

表 7-2 活性氧的损伤作用

靶分子	化学修饰的环节	生理功能的改变
脂质	双链过氧化	膜通透性改变
	脂质与脂质交联	细胞器功能受损、受体构型改变
蛋白质	双链氧化	抑制酶活性
	巯基氧化	蛋白质变性、受体构型改变
核酸	双链氧化	碱基修饰
	DNA 断裂	突变
糖类	双链氧化	受体构型改变
		糖蛋白变性

1. 膜脂质过氧化（lipid peroxidation）增强　细胞膜和线粒体膜等生物膜由富含不饱和脂肪酸的脂质双层及镶嵌于其中的蛋白质构成，膜脂质微环境的正常是保证膜结构完整和膜蛋白功能正常的基本条件。膜脂质微环境破坏是自由基损伤细胞的早期表现。自由基对磷脂膜的损伤作用主要表现在其可与膜内多价不饱和脂肪酸的不饱和双键发生反应，形成多种脂质自由基和过氧化物。金属元素铁不仅通过 Fenton 反应促进 H_2O_2 生成 OH·，而且导致脂质过氧化。近年来依赖于铁的脂质过氧化受到重视，即 Fe^{2+} 作用于脂质，产生脂质自由基而引起脂质过氧化。在脑缺血－再灌注损伤，心肺脑复苏后神经系统产生的迟发性损伤机制中依赖于铁的脂质过氧化均起重要作用。

膜脂质过氧化可从多个方面造成细胞的损伤：①破坏膜的正常结构：脂质过氧化使膜不饱和脂肪酸减少，不饱和脂肪酸/蛋白质的比例失调，膜的流动性降低，通透性增加，引起膜功能障碍，如细胞内外离子分布改变等；②间接抑制膜蛋白功能：脂质过氧化使膜脂质之间形成交联和聚合，间接抑制膜蛋白如钙泵、钠泵和 Na^+/Ca^{2+} 交换蛋白等的功能，与膜通透性改变一起，共同导致细胞内 Na^+、Ca^{2+} 浓度升高，造成细胞水肿和钙超载等；③抑制细胞信号转导：膜液态性降低和膜成分改变可影响信号转导分子在膜内的移动，抑制受体、G 蛋白与效应器的偶联，造成细胞信号转导功能障碍；④促进自由基和其他生物活性物质如炎症因子的生成：膜脂质过氧化可激活磷脂酶 C 及磷脂酶 D，进一步分解膜磷脂，催化花生四烯酸代谢反应，在增加自由基生成和脂质过氧化的同时，生成多种生物活性物质，如前列腺素、血栓素、白三烯等，促进再灌注损伤；⑤减少 ATP 生成：线粒体是氧自由基攻击的主要细胞器。线粒体膜脂质过氧化，导致线粒体功能抑制，ATP 生成减少，细胞能量代谢障碍加重。

2. 改变蛋白质的结构和功能　自由基除通过脂质过氧化间接造成蛋白质损伤外，还可直接损伤蛋白质的结构和功能。自由基可使细胞结构蛋白和酶的巯基（-SH）氧化，形成二硫键；也可使氨基酸残基氧化，使蛋白质之间、蛋白质与膜脂质之间发生聚合、交联或肽链断裂，影响蛋白质的空间结构，直接损伤蛋白质的功能。在心外科手术中，可以观察到人工停跳的心脏在再灌注即刻冠状窦血中氧化型谷胱甘肽的含量升高，这是氧自由基攻击蛋白质巯基的代谢标志。自由基可以抑制膜离子通道蛋白，与膜磷脂微环境的改变一起，共同导致跨膜离子梯度异常。自由基可损伤肌纤维蛋白，例如，巯基氧化使其对 Ca^{2+} 反应性降低，抑制心肌收缩力。肌质网钙转运蛋白受到自由基的损伤，可使钙调节功能异常。自由基可改变受体与信号转导分子的结构和功能，使信号转导异常。自由基可激活磷脂酶 A_2 等，使膜磷脂释放出花生四烯酸，促进白三烯等炎症因子的生成。

3. 破坏核酸和染色体　自由基可使碱基羟化或 DNA 断裂，从而引起染色体畸变或细胞死亡。因 OH·易与脱氧核糖核酸及碱基反应并使其结构改变，造成 DNA 片段缺失、点突变及插入突变等，所以约 80% 的 DNA 损伤为 OH·所致。

氧自由基除直接造成多种物质氧化外，还可以通过改变细胞的功能引起组织损伤。例如，$O_2^{\bar{\cdot}}$ 可以灭活一氧化氮，影响血管舒缩反应；OH·可以促进白细胞黏附到血管壁，生成趋化因子和白细胞激活因子；氧自由基可使透明质酸降解、胶原蛋白发生交联，从而使细胞间基质变得疏松，弹性降低；自由基还可促进组织因子生成和释放，加重弥散性血管内凝血。

由于认识到活性氧在再灌注损伤发生和发展过程中的作用，有学者提出清除活性氧可防止再灌注损伤。机体对抗自由基损伤的防护系统主要有低分子自由基清除剂及酶清除剂两类。低分子清除剂是指存在于细胞脂质和细胞内外水相中的自由基清除剂，如维生素 E、维生素 A、维生素 C、还原型谷胱甘肽（reduced glutathione，GSH）和 NADPH 等。这些自由基清除剂能提供电子使自由基还原。细胞内某些酶类具有清除自由基的作用。超氧化物歧化酶（superoxide dismutase，SOD）是一种金属蛋白酶，可以歧化 $O_2^{\bar{\cdot}}$ 生成 H_2O_2。过氧化氢酶（catalase，CAT）和谷胱甘肽过氧化物酶（glutathione peroxidase，GSH-Px）可以清除 H_2O_2，以避免高毒性 OH·的产生，从而保护细胞不受毒性氧自由基的损伤（表 7-3）。

表 7-3　自由基清除剂的种类及作用

自由基清除剂名称	主要作用底物及机制
维生素 A	疏水性抗氧化剂，清除 $^1O_2$
维生素 C	亲水性抗氧化剂，清除 $O_2^{\bar{\cdot}}$ 和 OH·
维生素 E	疏水性抗氧化剂，清除 $O_2^{\bar{\cdot}}$、$^1O_2$ 和 OH·
二甲基亚砜（DMSO）	直接清除 OH·
别嘌呤醇	抑制黄嘌呤氧化酶，减少 $O_2^{\bar{\cdot}}$ 生成
过氧化氢酶	酶解 H_2O_2
谷胱甘肽过氧化物酶	催化 H_2O_2 与还原型谷胱甘肽作用，还原为 H_2O
超氧化物歧化酶	歧化 $O_2^{\bar{\cdot}}$ 生成 H_2O_2

二、钙超载

静息情况下，细胞外液游离钙浓度约 1mmol/L，胞质游离钙浓度约 0.1μmol/L，两者相差约 10 000 倍，细胞内外的钙浓度差是靠细胞膜上的钙转运系统来维持的，主要有钙通道、依赖 ATP 的钙泵和 Na^+/Ca^{2+} 交换系统。缺血和再灌注损伤时，细胞质 Ca^{2+} 浓度明显增加，而且 Ca^{2+} 升高的程度与细胞受损的程度呈正相关。各种原因引起的细胞内钙含量异常增多并导致细胞结构损伤和功能代谢障碍的现象称为钙超载（calcium overload）。钙超载是发生缺血－再灌注损伤的重要机制之一，严重者可造成细胞死亡。

（一）细胞内钙超载的机制

钙超载主要发生在再灌注期，特别是再灌注的早期，主要原因是由于钙内流增加。

1. Na^+/Ca^{2+} 交换异常　Na^+/Ca^{2+} 交换蛋白是心肌细胞膜上的钙转运蛋白之一，在跨膜 Na^+、Ca^{2+} 梯度和膜电位驱动下对细胞内外 Na^+ 和 Ca^{2+} 进行双相转运，交换比例为 $3Na^+$：Ca^{2+}。生理条件下，Na^+/Ca^{2+} 交换蛋白主要以正向转运（forward mode）的方式将胞外 Na^+ 移入细胞，胞质 Ca^{2+} 运出细胞，是细胞膜 Ca^{2+} 外流的主要转运体，与肌质网和细胞膜钙泵一起共同维持心肌细胞静息状态时的低钙浓度。在细胞内 Na^+ 明显升高或膜正电位的情况下，Na^+/Ca^{2+} 交换蛋白则以反向转运（reverse mode）的方式将细胞内 Na^+ 排出，Ca^{2+} 进入细胞。在正常心肌细胞，反向转运的模式仅在动作电位达到峰值时短暂发生。而在缺血－再灌注损伤时，Na^+/Ca^{2+} 交换的方向发生了逆转，反向转运增强，成为 Ca^{2+} 进入细胞的主要途径（图 7-3）。

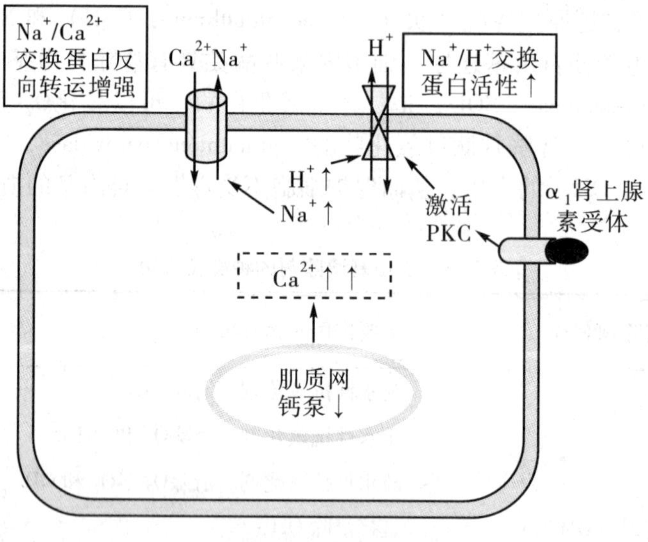

图 7-3　再灌注时细胞钙超载的机制

心肌缺血引起的特征性变化是 ATP 含量减少和细胞内酸中毒，细胞内 H^+ 增多可激活心肌 Na^+/H^+ 交换蛋白，促进细胞内 H^+ 排出，细胞外 Na^+ 内流。能量不足亦抑制钠泵活性，这均使细胞内 Na^+ 含量明显增高。再灌注时缺血细胞重新获得氧和营养物质供应，细胞内高 Na^+ 除激活钠泵外，还迅速激活 Na^+/Ca^{2+} 交换蛋白，以反向转运的方式加速 Na^+ 向细胞外转运，同时将大量 Ca^{2+} 运入胞质。细胞内 Ca^{2+} 增加可引起细胞损伤；应用选择性抑制 Na^+/Ca^{2+} 交换蛋白反向转运的药物可减轻再灌注引起的细胞死亡，改善心功能障碍和减少心律失常。缺血-再灌注损伤还促进内源性儿茶酚胺释放，经激活 α_1 肾上腺素受体而激活 PKC，增强 Na^+/H^+ 交换，进而增加 Na^+/Ca^{2+} 交换，使胞质 Ca^{2+} 浓度升高。

此外，在缺血前或再灌注前应用钙通道拮抗剂阻断 Ca^{2+} 内流，可见细胞坏死程度减轻，提示钙通道可能也是细胞外 Ca^{2+} 进入胞质造成钙超载的途径之一。但在再灌注后再应用钙通道拮抗剂往往不能有效地防止细胞内 Ca^{2+} 浓度升高。

2. 生物膜损伤　细胞膜和细胞内膜性结构是维持细胞内、外以及细胞内各间区离子平衡的重要结构。生物膜损伤可使其通透性增加，细胞外 Ca^{2+} 顺浓度差进入细胞，或使细胞内 Ca^{2+} 分布异常，加重细胞功能紊乱与结构破坏。

（1）细胞膜损伤　正常情况下，细胞膜外板和多糖包被（glycocalyx）由 Ca^{2+} 紧密联结在一起。当用无钙液灌流后，二者分离，肌膜失去屏障，对 Ca^{2+} 的通透性大大增加。在恢复正常浓度的含钙液灌流时，细胞外 Ca^{2+} 顺浓度差内流增加。Ca^{2+} 增加可激活磷脂酶，促进膜磷脂降解，进一步增加膜通透性；更为重要的是由于再灌注时生成大量的自由基，使细胞膜脂质过氧化，加重膜结构的破坏。

（2）线粒体和肌质网膜损伤　自由基损伤和膜磷脂分解可造成肌质网膜损伤，钙泵功能抑制使肌质网摄 Ca^{2+} 减少，胞质钙浓度升高。线粒体膜损伤抑制氧化磷酸化，使 ATP 生成减少，细胞膜和肌质网钙泵能量供应不足，促进钙超载的发生。

（二）钙超载引起再灌注损伤的机制

1. 线粒体功能障碍　线粒体是再灌注损伤的重要靶细胞器。在再灌注早期就出现线粒体肿胀，线粒体膜渗透性增加和完整性的破坏。再灌注后，胞质内 Ca^{2+} 浓度明显增加，刺激线粒体钙泵摄钙，使胞质内 Ca^{2+} 向线粒体转移。这在再灌注早期有一定代偿意义，可减少胞质钙超载的程度。但线粒体过多摄入 Ca^{2+}，除增加 ATP 消耗外，Ca^{2+} 与线粒体内含磷酸根的化合物结合，形成不溶性磷酸钙，干扰线粒体的氧化磷酸化，使 ATP 生成减少。此外，损伤的线粒体成为活性氧生成的重要来源；再灌注引起的氧化应激反应诱导线粒体释放细胞色素 C 和半胱天冬酶（caspase3），又成为细胞凋亡的重要途径。

（1）再灌注时线粒体通透性转换孔（mitochondrial permeability transition pore，mPTP）的开放　mPTP 是由多个蛋白构成的位于线粒体内膜的非特异孔道，具有电压依赖性和高度电导性。构成 mPTP 的关键成分是腺嘌呤核苷酸转运酶（adenine nucleotide translocase，ANT），也有学者认为线粒体外膜上的电压依赖性离子通道（VDAC 蛋白）也是构成 mPTP 的成分。腺嘌呤核苷酸转运酶是一个位于线粒体内膜的跨膜蛋白，参与细胞生物能量转化。当其底物腺嘌呤核苷酸（ATP 和 ADP）与腺嘌呤核苷酸转运酶两侧的 ADP/ATP 位点结合后，可以使腺嘌呤核苷酸转运酶的构型发生变化，使 mPTP 孔道处于关闭状态。亲环素 D（cyclophilin D，CyP-D）是免疫抑制药环孢素 A（cyclosporin A）在细胞内的结合蛋白，是一种与蛋白质合成后折叠和输送有关的 P 位肽酰-脯氨酰顺/反式异构酶（peptidyl-prolyl cis-trans-isomerase，PPIase）。亲环素 D 与腺嘌呤核苷酸转运酶结合，可以增加腺嘌呤核苷酸转运酶对 Ca^{2+} 的敏感性，引起其构象变化，孔道开放（图 7-4）。

生理条件下，mPTP 处于关闭状态，线粒体内膜仅允许少数选择性代谢物质和离子通透，对多数代谢产物和离子几乎都没有通透性。在应激情况下，有多种因素可以诱发 mPTP

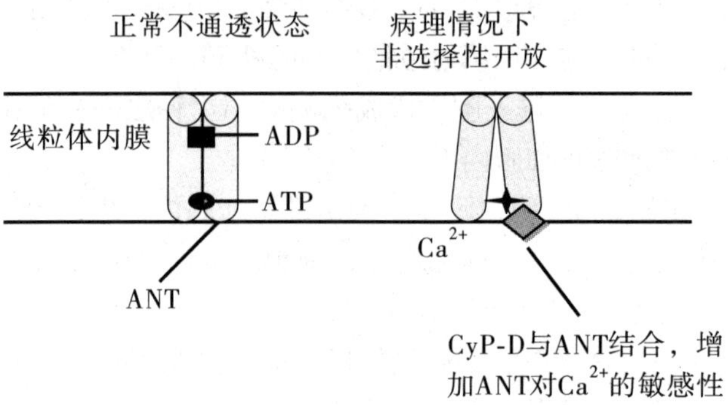

图 7-4　线粒体通透性转换孔的开放

ANT：腺嘌呤核苷酸转运酶；CyP-D：亲环素 D。

开放，如游离 Ca^{2+} 增加、活性氧大量生成、能量底物腺嘌呤核苷酸耗竭、磷酸盐升高、pH 改变、线粒体跨膜电位（Δψm）下降、花生四烯酸增加等，但钙超载是造成 mPTP 开放的关键因素。在缺血期也可以引起 mPTP 开放，但更主要的是发生在再灌注期初期。线粒体是氧自由基产生的主要场所，再灌注时细胞内 Ca^{2+} 升高，Ca^{2+} 与腺嘌呤核苷酸转移酶结合，引起 mPTP 的构象变化，孔道开放。氧自由基增加通过耗竭还原型谷胱甘肽或 NADPH 使 mPTP 开放。一氧化氮与超氧阴离子作用产生过氧硝酸盐，一氧化氮和过氧硝酸盐通过使腺嘌呤核苷酸转移酶中的巯基氧化，破坏线粒体膜的屏障功能，具有很强的诱导 mPTP 开放的作用。腺嘌呤核苷酸耗竭可减少其与腺嘌呤核苷酸转移酶结合；基质磷酸盐升高可与核苷酸竞争腺嘌呤核苷酸转移酶上的结合位点；线粒体膜电位降低亦导致快速的 Ca^{2+} 内流，这些因素均促进 mPTP 开放。

（2）mPTP 开放导致细胞凋亡或死亡　mPTP 开放的结果是使线粒体膜通透性增加，首先是相对分子质量 $<1.5\times10^3$ 的小分子物质能自由穿越线粒体内膜，导致线粒体基质内渗透压增加，造成线粒体肿胀。如果 mPTP 的开放仅限于部分线粒体，或者轻度缺血损伤且进展缓慢，再灌注后 ATP 水平能够完全或部分恢复，则可避免细胞坏死。但是较多的 mPTP 开放和不断加重的线粒体肿胀会导致线粒体外膜断裂，使线粒体内的细胞色素 C、凋亡诱导因子及某些前凋亡蛋白释放入胞质，激活 caspase9，继而激活 caspase3，诱导细胞凋亡。因此，在 mPTP 开放还没有扩大到足以削弱整个细胞能量产生的情况下，就可以引起细胞凋亡。但如果线粒体的破坏达到一定程度，mPTP 大量且持续开放，质子的自由通透使得线粒体内膜电位无法维持，导致氧化磷酸化脱偶联，仅依赖糖酵解产生的 ATP 不足，甚至 ATP 合酶逆向工作，其功能由合成 ATP 转变为水解 ATP，会很快耗竭细胞 ATP，破坏细胞代谢内环境，磷脂酶、核酸酶、蛋白酶等活性增强，造成细胞不可逆性损伤，导致细胞坏死（图 7-5）。mPTP 开放参与再灌注损伤的直接证据来自缺乏亲环素的转基因小鼠。作为开放 mPTP 必需的元件，当亲环素缺乏时，缺血 30 分钟后再灌注引起的心肌和脑梗死面积明显缩小。

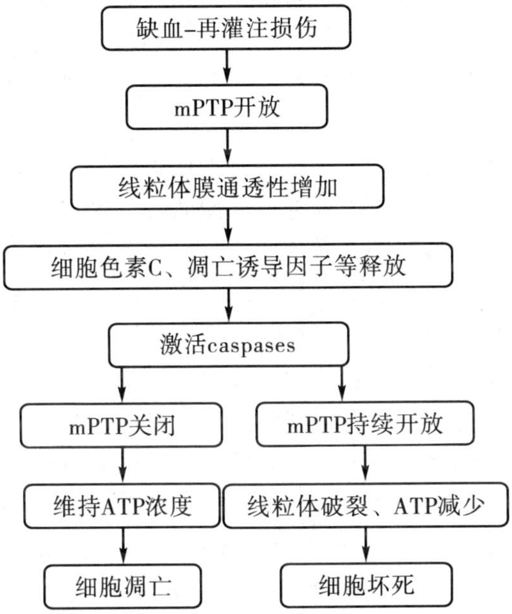

图 7-5　线粒体通透性转运孔开放造成的损伤和细胞死亡

2. 激活多种酶　Ca^{2+}浓度升高可激活磷脂酶类，促进膜磷脂分解，使细胞膜及细胞器膜结构受到损伤。此外，膜磷脂降解产物花生四烯酸、溶血磷脂等增多，亦可加重细胞功能紊乱。Ca^{2+}增加可通过增强 Ca^{2+}依赖性蛋白酶活性，加速黄嘌呤脱氢酶转化为黄嘌呤氧化酶，从而促进氧自由基生成。钙可激活蛋白水解酶，促进细胞膜和结构蛋白的分解。钙可激活某些 ATP 酶，加速 ATP 消耗。钙还可激活核酶，引起染色体损伤。

钙超载及其诱导的活性氧生成增加、线粒体功能障碍和多种水解酶激活可引起多个重要生命器官的代谢、功能和结构损伤，如心律失常和心肌舒缩异常等。

三、炎症反应

再灌注期的微血管灌流障碍在缺血－再灌注损伤的发病中起重要作用。人们很早就在实验中发现，结扎狗冠状动脉造成心肌局部缺血一段时间后，打开结扎的动脉恢复血流，尽管较大分支的血管得到血液灌注，但部分微循环的血流并未恢复，这称为无复流现象(no-reflow phenomenon)。无复流现象不仅存在于心肌，也见于脑、肾和骨骼肌再灌注时。目前认为，炎症反应引起的微血管床及血液流变学改变是产生无复流现象的病理生理基础。

（一）再灌注期触发炎症反应的机制

近年来的研究表明，缺血组织在获得再灌注的同时也触发了炎症反应。因此，再灌注期的细胞损伤即可以是缺血期细胞损伤的延续，又是炎症反应的新结果。

再灌注期的炎症反应可以由多条途径触发，涉及多种细胞类型。缺血组织的细胞、来自血液循环的细胞以及非细胞成分均可以参加再灌注期的免疫炎症反应，导致组织细胞损伤。炎症反应可以始于细胞，特别是内皮细胞和巨噬细胞因氧化应激和钙超载而激活；也可以由非细胞成分如补体系统触发，继而形成炎症反应的网络调控。值得注意的是，中性粒细胞是在缺血引起的坏死组织中观察到的最主要的白细胞类型，也是引起再灌注时微血管堵塞和局部组织损伤的主要细胞。中性粒细胞和血管内皮细胞间的相互作用是引起炎症反应和无复流的主要环节。

白细胞聚集和激活的主要机制是：①再灌注损伤可使细胞膜磷脂降解，释放出大量趋化因子，如白三烯、血小板活化因子以及补体和激肽等，吸引大量中性粒细胞聚集于缺血区的血管内并进入组织；②再灌注期，激活的中性粒细胞亦可释放具有趋化作用的炎性介质，如白介素等，促进更多的白细胞聚集和浸润；③中性粒细胞和血管内皮细胞表达细胞黏附分子增加，加剧了缺血组织内白细胞积聚和激活。在再灌注早期（数秒至数分钟），血管内皮细胞内储存的一些蛋白质前体被活化，释放多种细胞黏附分子，促进中性粒细胞黏附和聚集；在再灌注数小时后，血管内皮细胞内一些蛋白质在转录水平上表达增加，大量合成细胞黏附分子等。在临床已经发现体外循环手术后患者血管内皮细胞表达选择素和细胞间黏附分子增加。激活的中性粒细胞可释放 TNF-α、IL-1 和 IL-6，引起血管内皮细胞和白细胞表面黏附分子暴露，两者的亲和力增强。随着再灌注时间的延长，致炎因子和白细胞激活因子如 IL-8、血栓素 A_2 和血小板激活因子等不断释放，促进中性粒细胞的黏附和激活。而黏附的中性粒细胞与血管内皮细胞进一步激活，自身合成和释放更多的具有趋化作用的炎性介质，形成恶性循环。使白细胞浸润进一步加重。

传统的观点认为 T 细胞和 B 细胞是构成适应性免疫反应的基本组分，但它们在再灌注损伤的急性期并不起作用。近年来的证据指出，T 细胞可以介导再灌注损伤。因在无胸腺而缺乏 T 细胞的 nu/nu 小鼠和严重联合免疫缺陷（severe combined immunodeficiency，SCID）的小鼠，均未观察到肝再灌注损伤的表现，但在移植野生型 T 细胞后，特别是移植 $CD4^+$ 细胞后，出现肝再灌注损伤。值得注意的是，在上述模型中并没有发现中性粒细胞和巨噬细胞的变化，这提示在再灌注损伤过程中 T 细胞具有独立的损伤作用。由于认识到白细胞和 T 细胞在再灌注损伤中的作用，人们开始尝试通过抑制其激活而减轻再灌注损伤。钙调神经磷酸酶（calcineurin）抑制剂 FK506 通过抑制白细胞黏附而减轻肾和脑缺血－再灌注损伤。霉酚酸酯（mycophenolate mofetil，MMF）是一种抗增殖的免疫抑制剂，可通过抑制白细胞渗出减轻心脏移植引起的再灌注损伤。新型免疫抑制剂 FTY720 可通过抑制 T 细胞浸润减轻冷缺血和热缺血引起的肾再灌注损伤。在热缺血引起的肝再灌注损伤模型，FTY720 的保护作用至少部分是通过抑制丝裂原活化蛋白激酶活化和 T 细胞浸润实现的。

（二）炎症反应介导的再灌注损伤

1．微血管损伤　激活的中性粒细胞与血管内皮细胞相互作用是造成微血管损伤的主要决定因素。

（1）微血管内血液流变学改变　正常情况下，血管内皮细胞与血液中流动的中性粒细胞相互排斥，这是保证微血管灌流的重要条件。在心肌缺血和再灌注早期，即可见中性粒细胞黏附在血管内皮细胞上。随后，有血小板沉积和红细胞缗钱状聚集，造成毛细血管阻塞。实验表明，红细胞解聚远较白细胞与内皮细胞黏附的分离容易，提示白细胞黏附是微血管血流阻塞的主要原因。与红细胞相比，白细胞体积大，变形能力弱。再灌注引起的活性氧增加可介导血管内皮细胞表达 P 选择素，与激活的中性粒细胞表面的相应受体 P 选择素糖蛋白 1 发生低亲和力的相互作用，白细胞在微血管内流速减慢并与内皮细胞发生间歇性结合，造成“滚动”现象。随着损伤的加重，整合素、E 选择素等黏附分子的表达增加，中性粒细胞与内皮细胞发生固定黏附，导致微血管机械性堵塞。

（2）微血管口径的改变　再灌注时，损伤的血管内皮细胞肿胀，可导致管腔狭窄，阻碍血液灌流。特别是激活的中性粒细胞和血管内皮细胞可释放大量缩血管物质，如内皮素、血管紧张素Ⅱ、血栓素 A_2 等，而扩血管物质如一氧化氮的合成与释放减少，造成微血管舒缩功能改变。缺血细胞肿胀使微血管受压，也可促进无复流现象的发生，加重细胞的损伤和坏死。

（3）微血管通透性增高　研究表明，心肌缺血后再灌注 5min，可出现毛细血管通透性增高和心肌组织含水量增多，应用自由基清除剂和去除白细胞的方法可使毛细血管通透性增高的现象明显减轻，说明自由基损伤和中性粒细胞黏附是微血管通透性增高的主要原因。微血管通透性增高使细胞间质水肿；而中性粒细胞从血管内游走到细胞间隙，直接释放细胞因子造成组织细胞的损伤。

2. 细胞损伤　激活的中性粒细胞与血管内皮细胞可释放的大量的致炎物质，如活性氧、蛋白酶、细胞因子、TNF-α 和高浓度的一氧化氮等，它们可以产生细胞毒性（cytotoxicity），不但可改变自身细胞的结构和功能，而且使周围组织受到损伤，导致局部炎症反应。

目前，缺血－再灌注损伤的发病机制尚未彻底阐明，可能是多种因素共同作用的结果。缺血－再灌注时生成的自由基可促进钙超载，胞质内游离钙增加又加速自由基的产生，共同导致再灌注损伤。中性粒细胞作为再灌注时自由基、细胞黏附分子及其致炎因子的重要来源，在再灌注损伤的发生发展中亦起重要作用。此外，细胞代谢紊乱也参与再灌注损伤的发生。例如再灌注引起的细胞内液迅速碱化，可激活多种酶，加速细胞的分解；线粒体损伤造成的能量生成不足；血管内皮细胞损伤导致的多种生物活性物质释放和血管舒缩功能紊乱，亦可促进缺血－再灌注损伤。

第三节　缺血－再灌注损伤时主要器官的功能与代谢变化

一、心脏缺血－再灌注损伤的变化

（一）再灌注性心律失常

在心肌再灌注过程中出现的心律失常称为再灌注性心律失常（reperfusion arrhythmia），其中以室性心律失常，特别是室性心动过速和心室颤动最为常见。在动物实验中，再灌注性心律失常发生率可达 50%～70%，临床上解除冠脉痉挛及溶栓疗法后再灌注性心律失常的发生率也高达 50%～80%。再灌注性心律失常的发生与再灌注前心肌缺血的时间、受累心肌数量、缺血程度、再灌注血流的速度及电解质紊乱等因素有关。

心律失常可由缺血直接引起，也可由再灌注触发，两者的机制不同。在缺血期，由于ATP减少，心肌ATP敏感性钾通道（ATP-sensitive K^+ channels，K_{ATP}）激活，钾外流增加使细胞膜超极化，心肌动作电位明显抑制，甚至不能兴奋，细胞与细胞脱偶联（cellular uncoupling），造成缺血性心律失常。

再灌注性心律失常的发生机制尚未阐明，主要与缺血心肌和正常心肌之间动作电位时程（action potential duration，APD）的不均一性所致兴奋折返有关。此外，局部电解质失衡和代谢产物蓄积、α_1肾上腺素受体对儿茶酚胺反应性增强、氧自由基引起细胞膜损伤也参与再灌注性心律失常的发生。

1. 再灌注心肌动作电位时程的不均一性　再灌注的最初30秒，心肌动作电位迅速恢复，但在缺血区和缺血边缘区动作电位的恢复有明显不同，即使同是缺血细胞，动作电位的恢复也不相同。有的幅度高，持续时间长；有的幅度低而时间短。这种再灌注后缺血区和缺血边缘区心肌动作电位时程的不一致性增强了心肌折返，可能是发生室颤的主要因素。缺血20～30分钟正是心肌发生可逆性或不可逆性损伤的交叉点，细胞的不均一性最强，此时再灌注，在缺血区存在多个兴奋折返环路，心室纤颤发生率最高。

2. 钙超载　再灌注时细胞内高Na^+激活Na^+/Ca^{2+}交换蛋白反向转运增加，使动作电位平台期进入细胞内的Ca^{2+}增加，出现一过性内向电流（transient inward current），在心肌动作电位后形成短暂除极，即延迟后除极（delayed afterdepolarization），可造成传导减慢，触发多种心律失常。Na^+/Ca^{2+}交换蛋白反向转运的抑制剂可减少再灌注后心律失常的发生。

另外，再灌注血流将缺血时积聚在细胞外的K^+、乳酸等代谢产物冲走时，也会暂时性影响缺血区和周边区心肌的电生理特性。再灌注时产生的磷脂肌醇还可通过作用于K_{ATP}促进心律失常的持续存在。再灌注增加的磷脂肌醇可使K_{ATP}对ATP敏感性明显降低，因而导致K_{ATP}开放增加，缩短使动作电位时程，进一步促进再灌注期的折返性心律失常。

（二）心肌舒缩功能降低

早在20世纪70年代就发现，夹闭狗冠状动脉15分钟并不引起心肌坏死，但恢复血流灌注后心肌收缩功能抑制可持续12小时。进一步的研究发现，再灌注同样可以造成心肌舒张功能抑制。心肌在缺血5分钟内恢复血流，心肌的收缩功能可迅速恢复正常，而舒张功能的恢复往往需要更长的时间；如果将缺血时间延长到1小时再恢复灌流，心室功能的恢复可能需要1个月的时间。而更长时间的缺血会引起心肌坏死，出现不可逆性缺血损伤。这些结果说明，再灌注引起的心肌可逆性或不可逆性损伤均造成心肌舒缩功能降低，表现为心输出量减少，心室内压最大变化速率（$\pm dp/dt_{max}$）降低，左室舒张末期压力（LVEDP）升高等。1975年Heyndrickx等最先用心肌顿抑（myocardial stunning）一词来描述心肌并未因缺血发生不可逆损伤，但在再灌注血流已恢复或基本恢复正常后一定时间内心肌出现的可逆性舒缩功能降低的现象，以与心肌坏死、持续缺血或其他非缺血性因素引起的心功能障碍相区别。随着临床上溶栓治疗、介入治疗、冠状动脉搭桥术及心脏移植的开展，短期可逆性心肌缺血所导致的较长时间的心功能抑制愈来愈受到关注，其诊断和治疗直接影响到患者的预后。例如，不稳定性心绞痛和冠脉痉挛的患者，当心肌血流恢复后，心室壁运动要几天才恢复正常；在心脏搭桥手术后，50%～100%的患者有严重地心功能抑制。目前认为，心肌顿抑是缺血－再灌注损伤的表现形式之一，自由基暴发性生成和钙超载是心肌顿抑的主要发病机制（图7-6）。用自由基清除剂可促进局部收缩功能的恢复，对心脏外科手术的患者使用抗氧化剂可加速心功能的恢复。

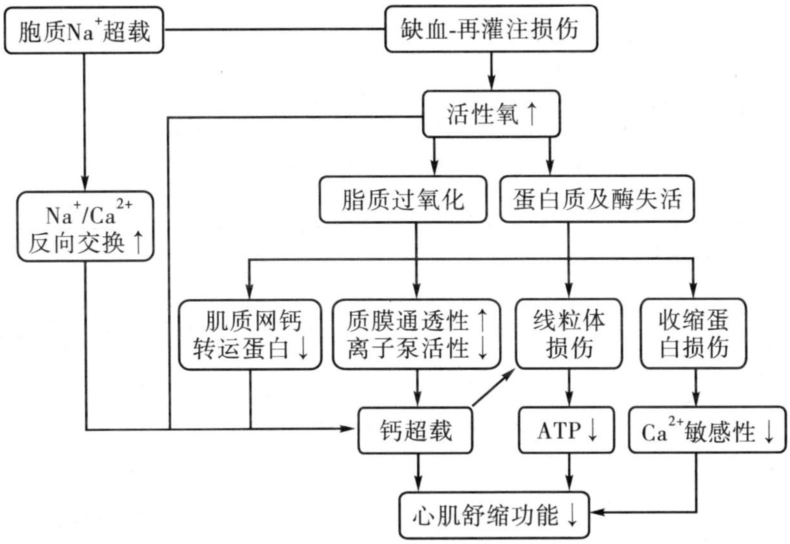

图7-6　心肌顿抑的发生机制

（三）心肌凋亡

近年来的研究发现，缺血和再灌注心肌中存在坏死和凋亡两种细胞死亡形式，其中心肌细胞凋亡主要发生在再灌注时期，这种不可逆转的心肌细胞凋亡又可进一步扩大心肌的梗死面积。因此，细胞凋亡是再灌注损伤引起细胞功能障碍和结构改变的一个重要的病理生理基础，抑制心肌细胞凋亡是拯救缺血心肌的重要途径之一。

在再灌注期，活性氧的暴发性产生和钙超载引发持续的mPTP开放，大量细胞色素C释放入胞质，与胞质中Apaf-1结合，激活caspase-9，引发caspase依赖性细胞凋亡。已证明mPTP开放的抑制剂环孢素A和sanglifehrin A，以及caspase-9和caspase-3特异性抑制剂等均减轻线粒体损伤，防止细胞凋亡，可在不同程度上减少心肌梗死面积。

此外，线粒体还存在不依赖caspase的凋亡途径。活性氧引起核内多聚ADP-核糖聚合酶［poly（ADP-ribose）polymerase-1，PARP-1］激活，造成能量底物如NAD^+过度消耗，进而减少ATP含量，形成细胞能量代谢的恶性循环。PARP-1激活可引起mPTP开放，介导凋亡诱导因子（apoptosis-inducing factor，AIF）从线粒体转位到核，造成DNA凝集和断裂，形成特征性约50kb大小的片段，这与caspase激活的DNAse（caspase-activated DNAse）催化形成的180～200bp的凋亡片段有明显区别。Caspase抑制剂不能减弱转染AIF细胞的凋亡反应；将AIF用显微注射技术转入caspase-3敲除的成纤维细胞，可引起凋亡反应。在动物实验中，PARP-1 抑制剂（3-aminobenzamide、nicotinamide、BGP-15 等）可明显改善移植心脏的舒缩功能，减少心肌梗死面积，改善冠脉血流和内皮细胞功能，保存高能磷酸物质的含量，减少线粒体活性氧生成，减少黏附分子 P 选择素和 ICAM-1 产生；PARP-1 基因敲除小鼠，再灌注引起的细胞死亡明显减少。这些均说明，激活 PARP-1 诱导 AIF 转位可经由 caspase 非依赖性途径引起凋亡（图 7-7）。

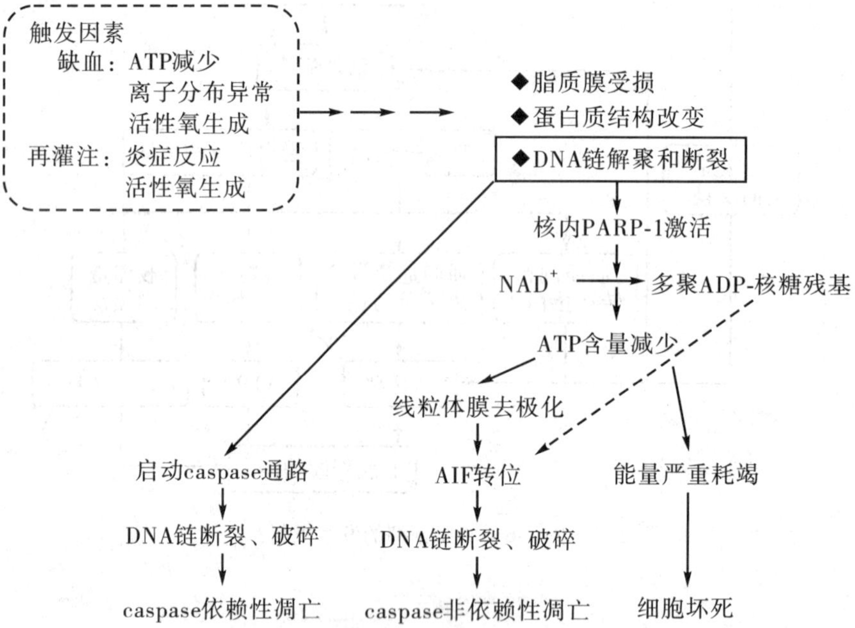

图 7-7 缺血－再灌注引起细胞损伤的机制

二、脑缺血－再灌注损伤的变化（见第二十章第二节）

三、肝缺血－再灌注损伤的变化

近年来随着肝移植手术的开展，人们对肝缺血－再灌注损伤的研究也在不断深入。人们发现不仅是缺血时间会影响移植器官的成活和功能状态，而且缺血状态也会对移植器官的再灌注损伤产生明显影响。在移植前因供者存在低血压或缺氧，可造成移植器官发生缺血性损伤；在移植手术中，从夹闭血管到将移植器官放入低温液中保存，也会造成移植器官短暂性缺血，这些被称为热缺血损伤（warm ischemic injury）。而在低温保存液中，移植器官仍会发生一定程度的缺血性损伤，称为冷缺血损伤（cold ischemic injury）。在低温条件下，细胞的代谢受到抑制，对能量的需求降低，有利于减轻和延缓细胞缺血性损伤。值得注意的是，除损伤的速度不同外，热缺血和冷缺血引起的细胞变化是相似的，无论是热缺血还是冷缺血后的再灌注均可以引起炎症反应，但两者引起的炎症反应和细胞损伤有程度上的差异。其中最主要的区别是冷缺血后内皮细胞的改变比热缺血更为明显，冷缺血还可以出现冷诱导的细胞凋亡（cold-induced apoptosis）。此外，巨噬细胞和中性粒细胞的激活程度、前炎症细胞因子的生成在热缺血或冷缺血也有所区别。这是因为在冷储存条件下，缺氧使内皮细胞、肝细胞和肾小管细胞内氧化还原系统的还原反应增加，进而增加胞质内不稳定的还原状铁离子的含量，这不仅加速了再灌注时活性氧的生成，而且可以触发细胞凋亡，故学者们还在不断探索改进器官保存液的成分。

活性氧在肝再灌注损伤中起着非常重要的作用，图 7-8 概括了肝再灌注损伤的主要发病机制。缺血引起主动性跨膜离子转运障碍，使得库普弗细胞和内皮细胞肿胀，肝窦血流减少；而内皮损伤引起的内皮素等缩血管物质和一氧化氮等舒血管物质失衡，也加重血管的功能紊乱和激活中性粒细胞。再灌注早期就可以激活库普弗细胞，引起活性氧、TNF-α 和 IL-1 释放；活性氧也可以来自肝细胞和内皮细胞的线粒体以及黄嘌呤氧化酶途径。局部炎症反应引起的细胞因子和黏附分子释放也导致中性粒细胞激活和积聚。此外，补体系统和 T 细胞也参与库普弗细胞和中性粒细胞的激活。激活的中性粒细胞通过释放活性氧和多种水解酶加重细胞损伤。

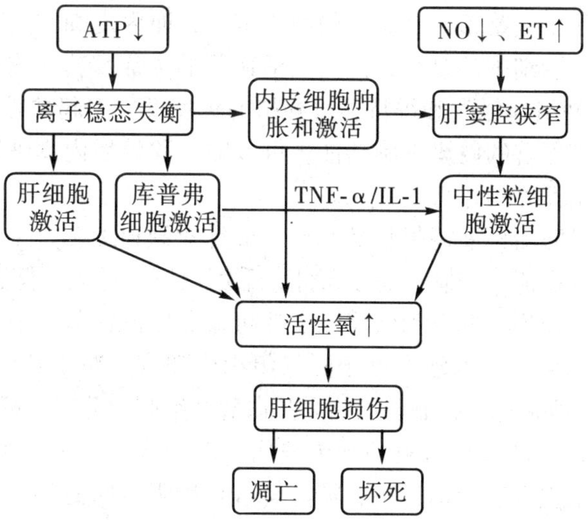

图 7-8　肝缺血-再灌注损伤的发病机制

有学者认为热缺血主要损伤肝细胞，冷缺血主要损伤肝窦内皮细胞，而库普弗细胞和中性粒细胞激活与再灌注损伤的关系更为密切。抗氧化治疗，包括加强活性氧的清除、抑制活性氧的生成等措施已被用于减轻肝再灌注损伤。近年来有学者注意到无论是热缺血还是冷缺血，肝窦内皮细胞的损伤均发生在肝细胞损伤之前。因此，减轻肝窦内皮细胞损伤对保护移植肝脏的微循环和功能具有重要意义。

四、肾缺血-再灌注损伤的变化

在肾移植术后或休克后恢复肾血流易发生肾脏缺血-再灌注损伤，血管内皮细胞是肾缺血-再灌注损伤的主要靶点，缺血可引起内皮紧密连接分离，内皮与基底膜分离，甚至内皮细胞坏死。内皮功能紊乱导致细胞肿胀和管腔狭窄，内皮一氧化氮合酶功能降低使一氧化氮合成减少，血管舒缩的调控功能障碍。近年来的研究表明，肾移植后肾内树突状细胞数量增多，这是机体免疫系统对缺氧、TNF-α 和氧化 LDL 等损伤刺激的一种主要反应。激活的内皮细胞表达黏附分子，促进树突状细胞介导的免疫反应，加重血管的炎症。应用内源性一氧化氮合酶抑制剂 ADMA 减少一氧化氮合成，可以增加树突状细胞与内皮细胞的相互作用，也说明在生理条件下一氧化氮除调节血管张力外，还有抑制内皮细胞与树突状细胞黏附的作用。他汀类药物可以增加内皮一氧化氮的生物活性，减少树突状细胞的黏附和迁移，从而保护内皮细胞功能，减少内皮凋亡。研究工作还显示，树突状细胞与缺氧内皮细胞的黏附至少在部分上是由细胞间黏附分子（intercellular adhesion molecule-1，ICAM-1）介导的，应用 ICAM-1 抑制剂可明显减少树突状细胞的迁移。激活的内皮细胞与树突状细胞黏附，诱导中性粒细胞激活和炎症反应，导致再灌注肾的微循环障碍，出现无复流现象，原有的肾缺血性损伤不断加重。持续性内皮细胞紊乱，引起淋巴细胞、单个核细胞和巨噬细胞迁移，进一步激活细胞因子和生长因子，促进血管内膜增殖。血管内皮细胞损伤不但是造成再灌注损伤不断加重的中心环节，而且可以影响肾移植的远期排斥反应。目前的研究表明，移植排斥反应始于缺血激活的内皮细胞，而内皮细胞一氧化氮合酶功能损伤促进了内皮细胞和树突状细胞的黏附，进而激活血管的炎症反应。内皮细胞、树突状细胞和 T 细胞构成的调节网络在触发和维持器官移植的免疫反应中起关键作用。减轻肾缺血－再灌注损伤，稳定移植器官的内皮细胞功能，可以减少移植后内皮细胞和树突状细胞的相互作用，从而延长移植器官的存活。

减轻缺血性损伤是防治再灌注损伤的基础。应针对缺血原因，采取有效措施，缩短组织缺血时间，尽早恢复血流。控制再灌注条件，采用低压、低流、低温、低 pH、低钠及低钙液灌注可减轻再灌注损伤。低压和低流量灌注可避免因灌注氧和液体量骤增而引起的自由基过量生成及组织水肿；低温液有助于降低组织代谢率，减少耗氧量和代谢产物聚积；低 pH 液可减轻细胞内液碱化，抑制磷脂酶和蛋白酶对细胞的分解，减轻 Na^+/H^+ 交换的过度激活；低钙液可减轻因钙超载所致的细胞损伤；低钠液有助于减少心肌内钠离子积聚，减轻细胞肿胀。缺血组织有氧代谢低下，糖酵解过程增强，因而补充糖酵解底物如磷酸己糖有保护缺血组织的作用。外源性 ATP 作用于细胞表面与 ATP 受体结合，可使细胞膜蛋白磷酸化，有利于细胞膜功能恢复，并可穿过细胞膜进入细胞直接供能。针对缺血时线粒体损伤所致的氧化磷酸化受阻，可以应用氢醌、细胞色素 C 等治疗，延长缺血组织的可逆性改变期限。采用内、外源性细胞保护剂如牛磺酸、金属硫蛋白等，可增强细胞对内环境紊乱的耐受力而起到细胞保护的作用。腺苷可解除微血管痉挛，减轻血小板聚集，对心肌具有保护作用。采用中性粒细胞抗血清或抗粒细胞代谢产物抑制粒细胞激活，可明显地缩小心肌梗死范围。

第四节　缺血－再灌注的适应性保护反应及其机制

缺血及再灌注损伤的发病机制复杂，因此单一的防治措施往往难以取得较好的效果。目前，通过调动机体内源性适应保护机制以减轻细胞的缺血－再灌注损伤已经受到越来越广泛的关注。

一、预适应保护及其机制

（一）缺血预适应的概念

1986年Murry等发现，在结扎冠状动脉前先进行5分钟缺血/5分钟再灌注，重复4次，能使随后结扎冠状动脉40分钟引起的狗心肌梗死面积明显减少，他们将这种短暂缺血使心肌对随后较长时间缺血的耐受力明显增强的现象称为缺血预适应（ischemic preconditioning）。现有的研究已经表明，除短暂缺血外，短暂缺氧预适应、小剂量药物（去甲肾上腺素等）或毒物（内毒素等）预适应均能增强组织器官抗损伤的能力。预适应的细胞保护作用与血流量的调节无关，是直接增强细胞对内环境紊乱的耐受力的适应性细胞保护（cytoprotection）反应。缺血预适应保护通常有两个时相：①早期保护时相（early phase of protection）：又称经典预适应（classic preconditioning），指细胞在预适应后其抗损伤的能力立即就明显增强，约可持续1～3小时；②延迟保护时相（delayed phase of protection）：又称第二窗口保护作用（second window of protection），这是细胞的亚急性适应保护反应。预适应的早期保护作用在预适应后1～3小时消失，但通常在24小时又出现，可持续1～3天。在家兔、狗、大鼠、猪和人均已证实存在预适应的延迟保护作用。

（二）缺血预适应保护的机制

预适应两个时相的保护机制有一定差异，区分预适应不同时相的启动和维持环节，有助于更好地调动机体的内源性保护措施。

1．早期保护作用的机制

（1）早期保护作用的触发因子　短暂缺血过程中释放的可以刺激细胞内信号途径并导致细胞保护反应的一类物质称为内源性触发因子（triggers）。已有多种神经内分泌、旁分泌和自分泌因子被认为是预适应早期保护作用的启动剂或中介物。例如，腺苷、去甲肾上腺素、缓激肽、血管紧张素Ⅱ、内皮素等，其中比较有代表性的是腺苷。腺苷是ATP分解的代谢产物，心肌缺血时腺苷生成增多并释放入组织间隙。已有大量实验表明，应用外源性腺苷或腺苷受体激动剂能模拟或增强预适应的保护作用；预先应用腺苷受体阻断剂则能消除预适应对细胞的保护；但如在持续缺血后的再灌注期再抑制腺苷的生物活性，则不能改变预适应的保护影响。这些结果提示，预适应时以及持续缺血期腺苷含量升高是启动预适应保护机制的触发因素。

值得注意的是，大量自由基生成是造成缺血－再灌注损伤的重要介质，但在短暂缺血－再灌注时少量活性氧和一氧化氮可以启动心肌的自我保护机制。预先给予小剂量H_2O_2或一氧化氮供体能模拟预适应的抗心律失常作用，并减轻培养的大鼠心肌细胞的损伤；应用一氧化氮合酶抑制剂则消除了预适应的抗心律失常作用。Murry等还发现，在预适应前给予自由基清除剂可使预适应的保护作用减少50%，这些实验均提示，小剂量自由基生成可以激发细胞的自我保护机制。

代谢性因素也可能参加细胞保护的调节。缺血使心肌储存的糖原减少，乳酸和H^+产生增多。有实验表明，预适应可以减轻持续缺血引起的心肌酸中毒和收缩功能抑制；而预适应延迟心肌pH下降的作用比减轻能量耗竭的作用更明显。这些均提示，在预适应的早期保护作用中，减轻酸中毒远比缓解能量缺乏更重要，减少 H^+ 生成可能是保证细胞生存的重要因素。过多的 H^+ 可以刺激细胞膜的 Na^+-H^+ 交换蛋白，最终引起钙超载。酸中毒还可以降低收缩蛋白对 Ca^{2+} 的敏感性，抑制肌质网的钙转运功能等。小剂量去甲肾上腺素和异丙肾上腺素预适应产生的心肌保护作用也伴有糖原含量减少，这些研究均支持预适应减轻持续缺血时的酸中毒，进而改善心肌收缩和代谢的假说。因此，减少代谢产物的积聚可能在预适应减少心肌损伤的保护作用中有重要影响。

（2）早期保护作用的受体后信号转导通路和效应蛋白　已有研究发现，腺苷受体至少有 4 种亚型，参与预适应保护作用的是 A_1 和 A_3 受体亚型，它们均与 Gi 蛋白偶联，进一步激活细胞内信号转导系统。去甲肾上腺素、血管紧张素Ⅱ、内皮素受体等经 Gq 蛋白启动细胞内信号转导系统，此处介绍几个具有代表性的细胞自我保护的通路。

1）蛋白激酶 C（PKC）　催化 ATPγ 位的磷酸转移到多种蛋白质的丝/苏氨酸残基，通过调节蛋白质的磷酸化参与细胞生长、分化和功能的调控。已有实验表明，PKC 活化是预适应保护调节中的重要信号转导环节。缺血或药物预适应可引起 PKC 活性升高；PKC 激动剂佛波酯可以模拟预适应的心肌保护作用；非特异性 PKC 抑制剂多黏菌素 B 能消除预适应的保护作用；用腺苷受体激动剂或 α 肾上腺素受体激动剂诱导预适应的心肌保护作用可为 PKC 抑制剂所消除；这些实验均说明 PKC 激活是启动预适应的中心环节。

Downey 等提出了预适应时 PKC 分两步激活的假设：①PKC 转移。在基础情况下，无活性的 PKC 存在于胞质，预适应是使无活性的 PKC 从胞质向膜转移的启动剂，但 PKC 转移到膜并不催化蛋白质磷酸化；②PKC 激活。在持续缺血的早期，缺血刺激已转移到膜的 PKC 活化，并催化下游蛋白质磷酸化，增强心肌对缺血的耐受性，起到细胞保护作用。Colchicine 可与细胞骨架的微管相互作用从而影响细胞内蛋白质的移动。在预适应的短暂缺血期使用 colchicine，可阻止 PKC 从胞质向膜的转移，消除预适应缩小心肌梗死范围的保护作用。Staurosporine 能阻断 PKC 的激酶活性但不影响其转移，在短暂缺血期使用不影响预适应的保护作用，而在持续缺血期应用则消除预适应的保护作用。

PKC 激活可通过调节多种蛋白质的磷酸化参与预适应的早期保护作用。例如，催化 TnI 和 TnT 磷酸化、激活离子通道等。PKC 还可以通过激活转录因子启动基因转录和蛋白质合成，参与预适应延迟保护作用的调节。但是由于 PKC 的亚型多，分布和作用均有较大差异，关于 PKC 亚型在预适应保护中的确切作用值得关注。PKC 激活可与细胞内多条信号转导通路发生交互调节。在真核细胞内丝裂原活化蛋白激酶（MAPK）家族有 ERK1/2、p38MAPK 和 JNK/SAPK3 等成员（详见第三章第一节）。在成年心肌细胞过表达 PKCε 可使 ERK1/2 活性和 JNK 活性明显增加，但不影响 p38MAPK 激活，这提示 PKC 可通过激活 ERK 和 JNK 信号转导通路参与预适应的保护作用。缺血预适应时，PKC 可通过磷酸化并激活 ERK1/2 上游的 Raf-1，进而激活 ERK1/2。已有实验发现缺血或活性氧能增加 p38MAPK 和 JNK/SAPK 的活性，进而调节基因转录。缺血预适应也增加细胞核与胞质 JNK 的活性。PKC 抑制剂可消除 JNK 激酶的激活。单次缺血可引起胞质 p38MAPK 及其上游和下游信号分子（MKK3/6 和 MAPKAPK-2）激活，但是单次再灌注可抑制 p38MAPK 激活。可见 JNK 和 p38MAPK 两条应激信号转导通路在缺血－再灌注中的作用是不同的。

2）蛋白激酶 G（protein kinase G，PKG）　PGK 介导的信号在再灌注早期的保护作用已受到关注。一氧化氮供体或利钠肽家族成员可激活颗粒性或可溶性鸟苷酸环化酶（particulate or soluble guanylyl cyclase，pGC 和 sGC），引起受磷蛋白（phospholamban）和肌钙蛋白磷酸化。一方面增强肌质网钙泵的钙摄取，降低胞质内游离钙浓度；另一方面使肌原纤维对钙离子的敏感性降低，这两者共同作用，降低再灌注心肌由于钙超载引起的过度收缩的危险性。一氧化氮供体还可抑制再灌注心肌白细胞激活和引起血管扩张。实验表明，内皮素受体（ETA/ETB）阻断剂 bosentan 对缺血－再灌注心肌的保护作用是通过增强内皮型一氧化氮合酶（eNOS）蛋白的表达和一氧化氮生成介导的；NOS 抑制剂或敲除 eNOS 基因的小鼠，bosentan 的保护作用消失。但是，也有学者认为，一氧化氮也可以通过自由基介导的机制或 cGMP 信号途径引起心肌凋亡。

3）磷脂酰肌醇-3 激酶（PI3K）/Akt 信号通路　PI3K-Akt 通路是细胞内重要的信号转导信号转导之一，可被生长因子、细胞因子和激素等细胞外信号激活。PI3K 下游的 Akt/PKB 是一种 Ser/Thr 蛋白激酶。激活的 Akt 通过促进 Bad、雷帕霉素靶蛋白（mTOR）、caspase3、糖原合酶激酶 3β（GSK3β）、内皮型一氧化氮合酶和 P70S6K 等下游底物磷酸化而发挥抗凋亡和促细胞生存等广泛的生物学效应（详见第三章第一节）。

4）再灌注损伤救助激酶通路　再灌注引起的细胞凋亡是再灌注损伤的严重后果。近来的研究表明，预适应可以激活促细胞存活的激酶级联反应，特别是 PI3K/Akt 和 ERK1/2 通路，通过抗凋亡作用促进细胞存活，起到心肌细胞保护的作用，因而将这两条通路合称为再灌注损伤救助激酶（reperfusion injury salvage kinase，RISK）通路，RISK 通路的提出为促进心肌细胞存活和缩小梗死面积提供了一个新途径（图 7-9）。

（3）早期保护作用的效应蛋白-ATP 敏感性钾通道　1983 年 Noma 首先报道心肌存在 K_{ATP}，根据其存在部位分为细胞膜 ATP 敏感性钾通道（sarcolemmal K_{ATP} channel，sarcoK_{ATP}）和线粒体内膜 ATP 敏感性钾通道（mitochondrial inner membrane K_{ATP}，mitoK_{ATP}）。ATP 含量正常时，K_{ATP}通道很少开放。当 ATP 含量降低时，胞膜 K_{ATP}通道开放，K^+外流，可以缩短动作电位的时间，也减少了 Ca^{2+}内流。线粒体 K_{ATP}通道开放，引起 K^+内流，使线粒体膜发生去极化，降低了线粒体外 Ca^{2+}内流的驱动力，从而减少了 Ca^{2+}超载所引起的损伤。已经发现在家兔、狗、大鼠、猪和人应用 K_{ATP}通道阻滞剂优降糖可以消除缺血预适应的保护作用，而 K_{ATP}通道开放剂 bimakalin 能模拟预适应的保护作用。应用腺苷或 A_1 受体激动剂对狗、猪和家兔的心肌保护作用可为 K_{ATP}通道阻滞剂消除；PKC 激动剂的保护作用亦可为 K_{ATP}通道阻滞剂消除，证实预适应触发因子经激活下游的信号转导通路，最终作用在 K_{ATP}通道这个效应蛋白。预适应引起的腺苷含量升高激活 A_1 和 A_3 受体，经 G 蛋白激活磷脂酶 C，后者分解膜磷脂生成甘油二酯（DAG），DAG 激活 PKC。PKC 通过磷酸化细胞膜 K_{ATP}通道蛋白促进其开放。K^+外流增加，缩短动作电位过程，促进膜超极化，从而减少了经电压依赖性钙通道的钙内流和心脏作功，增强细胞对缺血的耐受性。

近年来的研究表明，线粒体内膜 K_{ATP}通道以不依赖于 pH 的方式调节线粒体的电子转运，参与线粒体容量和能量代谢的调控。优降糖和 ATP 能阻滞线粒体 K_{ATP}通道的开放，而 K_{ATP}通道开放剂二氮嗪（30μmol/L）和 cromakalin（10μmol/L）对缺血－再灌注大鼠心脏

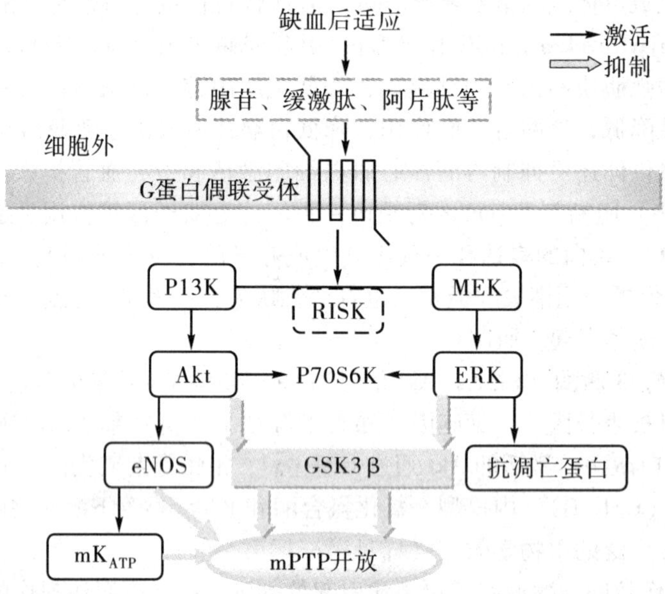

图 7-9 再灌注损伤救助激酶（RISK）通路

eNOS：内皮型一氧化氮合酶；mK_{ATP}：线粒体 ATP 敏感钾通道；GSK3β：糖原合成酶激酶3β；p70S6K：核糖体 S6 蛋白激酶；mPTP：线粒体膜通透性转运孔。

有保护作用，该作用可为 K_{ATP}通道阻滞剂消除。而且在上述剂量时，这两种开放剂对大鼠心肌细胞膜 K_{ATP}通道几乎没有作用，这提示 K_{ATP}通道开放剂的心肌保护作用涉及线粒体 K_{ATP}通道的开放。线粒体 K_{ATP}通道的开放能改变由质子泵建立的线粒体膜电位，加速呼吸链的电子转运，促进线粒体基质内的氧化反应。有实验表明二氮嗪能经开放线粒体 K_{ATP}通道增加线粒体氧化活性，而不引起细胞膜 K_{ATP}通道的变化。在预适应时，线粒体 K_{ATP}通道开放可能通过调节氧化磷酸化影响心肌能量代谢，进而起到心肌保护作用。

2. 延迟保护的机制

（1）延迟保护作用的触发因子　延迟保护作用的触发因子亦有多种，腺苷除可启动早期保护作用外，也是启动延迟保护作用的因素之一。应用 A_1 受体激动剂可以明显缩小 24 小时后家兔心肌梗死的面积，而阻断腺苷受体则消除了预适应的延迟保护作用，这提示腺苷可能是启动家兔预适应保护作用全过程的重要介质。有实验表明，小剂量内毒素也可以通过开放 K_{ATP}通道和上调细胞保护蛋白参与延迟保护的启动。

（2）延迟保护作用的信号转导通路　应用 PKC 抑制剂能够消除家兔预适应 24 小时后的心肌保护作用，这说明 PKC 激活亦是介导延迟保护信号转导的中心环节。已有学者发现，在预适应的狗和家兔心脏，PKCε 从胞质向细胞膜转移，并与减轻心律失常和心肌梗死的延迟保护作用有关。

近年来其他信号转导系统在预适应保护中的作用也受到关注。有学者发现应用酪氨酸蛋白激酶（tyrosine protein kinase，TPK）抑制剂 genistein 可以消除家兔预适应的延迟保护作用。还有学者发现，分别使用 PKC 抑制剂或 TPK 抑制剂均能阻断腺苷 A_1 受体激动剂引起的延迟保护作用，这提示延迟保护的信号转导可能通过 PKC 和 TPK 两条途径。

（3）延迟保护作用的效应蛋白　延迟保护的机制涉及细胞保护蛋白的合成及其活性调节。目前的研究主要集中在热休克蛋白和超氧化物歧化酶。

1）热休克蛋白（HSP）　HSP 是一组分子量 10～150kD 的高度保守的蛋白质，其主要生物学功能是参与蛋白质的折叠、装配和转运，被称为分子伴侣（molecular chaperone）。多种应激原能诱导 HSP 的表达，HSP 能与错误折叠的蛋白质结合，使其恢复正常的三维结构，因此参与损伤蛋白质和细胞结构的修复和稳定，是具有细胞保护作用的效应蛋白（详见第四章）。

在预适应保护中 HSP70 是研究的最多的亚家族。预适应 24 小时后，家兔心肌 HSP70 含量升高，且心肌梗死范围缩小。在转染大鼠诱导型 HSP70 基因的小鼠，未受应激的小鼠心肌表达高水平 HSP70，但对细胞功能无明显影响。当心脏遭受 20 分钟缺血/120 分钟再灌注的刺激后，转基因小鼠的心肌梗死范围比对照组缩小 40%，心肌收缩功能增强 2 倍，肌酸激酶释放减少 50%。在转染人诱导型 HSP70 基因的小鼠，也观察到缺血－再灌注后心肌收缩功能明显改善，心脏高能磷酸化合物储存增多，酸中毒减轻。这些实验提供了 HSP70 参与对抗缺血－再灌注损伤的心肌保护的直接证据。HSP70 生成增加可以减少或阻止蛋白质凝聚，维持细胞功能与结构的完整性。HSP70 还可以促进变性的蛋白质解聚和重新折叠，加速损伤心肌的修复，保护细胞生存。此外已有实验发现小分子 HSP，如 HSP27 和 α 晶状体蛋白可能通过稳定细胞骨架参与预适应的心肌保护作用。

2）锰－超氧化物歧化酶　锰－超氧化物歧化酶（Mn-superoxide dismutase，Mn-SOD）是清除超氧阴离子的线粒体抗氧化剂，可由应激诱导产生，具有细胞保护作用。用小剂量 TNF 预适应可以增加 Mn-SODmRNA 的表达，但对 CuZn-SOD、过氧化氢酶的表达无明显影响，此时细胞对大剂量 TNF 的耐受力明显增强。狗心肌缺血预适应后 3 或 12 小时，心肌抗氧化酶活性及心肌梗死范围无明显变化，而 24 小时后线粒体 Mn-SOD 活性明显增加，心肌梗死范围减少 46%。如预先使用蛋白合成抑制剂则在减少 Mn-SOD 合成的同时消除了预适应的延迟保护作用，这提示短暂缺血－再灌注时产生的少量自由基能诱导 Mn-SOD 的合成，增强持续缺氧－再灌注时自由基的清除能力，减轻细胞的损伤。

目前的研究已经证实，预适应不仅可以增强心肌细胞对缺血的耐受性，而且已成为调动机体肝、肾、脑、肺等多个器官内源性保护机制的有效措施。

二、后适应保护及其机制

自缺血预适应的概念提出以来，调动机体内源性机制减轻缺血细胞损伤的策略引起了人们的广泛关注。但是，在临床实践中绝大多数患者的器官缺血具有不可预见性，往往是在明显缺血后才会就诊，因而预适应在临床的应用受到极大的限制。在缺血事件发生后，如何能最大限度减轻再灌注损伤，挽救缺血器官，已成为临床迫切需要解决的问题。

（一）缺血后适应的概念

2003 年 Zhao 等研究者最先报道，结扎犬心左冠状动脉前降支 60 分钟，予以再灌注 30 秒、再结扎 30 秒的连续 3 次循环，随后再灌注 3 小时，可以减少活性氧生成和细胞凋亡，减轻微血管损伤，使梗死范围较单纯缺血再灌注组减小 44%，从而提出缺血后适应（ischemic postconditioning）的概念，即在组织缺血再灌注即刻后先进行多次短暂的再灌注和缺血，然后恢复持续灌注，可减轻再灌注损伤。目前已在多种属动物模型上证实缺血后适应具有明显的保护效果，为内源性缺血细胞保护从实验室向临床的过渡提供了新的契机，是一种新的具有良好的临床应用前景的内源性器官保护方式。目前，缺血后适应的保护作用及机制研究已在多方面取得进展，并逐渐开展了药物后适应和远程缺血后适应，为减轻再灌注损伤提供了新的思路和依据。

（二）后适应的保护机制

缺血后适应与预适应一样是机体对缺血性损伤的一种内在的保护机制，同样涉及复杂的调控机制。目前认为后适应的保护作用主要是在再灌注的最初几分钟内激活再灌注救助激酶通路，抑制线粒体膜通透性转运孔（mPTP）的开放。

1. 后适应保护的触发介质　缺血后适应可以激发多种内源性生物活性物质的释放，部分与激发预适应早期保护作用的物质相同，如腺苷、阿片肽、缓激肽和一氧化氮等，通过作用在相应的受体启动后适应保护的信号转导通路。

（1）腺苷　后适应可使血管内腺苷浓度升高，高浓度的腺苷再通过激活 G 蛋白偶联受体或促进一氧化氮释放，激活下游信号通路，从而触发缺血后处理的心肌保护作用。预先在离体大鼠心脏分别给予非选择性腺苷受体阻断剂 82SPT、A_{2A} 腺苷受体阻断剂 ZM241385 和 A_3 腺苷受体阻断剂 MRS1523 后，后适应的保护作用消除。但给予 A_{1A} 腺苷受体阻断剂 8-环戊-1, 3-二丙基黄嘌呤后适应的保护作用依然存在，提示后适应通过增加腺苷并激活 A_{2A}、A_3 腺苷受体发挥其保护作用。但亦有应用 A_1 腺苷受体阻断剂能消除后适应对细胞保护的报道，说明还需要进一步明确介导后适应作用的腺苷受体亚型。

（2）阿片肽　Gross 等报道，在再灌注前注射非选择性阿片受体激动剂吗啡或选择性 δ-阿片受体激动剂 BW373U86 均能显著减少大鼠心肌梗死范围。Zatta 等报道，非选择性阿片受体阻断剂纳洛酮能逆转后适应的保护作用。进一步研究表明，阿片肽参与缺血后适应的保护作用是通过激活 κ 和 δ 受体，进而激活蛋白激酶 C 并促进 K_{ATP} 通道的开放实现的。

（3）缓激肽　Penna 等发现应用缓激肽 β_2 受体阻断剂 HOE140 和 WIN64338 能抵消大鼠心脏缺血后适应的保护作用，显示内源性缓激肽在后适应中发挥一定的作用。

（4）其他触发介质　再灌注初期给予一氧化氮，能减少白细胞聚集和心肌梗死面积。再灌注时给予外源性肾上腺素或糖皮质激素均能减轻再灌注损伤，缩小梗死面积，但内源性肾上腺素和糖皮质激素是否参与后适应的保护机制尚不清楚。亦有报道非选择性利钠肽受体拮抗剂靛红能抵消后适应的保护作用。

上述结果提示，后适应时腺苷等内源性生物活性物质释放并与其受体结合是启动后适应保护机制的触发环节。探讨这些后适应触发介质的种类和作用将为采用药物后适应调动机体的内源性保护机制奠定基础。

2. 介导后适应的细胞内信号转导通路　缺血－再灌注可以激活再灌注损伤救助激酶通

路，即 PI3K/Akt 和 ERK1/2 通路，实验表明，后适应与预适应一样，可激活这些促细胞存活的激酶级联反应。而使用 PI3K 和 ERK 通路的抑制剂可以消除后适应引起的保护作用。

（1）PI3K/Akt 通路及其下游信号分子　PI3K/AKT 通道与细胞存活、生长调控、糖原合成、葡萄糖摄取和基因表达有关；Bopassa 等发现，后适应可以激活 Akt 磷酸化，使用 PI3K 抑制剂 wortmannin 或 LY294002 防止后适应引起的 Akt 磷酸化，并削弱了后适应引起的 mPTP 对钙超载的抵抗能力和缩小心肌梗死范围的作用，表明后适应经由 PI3K/Akt 通路抑制 mPTP 的开放。已知激活 PI3K/Akt 通路可以调控多种下游靶蛋白的功能，其中较受重视的主要有内皮型一氧化氮合酶、糖原合成酶激酶3β、核糖体 S6 蛋白激酶。

1）内皮型一氧化氮合酶（eNOS）　Akt 磷酸化 eNOS，促进一氧化氮产生。一氧化氮可通过抑制线粒体 mPTP 的开放而发挥保护作用。另外，一氧化氮通过激活可溶性鸟苷环化酶，使环磷酸鸟苷在胞内积聚并激活蛋白激酶 G。激活的蛋白激酶 G 促进肌质网受磷蛋白磷酸化，促进肌质网钙摄取，改善心肌的舒缩功能。一氧化氮还可通过拮抗内皮素的作用促进血管扩张、保护内皮功能、抑制血小板聚集以及抑制局部缺血再灌注的炎性反应。

2）糖原合酶激酶3β（GSK3β）　GSK3β 是参与糖原代谢的关键酶。Akt 能磷酸化 GSK 3β，使其活性降低，导致糖原合酶（GS）磷酸化水平降低（活性增高），其结果促进糖原合成。实验表明后适应能激活 Akt，促进 GSK3β 磷酸化使其失去活性。失活的 GSK3β 可与腺嘌呤核苷酸转位酶结合，竞争抑制腺嘌呤核苷酸转位酶与亲环素 D 的结合，从而抑制 mPTP 的开放，减轻心肌缺血再灌注损伤。预先使用 PI 3K 的抑制剂 wortmannin 可阻断而 GSK3β 的磷酸化，并消除后适应的保护作用。

3）核糖体 S6 蛋白激酶（p70S6K）　p70S6K 是体内主要的核糖体蛋白 S6 激酶，对 S6 具有高度特异性。p70S6K 可通过 ERK1/2 途径被激活，而更主要的是经 PI3K-Akt 途径由 mTOR 调控其激活，因此 p70S6K 是再灌注损伤救助激酶通路两条途径的共同下游环节。活化的 P70S6K 通过磷酸化 S6 蛋白使 5′TOP（5′ terminal oligopyrimidine tract）mRNAs 的表达上调。所有核糖体蛋白和翻译延长因子的转录片段在翻译起始点均含有 5′TOP 结构，因此，p70S6K 控制着翻译元件的生物合成，是蛋白质合成的必需激酶。Tsang 等在大鼠离体心脏模型上观察到，缺血后适应组 Akt、eNOS、p70S6K 的表达均较对照组明显升高，再灌注早期给予 PI3K 抑制剂 LY294002 或 wortmannin 可削弱缺血后适应的心肌保护作用，表明 PI3K/Akt 及其下游靶点 eNOS 和 p70S6K 的激活可能是缺血后适应发挥心肌保护作用的机制之一。

（2）MAPK 家族的信号转导通路　Darling 等在兔离体心脏再灌注模型上证实，缺血后适应可以激活 ERK1/2，缩小心肌梗死范围；再灌注前给予 ERK1/2 上游激酶抑制剂 PD98059，可消除缺血后适应的心脏保护作用，提示 ERK1/2 是内源性心脏保护重要的细胞内信号途径。再灌注过程中心脏 JNK 和 p38MAPK 的活性亦明显增加；缺血或再灌注开始时抑制其活性可显著减少再灌注后心肌细胞凋亡和坏死，改善缺血后心肌收缩功能和冠状动脉供血，提示 JNK 和 p38MAPK 也可能参与缺血后处理对心肌细胞的保护作用。

（3）后适应保护的关键细胞内靶点

1）抑制线粒体通透性转换孔的开放　mPTP 开放是缺血细胞再灌注后由可逆性损伤转

变为不可逆损伤的关键因素，已成为保护缺血细胞的重要靶点。Argaud 等检测了钙超载在触发 mPTP 开放中的作用，先制备家兔单纯缺血－再灌注、预适应和后适应的整体模型，然后分别提取心脏线粒体，在体外记录 mPTP 的开放。结果显示，从缺血再灌注心脏提取的线粒体在钙刺激下 mPTP 很快开放，同时可以观察到线粒体肿胀和膜破裂。而从预适应和后适应家兔心脏提取的线粒体，对钙超载的抵抗力增强，mPTP 的开放减慢，电镜下线粒体的肿胀和嵴破裂明显减轻。采用药理学方法也证实后适应的保护作用是经抑制 mPTP 开放介导的。在家兔心脏再灌注即刻使用特异性 mPTP 抑制剂 NIM811 可明显增加线粒体对钙超载的抵抗力，缩小心肌梗死的范围。后适应对 mPTP 开放的抑制作用与使用 NIM811 的作用效果相似。Hausenloy 等在再灌注时给予环孢素 A 明显缩小了离体灌流心肌的梗死面积。值得注意的是，环孢素 A 并不是亲环素 D 的特异性抑制剂。环孢素 A 也可以和胞质中的亲环素 A 结合，影响细胞存活/死亡通路（survival/death pathways）中的靶分子 HSP70、HSP90、ERK、p38MAPK 和 Akt 等的功能。剔除亲环素 D 基因的小鼠与野生型小鼠相比，对缺血预适应、缺血后适应、缓激肽以及环孢素等多种心肌保护方法均产生抵抗，进一步提示 mPTP 在缺血预适应和缺血后适应心肌保护中的核心地位，且可能扮演着终末效应靶点的角色。

2）线粒体 K_{ATP}通道　Mykytenko 等发现，线粒体 K_{ATP}通道的开放，而非细胞膜 K_{ATP}通道在犬心肌梗死后适应的心肌保护机制中起重要作用。后适应激活再灌注损伤救助激酶通路亦可以促进线粒体 K_{ATP}通道蛋白的磷酸化，减少细胞凋亡和坏死，其保护作用与缺血预适应相似，说明线粒体 K_{ATP}通道亦是后适应保护的靶蛋白。但是，K_{ATP}通道的功能状态亦可影响 mPTP 的开关。Serviddio 等证明，缺氧后适应可以减少线粒体过氧化物的产生；在再灌注时给予线粒体 K_{ATP}通道激动剂可抑制 mPTP 开放，提示线粒体 K_{ATP}通道的开闭也是 mPTP 开放的调节因子。

三、预适应和后适应在临床的应用

充分调动机体的内源性保护机制对于临床上缺血性心脑血管疾病的防治及器官移植的开展具有重要的应用价值。由于在犬、家兔、小鼠和大鼠等多个动物种属证实了缺血预适应和后适应的保护作用，已有学者尝试将其用于临床。目前应用性研究的资料尚不多，主要集中在心脏介入治疗和心脏手术时采用预适应和后适应的方法进入干预。

（一）缺血预适应和后适应在心脏介入治疗中的应用

Matsuda 等报道在心肌梗死前 6 周内有心绞痛病史的患者，在左前降支阻塞后的左室功能储备较无心绞痛者好。Muller 等进行的回顾性分析发现，梗死前 1 周内有心绞痛病史的患者住院病死率及并发症发生率均较低。Ottani 等报道梗死前 24 小时内有心绞痛发作的前壁心肌梗死的患者溶栓治疗后心肌梗死面积较无心绞痛病史者小。这些临床观察表明，心肌梗死前心绞痛可以缩小患者的心肌梗死面积，改善生存率、左室功能并减少心律失常的发生，提示预适应对人类患病心脏也可能存在保护作用。1990 年 Deutsch 等在对一组左前降支狭窄患者行经皮冠状动脉介入治疗（percutaneous coronary intervention，PCI）时进行 2 次 90 秒的短暂缺血，结果发现患者心绞痛的严重程度、体表心电图上 ST 段下移明显减轻，并伴有肺动脉压及心肌乳酸含量降低。预先让患者服用 K_{ATP}通道阻滞剂优降糖，可明显削弱短时间缺血对 PCI 患者的预处理保护效应，表明人预处理保护作用与 K_{ATP}通道开放有关。

2005 年，Staat 等率先将缺血后适应的方法应用于临床。在对 30 例急性心肌梗死患者行支架植入后，将球囊置于支架近心端，采用重复 4 次球囊放气 1 分钟/充气 1 分钟的方法进行后适应，以肌酸激酶释放量作为判定心肌损伤程度的标准。与直接放支架的对照组相比，两组缺血时间和缺血危险区的大小相似，但后适应组 ST 段抬高发生率明显降低，再灌注后微血管开放优于对照组，肌酸激酶的释放明显降低，提示后适应可以减少心肌梗死的范围。术后 72 h 患者无冠状动脉夹层、支架受损及急性再梗死等不良事件发生。以上结果首次证实了在人心脏上使用后适应可以减少心肌梗死面积，发挥良好的心肌保护作用。同年 Laskey 对 17 例急性心肌梗死患者行介入治疗时采用球囊充气 90 秒再灌注 3～5 分钟，重复 2 次的方法进行后适应处理，结果显示与对照组相比，后适应可减轻 ST 段抬高，改善冠脉血流。2006 年 Ma 等对 94 例急性心肌梗死患者在发病后 12 小时内行 PCI 治疗，患者随机分为单纯 PCI 组和 PCI 加后适应组。结果显示，后适应组术后冠状动脉血流速度（fastest corrected TIMI frame count，CTFC）评分更高，8 周后室壁运动改善更明显，心肌酶峰降低，丙二醛等氧化应激产物明显降低，内皮依赖性血管舒张功能改善，表明后适应可改善冠状动脉内皮的功能，挽救心肌细胞，用于临床改善急性心肌梗死的预后是有效和可行的。

（二）缺血后适应在心脏手术中的应用

2007 年 Luo 等报道，对 24 例法洛四联症患儿进行心脏手术时，于恢复主动脉血流前进行主动脉再灌注 30 秒/夹闭 30 秒，重复 2 次。结果显示，与对照组相比，后适应组患儿术后 24 小时内正性肌力药需要量显著降低，肌钙蛋白 I 降低 50%，CK-MB 降低 34%。随后，他们对 50 例人工心瓣膜置换术的成年患者进行后适应处理，主动脉缺血/再灌注 30 秒，重复 3 次，取得了同样的结果。研究者进一步扩大样本量，将 105 名法洛四联症患儿随机分为对照组与后适应组。结果显示后适应组患儿术后重症监护时间明显缩短，心肺功能和血流动力学有显著改善，乳酸脱氢酶释放减少。这一系列临床实验为临床心肺手术中使用后适应保护心肺功能提供了依据。

（三）药物适应的临床研究

1. 吸入性麻醉药　1996 年，氟烷首次被认为在临床上具有对抗心肌缺血－再灌注损伤的保护效应，随后发现多种吸入性麻醉药均具有心肌保护作用。Djalali 等发现，心肺分流手术全过程中连续使用挥发性麻醉药可显著改善患者术后的心功能，明显降低肌钙蛋白的释放量。

2. 腺苷　临床试验证实对 236 名前壁或侧壁心肌梗死的患者进行溶栓治疗的同时加用腺苷治疗，6 天后用放射性核素示踪检查，发现腺苷治疗组心肌梗死面积显著减少。随访发现腺苷治疗组多因素病死率及心血管病病死率均明显降低，并可显著改善 1 个月和 6 个月的病死率。对人工心瓣膜置换术患者在主动脉开放 1 分钟内注射 1.5mg/kg^{-1}腺苷，术后肌钙蛋白释放减少，对正性肌力药的需要量显著降低。随着对后适应机制研究的深入以及在临床上的初步应用，开发新的药物模拟内源性保护机制来发挥后适应的保护作用成为一个重要的探索方向。

值得注意的是，再灌注即刻是减轻缺血－再灌注损伤的关键时期。但是，由于患者的病情复杂，存在不同的危险因素，如高血脂、糖尿病、高龄和抽烟等，从动物实验到临床应用还有相当多的问题需要解决，也需要进行更大样本的观察。

附：缺血－再灌注损伤研究常用的模型和自由基、抗氧化酶的研究方法

一、缺血－再灌注损伤研究常用的模型和研究方法

这里主要以心脏为例，介绍常用的再灌注损伤及其适应保护的实验模型和方法。

（一）缺血－再灌注损伤的模型

1．整体动物模型　在犬、家兔、大鼠和小鼠等多种动物都建立了心脏缺血－再灌注的整体模型。常用方法是动物在麻醉状态下行开胸手术，在左前降支起始部结扎血管，阻断左前降支血流一定时间后，松开结扎处使血流再通。缺血时间的长短依动物种属而异，小动物相对较短，大动物则相对较长。心肌的梗死面积、舒缩功能和心律失常是判定心肌再灌注损伤程度最常用的指标，特别是心肌的梗死面积是判定再灌注损伤程度的“金指标”。

2．离体器官灌流模型　制备缺血－再灌注的离体器官模型可以在排除整体神经体液因素干扰的条件下研究再灌注损伤的发病机制。最常用的是大鼠心脏 Langendorff 灌流模型。基本方法是在麻醉状态下开胸，快速取出大鼠的心脏，经主动脉断端插入灌流管行逆行灌流。通过停止灌流一定时间再恢复灌流制备再灌注损伤的模型。

3．细胞缺氧－复氧模型　为了更好地研究再灌注损伤的细胞和分子机制，还需要建立细胞再灌注损伤的模型。常用的方法是将培养的细胞置于缺氧瓶内，通过控制瓶内氧气的含量建立缺氧－复氧的细胞模型。

（二）预适应的模型

1．缺血预适应　缺血预适应是在较长时间的缺血前以反复短暂的缺血调动机体组织的内在保护机制，适用于整体及器官水平预适应的研究。缺血预适应所需要的缺血时间及次数因动物种属而异，但多数资料表明用 3 次 5 分钟缺血/5 分钟再灌注进行心脏缺血预适应是安全可靠的。在肝移植的预适应保护时，1 次 10 分钟缺血/10 分钟再灌注进行缺血预适应的效果可能更显著。

2．缺氧预适应　缺氧预适应（hypoxic preconditioning，HPC）是指用一次短暂的缺氧刺激使组织或细胞在后续的长期缺氧（或缺血）中得到保护的研究方法，可用于整体、器官和细胞水平预适应的研究之中。

3．快速起搏预适应　快速起搏预适应（overdrive pacing preconditioning）是通过快速起搏造成心肌短暂的供血减少，进而对后续的长期缺血产生保护。该方法消除了缺血预适应本身短期缺血的致心律失常作用，常用于研究预适应对心律失常的保护作用。目前在犬及家兔的心肌再灌注模型上均已证明快速起搏预适应能明显降低心律失常的发生率及其严重程度。

4．药物预适应（pharmacological preconditioning）　预先用亚致死量的对心肌有损伤或刺激作用的药物处理，以调动机体对后续长期缺血（或其他有害刺激）的抵抗力的一种预

适应方法，由于其易行有效且便于控制剂量，具有良好的临床应用前景。目前所用的药物或生物活性物质有腺苷、内毒素、去甲肾上腺素、血管紧张素Ⅱ、内皮素和吗啡等。

（三）后适应的模型

1. 缺血后适应　缺血后适应是使用最普遍和研究最深入的后适应保护方式，特别是对心脏结构和功能的影响研究最多。在犬、家兔和大鼠等整体动物模型上，在缺血后的再灌注即刻进行数次短暂再灌注和缺血可有效减少肌酸激酶和乳酸脱氢酶等的漏出，减轻细胞凋亡，缩小心肌梗死的面积。此外，缺血后适应可减轻脑、脊髓、小肠、肝脏和肺等组织器官的再灌注损伤。由于对冠脉血管进行短暂再灌注和缺血是有创方法，应用有一定危险性，故目前有研究者采用了远程缺血后适应方法，即在缺血心肌再灌注即刻或是再灌注前几分钟，对远隔部位的血管进行几次短暂的缺血和再灌注处理，结果显示可减少心肌梗死的面积。通过对机体相对不太重要的器官如肢体动脉进行后适应干预，其操作简单，相对安全，为一新的减轻缺血再灌注损伤的思路和方法。

2. 缺氧后适应　在缺氧 3 小时/复氧 6 小时建立的乳大鼠心肌细胞损伤的体外模型，在复氧前先行 3 轮 5 分钟复氧/5 分钟缺氧的缺氧后适应，可明显减轻细胞凋亡和乳酸脱氢酶漏出。

3. 药物后适应　在再灌注开始即刻通过药物激发内源性保护机制以减轻再灌注损伤的方法称为药物后适应。已有报道的药物包括在缺血再灌注时使用腺苷、胰岛素、缓激肽和阿托伐他汀等以及吸入性麻醉剂异氟烷，均能减少心肌梗死面积。药物后适应具有使用范围广、易于监控、安全性高的优点，开发具有激发内源性保护机制的药物，将会是未来减轻缺血－再灌注损伤研究的重点。

二、自由基和抗氧化酶的常用检测方法

三、自由基的检测

目前自由基的检测方法与技术分为间接检测法和直接检测法。

（一）自由基的直接检测技术

1. 电化学检测法（electrochemical detection）　电化学检测法可以检测自由基的原位产生。目前作为电化学检测方法的捕捉剂主要有二甲基亚砜（DMSO）+乙酰丙酮+氨、DMSO+乙酰丙酮+盐酸肼和脱氧核糖等。最常用的电化学检测方法是循环伏安法，它在检测自由基方面有其独特的优势。物质在电极上的氧化或者还原均会产生相应的信号，当原位产生的自由基引发链反应，链反应中间产物自由基又在电极上反应，这些反应连续依次进行，从而可以原位检测链反应中间产物自由基。除了循环伏安法外，研究自由基的电化学方法还有差示伏安法、方波伏安法等。电化学检测方法所用仪器简单、实用、测定快速。但是，化学检测抗干扰能力不强，不适用复杂体系中的自由基的检测，应用范围有限，常与化学发光法或毛细管电泳法联合使用。

2. 毛细管电泳技术（capillary electrophoresis）　运用毛细管电泳技术可以分离传统方法中不可能分离的高度活性的物质，在脂类、烃类、蛋白质、核酸和肽类等大分子的分离分析中具有独特的优势。由于毛细管内部是一个封闭的体系，外部的自由基猝灭剂不能渗透进来，有利于自由基的稳定，因此使用毛细管电泳技术检测生物大分子被自由基氧化所形成的产物也日益增多。

（二）自由基的间接检测技术

自由基的间接检测技术不是直接感应自由基本身，而是利用其他试剂来间接定量自由基。这类方法主要有：

1. 光度法　主要包括分光光度法（spectrophotometry）和荧光光度法（fluorometry）两种。光度法具有灵敏度较高，准确度较好，仪器价格低廉，操作方便等特点，但检测的专一性不强。分光光度法是利用分子对外来辐射的吸收特性建立起来的，是基于分子内电子跃迁产生的吸收光谱进行分析的一种方法。由于自由基具有极强的氧化性，在处理过程中能改变底物的结构、性质和颜色，从而可以改变待测液的光谱吸收，利用底物吸光度的改变，从而间接测定自由基的浓度。通常测定氧自由基是用羟胺捕获氧自由基后生成亚硝基，亚硝基与甲萘胺和对羟基苯磺酸形成红色的络合物，之后用分光光度计检测其吸光度。荧光光度法检测最多的是羟自由基。利用羟自由基极强的氧化性，改变底物的发光强度，从而间接测定羟自由基浓度。目前采用的底物或者捕获剂主要分为两类，一类为荧光减弱型，如 Ce^{3+}、水杨基荧光酮、苯基荧光酮、罗丹明等；另一类为荧光增强型，如苯甲酸、Hantzsch 反应等。

2. 高效液相色谱法（high performance liquid chromatography，HPLC）　与光度法相比，用 HPLC 法检测自由基具有灵敏度高，检测限更低的特点。将 HPLC 法与其他检测手段如紫外检测（UV）、电化学检测（ED）、质谱检测（MD）等联合使用，可实现各种复杂体系中的痕量自由基检测。如羟自由基，因其寿命极短，在生物体内含量很低，紫外检测的灵敏度往往达不到要求，而通过 HPLC 可以实现。用 HPLC 测定自由基时，在分离检测前需先用捕捉剂捕集自由基。目前常用的捕捉剂是安息香酸/水杨酸（SA）、苯二甲酸、DMSO 等。水杨酸与羟自由基反应快速、灵敏、毒性小，特别适合于体内羟自由基的检测。水杨酸捕获羟自由基后，自身被氧化成 2, 3-二羟基苯甲酸和 2, 5-二羟基苯甲酸，通过分离检测两种氧化产物的量，可以间接检测羟自由基的含量。

3. 化学发光技术（chemiluminescence，CL）　该法是利用了发光试剂与自由基反应后能直接发光的原理，根据光强度，间接确定自由基的量。为一种廉价、灵敏度高、反应快速的自由基以及抗氧化剂检测技术。最常用的发光试剂为鲁米诺，当它被自由基氧化后会发出蓝光，检测光的强度就可以确定自由基含量。其他用于检测自由基或抗氧化剂的化学发光试剂还有光泽精，发光蛋白（pholasin）和鲁米诺类似物 L-012 等，其检测原理与鲁米诺相似。由于生物样品或者食品等物质基体组成比较复杂，具有抗氧化能力的物质可能不止一种，而且含量低，为了单独评价一种自由基清除剂或抗氧化剂的抗氧化能力，需要将该法与分离富集技术相结合，其中 HPLC-CL 联用技术较为常用。

4. 自旋捕集技术　电子顺磁共振（electron paramagnetic resonance，EPR），也称电子自旋共振（electron spin resonance，ESR），主要用于研究未成对自由基或过渡金属离子及其化合物。其检测原理是用某一反磁性化合物——自旋捕捉剂（spin trap）与不稳定的自由基反应产生一种相对稳定的可用 EPR 检测的自由基，常用的自旋捕集剂为氮氧化合物，主要为亚硝基类和硝酮类。由于自旋加合物的寿命仍然很短，只有几分钟或几十分钟，因此必须在捕捉自由基后立即进行 ESR 测定，从而限制了许多实验研究。采用液氮保存 OH · 和O_2^-与捕捉剂形成的自旋加合物，能延长自旋加合物的寿命，从而能对短寿命的自由基进行测定。

（三）自由基代谢产物的检测

自由基引起的脂质过氧化过程中可生成多种醛类产物，其中丙二醛（malondialdehyde，MDA）是体内氧自由基攻击生物膜中的多不饱和脂肪酸形成的脂质过氧化物，是自由基损伤机体的最终产物，可增加膜通透性，导致细胞膜结构、功能和代谢发生改变，对机体造成损伤甚至死亡。因此，测定 MDA 的量可反映机体内脂质过氧化的程度，间接地反映出细胞损伤的程度。

测定 MDA 的化学方法主要有硫代巴比妥酸实验、过氧化值法、共轭双烯法、荧光分析法、近红外光谱技术及免疫法等。其中硫代巴比妥酸（TBA）比色法是最传统的测定丙二醛含量的方法，它具有所需试剂易得，操作简单的优点。TBA 在酸性条件下加热与组织中的丙二醛产生显色反应，生成红棕色的三甲川（3, 5, 5-三甲基噁唑 2, 4-二酮），可用分光光度计检测。但是这种方式常常受到多种物质不同程度的干扰，其中最主要的是可溶性糖，故灵敏度较低。

四、抗氧化酶——超氧化物歧化酶（SOD）的检测方法

由于 SOD 的底物超氧阴离子的寿命极短，目前一般都采用间接的活力测定法来测定 SOD。常用的测定方法有：①邻苯三酚自氧化法：原理是在碱性条件下，邻苯三酚发生自氧化反应，并产生O_2^-。根据 SOD 的活性差异会使自氧化反应受到不同程度的抑制。该法所用试剂和仪器比较普通，测试方便，灵敏度高，是目前应用最广泛的一种测试方法；②羟胺发色法：邻苯三酚自氧化产生的O_2^-与羟胺反应生成亚硝酸盐，在酸性条件下，亚硝酸盐与氨基苯磺酸和 N-甲萘基二氨基乙烯反应生成红色化合物，而 SOD 抑制该反应，根据抑制率的高低可计算 SOD 的活性。此外，SOD 活性的测定方法还有氮蓝四唑（NBT）改良法、极谱氧电极法、碱性二甲基亚砜法、碱性连二亚硫酸钠法、化学发光免疫测定法等；③黄嘌呤氧化酶－细胞色素 C 法：在有氧的条件下，黄嘌呤氧化酶催化黄嘌呤发生氧化反应生成尿酸，与此同时产生O_2^-，催化O_2^-氧化型细胞色素 C 还原为还原型细胞色素 C。SOD 催化O_2^-歧化，细胞色素 C 还原反应速率降低。根据细胞色素 C 在加入 SOD 前后被O_2^-还原的速率变化可测得 SOD 活性；④黄嘌呤氧化酶－化学发光法：黄嘌呤氧化酶在有氧的条件下，催化生成的O_2^-，进一步与化学发光剂鲁米诺反应，使发光剂受到激发成为激发态，当它返回基态时就向外发光即化学发光，根据其程度可测得 SOD 的活性。该方法具有分析精确、灵敏度高、专一性强、样品用量少等优点，但需要高灵敏度的精密发光测量仪器。

（吴立玲）

参 考 文 献

[1] 尢家禄，刘双. 缺血－再灌注损伤. 见王迪浔等主编. 人体病理生理学. 第 3 版，北京：人民卫生出版社，2008，420－433

[2] Budas GR，Churchill EN，Mochly-Rosen D. Cardioprotective mechanisms of PKC isozyme-selective activators

and inhibitors in the treatment of ischemia-reperfusion injury. Pharmacol Res, 2007, 5: 523 - 536

[3] Sadat U, Walsh SR, Varty K. Cardioprotection by ischemic postconditioning during surgical procedures. Expert Rev Cardiovasc Ther, 2008, 6: 999 - 1006

[4] Huang Y, Rabb H, Womer KL. Ischemia-reperfusion and immediate T cell responses. Cell Immunol, 2007, 248: 4 - 11

[5] Zhao H. Ischemic postconditioning as a novel avenue to protect against brain injury after stroke. J Cereb Blood Flow Metab, 2009, 29: 873 - 885

[6] Thibault H, Piot C, Staat P, et al. Long-term benefit of postconditioning. Circulation, 2008, 117: 1037 - 1044

[7] Huffmyer J, Raphael J. Physiology and Pharmacology of Myocardial Preconditioning and Postconditioning. Semin Cardiothorac Vasc Anesth, 2009, 13: 5 - 18

[8] Kaur S, Jaggi AS, Singh N. Molecular aspects of ischemic postconditioning. Fundam Clin Pharmacol, 2009, 23: 521 - 536

[9] Ardkoflullamanin k, Etkileri N. Neuroproctective effects of ischemic tolerance (preconditioning) and postconditioning. Turkish Neurosurgery, 2009, 19: 406 - 412

[10] Sandu N, Schaller B. Postconditioning: A new or old option after ischemic stroke? Expert Rev Cardiovasc Ther, 2010, 8: 479 - 482

[11] Romanque P, Díaz A, Tapia G, et al. Delayed ischemic preconditioning protects against liver ischemia-reperfusion injury in vivo. Transplantation Proceedings, 2010, 42: 1569 - 1575

[12] Huang Y, Rabb H, Womer KL. Ischemia-reperfusion and immediate T cell responses. Cellular Immunology, 2007, 248: 4 - 11

[13] Gross GJ, Auchampach JA. Reperfusion injury: Does it exist? J Mol Cell Cardiol, 2007, 42: 12 - 18

[14] de Groot H, Rauen U. Ischemia-reperfusion injury: Processes in pathogenetic networks: a review. Transplantat Proc, 2007, 39: 481 - 484

[15] Kloner RA, Rezkalla SH. Preconditioning, postconditioning and their application to clinical cardiology. Cardiovas Res, 2006, 70: 297 - 307

第八章　应激与应激性疾病

应激（stress）或应激反应（stress response）是生物体在长期进化过程中获得的适应性、防御性反应，有利于机体在变动的环境中维持自身稳态。高级生物的应激反应中不仅有生理改变，心理因素也在其中发挥重要作用。机体通常处于一定的应激状态，适度的应激对机体有利，可增强机体应对有害刺激和各种事件的能力，但过强或持续时间过长的应激对机体有害，可造成器官功能障碍和代谢紊乱，严重时可导致应激性疾病。

第一节　应激概述

一、应激概念的形成和发展

20世纪20年代，美国哈佛大学生理学家坎农（Walter B. Cannon）首先发现，动物在威胁性的紧张环境，或强烈的躯体刺激（如剧烈疼痛）时，肾上腺有一种体液因子释放入血，同时血压升高。坎农称此种因子为“交感素”（sympathin），因为此时必须有交感神经兴奋。后来证实，这种因子即肾上腺素（E）与去甲肾上腺素（NE）的混合物。由于这种反应经常在动物格斗的时候出现，因此坎农称之为“战斗与逃跑反应”（fight and flight response），人们又称之为“紧急反应”（emergency reaction），这形成了应激概念的雏形。该雏形包含内环境稳定、交感神经系统对内分泌的控制、内分泌对代谢的影响、情绪紊乱对各种生理过程的影响。坎农是第一个使用“内环境稳定”（homeostasis）这个词描述“维持多数器官稳态的生理协调过程”，他强调交感神经系统是体内平衡系统的基础，这一系统可以恢复由应激破坏的内环境稳定状态，并提高器官的生存能力。

最早提出了“应激”概念的人是加拿大内分泌生理学家塞里（Hans Selye）。1936年塞里在Nature杂志上发表了第一篇有关应激学说的文章，他将机体由不同种类的应激原（如细菌感染、毒素、X射线暴露、外科手术、肌肉紧张等刺激）引发的病理三联征（肾上腺肥大、胃溃疡形成和胸腺淋巴管萎缩）的状态称为“应激”，定义为机体在任何需要下的非特异性反应（从总体反应中除去特异的组成部分），强调接触任何应激原，均会导致同样的病理三联征——应激综合征。机体在此状态下的种种征候表现称之为全身适应综合征或一般适应综合征（general adaptation syndrome，GAS），由此而引起的疾病叫“适应性疾病”。塞里学说的特点是寻求不同疾病的共性，探索内在生理因素对外源致病因素的反应，除交感-肾上腺髓质在应激中的意义外，更以内分泌系统尤其是垂体-肾上腺皮质轴为重点调节机构。应激学说促进了临床内分泌学的发展，也为临床上广泛应用适应性激素作为治疗手段奠定了理论根据。

第二次世界大战之后，由于理化和生物学因素所致疾病的死亡率明显降低，与此同时，随着城市化、工业化进程加快以及社会竞争的加剧，心理因素在应激和疾病发生发展中的作用日益引起了人们的重视。20 世纪 50 年代，Alexander 论述了心理因素在某些疾病发病中的重要作用。20 世纪 70 年代 Mason 等在研究中发现，即使在营养剥夺导致的应激反应中心理因素也起着非常重要的作用，这些促进了人们对心理应激与健康和心身疾病（psychosomatic disease）关系的关注和研究。

20 世纪 80 年代，Sterling 和 Eyer 提出了非稳态/异稳态（allostasis）一词，将其定义为通过改变内环境维持稳定性的能力。20 世纪 90 年代，McEwen 进一步丰富了非稳态理论，并将其引入到应激的研究领域。他们将应激原导致的反应称为非稳态反应（allostatic response），而在应激反应中被激活的神经－内分泌－免疫系统称为非稳态系统（allostatic system）。应激时如果非稳态反应是有效的，机体就会发生适应性改变，从而免于损害。然而，如果应激时非稳态系统反应延长，或因重复刺激过度激活，或者不能正常发挥作用，则会出现适应不良。McEwen 称这种状态为非稳态负荷（allostatic load），长时间的非稳态负荷会造成多脏器的损害，从而导致疾病。非稳态负荷的概念比较好地解释了应激与疾病发生发展间的关系。

近年来的研究还表明，除非特异性反应外，应激还存在着特异性。如不同应激原导致的应激反应在神经通路的改变方面是有区别的，束缚、寒冷、胰岛素引发的低血糖、出血、疼痛等应激原激活的神经通路具有特异性；又如下丘脑－垂体－肾上腺皮质（HPA）轴的激活并不发生在所有的应激反应中，HPA 轴的活性可升高、降低或保持不变。这些研究深化了对应激复杂性的认识。

总之，随着应激研究面的扩大和研究的深入，应激的概念在被不断修正和补充。经典的观点认为，应激是指机体受到各种强烈刺激时所出现的一系列非特异性、全身性、适应性反应。现代的应激概念认为，应激是指当内环境稳定受到威胁时，机体对应激原产生特异性和/或非特异性反应，使机体维持在新稳态，新稳态如果继续被破坏，则将进一步发展，直至该系统崩溃，在其他系统内再寻求稳态。

二、应激原

凡能引起应激反应的各种因素都可成为应激原（stressor）。应激原涉及广泛，种类众多，并有不同的分类方法，包括躯体性和心理性、急性和慢性等。

1. 外环境因素　包括物理性（如温度过高或过低、噪声、电磁辐射、紫外线、低压、电击等）、化学性（如各种化学毒物、药物、环境的污染等）和生物性（如病原体的感染、生物毒素作用等）的刺激。

2. 个体内环境因素　主要为内环境失衡，包括血液成分和量的改变（如低氧、低血压、低血糖、中毒、创伤、感染、长时间运动等）、器官功能紊乱（心肺功能障碍、心律失常）以及性压抑等，此外创伤和手术所致的出血和疼痛等也可造成应激反应。

3. 心理、社会因素　心理、社会因素是现代社会中重要的应激原。在动物，如领地被占，母仔分离等；在人类，强烈的职业竞争和紧张快速的工作生活节奏、复杂的人际关系、拥挤的生活环境、重大或突发的生活事件（如亲人亡故、婚姻解体、失学、失业、失恋）、社会动荡（战争、突发事件）以及自然灾害（如火山爆发、地震和洪水等）皆可引起应激反应。以上应激原除了可影响躯体外，还可深刻地影响情感过程，导致行为的改变，表现为焦虑、害怕、受挫、孤独等。

三、应激的分类

根据应激原的种类、性质和作用时间的长短，可将应激分为以下不同的类别：

1．躯体性应激（physical stress）和心理性应激（psychological stress）　前者是由对人的躯体直接发生刺激作用的应激原引起，包括上述的外环境的理化因素、内环境失衡、器官功能紊乱等。心理性应激是指有机体在遭遇不良事件或主观感觉到威胁和压力时产生的一种伴有生理、行为和情绪改变的心理紧张状态。导致心理性应激的因素主要为上述的自然灾难或严重社会事件、生活事件及背景性应激原。背景性应激原包含噪音、拥挤、空气污染，以及强烈的职业竞争和紧张快速的工作生活节奏、复杂和不协调的人际关系等，这些应激原的刺激强度虽不大，但是作用时间长，因此也可引起心理应激反应。此外，个人需求和期望得不到满足以及非现实的刺激，如不准确的灾害预报以及个人假想的威胁（如怀疑自己得了绝症或来自他人的谋害等）也可以作为应激原而导致心理应激。需要指出的是躯体性和心理性应激之分并不严格，这是因为许多应激原既引起躯体应激，也可同时导致心理性应激，如手术既可导致躯体的损伤和疼痛，也可导致心理紧张。

2．急性应激和慢性应激　急性应激指机体受到突然刺激，如突发的天灾人祸、噩耗突然传来、意外受伤等所致的应激。过强的急性应激原可诱发心源性猝死、急性心肌梗死（如在原有冠心病的基础上）以及精神障碍等。慢性应激指机体处于长期而持久的紧张状态，如长期处于高负荷的工作等。慢性应激可导致消瘦、诱发高血压、产生抑郁，并可导致生长发育和多种器官功能障碍。

3．良性应激（eustress）和劣性应激（distress）　前者指机体适应了外界刺激，并维持了机体的生理平衡。也就是说，一定程度的应激反应具有防御和代偿作用，如适度的工作压力可以促进体内的物质代谢和调动器官的储备功能，增加人的活力，并可使人集中注意力，提高认知、判断和应对各种事件的能力。后者由于应激而导致机体出现一系列功能、代谢紊乱和结构损伤，甚至发病。如应激反应过强、过久，使各器官系统长期高负荷运转，陷入过度消耗状态，抵抗力下降，能导致机体代谢紊乱和器官功能障碍，严重者可引起疾病甚至死亡。

机体对应激原的反应除取决于应激原的种类、作用的强度和时间外，还受个体由遗传和生活方式决定的生理状况和心理因素，以及个体对社会生活事件的认知和评价的影响。能导致某些人明显应激反应的因素可能对另一些人不起作用。如同样的工作和学习压力一些人可出现紧张和焦虑不安，但另一些人却应付自如。即使是同一个人，在不同的时间、不同的条件下，对相同应激原的反应强度也可不同。积极的人生态度和良好的心情以及适度的锻炼可以减缓压力和消弱应激原的影响，而不良的生活习惯（如大量饮酒、吸毒等）能加重应激反应。

第二节　应激反应

应激反应很复杂，涉及从细胞分子到整体的多层面改变。有关细胞应激反应请参看第四章。越高级的生物，应激反应越复杂。多细胞生物除了面对外环境改变外，还有内环境变化。发展到高级复杂的生物体如人类，不仅应激反应中有神经内分泌系统参与，而且心理因素也在其中发挥重要作用。

一、应激的生理反应

不同应激原导致的应激反应并不完全相同，但是对于多种应激原，特别是躯体性应激，最重要的非特异性改变是神经内分泌系统和免疫系统的激活，以及由此导致的有机体代谢和器官功能的变化。

（一）应激时的神经内分泌反应

众所周知，机体内环境稳定的维持有赖于神经、内分泌、免疫系统的协调。当机体受到强烈刺激时，应激反应的主要神经内分泌改变为蓝斑－去甲肾上腺素能神经元（LC-NE)/交感－肾上腺髓质系统（SAM）和 HPA 轴的强烈兴奋，多数应激反应的生理变化与外部表现皆与这两个系统的强烈兴奋有关。在此过程中，以儿茶酚胺大量释放、促肾上腺皮质激素（ACTH）和糖皮质激素分泌最为关键。

1．蓝斑－去甲肾上腺素能神经元/交感－肾上腺髓质系统　所谓去甲肾上腺素神经系统，系指在神经系统中含有以 NE 为神经递质的神经纤维而言。该系统为在内外应激刺激时起监视作用的机构，负有 HPA 轴的控制开关功能。该系统的激活，可成为应激相关疾病的基础，意义重大。

应激时该系统的外周效应主要表现为血浆 E、NE 浓度迅速升高。在强烈应激时，血浆 NE 可升高 10～45 倍，E 升高 4～6 倍。交感神经系统是产生 NE 的特异介体，肾上腺髓质主要分泌 E，其次是 NE。体内 80% 的 E 来自髓质，其余来自其他部位由交感神经支配的嗜铬细胞。

SAM 系统的强烈兴奋主要参与调控机体对应激的急性反应，促使机体紧急动员，使机体处于一种唤起（arousal）状态，介导一系列的代谢和心血管代偿机制以克服应激原对机体的威胁或对内环境的扰乱作用。反应包括：①心率加快；②内脏血流量减少、骨骼肌血流量增加；③呼吸增快；④来自肝、骨骼肌的葡萄糖供给增加；⑤来自脂肪组织的供能增加；⑥血凝亢进等。这些反应有利于机体应付各种变化了的环境。但强烈的 SAM 系统的兴奋也可引起明显的能量消耗和组织分解，甚至导致血管痉挛，某些部位组织缺血，致死性心律失常等。

2．下丘脑－垂体－肾上腺皮质系统　应激反应中，HPA 轴的激活反映在促肾上腺皮质激素释放激素（CRH）、ACTH 和肾上腺皮质激素水平的升高。

HPA 轴兴奋的中枢介质为 CRH 和 ACTH，特别是 CRH，被认为是 HPA 轴的兴奋的引爆激素，外周介质则是糖皮质激素，糖皮质激素分泌增多被认为是应激最重要的一个反应。因此，HPA 轴兴奋后，中枢及外周效应，甚至因反应过度所致的不利影响，均主要与 CRH 和糖皮质激素的作用有关。

糖皮质激素分泌增多是应激最重要的反应之一。正常未应激的成人每日分泌皮质醇约 25～37mg。应激时其分泌量迅速增加，如外科手术导致的应激可使每日皮质醇的分泌量超过 100mg。手术后如无合并症，皮质醇通常于 24 小时内恢复至正常水平。但若应激原不能短时间去除，则血浆皮质醇会浓度持续升高，如大面积烧伤患者，血浆皮质醇增多可维持

2～3个月。

大量的动物实验和临床观察业已证明，应激反应中糖皮质激素的大量分泌具有重要的生理意义，它可显著提高机体对伤害性刺激的耐受力，是保证机体在恶劣条件下生存的至关重要的因素。摘除肾上腺的动物只要条件适宜，仍可生存下去，但对应激刺激的耐受力显著减弱，几乎不能适应任何应激环境，极小的有害刺激即可能导致动物死亡。如果应激时及时补充足量的外源性糖皮质激素，则可免于衰竭、死亡。但若仅去肾上腺髓质而保留肾上腺皮质，则动物可以长时间存活。

虽然应激时糖皮质激素提高机体抵抗力的机制尚未完全阐明，但应激时糖皮质激素大量分泌的积极意义如下：

（1）通过促进蛋白质分解和糖异生作用，可使血糖维持在较高水平，有利于向组织细胞提供充足的能量物质。肾上腺皮质功能不全的动物，应激时很容易发生低血糖。

（2）通过“允许作用”，改善心血管等系统的功能。糖皮质激素对儿茶酚胺的允许作用表现为去肾上腺后，循环系统对儿茶酚胺的反应性减弱甚至不反应，因此去肾上腺动物应激时容易发生低血压和循环衰竭。儿茶酚胺、胰高血糖素和生长素引起脂肪动员增加、糖原分解增加等代谢效应也需要有糖皮质激素的存在。

（3）稳定溶酶体膜，减少溶酶外漏，防止或减轻组织损伤。

（4）通过抑制化学介质白三烯、前列腺素、5-羟色胺等的合成和释放，减轻炎症反应，减少组织损伤。

但是，大量分泌的糖皮质激素对机体也有消极的影响。如：糖皮质激素引起蛋白质大量分解，导致机体出现负氮平衡；对免疫功能有多环节的抑制作用，削弱机体的抵抗力，使机体遭受感染的潜在危险性增大；可抑制组织的再生能力，使创伤的修复和愈合受阻；通过抑制甲状腺轴和性腺轴，造成生长发育的迟缓、内分泌紊乱和性功能减退；可产生一系列代谢改变，如血脂升高、血糖升高，并参与形成胰岛素抵抗等。

3．其他神经内分泌变化

（1）胰高血糖素和胰岛素　应激时，交感神经兴奋，可以作用于胰岛的 α 细胞使胰高血糖素分泌增多，作用于 β 细胞抑制胰岛素的分泌，其结果使血糖水平明显增加，有助于满足机体在应激时对能量的需求。应激时外周组织还可表现对胰岛素的反应性降低，出现胰岛素抵抗，其机制尚不完全清楚，可能与应激时大量产生的应激激素（如糖皮质激素）和细胞因子（如肿瘤坏死因子 α，TNF-α）能干扰胰岛素受体的信号转导途径及效应有关。胰岛素抵抗的生理意义在于减少胰岛素依赖组织（如骨骼肌）对糖的利用，以保证创伤组织和胰岛素非依赖组织（如脑、外周神经等）能获得充分的葡萄糖。

（2）调节水盐平衡的激素　运动、情绪紧张、创伤、疼痛、手术等应激原可引起抗利尿激素（ADH）分泌增加。而这些应激原也可激活肾素－血管紧张素－醛固酮系统，使血浆中醛固酮增多。增多的 ADH 和醛固酮可促进肾小管上皮细胞对水和钠的重吸收，尿量减少，这有利于应激时血容量的维持。

（3）β-内啡肽（β-endorphin，β-EP）　β-EP 主要分布于下丘脑和垂体，也可在其他组织细胞（如免疫细胞）中产生。多种应激原（创伤、休克、感染等）可使其分泌增多，β-

EP有很强的镇痛作用，可减轻创伤患者的疼痛及其诱发的其他不良应激反应。β-EP和ACTH都来自阿黑皮素原（POMC）这一共同的前体，因此血中β-EP水平增高能抑制ACTH和GC的分泌，此外还能抑制交感－肾上腺髓质系统的活性，以避免这两个系统在应激过程中被过度激活，因此在应激反应的调控中发挥重要作用。

应激引起的神经内分泌反应是广泛的，除上述变化外，应激时还可引起其他许多神经内分泌的变化，应激时下丘脑－垂体－甲状腺（HPT）轴、下丘脑－垂体－性腺（HPG）轴均有被抑制的倾向，表现为促甲状腺激素（TSH）分泌低下，T_4向T_3转换抑制，促性激素释放激素（GnRH）、黄体生成素（LH）、卵泡刺激激素（FSH）分泌受抑制等。另外，生长激素在急性应激时升高，而在慢性应激时可降低。

目前，应激时细胞因子变化的研究非常广泛，但体内外、不同水平（包括分子水平、细胞水平、神经回路、器官和整体）、人体与动物以及不同实验条件的研究结果不尽相同。但是应激所致的炎性细胞因子的变化逐渐受到重视，炎症因子（促炎、抗炎）在应激性疾病的发生与发展中的作用将成为研究热点。

表8-1显示了应激时其他一些激素、神经递质和细胞因子增加或减少的情况。其中有些改变在应激中具有普遍的意义，有些只出现在某种应激中。如细胞因子、激肽和花生四烯酸的代谢产物一般只在伴有组织损伤的躯体性应激时才明显增多。上述激素和神经递质通过影响心血管功能、能量代谢等，产生心理的、行为的、生理和生化的变化，以适应刺激，提高抗损伤能力。因此，这些神经内分泌反应，是导致应激反应的基本机制，也是应激时出现全身非特异性反应的生理学基础。

表8-1　应激时一些激素、神经递质和细胞因子的变化

变化趋势	激素、神经递质、细胞因子
分泌增多	β-内啡肽、生长激素、催乳素、神经肽Y
	胰高血糖素
	抗利尿激素
	肾素、血管紧张素、醛固酮
	组织激素（前列腺素、血栓素、白三烯、激肽）
	细胞因子（白细胞介素-1、肿瘤坏死因子α）
分泌抑制	胰岛素
	细胞因子（白细胞介素-2、α干扰素）

（二）应激时的免疫反应

免疫系统改变是应激时的重要变化之一。早在20世纪30年代，Selye就发现应激大鼠的胸腺变小，并将此作为应激的特征性变化之一。过度紧张、疲劳后容易生病也是众所周知的现象。近年来随着神经科学、免疫学和分子生物学的迅猛发展，揭示了神经、内分泌和免疫这三大系统之间存在复杂的相互作用，并提出了“神经－内分泌－免疫网络”的概念。

应激时神经系统通过自主神经对免疫器官、神经内分泌（神经递质、神经肽和激素对免疫细胞上的相应受体）两条途径对免疫系统进行调控，而免疫系统则通过细胞因子、产生神经肽和激素两条途径作用于神经系统。

中枢免疫器官、外周免疫器官和免疫细胞都受神经系统的支配。神经支配主要来源于NE能的交感神经链和大血管的交感神经丛。免疫细胞上存在着神经递质、神经肽和激素受体，这为神经、内分泌系统对免疫功能的调控作用提供了物质基础。神经、内分泌系统的各种神经递质、神经肽和激素可能是通过免疫细胞上的各种相应受体起调控作用的。应激时神经内分泌的改变可通过相应的受体正向或负向调节免疫系统的功能（表8-2）。如糖皮质激素与其受体结合后，能通过抑制多种细胞因子（如白细胞介素IL-1～5，IL-11～13，TNF-α等）、

表8-2　神经肽、递质和激素的免疫调节作用

神经介质	免疫学功能
促皮质激素	抑制免疫球蛋白与IFN-γ的合成，抑制IFN-γ介导的巨噬细胞的激活，增强B细胞增殖
α-内啡肽	抑制免疫球蛋白的合成和分泌
β-内啡肽	增强免疫球蛋白与IFN的合成，调节T细胞增殖，增加杀伤性T细胞的产生，增加NK细胞活性，对单核细胞及中性粒细胞有趋化作用
亮或甲-脑啡肽	抑制免疫球蛋白的合成，增强IFN-γ的合成，增强NK细胞活性，对单核细胞有趋化作用
甲状腺激素	增强免疫球蛋白的合成
生长激素	增加杀伤性T细胞的产生
精氨酸加压素和催产素	在IFN-γ合成时取代对IL-2的需要
P物质	增强T细胞的增殖，使肥大细胞与嗜碱性粒细胞脱颗粒，增强巨噬细胞的吞噬作用，诱导O_2^-、H_2O_2的产生
生长抑素	抑制嗜碱性粒细胞释放组胺，抑制T细胞的增殖
人绒毛膜促性腺激素	抑制细胞毒性T细胞及NK细胞的活性，抑制T细胞增殖，抑制混合淋巴细胞反应，抑制IL-2的产生，产生抑制性T细胞
糖皮质激素	抑制抗体产生，抑制NK细胞活性，抑制细胞因子产生
儿茶酚胺	抑制淋巴细胞对有丝分裂原的增殖反应
乙酰胆碱	增加骨髓淋巴细胞和巨噬细胞数量
性激素	抑制淋巴细胞转化，抑制混合淋巴细胞反应
甲状腺素	增强空斑形成细胞、T细胞活化
催乳素	增强巨噬细胞活化和IL-2产生
血管活性肠肽	抑制细胞因子产生

趋化因子以及细胞黏附分子等的表达，抑制免疫细胞的功能。反之，免疫系统也可通过产生的多种神经内分泌激素和细胞生长因子，改变神经－内分泌系统的活动。如 α 干扰素（IFN-α）可与阿片受体结合，产生阿片肽样的镇痛作用。TNF-α 可促使星形胶质细胞表达脑啡肽，并促进下丘脑分泌 CRH，进而使 ACTH 和糖皮质激素的分泌增多。IL-1 可直接作用于中枢神经系统（CNS），使体温升高、代谢增加、食欲降低，促进 CRH、GH、TSH 的释放而抑制催乳素、LH 的分泌。IL-2 可促进 CRH、ACTH、EP 的释放等。由于免疫细胞的游走性，它们分泌的激素和因子可在局部产生较显著的生理或病理作用，亦可进入循环产生相应的内分泌激素样作用。总之，神经内分泌和免疫系统间的相互作用是双向的，它们拥有一套共同的信息分子（神经肽、激素、淋巴因子等）及其相应的受体，这些信息分子可分别在神经、免疫及内分泌组织内合成和释放，与系统内或系统外的受体相结合，从而使得系统内或系统间得以呈网络状的联系和相互调节（图 8-1）。

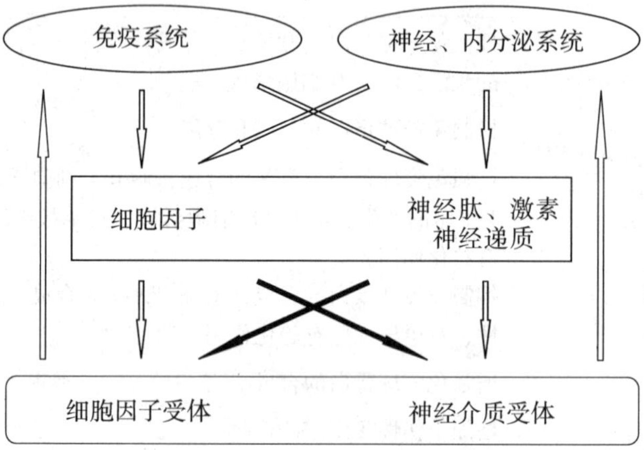

图 8-1　神经、内分泌和免疫系统内及相互间联系模式

（三）应激时的代谢改变

应激时代谢的特点是分解增加、合成减少，代谢率升高。严重应激时，代谢率的升高可以十分显著，如正常成年人在安静条件下，每天能量的需要量为 2 000 千卡左右，而一个大面积烧伤患者每天能量的需要量可高达 5 000 千卡，约相当于正常人从事重度体力劳动时的代谢率。这种高代谢率主要是儿茶酚胺、糖皮质激素和胰高血糖素等促进分解代谢的激素释放增多，而胰岛素分泌相对不足和胰岛素抵抗引起（图 8-2）。

1. 糖代谢　糖原的分解和糖异生明显加强，表现为应激性高血糖，严重者出现应激性糖尿。由于胰岛素抵抗，组织对葡萄糖的利用受到抑制，但脑组织不受影响。这些变化和应激的强度平行，在严重创伤、烧伤，这些变化可持续数周，被称为创伤性糖尿病。

2. 脂肪代谢　应激时脂肪的动员和组织对脂肪酸的利用增加。严重创伤后，机体消耗的能量 75% ~95% 来自脂肪的氧化。因此，血中游离脂肪酸和酮体有不同程度的增加。

3. 蛋白质代谢　应激时蛋白质代谢以分解代谢为主，表现为血中氨基酸浓度增加，尿

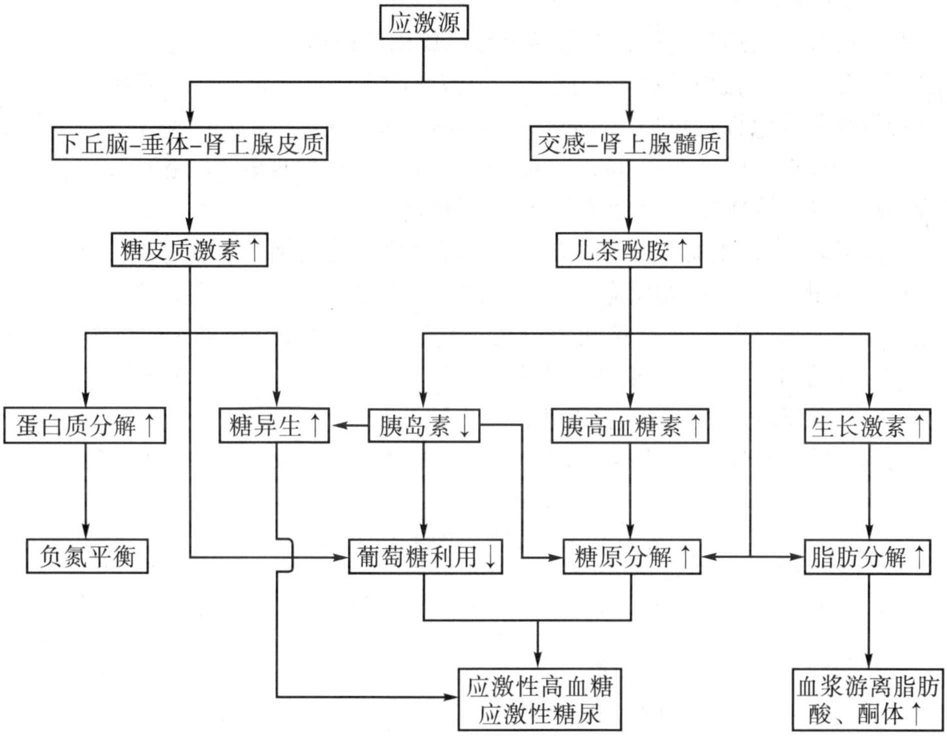

图 8-2　应激时糖、脂肪及蛋白质代谢的变化

素氮排出量增加，出现负氮平衡。

上述这些变化的意义在于为机体应付“紧急情况”提供足够的能量。如果应激状态持续时间过长，机体能源物质大量消耗，则导致消瘦、体重下降。由于负氮平衡，蛋白质缺乏，患者发生贫血，创面愈合迟缓，抵抗力降低。因此，对严重的、持续时间长的应激反应患者，要注意补充营养物质和胰岛素。

（四）应激时其他系统的表现

应激时神经内分泌反应、免疫反应和代谢功能的变化，将导致机体各系统器官的功能改变。如上述应激时交感 - 肾上腺髓质系统活性增加，儿茶酚胺分泌增多，肾上腺皮质分泌大量糖皮质激素，加上肾素 - 血管紧张素系统激活，ADH 等释放，在心血管系统，表现为心率增快，心肌收缩力增强，心输出量增加，外周血管收缩，血压升高。消化系统的典型表现为胃肠血管收缩，小肠活动和分泌抑制，出现食欲减退。呼吸系统表现为支气管扩张，呼吸运动增加。泌尿功能的主要变化表现为尿少，尿比重升高，水钠排泄减少。血液系统的变化为外周血中白细胞数目增多、核左移，抗感染的能力增加。由于血小板数增多，血中多种凝血因子（如凝血因子Ⅴ、Ⅷ及血浆纤维蛋白原等）增多，可在组织损伤早期促进凝血，而增加的纤溶酶原在凝血后期能促进纤溶系统的激活，有利于纤维蛋白凝块的溶解。

（五）应激时的体液变化——急性期反应

在炎症、感染、发热、创伤、手术等应激原作用于机体后，可于短时间（数小时至数日）内出现体温升高，血糖升高，外周血白细胞数增多、核左移等，并有血浆成分的迅速改变，这种变化称为急性期反应（acute phase reaction）。变化的血浆成分中大多数是蛋白质，称为急性期反应蛋白（acute phase protein，AP）。最早发现的AP是C-反应蛋白，它因能与肺炎双球菌的荚膜成分C-多糖体起反应故而得名。

AP属分泌型蛋白，主要由肝细胞合成，巨噬细胞、内皮细胞、成纤维细胞和多形核白细胞也可产生少量AP。急性期反应时血浆中浓度增加的AP种类繁多，可分为五类，即参与抑制蛋白酶作用的AP（如α_1抗胰蛋白酶等），参与血凝和纤溶的AP（如凝血因子Ⅷ，纤维蛋白原、纤溶酶原等），属于补体成分的AP，参与转运的AP（如血浆铜蓝蛋白等），其他一些AP如C-反应蛋白、纤维连接蛋白、血清淀粉样物质A等（表8-3）。也有浓度减少的血浆蛋白，称为负性AP，如白蛋白、运铁蛋白（transferrin）等。

表8-3 一些重要的急性期反应蛋白

成分	分子量	正常血浆浓度（mg/ml）	急性炎症时增加
C-反应蛋白	105 000	<8.0	>1000倍
血清淀粉样A蛋白	160 000	<10	>1000倍
α_1-酸性糖蛋白	40 000	0.6~1.2	2~3倍
α_1-抗糜蛋白酶	68 000	0.3~0.6	2~3倍
结合珠蛋白	100 000	0.5~2.0	2~3倍
纤维蛋白原	340 000	2.0~4.0	2~3倍
铜蓝蛋白	151 000	0.2~0.6	50%
补体成分C3	180 000	0.75~1.65	50%

AP的功能相当广泛，主要功能为：

1. 抑制蛋白酶的作用　创伤、感染等引起应激时，体内蛋白水解酶增多，过多的蛋白水解酶可引起组织的损害。多种AP为蛋白酶抑制物，如α_1-抗胰蛋白酶、α_1-抗糜蛋白酶、C1酯酶抑制因子、α_2-抗纤溶酶等，它们增多能抑制蛋白酶对组织细胞的损伤，产生保护作用。

2. 清除异物和坏死组织　某些AP具有迅速的非特异性的清除异物和坏死组织的作用。例如C-反应蛋白容易与细菌细胞壁结合，起抗体样调理作用。又可激活补体经典途经，促进大、小吞噬细胞的功能。这就使得与C-反应蛋白结合的细菌能被迅速地清除。此外C-反应蛋白还能抑制血小板的磷脂酶，减少炎症介质的释放等。由于在各种炎症、感染、组织损伤等疾病中都可见C反应蛋白的迅速升高，且其升高程度常与炎症、组织损伤的程度呈正相关，因此临床上常将C反应蛋白作为炎症性疾病活动性的指标。

3. 清除自由基　如铜蓝蛋白能活化超氧化物歧化酶（SOD），故有清除氧自由基的作用。

4. 其他　如补体成分具有抗感染作用，而纤维连接蛋白能促进单核细胞、巨噬细胞和纤维母细胞趋化性，促进单核细胞膜上 Fc 受体和 C3b 受体的表达，并激活补体旁路，从而促进单核细胞的吞噬功能等。此外，结合珠蛋白，铜蓝蛋白，血红素结合蛋白等可与相应的物质结合，避免过多的游离 Cu^{2+}、血红素等对机体的危害，并可调节它们的体内代谢过程和生理功能。

总之，急性期反应是应激（主要是损伤性应激）非特异反应中的一种重要变化，是一种迅速启动的机体防御机制，AP 在其中发挥了重要作用。

二、应激的心理行为反应

应激的心理反应涉及心理和行为的各个方面，主要包括情绪反应和行为反应。情绪反应主要包括焦虑、恐惧、愤怒和抑郁等。行为反应包括攻击、冷漠、病态固执等，是机体为缓冲应激对个体自身的影响，摆脱心身紧张状态而采取的应对行为策略，以顺应环境的需要。适当的心理应激可导致积极的心理反应，提高个体的警觉水平，有利于集中注意力，提高认知、判断和应对能力，但过度的刺激导致的消极心理反应则可导致焦虑、紧张、害怕、孤独、易怒、不合群、仇恨和沮丧，甚至出现抑郁、自闭和自杀倾向等。

应激的情绪反应与健康和疾病关系最直接。不良情绪可导致躯体和心理的异常反应，通过大脑的思维、判断，发出信号给下丘脑、自主神经、外周神经系统及效应器，从而影响个体的生理平衡。已证明长时间的不良情绪和强烈的精神创伤在一些疾病的发生发展过程中起重要作用。心理应激除了可导致焦虑、恐惧、抑郁等方面的问题外，还可导致内分泌、免疫功能和其他脏器的功能紊乱，出现失眠、持续疲劳、乏力、食欲不振、烦躁不安、精神难以集中、记忆力减退等亚健康状态。儿童出现生长发育障碍，成年人出现性功能下降、甲状腺功能亢进和女性发生月经失调和闭经等。长时间的精神紧张、悲伤或忧郁、恐惧等可导致心绞痛的发作、应激性溃疡、高血压、癔症、精神分裂等，并可促进自身免疫性疾病、心血管病、肿瘤等的发生和发展。

心理应激还可导致某些个体的攻击行为，如在激烈对抗的体育竞技项目中，常可以见到运动员的失控行为。而战争中被长时间围困，处于恶劣生活条件下的士兵之间也可出现明显的敌意和攻击性倾向。因此，不良心理应激能降低个体的活动水平，使人意识狭窄和能力低下，妨碍个体正确地评价现实情境、选择应对策略和发挥正常应对能力。

同样一个应激原作用于个体后，是否发生心理应激和发生的强度可因人而异。其中的影响因素包括性格类型、经历和经验以及应激原是否可预期和可控制等。通常性格内向的人遭遇到挫折时的内心体验会比性格开朗的人更为强烈，如果再加上沉默寡言，不善于表达和倾诉，会因此造成较强的心理应激，持续时间也会比较长。再如一般人首次参加考试或在公众前讲演时都会比较紧张，但是经历的次数多了，就不会紧张了。对失败的感觉也是如此。此外是否有来自亲人、朋友的理解和帮助，以及社会支持系统是否健全，也是能否导致心理应激以及影响发生强度的重要因素。

第三节 应激相关疾病

现代文明社会的发展和高科技对人类生存环境全方位的渗透，使人类承受着越来越复杂、越来越强烈的生理和心理应激。应激在许多疾病的发生、发展上都起着重要的作用。75%~90%的人类疾病与应激机制的激活有关，可被应激所诱发或加剧。应激与疾病的关系随着城市化的加剧正受到医学界越来越多的关注，并产生了“应激医学”这一新兴综合性学科。

一、应激性疾病概述

（一）应激性疾病概念

应激不仅是某些疾病的病因，还是多种疾病发生发展的重要参与因素。习惯上将那些仅由应激引起的疾病称为应激性疾病，如应激性溃疡（stress ulcer）。而将可由应激诱发的疾病，如原发性高血压、冠心病、溃疡性结肠炎、支气管哮喘、抑郁症等称为应激相关疾病（stress related illnesses）。

与应激相关的疾病又可粗略地分为应激诱发或加剧的躯体疾病和心理、精神障碍两大类，由于绝大多数应激反应都包含有心理因素，因此与心理应激相关的躯体性疾病多数又可归属为心身疾病。应激所引起的 CNS 的损害则产生心理、精神的障碍。

（二）心身疾病

1. 心身疾病的概念和特点　所谓心身疾病，是精神因素及行为模式影响机体状态所致的疾病，相反机体状态也影响精神活动。心身疾病（psychosomatic diseases）或称心理生理疾患（psychophysiological diseases），是介于躯体疾病与神经症之间的一类疾病。心身疾病有狭义和广义两种含义。狭义概念指心理社会因素在发病、发展过程中起重要作用的躯体器质性疾病，例如冠心病、原发性高血压和溃疡病。广义的心身疾病特指心理社会因素在发病、发展过程中起重要作用的躯体器质性疾病和躯体功能性障碍。后者如神经性呕吐、偏头痛又被称为心身障碍（psychosomatic disorders）。因此，广义心身疾病包括了狭义的心身疾病和心身障碍。甚至扩大为“凡是疾病的发生、发展、治疗、康复各环节有受心理社会因素影响者，都属心身疾病”。虽然应激性疾病的范畴要大于心身疾病，但考虑心理上的、社会上的应激与疾病相关，也有不少学者将应激性疾病称为心身疾病。

心身疾病有以下主要特点：

（1）发病原因主要是心理社会因素的刺激，或者心理社会因素在其发病中是重要诱因，情绪通常起引发作用。心理社会因素的存在与心身疾病的发生有时间上的相关性，病程的发展和转归与心理社会刺激因素成平行关系。

（2）具有由心理因素引起的躯体症状和体征，该躯体症状有明确的器质性病理改变，或具有已知的病理生理变化。通常涉及的是自主神经系统所支配的系统或器官或内分泌系统支配的器官。

（3）在发生上和遗传、个性特征有一定的联系。

（4）有反复发作的倾向。

（5）不是神经症、精神病及心因性精神障碍。

2. 心身疾病的发病机制 心身疾病的发病机制比较复杂，主要包括心理动力学、心理生理学和行为学习三大理论。目前，心身疾病研究不再拘泥于某一学派，而是综合上述理论，互相补充。心身疾病的发病机制是目前亟待深入研究的中心课题之一，发病机制涉及生理、心理和社会等许多方面，尽管已经取得不少进展，但很多细节问题尚待进一步澄清和证实。关于心身疾病的发病机制主要涉及以下过程：

（1）心理社会刺激物传入大脑 心理社会刺激物在大脑皮质被接受，并得到加工处理和储存，使现实刺激加工转换成抽象观念。该过程的关键问题是诸如认知评价、人格特征、观念、社会支持、应对资源等中介因素的作用。认知评价的作用特别受到关注，因为心理社会刺激物不经认知评价而引起应激反应的情况很罕见。

（2）大脑皮质联合区的信息加工 联合区将传入信息通过与边缘系统的联络，转化为带有情绪色彩的内脏活动，通过与运动前区的联络，构成随意行动传出。

（3）传出信息触发应激系统引起生理反应 包括 CRH 的释放、LC-NE/自主神经系统变化，进而影响 HPA 轴及自主神经支配的组织，表现为神经－内分泌－免疫的整体变化。

（4）心身疾病的发生 薄弱环节由遗传和环境因素决定，机体适应应激需求的能量储存有限，过度使用就会导致耗竭，强烈、持久的心理社会刺激物的作用就会产生心身疾病。

（三）身心反应

心身疾病的研究比较注重“心－身”的联系，实际上，躯体疾病本身作为应激原同样能导致心理反应，即所谓的身心反应的问题。有些心身障碍是由躯体疾病通过认知、行为或生理反应引起，也就是继发性心身障碍或身－心反应。这些心理反应不但影响患者的社会生活功能，还可以成为继发性躯体障碍的原因。目前主要关注的心理反应如下：①躯体疾病对患者感知的影响：影响程度除了与疾病性质、程度及病程等因素有关外，患者的人格特征、年龄、社会角色等也均影响其感知；②躯体疾病引起患者的心理反应，如自我意识转变和情绪反应；③躯体疾病对患者的心理社会功能的影响，如功能障碍（视力、听力或运动功能的丧失）导致的原发性心理障碍，以及患病后影响了与家人的关系，以及学习工作等，从而引起继发性社会后果；④不同的躯体疾病可以通过对神经系统的直接、间接作用而影响心理活动：如脑血管意外或心脏病引起的脑缺氧；电解质代谢紊乱导致的心理障碍，如高血钾可致意识障碍和知觉异常；高血钙可致淡漠、幻觉等。

二、应激相关的主要功能障碍与疾病

应激负荷过强或者持续时间过长，无论是躯体的还是心理的，都将导致机体稳态的破坏，导致代谢异常和器官功能的紊乱，生理功能紊乱严重者则发生应激性疾病，其中影响最为明显的为心血管系统、消化系统、免疫系统和精神神经系统等。

（一）心血管系统功能异常与疾病

应激时，交感神经被激活，通过交感－肾上腺髓质系统介导，交感神经末梢及肾上腺髓质释放大量儿茶酚胺，以及神经肽 Y、加压素，再加上肾上腺皮质分泌大量糖皮质激素，循环与组织肾素－血管紧张素系统激活，使心率增快，心肌收缩力增强，心排血量增加，血压升高，以维持循环血量（图 8-3）。交感－肾上腺髓质的强烈兴奋，应激负荷过强使心血管反应过于激烈，就会导致心肌纤维断裂，心肌细胞功能损伤或凋亡、坏死，并引起外周血管更强烈的收缩，甚至是冠状动脉痉挛，也可使心室纤颤的阈值降低，在冠状动脉和心肌已有损害的基础上，使心肌缺血，诱发心律失常、高血压、动脉粥样硬化、冠心病等多种严重的心血管疾病，严重者可诱发心室纤颤，发生心源性猝死。因此，愈来愈多的学者认为，心血管疾病是第一位的应激性疾病。

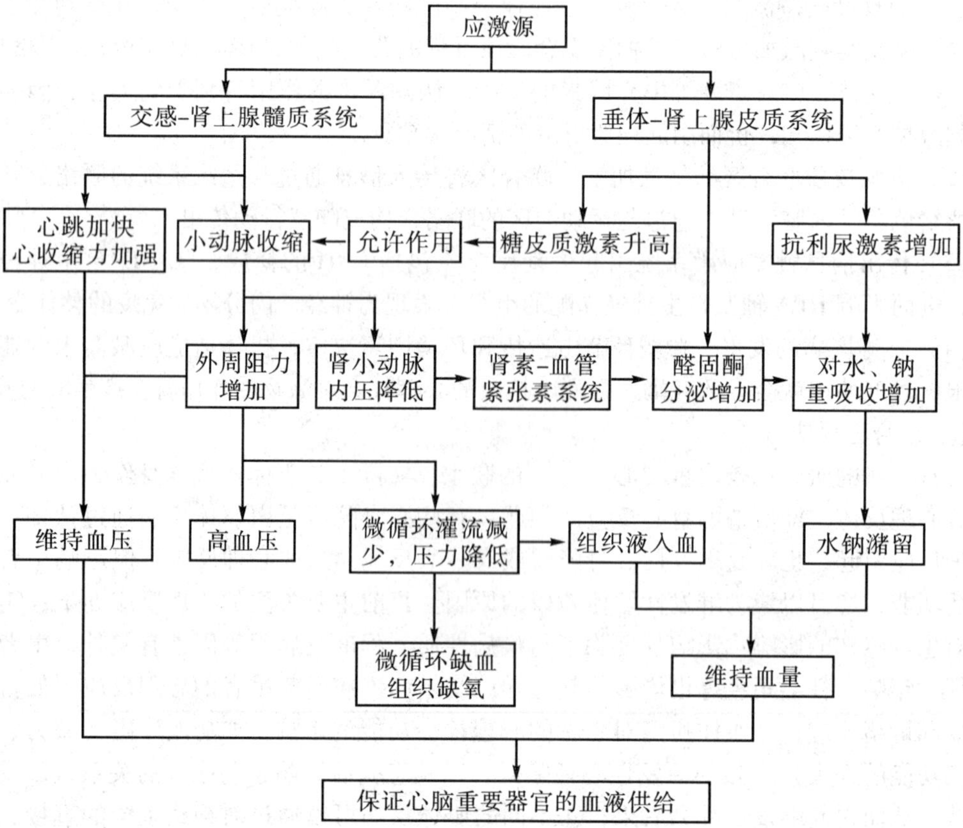

图 8-3　应激对心血管系统的影响

应激所导致的心肌损伤，表现为心肌内广泛性心肌坏死和出血，肌原纤维过度收缩，有收缩带形成，线粒体钙化、变性。主要机制为儿茶酚胺过多，称为应激性心肌病、儿茶酚胺性心肌损伤。儿茶酚胺从 5 个方面作用心肌：①增加心肌耗氧量，心肌发生功能性缺氧；②刺激 β 受体，使 Ca^{2+} 跨膜内流增多，形成钙超载，引起肌原纤维过度收缩、断裂；③儿茶酚胺的氧化物损害心肌；④在氧化过程中，产生氧自由基，引起脂质过氧化，使心肌膜结构受损，心功能障碍；⑤引起血小板聚积，启动凝血过程，心肌微循环障碍，心肌缺血缺氧加剧。

1. 心猝死　心猝死是最严重的应激性疾病，其前奏往往是心律不齐，导致心搏骤停。

很早就有强烈的精神刺激和情绪激动，如过度的惊恐、愤怒、悲伤，或者兴奋导致突然死亡的说法和报道。应激引起的猝死不仅限于人类，在动物中，也有类似的问题。如当动物不能逃走、受到捆绑、被置于可预料到有过多过强刺激的地方，以及配偶死亡之后，动物往往发生迅速死亡。

Lown 认为强烈应激引起心猝死的机制是：①心猝死的直接原因是心室纤颤；②在心猝死之前，心脏早就存在着电不稳定性（electrical instability）；③反映电不稳定性的指标是某种类型的室性期外收缩；④应激可引起电不稳定性的发生，增加对室颤的易感性。交感神经的强烈刺激，可使实验动物的期外收缩的刺激阈，以及引起室颤的电刺激阈降低，因此交感神经在心猝死中也起着重要作用。

2. 高血压　近年来的研究表明，高血压的发生除了与遗传、饮食习惯等有关外，社会心理因素也在其中起重要作用。

长期过度的脑力工作负荷、持续紧张、长期情绪或精神刺激、烦恼、焦虑等可使心理长期处于紧张状态，都被认为是诱发高血压的危险因子。研究表明，大多数应激都可以通过交感神经－肾上腺髓质系统激活，内脏与肾、皮肤等血管收缩而使血压升高。交感持久的兴奋还可引起血管壁增生变厚，管壁与口径的比值增大，对交感冲动的反应性增加，外周阻力增大。此情况下，即使交感冲动已回复正常水平，血管阻力与血压仍继续维持在高水平。

原发性高血压患者多具有一定的人格特点，比如具有雄心壮志、争强好胜，办事过分认真，容易激动、焦虑等类似 A 型行为。A 型的人工作麻利，喜欢快速地完成任务，他们给自己定的工作标准也比较高，较易处于应激状态。而 B 型行为则表现为按部就班，不加班加点，把生活看做是某种享受，比较放松。

健康的生活方式和良好的生活环境可使高血压患病率减少 55%，而早期防治可使高血压的并发症减少 50%。如果将健康的生活方式与合理的早期治疗相结合，则可使 3/4 的高血压及由此引发的慢性病得到有效控制。因此，为预防本病发生，首先应克服性格中易激动、易焦虑等缺点，不断完善自己的人格；其次应营造一个和睦的生活环境；再次要提高自己的心理承受能力，培养个人适应环境和对付应激的能力，使自己能在突然出现的强烈刺激面前泰然处之。

3. 冠状动脉粥样硬化性心脏病　冠状动脉粥样硬化性心脏病是指冠状动脉粥样硬化使管腔阻塞，导致心肌缺血、缺氧而引起的心脏病，它和冠状动脉功能性改变（痉挛）一起，统称为冠状动脉性心脏病，简称冠心病，亦称缺血性心脏病。

据大量的研究表明，冠心病的发生、发展与许多生物的、心理的和社会的因素有关，包括遗传、高血压、高血脂、吸烟、酗酒、肥胖、A 型行为类型、社会关系不协调和焦虑抑郁等因素。

脂质代谢紊乱、血液动力学改变和动脉壁本身的变化，是冠心病发生的直接因素。心理社会因素可通过神经内分泌中介机制影响这三种过程，从而影响冠心病的发生、发展。许多研究表明，在工作时间过长、负担过重、担任两种以上不同的工作等心理应激情况下，均可能增加冠心病的发病率与死亡率。冠心病与 A 型行为也密切有关。

心理刺激是冠心病发生、加重和复发的重要诱因。据我国有关资料显示，有1/3～1/2的冠心病病例发病前有不同程度的应激，以情绪激动、心理紧张及体力劳动最为多见。因此防治冠心病，需要给患者一个安定的生活环境，减少强烈刺激，矫正危险行为，如戒烟、戒酒、加强运动，改变A型行为，坚持松弛训练等。

（二）消化系统功能异常与疾病

应激引起的消化系统功能障碍，包括上食道堵塞感或吞咽困难、通过嗳气减轻胃饱胀感、上腹不适或疼痛。心身疾患主要表现为胃十二指肠溃疡、炎性肠疾患。应激可抑制胃排空，刺激结肠运动功能。慢性应激时，消化功能的典型变化为食欲降低，严重时甚至可诱发神经性厌食症。但应激时部分人也会出现进食的增加并成为某些肥胖症的诱因。应激引起的胃肠功能改变的病理生理性研究已取得明显进展。CRH与应激抑制胃排空及刺激结肠运动功能的中枢机制有关。在对应激的反应中，除了内分泌和行为反应外，CRH还作用于PVN可激发抑制胃排空及刺激结肠运动功能。

1. 应激性溃疡　急性应激可以引起急性胃十二指肠溃疡或出血性黏膜糜烂，这种现象被认为是最具有特征性的应激表现。应激性溃疡（stress ulcer，SU）是典型的应激性疾病，是严重心理障碍和危重临床疾病的常见并发症，易合并上消化道应激性溃疡出血，病情危重。严重疾病可引起心理应激，如以往无消化系统疾患的急性心肌梗死患者常出现胃十二指肠应激性溃疡，临床上表现为非典型性溃疡，以胃为主。

SU主要症状为胃、十二指肠黏膜层的糜烂、出血和溃疡，少数人可出现深度溃疡，甚至穿孔。应激性溃疡导致的侵蚀性大血管出血往往是导致重伤重症者死亡的重要原因。SU的病理生理过程涉及机体神经内分泌失调、胃黏膜屏障保护功能削弱及胃黏膜损伤因素作用相对增强等诸多方面，是多因素综合作用的结果。机体在应激状态下交感-肾上腺髓质系统的强烈兴奋，胃、肠血管收缩，血流量减少，特别是胃肠黏膜的缺血，可造成胃肠黏膜上皮细胞的损害，胃黏膜屏障遭到严重破坏，对H^+等的抵御能力降低或缺失，以至出现胃、肠黏膜糜烂、溃疡。但这种消化道溃疡如未发生穿孔，则可能在应激原消失后数日内自愈。在应激所致消化道溃疡鼠的大脑隔区及纹状体内发现5-HT增高，血中该物质的代谢产物及儿茶酚胺增加。应激诱发动物溃疡的原因可能还与应激时脑内EP、CRH-ACTH-糖皮质激素、儿茶酚胺及消化道激素的分泌增加有关，这些激素会导致胃肠运动功能紊乱。

Brady的"作抉择的猴子"实验就是应激性溃疡一个最好的例证。让两只猴子各坐在自己的约束椅子上，每20秒给一次电击。每只猴子都有一个压杆，其中一个若在接近20秒时压一下，能使两只猴子避免电击。否则，两只猴子便一起受到同样电击。因此，这只猴子总是惦记压杠杆，以免被电击，而另一只猴子是否压杠杆与电击无关。两只猴子被电击的次数和强度虽然一致，但疲于压杆的猴子由于心理上负担沉重而患胃溃疡，另一只猴子却安然无恙。

2. 肠易激综合征　肠易激综合征（irritable bowel syndrome，IBS）是一种以腹痛或腹部不适伴排便异常为特征的肠功能紊乱性综合征，被认为是经典的心身疾病之一。IBS以20～50岁发病者居多，女性多于男性。临床上主要表现为慢性和反复发作的腹痛、腹胀、腹鸣、便秘或腹泻等症状，但没有发现肠道有明显的结构和生化方面的异常（详见第十六章第一节）。

焦虑常伴有 IBS，杏仁中央核是边缘系统焦虑表达的关键部位，也是调节对应激的自主和内脏反应的主要部位。糖皮质激素能直接作用于杏仁中央核增加大鼠的焦虑水平。直接给予杏仁中央核皮质酮可增加焦虑指数，并产生过敏性结肠炎，表现为对结肠直肠远端的明显的内脏运动反应，说明通过给予杏仁核皮质酮改变其功能，即经其下行的神经通路引起结肠过敏，从而调节焦虑。IBS 可能是脑－肠轴任何部分功能障碍的结果，心理或其他因素、异常的胃肠运动或内脏高敏感性都可引起 CNS 的功能变化，消化系统功能障碍。IBS 常伴随情感障碍，如抑郁、焦虑、疼痛及精神创伤后应激障碍（PTSD）。

（三）免疫系统功能异常

20 世纪 40 年代至 60 年代，人们对动物应激后其总体免疫功能的改变做了大量的观察，发现在束缚或逃避学习应激后，动物对许多病毒感染的抵抗力下降，变态反应的程度减轻，对异体组织的排斥能力下降。20 世纪 60 年代 IFN 发现后，许多免疫因子在免疫反应中的作用及意义逐渐被人们所认识，注意到某些应激（如低温或游泳后）可使动物血中 IFN 水平下降，还可影响细胞产生 IFN 的能力，且这种下降的程度与应激的程度成正比，这至少部分解释了为什么动物应激后对病毒感染易感。20 世纪 70 年代中期，人们进一步发现，电刺激应激可使动物外周血淋巴细胞的转化反应程度降低，束缚应激还可使 B 淋巴细胞产生抗体的能力下降。除了上述较强的应激原对免疫的影响外，人们还注意到相对温和但对情绪活动影响较大的应激原对免疫的影响。

由于应激时变化最明显的激素为糖皮质激素和儿茶酚胺，而两者对免疫系统主要都显示抑制效应，因此持续应激通常会造成免疫功能抑制，甚至功能障碍，致使患者对感染的抵抗力下降，特别易遭受呼吸道感染。除躯体应激外，心理因素对免疫系统功能也有影响，如研究发现母婴分离、丧偶、改变群养动物的雌/雄比例或频繁更换笼中的雄鼠成员，使它们之间不能相互熟悉，结果都可导致免疫功能下降。临床研究也发现遭受严重精神创伤后一段时间内有明显的免疫功能低下，其主要机制可能是 HPA 轴的持续兴奋，糖皮质激素分泌过多所致。

尽管许多应激原对机体免疫功能的作用表现为抑制，但在一定条件下某些应激原也可使免疫功能增强。适度的压力和一定程度的应激可以调动物质代谢和器官储备功能，增强机体免疫力，所谓“愉快欢乐的压力”，这个短语有时就用来强调应激所带给我们的好的积极的一面。如在急性损伤性应激时，可出现外周血吞噬细胞数目增多，活性增强，补体增高等非特异性免疫反应，免疫系统能感受病毒、细菌、毒素、抗原等刺激，产生多种细胞因子和抗体，导致特异性的免疫反应。

从许多自身免疫病（如类风湿关节炎，系统性红斑狼疮）患者的病史中可以查出有精神创伤史或明显的心理应激因素，并发现严重的心理应激可诱发这些疾病的急性发作。而愤怒、惊吓，因在公众面前讲话导致的紧张也都会成为哮喘发作的诱因。但应激在自身免疫和变态反应性疾病发生发展中的具体作用机制尚不清楚。

（四）精神神经系统功能异常

CNS 是应激反应的调控中心，机体对大多数应激原的感受都包含有认识的因素，丧失意识的动物在遭受躯体创伤时，可不出现应激的内分泌改变，昏迷患者对大多数应激原包括许多躯体损伤的刺激也可不出现应激反应，表明 CNS 特别是 CNS 的皮质高级部位在应激反应中起调控整合作用。

与应激最密切相关的 CNS 部位包括边缘系统的皮质、杏仁体、海马、下丘脑和脑干的蓝斑等结构。这些部位在应激时可出现活跃的神经传导、神经递质和神经内分泌的变化，并出现相应的功能改变。脑干蓝斑及其相关的去甲肾上腺素神经元是 SAM 系统的中枢位点，上行主要与大脑边缘系统有密切的往返联系，成为应激时情绪/认知/行为变化的结构基础。下行则主要至脊髓侧角，行使调节交感 - 肾上腺髓质系统的功能。应激时蓝斑区及其投射区（下丘脑、海马、杏仁体）NE 神经元激活和反应性增高，NE 水平升高，机体出现紧张、焦虑、害怕或愤怒等情绪反应。CNS 的多巴胺能神经元、5-HT 能神经元、GABA 能神经元以及脑内阿片肽能神经元等都有相应的变化，并参与应激时的神经精神反应的发生。

高强度的应激负荷往往导致 HPA 轴兴奋过度，相关神经细胞产生一种类似“功能耗竭”样的退化，导致其功能紊乱或功能障碍，还可能由于下丘脑与大脑边缘系统如海马、旁海马回、扣带回、嗅脑等的密切联系，产生广泛的情绪反应，表现为不适当的焦虑、自卑、恐惧、抑郁、愤怒和狂躁，并进一步导致多种形式的精神疾患和心理障碍。更值得注意的是，这种损伤更经常地导致亚临床精神紊乱，发生社会行为异常、犯罪冲动泛化、反应能力下降和认知功能障碍。

应激失调引起的心身疾病和精神疾病，与机体的素质有很大关系。当人们面对强大的精神刺激、不幸的生活遭遇而不能调节自已时，某些人出现躯体方面应激性疾病，而某些人则出现神经精神性疾病，这与人的遗传素质、神经类型、自我平衡能力都有关。神经精神异常主要有以下几种类型：抑郁、焦虑、神经官能症和精神分裂症等。

到目前为止，对应激性精神障碍，尚无可依据的诊断标准。但目前国外对机体是否处在应激性疾病状态已有四个较为一致的判断标准：①行为障碍；②神经 - 激素调控系统过度兴奋（交感神经 - 儿茶酚胺系统和皮质醇系统的任一个或两个都兴奋）；③存在病理变化（如胃溃疡、抑郁、高血压）；④怪僻行为（bizarre behavior），如刻板行为。根据这些判断标准，结合近年来较为成熟的研究结果（如一些已确认的应激激素），制订快速有效的早期诊断指标是完全有可能的。

（五）创伤后应激障碍

创伤后应激障碍（posttraumatic stress disorder，PTSD）是指战争、天灾等突发性、威胁性或灾难性的严重创伤性事件导致个体延迟出现和/或长期持续存在的一系列心理精神障碍，其临床表现以再度体验创伤为特征，并伴有情绪的易激惹和回避行为。PTSD 是机体对先前经历或目睹的应激场面的复发反应，这种特殊的心身反应状态与应激密切相关。

引起 PTSD 的创伤事件可分为短暂性创伤事件、长期性创伤事件和代替性创伤事件。短暂性创伤事件指天灾人祸等极端事件，如地震、水灾、飓风，交通意外、被强暴、被劫持或抢劫等。长期性创伤事件指经历长期战争、被俘、儿童受到性侵犯等人为事件。代替性创伤事件包括目睹受害者的亲朋好友和周围人的创伤事件后受到惊吓。

创伤性事件是PTSD诊断的必要条件，但不是PTSD发生的充分条件。虽然大多数人在经历创伤性事件后都会出现程度不等的症状，但只有部分人发展成PTSD患者。与PTSD发生有关的诱发因素包括具有精神障碍家族史与既往史、童年时代的心理创伤（如遭受性虐待、儿童时期父母离异）、性格内向及有神经质倾向、躯体健康状态欠佳以及创伤事件前后有其他负性因素存在，这些可降低对应激原的防御力或加重疾病过程。

PTSD表现为在重大创伤性事件后出现的一系列特征性症状，其三组核心症状为闯入性症状、回避性症状和高警觉性症状。闯入性症状即以各种形式重新体验到创伤事件，包括反复闯入性地回忆起创伤事件、频繁梦及创伤经历。回避性症状即对创伤相关刺激作持久的回避，如努力避免有关此创伤的思想、感受、谈话，努力避免会促使回忆起此创伤的活动、地点、人物，反应比较麻木，很少参加有意义活动等。高警觉性症状包括难以入睡或睡得不深、激惹或易发怒以及难以集中注意力等。

PTSD的早期研究主要以退伍军人、战俘及集中营的幸存者等为对象，后逐渐在各种人为和自然灾害的受害者中展开。普通人群中PTSD的发病率为1.0%~2.6%，发病期没有年龄的限制，但不同的人群特征影响大，而且女性患病率比男性多一倍。70%~90%的PTSD患者能恢复正常，其中部分患者还不同程度地保留一些症状，只有约10%的患者症状不会改善甚至恶化。另外，有约80%的PTSD患者伴有其他心理障碍，并常与相关的精神失调合并发展，如出现抑郁、记忆和认知问题，以及其他的生理和精神健康问题。

研究报道虽然在PTSD中有皮质醇水平增高的，但多数患者显示皮质醇水平降低，而肾上腺素和去甲肾上腺素呈现高水平。应用糖皮质激素和采用β受体阻断剂治疗PTSD，已取得明显效果。

（六）内分泌和生殖系统异常

应激已成为生殖内分泌疾病常见而重要的原因。

应激与糖尿病和甲亢的发生有关。已证明在应激时增多糖皮质激素和TNF-α等可通过干扰胰岛素受体后的信号转导途径及细胞内的代谢，导致组织细胞对胰岛素的抵抗并造成糖代谢的紊乱。长期的精神创伤或强烈的精神刺激，如忧虑、悲哀、惊恐、紧张等也会诱发甲亢。HPA轴可在各个环节抑制性腺轴。下丘脑分泌的促性腺激素释放激素在应激特别是精神心理应激时降低，或者分泌的规律性被扰乱，此外，应激还可使靶组织性腺对性激素产生抵抗，其结果导致性功能减退、女性出现月经紊乱或闭经等。慢性心理应激可导致儿童生长发育迟缓，如失去父母或生活在父母粗暴、亲子关系紧张家庭中的儿童，可出现生长缓慢、青春期延迟，并常伴有行为异常，如抑郁、异食癖等，被称为心理社会呆小状态或心因性侏儒（psychogenic dwarf）。而在解除应激状态后，其血浆中GH浓度会很快回升，生长发育亦随之加速。

（七）应激与癌症

随着生物医学模式的转变，心理、情绪等应激因素与癌症的关系逐渐引起人们的重视。虽然人们对一些诸如应激、抑郁等的心理因素与癌症之间存在联系的认识可以追溯到很久以前，但直到过去的几十年里，心理应激因素和癌症之间的关系才开始进行系统的研究。到目前为止，尽管缺乏证据证实应激是癌症的直接原因，即应激与癌症之间并非是真正的因果关系，但应激因素与癌症的发生确有显著联系，针对癌症患者以及癌症幸存者的文献回顾也明确了应激的作用。应激促进肿瘤发生发展可能的作用机制如下：

1. 癌症的发生、发展与心理因素有一定关系　心理因素不仅可引起癌症，而且还影响着癌症的发展、预后、治疗和护理。大多数的癌症患者病前有负性情绪，许多人病前经历了生活重大事件。因此，可以说，“情绪不良是癌细胞的活化剂”。

2. 个体存在癌症易感个性类型　癌症与某些负性的情绪因素有关，癌症患者较多地表现出屈从和退缩的行为模式，被称为“C”型人格。

3. 应激与免疫功能　广泛流行的把应激与癌症联系起来的假设是应激削弱了免疫功能。近年来，炎性细胞因子在肿瘤发生和发展中的作用日益引起重视。

4. 应激与DNA修复和凋亡　应激对异常细胞的产生和生长具有不依赖于免疫细胞的直接作用。情感沮丧能够很大程度地削弱细胞内损坏的DNA的修复能力，抑郁患者修复能力最差。应激可能通过改变DNA的修复、影响清除异常生长和完全恶化细胞的特异或非特异免疫反应能力，直接对致癌作用产生影响。应激还能够影响细胞凋亡。

除此之外，应激致癌的其他可能假设还包括不良情绪对癌症的间接影响，是由于干扰了与癌症相关的健康生活方式所致，如吸烟、饮酒、蔬果摄入过少、缺乏锻炼，即那些处于应激状态的人，为了降低由应激体验引起的威胁或情感，更可能沉溺于那些不健康的生活方式。

三、应激性疾病的防治策略

单一应激事件可以被看做应激原、评价、应对反应和结果的一个序列。由此，应激干预策略可从应激作用过程有关环节入手，包括控制或回避应激原、改变认知评价、提供或寻求社会支持、应对指导、松弛训练或药物等，对不良应激的预防也可概括为三个不同的层次。

首先是消除或减少危险因素，即消除、控制或回避应激原，这是最好的预防方法，如控制感染、消除有害刺激、改变生活环境等。第二层次是提高应对能力、控制不良应激反应，主要的方法有放松、情感宣泄、心理辅助治疗和营养支持等以增强个体耐受力。第三层次是控制不良应激到疾病的中间环节，即根据应激的生物学基础和应激性疾病的发病机制，针对应激过程中的神经内分泌激素及其介导的信号转导通路进行干预。至于已经发生的应激性疾病，则进行临床专业治疗。

认知评价直接影响个体的应对活动和心身反应，是应激原或生活事件是否会造成个体应激反应的关键中间因素之一，而认知评价本身也受个性特征和社会支持等其他应激有关因素的影响。因此，就个人而言，防止不良应激重要的是要培养乐观积极的生活态度和开朗的个性，具有健康生活习惯，加强锻炼，以增强耐受挫折和应对处理负性生活事件的能力；遇到问题时，学会倾诉，积极取得亲人、朋友和社会的支持。此外，健全的社会保障体系也是在自然灾害和重大事件发生时提高公民应对应激原的重要保证。

近年来，第三层次的预防愈来愈受到关注，这是传统心理学研究难以逾越的“门槛”，也正是应激医学这门新兴学科研究的主要任务，如应激致病的分子机制，其研究成果能为应激性疾病的防治提供新的思路，并为新药开发提供理论依据。

附：应激研究的方法

应激反应是全身性的变化，涉及的改变既有整体的（如神经内分泌和器官功能）也有细胞分子水平的，因此其研究手段也包括整体、器官和细胞分子水平等多个层次。应激研究中重要的问题是建立应激动物模型、选择志愿者或患者。

目前已经建立了多个非灵长类动物模型用于人类的应激研究，包括急性和慢性应激。这些动物模型采用各种应激原激发动物应激反应，并用于研究应激反应的生理学和心理学改变，研究应激性（应激相关）疾病的发病机制和防治措施。通常选用啮齿类动物模型研究应激反应的内分泌、免疫和行为学变化。由于啮齿类动物心血管调节与人有较大差异，常选用兔、狗和猪等动物研究应激对心血管系统的影响。畜牧业则更重视应激反应对经济畜种的繁殖、体重增长和健康的影响。

测定应激的常用指标除 NE、E、CRH、ACTH 和糖皮质激素（人主要为皮质醇，大鼠、小鼠主要为皮质酮）外，还有阿片肽、多巴胺、生长抑素、P 物质等。近年来，神经肽 Y、抗焦虑肽、催产素、加压素、催乳素等也愈来愈受到重视。

前述应激可以分为急性应激、慢性应激，或者躯体应激、心理应激。应激动物模型也一样也可分为急性应激动物模型、慢性应激动物模型，或者躯体应激动物模型、心理应激动物模型。值得注意的是，不少应激动物模型兼有躯体应激和心理应激，躯体性应激原往往具有不同程度的“心理成分”，心理性应激原也常具有“躯体成分”。如对电击、束缚等躯体性应激原的预期能够引起很强的心理应激。

应用应激动物模型很重要的一点就是选择合适的对照组。若应激效应比较弱或者要研究的是应激与其他因素的复杂相互作用，那么提供对照组动物严格的无应激环境显得十分重要。应激研究所用实验动物常是饲养于无应激环境的大型饲养中心。在动物饲养过程中，特别是换笼抓取以及同室其他实验工作产生高频噪音常引起对照实验动物应激激素显著升高。数据采集也必须尽可能减少应激。此外，将应激动物与非应激动物分开饲养也非常重要，因为应激大鼠会产生应激特异性气味。

一、急性应激动物模型

（一）躯体应激原

应用啮齿类动物建立了非常多的躯体应激原性应激反应动物模型。常用的急性应激原有：束缚、电击、游泳、冷、噪音、社会冲突等。这些应激原应用时间可短至 1 ~2 分钟，长到 6 ~8 小时。急性应激反应可从应激原作用开始至应激原撤除后数小时。这些应激原中的绝大多数甚至全部能够引发行为学、生理学以及免疫功能的短时效应。

多数急性应激原应用都需要将实验动物脱离饲养笼，这本身就是一种温和应源原。因此，为了研究某种应源原的本身效应，常在应源原暴露前 1 ~2 周对对照组进行抓取和离笼至新环境的适应性训练。

电击应源原常用于啮齿类动物研究，包括足底电击和鼠尾电击。电击应源原的优点是强度、频率可控性好。因为动物福利委员会越来越不赞同应用电击刺激，游泳应激目前在啮齿类动物应用日趋普遍。游泳可以是自由游泳或负荷游泳，持续时间 5～30 分钟不等。应激强度可以通过游泳持续时间、水温、负荷强度来控制。游泳本身是一种复合应源原，实际上包括了运动或劳力成分，潮湿、低温等成分。暴露于低温环境本身就是一种常用应源原。

（二）心理应源原

新环境应激以及许多社会应源原被认为更容易引起心理应激。新环境应源原包括：将饲养笼移至另一个房间、将动物移至一只空笼中或铺从未用过的垫料的笼中、将动物暴露于不熟悉的物品等。急性社会应源原包括：暴露于天敌、有些有优势等级的动物暴露于同性、暴露于优势同种性信息激素等。

二、慢性应激动物模型

常用的慢性应源原包括反复暴露于各种急性应源原、连续工作任务、过度拥挤复杂的社会处境等。反复暴露于同一应源原可能导致习服，即随着时间延长，对应源原反应逐渐减弱甚至消失。有两条途径可以防止习服发生，其一，不同急性应源原逐日轮替；其二，增强应源原强度并且相对减少暴露次数以减少习服发生并可能产生致敏效应。

连续工作任务是指需要保持经常的反应以逃避负性刺激或获得正性回报。转轮运动应激模型就是这一类应源原，同时这种应源原常含有睡眠剥夺成分。

拥挤应源原，即将多只（3 只以上）动物同笼饲养，而社会性动物单笼饲养也是一种应源原。

习得性无助和条件性恐惧是常用的两个应激反应模型。前者如足底电击和悬尾实验常用于研究抑郁症的生理学基础及药物筛选。后者模型中，动物暴露于应激环境，如天敌，当动物再次返回该应激环境而原应激原已不在时，实验动物表现出恐惧增强的惊觉、糖皮质激素水平升高等高反应性。

常用的应激动物模型

（一）束缚应激动物模型

束缚刺激是实验医学最普遍应用的神经刺激类应源原，包括宽松束缚应激、紧束缚应激和束缚应激联合其他应源原（低温、热、水浸、电击）。一般来说，束缚持续时间愈长、次数愈多、频率愈高则应激强度愈大。束缚应激对大鼠造成明显的行为变化，如排便、站立不动、尖叫、发出超声波、不断地淌泪、皮毛和面部不洁、毛须竖立，长期不动等。在复制模型时，应调整动物的活动空间，以其不产生强烈的反抗、不会造成肉眼可见的躯体上的伤害为准，每天造模开始时间不固定，可增强心理应激的效果。

（二）大鼠应激性溃疡

在严重外伤、颅脑部疾病、大手术、严重感染、严重的急性或慢性内科疾病等各种应激情况下，引起胃或十二指肠黏膜急性损伤、糜烂、出血、溃疡形成应激性溃疡。目前主要采用冷冻和束缚两个应源原共同作用，即冷束缚应激法和水浸束缚应激法，制备大鼠应激性溃疡模型。

（三）热应激动物模型

恒温动物所能适应的环境温度有由一定范围的，动物在环境温度过高或过低情况下，必须调节自身的代谢水平和散热方式以维持体温恒定，每种恒温动物都有其环境温度适应极限，包含以下3层含义：①指必须增加蒸发散热或代谢产热以维持体温恒定的最高/最低环境温度；②超出体温调节能力，体核体温改变的最高/最低环境温度；③致命的最高/最低体核体温。热应激动物模型可以选用不同热源，有专业的高温仓、高温室，可以控制温度、湿度以及氧浓度，也可以应用恒温培养箱、高温烤箱、烘干箱等。无论选用何种热源，除考虑温度之外，必须考虑湿度的影响，因为湿度影响实验动物的可感蒸发散热。

（四）连续非恒定噪音诱发听源性高血压模型

高频噪音作为应源原，可以引起机体情绪焦虑、烦躁，血压升高、心率失调等改变，本法所致高血压与人的高血压病相类似，适用于降压药物的筛选。采用大白鼠与家鼠杂交生的大灰鼠比纯种大白鼠较易引起听源性高血压。

（五）悬尾动物模型

悬尾实验已经广泛应用于小鼠抗抑郁研究，这一实验是依据小鼠在短期悬尾应源原刺激下无法逃脱，产生无助心理，身体制动或被动横荡。应激组小鼠每天在应激解除以后，活动能力下降，反应迟钝，行走不稳，蜷缩成团，全身不断颤抖。随着应激时间的延长，小鼠体重明显减轻，毛变得蓬乱、无光泽。另外，应激后实验组小鼠体重低于对照组小鼠体重。

（蒋春雷　卢　建）

参 考 文 献

[1] Cooper CL. Handbook of stress medicine and health, 2nd ed. London：CRC press，2005

[2] Friedman MJ，Keane TM，Resick PA. Handbook of PTSD：Science and practice. New York：The Guilford Press，2007

[3] 蒋春雷，路长林. 应激医学. 上海：上海科技出版社，2006

[4] 刘磊，王云霞，蒋春雷. 应激反应动物模型. 见：朱妙章，倪江，迟素敏，王晓红. 内分泌生殖生理学实验技术方法及其进展. 西安：第四军医大学出版社，2010

[5] 卢建. 应激与疾病. 见：金惠铭. 病理生理学. 复旦大学出版社，2005

[6] 王树人. 应激. 见：吴其夏，余应年，卢建. 病理生理学，第2版. 北京：中国协和医科大学出版社，2003

[7] 王云霞，蒋春雷. 神经、内分泌与免疫系统的关系. 见：寿天德. 神经生物学，第2版. 北京：高等教育出版社，2006

[8] 肖献忠. 应激. 见：金惠铭，王建枝. 病理生理学，第7版. 北京：人民卫生出版社，2008

[9] 严进，路长林，刘振全. 现代应激理论. 北京：科学出版社，2008

第九章　胰岛素抵抗与肥胖

胰岛素抵抗（insulin resistance，IR）是指正常剂量的胰岛素产生低于正常生物学效应的一种状态，即外周组织（骨骼肌、脂肪和肝脏）对胰岛素的敏感性或反应性降低，主要表现为外周组织对葡萄糖的摄取和利用障碍。胰岛素抵抗早期胰岛 B 细胞尚能代偿性地增加胰岛素分泌以弥补其效应不足，但随时间推移，胰岛 B 细胞功能会逐渐衰竭，导致糖耐量异常和糖尿病的发生。胰岛素抵抗可与中心性肥胖、高血压、血脂紊乱等病症并存，称为代谢综合征。而肥胖是包括胰岛素抵抗、2 型糖尿病、心血管疾病、肿瘤及高血压在内的许多疾病的独立风险因素。长期以来，脂质代谢紊乱导致的高脂血症及脂肪异位沉积（ectopic fat deposition）被认为是肥胖导致胰岛素抵抗及 2 型糖尿病的重要原因。近年来，脂肪组织分泌的脂肪因子也被证实广泛参与了机体的糖脂代谢调控过程。本章将重点讲述胰岛素信号通路及胰岛素抵抗产生的机制，并分析肥胖与胰岛素抵抗的关系。

第一节　胰岛素抵抗

一、胰岛素抵抗概述

胰岛 B 细胞分泌的胰岛素（insulin）是机体最重要的激素之一，具有广泛生理学功能，包括调节机体的血糖稳态、调节脂肪及蛋白质代谢以及细胞的增殖分化和生长发育。它在机体糖脂代谢的调控中具有中心作用，能够促进外周组织（肌肉、脂肪和肝脏）靶细胞对葡萄糖的摄取利用，增加肌肉和肝脏的糖原合成，抑制肝糖产生及输出，从而降低血糖，并能促进脂肪合成、抑制脂肪分解，以及抗生酮等生理效应。

胰岛素分泌不足导致 1 型（胰岛素依赖型）糖尿病。而组织对胰岛素的反应性不足即胰岛素抵抗则是代谢综合征及 2 型（胰岛素非依赖型）糖尿病的主要病理生理学环节。

（一）胰岛素抵抗的定义

胰岛素抵抗的概念原型在 20 世纪 30 年代已由 Hisworth 提出，但现代胰岛素抵抗的概念主要是在 20 世纪七八十年代基于胰岛素受体的发现、胰岛素放免分析法和胰岛素放射受体分析法以及钳夹技术问世之后逐渐建立起来。对胰岛素敏感的经典靶器官是肝脏、骨骼肌及脂肪。然而，现在认为血管内皮细胞及动脉平滑肌细胞亦为胰岛素敏感细胞，这一发现对于胰岛素抵抗与动脉粥样硬化及糖尿病血管并发症发病机制的新认识有重要意义。近来发现脑组织及肾脏也表达有胰岛素受体。此外，产生胰岛素的 B 细胞本身也表达有胰岛素受体，并受其自身所分泌的和外源性的胰岛素调控。胰岛素对 B 细胞的反馈调节作用（feedback regulation）对 B 细胞的功能代谢及细胞增殖具有重要影响。再者，虽然现行的胰岛素抵抗定义主要是指其对糖代谢的调控作用受抑制，但胰岛素除了在糖代谢调控中起决定性作用外，也在脂质代谢、蛋白质合成、细胞增殖及分化过程中起重要的调控作用。当我们提及胰岛素抵抗的时候，并非指所有受胰岛素调控的过程及所有的胰岛素靶组织均发生了胰岛素抵抗。在过去十年中，随着组织特异性基因敲除及转基因技术的广泛运用，人们开始深入了解机体各主要组织在胰岛素抵抗发生发展过程中的作用，及各个组织之间的相互作用在2型糖尿病病理生理过程中的作用。当某一组织发生胰岛素抵抗时，其他组织的胰岛素敏感性可能会代偿性增强。同时，对胰岛素信号通路网络的深入研究也极大地拓展了人们对胰岛素抵抗的认识。比如在机体整体呈现胰岛素抵抗的状态下，有的组织的胰岛素敏感性却可能会增加。

（二）胰岛素抵抗的临床表现和诊断

在胰岛素抵抗时，因外周组织（骨骼肌、脂肪和肝脏）对胰岛素的敏感性或反应性降低，使肌细胞及肝细胞对胰岛素介导的葡萄糖摄取和代谢减低。同时肝脏糖异生也因胰岛素对糖异生基因抑制作用的减弱而上调表达，导致肝脏分泌葡萄糖增加。此时常伴有B细胞胰岛素分泌代偿性增多及B细胞代偿性增殖，因而出现空腹和/或餐后高胰岛素血症和高血糖。

由于胰岛素对不同组织细胞的作用有组织和细胞的特异性，如对动脉平滑肌细胞、内皮细胞刺激其增殖；对卵巢的卵泡膜细胞刺激产生过多的雄激素，参与多囊卵巢综合征（polycystic ovary syndrome，PCOS）的发生，因而胰岛素抵抗在全身不同的组织、器官的表现不同，且不同器官受累的轻重程度亦不等，出现的先后也不一致，表明胰岛素抵抗具有组织特异性、选择性、异质性和时相性，这一特征至少部分解释了胰岛素抵抗的个体间显著性差异。

高胰岛素血症可以在某种程度上作为预测及诊断胰岛素抵抗的一个主要参数。钳夹试验是迄今为止世界公认的测定胰岛素敏感性的金标准，但它反映的也只是胰岛素的糖代谢效应。现今对胰岛素抵抗评价的主要方法也是测定全身或肝脏、肌肉在胰岛素刺激下对葡萄糖的吸收及代谢作用。

目前，一般用于测定胰岛素敏感性（胰岛素抵抗）的方法有两大类：

1. 精确测定法　主要有：①高胰岛素正葡萄糖钳夹技术（glucose clamp），该技术是公认的诊断胰岛素敏感性的“金标准”；②多次抽血的静脉葡萄糖耐量试验（FSIVGTT）结合微小模型（minimal model）数学分析法；③胰岛素耐量试验。这类方法（特别是钳夹技术）能精确测定机体的胰岛素敏感性，因而能准确诊断机体是否存在胰岛素抵抗及严重程度。缺点是操作比较复杂，需要多次抽血并测量血清胰岛素及血糖水平，同时检测费用及成本较高。

2. 简易估测法　由空腹及糖负荷后胰岛素及血糖值而计算得出各种指数来估测胰岛素抵抗。常用的有：①稳态模式评估法（homeostasis model assessment，HOMA）；②空腹胰岛素抵抗指数（insulin resistance index，IRI）。HOMA是假定肝脏和外周组织的胰岛素抵抗是相等的，按血葡萄糖和胰岛素在不同器官（包括胰腺、肝和周围组织）的相互影响而建立的数学模型。此模型的计算公式仅涉及空腹血糖和空腹胰岛素，即稳态模型的胰岛素抵抗指数（HOMA-IR）=（空腹血清胰岛素水平×空腹血糖浓度）/22.5，公式中空腹血清胰岛

素水平的单位是 μU/L，空腹血糖的单位是 mmol/L。HOMA-IR 与钳夹试验结果在大多数情况下有很好的相关性，因其容易测量且费用较低，在糖尿病流行病学调查中常使用 HOMA-IR 作为评价胰岛素抵抗的指标。

二、胰岛素分泌的调节及其对糖脂代谢的调控作用与分子机制

（一）胰岛素分泌的调控及其机制

胰岛素由胰岛 B 细胞分泌。胰岛 B 细胞表达的前胰岛素原（preproinsulin）在加工成熟过程中，分泌信号肽先被切除，变成胰岛素原（proinsulin，由 A、B 链及 C 肽组成）。在胰岛素分泌颗粒中，proinsulin 经蛋白水解酶加工切除其 C 肽及末端片段后形成由 A、B 链经二硫键相连的 51 个氨基酸组成的成熟胰岛素。胰岛素分子以非活性的稳定性的六聚体形式储备，但其发挥作用的活性形式是单体分子。在胰岛素分泌过程中，C 肽是伴随胰岛素分泌的，因此血清 C 肽的水平在很大程度上可以反映 B 细胞的胰岛素分泌功能。当涉及外源胰岛素注射时，常用血清 C 肽的水平来判断内源性胰岛素分泌的水平及评估残存 B 细胞的功能。需要指出的是，虽然 C 肽不参与成熟胰岛素的生理学作用，但其在胰岛素 A 链及 B 链正确折叠及胰岛素三维结构形成过程中起重要作用。

作为唯一的胰岛素分泌细胞，胰岛 B 细胞的胰岛素分泌受到营养物质、神经递质和激素等多重因素的精确调控。在正常的生理代谢中，葡萄糖及氨基酸是刺激胰岛素分泌的最主要物质。

1．葡萄糖激酶在胰岛素分泌中的重要作用　血糖升高导致 B 细胞内的糖代谢增加，进而刺激胰岛素分泌。糖代谢过程的相关限速酶参与了胰岛素分泌的调控。其中葡萄糖激酶（glucokinase，GCK）是糖代谢的第一个限速酶，因而也是调控胰岛素分泌过程中最重要的限速酶之一。经葡萄糖转运子 2（GLUT2）转运进胰岛 B 细胞的葡萄糖被 GK 磷酸化后经糖酵解及三羧酸循环产生 ATP 的过程在整个胰岛素分泌调控中起着至关重要的作用。在合成 ATP 的过程中，ATP/ADP 比例明显增加，其能关闭 ATP 敏感性 K^+ 通道，引起细胞膜去极化。去极化的细胞膜膜电位发生变化，驱使受膜电位控制的 Ca^{2+} 通道开放，导致细胞外的大量 Ca^{2+} 内流。胞质中升高的 Ca^{2+} 能激活多种激酶的活性，进而促使胰岛素分泌颗粒转运到细胞膜上并与细胞膜融合，并最终外排。GK 的 Km 值约为 10 mmol/L，比其他已糖激酶（hexokinase，HK）亚型的 Km 值高 1 ~ 2 个数量级，这能保证 GK 的活性在很大程度上随着血糖水平升高而增强，加强葡萄糖代谢而调控更多的胰岛素分泌。同时，GK 的另一个重要特性是活性不受其产物葡萄糖-6-磷酸的反馈抑制，这对维持 GK 活性在持续的高血糖刺激时不会下降也极其重要。GK 的这些特性保证不论进餐多少及餐后血糖升高的程度，都能通过控制胰岛素的分泌量，使得血糖能在餐后 1 ~ 2 个小时内恢复正常。葡萄糖除了直接刺激胰岛素分泌，也能激活前胰岛素原基因的转录，这进一步保证胰岛 B 细胞中的胰岛素不会因为持续的分泌而枯竭。在人类，GK 基因的激活型突变会导致低血糖症，而失活型突变会导致 2 型糖尿病。GK 的激活剂已被用于临床研究，其有可能成为治疗 2 型糖尿病的新药物。然而，近年研究发现在 B 细胞内过表达 GK 或其他亚型的已糖激酶并不能明显提高葡萄糖刺激的胰岛素分泌水平，提示 GK 可能并非调节 B 细胞胰岛素分泌的唯一限速酶，其他限速酶可能也参与调控胰岛素分泌。最近的研究发现 B 细胞的胰岛素分泌极限是由线粒

体功能决定的。

2．谷氨酸脱氢酶在胰岛素分泌过程中的作用　前面已提及，正常进餐后，血清中的葡萄糖及氨基酸是刺激B细胞分泌胰岛素的最主要营养物质。在所有的氨基酸中，谷氨酸及亮氨酸的组合是一种非常强的胰岛素分泌刺激物，其往往能达到与葡萄糖相当的刺激效果。在B细胞中，谷氨酸首先被谷氨酸脱氢酶（glutamate dehydrogenase，GDH）脱氢为α-酮戊二酸，其随后经三羧酸循环（tricarboxy acid cycle，TCA cycle）被氧化产生ATP。GDH是谷氨酸脱氢氧化代谢的限速酶，而亮氨酸则是GDH酶的异构激活物。谷氨酸或亮氨酸单独对B细胞胰岛素分泌刺激效应并不明显，但它们共同作用却能强烈地刺激胰岛素分泌。亮氨酸的一个非代谢类似物2-氨基-2-去甲菠烷羧酸［2-aminobicyclo-（2，2，1）-heptane-2-carboxylic acid，BCH］也能通过异构激活GDH而刺激胰岛素分泌。此外，其他支链氨基酸如异亮氨酸及缬氨酸也能异构激活GDH而刺激胰岛素分泌，但作用较亮氨酸弱。在临床上有一类GDH激活突变的患者，在饥饿的状况下吃富含碳水化合物的食物后血糖与正常人无异，但在吃了富含蛋白质（如牛奶及烤肉等）的食物后，往往会出现低血糖症状。这类患者在服用或注射支链氨基酸溶液时，也往往会突发低血糖症状，因此需要特别注意。

3．ATP合酶在胰岛素分泌中的调控作用　葡萄糖及氨基酸都是通过代谢的途径产生ATP，进而刺激胰岛素分泌的。葡萄糖及氨基酸通过代谢产生的丙酮酸经过三羧酸循环产生NADH。NADH需经过线粒体呼吸链氧化，最终产生ATP。ATP合酶，即线粒体呼吸链中的复合物5（complex V），是控制ATP合成的关键酶（complex V）。ATP合酶利用线粒体膜间隙与内膜腔之间H^+梯度电位差（$\Delta\psi$）合成ATP。ATP合酶β亚基（ATP β）在胰岛素分泌过程中也起着重要的调控作用。过表达ATP β及GK能显著提高大鼠B细胞的ATP含量与葡萄糖响应性胰岛素分泌。激活2型糖尿病患者胰岛细胞ATPβ也能显著增加B细胞ATP含量，进而改善葡萄糖响应性胰岛素分泌功能的受损。这进一步支持线粒体功能代谢在胰岛素分泌调控过程中起决定性作用（图9-1）。

（二）胰岛素对糖脂代谢的调控作用

1．血糖调控　体内血糖水平受到激素的严格调控。应激状态下，肾上腺素的分泌增加了肝细胞糖原分解使血糖水平升高。而日常生活中，机体则主要依赖胰岛分泌胰岛素与胰高血糖素（glucagon）这两种激素的动态平衡来维持正常血糖水平。胰岛主要由B细胞（约占60%～70%）和A细胞（约占15%～20%）组成。胰岛素由胰岛B细胞分泌，而胰高血糖素则是由胰岛A细胞分泌。胰高血糖素能刺激肝脏增加葡萄糖生成及释放，升高血糖。在正常的生理血糖范围内（3.5～5.5 mmol/L），胰岛B细胞以脉冲的方式向血清中释放低水平的胰岛素，维持血清的基础胰岛素水平。当餐后葡萄糖超过正常浓度（5.5 mmol/L）时，可以刺激胰岛B细胞分泌胰岛素，同时抑制A细胞分泌胰高血糖素，这种协调作用能保证机体快速降低血糖（葡萄糖响应性胰岛素分泌）。胰岛素通过结合胰岛素受体（insulin receptor，IR），激活胰岛素信号通路，促进葡萄糖经外周组织（肝脏、肌肉、脂肪）靶细胞膜的葡萄糖转运子4（GLUT4）进入细胞；增加肌肉和肝脏的糖原合成，从而使血糖回归正常水平。同时，胰岛素也抑制肝脏的葡萄糖生成水平，抑制其向血清中分泌葡萄糖。而当饥饿、禁食造成血糖低于正常时，低血糖刺激胰岛A细胞分泌胰高血糖素，同时抑制

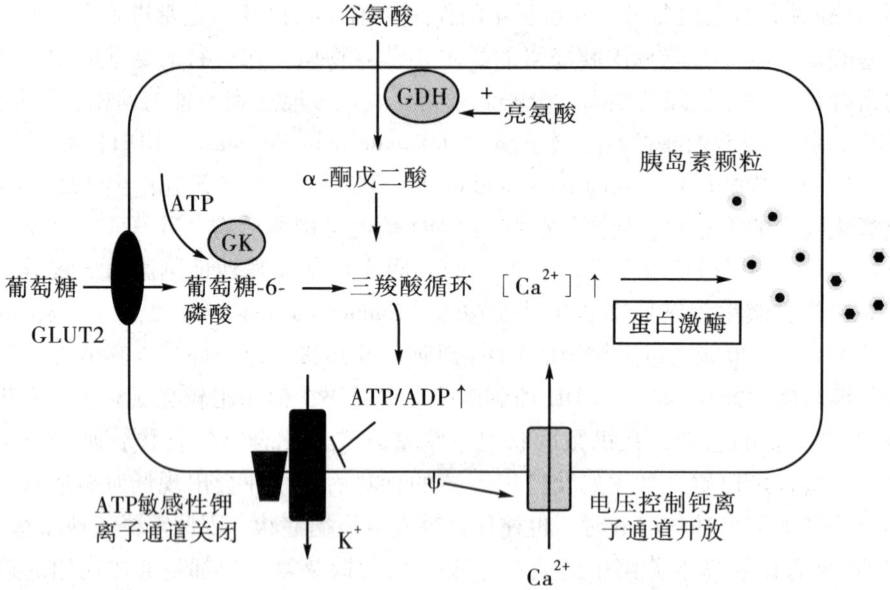

图 9-1 葡萄糖及谷氨酸/亮氨酸刺激胰岛 B 细胞分泌胰岛素的基本机制

葡萄糖和谷氨酸代谢产生 ATP 的过程在胰岛素分泌过程中起关键性调控作用。葡萄糖代谢的限速酶是葡萄糖激酶（glucokinase，GCK），而谷氨酸代谢的限速酶是 GDH，亮氨酸是谷氨酸脱氢酶的异构激活物。GLUT2，glucose transporter 2（葡萄糖转运子 2）；ψ，细胞膜电位；GDH，glutamate deliydrogenase。

B 细胞分泌胰岛素。胰高血糖素通过结合肝脏的胰高血糖素受体、激活腺苷酸环化酶/cAMP 通路抑制糖原合成、刺激糖原分解产生并释放葡萄糖来维持空腹血糖稳态。同时低胰岛素水平也降低了外周组织对葡萄糖的摄取及利用。临床上有一类特殊的胰高血糖素瘤患者（glucagonoma），其体内的胰岛 A 细胞过度增殖，导致血清中胰高血糖素水平异常增高。这类患者临床上主要表现为皮肤坏死性迁移性红斑，口角、唇、舌等部位的慢性炎症，指甲松动，外阴阴道炎，贫血及糖尿病。

2. 脂肪代谢的调控　胰岛素对于脂肪及脂质代谢同样具有重要的调节作用。其基本作用是促进脂肪酸合成及脂肪储存并抑制脂肪的分解。胰岛素能调控转录因子胆固醇调节元件结合蛋白-1C（sterol regulatory element binding protein 1C，SREBP-1C）的表达及激活剪切，从而刺激脂肪酸合成通路基因的表达及脂质合成。SREBP-1C 是细胞内控制脂肪酸合成的关键因子之一。

胰岛素通过激活脂蛋白脂酶将循环中极低密度脂蛋白（VLDL）降解为低密度脂蛋白（LDL），并促进所释放的游离脂肪酸进入脂肪细胞，合成甘油三酯加以储存。此外，胰岛素也通过抑制脂滴包被蛋白（perilipin）的降解与激素敏感性脂酶（HSL）的活性来减少甘油三酯的水解。

（三）胰岛素的信号转导及其作用的分子机制

胰岛素的作用通过细胞膜上的 IR 介导。IR 为酪氨酸蛋白激酶型受体，与胰岛素结合后，通过胰岛素受体底物（insulin receptor substrate，IRS）激活 PI3K-Akt 通路和 Ras-Raf-MEK-ERK 等多条信号转导通路，发挥生物效应。以下主要介绍胰岛素与调控糖脂代谢相关的信号转导通路（图 9-2）。

1. 胰岛素受体和胰岛素受体底物蛋白（IRSs） 胰岛素受体（IR）是一个由两个 α 亚基及两个 β 亚基组成的异源四聚体跨膜糖蛋白。位于膜外的 α 亚基介导与胰岛素的结合，β 亚基的胞内部分具有酪氨酸激酶活性。胰岛素的结合使受体构象改变导致 β 亚基上酪氨酸位点发生自身磷酸化（或两个 β 亚基在胰岛素刺激下彼此磷酸化酪氨酸位点）。酪氨酸磷酸化的 β 亚基其激酶活性进一步增加。激活后的胰岛素受体 β 亚基能招募并磷酸化一系列 IRS，后者整合受体信号经接头分子向下游通路的传导。目前已发现的 IRS 家族成员有 4 种，其中人类组织表达 IRS1、2、4 三种。IRS 蛋白家族的分子量在 60～180kD。IRS 蛋白结构中均包含一个 PH 域（pleckstrin homology domain）、一个蛋白酪氨酸结合域（PTB）以及若干酪氨酸残基。激活后的胰岛素受体 β 亚基能磷酸化 IRS 蛋白家族的酪氨酸位点。酪氨酸磷酸化的 IRS 蛋白征募含有 SH2 域的蛋白（如 PI3K 的调节亚单位 p85），进而激活一系

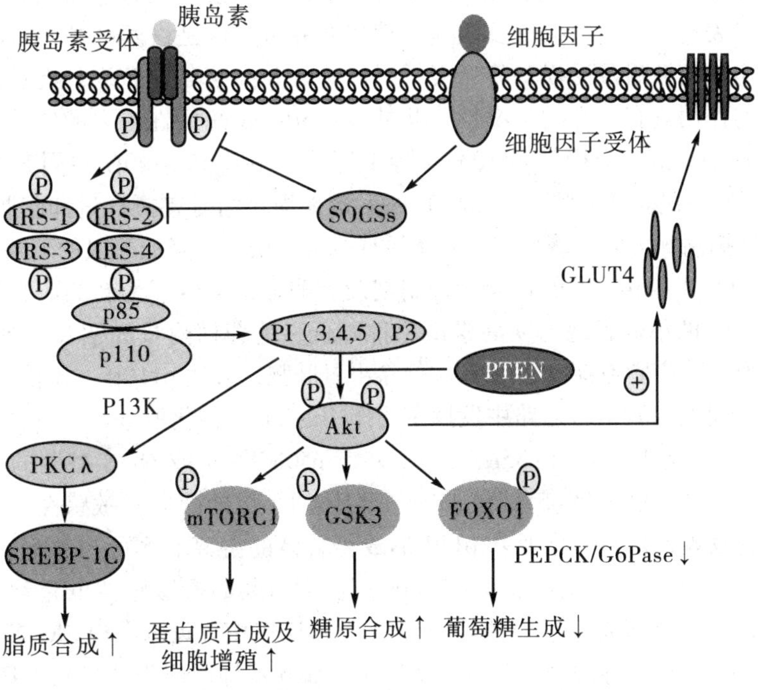

图 9-2 胰岛素信号通路在糖脂代谢中的调控作用

胰岛素通过其受体（IR）激活一系列信号通路，对众多基因的活性及表达进行调控。胰岛素受体底物（IRS）；磷脂酰肌醇 3 激酶（PI3K）；糖原合酶激酶 3（GSK3）；蛋白激酶 C λ 亚型（PKCλ）；胆固醇调节元件结合蛋白-1C（SREBP-1C）；哺乳动物雷帕霉素靶蛋白复合物 1（mTORC1）；叉头框蛋白 1（FOXO1）；同源性磷酸酶－张力蛋白（PTEN）；细胞因子信号转导抑制因子（SOCS）；葡萄糖转运子 4（GLUT4）；蛋白激酶 B（PKB/Akt）；葡萄糖-6-磷酸酶（PEPCK）。↑，增加；↓，下降。图中磷酸化的 FOXO1 是失活形式，去磷酸化的 FOXO1 才能入核发挥转录因子的活性。

列下游信号通路，如 PI3K-Akt 通路、Ras-Raf-ERK 通路等。以下主要介绍 PI3K-Akt 通路。

2. 磷脂酰肌醇 3 激酶（PI3K）-Akt 通路　PI3K 是胰岛素信号转导通路最主要的中介分子之一。PI3K 的活性受酪氨酸磷酸化激活后的 IRS 调控。根据结构和底物特异性，PI3Ks 分为 Ⅰ、Ⅱ、Ⅲ 3 个亚型。其中 $Ⅰ_A$ 型 PI3K 能直接被细胞表面受体激活。$Ⅰ_A$ 型的 PI3K 是由调节亚基 p85 和催化亚基 p110 组成的异源二聚体。哺乳动物的 $Ⅰ_A$ 型 PI3K 的 p85 调节亚基又包括 p85α（及其剪切体 p55α 和 p50α）、p85β 和 p85γ，它主要介导受体的结合、激活及酶的定位；催化亚基 p110 包括 p110α、p110β 和 p110δ 三种亚型，其中 p110α 和 p110β 在多种组织中广泛表达，而 p110δ 主要在白细胞中表达。p85 调控亚基含有两个 SH2 结构域，其能识别并结合特异的磷酸化酪氨酸位点。p85 直接与酪氨酸磷酸化的 IRSs 结合，激活催化亚基 p110 并催化生成磷脂酰肌醇三磷酸 PIP_3。PIP_3 作为第二信使对下游多种信号通路起到调节作用。

尽管 PI3K 在包括细胞生长、存活、分化及葡萄糖转运和机体代谢过程中起重要的作用，但 PI3K 多种亚基在胰岛素信号及糖脂代谢调控中的具体作用及机制尚不清楚。分别敲除了编码催化亚基 p110α 和 p110β 基因的小鼠在胚胎早期发育的过程中死亡。虽然存活的杂合子小鼠并未表现出胰岛素抵抗及明显的糖代谢异常，但是这两种基因双敲除的杂合子小鼠却表现出明显的糖耐量受损，胰岛素敏感性降低及高胰岛素血症，提示这两种亚基在糖代谢过程中的作用具有一定的重叠性。此外，在 p110α 酶活性缺失的转基因杂合子小鼠（$p110\alpha^{D933A/WT}$）中，由于突变的 p110α 与野生型的 p110α 和 p110β 共同竞争与调控亚基 p85 的结合，这些小鼠表现为胰岛素抵抗和糖耐量受损，同时有摄食量和脂肪的沉积增加。p110α 的特异性抑制剂可以显著抑制胰岛素诱导的 Akt 激活、降低小鼠的葡萄糖转运及胰岛素敏感性，而 p110β 和 p110δ 的特异性抑制剂没有明显的影响。最新的研究发现，肝脏中特异性敲除 p110α 的小鼠表现为胰岛素敏感性降低、葡萄糖耐量异常及肝脏糖异生增加，并伴有高瘦素血症和高脂血症。在 p110α 敲除小鼠肝脏过表达 p110β 并不能逆转上述表型，提示 p110α 可能是胰岛素信号通路中发挥主要作用的 PI3K 催化亚基。

敲除 PI3K 调节亚基 p85α（$p85\alpha^{-/-}$ $p55\alpha^{-/-}$ $p50\alpha^{-/-}$）或 p85β 基因的小鼠胰岛素敏感性反而增强。此外，仅敲除 p55α 和 p50α 剪切体的小鼠的胰岛素敏感性较野生型小鼠也显著提高。研究发现，未与催化亚基 p110 形成复合体的游离 p85 可与 p85/p110 复合体竞争与磷酸化的 IRS1 的结合。提示 p85 和 p110 的比例对胰岛素敏感性也起着重要的调控作用，过量游离的 p85 对胰岛素信号通路可能起负调控作用。近来，p110α 抑制剂 PIK-75、PI-103 及 PIK-90、p110β 抑制剂 TGX221 以及 p110β/δ 双抑制剂 TGX115 及 TGX286 在糖代谢异常及其他疾病中的潜在治疗作用正在研发之中。

蛋白激酶 B（PKB）或 Akt 是一种丝氨酸/苏氨酸蛋白激酶，是胰岛素受体 - 受体底物-PI3K 信号通路的直接下游分子。PI3K 产生的 PIP_3 可以征募包括三磷酸肌醇依赖性蛋白激酶（PDK1）及 Akt 在内的多种丝/苏氨酸蛋白激酶至胞膜。最终 Akt 被 PDK1 磷酸化并激活。Akt 的两个磷酸化位点，分别是 Thr308 和 Ser473，对 Akt 活性都是必需的。激活的 Akt 又磷酸化其下游底物来介导胰岛素的生物学效应。Akt 包括三种亚型：Akt1、Akt2 和 Akt3，分别由 *PKBα*、*PKBβ* 和 *PKBγ* 编码。其中 Akt2 主要表达在胰岛素敏感型组织，是对代谢调控起关键作用的 Akt 亚型。Akt2 基因敲除的小鼠由于 B 细胞数目减少及外周组织中的胰岛素抵抗而发生 2 型糖尿病。Akt2 基因突变也见于某些严重的胰岛素抵抗及 2 型糖尿病的患者，提示 Akt2 在胰岛素抵抗及 2 型糖尿病发病过程中可能起重要的作用。

3. Akt 的主要下游分子 Akt 能磷酸化多种底物，并可引起广泛的生物效应（详见第三章第一节）。已知 Akt 能通过对以下底物的作用介导胰岛素的效应：①通过单磷酸化 AS160 促进葡萄糖转运子 4（glucose transporter 4，GLUT4）转位和葡萄糖内流；②磷酸化转录因子叉头框蛋白 O1（Forkhead box O1）来调节敏感组织的基因表达；③磷酸化糖原合酶激酶 3（GSK3）解除对其糖原合成的抑制，刺激糖原合成；④磷酸化 Bad-Bcl-2 复合物来促进细胞存活；⑤激活哺乳动物雷帕霉素靶蛋白（mTOR）通路来增加蛋白质合成及细胞生长；⑥通过磷酸化细胞周期抑制蛋白 p21 及 p27 来促进细胞增殖；⑦磷酸化内皮型一氧化氮合酶（eNOS）来促进一氧化氮释放及血管舒张等。

（1）AS160 由 TBC1D4 基因编码的 160kD 蛋白。AS160 通过其 GTPase 激活区与 Rab 蛋白的相互作用参与转运囊泡的形成，Akt 磷酸化抑制其 GTPase 活性、激活 Rab2a、8a、10、14。从而促进 GLUT4 转位及葡萄糖的转运。此外，AS160 分子也含有一个钙调蛋白结合区，介导肌肉组织中磷酸化非依赖性葡萄糖摄取。

（2）FOXO1 自 1989 年在果蝇中发现第一个 Forkhead 基因以来，Forkhead 转录因子家族目前已有超过 100 个成员，分为 FOXA ~ Q 共 17 个亚家族。它们的共同结构特征是具有一个由 3 个 α 螺旋和 2 个翼型环构成的 DNA 结合区，也称为 Fox（Forkhead box）。FOXO 转录因子在哺乳动物细胞中有四个不同亚型：FOXO1（FKHR）、FOXO3（FKHRL1）、FOXO4（Afx）和 FOXO6。在人类的 4 个同源蛋白分别是 FOXO1、FOXO2、FOXO3a 和 FOXO4。FOXO 蛋白质通过丝氨酸或苏氨酸以及赖氨酸残基的磷酸化和乙酰化等后转录修饰后而发挥作用。FOXO1 作为胰岛素信号通路的一个重要靶分子，被 Akt 磷酸化后出核失活并降解，从而抑制其对糖异生关键酶葡萄糖-6-磷酸酶（glucose-6-Pase，G6Pase）及磷酸烯醇丙酮酸羧基酶（phosphoenolpyruvate carboxykinase，PEPCK）的转录调控作用，抑制肝脏的葡萄糖异生，从而降低血糖。在胰岛 B 细胞中，FOXO1 也介导胰高血糖素样肽-1（glucagon-like peptide 1，GLP-1）的效应。此外，FOXO1 也可通过与代谢性核受体 PPAR 家族的共激活蛋白 PGC-1α 以及胆固醇代谢通路中重要的调节分子调节蛋白 1（sirtuin 1，SIRT1）相互作用，在肝脏的脂质合成过程中发挥重要的作用。在肝脏中过表达 FOXO1 能在肝细胞内诱导脂质沉积，而敲减肝脏 FOXO1 的表达对脂肪肝及 VLDL-TG 分泌具有明显的缓解作用。在严重的脂肪肝和 2 型糖尿病患者的肝脏组织中也观察到 FOXO1 表达水平及活性明显升高。抑制 FOXO1 对于代谢综合征和糖尿病具有治疗作用。

（3）GSK3 受 Akt 调控的另一重要下游分子糖原合酶激酶3（GSK3）是由 Axin、β-连环蛋白和腺瘤性结肠息肉病蛋白组成的丝氨酸/苏氨酸蛋白激酶。GSK3 有两种亚型：GSK 3α 和 GSK3β，这两种亚型的催化活性区的氨基酸序列有 97% 的同源性。它们在细胞和组织中广泛表达，具有相似的生物学特性。GSK3β 能磷酸化多种内源性底物，包括参与代谢的多种蛋白和转录因子等，在细胞生长、发育、肿瘤发生、血糖稳态调控等过程中起到重要的作用。GSK3 是体内第一种被证实的 IRS-1 激酶，在体内组成性表达，在细胞静息状态下维持 IRS-1 丝氨酸位点的磷酸化，对 IRS-1 的活性具有抑制作用。GSK3 特异性抑制剂可以逆转 GSK3 对 IRS-1 的抑制作用，通过上调酪氨酸位点磷酸化的 IRS-1 水平增强胰岛素信号转导，改善大鼠肌肉组织的胰岛素抵抗状态。GSK3 通过使糖原合成酶磷酸化而抑制其活性，使糖原合成减少。因此 Akt 能通过磷酸化而抑制 GSK3 的活性，增加糖原合成酶的活性，促进细胞摄取葡萄糖并合成糖原，降低血糖。研究还显示 GSK3 抑制剂可以促进大鼠骨骼肌细胞内的葡萄糖转运体 4 向细胞膜转位，提高骨骼肌中胰岛素刺激的葡萄糖转运。

在胰岛 β 细胞中，敲减 GSK3β 对由内质网应激诱导的细胞凋亡具有保护作用。特异性 GSK3β 小分子抑制剂也可保护胰岛 B 细胞由高糖和软脂酸诱导的细胞凋亡，同时抑制 GSK3β 可以促进细胞的增殖。因此，GSK3 可以从糖原合成、葡萄糖转运、肝脏糖异生及 B 细胞功能调控等方面参与机体糖代谢调节过程。

4. PTEN：PI3K 通路的负调控蛋白　PI3K-Akt 信号转导通路受多种因子的调节，其中肿瘤抑制因子同源性磷酸酶－张力蛋白（phosphatase and tensin homolog，PTEN）通过催化 PIP_3 生成的逆反应：即将 PIP_3 转化为 PIP_2，抑制 PI3K-Akt 信号转导通路，进而抑制细胞的增殖、存活、生长及糖代谢。抑制 PTEN 的活性可以激活 Akt 及其下游的信号转导通路。PTEN 基因敲除的小鼠在发育的过程中由于多种组织异常增殖而死亡，这些小鼠各种组织中的 PIP_3 水平较野生型小鼠显著增高，同时 Akt 被持续性地激活。在胰岛 B 细胞中特异性敲除 PTEN 的小鼠胰岛 B 细胞数量及体积显著增加并引发低血糖。同时 PTEN 敲除小鼠的 B 细胞还可以抵抗由链脲佐霉素诱导的凋亡。总之，现有的研究表明 PTEN 能通过调控 Akt 的活性在葡萄糖稳态调节过程起重要作用。

三、胰岛素抵抗的原因和发生机制

目前胰岛素抵抗发生的确切分子机制还不完全清楚。已有的研究表明多种因素，如遗传因素、免疫功能异常以及一些继发性因素能抑制或阻断胰岛素信号通路。如胰岛素信号通路分子表达水平的下降、丝氨酸/苏氨酸蛋白激酶的激活、磷酸酪氨酸磷酸酶（phosphotyrosine phosphatase，PTPase）激活及细胞因子信号转导抑制因子（supressor of cytokine signaling，SOCS）表达上调等均可使特定信号转导过程减弱或中断，造成靶细胞对该信号的敏感性降低或丧失，最终诱导胰岛素抵抗（图 9-3）。

（一）与遗传相关的或原发性胰岛素抵抗

遗传性因素或称原发性胰岛素抵抗绝大多数（90% 以上）是由于基因突变所致，并常常是多基因突变协同导致胰岛素抵抗，已发现的有胰岛素受体或胰岛素受体后的基因突变，如 Glut4 基因突变、葡萄糖激酶基因突变和胰岛素受体底物基因突变等。遗传性的胰岛素抵抗性糖尿病包括 Leprechaunism 综合征、Rabson-Mendenhall 综合征和 A 型胰岛素抵抗症。有家族史，患者除有严重高血糖和高胰岛素血症外，多数患者还伴有黑色棘皮及多毛症，面容丑陋。已报道该病患者中约几十种胰岛素受体的基因突变，突变呈明显的异质性，以点突变为主，分布于受体的胞外区和 PTK 区。突变可导致受体合成障碍、受体往细胞膜运输受阻、受体与胰岛素亲和力下降、PTK 活性降低及受体降解加快等，使得靶细胞对胰岛素反应丧失。此外，胰岛素信号通路及糖代谢中的一些关键基因的突变也能导致胰岛素抵抗基因糖尿病。比如 Akt 及 IRS-1 基因突变也见于某些严重的胰岛素抵抗及 2 型糖尿病的

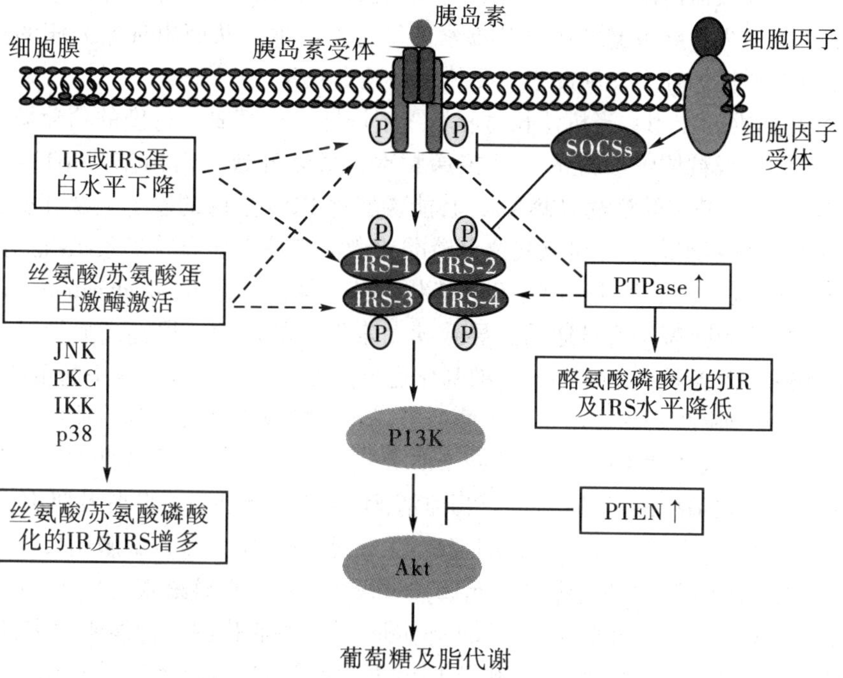

图 9-3　胰岛素抵抗产生的分子机制

胰岛素信号通路分子表达水平下降、丝氨酸/苏氨酸蛋白激酶激活、酪氨酸蛋白磷酸酶激活及细胞因子信号传导抑制因子表达上调等均可抑制或阻断胰岛素信号通路，诱导胰岛素抵抗发生。IR，insulin receptor（胰岛素受体）；IRS，insulin receptor substrate（胰岛素受体底物蛋白）；PI3K，phosphatidylinositol 3-kinase（磷脂酰肌醇 3 激酶）；Akt，protein kinase B（蛋白激酶 B）；PTEN，phosphatase and tensin homolog（同源性磷酸酶－张力蛋白）；SOCS，supressor of cytokine signaling（细胞因子信号转导抑制因子）；PTPase，phosphotyrosine phosphatase（酪氨酸蛋白磷酸酶）；JNK，c-Jun N-terminal kinase（c-Jun 氨基末端激酶）；PKC，protein kinase C（蛋白激酶 C）；IKK，IκB kinase（IκB 激酶）；p38，p38 protein kinase（p38 蛋白激酶）。↑，蛋白酶表达或活性增加。

患者。

近年来，全基因组多态相关比较研究（genome-wide association study，GWAS）发现了数十个基因的基因多态性与胰岛素抵抗及 2 型糖尿病有关，其中包括 IRS-1、Kruppel 样因子 14（Kruppel-like factor 14，KLIF14）、葡萄糖激酶调节蛋白（glucokinase regulator，GCKR）、胰岛素样生长因子 1（insulin-like growth factor 1，IGF1）及过氧化物酶体增殖物激活受体 γ（peroxisome proliferator-activated receptors，PPARγ）等基因。

（二）继发性胰岛素抵抗

可导致胰岛素抵抗的继发性因素有：

1. 体内胰岛素水平持续性增高可以下调胰岛素受体　已发现部分肥胖者有高胰岛素血症及糖耐量的异常，并伴细胞表面的胰岛素受体数量减少。其原因是肥胖患者通常摄入过多，使餐后血糖浓度明显增高。当机体长时间处于高血糖状态时，会刺激胰岛B细胞分泌更多的胰岛素，导致血清胰岛素水平异常升高。长时间增高的胰岛素可通过下调作用使胰岛素受体的表达减少，导致靶细胞对胰岛素的敏感性降低，从而出现糖尿病的症状。节制饮食可阻断这些恶性循环，使胰岛素及受体水平趋向正常。

2．慢性高血糖的作用　当机体长时间暴露于慢性高血糖时，过度的葡萄糖氧化会增加肝细胞及肌肉细胞线粒体呼吸链的电子传递频率，最终导致氧自由基（ROS）生成增多。ROS能激活c-Jun氨基末端激酶（JNK），其能磷酸化IRSs蛋白的丝氨酸及苏氨酸位点，进而阻断IRSs在胰岛素刺激下的酪氨酸位点磷酸化激活，从而导致胰岛素抵抗。此外，慢性高血糖会导致细胞中沉积大量的晚期糖基化终末产物（advanced glycation end products，AGEs)，其也能抑制胰岛素信号通路，导致胰岛素抵抗的产生。慢性高血糖导致的内质网应激（ER stress）及各种代谢酶的异常糖基化也可能在胰岛素抵抗形成中起重要作用。

3．增高的游离脂肪酸的作用　当机体处于营养过剩或肥胖发生时，脂肪细胞脂解作用的增加和/或饮食摄入的游离脂肪酸（free fatty acids，FFAs）不能在脂肪组织中被转化为甘油三酯，从而导致血清中的FFAs升高。当血清FFAs浓度增加时，肝脏及肌肉会增加FFAs的摄取并导致细胞中FFAs含量增加。细胞中FFAs水平增加会导致细胞脂代谢紊乱并产出大量的脂代谢中间产物如甘油二酯（diacylglycerol，DAG)，长链酰基辅酶A（long chain acyl-coenzyme A，Acyl-CoA）及神经酰胺（ceramide)，这些脂代谢产物能激活多种丝氨酸/苏氨酸蛋白激酶。这些激酶激活后能使IR及IRSs发生丝氨酸或苏氨酸位点磷酸化，进而阻断其酪氨酸位点磷酸化激活而导致肝脏及肌肉组织胰岛素抵抗的产生。目前，已发现的受游离脂肪酸代谢产物直接或间接激活的丝氨酸/苏氨酸蛋白激酶包括JNK、蛋白激酶C（PKC)；IκB激酶（IκB kinase，IKK)、p38蛋白激酶（p38 protein kinase，p38）等。肝脏胰岛素抵抗会导致肝脏葡萄糖输出增加及清除胰岛素的速率下降，进而导致空腹血糖升高及高胰岛素血症。高胰岛素血症又能诱导其他组织如脂肪及肌肉产生胰岛素抵抗。高胰岛素血症在脂肪组织中诱导胰岛素抵抗后，脂肪组织的脂解作用进一步增加，导致更多的FFAs分泌进入循环系统。因此很显然，当一个组织产生胰岛素抵抗后，往往会通过影响血糖、血清胰岛素及血清脂质稳态，最终在其他组织诱导继发性的胰岛素抵抗，恶性循环最终导致全身性胰岛素抵抗的发生。同时，肥胖发生时脂肪组织异常分泌的大量脂肪因子（adipokines）也在胰岛素抵抗过程中起重要作用（详见本章第二节）。过度饮酒导致的酒精性脂肪肝也是肝脏及全身胰岛素抵抗发生的重要原因之一。

4．线粒体数量减少或线粒体功能下降　作为细胞内产生能量的主要细胞器，线粒体通过控制ATP合成、ROS生成及脂肪酸氧化等过程，在调控细胞胰岛素信号通路过程中起重要作用。现有的研究表明，在肥胖患者及老年人群中，肌肉及肝脏细胞内的线粒体密度较正常人群或年轻人群明显下降，导致氧化磷酸化过程减弱，同时伴随着细胞脂质含量及IRS蛋白丝氨酸磷酸化程度的增加。线粒体数量减少或线粒体功能下降是老年人更容易得胰岛素抵抗及2型糖尿病的重要原因之一。在2型糖尿病患者的后代中，多种组织细胞内的线粒体密度也往往较正常人群后代明显偏低，这些人群更容易在成年后发生胰岛素抵抗及2型糖尿病。

5. 其他　已证明在严重的创伤、应激、感染时，大量产生的应激激素（如糖皮质激素）和细胞因子（如 TNF-α）等可通过干扰胰岛素受体后的信号转导途径及细胞内的代谢，导致组织细胞对胰岛素的抵抗并造成糖代谢的紊乱。在某些情况下，肝炎病毒感染可能会导致肝脏产生炎症，局部产生的炎症细胞因子可能会通过激活 SOCSs 诱导肝脏胰岛素抵抗。艾滋病患者在接受高效抗逆转录病毒治疗（highly active antiretroviral therapy，HAART）后往往会出现明显的高甘油三酯血症及胰岛素抵抗症状。目前艾滋病患者在接受 HAART 治疗后出现胰岛素抵抗的原因尚不清楚，推测可能与治疗后出现的脂肪代谢障碍综合征（lipodystrophy syndrome）有关。其中，约有 20% 的患者在治疗后出现了脂肪萎缩（lipoatrophy）及低血清瘦素（leptin）水平等症状，而外源性的瘦素注射能明显缓解这类患者的胰岛素抵抗症状。此外，某些微量元素缺乏（如铬和钒缺乏）及体内胰岛素拮抗激素增多也能导致胰岛素抵抗。在妊娠过程中，母亲也往往会发生胰岛素抵抗，可能跟妊娠过程中体脂的增加及血清激活变化有关。

此外，还发现某些胰岛素抵抗性糖尿病的发生和患者的免疫功能异常有关，这些胰岛素抵抗的患者多为女性，亦有黑皮及多毛症。患者血中可测到抗胰岛素受体的抗体，以阻断型为主，与受体结合后可阻断胰岛素与受体的结合及效应。但这些患者除糖尿病外，还合并其他自身免疫性疾病，如系统性红斑狼疮等。

（二）胰岛素敏感组织与胰岛素抵抗

在全身性胰岛素抵抗发生过程中，机体各主要胰岛素敏感组织的作用及贡献是不完全一致的。因此，要深入了解全身胰岛素抵抗及 2 型糖尿病的产生机制，就要首先认识机体各主要胰岛素敏感组织在糖代谢中的作用及这些组织的胰岛素抵抗在全身性胰岛素抵抗形成过程中的作用。在过去十多年，组织特异性基因敲除技术的广泛应用使得研究者能够直接研究机体单个组织中的胰岛素信号通路在机体糖脂代谢中的作用。通过特异性敲除主要胰岛素敏感组织中的胰岛素受体，研究者在动物模型上深入研究了机体各主要组织胰岛素信号通路在局部及全身糖脂代谢中的作用。同时，也通过组织特异性敲除胰岛素受体模拟了单个组织胰岛素抵抗在全身胰岛素抵抗及 2 型糖尿病的发生发展过程中的作用。

1. 肝脏　肝脏是唯一能分泌葡萄糖进入血液的组织。因此，肝脏正常的糖代谢功能对于维持正常的空腹血糖稳态至关重要。肝脏糖脂代谢异常是包括脂肪肝及糖尿病在内的多种疾病的主要诱因。在正常的生理状况下，进餐后升高的血清胰岛素刺激肝脏吸收葡萄糖转化为糖原储备起来，同时抑制肝脏生成并分泌葡萄糖。在饥饿状态下，肝脏通过增加糖异生及糖原分解，向血清中释放葡萄糖，维持空腹血糖的稳定，对维持大脑等以葡萄糖为主要供能分子的正常功能至关重要。通过分析肝脏特异性胰岛素受体敲除小鼠（liver insulin receptor knockout，LIRKO）的表型揭示了胰岛素信号通路在肝脏及机体糖脂代谢中的作用。LIRKO 小鼠在幼龄阶段即有空腹血糖升高，肝脏糖异生速率明显增加。LIRKO 小鼠肝脏中控制糖异生的两个关键酶 PEPCK 和 G6Pase 的表达因胰岛素的抑制作用减弱或丧失而明显上调。这表明敲除胰岛素受体导致了严重的肝脏胰岛素抵抗。同时，LIRKO 小鼠也表现出严重的高胰岛素血症，其血清胰岛素水平是野生型小鼠的 20 倍以上。导致高胰岛素血症的主要原因是胰岛 B 细胞胰岛素分泌代偿性增加及肝脏清除胰岛素的速率下降。LIRKO

小鼠血清中的甘油三酯及 FFAs 浓度均较对照小鼠明显降低，这可能归因于肝脏甘油三酯分泌的下降及高胰岛素血症对脂肪组织脂解作用的抑制。这表明肝脏胰岛素抵抗在空腹血糖升高、高胰岛素血症及全身性胰岛素抵抗形成过程中起重要作用。其他动物模型实验及临床研究也证实在 2 型糖尿病状态下，均存在肝脏胰岛素抵抗及肝脏糖异生增加的症状。

2. 肌肉　在正常的生理状态下，餐后升高的血糖中约 60% 由肌肉组织经胰岛素刺激而摄取。肌肉组织特异性敲除胰岛素受体（muscle insulin receptor knockout，MIRKO）的小鼠表现出严重的肌肉胰岛素抵抗，糖钳夹实验揭示 MIRKO 小鼠肌肉在胰岛素刺激下的葡萄糖摄取、糖酵解及糖原合成能力均下降超过 70%。同时，MIRKO 小鼠的脂肪组织重量、甘油三酯含量、血清游离脂肪酸及甘油三酯水平也明显高于野生型小鼠。然而，其空腹血糖、胰岛素水平及糖耐量与野生型小鼠相比并无显著差别。相反，其脂肪组织中胰岛素刺激的葡萄糖摄取和转运反而增加。提示单纯肌肉组织的胰岛素抵抗可能不足以导致糖耐量异常及高胰岛素血症。

3. 脂肪　在口服葡萄糖耐量实验中，正常小鼠的脂肪组织在胰岛素的刺激下吸收约 10% 的血清葡萄糖。脂肪组织摄取的葡萄糖主要被转化为甘油三酯而储存起来。过去多年，人们一直认为脂肪组织只是一个单纯的能量储存组织。随着瘦素及其他脂肪因子（adipokine）的发现，脂肪组织现已被认为是一个主要的内分泌器官，其通过分泌包括脂肪因子在内的众多激素或因子，广泛地参与了机体糖脂代谢调控。为了进一步阐明胰岛素信号通路在脂肪代谢中的作用，研究者构建了脂肪组织特异性敲除胰岛素受体（fat insulin receptor knockout，FIRKO）小鼠。与野生型小鼠相比较，FIRKO 小鼠脂肪组织在胰岛素刺激下的葡萄糖摄取速率较野生型小鼠下降了 90%，显示严重的脂肪组织胰岛素抵抗。但 FIRKO 小鼠的空腹血糖基本正常，血清胰岛素水平明显降低；糖耐量及胰岛素耐量均显著优于野生型小鼠，表明 FIRKO 小鼠的整体胰岛素敏感性较野生型小鼠有改善。同时，FIRKO 小鼠的脂肪重量、脂肪组织及血清的甘油三酯水平均显著低于野生型小鼠。FIRKO 小鼠的寿命也较对照小鼠明显延长。

脂肪组织特异性敲除胰岛素受体对机体糖脂代谢的改善作用机制尚不清楚，推测可能与血清脂肪因子谱改变有关。例如，在 FIRKO 小鼠血清中具有胰岛素增敏作用的脂肪因子脂联素（adiponectin）的水平增加，而具有胰岛素失敏作用的 TNF-α 水平下降。

4. 胰岛 B 细胞　胰岛素 B 细胞也表达胰岛素受体，表明胰岛素信号通路在胰岛 B 细胞功能及代谢中也起重要作用。特异性敲除 B 细胞胰岛素受体（B cell insulin receptor knockout，BIRKO）的小鼠在早期即出现糖耐量异常，且随着年龄增加进一步加重。BIRKO 小鼠的糖耐量异常主要是由于 B 细胞胰岛素分泌功能损伤引起的。BIRKO 小鼠胰岛形态较野生型小鼠明显偏小，同时 B 细胞中的胰岛素含量也较野生型小鼠低。这些研究表明胰岛素信号通路在 B 细胞增殖及胰岛素分泌过程中均起重要的作用。进一步的研究表明在 B 细胞中，胰岛素受体主要是通过 IRS-2，而非 IRS-1 调控 B 细胞增殖的。用高浓度的外源性胰岛素长时间处理 B 细胞能明显抑制葡萄糖反应性胰岛素分泌。

5. 下丘脑　虽然下丘脑并不是典型的胰岛素靶组织，但其是控制机体能量代谢的中枢，而胰岛素受体也被证实表达于下丘脑中，表明下丘脑胰岛素信号通路可能也对机体糖脂代谢产生影响。研究者通过直接往小鼠下丘脑注射胰岛素受体的小干扰 RNA（small interfering RNA），将下丘脑部位胰岛素受体的表达敲减（hypothalamus insulin receptor knockdown，HIRKD）了约 80%。与对照小鼠相比，HIRKD 小鼠体内的神经肽 Y（neuropeptide Y，NPY）和刺鼠相关肽（agouti-related peptide，AgRP）表达明显增加，同时进食量增加了 50%，皮下脂肪增加了 4 倍。虽然 HIRKD 小鼠的空腹血糖及血清胰岛素水平较对照小鼠基本正常，但钳夹实验揭示其肝脏葡萄糖生成速率增加了约 40%。这表明下丘脑的胰岛素信号通路也能调控肝脏的糖代谢过程。

6. 各组织的相互作用　近年来，研究者又开始研究多个组织发生胰岛素抵抗在全身胰岛素抵抗形成中的作用。同时敲除肌肉及脂肪组织中的胰岛素受体并不会导致糖耐量异常及高胰岛素血症。同时敲除 B 细胞及肌肉组织中的胰岛素受体的小鼠，其糖耐量较单独敲除肌肉组织胰岛素受体的小鼠糖耐量反而有所改善。如同时敲除肝脏及 B 细胞中的胰岛素受体，小鼠则出现严重的胰岛素抵抗及糖尿病，表明 B 细胞及肝脏胰岛素信号通路受抑制在糖尿病发病过程中起关键性作用。全身性敲除胰岛素受体的小鼠（insulin receptor knockout，IRKO）会因围生期糖尿病酮症酸中毒而致死。在 IRKO 小鼠肝脏、大脑及 B 细胞中救援性表达胰岛素受体后，小鼠可以存活，而且不发生糖尿病。如果在 IRKO 小鼠肝脏及 B 细胞中救援性表达胰岛素受体，小鼠虽可存活，但依然发生糖尿病。特异性敲除大脑神经元中的胰岛素受体（neuronal insulin receptor knockout，NIRKO）后，小鼠的空腹血糖及糖耐量较野生型小鼠基本正常。但 NIRKO 小鼠也表现出中度的肥胖、高胰岛素血症及高甘油三酯血症，表明小鼠存在一定程度的胰岛素抵抗。

总之，现有的研究表明大脑、胰岛 B 细胞及肝脏中的胰岛素信号通路对维持血糖稳态至关重要。脂肪及肌肉胰岛素抵抗不会对全身性葡萄糖稳态产生决定性的影响，其可能是大脑、胰岛 B 细胞及肝脏胰岛素抵抗产生后的代偿性保护作用。

第二节　肥胖与胰岛素抵抗

一、肥胖概述

（一）肥胖的概念

在过去几十年中，肥胖在全世界范围内已成为流行病。目前，肥胖在发达国家及我国均已成为严重危害健康的主要因素之一。肥胖是指由于体内脂肪细胞的异常分化和增殖，最终导致脂肪细胞异常增多及细胞内脂质（主要是甘油三酯）过度沉积引起的。肥胖是包括胰岛素抵抗、2 型糖尿病、心血管疾病、肿瘤及高血压在内的许多疾病的独立风险因素。

（二）肥胖的分类及产生的原因

肥胖的发生主要是各种原因引起的机体能量摄入过多，而能量消耗减少，摄入及消耗平衡被打破，导致储存能量的甘油三酯（脂肪）在体内的过度沉积引起的。从肥胖产生的原因看，肥胖分为下列三种类型：

1. 单纯性肥胖　单纯性肥胖是各类肥胖中最常见的一种，其主要由遗传因素及营养过度引起的。这类患者全身脂肪分布比较均匀，没有内分泌紊乱现象，也无代谢障碍性疾病，其家族往往有肥胖病史。比如先天性缺乏瘦素及瘦素受体（leptin receptor）的人群，会表现出严重的肥胖。近年来，GWAS 发现了数十个基因的基因多态性与肥胖的发生有关。目前，在世界范围内，单纯性肥胖的主要人群是由营养过度引起的。

2. 继发性肥胖　继发性肥胖是由内分泌紊乱或代谢障碍引起的一类疾病，约占肥胖人群的2%~5%左右。肥胖只是这类患者的重要症状之一，同时还会有其他各种各样的临床表现，多表现在：①皮质醇增多症；②甲状腺功能减退症；③胰岛 B 细胞瘤；④性腺功能减退；⑤多囊卵巢综合征；⑥颅骨内板增生症等多种病变中。

3. 药物引起的肥胖　有些药物在有效地治疗某种疾病的同时，还有使患者身体肥胖的副作用。如应用肾上腺皮质激素类药物（如氢化可的松等）治疗过敏性疾病、风湿病、类风湿病、哮喘病等，同时也可使患者身体发胖；治疗精神病的吩噻嗪类药物，也能使患者产生性功能障碍及肥胖。这类肥胖患者约占肥胖病的2%左右。一般情况而言，只要停止使用这些药物后，肥胖情况可自行改善。遗憾的是，有些患者从此而成为“顽固性肥胖”患者。值得深思的是，虽然肥胖是导致2型糖尿病的“罪魁祸首”，但目前的抗糖尿病主流药物 PPARγ 激动剂如罗格列酮及比格列酮等在改善机体糖代谢的同时，其显著的副作用之一就是导致患者体重增加。

二、肥胖的发生机制

在组织层面上，肥胖的发生是各种原因引起的能量摄入增多，同时能量消耗减少，最终导致脂肪组织过度增多。在细胞及分子层面上，肥胖的发生是指各种原因引起的脂肪细胞异常增殖分化，最终导致脂肪细胞异常增多及体积增大，储存过量的甘油三酯形成的。在过去十多年中，大量的研究揭示脂肪组织也是一个内分泌组织，其分泌大量的激素或因子，广泛介入了免疫反应、生殖发育、炎症反应、糖脂代谢、细胞增殖及能量平衡等机体主要的生理代谢过程的调控。目前，脂肪组织分泌的脂肪因子（adipokines）已被证实在机体糖脂代谢中起重要的调控作用。脂肪因子包括两类，一类是脂肪组织特异或高表达的细胞因子如瘦素、脂联素、内脏脂肪素（visfatin）、抵抗素（resistin）及网膜素（omentin）等；另一类是非脂肪组织特异的细胞因子如 IL-1β、TNF-α、IL-6 及 MCP-1 等（详见下文）。在营养过剩的条件下，由于脂肪细胞在胰岛素等激素的刺激下不断摄入游离脂肪酸及葡萄糖等，并转化为甘油三酯储存于细胞中。这会导致脂肪细胞的数量增多和体积增大，脂肪细胞的功能也发生改变。在营养过剩时，多种脂肪因子的表达分泌发生异常改变，其中，瘦素、抵抗素、内脏脂肪素及趋化素（chemerin）水平均明显升高。进一步的研究显示，这些脂肪因子可以自分泌或旁分泌的方式促进前脂肪细胞的增殖和分化，进一步加重脂质在体内的堆积。同时，能抑制脂肪细胞分化的脂联素在营养过剩或肥胖者体内减少，导致其对脂肪增殖分化的抑制作用减弱。总体而言，肥胖发生过程中促进脂肪组织分化的细胞因子在脂肪细胞中的表达分泌水平增加，而抑制分化的脂肪因子的表达分泌水平下降。脂肪因子网络平衡被打破后，变为促增殖分化因子占主导地位，进而促使机体在恶性负反馈过程中逐渐变得更加肥胖（图9-4）。因此，恢复正常的脂肪因子表达谱及功能网络对于肥胖及肥胖相关性疾病的防治具有重要意义。

三、肥胖与胰岛素抵抗

肥胖与2型糖尿病的发病率之间存在正相关关系。男性肥胖患者（BMI >31）患2型糖

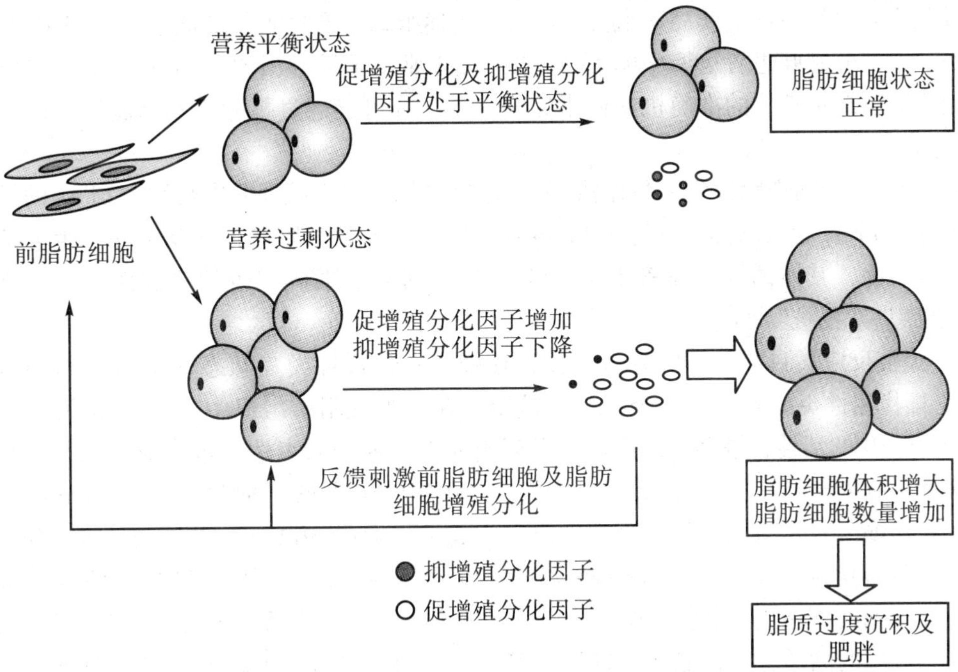

图 9-4　脂肪因子在脂肪细胞发育分化中的反馈调节作用

在营养过剩及肥胖状态下，脂肪细胞的分泌功能发生变化，其分泌的抑增殖分化细胞因子下降，而促增殖分化细胞因子增加，使得脂肪因子对脂肪细胞前脂肪细胞表现为净促增殖分化作用。

尿病的风险是年龄匹配的体重正常人的 12 倍，而重度肥胖男性患者（BMI > 35）患 2 型糖尿病的风险是正常人的 40 倍。女性肥胖患者（BMI > 31）患 2 型糖尿病的风险是正常人 40 倍，而重度肥胖女性患者（BMI > 35）患 2 型糖尿病的风险是正常人的 90 倍。在已确诊的 2 型糖尿病患者中，超过 85% 的人体重超重或肥胖。由此可见，肥胖已成为近年来 2 型糖尿病发病率升高的主要诱因。脂质代谢紊乱导致的高脂血症及脂肪异位沉积（ectopic fat depostion）被认为是肥胖导致胰岛素抵抗及 2 型糖尿病发生的主要机制。特别是肝脏中大量沉积的异位脂肪所导致的脂肪肝，是肝脏胰岛素抵抗、其他肝脏疾病及全身胰岛素抵抗发生的重要诱因之一。

（一）脂毒性与胰岛素抵抗

肥胖被定义为脂肪细胞的数量增加，同时细胞体积变大，最终导致体内储存过多的甘油三酯（TG）。正常人的脂肪细胞是不活跃的，储存于其中的 TG 也很少会发生分解。在营养过剩或肥胖发生的时候，脂肪细胞中的脂解过程因胰岛素的抑制作用减弱而变得活跃，导致大量的 TG 分解成甘油和游离脂肪酸（FFAs）并分泌进入血液中，导致高游离脂肪酸血症。血清中过量的 FFAs 会被肝脏、肌肉及胰岛 B 细胞吸收，并最终沉积在这些非脂肪组织中，这一过程被称为脂肪异位沉积。过量的脂质沉积在肝脏及肌肉中会最终导致这些组织产生胰岛素抵抗。过量的脂质沉积能诱导胰岛 B 细胞功能障碍及凋亡。在肝脏或肌肉组织中特异性过表达脂蛋白脂酶（lipoprotein lipase），会导致组织中游离脂肪酸的浓度增加，同时肝脏或肌肉组织产生胰岛素抵抗。同时，上述组织中产生大量的脂肪酸代谢中间产物。在人类，大部分肥胖患者血清中的 FFAs 水平较正常人群明显升高。目前，FFAs 导致肝脏及肌肉产生胰岛素抵抗的准确机制尚不完全清楚，其可能通过下列机制抑制组织的胰岛素信号通路：

1. 脂代谢中间产物聚集　当血清 FFAs 浓度增加时，肝脏及肌肉会增加 FFAs 的摄取并导致细胞中 FFAs 含量增加。细胞中 FFAs 水平增加会导致细胞脂代谢紊乱并产生大量的脂代谢中间产物，其能诱导胰岛素抵抗。FFAs 诱导胰岛素抵抗产生的机制详见本章第一节“继发性胰岛素抵抗”部分。

2. 炎症反应　目前，肥胖患者机体往往处于一种慢性炎症状态（chronic inflammatory state），即代谢性炎症的观念已经被广为接受。在肝脏及脂肪组织中，FFAs 能刺激促炎转录因子 NF-κB 的活性，进而转录激活一系列炎症细胞因子的表达。包括 IL-1β 及 TNF-α 在内的炎症细胞因子能在肝脏及肌肉细胞中激活细胞因子信号转导抑制因子（suppressor of cytokine signaling，SOCS）表达。SOCS 蛋白家族成员均含有 SH2 域，其能与 IRS-1/IRS-2 结合，进而阻断其与 PI3K 调控亚基 p85 及胰岛素受体结合，从而抑制胰岛素信号通路。此外，炎症细胞因子还能在肝脏及肌肉细胞中诱发炎症，导致包括 JNK 在内的多种丝氨酸/苏氨酸蛋白激酶的激活，其也能通过磷酸化 IRS 蛋白的丝氨酸及苏氨酸位点，进而阻断胰岛素信号通路并最终导致胰岛素抵抗。

3. 氧化应激及内质网应激　在肝脏及脂肪细胞中，FFAs 氧化能增加线粒体呼吸链传递频率，最终导致过量的 ROS 产生。ROS 可以激活 c-JNK 及刺激炎症细胞因子表达，进而抑制胰岛素信号通路，诱导胰岛素抵抗产生。此外，过量的 ROS 能使细胞膜流动性变差、DNA 断裂及蛋白质降解等，这些过程也会干扰正常的胰岛素信号通路。同时，FFAs 也能在肝脏及胰岛 B 细胞内诱导内质网应激。内质网应激也能激活 c-JNK，并最终诱导胰岛素抵抗发生。

（二）脂肪因子网络紊乱

自 1994 年发现瘦素以来，研究者陆续发现脂肪组织分泌的大量的细胞因子即脂肪因子（akipokine 或 adipocytokine）广泛地参与了包括糖脂代谢、能量代谢及炎症反应等病理生理过程。脂肪因子包括两类，一类是脂肪组织特异或高表达的细胞因子如瘦素、脂联素、内脏脂肪素、抵抗素及网膜素等；另一类是非脂肪组织特异的细胞因子如 IL-1β、TNF-α、IL-6 及 MCP-1 等。到目前为止，大量的研究已经揭示这些脂肪因子对胰岛素信号通路及糖脂代谢通路具有重要的调控作用。从对组织胰岛素信号通路及胰岛素敏感性的影响角度看，脂肪因子可以分为胰岛素增敏细胞因子及胰岛素失敏细胞因子。随着肥胖的发生，血清中的脂肪因子谱会发生改变，与正常人群相比，肥胖患者血清中的胰岛素增敏细胞因子水平明显降低，而胰岛素失敏细胞因子的水平却明显增加。

1. 细胞因子生成增多

（1）TNF-α　TNF-α 是一种多效应的细胞因子，目前发现不仅免疫细胞（巨噬细胞、单核细胞、中性粒细胞等）可以合成分泌 TNF-α，脂肪细胞也可以分泌这一炎性细胞因子。

在胰岛素抵抗的肥胖小鼠中，与对照小鼠相比，脂肪组织中的 TNF-α 表达水平显著增高，导致血清 TNF-α 水平也明显增加。TNF-α 可通过诱导肝细胞及肌肉细胞产生 SOCS-3，后者能与 IRS-1/IRS-1 结合，进而阻断胰岛素信号转导通路，抑制下游 Akt 的激活及降低 GLUT4 的表达及向细胞膜的转运，最终诱发胰岛素抵抗。此外，过量表达与分泌的 TNF-α 还可以通过刺激脂肪组织的脂解过程，导致血清 FFAs 水平增加及脂肪异位沉积到肝脏、脂肪及胰岛 B 细胞中，进而在加重这些组织中的胰岛素抵抗。

（2）IL-1β　肥胖患者及 2 型糖尿病患者血清中的 IL-1β 水平升高，并与胰岛素抵抗及空腹血糖水平呈正相关关系。IL-1 受体拮抗物（IL-1 receptor antagonist，IL-1Ra）能显著地降低糖尿病动物的高血糖，改善全身胰岛素敏感性并缓解肝脏的炎症。此外，IL-1 中和抗体也能明显缓解高脂诱导的糖尿病小鼠的高血糖并改善全身胰岛素敏感性。IL-1β 能通过激活肝细胞中的 SOCS3 表达而诱导胰岛素抵抗。大规模临床研究表明，重组人 IL-1Ra（anakinra）治疗可明显降低糖尿病患者血浆中的糖化血红蛋白水平。阻断 IL-1β 信号通路已成为治疗胰岛素抵抗及 2 型糖尿病的有效方法。

（3）IL-6　IL-6 主要由淋巴细胞和单核巨噬细胞产生，但是由内脏脂肪组织分泌的 IL-6 可能占血清总 IL-6 的 30% 左右。在肥胖患者及糖尿病动物体内，血清 IL-6 的水平较对照人群或对照动物明显增加。长期高水平的 IL-6 会损伤胰岛 B 细胞的分泌功能，并诱导肝细胞胰岛素抵抗。肥胖患者血清中的 IL-6 水平与体重指数、体脂含量、体脂百分比呈正相关，并与胰岛素敏感性呈负相关。IL-6 主要通过刺激肝脏表达 C 反应蛋白、纤维蛋白原和其他急性期蛋白降低胰岛素的信号转导，诱发胰岛素抵抗。用 IL-6 中和抗体处理肥胖小鼠能显著增加全身胰岛素敏感性，并缓解高血糖症状。

2. 脂肪因子分泌的改变

（1）瘦素　瘦素是一种由脂肪细胞合成、分泌的肽类激素，是第一个被发现的脂肪组织特异表达的细胞因子。瘦素在调控摄食、机体能量平衡、免疫应答和炎症反应等过程中起重要的作用。瘦素主要通过位于下丘脑和外周组织的受体发挥作用。瘦素基因（*ob*）及瘦素受体基因（*db*）突变的小鼠均表现为肥胖及糖尿病。由于瘦素受体广泛分布于多种组织中，因此瘦素对机体多种组织均具有调控作用。首先，脂肪组织既是合成分泌瘦素的组织，又是瘦素作用的靶器官。瘦素可以通过抑制脂肪细胞的生长，减少前脂肪细胞内脂质聚集及增加脂肪的分解等作用抑制肥胖。其次，瘦素能通过影响下丘脑 - 垂体 - 肾上腺轴调节生长激素、催乳素及其他垂体前叶激素的生成，并影响胰岛素和类固醇激素的合成与分泌，激活交感神经系统参与血压调节，抑制肥胖及其相关代谢异常的发生。高浓度瘦素在神经元细胞可影响 GLUT4 的转位，抑制葡萄糖摄取，降低外周组织的葡萄糖敏感性并诱导胰岛素抵抗。在胰岛 B 细胞中也存在瘦素受体的表达。一方面胰岛素可以刺激瘦素的分泌；另一方面瘦素也能抑制胰岛 B 细胞合成和分泌胰岛素，促进内脏脂肪分解，减少脂肪的异位沉积。瘦素的减少会引起“脂肪 - 胰岛素轴”调节障碍，加剧高胰岛素血症和胰岛素抵抗。近年发现瘦素受体也表达于肝细胞。瘦素能刺激肝细胞 Akt 及 GSK3 的磷酸化，进而增加肝脏的糖原合成。在体外灌流的肝脏中，瘦素能增加 PI3K 的活性并减少肝脏中的 TG 含量。然而，长期高浓度瘦素处理则会导致肝细胞胰岛素抵抗。其机制可能与诱导肝细胞 SOCS3 表达，从而产生瘦素抵抗有关。这些研究表明生理水平的瘦素可能是一个胰岛素增敏因子，其对维持正常的胰岛素信号通路及糖代谢起重要作用。在肥胖发生过程中，长期的高瘦素水平最终会诱导肝细胞胰岛素抵抗并损伤胰岛 B 细胞的胰岛素分泌功能。

（2）抵抗素　抵抗素是一种由脂肪细胞和巨噬细胞分泌的多肽类激素，由于在小鼠中具有直接拮抗胰岛素的作用而得名。抵抗素通过拮抗胰岛素效应升高血糖，刺激脂肪细胞增殖并引起肥胖。小鼠腹腔内注射抵抗素后，空腹血糖和胰岛素水平均显著升高，而给予肥胖小鼠抵抗素中和抗体后可降低其空腹血糖，同时小鼠的胰岛素敏感性得以改善。在细胞水平上，抵抗素能显著抑制 IRS-1、Akt 及 GSK3 的磷酸化，并抑制细胞的糖原合成并导致细胞糖原水平降低。进一步的机制研究表明抵抗素可通过 AMP 激活的蛋白激酶（AMPK）及 SOCS3 依赖的途径诱导肝细胞胰岛素抵抗。在动物模型中，用中和抗体（neutralizing antibody）处理降低血清中抵抗素水平，能明显改善糖尿病小鼠的胰岛素抵抗及高血糖症状。然而，人类抵抗素主要表达于免疫细胞中，而脂肪组织中的表达相对较低。同时，目前临床上并不能完全确定血清抵抗素水平与胰岛素抵抗之间的关联性。人类的抵抗素可被炎性介质脂多糖和 TNF-α 诱导，患严重炎症疾病的患者其抵抗素水平与炎症标志物相关，提示抵抗素的升高可能继发于炎性介质的上调。

（3）内脏脂肪素　内脏脂肪素也是由人和小鼠内脏脂肪组织分泌的一种脂肪因子，与之前发现的 B 细胞集落增强因子相同。也称为烟酰胺磷酸核糖基转移酶（nicotinamide phosphoribosyltransferase，NamPRTase 或 Nampt）。曾有报道称它能够发挥类似胰岛素的作用，通过与胰岛素受体结合，激活胰岛素信号通路，抑制肝脏中葡萄糖的摄取，降低糖尿病小鼠血糖及胰岛素水平。但后续未能确证其有类胰岛素的作用。其与胰岛素受体的结合及对下游通路的作用也未得到证明。此外，由于循环血中该蛋白的浓度比胰岛素低近 100 倍，其“类胰岛素”作用的生理意义也有待研究。

（4）趋化素　趋化素也称为维甲酸受体反应蛋白 2（RARRES2），是一个于 2007 年新确认的脂肪因子，在机体的多种组织中均有表达，如：白色脂肪组织、肝脏、肾脏、胎盘和卵巢等。脂肪组织也表达 chemerin 的受体。在脂肪细胞中，chemerin 以自分泌和旁分泌的方式与其受体结合后，通过增强胰岛素信号通路，增加葡萄糖的摄取，从而调节脂肪组织的胰岛素敏感性。在肥胖患者体内，血清 chemerin 水平与脂肪肝的严重程度相关，且在减肥以后明显降低。在肥胖及糖尿病小鼠中，血清 chemerin 水平也较对照小鼠明显升高。腹腔注射外源性的 chemerin 能抑制糖尿病小鼠外周组织摄取葡萄糖并降低血清胰岛素水平。chemerin 在肌肉细胞中能直接诱导胰岛素抵抗的产生。

（5）脂联素　脂联素是由 244 个氨基酸组成的胶原样多肽，以高浓度（5～30mg/ml）存在于血清中，是含量最为丰富的脂肪特异性细胞因子及血清蛋白之一。脂肪细胞能合成并释放三种形式的脂联素：低分子量、中分子量和高分子量脂联素。最初认为只有成熟的脂肪细胞可以分泌脂联素，但是随后体内和体外的研究发现，在受到促纤维化因素刺激时，肝细胞也能表达并分泌脂联素。脂联素有两种与 G 蛋白偶联受体类似但方向不同的七次跨膜受体，即脂联素受体 1（AdipoR1）和 2（AdipoR2）。这两种受体虽然在多种组织中均有表达，但是 AdipoR1 主要集中在骨骼肌，而 AdipoR2 则主要分布在肝脏。此外，在细胞膜上还存在另一种脂联素的受体 T-cadherin，但是它没有胞质区域，目前功能尚不清楚。

脂联素具有抗炎、抗动脉粥样硬化、增加胰岛素敏感性及抗糖尿病等功能。血清中脂联素水平降低与胰岛素抵抗、2 型糖尿病、肥胖、脂质代谢紊乱、高血压、动脉粥样硬化以及心血管疾病的发病风险具相关性。同时血浆脂联素水平与体重指数（BMI）、体脂肪含量、血清空腹胰岛素水平及甘油三酯水平呈负相关。脂联素作用于细胞膜上的脂联素受体，随后与细胞内的辅助激活因子 APPL1 共同作用激活下游的 AMPK 和过氧化物酶体增殖因子受体 α（PPARα）信号通路，调节下游基因的表达：①抑制糖异生过程中的两个关键酶 PEPCK 和 G6P 的表达，减少肝脏葡萄糖的生成；②抑制脂肪酸合成过程中的关键酶 ACC 和 FAS 的表达，刺激脂肪酸 β 氧化的关键酶 CPT-1 的表达，增加脂肪酸氧化，减少脂肪酸生成；③抑制肝脏中 CD36 的表达，从而抑制肝脏对 FFAs 的摄取。腹腔注射重组脂联素或将脂联素基因转入体内以提高血清脂联素水平，均能明显改善糖尿病动物的胰岛素抵抗及高血糖症状。

噻唑二烷类胰岛素增敏剂罗格列酮能激活 PPARγ 而刺激脂联素的表达。罗格列酮的降糖效果在缺失脂联素的肥胖小鼠中明显降低。提示罗格列酮类药物的降糖作用至少部分是通过激活脂联素信号通路实现的。

（6）胰腺衍生因子（PANDER）　胰腺衍生因子（pancreatic derived factor，PANDER）是一个 2002 年发现的细胞因子，此前的研究表明其在胰岛细胞中高表达。现有的研究揭示重组 PANDER 或 PANDER 过表达均能显著地抑制胰岛 B 细胞胰岛素分泌并诱导细胞凋亡。PANDER 在葡萄糖及氨基酸的刺激下与胰岛素通过相同的调控机制从 B 细胞共分泌。而 PANDER 基因启动子也被证实受葡萄糖调控激活，表明 PANDER 除了有可能作为胰岛细胞局部产生的细胞因子参与胰岛素分泌调控外，也有可能作为内分泌因子作用于其他组织参与糖代谢。随后，研究发现重组 PANDER 能与肝细胞膜结合并抑制肝细胞 IR-IRS-1-PI3K-Akt 信号通路，并诱导肝细胞胰岛素抵抗产生。这些研究表明胰岛 B 细胞异常表达分泌的 PANDER 除了参与胰岛功能的调节外，也可能介入了肝脏胰岛抵抗的发生及发展过程。

最近研究表明 PANDER 广泛表达于包括脂肪及肝脏在内的机体各组织中，表明 PANDER 也是一个新的脂肪因子。db/db 及高脂喂养的糖尿病小鼠及大鼠肝脏中 PANDER 的表达明显增加，游泳锻炼在缓解脂肪肝及高血糖症状的同时也伴随着肝脏 PANDER 表达水平的下降。在正常小鼠肝脏中过表达 PANDER 能诱导显著的脂肪沉积及高 VLDL-TG 血症，并伴随着肝脏 FOXO1 蛋白水平的增加。同时，肝脏过表达 PANDER 也导致严重的全身胰岛素抵抗。敲减 db/db 小鼠肝脏中的 PANDER 表达能显著地缓解脂肪肝、高血糖及高 VLDL-TG 血症，同时肝脏中 FOXO1 蛋白水平明显下降。同时，全身胰岛素敏感性显著改善。相反，全身性敲除 PANDER 的小鼠，虽然 B 细胞出现胰岛素分泌障碍，肝脏胰岛素敏感性明显增加。这些研究提示肝源性 PANDER 在肝脏糖脂代谢过程中起重要的调控作用，其可能通过抑制 Akt 而激活 FOXO1，在刺激肝脏脂质合成及脂肪肝发生过程中起重要作用。

在营养过剩或肥胖状态下，胰岛素失敏性脂肪因子水平明显升高，而胰岛素增敏性因子水平降低。现有的研究表明血清脂联素水平的降低或血清抵抗素水平升高可能作为预测胰岛素抵抗及 2 型糖尿病风险的生物标志物。近年来，有研究显示分析血清胰岛素增敏因子与失敏因子的比值比单独测量这些因子的水平更能预测胰岛素抵抗及2型糖尿病的发生。比如，血清脂联素与抵抗素的比值比单独的脂联素或抵抗素水平更能准确预测胰岛素抵抗及2型糖尿病的发生。

（三）FFAs和脂肪因子的相互作用

胰岛素及FFAs能刺激脂肪组织分泌更多的leptin。同样，FFAs也能在脂肪及肝脏中刺激抵抗素、TNF-α及IL-1β的表达与分泌。反过来，脂联素及抵抗素也能在肝脏及脂肪组织细胞中调控FFAs及TG的代谢过程。长期以来，人们就注意到不饱和脂肪酸，特别是多不饱和脂肪酸对胰岛素抵抗及代谢综合征有明显的缓解作用。近年来，研究发现多不饱和脂肪酸如ω-3多不饱和脂肪酸（omega-3 fatty acids）能在体内抑制包括IL-6及TNF-α在内的炎症细胞因子的分泌，同时刺激胰岛素增敏细胞因了脂联素的分泌。这表明多不饱和脂肪酸很可能通过改善脂肪因子表达谱改善机体胰岛素抵抗。因此食物中的饱和脂肪酸及不饱和脂肪酸的变化，可能会直接导致血清脂肪因子谱发生变化。这表明FFAs及脂肪因子网络的相互作用，在胰岛素抵抗及2型糖尿病的发生发展过程中起重要作用。

（四）体重控制与胰岛素抵抗

由于肥胖是导致胰岛素抵抗及2型糖尿病的最主要原因，因此体重控制在2型糖尿病的防治中有着特殊的意义。大量的基础及临床研究已经证明通过包括饮食控制、加强身体锻炼及生活习惯调整等方式干预使2型糖尿病患者的体重减轻，可以非常有效地增强机体胰岛素敏感性并使血糖受到更有效的调控。体内磁共振技术显示，长期的有氧锻炼能增加肌肉及肝脏内有氧磷酸化过程，提高细胞ATP含量，改善机体胰岛素敏感性并缓解高血糖症状。在某些情况下，虽然体重控制没有直接缓解糖尿病患者的高血糖症状，但能减少这些患者对抗糖尿病药物的依赖程度（如药物剂量减少或药物使用频率减少）。临床研究结果表明，通过缩胃术使2型糖尿病患者的体重在两年内减轻20kg后，相对于对照组（严格的假手术组），手术组患者的糖尿病临床治愈率高达77%。大部分患者的血清FFAs、TG及胰岛素水平恢复正常，同时血清中的胰岛素增敏脂肪因子如脂联素水平升高，而胰岛素失敏脂肪因子如TNF-α、瘦素及抵抗素等的水平下降。同时，其他的大型临床研究也证实，通过手术减肥后，糖尿病患者血清中的胰岛素增敏脂肪因子的水平明显升高，而胰岛素失敏因子的水平明显下降。从长远来看，控制体重及生活方式调整是治疗胰岛素抵抗及2型糖尿病最行之有效的办法。特别是对于某些极度肥胖的患者而言，手术减肥可能是他们摆脱包括糖尿病在内的代谢综合征困扰的唯一有效办法。虽然缩胃术改善胰岛抵抗及治疗糖尿病的分子机制有待进一步的深入研究，但血清细胞因子谱正常化可能起了重要作用。

附：常用的胰岛素抵抗动物模型

*ob/ob*小鼠

由于编码瘦素基因（*ob*）自发突变，*ob/ob*小鼠不能合成具有生物活性的瘦素，导致过度摄食、肥胖，出现高胰岛素血症、严重的胰岛素抵抗、高脂血症、显著的高血糖症。该小鼠在四周龄以后，就出现明显的表型，包括体重增加及胰岛素抵抗。组织学改变为肝细胞脂肪变性及胰岛代偿性增大等。是研究肥胖性 2 型糖尿病和脂肪肝的病理生理学机制以及药物作用的良好模型。然而，与人类非酒精性脂肪肝（non-alcoholic fatty liver disease，NAFLD）的发展不同，*ob/ob* 小鼠不会自发地由单纯性脂肪肝转变为非酒精性脂肪性肝炎（non-alcoholic steatohepatitis，NASH），但在内毒素、酒精、缺血再灌注损伤等触发下，可发展为明显的 NASH，并可能引起急性死亡。另外研究还发现，即使是在四氯化物存在的情况下，*ob/ob* 小鼠也不会发展为肝纤维化。尽管这些特点使得 *ob/ob* 小鼠与人类 NAFLD 的相关性降低，但是这些特点同时也使得此小鼠成为研究“由单纯性脂肪肝向 NASH 进展”和“由 NASH 向肝纤维化进展”的较好的模型。在 C57BL/6J 背景下，*ob/ob* 小鼠的高血糖症状在 14～16 周以后会逐渐减轻。在 C57BLKS 背景下，*ob/ob* 小鼠表现出持续的严重高血糖、胰岛退化及早期死亡。

db/db 小鼠

db/db 小鼠是由于瘦素受体基因点突变造成的肥胖、糖尿病及脂质紊乱模型。呈常染色体隐性遗传，纯合子小鼠出现与 ob/ob 小鼠相似的包括过度摄食、肥胖，出现高胰岛素血症、严重的胰岛素抵抗、高脂血症、显著的高血糖症等症状。db/db 小鼠在三到四周龄时产生肥胖表型。出生后 10 至 14 日，血浆胰岛素和血糖开始升高。遗传背景同样显著地影响着发病过程。在 C57BLKS 背景下，能够观察到很多特征，包括血糖的不受控制的增高，胰岛产生胰岛素的 β 细胞缺失，以及 10 个月的寿命。外源胰岛素无法控制血糖浓度且有关糖异生作用的酶活性升高。母鼠纯合子表现出子宫、卵巢重量下降，卵巢激素分泌降低，卵泡粒层和子宫内膜上皮异常。尽管杂合子小鼠体重、血糖和血浆胰岛素正常，但是其代谢速率也比较快，且在延时的禁食测试中比对照鼠活得更久。瘦素受体基因缺陷可能导致下丘脑的损伤。由于纯合子是不育的，因此将 *misty* 整合到品系中以维持糖尿病突变。Leprdb$^{+/+}$m 帮助鉴定用来交配的杂合子，而 Leprdbm/$^{+/+}$ 则可以在出现临床症状之前鉴定隐性的 *misty* 基因突变会导致毛色变浅，出于某些品系背景时，可见尾尖呈白色，并伴随腹部斑点。db/db 小鼠也是研究肥胖、胰岛素抵抗、糖尿病、非酒精性脂肪肝及脂代谢紊乱的常用动物模型。

高脂诱导的糖尿病动物模型

雄性成年 C57BL/6J 小鼠，4 周龄，用特殊高脂肪饲料（HFD，含 45～55% 的脂肪）喂养 2～3 个月，自由饮水。喂养两个月以后，实验动物出现体重超常、血糖升高、血清胰岛素水平上升，伴血脂明显异常，同时小鼠出现明显的胰岛素抵抗。高脂喂养 5 个月以后，小鼠血清胰岛素水平显著下降，出现 2 型糖尿病后期胰岛素分泌减退的现象。HFD 喂养的小鼠由于不存在任何基因突变，其糖尿病的发病机制与人类 2 型糖尿病的发病机制非常相似，因此是研究饮食诱导的肥胖、胰岛素抵抗及糖尿病的非常理想的动物模型。

Zucker 大鼠

Zucker 大鼠是用来研究肥胖与高血压的常用大鼠遗传模型。Zucker 大鼠有两型：瘦型与肥胖型。瘦型 Zucker 为显性遗传，即 *Fa/Fa* 和 *Fa/fa*。肥胖型 Zucker 则是瘦素受体的隐性突变（*fa/fa*）。肥胖 Zucker 体重可达 1kg，多食、伴有高胰岛素血症、高脂血症和中度高血压。雄性 ZDF 大鼠一般于 8～10 周出现糖尿病，有糖尿病动物的典型症状如多饮、多尿和体重增加缓慢，并可出现神经病变；雄性 ZDF 大鼠肌肉 GLUT4 表达明显降低，其胰岛 B 细胞 GLUT2 表达也明显下调，这可能是 ZDF 大鼠发生 2 型糖尿病的机制。组织学研究发现，6 周龄大鼠胰岛即表现有结构紊乱和纤维化。Zucker 肥胖大鼠为研究代谢综合征的理想大鼠模型。

OLETF（Ostuka Long-Evans Tokushima Fatty）大鼠

OLETF 大鼠是河野等利用 Long-Evans 系大鼠建立的自发性 2 型 DM 动物模型。该鼠由于胆囊收缩素（CCK）-A 受体 mRNA 的表达完全缺失，导致其食欲亢进和肥胖，消化道对 CCK-8 刺激无反应，胰腺的内、外分泌功能均降低。此模型的特征为：①迟发性高血糖（18 周龄后）；②疾病进程缓慢；③轻度肥胖；④糖尿病表型涉及多个隐性基因突变；⑤不同病程中胰岛组织病理表现为炎症、增生、纤维化、萎缩等特征；⑥典型的糖尿病肾病及弥漫性肾小球纤维化。动物具有 2 型糖尿病的特征如多食、肥胖、多饮和多尿。OLETF 大鼠自 8 周龄起血清甘油三酯、胆固醇和餐后血糖均明显高于对照鼠，随着年龄的增长，血清甘油三酯和餐后血糖不断升高。12 周龄起出现明显的胰岛素抵抗；18 周龄时，胰岛素敏感性约为对照组的 20%；24 周龄时，血浆胰岛素代偿性增加；30 周龄时，血 TG 水平达到对照组的 5 倍；40 周龄以后，胰岛的分泌功能降低；65 周以后，血糖值高达 25mmol/L，而免疫反应性胰岛素（IRI）水平却低于 40pmol/L。OLETF 大鼠为研究 2 型糖尿病及其并发症的发病机制和胰岛素抵抗干预措施的评价提供了良好的实验动物模型。

（杨吉春　汪南平）

参 考 文 献

[1] Biddinger SB, Kahn CR. From mice to men: insights into the insulin resistance syndromes. Annu Rev Physiol, 2006; 68: 123－158

[2] Li J, Chi Y, Wang C, et al. Pancreatic Derived factor promotes lipogeneis in the liver: the role of FOXO1 signaling. Hepatology, 2011, 53 (6): 1906－1916

[3] Qatanani M, Lazar MA. Mechanisms of obesity-associated insulin resistance: many choices on the menu. Genes Dev, 2007, 21 (12): 1443－1455

[4] Fabricatore AN, Wadden TA. Obesity. Annu Rev Clin Psychol, 2006; 2: 357－377

[5] Taniguchi CM, Emanuelli B, Kahn CR. Critical nodes in signalling pathways: insights into insulin action. Nat Rev Mol Cell Biol, 2006, 7 (2): 85－96

[6] Henquin JC. Regulation of insulin secretion: a matter of phase control and amplitude modulation. Diabetologia, 2009, 52 (5): 739－751

[7] Ahima RS, Osei SY. Adipokines in obesity. Front Horm Res, 2008, 36: 182－197

[8] Herder C, Roden M. Genetics of type 2 diabetes: pathophysiologic and clinical relevance. Eur J Clin Invest, 2011, 41 (6): 679－692

器官和系统病理生理学篇

第十章　造血功能异常

造血（hematopoiesis）是指血液有形成分（或血细胞）的形成、分化和发育的过程。该过程只有受到准确无误的调控，才能保证造血过程的顺利完成和血液系统的内稳态（homeostasis）。造血功能异常可因造血干细胞内源性因素（如基因突变）发生生物学特性改变或因为造血微环境的原发性病理改变而失去对造血干细胞的调控所致。造血调控异常导致造血细胞再生障碍、过度增生，甚至异常增生，形成骨髓衰竭性疾病（如再生障碍性贫血）或克隆增生性疾病（如骨髓增生性疾病、白血病等）。本章将在简述正常造血的调控和造血功能异常的原因，以及在分类的基础上，分别对骨髓衰竭、骨髓增生性疾病和造血系统恶性疾病的病理生理学机制进行叙述。

第一节　概　　述

一、正常造血及其调控

造血始于造血干细胞（hematopoietic stem cell，HSC），后者具有两个不可或缺的特性即自我更新（self-renewal）和多系分化（multi-lineage differentiation）能力。自我更新和分化只有受到准确无误的调控，才能保证造血过程的顺利完成和血液系统的稳态。

（一）造血干细胞的命运决定

对于单个造血干细胞，有四种可能的命运：静止（quiescent）或休眠（dormant）、自我更新、分化（differentiation）和凋亡（apoptosis）（图 10-1）。

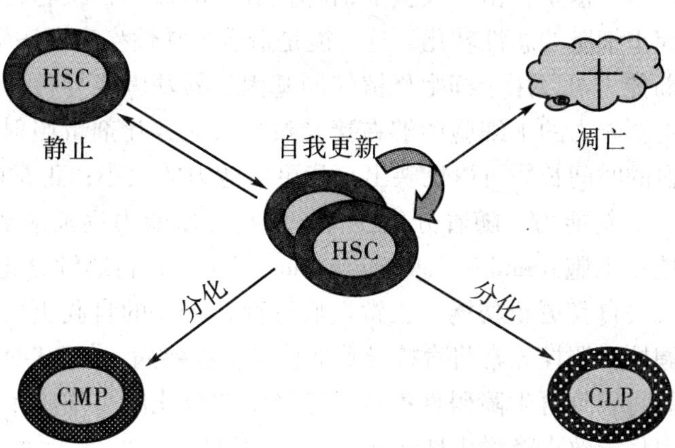

图 10-1　造血干细胞的命运决定

HSC：造血干细胞；CLP：淋巴系共同祖细胞；CMP：髓系共同祖细胞。

1．造血干细胞的静止和分裂增殖　单个HSC有多种命运选择，这意味着骨髓HSC池包含有功能状态不同的干细胞群，如静止或休眠的干细胞群和活化的处于分裂增殖状态的干细胞群。

骨髓要维持人体长达百年的血液供应，需要有一套完备的机制来保存和维持HSC池的稳定。其中一个重要的机制是大部分HSC处于静止状态。静止的HSC定位在骨髓微环境的骨内膜区，功能实验研究证实这些细胞具有长期重建造血的能力，称为长时程造血干细胞（long-term HSC，LT-HSC）。静止的HSC随机缓慢地被诱导进入细胞周期，平均周期145天，许多HSC实际上处于休眠状态，但是生理情况下每天都需要数以亿计的新的血细胞补充，显然静止的HSC群不能直接提供这一需要，因此机体还有另外一群被激活处于分裂增殖的HSC群，能不断地产生大量的血细胞，满足机体生理需要。分裂增殖的HSC多分布于骨髓中央区域的血管微环境，功能上这群细胞相当于短时程造血干细胞（short-term HSC，ST-HSC），经过若干次细胞分裂后，这群干细胞会逐渐失去自我更新能力，因此分裂增殖的HSC的数目会逐渐减少，需要得到不断补充。静止HSC群的功能就是补充分裂增殖的HSC群，但是这一生理过程的机制还不清楚。分析静止HSC群和增殖HSC群的不同生物学特性和行为，将有利于阐明造血异常性疾病的发病学机制和治疗学原理。

2．造血干细胞的自我更新　自我更新能力是HSC不可缺少的生物学特性。自我更新是通过细胞分裂完成的，经过分裂形成的两个子代细胞中，一个或二者都具有母细胞的生物学特性称为自我更新。因此，HSC的自我更新性分裂既可以是非对称性分裂（asymmetric division），也可以是对称性分裂（symmetric division）。在生理条件下，HSC主要以非对称分裂方式进行自我更新并分化产生成熟血细胞，以满足生理需要。非对称性分裂对干细胞有很重要的保护作用，通过非对称分裂，干细胞除了非对称性地把细胞命运决定因子（cell fate determinant）分给子代细胞，还会非对称性地把异常的蛋白质和损伤的DNA传给失去自我更新能力的子代细胞，以保证有干细胞功能的子细胞的基因组稳定。在应急的情况下如失血，作为代偿，机体在短时间内需要补充大量的血细胞，HSC会采取对称性分裂方式，干细胞池得到快速扩增。但是，由于失去非对称性分裂的保护，很容易发生基因突变并在干细胞中聚集，引起干细胞的恶性转化，这可能是造血异常性疾病发病学的重要机制。

HSC的自我更新能力可以用干细胞移植（同基因、异基因或异种移植）的功能实验进行检测，具有自我更新能力的干细胞能够在接受致死或亚致死剂量照射的受者骨髓中重建造血，根据重建造血的时间长短可以反映出自我更新能力的大小；正常的造血过程中，LT-HSC具有无限的自我更新能力，随着分化发育，自我更新能力逐渐减弱，干细胞变为ST-HSC和多系分化潜能祖细胞（multi-potent progenitor，MPP）；再继续分化发育为淋巴系祖细胞和髓系祖细胞，失去自我更新功能。正常造血过程，HSC的自我更新和发育的动态改变受到严格而精确的调控，调控异常将直接导致造血异常性疾病，如LT-HSC因各种因素损伤而失去自我更新功能将导致再生障碍性疾病；已经定向分化的祖细胞不失去自我更新能力或重获自我更新能力将导致克隆增生性疾病。

3．造血干细胞的分化　造血干细胞另一个不可或缺的生物学特性是分化发育为各种血细胞的潜能。造血干细胞通过细胞分裂，产生具有定向分化潜能的子代细胞，并逐渐失去自我更新能力。过去认为，第一个淋巴系祖细胞叫淋巴系共同祖细胞（common lymphoid progenitor，CLP），第一个髓系祖细胞叫髓系共同祖细胞（common myeloid progenitor，CMP）。CLP 分化发育为各系淋巴祖细胞并进一步分化为成熟淋巴细胞（T 淋巴细胞、B 淋巴细胞和自然杀伤细胞）。CMP 分化为粒－单核祖细胞（granulocyte-monocyte progenitor，GMP）和巨核－红系祖细胞（megakaryocyte-erythrocyte progenitor，MEP），前者发育为粒细胞和单核细胞，后者发育为产生血小板的巨核细胞和红细胞。现在有可靠的研究结果表明，在 MPP 分化为 CLP 之前还存在一群祖细胞，除了有各系淋巴细胞发育潜能外还有部分粒系细胞的分化潜能，这群细胞在小鼠被命名为 LMPP（lymphoid-primed multi-potent progenitor），在人被命名为 MLP（multi-lymphoid progenitor），这群细胞可能是某些儿童急性淋巴细胞性白血病的起源细胞因而备受关注（图 10-2A、10-2B）。生理条件下造血干细胞/祖细胞的分化发育过程受到准确的调控；病理情况下，常常表现为造血细胞分化阻滞。弄清造血干细胞/祖细胞的分化过程和调控机制，将有利于阐明造血功能异常性疾病的发病机制。

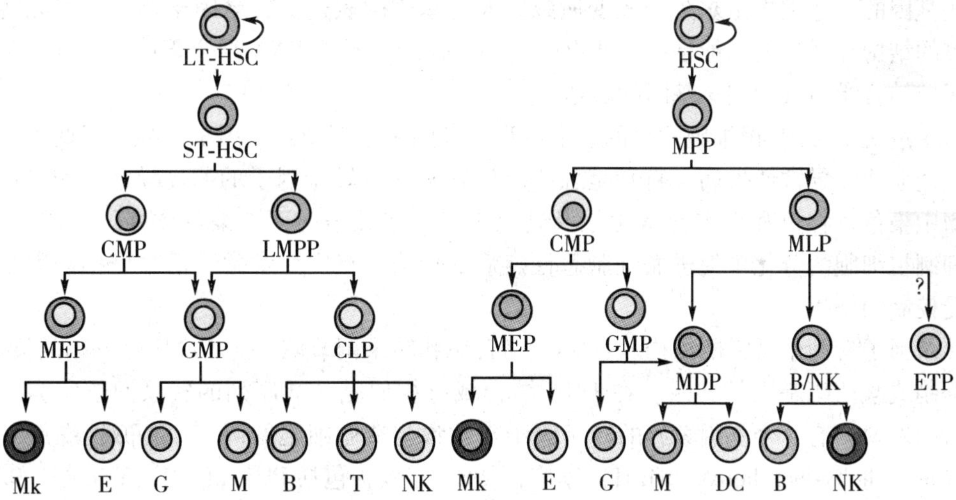

A：小鼠造血干细胞的分化
LT－HSC：长时程造血干细胞
ST－HSC：短时程造血干细胞
CMP：髓系共同祖细胞
LMPP：多潜能淋巴祖细胞
MEP：巨核－红系祖细胞
GMP：粒－单核系祖细胞
CLP：淋巴系共同祖细胞
MK：巨核细胞
NK：自然杀伤细胞

B：人造血干细胞的分化
HSC：造血干细胞
MPP：多系分化潜能祖细胞
CMP：髓系共同祖细胞
MLP：多潜能淋巴祖细胞
MEP：巨核－红系祖细胞
GMP：粒－单核系祖细胞
MDP：单核－树突细胞系祖细胞
B/NK：B－NK 细胞系祖细胞
ETP：红－T 细胞系祖细胞
MK：巨核细胞
NK：自然杀伤细胞

图 10-2　造血干细胞的分化

4. 造血干细胞的衰老死亡　生存或死亡也是HSC所要经历的命运选择，是机体维持造血稳定的机制之一，也与骨髓衰竭性疾病密切相关。快速增殖的造血干/祖细胞，很容易发生突变，不断有基因突变的积累，如果没有衰老死亡，聚集有基因突变的造血干/祖细胞会发生恶性转化。作为生物的保护机制，造血干/祖细胞每经过一次细胞分裂，染色体端粒会有缩短，细胞逐渐衰老，最终发生凋亡。当然，如果端粒缩短过快，细胞衰老凋亡过快，造血干/祖细胞会发生衰竭，形成骨髓衰竭性疾病。

(二) 造血调控

造血过程的每一步都受到复杂而精确的调控，从而维持造血的稳定。这些调节包括细胞内源性调控，如转录因子的调控，和细胞外源性调控，如造血微环境的调控和细胞因子的调控。

1. 转录因子对造血的调控　细胞的表型和功能是一系列基因表达的总体反映，在造血过程中随着血细胞的分化成熟，基因表达谱会有相应的变化。因此，基因表达的准确调控对造血过程顺利完成至关重要，很多造血异常性疾病（再生障碍或异常增生）是由于某个或某些基因的表达发生了永久的改变所致。大多基因的表达受转录因子调控，因此转录因子完整的结构和适当的功能是稳定造血的关键。转录因子是DNA结合蛋白，与其靶基因的调控区域结合激活或抑制该基因的表达。

由于造血干细胞/祖细胞发育的整个过程的基因表达都受转录因子调控，因此不难理解为什么造血功能异常性疾病（特别是恶性疾病）常常有转录因子的调控异常，如白血病和淋巴瘤中染色体移位和点突变常常累及转录因子。多数情况下，染色体移位形成癌基因，通过抑制祖细胞的分化等促进血细胞恶性疾病的形成，点突变常常灭活肿瘤抑制因子，导致不受控制的增生。

转录因子有两个必需的结构域：DNA结合域和转录调节域，前者决定靶基因的特异性，后者抑制或激活靶基因的转录。在DNA结合域有相似氨基酸序列的转录因子归为一个家族，目前发现，有5个基因家族的转录因子常常参与造血细胞的调节：①碱性螺旋-环-螺旋（basic helix-loop-helix，bHLH）家族；②Ets家族，包括PU1、Ets-1、TEL等；③亮氨酸拉链（leucine zipper）家族，包括c-Jun、C/EBPα、epsiv等；④Hox家族，包括Meis1、HoxA9等；⑤锌指结构（zinc finger）家族，如RARα。

这些转录因子在造血系统发育的各个时期都起关键作用：①调节胚胎时期向造血系统定向发育，包括SCL（TAL1）、CBF、MLL、LMO2和Notch1（TAN1）等；②维持成体造血干细胞功能，包括Meis1、HoxA9、TEL（Etv6）、Bmi-1、Gfi-1和MOZ等，这些因子调节造血干细胞的自我更新或分化；③调节红细胞/巨核细胞系定向分化，如GATA1、FOG1和Gfi-1b等；④决定髓系细胞定向分化，如PU.1和C/EBPα等；⑤调节髓系细胞成熟，如C/EBPε、Gfi-1、Egr-1，2和RARAα等；⑥调节淋巴系成熟，如PU.1、Ikaros、E2A、EBF、PAX5、Notch1和GATA3等。

2. 造血微环境对造血的调控　造血干细胞着床于骨髓微环境特异性的三维空间结构中，英文常常称其为niche，翻译为龛。干细胞通过与干细胞龛的组成细胞或组成细胞分泌的可溶性因子交互作用维持自我更新和分化之间的平衡。骨髓微环境中，根据空间结构和组成细胞的不同，存在两种干细胞龛，即骨髓骨内膜龛（endosteal niche）和骨髓血管龛（vascular niche）（图 10-3）。

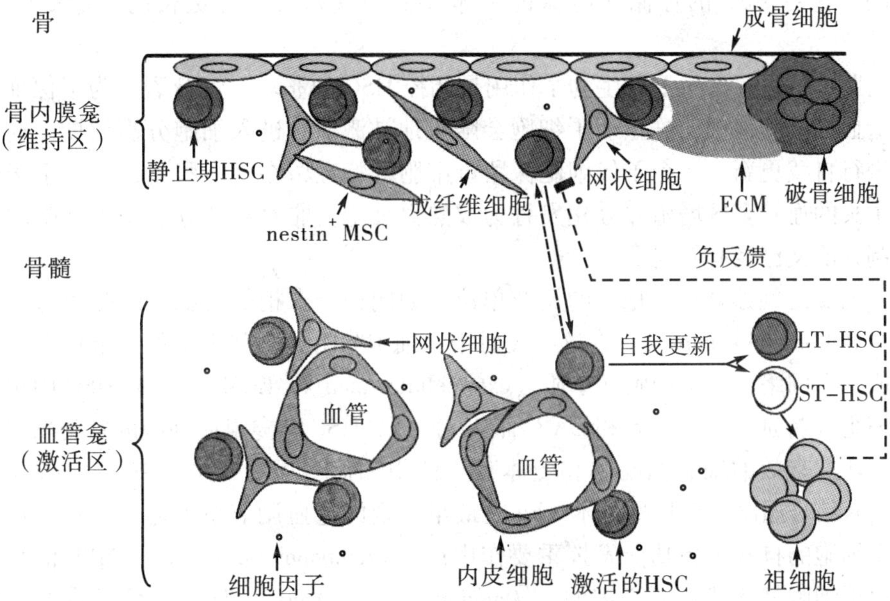

图 10-3　骨髓微环境干细胞龛

HSC：造血干细胞；nestin⁺ MSC：巢蛋白阳性基质干细胞；ECM：细胞外基质；LT-HSC：长时程造血干细胞；ST-HSC：短时程造血干细胞。

（1）骨髓骨内膜龛　随着骨髓中有自我更新能力的多能干细胞的发现，观察到造血和造骨密切相关，Schofield 于 1978 年第一次用龛来描述造血干细胞的微环境，并推测 HSC 和骨组织有密切的接触和信号调节，才能保证 HSC 在机体生命期的无限增殖能力（即现在所说的长期自我更新能力）。最近在骨的发育和重构的研究中发现，成骨细胞（osteoblast）和破骨细胞（osteoclast）都参与骨髓干细胞龛的构成和功能调节。

由于骨和骨髓组织的特殊结构，很难得到骨组织切片同时保存骨髓的结构，一直以来没有得到造血干细胞龛的组织学结构证据。然而，在 40 年前发现 HSC 定位在骨小梁（trabecular）区域，随后的研究提示干细胞龛与骨小梁区的骨内膜有着紧密联系。HSC 的纯化技术结合骨髓移植归巢（homing）实验推动了对骨髓干细胞龛结构和组分的认识。从静脉移植纯化并荧光标记的 HSC 给受体小鼠，数小时后就可以观察到 HSC 归巢到骨小梁区的骨内膜附近，通过对该区域的基质细胞进行免疫化学方法标记，发现成骨细胞、网状细胞（CXCL12-abundant reticular cells，CAR cells）、成纤维细胞和破骨细胞等参与组成干细胞龛，被称为骨内膜龛。

骨内膜龛的一个主要功能是维持 HSC 处于静止甚至休眠状态。HSC 极少进入细胞周期进行分裂，常常数周甚至数月处于静止期，代谢活动缓慢。标记物滞留实验（label-retaining assay）证实静止 HSC 分布在骨内膜龛中，因此骨内膜龛又被形象地称为“静止存储”微环境（“quiescent storage” niche）。骨内膜龛的这一功能具有很重要的生物学意义，因为尽管 HSC 有很强的自我更新能力，但并不是无限制的，每个行使功能的干细胞都有自己的生命期限，龛对 HSC 的存储才能保证个体（如小鼠和人）在更长的生命期中都有造血供应。

骨内膜龛的另一个重要的生物学作用是调控 HSC 的非对称性分裂。为了保证生理补充需要，造血干细胞池中的静止期干细胞会随机地被激活，进入细胞分裂周期，通过非对称性分裂进行自我更新，一个子代细胞保留母细胞的特性留在骨内膜龛，另一个子代细胞进入骨髓中央的血管窦区增殖并分化发育为成熟血细胞。非对称性分裂是干细胞的一项重要保护机制，前文已经有叙述。

HSC 与龛之间建立一个稳定的调节单位，如同神经末梢的突触，因此叫造血干细胞 - 龛突触（HSC-niche synapse）。在这一突触中，细胞黏附分子起重要的调节作用，许多黏着分子构成一个网络，连同细胞外基质（extracellular matrix，ECM），驱使 HSC 固定到不同的龛组成细胞（特别是成骨细胞和 CAR 细胞）附近，HSC 与龛组成细胞的紧密黏附和并排关系有利于建立有效的细胞间配体和受体互相作用和信号通路，主要有：① stem cell factor（SCF）-kit 信号通路，SCF 和受体 c-kit 是最早发现的造血调节系统之一，对于长期维持骨髓造血干细胞的自我更新功能发挥重要作用；②thrombopoietin（TPO）-MPL 信号通路，是调节造血干细胞静止状态所必需的；③angiopoietin1（Ang1）-Tie2 信号通路也在维持造血干细胞的静止状态起重要作用；④CXCL12（SDF-1）-CXCR4 信号通路调控造血干细胞的归巢、定位和动员。其他，如 N-cadherin 参与 HSC-osteoblast 的相互作用，Rac 调节造血干细胞的移动和黏附。Hedgehog（Hh）信号促进造血干细胞的增殖，Wnt 和 Notch 信号也可能参与调节造血干细胞功能。

（2）骨髓血管龛　常常用若干个荧光标记的抗体组合通过流式细胞仪来鉴定和分选 HSC，但对于骨组织切片，很难用太复杂的抗体组合在荧光显微镜下定位 HSC。最近的研究发现，根据两个 SLAM 家族受体 CD150 和 CD48 的表达（$CD150^{+}CD48^{-}$）可以有效地纯化 HSC，同时方便在组织切片上的标记定位，因此观察到大部分（约 2/3）的 HSC 贴在血窦内皮（sinusoidal endothelium）上，只有少数 HSC 定位在骨内膜，说明骨髓内除骨内膜龛外还有其他干细胞龛。

骨髓血窦内皮细胞（bone marrow sinusoidal endothelial cells，BMECs）在表型和功能上与其他器官的微血管内皮细胞不同，许多与 HSC 动员、归巢和植入相关的细胞因子（如 CXCL12）和黏附分子（如 E-selectin 和 vascular cell adhesion molecule-1，VCAM-1）都在骨髓血窦内皮细胞持续地表达。BMECs 连同网状细胞等构成骨髓血管龛。

血管龛配合骨内膜龛调节造血干细胞的各种功能。骨髓骨内膜龛起到存储作用，对 HSC 进行储存和保种，而血管龛是厂房，激活的 HSC 在这里造血，满足生理补充需要，以及对各种应激作出快速反应，并迅速产生需要的血细胞。血管龛内增殖活跃的 HSC 的寿命是有限的，随着分裂次数的增加，自我更新能力逐渐减弱，这一特性也有很重要的生物学意义：快速增殖分裂的细胞，其 DNA 复制很易发生突变，当突变积累到一定程度，细胞会发生恶变，HSC 有限的生命可以避免恶变的发生。血管龛内减少的 HSC 可由骨内膜龛内的干细胞补充。

总之，骨内膜龛内存留静止且有长期自我更新能力的 HSC，而血管龛则招募增殖活跃但只有较短期自我更新能力的 HSC。这种平衡一旦被打破，会导致各种造血功能异常的病理生理过程：骨内膜龛受损伤，HSC 存储被破坏，导致骨髓衰竭；过多的基因突变积累会促使 HSC 的恶变，从而导致白血病等造血系统恶性疾病的发生。

3. 参与造血调控的细胞因子/生长因子及其受体　在进行骨髓微环境对造血调控研究的同时，细胞因子/生长因子（后文统称细胞因子，cytokine）对造血的调控作用的研究也迅速深入，很多细胞因子已通过人工合成应用于临床。表 10-1 汇总了所有调控造血的生长因子。表 10-2 显示了血细胞发育系特异性细胞因子。细胞因子对造血细胞的作用可以是刺激、协同刺激、抑制或多种活性。

表 10-1　调控造血的细胞因子

分　类		细胞因子
集落刺激因子		granulocyte colony-stimulating factor（G-CSF） granulocyte-macrophage colony-stimulating factor（GM-CSF） macrophage colony-stimulating factor（M-CSF） interleukin-3（IL-3） erythropoietin（Epo） thrombopoietin（TPO） interleukin-5（IL-5）
协同刺激细胞因子	具有造血活性的经典的生长因子	stem cell factor（SCF） Flt3 ligand（FL） interleukin-6（IL-6）family IL-6 IL-11 leukemia inhibitory factor（LIF） oncostatin M（OSM）
	具有造血活性的白介素类	IL-1、IL-2、IL-4、IL-7、IL-9、IL-10、IL-12、IL-17、IL-20、IL-31
干细胞调节因子		Wnt family notch ligand sonic hedgehog bone morphogenic protein-4 vascular endothelial growth factor（VEGF）family insulin-like growth factor-1（IGF-1）、IGF-11

续 表

分 类	细胞因子
	basic fibroblast growth factor（bFGF） hepatocyte growth factor（HGF） platelet derived growth factor（PTGF） angiopoietin-like protein（AngPtl）
抑制性细胞因子	chemokine interferon（IFN） tumor necrosis factor α（TNF-α） transforming growth factor β（TGF-β） lactoferrin（LF） H-ferritin（HF）

表 10-2 血细胞发育系特异性细胞因子

不同造血过程	细胞因子
红系造血	Epo、SCF、IGF-1、IL-9、IL-3、Tpo、IL-20、SDF-1
巨核系造血	Tpo、IL-3、IL-6、IL-11、LIF、SCF、Epo、SCF、FL
肥大细胞生成	IL-3、SCF、IL-10?
嗜酸性粒细胞生成	IL-5、IL-3、GM-CSF、SCF
粒细胞生成	G-CSF、GM-CSF、IL-3、SCF、IL-6、FL、SDF-1
巨噬细胞生成	M-CSF、GM-CSF、IL-3、FL、SDF-1
淋巴细胞生成	IL-7、FL、SCF、SDF-1、IL-2、IL-4、IL-5、IL-10、IL-13、IL-15、notch ligand

（1）细胞因子对造血的调控 如上述，细胞因子对造血干细胞的调控主要位于干细胞龛中，通过造血干细胞-龛突触间的信号传导来完成。细胞因子对造血祖细胞克隆形成的调控作用包括诱导谱系抉择（lineage commitment）、增殖/扩增（proliferation/expansion）、生存（survival）和归巢/动员（homing/mobilization）。

1）干细胞的谱系抉择 细胞因子可以诱导不同集落的形成，SCF 等可以支持造血干/祖细胞形成原始细胞集落（blast colony），同时添加 GM-CSF 和 M-CSF 可诱导巨噬细胞和粒系细胞集落的形成；添加 TPO 诱导巨核系祖细胞集落形成；添加 EPO 才有红系集落形成。

2）干细胞的增殖/扩增 一旦造血祖细胞完成命运抉择，促进造血细胞增殖将是体外形成集落，体内完成造血的重要过程。一些细胞因子在使造血细胞完成命运抉择后还会刺激细胞增殖，如 M-CSF、IL-5、G-CSF 和 EPO 等。刺激较原始的祖细胞增殖可能需要多种细胞因子的配合，如 IL-6、IL-11、IL-12、G-CSF 和 LIF 刺激静止期细胞进入细胞周期，IL-3、

GM-CSF 和 IL-4 才能刺激细胞增殖，同时 SCF 和 FL 参与协同作用。

造血干/祖细胞在增殖的同时常伴有分化并逐渐失去自我更新能力。适当的细胞因子组合，有可能刺激造血干/祖细胞增殖的同时维持自我更新能力，如利用 SCF、FL、Tpo、IL-6、G-CSF 和 IL-3 的不同组合来扩增造血干/祖细胞，可以解决临床干细胞移植遇到的干细胞源短缺问题。

3）干细胞的生存　造血细胞因子的另一个重要作用是维持造血细胞的生存，避免凋亡的发生。如在造血细胞培养过程中缺少细胞因子，造血细胞就会发生凋亡。在骨髓衰竭性疾病中，由于细胞对细胞因子的反应差，发生过度凋亡；相反，恶变细胞（如白血病细胞）常对细胞因子有异常反应，通过启动抗凋亡机制，使细胞过度聚集。

4）干细胞的归巢/动员　生理状态下，造血干/祖细胞通过 SDF-1/CXCR4 等黏附分子或信号系统从外周血归巢至骨髓微环境中。某些细胞因子（如 G-CSF）可以动员（mobilize）造血干/祖细胞离开骨髓微环境，进入外周血，G-CSF 的动员作用主要通过降低骨髓中 SDF-1 的水平来实现。这一过程在临床上已被普遍应用于自体干细胞移植。

（2）细胞因子受体　细胞因子发挥生物学作用常常通过特异的受体介导，受体与细胞因子结合，发生寡聚化（oligomerization）或二聚体化（dimerization）后被激活并进行跨膜信号转导。根据受体的保守结构和相似的活性可以把各种受体归类到不同家族：①Ⅰ型细胞因子受体家族，又称血细胞生成素（hematopoietin）受体家族，大多数造血细胞因子通过这一受体家族发挥作用；②Ⅱ型细胞因子受体家族，有与Ⅰ型细胞因子受体家族相似的结构和激活机制，如 IFN、IL-10、IL-28、IL-29 和 TF 等通过这一受体家族起作用；③受体酪氨酸激酶家族，在造血系统中包括：c-kit（stem cell factor receptor）、flt-3 和 c-fms（M-CSF R）；④TGF-β 受体家族：TGF-β、活化素（activins）和骨形态发生蛋白（bone morphogenetic protein，BMP）通过这一受体家族发挥功能。有关细胞因子受体的激活和信号转导请参阅第三章。细胞因子受体家族在调节造血过程中发挥重要作用，在造血系统疾病特别是恶性疾病，常常有受体基因的突变和受体介导的信息传递异常。

二、造血功能异常的原因和分类

（一）造血功能异常的原因

造血系统源源不断地生成有功能的成熟血细胞，提供生理更新和应激补充需要。如前文所述，正常造血有赖于骨髓微环境对造血干细胞的精确调控。骨髓中各种干细胞彼互相配合，有序地调控造血干细胞各种生物学行为和功能。造血干细胞则置身于这些细胞组分构成的三维空间结构中，通过与这些细胞直接接触以及这些细胞分泌的细胞因子所建立的复杂但有序的信号传递网络，从而保证造血的顺利进行。先天和后天诸多因素可以破坏造血调控网络的各个环节，导致造血功能异常。

1. 先天或遗传性因素　引起造血功能异常的原因可以是先天性因素导致的遗传学改变，部分具有家族遗传性，如 Fanconi 贫血等。还有一些遗传学改变不具有家族遗传性，主要发生在胎儿发育时期，如染色体断裂移位常常累及上文所述的调节造血干细胞功能的各种转录因子 TEL、AML1、c/EBP 和其他功能基因 *c-ABL*，产生新的融合基因（如 *TEL-AML1*、*AML1-ETO*、*BCR-ABL* 等）。这些新的融合基因赋予造血干细胞异常的生物学特性和功能，使受累的造血干细胞可以在出生初期就发生恶变（如 MLL 相关婴儿白血病），也可以在儿童期或成年期因遇到更多的遗传学和表观遗传学改变而发生恶变（如 *TEL-AML1*、*AML1-ETO* 和 *BCR-ABL* 等相关性白血病）。

2. 后天（获得性）因素　许多后天（获得性）因素可以引起造血功能异常。

（1）各种原因引起的失血　为满足应激状态下补充大量血细胞需要，机体会动员大量造血细胞（包括造血干细胞）进行增殖，快速增殖的细胞得不到生理条件下非对称性分裂机制的保护，容易发生基因突变并在干细胞中积累，致使干细胞发生恶变。

（2）营养缺乏　很多营养素（如叶酸、维生素 B_{12}、铁等）是 DNA 合成、血红蛋白形成所必需的物质，摄入不足或丢失过多引起体内缺乏，使造血细胞不能有效生成或成熟障碍，导致造血功能异常。

（3）各种病原微生物引起的感染　机体动员免疫系统，一方面免疫细胞本身因大量增殖可以发生基因突变并恶变，另一方面免疫细胞可以分泌各种细胞因子，影响造血细胞的功能，刺激或抑制造血细胞增殖，并对造血细胞有克隆选择性影响。流行病学调查和基础研究都证实感染与儿童白血病的发生和发展密切相关。

（4）各种原因引起的组织损伤　自身抗原暴露，激活自身免疫反应，破坏造血微环境和造血干细胞，致使造血功能异常（如获得性再生障碍性贫血）。

（5）一些有毒物质、离子辐射等可以直接破坏造血组织（包括骨髓微环境和造血干细胞），引起造血功能异常。

（二）造血功能异常的分类

在上述各种应急或病理情况下，造血干细胞可因内源性因素（如基因突变）发生生物学特性改变而逃逸出其特定微环境的调控，或因为微环境的原发性病理改变而失调控。调控失常导致造血细胞再生障碍、过度增生，甚至异常增生，形成各种类型的造血功能异常性疾病。

1. 按所受累的造血细胞的发育时期和系特异性分类

（1）造血干细胞疾病，如再生障碍性贫血、阵发性睡眠性血红蛋白尿、骨髓增生异常综合征、骨髓增生性疾病、一些类型的白血病。

（2）红细胞疾病，如各类贫血和红细胞增多症等。

（3）粒细胞疾病，如粒细胞缺乏症、粒细胞性白血病。

（4）单核细胞和巨噬细胞疾病，如炎症性组织细胞增多症、恶性组织细胞病等。

（5）淋巴细胞和浆细胞疾病，如淋巴瘤、淋巴细胞性白血病、多发性骨髓瘤等。

2. 按造血细胞发生异常的性质分类

（1）骨髓衰竭性疾病，如再生障碍性贫血、遗传性骨髓衰竭综合征、骨髓增生异常综合征等。

（2）骨髓增生性疾病，如真性红细胞增多症、慢性粒细胞性白血病等。

（3）造血细胞恶性疾病，如白血病、淋巴瘤等。

按造血细胞发生异常的性质分类将更有利于系统地阐述造血功能异常性疾病的发病机制。下面用三节内容分别对骨髓衰竭性疾病、骨髓增生性疾病和造血细胞恶性疾病进行叙述。骨髓增生异常综合征（myelodysplastic syndrome，MDS）因造血干细胞的异质性改变，虽然有异常增生，但为无效造血，表现为骨髓衰竭（一系或多系细胞减少），因此也放在第二节骨髓衰竭性疾病中介绍。由于慢性粒细胞性白血病在发病机制方面更符合骨髓增生性疾病，WHO 把它归类到骨髓增生性疾病，因此选择放在第三节骨髓增生性疾病中介绍。

第二节 骨髓衰竭性疾病

骨髓衰竭性疾病（bone marrow failure disease）是一组累及造血干细胞的疾病，致使造血功能低下，表现为一系、多系或全系细胞减少。骨髓衰竭的病理生理学机制可能是因为造血干细胞本身受到损伤，生物学特性发生改变而耗竭；也可能因为骨髓微环境的原发性病理改变而失去对造血干细胞的储存和调控，致使造血干细胞耗竭。从病因学上分类，骨髓衰竭可以是先天性（遗传性）因素引起的遗传性骨髓衰竭综合征，包括范可尼贫血（Fanconi anemia）、先天性角化不良（dyskeratosis congenita）和戴－布二氏贫血（Diamond-Blackfan anemia）等；也可以是后天性（获得性）因素引起的获得性骨髓衰竭综合征，最常见的是再生障碍性贫血（aplastic anemia，AA）。

一、再生障碍性贫血

再生障碍性贫血（简称再障）是一种骨髓造血功能衰竭症。骨髓造血功能低下，全血细胞减少，临床主要表现为贫血、出血和感染。从病因上可以分为先天性（遗传性）和后天性（获得性）再障。本节只叙述获得性再障。

（一）病因和流行病学

获得性再障的好发年龄在 15 岁至 25 岁之间，60 岁后有一个较小的发病高峰。临床实践充分提示多数获得性再障是由于自身免疫反应所致，和其他自身免疫性疾病一样，某些组织相容性复合物的特异性位点如 HLA-DR2 与再障易感性有关。诊断标准不明确使得发病率的准确评估非常困难。最好的评估是病例对照（case-control）研究，研究发现欧洲和以色列的发病率为 2/100 万，东南亚高 2～3 倍。虽然偶尔可见再障与某些有毒物质有关，如药物、苯、杀虫剂和病毒等，但并没有鉴定到特定物质是多数再障的致病因子。一个以人群为基础的病例对照研究发现，再障常常与药物有关，但也只占新诊断病例的 5%。另外一个有趣的发现是 1% 的肝炎患者合并有再障，给血清反应阴性的肝炎患者进行正位肝移植，30% 会发展为再障，肝炎与再障的关系是否通过自身免疫反应介导还不清楚。

（二）发病机制

大部分再障病例都表现为免疫反应性疾病，免疫效应细胞是单克隆扩增的细胞毒 T 细胞，作用于造血干细胞/祖细胞。使其发生凋亡导致造血功能衰竭。

1. T 细胞介导的骨髓破坏　有两项临床观察有力地证明免疫反应在获得性再障病理生理学机制中的作用：一是部分接受干细胞移植的再障患者，尽管移植物重建失败，但患者有自身造血功能的恢复；二是大多数患者免疫抑制治疗有效。尽管有对免疫抑制治疗无效的病例提示非免疫介导的病理机制的可能性，但难治性病例常常有严重的干细胞耗竭，可能是过度免疫反应所致的免疫衰竭反应（“spent” immune response）。

从再障患者骨髓中除去淋巴细胞可以提高体外培养的克隆形成能力，加入再障骨髓淋巴细胞可以抑制正常骨髓造血。其中效应细胞为活化的细胞毒T细胞，并有Th1样表达和分泌特征，如分泌interferon γ。在再障患者T细胞中，转录因子T-bet表达升高，T-bet结合interferon γ的启动子区域，在Th1极化（polarization）中起重要作用。再障外周血中有特异的$CD8^+CD28^-$细胞克隆扩增，这种单克隆性扩增可以通过下列方法进行判断：①流式分析T细胞受体（T-cell receptor，TCR）Vβ亚家族；②根据抗原谱检测CDR3不对称性长度；③对CDR3区域进行测序。单克隆细胞可以识别自身粒细胞并诱导其凋亡。相反，在多数再障患者中调节性T细胞（Treg）减少，Treg可以控制和抑制自体反应T细胞。在免疫诱导的骨髓衰竭小鼠模型中，输入Treg细胞可以缓解小鼠的细胞缺乏症。

再障中T细胞被激活的原因还不清楚。在患者中可以检测到HLA-DR2的过度提呈（over-represented），提示其在抗原识别中的作用，也可以判断患者对环孢素治疗的反应。与增强的免疫反应相关的细胞因子的多态性也比较普遍，如启动子在-308位的TNF-α、IFN-γ和IL-6基因，这些核苷酸序列和基因调节的异常提示了骨髓衰竭中异常T细胞激活的遗传学基础。

2. 免疫反应袭击引起骨髓衰竭　骨髓中$CD34^+$细胞减少或缺乏和半固态培养中克隆形成细胞（CFC）减少，都说明了造血祖细胞的严重减少。能更好代表造血干细胞功能的细胞，如长期培养启始细胞（long-term culture initiating cell，LTC-IC）和卵石区形成细胞（cobblestone area-forming cell，CAFC）有明显的量和质的异常。造血细胞的减少和功能异常是由于细胞受损伤易凋亡所致。再障骨髓存留的$CD34^+$细胞的基因表达谱分析发现细胞凋亡和免疫调节的转录程序被激活。

部分再障病例可能有类似遗传性骨髓衰竭征的病理生理机制，其中一个特征是，约三分之一的再障病例，可见白细胞的端粒缩短，端粒缩短被认为是干细胞耗竭的原因。在一些再障病例中，端粒的缩短可能是由于端粒酶复合物组成成分的突变，使端粒酶活性降低而加速端粒的侵蚀，致使造血干细胞的增殖能力异常。有相同突变的家族成员，尽管血细胞计数正常，但骨髓增生减低，$CD34^+$细胞减少，克隆形成能力降低，造血生长因子水平增高和端粒缩短。

3. 再障骨髓微环境　骨髓微环境在再障发病机制中的作用还不清楚。一部分教科书认为，骨髓活检除了发现造血细胞减少外，还有骨髓“脂肪化”，静脉窦壁水肿、出血、毛细血管坏死；部分再障骨髓基质细胞体外培养生长情况差，其分泌的各类造血调控因子明显不同于正常人；骨髓基质细胞受损的再障接受造血干细胞移植不易成功。

另一方面，部分权威参考书认为，在再障患者，基质细胞功能常常没有异常。从患者骨髓分离的贴壁生长细胞可以支持正常$CD34^+$细胞的造血，但患者的$CD34^+$细胞在正常基质细胞的支持培养中不能形成克隆。患者骨髓基质细胞培养基本上可以产生正常量的造血生长因子。患者血清中EPO、TPO、G-CSF和GM-CSF的水平几乎都正常或升高。对调节造血早期的细胞因子进行检查，发现血中FLT3配体大大增高，干细胞生长因子（SCF）轻度减少，SCF形成细胞正常。另外成功骨髓移植病例并有宿主基质细胞支持造血也说明了其具有足够的功能。

随着对骨髓造血干细胞特定微环境（干细胞龛）的结构及其对干细胞功能调节的研究的不断深入，有理由认为过去对再障骨髓基质细胞的“粗糙研究”结果不足以判断骨髓微环境改变在再障病理生理学机制中的作用。很多的科学问题有待进一步研究：干细胞龛的组成细胞和空间结构有没有改变，这些改变是否是造血干细胞失去干细胞功能的始发因素，因为正常干细胞龛（特别是骨内膜龛）中的造血干细胞往往处于静止状态，受到很好的保护，不至于首发地受到免疫细胞的攻击。

4．克隆性演化　临床上再障可能合并或演化为其他的造血疾病，表现为克隆性增殖，如阵发性睡眠性血红蛋白尿（paroxysmal nocturnal hemoglobinuria，PNH）、骨髓增生异常综合征（MDS）或急性粒细胞性白血病（acute myeloid leukemia，AML），这种疾病的克隆性演化机制尚不清楚。

PNH：40%~50%的获得性再障有扩增的PNH细胞群，因造血干细胞发生PIG-A基因突变，缺乏糖基磷脂酰肌醇连接的糖蛋白，PNH细胞很容易用流式细胞仪检测得到。大部分克隆比较小不至于导致溶血或血栓形成等临床表现，但是典型的PNH能够演化为骨髓衰竭（aplastic anemia/PNH综合征），所以PNH患者都表现有造血异常。许多表面蛋白的缺乏可能使得PNH细胞的某些事先存在的突变克隆能够逃逸和生存。

MDS：在广泛使用免疫抑制剂之前，5%的再障患者会发展为克隆性造血，用免疫治疗后发生率提高，约15%的再障患者会发展为MDS，其原因不一定是免疫抑制剂直接作用的结果，可能是免疫抑制治疗使患者生存延长，使得相关克隆有时间发展和扩增。

一小部分患者用免疫抑制治疗后会发展为异倍体，常常是7号染色体单倍体，8号染色体三倍体。发生8号染色体三倍体的再障患者常常对免疫抑制治疗有效。T细胞寡克隆能够识别异倍体细胞，特别是WT1抗原，但是靶细胞因表达抗凋亡基因而不被杀死。7号染色体单倍体是再障最常发生的细胞遗传学异常，它与难治性细胞减少和AML相关，患者预后较差。7号染色体单倍体的发生可能与外源性应用G-CSF有关，实验室研究发现在富含G-CSF的异常细胞因子体系中异倍体克隆得到扩增，因为这些细胞存在较短的G-CSF受体异构体，这种异构体只传递增殖信号而不传递分化信号。即使存在很小的7号染色体单倍体克隆（被荧光原位杂交检测到）也预示用免疫抑制剂治疗预后差。

概括来说，在病理情况下，自身抗原暴露激活免疫系统，免疫反应（细胞免疫和体液免疫）破坏造血微环境和/或直接杀伤造血干细胞和祖细胞，致使骨髓造血功能衰竭和克隆性演化，构成了再障的主要病理生理学机制。

二、遗传性骨髓衰竭综合征

遗传性骨髓衰竭综合征是一组因遗传学突变干扰了正常造血所致的骨髓衰竭综合征，表现为一系或多系血细胞减少。这组疾病具有家族遗传性，根据孟德尔遗传规律，可以是常染色体显性遗传、常染色体隐性遗传或X连锁性遗传，但发病原因复杂，可能是多基因、多环境因素共同作用的结果。遗传性骨髓衰竭综合征的发病率没有确切的统计，根据国际上几大医学中心的统计，儿童骨髓衰竭病例中三分之一是遗传性骨髓衰竭综合征，而范可尼贫血（Fanconi Anemia，FA）占遗传性骨髓衰竭综合征的三分之一的病例，因此下面只对FA做简要的介绍。

FA 是染色体脆弱性疾病，表现为进展性骨髓造血减少，多系统发育异常和癌症易感性。99% 的 FA 是常染色体隐性遗传，极少数病例是 X 连锁的隐性遗传（由 *FANCB* 基因突变引起）。FA 总体发病率大约是 1 ~ 5 例/100 万，但在大多数人群中携带率是 1 : 300 ~ 1 : 200。约 75% 的病例在 3 ~ 14 岁被诊断，男性平均 6.5 岁，女性平均 8 岁，但值得注意的是，4% 的病例在 1 岁以内，9% 的病例在 16 岁被诊断。

通过一种补偿实验可以把 FA 分为不同的类型。至 2008 年，有 13 种类型被鉴定：A、B、C、D1/BRCA2、D2、E、F、G、L、M、N 和 I，其中 A 类占 65%。13 种类型的鉴定有利于 13 类 *FA* 或 *FANC* 基因的克隆、定位和发病机制的研究。在所有检测的患者中，70% 有 *FANCA* 突变，10% 有 *FANCC* 突变，10% 有 *FANCG* 突变，5% 有 *FANCE* 突变，其他类占 2% 或更少。

DNA 损伤后，启动反应通路的第一步是由蛋白 A、B、C、E、F、G 和 M 形成一个单一的大核蛋白复合物，这一核蛋白复合物的激活致使下游的 FANCD2 蛋白由非泛素化形式转为单泛数化形式，这一过程由 FANCL 泛素连接酶介导；如果核蛋白复合物不完整或 FANCL 突变，这一单泛素化的过程就不会发生，有这些突变的患者，Fanconi 细胞中找不到单泛素化的 FANCD2。在正常细胞中，单泛素化的 FANCD2 定位在核位点，并与其他的 DNA 修复蛋白 BRCA1 和 RAD51 形成复合物，再与 BRCA2 相互作用完成 DNA 修复通路的最后一步。FANCI 蛋白与 FANCD2 交互形成一个复合物一起定位在染色质，对 DNA 损伤作出反应，因而双等位基因的 *FANCI* 突变会引起 FA。PALB2（或叫 *FANCN*）是核 *BRCA2* 的结合物，*PALB2* 的双等位基因突变也会引起 FA。

FA 的一个重要特征是患者容易发生癌症，可能的原因有：染色体脆性、DNA 修复异常、基因组不稳定性和细胞损伤。由于有至少 13 个遗传突变在 FA 中起作用，因此该疾病提供了一个重要的遗传学模型，用于研究血液恶性疾病。

三、骨髓增生异常综合征

（一）概述

骨髓增生异常综合征（MDS）是一组发生于造血干细胞的克隆性疾病，表现为无效造血和病态造血，大部分患者有进展性三系细胞减少，相当一部分患者最后发展为急性粒细胞性白血病（AML）。在过去数十年里，有多个名字来描述这一骨髓衰竭综合征，包括：难治性贫血（refractory anemia，RA）、前白血病、急性隐袭性白血病（acute smoldering leukemia）、寡原始细胞白血病（oligoblastic leukemia）、难治性骨髓造血异常性贫血和骨髓增生异常综合征。临床表现为不同程度的贫血、白细胞减少和血小板减少，患者易发生感染和出血，需要依靠输注血液（成分血）维持生命。MDS 是目前被普遍接受的用于描述这类临床疾病的名称。MDS 可以是原发也可以是继发于离子辐射、毒物接触和化疗药物治疗。这些综合征的自然病史可以是数星期内急性发生也可以慢性地持续数年。各个地区的发病率不同，男性多于女性（约 1.7 : 1）。MDS 在小于 50 岁人群少见，50 岁以后发病率急剧增加，到 80 岁发病率与 AML 几乎没有差异，如：60 ~ 69 岁发病率是 5/10 万，70 ~ 79 岁就上升到 50/10 万。

先前 FAB 协作组把 MDS 分成 5 个不同病理类型，主要根据骨髓细胞形态学和原始细胞的比例，原始细胞达到 30% 就归类到 AML。FAB 分类对于判断预后非常有用，但与 AML 的界限（30% 的原始细胞比例）常常有争议。大量的研究发现 RAEB-T 与 AML 的疾病转归和预后相似，因此 WHO 对 AML 定义采用原始细胞 20% 作为标准并取消 RAEB-T。

临床治疗上 MDS 有一些共同的问题：老龄化、治疗相关毒性和耐药等，干细胞移植有望治愈该疾病，但不适于老年人。因此 MDS 总的治疗目的是通过缓解细胞缺乏和延缓白血病的转化来延长生存时间，近期治疗目的是缓解症状、减少药物副作用和提高生活质量。

（二）分类

MDS 是一组具有异质性的克隆性疾病，1982 年，FAB 协作组提出分类标准（与 AML 比较），如表 10-3。RAEB-T 的临床特征、治疗和预后都与 AML 相似，WHO 的最新分类把 RAEB-T 归到 AML，并改 AML 的原始细胞标准为 20%，把 CMML 归类到骨髓增生性疾病（myeloproliferative diseases，MPD）。FAB 和 WHO 分类对照如表 10-4。

表 10-3　MDS——法国－美国－英国（French-American-British，FAB）分类标准

类　型	缩　写	外周血	骨　髓
难治性贫血	RA	原始细胞 <1%	原始细胞 <5%
难治性贫血伴铁粒幼红细胞增多	RARS	原始细胞 <1%	原始细胞 <5% 伴铁粒幼红细胞 >15%
难治性贫血伴原始细胞过多	RAEB	原始细胞 <5%	原始细胞 5%~20%
转化中的难治性贫血伴原始细胞过多	RAEB-T	原始细胞 >5%	原始细胞 20%~30% 或 Auer rods
慢性粒单核细胞白血病	CMML	单核细胞 $>1\times10^9$/L	上述任何情况
急性粒细胞白血病	AML		原始细胞 >30%

表 10-4　MDS——FAB 分类和 WHO 分类（2008 修订版）

FAB 分类	WHO 分类	发育异常（>10%）
RA	5q 综合征	仅红系
	难治性贫血	仅红系
	特殊类型的骨髓增生异常综合征	
RARS	原始细胞 <1%	原始细胞 <5% 和伴铁粒幼红细胞 >15%
RAEB	原始细胞 <5%	原始细胞 5%~20%
RAEB-T	原始细胞 >5%	原始细胞 20%~30% 或 Auer rods
CMML	单核细胞 $>1\times10^9$/L	上述任何情况
AML		原始细胞 >30%

（三）发病机制

MDS 是克隆性造血疾病，骨髓细胞遗传学分析是一种很好的研究 MDS 干细胞克隆性起源特性的方法。X 染色体失活（X inactivation）研究更好地阐明了 MDS 的克隆起源特性。这些研究利用限制片段长度多态性（restriction fragment length polymorphism，RFLP）分析 X 染色体激活态和非激活态之间的甲基化状态差异，无论是分析 G6PD 或其他基因都证实了 MDS 的多能造血干细胞起源，因此累及粒细胞、单核细胞、红系和巨核系细胞。MDS 多向急性粒细胞性白血病转化，而很少进展为急性淋巴细胞性白血病，说明发生 MDS 转化的干细胞失去淋巴系发育潜能。转化起始因素作用于多能造血干细胞，赋予干细胞某些克隆性生长优势的特性，致使该克隆的造血细胞的发展和扩增。许多遗传突变和表观遗传改变参与 MDS 干细胞的克隆性演变，而且这些突变决定了疾病的生物学特征和临床特征。

1．无效造血和病态造血　MDS 的一个重要特征是无效造血，外周血表现为血细胞减少，但骨髓增生活跃，甚至极度活跃。细胞动力学研究提示 MDS 骨髓中分裂期的细胞比例明显增高，但是这些细胞一方面易发生凋亡，同时也有分化发育异常，致使外周血细胞减少。

MDS 另一个临床特征是病态造血，造血细胞功能异常，红系祖细胞对促红细胞生成素（erythropoietin，Epo）的反应差，可能是贫血的原因之一。MDS 终末分化的血细胞也有功能异常，成熟粒细胞的髓过氧化酶活性低，血小板聚集能力受损。

2．细胞凋亡增加　凋亡是细胞程序性死亡，是一个重要细胞调节过程，凋亡速率决定于原凋亡蛋白（如 c-Myc、p53、Bax 和 Bad）与抗凋亡蛋白（如 Bcl-2 和 Bcl-XL）的比例。有报道称 MDS 骨髓的 CD34 细胞的凋亡率增高，RA 患者的凋亡率比 RAEB 患者高可能是细胞减少的原因，这是早期 MDS 的特征。和正常或 AML 的 CD34 细胞相比，MDS 患者 CD34 细胞内 c-Myc 和 Bcl-2 的比例增高。此外，凋亡增多还与抑制性细胞因子水平增加有关，如 TNF-α，几乎所有的 MDS 亚型都有 TNF-α 的增高，可能抑制造血祖细胞的发育和成熟。TNF-α 可能增加其他原凋亡生长因子的产生和分泌，如 IL-6、TGF-β、IFN-γ 和 Fas 配体。凋亡水平的增加可能与早期 MDS 有关，相反凋亡水平的降低可能与晚期向 AML 转化有关。

3．造血细胞的造血能力低下或缺乏　许多 MDS 患者造血干细胞/祖细胞的克隆形成能力低下或缺乏。MDS 患者的骨髓细胞和外周血 T 细胞产生低水平的细胞因子，如 GM-CSF、IL-3、M-CSF 和 IL-6。MDS 克隆形成细胞（GM-CFC）对 G-CSF 和 GM-CSF 的反应性差，这些表现在 RAEB 和 RAEB-T 尤其严重。体外实验发现红系祖细胞对 Epo 的反应差。这些研究结果有助于解释外周血细胞缺乏和 Epo 治疗效果差的原因。

（四）MDS 向 AML 转化的遗传改变

MDS 向 AML 转化是一个多步骤过程，由一系列复杂的遗传学改变参与，包括特定癌基因的激活和抑癌基因的失活。在血液系统恶性疾病常常可以鉴定到 *RAS* 的突变。三分之一的 MDS 患者有 RAS 的突变。p53 基因在 MDS 患者比较少发生突变，一旦发生突变表示疾病进展和对化疗药物耐药。

大部分 MDS 患者都有遗传学的改变，包括部分或整个染色体的获得或丢失及特定基因的突变和启动子的甲基化。譬如，有 5 和 7 号染色体异常的患者常常伴随有 *p53* 或 *RAS* 的突变，或二者同时突变，随后还有 *p*15 的启动子甲基化改变。这些改变常常发生在治疗相关的 MDS，如用烷化剂治疗后 3～5 年发生。

MDS 向 AML 转化部分与化疗有关。患者接受拓扑异构酶Ⅱ抑制剂，常常有染色体移位，累及 *MLL* 基因；蒽环类抗生素治疗诱导 t（3；21）、inv（16）等遗传学改变。

有些患者的核型正常或没有特异性的染色体异常，向 AML 转化的过程可能不同。但遗传改变有一定的规律：Ⅰ型遗传改变影响细胞的增殖和生存能力，包括酪氨酸激酶的突变，如 *FLT-3*、*c-KIT*、*c-FMS* 和 *JAK2*；Ⅱ型遗传改变影响细胞的分化和自我更新能力，包括 *RAS* 基因突变和一些转录因子的突变。这两类突变在疾病发展过程中协调作用，促使恶性克隆的转化，突变的先后在不同患者可能不同。因此，设计治疗方案可以分别靶向这两类突变分子，可能会有更好的效果。关于这一分子机制，在 AML 部分也有叙述。

第三节　骨髓增生性疾病

一、概述

骨髓增生性疾病（myeloproliferative diseases，MPD）是一组发生于骨髓的肿瘤性疾病的统称，是由骨髓细胞的克隆性增生所致的一系或多系细胞产生过多。最新 WHO 分类将此组疾病更名为 myeloproliferative neoplasms（MPN）。疾病发生在多能干细胞，因此不同类型 MPD 之间可以互相转化，有时还可以见到过渡型，部分患者还可转化为急性白血病。

本组疾病包括：①真性红细胞增多症（polycythemia vera，PV）；②慢性粒细胞白血病（简称慢粒）、慢性中性粒细胞白血病和慢性嗜酸性粒细胞白血病等；③原发性血小板增多症（primary thrombocythemia，PT）；④原发性骨髓纤维化（primary myelofibrosis，PM）。WHO 分类将系统性肥大细胞增多症（systemic mastocytosis，SM）也归在此类疾病中。

细胞遗传学分析和 G6PD 同工酶研究等证实 MPD 起源于单个干细胞，形成克隆性疾病。疾病累及多系细胞的形成，包括红细胞生成（erythropoiesis）、中性粒细胞生成（neutrophilopoiesis）、嗜酸细胞生成（eosinophilopoiesis）、嗜碱细胞生成（basophilopoiesis）、单核细胞生成（monocytopoiesis）、血小板生成（thrombopoiesis），在慢粒中还累及淋巴细胞生成（lymphopoiesis）。病因学的一个共同特征是编码各种酪氨酸激酶的基因发生突变而被激活。

在慢性粒细胞白血病，t（9；22）形成 *BCR-ABL* 融合基因，表达的蛋白有持续的酪氨酸激酶活性。在 PV、PT 和 PM，常发生的遗传学改变是 Janus 激酶 2（*JAK2*）基因发生突变，第 617 位的缬氨酸被苯丙氨酸取代，因此对促红细胞生成素高度敏感。SM 与 *KIT* 基因的 D816 突变有关。在 SM 伴嗜曙红细胞增多中有 *FIP1L1-PDGFR* 突变。

二、慢性粒细胞性白血病

慢性粒细胞性白血病（chronic myeloid leukemia，CML）是起源于原始造血干细胞的造血系统肿瘤性疾病。CML 的自然病程，最初为一个慢性期（chronic phase，CP），表现为骨髓过度增生、外周血含大量分化成熟粒细胞，之后发展为加速期（accelerated phase，AP）和急变期（blast crisis，BC），表现为分化阻滞、原始细胞聚集和正常血细胞的缺失，特别是正常白细胞和血小板减少。CML 是第一个被发现与特定的细胞遗传学异常相关的恶性疾病，即有费城染色体（Ph）并形成 *BCR-ABL* 融合基因。可以通过 *BCR-ABL* 来检测微小残留病和判断预后，BCR-ABL 融合蛋白是酪氨酸激酶，可以用作靶向治疗靶点。此外，CML 亦是第一个被证实可以用造血干细胞移植治愈的疾病。因此 CML 成为了癌症发病学和治疗学研究的典范。

（一）病因学、流行病学和遗传学

19 世纪中期，CML 被认为是一种特定疾病，表现为脾脏巨大、白细胞增多并且没有其他原因可以解释。1960 年，Nowell 和 Hungerford 在 CML 患者骨髓细胞中发现有一个异常小染色体，因在美国费城发现，所以命名为费城染色体（Ph 染色体）。之后 Rowley 发现 Ph 染色体是由 9 号和 22 号染色体断裂移位 t（9；22）(q34；q11）产生，并形成 *BCR-ABL* 融合基因。该融合基因编码一个有持续活性的细胞质酪氨酸激酶，被认为是 CML 慢性期的主要致病因素。以前认为 CML 是致死性疾病，直到 20 世纪 70 年代，发现 CML 可以用异基因骨髓移植治愈。最近，酪氨酸激酶抑制剂甲磺酸伊马替尼（imatinib mesylate）可以特异地抑制 BCR-ABL 激酶活性，大大提高临床缓解率，但并不能治愈该疾病。

CML 是最常见骨髓增生性疾病之一，占白血病新诊断病例的 15% 到 20%，年发病率是 (1～1.5)/10 万。诊断时的平均年龄是 67 岁，随着年龄的增大，发病率剧增。儿童亦可发病，占儿童白血病的 3%。CML 的病因尚不清楚，有些病例可能与离子辐射有关。用敏感的 PCR 方法检测，发现正常人群中 *BCR-ABL* 阳性者所占比例很高，提示 *BCR-ABL* 的发生相对频繁，只是很少发展为白血病。Ph 染色体的起始形成和如何发展为显性疾病的机制还不清楚。

（二）发病机制

1. Ph⁺克隆细胞的起源和特性　目前普遍认为原始造血干细胞（HSC）是 Ph 染色体起源细胞，表达 *BCR-ABL*，从而转化成 CML。Ph 染色体可以在粒系、红系、巨核和 B 淋巴系细胞中检测到，证实了 CML 的造血干细胞起源。和正常造血细胞相比，Ph^+ 克隆细胞具有增殖优势，最终取代正常造血。慢性期主要是粒细胞的扩增，成熟细胞和祖细胞数目都有增加。慢性期白血病细胞较少浸润其他组织，主要限制在造血组织，包括外周血、骨髓、脾和肝脏。Ph^+ 克隆细胞的增殖优势可能是由于对造血生长因子反应增加，而对抑制因子反应降低。CML 祖细胞不能黏附于骨髓基质细胞和细胞外基质，异常的白血病细胞与微环境的互相作用可能是血循环的祖细胞增多和髓外造血的原因。Ph^+ 克隆细胞虽然可以取代正常造血，但并没有捣毁残存的正常造血干细胞，因此在有效的治疗后，Ph 阴性细胞可恢复正常造血功能。

2. CML 的分子基础　*BCR-ABL* 由 9 号染色体的 *ABL* 基因和 22 号染色体的 *BCR* 基因融合形成。断裂点在 *ABL* 基因的外显子 a2 上游和 *BCR* 基因的主要断裂点族区，导致在缩短的 22 号染色体上 *BCR* 的 5′端与 *ABL* 的 3′端的接合。形成 e13a2（以前称 b2a2）或 e14a2（以前称 b3a2）mRNA，二者都翻译成 210kD 的融合蛋白，即 p210 BCR-ABL。比较少见的还有其他断裂位点，形成其他融合蛋白 p190（e1a2 mRNA 接合）和 p230（e19a2 mRNA 接合）。在部分核型表现正常的 CML，有三分之一隐藏的 *BCR-ABL* 基因，常常隐藏在 22 号染色体，偶尔在 9 号染色体，余下的病例为 *BCR-ABL* 阴性，其分子基础不清。

一些研究提示 CML 的发病机制是起始于 t（9；22）的多步骤的克隆性演化过程，但也有充足的证据证明单纯 *BCR-ABL* 在造血干细胞的表达足以启动 CML。

ABL 基因编码的非受体的酪氨酸激酶，在大部分组织中都有表达，在机体多个发育过程中起作用。*BCR* 基因也编码一种信号蛋白，含有多个结构域。正常 ABL 的酪氨酸激酶活性受到很好的调节，与 *BCR* 发生融合后，激酶活性被 N 末端的 *BCR* 序列持续激活，*BCR* 促进蛋白的聚合并激活激酶。此外 *BCR* 序列的融合也带给 *ABL* 新的结构域，如 GRB2（growth factor receptor-bound protein 2）SH2 结合位点。不受控制的激酶活性和额外地与其他效应蛋白相互作用使得细胞生存和增殖等信号传导机制发生异常。ABL 蛋白可以在胞核、胞质或二者之间穿梭，然而 BCR-ABL 绝对地分布在胞质内的细胞骨架区，可能与细胞异常的黏附和转移有关。

BCR-ABL 的结构和生物化学途径被广泛研究并有重要发现，如酪氨酸激酶活性是 CML 转化不可缺少的，激酶抑制剂的成功应用证明了这一点。尽管如此，BCR-ABL 的各个结构域在 CML 转化和发展中具体作用还不清楚，如酪氨酸激酶抑制剂不能清除 CML 的干细胞，其原因可能是 Ph^{+} 干细胞有不依赖于 ABL 激酶的其他信号通路。

在表达 BCR-ABL 的细胞内有许多信号蛋白被磷酸化，并与 BCR-ABL 的不同功能域互相作用，从而激活了其他的信号机制，包括 RAS、PI3K、AKT、JNK、SRC 家族激酶、蛋白磷酸酶、STATs、核因子 B 和 MYC 等信号分子。BCR-ABL 的表达也可能诱导细胞因子的表达，如 IL-3、G-CSF 和 GM-CSF 等。

3．向加速期和急变期进展机制　疾病进展到加速期和急变期，不成熟的原始细胞增加，并浸润到髓外部位，包括淋巴结、皮肤、软组织和中枢神经系统等。可能有一系列的分子机制参与疾病进展过程，如分化成熟阻滞、增殖加速、生存能力增强和组织浸润加快等。*BCR-ABL* 的表达增加是疾病进展的一个共同特征，从而使细胞更容易发生其他的分子改变。基因组的不稳定可能与下列因素相关：氧化应激增加、DNA 修复缺陷和对 DNA 损伤的检测点信号反应弱。CML 急变期细胞的遗传学改变包括：①非随机的细胞遗传学改变，如 +8、+Ph、+19、I（17）q；②基因点突变，如 *TP53*、*RB*、*CDKN2A*（$p16^{INK4A}$）等；③基因过表达，如 *EVI1* 和 *MYC*；④其他染色体移位融合基因形成，如 *AML1-ETO*、*NUP98-HOXA9*、*CBFβ-SMMHC*。这也说明在粒系分化阻滞过程中有异常造血转录因子与 *BCR-ABL* 协调作用。特别值得注意的是，在疾病进展过程中有 Wnt/beta-catenin 通路异常、*Jun* 和 *Fos* 低表达和其他激酶异常调节。在急变期，粒－巨核祖细胞（GMP）池有扩增，这些细胞高表达 BCR-ABL，以及 Wnt 信号活性增强，因此提高了自我更新能力，因此 GMP 细胞可能实际上已经转化为白血病干细胞。

（三）治疗学基础

CML 对治疗的反应可以定义为三个层次：血液学、细胞遗传学和分子遗传学。完全血液学缓解（complete hematologic remission，CHR）指白血病和血小板的计数和分类正常，CML 的症状和体征消失。部分血液学缓解指白细胞计数降低 50% 以上或白细胞计数正常但外周血检查持续有不成熟细胞或有脾大。完全细胞遗传学缓解（complete cytogenetic remission，CCyR）指检测不到 Ph 阳性细胞，部分缓解指 Ph 阳性细胞占 1%～34%。完全分子缓解（complete molecular response，CMR）指 PCR 检测不到 BCR-ABL mRNA。因为 BCR-ABL 在发病学上至关重要的作用，要治愈该疾病，必须完全清除 Ph 阳性细胞。治疗开始可用羟基脲化疗减少 CML 细胞负荷，再使用特异的酪氨酸激酶抑制剂（如 imatinib mesylate）。Ⅰ和Ⅱ期临床试验证实结合酪氨酸激酶抑制剂的治疗，有很好的临床缓解率（包括 CHR、CCyR 和 CMR），但是，如果治疗被迫停止，疾病无一例外地会复发，说明酪氨酸激酶抑制剂不能清除 Ph^+ 干细胞。可能的原因是：①Ph^+ 干细胞不完全依赖于 BCR-ABL 激酶活性，有其他可取代的通路；②干细胞龛对 Ph^+ 白血病干细胞有庇护作用。关于 Ph^+ 干细胞的生物学特性有待进一步研究，并进一步推动更多的药物靶点和有效药物的研制，联合用药有效清除 Ph^+ 干细胞，才能治愈该疾病。

三、真性红细胞增多症

真性红细胞增多症（PV）是一种进展缓慢的克隆性骨髓增生性疾病，常常是隐袭性发病，主要表现为红细胞数绝对增加，并常常伴有白细胞和血小板增多以及脾大。如果红细胞和血小板的数量得以有效控制，患者就可以长期生存。部分患者发展为其他骨髓增殖性疾病，如骨髓纤维化、急性白血病或骨髓增生异常综合征。PV 是最常见的红细胞增多症，也是最常见的 MPD，2.3～2.8 例/100，000 人，男性略多于女性（1.2∶1），平均诊断年龄是 60 岁，小于 30 岁极少见。

（一）分子机制

G6PD 同工酶分析证实 PV 起源于造血干细胞。血清 *Epo* 的水平并没有异常，但 PV 细胞对 *Epo* 的反应性有异常，而且 PV 细胞对 SCF、IL-3、GM-CSF 和 IGF-1 的反应均有异常，然而这些细胞因子的受体却没有异常，唯一发现有异常的受体是 TPO 受体（Mpl），其与酪氨酸激酶 *JAK2* 基因异常有关。EPOR 所介导的信号传导通路中，*JAK2* 常发生点突变，并且大都是鸟嘌呤变为胸腺嘧啶，617 位编码的氨基酸由缬氨酸变苯丙氨酸，因此称该突变为 *JAK2V617F*，在 PV 的发生率为 65%～97%，平均为 82%，*JAK2V617F* 的临床意义尚不清楚。

（二）发病机制

PV 患者的最常见死亡原因是血管内血栓形成。易形成血栓直接与血液中过多的红细胞有关，但也与其他因素有关，如异常的血小板和嗜中性粒细胞。年龄增加和血栓形成病史是发展为血管并发症的两个最重要的预后因素。PV 的主要血液流变学异常是由于全血黏滞度增加，血细胞比容增加，红细胞与血小板碰撞增多，增加了血小板在血流中垂直血管壁的力量，因此血液黏滞度增加。高黏滞度导致外周血管阻力增加，流入各器官的血流缓慢，血栓形成。此外，血栓形成还与红细胞异常氧结合及血小板异常有关。PV 患者另外一个威胁生命的并发症是大出血，与血小板的量和质异常有关。当疾病从 PV 的慢性期进展到 PV 相关的骨髓纤维化和白血病时，病死率增高。红细胞增多后髓样化生（post-polycythemic myeloid metaplasia，PPMM）的特征是低细胞血症、骨髓纤维化和髓外造血，纤维组织增生的原因不太清楚，可能与异常分泌的细胞因子有关，如 TGF-B、PDGF 和 FGF 等。

（三）治疗原则

PV 的自然病程为确诊后约 18 个月，如果得到适当治疗，生存期可显著延长，超过 15

年。目前治疗的主要策略是通过降低血细胞比容到适当水平（男性 <45%；女性 <42%）来降低血栓形成的危险性。治疗必须依据年龄和并发症情况实行个体化。开发 JAK2V617F 的特异性抑制剂可能是一个很有前景的治疗 PV 的途径。

第四节　造血细胞恶性疾病

造血细胞恶性疾病是发生于造血干细胞或祖细胞的克隆性疾病，如白血病、淋巴瘤等。其克隆的各组成细胞的生物学特性表现为明显的异质性，与正常造血系统类似，恶性克隆常常由一群干细胞来维持，称为白血病干细胞（leukemic stem cell，LSC），LSC 在发育过程中常常有分化障碍、凋亡受阻而停滞于不同分化阶段。恶性细胞在骨髓和其他造血组织中大量增生积累、浸润，使正常造血受抑制。

造血细胞恶性疾病详细的分类可以参考 WHO 分类。本章节先从总体上分析其发病机制，再详细分析急性粒细胞性白血病和急性淋巴细胞性白血病的病理生理学机制，其他疾病限于篇幅不作详述。

一、发病机制

（一）遗传学和表观遗传学改变

近 40 年以来，血液细胞恶性疾病的细胞遗传学分析是血液学研究最活跃并发展迅速的领域：染色体和核型分析提供了具有重要生物学和临床意义的信息；细胞培养和染色体分带技术帮助我们了解疾病特异性染色体异常；分子细胞遗传学方法如 FISH 使我们能够鉴定参与染色体断裂移位重组的基因，在血液细胞恶性疾病已发现有 264 个融合基因，累及 238 个不同基因；最近，全基因组的遗传学分析（SNP）和表观遗传学分析，使我们更深入理解血细胞恶性疾病发病学和治疗学的遗传基础。所有这些构成了现代白血病最基本的生物学基础和病理生理学机制的重要理论：异常染色体突变方式与特定肿瘤细胞的表型相关；造血细胞恶性疾病的干细胞/祖细胞起源和克隆性增生；多步骤发病过程的克隆性演化等。

（二）造血细胞恶性疾病的克隆性起源

明确一种造血细胞恶性疾病的克隆性起源问题是探索该疾病的病因学和发病学的关键。首先是判定疾病中增殖的细胞是单克隆或是多克隆，更为重要的是判断恶性疾病的细胞起源。恶性细胞的克隆性标志可以用来判定恶性疾病的克隆性起源，把恶性细胞与正常细胞分开，分析克隆的细胞组成结构和演化和分解多步骤的发病学机制。

免疫球蛋白标志（λ 轻链和 κ 轻链）、个体基因型（idiotype）和 T 细胞受体（TCR）是常用的克隆性标记，如免疫球蛋白标记被首次用来证明了多发性骨髓瘤的克隆性发生。

另一个常被用作克隆性标记的是细胞遗传学特征性改变，如 Ph 染色体（*BCR-ABL* 融合基因）被用来证实了 CML 的多能干细胞起源，结合其他的染色体改变（如：8 号染色体三倍体、Ph 多拷贝、19 号染色体三倍体等）可以跟踪疾病的进展和相应亚克隆的演化形成。目前许多恶性疾病相关的染色体改变被鉴定并用作标记来研究疾病的起源和发展，如 *MLL*、*AML1*、*TEL/ETV6*、*RARα* 等基因的重排。

X 染色体连锁的基因失活状态分析（特别是 G6PD 类型分析）有力地证明许多造血系

统恶性疾病的克隆性干细胞起源，包括 CML、AML、MDS、ALL、CLL 和 MPD，并提示 AML 和 CML 的多步骤发病理论，以及证明在 AML 和 ALL 中前白血病状态的存在和克隆性的演化。

（三）造血细胞恶性疾病的克隆结构、细胞组成和（前）癌症干细胞

前面分析到造血细胞恶性疾病的克隆性起源和克隆性演化对病因学和发病学研究上的意义，那么了解克隆的结构将对造血细胞恶性疾病的治疗学有至关重要的意义。首先可以明确的是，大部分造血细胞恶性疾病克隆的细胞组成表现为明显的异质性，异质性表现在自我更新能力、增殖能力和对治疗的反应等生物学特性上。形成这种异质性有两种可能的模型来解释：随机模型（stochastic model）和分级模型（hierarchy model），不同的模型将有不同治疗策略并对应不同疾病转归。

1. Stochastic model　此模型主要特点是恶性克隆（如白血病克隆）的所有组成细胞具有相同生物学特性，但各个细胞的生物学特性可以随机地受细胞内外因素的影响而改变，从而表现出异质性。换句话说，只要细胞内外条件许可，每个细胞都可以成为白血病起始细胞或者说白血病干细胞。因此，设计的药物或治疗方法必须靶向每个细胞并有效地清除每一个细胞，才能最终治愈白血病。

2. Hierarchy model（或干细胞模型，stem cell model）　此模型认为恶性克隆（如白血病克隆）的各个组成细胞的生物学特性不一致，只有一小群细胞是白血病干细胞。因此，设计的药物或治疗方法只需要靶向白血病干细胞并清除白血病干细胞就可以治愈白血病。已经证实大多数造血细胞恶性疾病符合这一模型。

（四）白血病干细胞龛与治疗

本章第一节介绍了干细胞龛对造血干细胞的生物学功能和行为有至关重要的调节作用，同样龛对白血病干细胞起重要的调节作用，并直接影响白血病化疗的结果。白血病干细胞可能强占正常造血干细胞龛或破坏正常造血干细胞龛，并建立自己的龛。干细胞龛特别是骨内膜龛可能成为白血病干细胞的“避难所”，维持白血病干细胞的一个亚群处于静止期，这可能是白血病克隆不能从机体完全清除导致复发的原因。针对白血病干细胞所在龛的各种生物学特征进行设计药物或治疗方法，将有助于从根本上摧毁白血病克隆。

（五）白血病细胞的增殖与化疗

白血病克隆表现为恶性细胞失调控地过度增殖并伴有凋亡受阻，这些生物学特性是目前治疗（特别是化疗）的主要靶点。细胞完成一次分裂过程叫细胞周期，可分为几个连贯的时相：G_1 期为 DNA 合成前期，S 期为 DNA 复制期，G_2 期为 DNA 合成后期，M 期即有丝分裂期。非增殖的细胞处于 G_0 期（静止期，分裂间期），G_0 期可以无限长，直到被某些刺激因素诱导进入 G_1 期。肿瘤生长比指一个克隆中正在分裂增殖的细胞比例（$G_1+S+G_2+M/G_0+G_1+S+G_2+M$），非增殖比（non-cycling fraction）可由公式 $G_0/G_0+G_1+S+G_2+M$ 算出。生长比在不同恶性疾病中可以相差很大，在缓慢生长的实体瘤可以不到 10%，在一些血液细胞恶性疾病（如 Burkitt 淋巴瘤）中可以超过 90%。细胞周期时间指一个细胞完成一次分裂所要的时间，正常造血细胞一般是 24 ~36 小时。令人惊奇的是，在 AML 中，白血病原始细胞的细胞周期时间并不比正常造血细胞短，事实上还更长。造血细胞恶性克隆

的高增殖特性是由于（至少是部分原因）在任一时间点，处于细胞周期的细胞比例增高。倍增时间是指肿瘤的大小增加一倍所需要的时间，一般来说与肿瘤生长比成负相关。不同肿瘤的倍增时间可以相差很大，一些实体瘤（如肺癌、结肠癌）的倍增时间可以超过 120 天，在一些白血病或淋巴瘤可以短于 2 周。肿瘤的倍增时间还会受很多其他因素影响，包括细胞发生凋亡的速度和比例，获取营养素的可能性等。分析生长比和倍增时间的意义在于临床上发现高生长比、短倍增时间的疾病比缓慢生长、低生长比的疾病对化疗更敏感。前一类疾病（如白血病、淋巴瘤和睾丸癌）通过化疗可能治愈；而后一类疾病（如非小细胞肺癌和结肠癌）仅靠化疗则难以治愈。

Gompertz law 能更好地描述肿瘤的生长，肿瘤的生长受很多因素影响，如血管供应、营养素需要和可能的物理空间限制等，结果是随着细胞数的增加，肿瘤生长放慢。在一定程度上肿瘤的倍增时间与其对药物的反应性成负相关，因此推测，体积大或晚期肿瘤不如早期生长迅速的肿瘤对细胞毒药物敏感。大部分化疗药只在一级动力学（first-order kinetics）时期有杀伤作用，这就意味着特定剂量的药物只杀死恒定比例的肿瘤细胞，而非绝对细胞数。譬如，把肿瘤细胞从 10^{10} 的数量级降到 10^7 和从 10^4 降到 10^1 所需要的药物剂量相同。

根据对细胞周期的影响与否和对细胞周期的特异性，将细胞毒药物分为：①非周期活性药，非选择性杀死增殖期和非增殖期细胞，如类固醇激素和抗肿瘤抗生素（争光霉素除外）；②周期活性非时相特异性药，选择性杀死增殖期各个时相的细胞，如烷化剂、顺铂、5-氟尿嘧啶等；③周期活性时相特异性药，选择性杀伤增殖期某个时相的细胞，包括：a. 大部分抗代谢药物，主要作用于 S 期细胞，影响细胞 DNA 的合成；b. 微管活性药，如长春新碱和塔三烷，主要作用于 G_2M 期细胞。

依据细胞增殖动力学规律设计的化疗方案应该联合周期非特异性药、周期特异性药物和时相特异性药物。先用周期非特异性药物减少肿瘤的体积，诱使更多细胞进入细胞周期，提高肿瘤对周期特异性和时相特异性药物的敏感性。白血病干细胞和正常造血干细胞一样，只有很小比例处于分裂期。延长用药时间可以使静止细胞进入细胞周期，从而提高疗效。

二、急性粒细胞性白血病

急性粒细胞性白血病（AML）是一组病因复杂的疾病，有相当多的表型和基因型异常。遗传学改变在疾病发病学中起重要的作用，有 100 多种细胞遗传学异常和大量的点突变。无论是遗传学机制还是临床方面都有许多问题有待解决。20 多年前发现的细胞毒药物（包含蒽环类药物和胞嘧啶阿糖胞苷）目前仍是临床使用的主要药物。白血病干细胞的鉴定为阐明发病机制和开发有效的治疗方法提供了契机。

（一）病因学

大部分 AML 是因遗传学突变使得造血干/祖细胞获得无限制的自我更新能力、增殖能力、生存优势和分化发育受阻。AML 的病因往往很难鉴定，如遗传性易感因子和外源环境因素，大家公认的环境因素有离子辐射、烷化剂等诱导 DNA 断裂；值得医生们注意的是，放疗和化疗治疗可诱发遗传学损伤；其他血液疾病（如再障、MDS、MPD 等）都可以演化为 AML，已经在有关章节叙述；家族性白血病可能与一些临床综合征相关，如 8 号染色体三倍体综合征、唐氏综合征。

（二）白血病干细胞

白血病发病学的一个重要问题，是什么细胞被转化为白血病？正常造血系统是一个谱系结构，包括一小群具有自我更新功能的干细胞和大量缺乏自我更新功能的定向祖细胞和成熟血细胞。最近发现 AML 克隆也具有相似的金字塔形结构，只有一小群白血病原始细胞才具有重建白血病克隆的自我更新能力即白血病干细胞。这意味着，临床治疗只要靶向 LSC，而临床疗效监测只需追踪 LSC。

AML 的 LSC 有类似正常造血干细胞的免疫表型 $CD34^+CD38^-$，FAB 分类中的 M_1、M_2、M_4 和 M_5 都有这一表型特征。有多方面的证据证明这群细胞具有自我更新功能，当然，最有力的证据是通过流式分选获得这群细胞，移植到有严重免疫缺陷（SCID）的小鼠骨髓，可以重建白血病，并在系列移植实验受体骨髓中能重建白血病，然而 $CD34^+CD38^+$ 细胞却没有这一白血病重建能力。因此也说明 AML 可能起源于原始的未定向分化的造血干细胞。

但最近的一些研究证实了另一种可能，即 AML 也可以起源于定向分化的祖细胞，将 *MLL-ENL* 融合癌基因转染给纯化的共同粒系祖细胞（CMP）和粒－单核祖细胞（GMP），可以诱导形成 AML；同样，MLL-AF9 融合蛋白也可以把自我更新功能赋予 GMP，而转化为 LSC。这些发现不但有利于指导 AML 的靶向治疗，也有利于研究 LSC 的自我更新机制。

（三）*AML* 基因的重排和突变

多数 AML 病例都可以归因于造血干/祖细胞的获得性突变。在分析染色体移位过程中，鉴定到许多 AML 相关的等位基因，如 *CBF*、*RARA*、*HOX* 家族成员、*MLL* 基因和编码转录协同因子的基因（*CBP*、*MOZ* 和 *TIF2*）等，这些基因在染色体移位过程中发生融合。最近也发现，相当多的病例是由于基因的点突变，如在酪氨酸激酶 *FLT3*、*KIT*、*RAS* 等的激活性点突变，在造血转录因子 *AML1*、*C/EBP-α*、*GATA1* 等的失活性点突变。

染色体移位可以导致两种结果：因染色体接合激活某基因的启动子/增强子而导致基因异常表达或形成融合基因。在 AML 多数的染色体移位会形成融合基因，在 AML 有超过 100 种染色体移位，但 AML 的临床表型却很少，说明不同融合基因可以通过相同的信号通路发挥生物学功能。

1. 核心结合因子（core binding factor，CBF）　AML 中有 12 种不同的染色体移位都会累及 CBF。CBF 由两个亚单位 CBF-α 和 CBF-β 组成异形二聚体，调节许多组织分化的基因表达，其中 CBF-α 与基因结合。已经鉴定到三种 CBF-α，因与线虫的 *RUNT* 基因同源，分别叫 *RUNX1*、*RUNX2*、*RUNX3*。*RUNX1* 在造血细胞中表达，又在 AML 的染色体移位中受累形成 *AML1-ETO* 融合基因，因此又叫 *AML1*。CBF 是重要的调节造血发育的因子，通过激活一系列基因调节粒系和淋巴系细胞的发育。

2. *AML1-ETO*　染色体移位 t（8；21)(q22；q22）形成 AML1-ETO 融合蛋白，与 AML 的 M_2 型相关，M_2 的临床和形态学特征，包括高频率地发生白血病原始细胞的髓外浸润聚集，形成所谓的粒细胞肉瘤。原始细胞有特征性的形态学表现，包括 Auer 小体、salmon 色颗粒、大胞质颗粒和空泡。当鉴定到这些特征性表现，即使检测不到 t（8；21)，PCR 也可以检测得到 *AML1-ETO* 融合基因，说明是 AML1-ETO 分子引起上述临床和形态学表现。

AML1-ETO 是一个转录抑制子，召集形成核复合物，包括组氨酸去乙酰化酶（HD）与

CBF 结合。AML1-ETO 和其他 CBF 融合蛋白对未修饰的 CBF 有优势抑制作用。*AML1-ETO* 在造血细胞的表达使细胞有生存和增殖优势，也赋予细胞自我更新能力，但是 *AML1-ETO* 的单独表达不能完成白血病细胞转化，必须有其他的遗传突变协助才能完成。

3. 累及维甲酸受体 α 位点的染色体移位　一个成功的分子靶向治疗 AML 的例子是全反式维甲酸（all-trans retinoic acid，ATRA）治疗急性早幼粒细胞白血病（acute promyelocytic leukemia，APL），ATRA 的临床应用促使对 t（15；17）（q22；q22）断裂点部位基因的认识和克隆，特别是染色体 17q22 部位的维甲酸受体 α（retinoic acid receptorα，*RARα*）基因。这一染色体移位的结果是 17 号染色体上的 *RARα* 与 15 号染色体上的 *PML*（promyelocyte leukemia）基因融合形成 *PML-RARα* 或 *RARα-PML*。*PML-RARα* 含有 *PML* 的锌指结构和 *RARα* 的 DNA 结合域。*RARα* 也可以与其他的基因（如 *PLZF* 和 *NPM*）融合，其中研究比较深入的是 *PLZF-RARα*，虽然 *PLZF-RARα* 也能召集形成核抑制因子复合物，但全反式维甲酸对此类患者无效。

PML-RARα 和 PLZF-RARα 融合蛋白都能抑制维甲酸所致的激活作用。除了扰乱与正常 RARα 互相作用的蛋白，PLZF-RARα 还能干扰正常 PML 蛋白的功能（即肿瘤抑制基因功能）。PML 蛋白是一个核结构的组成成分，该结构还包括 Sp100。干扰素 Ⅰ 和 Ⅱ 能够诱导 PML 和 Sp100 的表达，病毒（腺病毒和肝炎病毒）感染可以使 PML 和 Sp100 移位。在 APL 细胞中，这一核体被扰乱，并有 PML-RARα 微斑点的分布，全反式维甲酸处理 APL 细胞可以促使核体的重新形成和 PML 的回位。最近发现三氧化二砷可以靶向此核体的 PML 和 PML-RARα，使核体的各个蛋白解聚。三氧化二砷和全反式维甲酸合用可以治愈该型 APL。

4. *AML* 的其他突变　*HOX* 家族在造血系统发育中具有非常重要作用，因此也常常被 AML 染色体移位累及，如 t（7；11）形成 *NUP98-HOXA9*，t（2；11）形成 *NUP98-HOXD13*。*NUP98-HOXA9* 可以使 *HOX* 家族失调控地过表达，激活 *NUP98* 并招募 CBP，通过这两方面在 AML 发病中发挥作用。

其他突变的基因还有 *RAS* 家族的激活性点突变，受体酪氨酸激酶 *FLT3* 点突变，*AML1*、*C/EBPα* 和 *GATA1* 等的失活性点突变；*MLL* 基因重排（在 ALL 中有分析）等。由于篇幅所限，这里不作详述，可以参考其他有关专著。

5. 多个突变协同致病——AML 的多步骤发病机制和可能的治疗机制　前面已经分析到，多个遗传突变互相协助才能导致 AML 的发生。AML 相关的遗传突变可以分成两类：一类是突变使造血祖细胞获得异常的生存和增殖优势而不影响细胞的分化和自我更新能力，如 *FLT3*、*RAS* 等的激活性突变；另一类是突变影响造血祖细胞的分化，并赋予细胞自我更新能力，如 *AML1-ETO*、*CBFβ-SMMHC*、*NUP98-HOXA9*、*MLL* 基因重排和 *MOZ-TIF2* 等。这两类突变先后发生并协同作用诱导形成 AML 的表型：增殖能力增强、生存优势、分化异常和无限制的自我更新能力。这种二次打击学说（two-hit model）对于设计合理的治疗方案有重要意义，譬如有 *FLT3* 激活突变的 APL，可以用小分子抑制剂靶向 FLT3，用 ATRA 靶向 PML-RARα。

三、急性淋巴细胞性白血病

正常淋巴祖细胞的发育需要进行免疫球蛋白（Ig）基因或 T 细胞受体（*TCR*）基因的

重排，只有成功重排的淋巴祖细胞才能存活。经过阳性和阴性选择分化发育为成熟的淋巴细胞，由于 Ig 或 *TCR* 基因重排的极其多样性，使得人体有强大的获得性免疫系统抵御外来抗原。

由各种遗传突变累及癌基因和抑癌基因，使淋巴祖细胞的增殖调控异常导致克隆性扩增，形成急性淋巴细胞性白血病（acute lymphoblastic leukemia，ALL）。ALL 常常有染色体移位，因此许多致白血病的关键基因被鉴定；同时不同的染色体移位对应不同的预后，临床上常用来指导治疗。许多 ALL 病例，淋巴细胞的恶性转化与调节 B 或 T 细胞发育的关键转录因子异常表达有关，最近也发现许多信号通路参与白血病发病过程。遗传学特异性改变的 ALL 在不同患者中其致病机制是相似的。

（一）白血病淋巴细胞的克隆性起源

人类 ALL 起源于一个干/祖细胞，该细胞获得遗传突变，导致增殖失调控和分化阻滞。白血病的克隆性起源首先在慢性粒细胞性白血病（Ph 染色体）得到证实，随后很多证据支持白血病克隆性起源这一理论。首先，在每一例 ALL 的不同细胞群都有相同的 *Ig* 和 *TCR* 基因重排。其次，通过分析 X 染色体上 *G6PD* 基因发现每一例 ALL 的所有细胞都有相同的 X 染色体失活状态。此外，通过限制性片段长度多态性分析，单一的 X 染色体连锁基因的甲基化状态也证实 ALL 的单个干/祖细胞起源。

大家普遍认同 ALL 的克隆性起源学说，但 ALL 起源于哪个发育阶段的干/祖细胞以及在不同类型 ALL 可能有不同的细胞起源，颇具争议。

（二）白血病淋巴母细胞的系特异性

ALL 研究的重要进展是认识到恶性的淋巴母细胞与相应的正常淋巴祖细胞有相似的特征。ALL 细胞也有 *Ig*、*TCR* 基因重排；表达抗原受体分子和其他分化相关细胞表面糖蛋白，其重排或表达方式与正常发育的 B、T 细胞相似。对淋巴细胞非抗原依赖性发展阶段的深入研究，清楚地认识到白血病的淋巴母细胞与表型不一致的基因表达方式。尽管如此，根据淋巴细胞的不同发育阶段对 ALL 进行分类将有助于研究免疫表型特异的遗传学改变。

1. 急性 B 淋巴细胞淋巴性白血病　成熟 B 细胞 ALL 的诊断要根据白血病细胞表面免疫球蛋白的检测，此型 ALL 比较少见，只占 ALL 的 2%～3%。细胞形态特别，深蓝色嗜碱胞质含有明显的空泡，此形态在 FAB 系统定为 L3 型。有一些明显的临床特征：①伴有髓外淋巴组织的增生，在头颈和腹部较常见；②常累及中枢神经系统和颅神经；③肿瘤溶解综合征，合并尿酸性肾病所致肾功能衰竭。

成熟 B 细胞 ALL 似乎是 Burkit 淋巴瘤的扩散，因为二者有共同的细胞遗传学、分子遗传学、免疫学、细胞学和临床特征。该型 ALL 用儿童急淋的化疗方案反应差，但用 Burkit 淋巴瘤的治疗方案效果比较好。

2. 急性（早期）前 B 淋巴细胞性（pre-B 和 early pre-B）白血病　约 80% 的 ALL 为这一型，都表达 CD19 和至少一个 B 细胞特异性抗原：CD20、CD24、CD22、CD21、CD79 等，大部分病例表达 CD10（又叫 common ALL antigen，CALLA），淋巴母细胞表达 TDT 或 CD34。其四分之一病例表达细胞质的 Igμ 重链蛋白，因此定义为 pre-B ALL，该型白血病由 t（1；19）*E2A-PBX1* 融合基因引起。

在 B 细胞发育过程中，Ig 基因重排早于重链基因的表达，给 B 淋巴细胞的发生学提供遗传学标志。通过分析重链基因的重排推测大部分 ALL 的早期 B 系细胞起源，此方法同步分析 Ig 基因重排和 B 系特异基因表达。但是应当注意，15% 的 T 细胞 ALL 和 AML 也有 Ig 基因的重排。对 B 系 ALL 的免疫表型、遗传学和临床特征分析可以预测疾病对治疗的反应性，因此对临床处理作出判断。

3. 急性 T 淋巴细胞性白血病　T 细胞祖细胞白血病可以根据 T 细胞特异抗原的顺序表达进行确定和分类。最早 T 细胞不表达 CD4 和 CD8，这些双阴性细胞表达 CD7、TdT 和胞质 CD3，并有 TCR-β 基因重排，之后经历 4 个不同时期的发展，双阴性变成单阳性，然后是双阳性细胞，此时有 TCR-Ac 重排。随后细胞获得表面 CD1 表达，然后发育成后期 T 细胞，之后丢失 CD1 标志而表达 CD3，在胸腺发育为成熟 T 细胞（CD4 或 CD8 阳性）。在这一过程，ALL 的 T 细胞与正常 T 细胞类似。

T 细胞表型的 ALL 占所有 ALL 的 15%，有特征性临床表现：白细胞计数增高，主要在男性发病，易累及中枢神经系统和许多病例有胸腺肿块。

ALL 的 T 细胞的 *TCRα/β* 基因也经历类似的重排和具有多样性，据此可以对白血病细胞的克隆性和细胞起源进行判断。在 B 细胞 *ALL TCRα* 基因常常为种系形式，但 10% 左右的 B 细胞 ALL 有重排。*TCRγ/δ* 基因重排比较少限制在 T 系，同时也在相当数目的 B 系 ALL。

4. 混合型白血病　基因混合型白血病是指白血病细胞共表达粒系和淋巴系标志分子，有两种不同的表现：有淋巴细胞的形态但表达粒系相关抗原；有粒细胞形态和髓过氧化物酶活性并共表达淋巴细胞特异性抗原。混合型白血病的细胞起源还不清楚，一种可能是起源于多能干细胞或祖细胞；也可能是起源于一种少见的祖细胞，此细胞一直表达双系抗原；也可能是白血病细胞的遗传学改变使整个表达谱发生紊乱。现在还没有证据证明多系抗原共表达是否有预后意义。

（三）遗传学基础

多个获得性遗传学改变共同导致 ALL 的增殖异常和分化阻滞，包括染色体重排和分子异常。这些遗传改变可以预测治疗反应，形成根据风险大小决定治疗方案的治疗思路。值得注意的是大部分白血病细胞有正常的核型，说明 ALL 的异常一般是获得性的，只限制在恶性克隆。75% 的 ALL 有染色体移位，对移位染色体断裂部位基因的生物特性分析，已经鉴定到疾病相关基因在白血病发病学上的作用。限于篇幅，本节只选择几个频繁发生的遗传学改变来分析其在白血病发病学中的作用和机制。

1. 转录因子的核心作用　对 ALL 中好发的染色体移位的分子机制研究，已经证实转录因子在白血病发病学上的核心作用，转录因子表达失调控使白血病的淋巴祖细胞和粒系祖细胞增殖异常和分化阻滞。根据转录因子间的保守序列特征和相似的生物学调节过程可把转录因子分为不同家族；染色体移位常常有细胞系特异性，只限于某一系细胞，说明相关转录因子异常特异地扰乱该系祖细胞的分化，也说明转录因子异常在白血病起始上的核心作用。有人描述这些关键的转录因子为主导基因（master genes），一旦其发生异常会带来一系列的基因网络改变，致使靶细胞的表型改变。转录因子常常与发育相关蛋白有密切的联系，譬如 *HOX* 基因在胚胎发育和造血中都发挥重要作用，并发现 *HOX* 基因在白血病发生过程常常受累。

白血病细胞转录因子异常可能有两个不同的机制，完整基因的表达异常和嵌合的转录因子形成。在成熟 B 细胞 ALL 和 T 细胞 ALL 主要是结构完整基因的异常表达，前者如 *MYC* 的激活，后者包括 *BHLH*、*LIM* 和 *HOX* 等基因的激活；在 B 祖细胞 ALL 常常是因染色体移位形成融合蛋白。

2. 转录因子融合基因　融合蛋白形成包含两个不同基因的功能域是转录因子异常的第二种机制，主要在 B 祖细胞 ALL 发生。因染色体移位使转录因子之间融合，形成 DNA 结合域、聚合域和功能激活域等，这个过程可能与相关的转录因子的分子结构特性有关，这种特征性的分子结构可能在生物演化过程中形成。

（1）*E2A-PBX1* 融合基因　常发生在 pre-B ALL 中，由 t（1；19）(q23；p13）形成，占所有 B 系 ALL 的5%，pre-B ALL 的 25%。E2A-PBX1 与 HOX 蛋白形成复合物，靶向影响特异的 B 细胞发育相关基因，使 B 细胞发生白血病转化。但是该融合基因在临床上与预后无关，不影响化疗方案的选择。

（2）*MLL* 融合基因　累及 11 号染色体 q22 带的染色体移位，发生在 80% 的婴儿 *ALL*、5% 的 AML 和 85% 因用拓扑异构酶Ⅱ抑制剂继发的 AML。被此染色体移位切断的基因是 *MLL*，MLL 的 SET 功能域含有组蛋白 H3/赖氨酸-4-甲基转移酶活性，在调节 *HOX* 基因表达中起关键作用。MLL 的另一个结构特征是在 N 末端还有三个 A-T 钩状域和一个含 47 个氨基酸区，与 DNA 甲基转移酶的非催化聚合域同源。

染色体断裂点聚集在 *MLL* 基因的外显子 5 和外显子 11 之间 8.5kb 的区域，使 MLL 的 N 末端区域（包含 AT 钩状域和甲基转移酶域）与其他的配偶基因（partner gene）融合。尽管这些配偶蛋白在白血病发生中的作用还不完全清楚，但至少有三个提供了有功能的结构域，分别通过 t（4；11）、t（9；11）和 t（11；19）使 *MLL* 与 *AF4*、*AF9* 和 *ENL* 融合。这三个配偶蛋白都是富含丝氨酸或脯氨酸的小分子蛋白，有核定位信号，提示它们有转录激活功能。

MLL-AF4、MLL-AF9 和 MLL-ENL 融合蛋白的致白血病功能已经得到证实，在造血干细胞中外源性表达这些基因可以诱导出白血病。特别是 MLL-AF9 在定向分化的粒 - 单核祖细胞（GMP）的表达可以致白血病，说明 MLL 相关白血病可能起源于已经分化的祖细胞。

在大部分 ALL 病例，MLL 重排的存在往往提示预后较差，即使在第一次化疗缓解后进行骨髓移植，疗效也不会有所改善。但值得注意的是，同样有 t（11；19）的 T 细胞 ALL 却预后很好。

（3）*TEL-AML1*（*ETV6-RUNX1*）融合基因与 early pre-B ALL　细胞遗传学方法不易检测到 t（12，21），但分子技术检测到此染色体移位（形成 *TEL-AML1* 融合基因）发生在约 25% 的儿童 B 系 ALL，是儿童 ALL 最常发生的遗传学改变。*TEL-AML1* 常常发生在胎儿时期，是该 ALL 的起始突变。虽然单独 *TEL-AML1* 不足以完成白血病转化，但 *TEL-AML1* 的发生可以形成一个前白血病克隆，并由前白血病干细胞维持，此克隆在遇到第二突变时（如 *TEL* 基因丢失，TEL^{del}）则演变为显性白血病。*TEL-AML1* 在白血病发病学上的作用比较肯定，此疾病的发病学研究方法也成为其他白血病或癌症研究的典范。但是分子机制还不清楚，特别是 TEL-AML1 转录因子所调节的靶基因还没有得到鉴定。*TEL-AML1* 相关的 ALL 预后一般都非常好，是研究低强度化疗的可行性和治疗方法的一个很好的病例。

3. *BCR-ABL* 融合基因与 pro-B ALL　染色体移位 t（9，22）形成 Ph 染色体和 *BCR-ABL* 融合。BCR-ABL 的结构、生物学功能和在白血病发病学中的作用在上文慢性粒细胞性白血病部分已有介绍，这里不再重复。

根据 *BCR* 断裂点部位不同，有两种融合蛋白：m-bcr 对应 p190；M-abl 对应 p210。Ph^+ ALL 中三分二是 p190，三分之一是 p210；全部 CML 是 p210。但是，BCR-ABL 是引起 CML 还是导致 ALL，其决定因素还不清楚，可能是融合基因本身，或是 t（9；22）发生的细胞类型不同，抑或其他原因。有研究发现，ALL 中 BCR-ABL 能激活多个 SRC 激酶包括 Lyn、Hck 和 Fgr，而在 CML 中没有这种作用。

Ph^+ ALL 的预后极差，用高危（high-risk）方案治疗也是如此，只有少数病例（诊断时低细胞数，初期类固醇激素反应好）用常规化疗可以治愈。在第一次化疗缓解后给予骨髓移植，是一种很有希望的治疗方法。用特异地作用于 BCR-ABL 的酪氨酸激酶抑制剂甲磺酸伊马替尼治疗，疾病得到缓解，但单独使用很快产生耐药，停药无一例外会复发，因此需要与其他药物合用，或开发其他药物合用，如 SRC 激酶抑制剂。

4. ALL 细胞的染色体倍数性异常　染色体数目的异常一般发生在没有染色体移位的 ALL 患者，对判断预后有重要意义。超二倍性（大于 50 条染色体）发生在 25%~30% 的儿童 ALL，预后良好，特别是各有三条 4 号、10 号和 17 号染色体。相反，亚二倍性（小于 45 条染色体）预后极差。但是染色体数目影响 ALL 预后的机制还不清楚。

总之，遗传学异常在 ALL 发病机制中起重要作用，常常影响或预示不同治疗的反应和预后。因此需要常规分析所有 ALL 的遗传学改变状况：染色体倍数性、*MLL* 基因重排、*BCR-ABL* 和 *TEL-AML1* 等，结合其他的临床特征对疾病的风险进行分类，选用不同的治疗方案。

附：造血干细胞生物学特性的研究和白血病模型的建立

一、造血干细胞的生物学特性的研究方法

（一）造血干/祖细胞的分离纯化

骨髓或脐带血造血干/祖细胞可以通过如下步骤分离纯化：先用 Ficoll 梯度离心的方法收集单个核细胞，再用免疫磁珠（stem cell technologies or miltenyi）富集 $CD34^+$ 细胞，最后根据实验需要，进行抗体标记，用流式分选仪分选各个干/祖细胞。

（二）造血干/祖细胞的生物学功能的检测分析：

1. 集落形成细胞（colony forming cell，CFC）分析　主要在半固态甲基纤维素培养基（H4435，Stem Cell Technologies）中进行。种植适当数目的干/祖细胞后，13 ~ 14 天后可以在显微镜下进行克隆鉴定、分类和计数。克隆主要包括 CFU-E/BFU-E、CFU-GM、CFU-G、

CFU-M、CFU-GEMM。

2. 长期培养起始细胞（long-term cultureinitiating cell，LTC-IC）分析　在2株鼠基质细胞系M2-10B4和SI/SI支持的培养体系中进行，这些细胞系可以从Stem Cell Technologies公司获取。具体实验步骤该公司有免费提供：M2-10B4可用RPMI 1640培养，SI/SI用DMEM培养。实验时，用基质细胞铺好培养板后用LTC medium培养基（H5100，Stem Cell Technologies），加入实验造血干/祖细胞后，每周换液一次，6周后再转移到半固态甲基纤维素培养基（H4435，Stem Cell Technologies）中观察克隆形成。

3. 在SCID小鼠能重建造血的细胞（SCID-repopulating cell，SRC）分析　实验在免疫缺陷小鼠NOD-SCID或NOD-SCID IL2Rγ^{null}小鼠中进行。小鼠培养在无菌环境，实验前24小时进行亚致死量辐照，从尾静脉或直接注射骨髓腔移植造血干/祖细胞。6到8周后收取小鼠骨髓细胞，用流式细胞仪或其他方法检测造血重建，常用人特异性CD45表达来判断移植率（engraftment）。

二、白血病模型的建立

（一）转基因鼠模型

将白血病特异性致病基因如*TEL-AML1*、*AML1-ETO*、*BCR-ABL*等敲入小鼠基因组，可以建立白血病或前白血病模型。条件性敲入致病基因可以研究白血病的起源细胞。

（二）同种移植模型

将白血病特异性致病基因如*TEL-AML1*、*AML1-ETO*、*BCR-ABL*等转入小鼠造血干/祖细胞，再进行同基因或异基因（syngenic or congenic）移植，可以建立白血病或前白血病模型。

（三）异种移植模型

白血病模型也可以在人的细胞建立，将白血病特异性致病基因如*TEL-AML1*、*AML1-ETO*、*BCR-ABL*等转入人造血干/祖细胞（可以从骨髓、脐带血或胎肝细胞分离），再进行异种移植（xenograft）给免疫缺陷小鼠，可以建立白血病或前白血病模型。

（四）“人性化”白血病模型

收集白血患者骨髓或外周血细胞，移植给“人性化”的免疫缺陷小鼠，可以建立各型白血病。此实验系统可以用来鉴定白血病干细胞，也可以用于治疗学研究。

注：将外源基因转给造血干/祖细胞时主要用逆转录病毒载体。如果造血干/祖细胞是静止期细胞，必须用慢病毒载体（lentiviral vector）。

（陈国强　洪登礼）

参 考 文 献

[1] Zon LI. Intrinsic and extrinsic control of haematopoietic stem-cell self-renewal. Nature，2008，453：306－313

[2] WilsonA，et al. Hematopoietic stem cells reversibly switch from dormancy to self-renewal during homeostasis and repair. Cell，2008，135：1118－1129

[3] Morrison SJ，Kimble J. Asymmetric and symmetric stem-cell divisions in development and cancer. Nature，2006，441：1068－1074

[4] Orkin SH. Diversification of haematopoietic stem cells to specific lineages. Nat Rev Genet, 2000, 1: 57 - 64
[5] Wilson A, Trumpp A. Bone-marrow haematopoietic-stem-cell niches. Nat Rev Immunol, 2006, 6: 93 - 106
[6] Morrison SJ, Spradling AC. Stem cells and niches: mechanisms that promote stem cell maintenance throughout life. Cell, 2008, 132: 598 - 611
[7] Neumuller RA, Knoblich JA. Dividing cellular asymmetry: asymmetric cell division and its implications for stem cells and cancer. Genes & development, 2009, 23: 2675 - 2699
[8] Gupta R, Hong D, Iborra F, et al. NOV (CCN3) functions as a regulator of human hematopoietic stem or progenitor cells. Science, 2007, 316: 590 - 593
[9] Pina C, May G, Soneji S, et al. MLLT3 regulates early human erythroid and megakaryocytic cell fate. Cell stem cell, 2008, 2: 264 - 273
[10] Rossi DJ, et al. Deficiencies in DNA damage repair limit the function of haematopoietic stem cells with age. Nature, 2007, 447: 725 - 729
[11] Dick JE. Stem cell concepts renew cancer research. Blood, 2008, 112: 4793 - 4807
[12] Alter BP. Diagnosis, genetics, and management of inherited bone marrow failure syndromes. Hematology/the Education Program of the American Society of Hematology. American Society of Hematology, 2007, 29 - 39
[13] Young NS, Calado RT, Scheinberg P. Current concepts in the pathophysiology and treatment of aplastic anemia. Blood, 2006, 108: 2509 - 2519
[14] Tefferi A, Vardiman JW. Myelodysplastic syndromes. The New England journal of medicine, 2009, 361: 1872 - 1885
[15] Vardiman JW, et al. The 2008 revision of the World Health Organization (WHO) classification of myeloid neoplasms and acute leukemia: rationale and important changes. Blood, 2009, 114: 937 - 951
[16] Greaves MF, Wiemels J. Origins of chromosome translocations in childhood leukaemia. Nature reviews, 2003, 3: 639 - 649
[17] Krivtsov AV, et al. Transformation from committed progenitor to leukaemia stem cell initiated by MLL-AF9. Nature, 2006, 442: 818 - 822
[18] Lapidot T, et al. A cell initiating human acute myeloid leukaemia after transplantation into SCID mice. Nature, 1994, 367: 645 - 648
[19] Greaves MF, Maia AT, Wiemels JL, et al. Leukemia in twins: lessons in natural history. Blood, 2003, 102: 2321 - 2333
[20] Hong D, Gupta R, Ancliff P, et al. Initiating and cancer-propagating cells in TEL-AML1-associated childhood leukemia. Science, 2008, 319: 336 - 339

第十一章　凝血与抗凝血功能紊乱

第一节　概　　述

血管内血液流动状态的维持以及血管破损后防止血液的过量丢失均依赖于凝血与抗凝血之间的动态平衡。血液凝固简称凝血（coagulation），是血液由液体状态转变为凝胶状态的过程。当血管破损、发生出血时，损伤局部可通过血管收缩、血小板止血栓形成以及血液凝固，使血管的伤口缩小、闭塞，血流减缓甚至停止，从而避免过度失血，这称为止血反应（hemostasis）。在机体维持血液循环或生理性止血过程中，凝血系统、抗凝与纤维蛋白溶解（纤溶）系统、血管以及血细胞（尤其是血小板）构成了凝血与抗凝血平衡的主要环节。反之，在致病因素作用下，当这些环节发生障碍时，即可导致各种凝血与抗凝血平衡紊乱的发生。随着分子生物学、基因组学和蛋白质组学等新技术的迅速发展，特别是基因定点诱变（point mutation）和基因敲除（knock out）研究的深入，与凝血相关的各种血浆和细胞成分的结构、特性已逐步被阐明，人们对于凝血、纤溶和血栓形成等过程及其病理生理学意义有了新的认识，相关疾病的临床诊断与治疗也取得了极大的进展。

一、凝血与抗凝血平衡

凝血反应是凝血因子被级联激活、最终形成血凝块（clot）的复杂过程，这一过程通常在固相上（如受损血管管壁、活化血小板膜及微颗粒等表面）才能迅速进行。生理性凝血作为防止过度出血的抗损伤反应，在凝血过程中始终存在一定的抗凝血机制的调节与制约，这既能保证凝血反应以一定强度在有限的局部进行，又不至于影响全身的凝血与抗凝血稳态。

（一）血液凝固反应

凝血瀑布学说（coagulation cascade）由美国的Davie、Ratnoff和英国的MacFarlane在20世纪60年代提出，被称为凝血机制的经典解释。这一学说认为凝血是一系列酶解反应的过程，在这一过程中，多数凝血因子相继经酶解激活，从无活性前体转变为活性形式，直至最终形成凝血酶（thrombin），而且每步酶解反应均有放大效应，结果少量凝血因子活化即能使大量凝血酶原转变为凝血酶，催化纤维蛋白原向纤维蛋白单体（fibrin monomer，FM）、纤维蛋白聚合体（fibrin，Fbn）转变。瀑布式凝血由内源性凝血途径、外源性凝血途径和共同凝血途径三部分组成（图11-1）。内源性凝血途径是指从因子Ⅻ激活，到因子Ⅹ激活的过程，由于参与的凝血因子全部来自血液，因此为内源性；外源性凝血途径是由组织因子（tissue factor，TF）暴露于血液而启动，到因子Ⅹ被激活的过程，由于生理情况下TF不存在于血液中，因此为外源性；外源性凝血途径主要受组织因子途径抑制物（tissue factor pathway inhibitor，TFPI）调节。内源性凝血途径和外源性凝血途径的交合点在因子Ⅹa（activated factor Ⅹa）形成，从因子Ⅹa至凝血酶生成和Fbn形成的过程称为共同途径。这一学说虽然可以解释试管内的凝血过程，但对许多临床情况无法解释，如高分子量激肽原（high molecular weight kininogen，HMW-K）、前激肽释放酶（prekallikrein，PK）、因子Ⅻ缺乏但无出血表现等现象。

近年来人们对这一学说不断进行修正，目前认为，外源性凝血是体内凝血的主要途径，而内源性凝血在体内凝血过程不发挥主要作用；正常人血液中，TF可以微粒（microparticles，MP）的形式少量存在（详见本章第二节）；外源性途径激活形成的Ⅶa-TF复合物能激活内源性途径的因子Ⅸ（选择通路，alternative pathway），因子Ⅸa与作为辅因子的Ⅷa在磷脂（phospholipid，PL）上形成Ⅸa-Ⅷa-Ⅹ-Ca^{2+}复合物，并由因子Ⅸa在特定位点酶切激活因子Ⅹ。这表明外源性途径和内源性途径不是截然分开的，两者之间存在密切的联系。

凝血反应具有自我放大和自我制约两方面的特性，表现为凝血过程中形成的少量凝血酶能反馈激活因子Ⅴ、Ⅶ、Ⅷ、Ⅹ、Ⅺ和凝血酶原（prothrombin，即因子Ⅱ）等，从而加速凝血的进程，故有利于在需要形成止血栓的部位迅速发生血液的凝固。但是，大量凝血

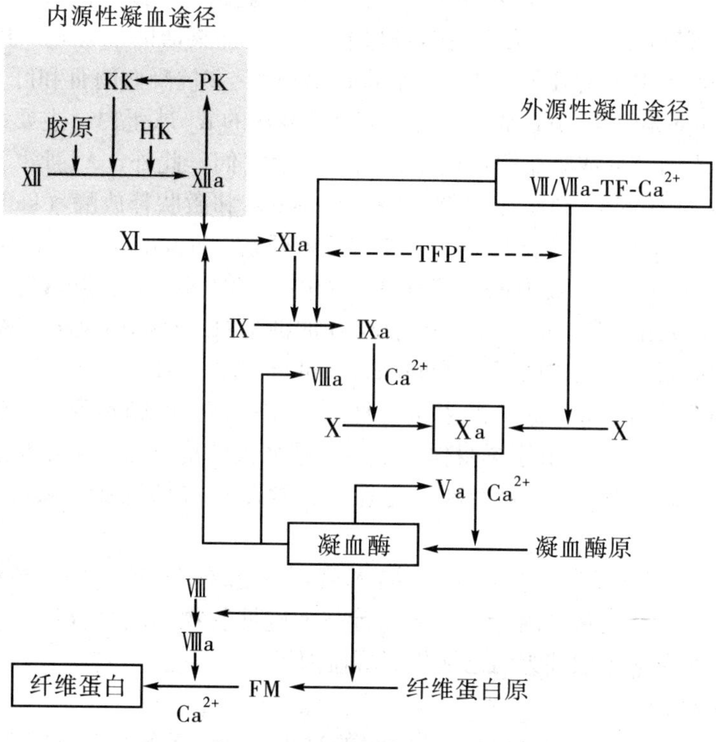

图11-1　凝血激活的级联反应

TF：组织因子；KK：激肽释放酶；PK：前激肽释放酶；HK：即HMW-K，高分子量激肽原；TFPI：组织因子途径抑制物；FM：纤维蛋白单体；粗线箭头：凝血反应的主要过程；细线箭头：正反馈；虚线箭头：抑制反应；阴影部分：相对次要的凝血激活过程。

酶的产生又能破坏因子Ⅷa和因子Ⅴa，故亦有防止不适当过度凝血的作用。

（二）抗凝系统

1．蛋白C系统　蛋白C（protein C，PC）系统由PC、蛋白S（protein S，PS）、蛋白C抑制物（protein C inhibitor，PCI）和血管内皮细胞（vascular endothelial cell，VEC）表面的血栓调节蛋白（thrombomodulin，TM）共同组成。PC和PS是肝脏合成的维生素K依赖性血浆蛋白。凝血发生后，PC及凝血酶可在Ca^{2+}参与下分别与TM结合，然后由凝血酶激活PC产生活化的蛋白C（activated protein C，APC），APC以血浆中游离型PS为辅因子，促使因子Ⅴa或Ⅷa从膜磷脂上脱落并被降解灭活。APC能阻碍因子Ⅹa与血小板膜上因子Ⅴa的结合，从而大大降低因子Ⅹa的凝血活性。APC还能刺激VEC释放组织型纤溶酶原激活物（tissue-type plasminogen activator，t-PA），并灭活纤溶酶原激活物抑制物-1（plasminogen activator inhibitor-1，PAI-1），从而增强局部纤维蛋白溶解活性。因此，PC系统主要发挥防止正常血管内皮部位凝血反应的发生及凝血块形成的作用。PC系统的活性受APC天然抑制物PCI的调控。

2．血浆抗凝因子　①TFPI：主要由内皮细胞合成，血浆中90%的TFPI与脂蛋白结合，5%～10%为游离状态。TFPI广泛存在于肺、肝、肾、胎盘等组织，巨核细胞和某些恶性肿瘤细胞也能合成TFPI。在Ca^{2+}参与下，TFPI能够结合并灭活因子Ⅹa。与Ca^{2+}和因子Ⅹa结合的TFPI又能与TF-Ⅶa结合，进而抑制Ⅶa的活性。②抗凝血酶Ⅲ和肝素辅因子Ⅱ：抗凝血酶Ⅲ（antithrombin Ⅲ，AT Ⅲ）是分子量为58kD的α_2球蛋白，主要由肝脏合成，能以1∶1的比例与因子Ⅹa或凝血酶形成复合物并灭活它们。此外，ATⅢ也具有抑制因子Ⅸa、Ⅻa、纤溶酶（plasmin，PLn）、胰蛋白酶（trypsin）和激肽释放酶（kallikrein，KK）的作用。肝素（heparin）和肝素类物质（如硫酸乙酰肝素，heparan sulfate，HS）可大大加强ATⅢ的活性。在血液中，对凝血酶灭活作用的60%～70%由ATⅢ-肝素完成。肝素辅因子Ⅱ（heparin cofactor Ⅱ，HC Ⅱ）为分子量66kD的糖蛋白，是体内仅次于ATⅢ的丝氨酸蛋白酶抑制物，在肝素、硫酸皮肤素B（dermatan sulfate-B，DS-B）存在下HC Ⅱ对凝血酶的抑制作用可增强近千倍。③肝素：肝素是一种酸性黏多糖，由肠黏膜肥大细胞合成，能被吸附于VEC和血小板表面。肝素本身作用很弱，它强大的抗凝作用主要是通过肝素依赖性抗凝蛋白（如ATⅢ和HCⅡ）来实现。此外，肝素还具有抑制血小板及减弱单核细胞、VEC表达TF等作用。

3．细胞抗凝　细胞抗凝系统主要包括单核巨噬细胞及肝细胞。TF、免疫复合物、内毒素等促凝物质，或者活化凝血因子、纤溶酶等与相应抑制物形成复合物时，可被单核巨噬细胞清除。肝细胞则能摄取并灭活已活化的凝血因子。

（三）纤溶系统

纤溶（fibrinolysis）即为纤维蛋白被降解的过程，纤溶系统由纤溶酶原（plasminogen，PLg）、纤溶酶原激活物（plasminogen activator，PA）、纤溶抑制物和相关受体等组成（表11-1）。纤溶过程分为两个阶段，一为PLg的激活，二为Fbn的降解。它既是机体抗凝功能的组成部分，也是损伤修复过程中血栓溶解、VEC再生及血管再通的关键机制之一。在病理条件下，一旦纤溶活性过强，也易引起出血性疾病。

表 11-1 纤溶系统的组成

酶原
纤溶酶原（plasminogen，PLg）
组织型纤溶酶原激活物（tissue plasminogen activator，t-PA）
尿激酶型纤溶酶原激活物（urokinase-type plasminogen activator，u-PA，即尿激酶，UK）
纤溶抑制物
纤溶酶抑制物（plasmin inhibitors）
α_2 纤溶酶抑制物（α_2-plasmin inhibitor，α_2-PI）
α_2 巨球蛋白（α_2-macroglobin，α_2-MG）
纤溶酶原激活物抑制物（plasminogen activator inhibitors，PAI）
PAI-1、PAI-2
C1 酯酶抑制物（C1-esterase inhibitor）；
蛋白酶连接素（protease nexin）
纤溶拮抗物（attenuator）
凝血酶活化的纤溶抑制物（thrombin-activatable fibrinolysis inhibitor，TAFI）
相关受体
膜联蛋白 2（annexin 2）
$\alpha_M\beta_2$ 整合素（$\alpha_M\beta_2$ integrin）
尿激酶受体（urokinase receptor，uPAR）

1. 纤溶系统的激活　纤溶系统激活分为外激活和内激活两种途径。外激活途径是由 t-PA 和/或 u-PA 激活 PLg 生成纤溶酶（plasmin，PLn）的过程。其中，由正常 VEC 产生 t-PA 所产生的促纤溶活性作用是防止血栓形成的主要因素。内激活途径指在凝血系统激活后，凝血酶使因子Ⅺ、Ⅻ和激肽释放酶系统活化，进而由凝血酶、因子Ⅺa、Ⅻa 和 KK 直接激活 PLg 生成 PLn 的途径（图 11-2）。

实验证明，少量 Fbn 能刺激 VEC 释放 t-PA。因此，凝血激活后既能通过内激活途径，也能经外激活途径激活纤溶系统。当组织严重损伤，大量 t-PA 释放进入血液循环时，可引起纤溶功能亢进和出血倾向，在临床上称为原发性纤溶（primary fibrinolysis）。由各种原因引起凝血活化，并经内激活途径（或同时经外激活途径）引起纤溶亢进的过程，称为继发性纤溶（secondary fibrinolysis）。

2. 纤维蛋白的降解　PLn 是一种具有广泛特异性的丝氨酸蛋白酶，能水解 Fbn、纤维蛋白原（fibrinogen，Fbg）、各种凝血因子以及其他血浆蛋白。Fbn 和 Fbg 被 PLn 水解后可生成各种大小不同的多肽片段，称为纤维蛋白（原）降解产物（fibrin/fibrinogen degradation product，FDP/FgDP），其中某些成分有抗凝、抗血小板聚集及增高血管通透性的作用。

3. 纤溶过程的调节　生理情况下，体内纤溶活化过程经以下正反馈机制得以放大，从而有利于止血栓的清除：①游离状态的 t-PA 催化 PLg 生成 PLn 的活性较弱，而 t-PA、PLg

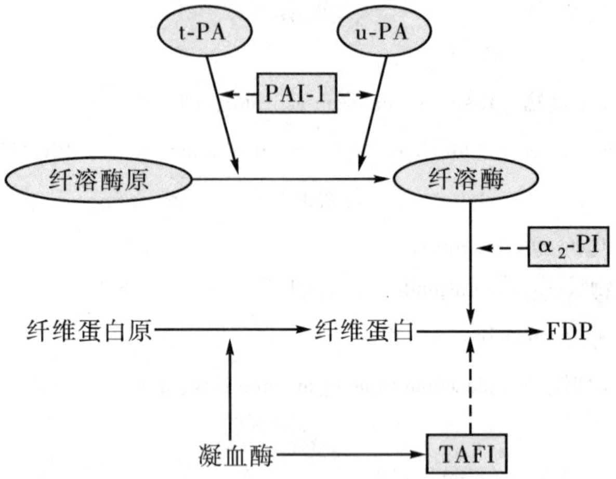

图 11-2 纤溶系统的组成及其作用

u-PA：尿激酶型纤溶酶原激活物；t-PA：组织型纤溶酶原激活物；PAI-1：纤溶酶原激活物抑制物-1；α_2-PI：α_2 纤溶酶抑制物；TAFI：凝血酶活化的纤溶抑制物；FDP：纤维蛋白降解产物；实线箭头表示激活作用，虚线箭头表示抑制作用。

一旦同时与纤维蛋白结合，t-PA 的活性可以增强上百倍。并且，当 PLn 生成以后，纤维蛋白受不完全水解暴露出其羧基端的赖氨酸残基，由于 t-PA 和 PLg 含有赖氨酸结合位点，故与纤维蛋白的结合进一步加强。因此，作为 PLn 底物的纤维蛋白通过以上机制既加快了自身降解，又限制此降解过程只在纤维蛋白形成的局部进行。②生成的 PLn 能够裂解 PLg 形成小分子酶原，小分子 PLg 易于活化，并且与纤维蛋白的亲和力明显增高。③活化的 PLn 能够剪切 t-PA 和 u-PA，使后两者从单链形式转变为活性更强的双链结构。此外，一些细胞可以通过其表面的纤溶相关受体（如 uPAR、$\alpha_M\beta_2$ 整合素和 annexin 2 等）结合 PA 和 PLg，借此一方面增强 PA 的活性与 PLn 的生成，另一方面保护其免受循环中纤溶抑制物的灭活。这种细胞局部纤溶活性的增强，与组织器官发育、炎症反应、肿瘤转移等过程密切相关。

为了防止纤溶过度亢进及止、凝血障碍的发生，体内纤溶过程亦受到多种纤溶抑制物的负调节限制：①纤溶酶原激活物的抑制物：PAI-1 是体内最重要的生理性 t-PA 和 u-PA 抑制物，内皮细胞、单核巨噬细胞、肝细胞、脂肪细胞和血小板能够表达 PAI-1。在炎症反应过程中，多种细胞因子、生长因子和脂蛋白能够刺激这些细胞释放 PAI-1。PAI-2 最早纯化于胎盘组织，主要由白细胞和纤维肉瘤细胞分泌，具有抑制双链 t-PA 和 u-PA 的作用，但对单链 t-PA 和 u-PA 作用较弱，PAI-2 血浆水平的明显增高仅见于孕期妇女。②纤溶酶的抑制物：α_2-PI 也称为 α_2-抗纤溶酶（α_2-antiplasmin，α_2-AP），是分子量为 70kD 的单链糖蛋白，主要在肝脏合成。它是血小板颗粒组分之一，也存在于血液循环中。通常情况下，循环中或血小板血栓附近一旦形成少量的 PLn，就立即会被 α_2-PI 中和。α_2-MG 由内皮细胞和巨噬细胞合成，也存在于血小板的 α 颗粒，它能非共价结合 PLn，但对 PLn 的抑制作用较弱，仅相当于 α_2-PI 的 1/10。此外，C1 酯酶抑制物能够抑制血浆中 t-PA 的活性；蛋白酶连接素作为非循环的细胞表面抑制物，具有抑制胰蛋白酶、凝血酶、因子Ⅹa、u-PA 和 PLn 的作用，它能通过与这些因子形成蛋白酶-抑制物复合物（protease-inhibitor complex），经连接素受体（nexin receptor）介导细胞的内吞。③纤溶拮抗物：TAFI 是近年来新发现的抗纤溶物，主要由肝细胞合成，是分子量为 60kD 的单链糖蛋白，存在于血小板。TAFI 可被凝血酶活化，在 TM 存在下这种活化作用增强约千倍。活化的 TAFI（TAFIa）分子量为 35kD，是 Zn^{2+} 依赖的羧肽酶，具有特异切除多肽链羧基端精氨酸和赖氨酸残基的作用。如前所述，纤维蛋白经 PLn 不完全水解暴露羧基端赖氨酸残基以后，大大增强了 t-PA 和 PLg 与之的结合以及纤溶的强度。而由凝血酶激活的 TAFIa 能够通过其羧肽酶活性，去除纤维蛋白羧基端的赖氨酸残基，阻碍 t-PA、PLg 与纤维蛋白的结合，从而发挥其拮抗纤溶的作用。

（四）血管内皮细胞的作用

VEC 是一种多功能细胞，除屏障、物质转运与非特异性免疫外，还对血液流变学、血管通畅性、凝血、抗凝及纤维蛋白溶解具有调节作用。

1. VEC 的抗凝功能　正常 VEC 的抗凝（抗栓）作用表现为：①VEC 表面的肝素、HS、DS-B 等物质可大量吸附并增强 TFPI、ATⅢ和 HCⅡ的抗凝作用。②VEC 产生多种抗凝物质，如 TFPI、ATⅢ、α_2-MG 和蛋白酶连接素Ⅰ等。③VEC 通过其表面 TM 参与 PC 系统的活化及抗凝作用。同时，凝血酶与 TM 结合后，对纤维蛋白原，因子Ⅴ、Ⅷ的激活或对 PS 的灭活作用都受到抑制，并且能被 VEC 内吞清除。另外，TM 尚具有抑制凝血酶原活化及增强 ATⅢ的作用。④VEC 分泌、释放 t-PA 和 PAI，但以前者为主。VEC 膜上存在激肽原受体，形成因子Ⅻa 非依赖性表面激活系统，因此正常 VEC 具有很强的促纤溶功能。⑤VEC 生成和释放 PGI_2、内皮源性舒张因子（endothelial derived relaxing factor，EDRF，即 NO）、6-酮-前列腺素 E_1（6-O-prostaglandin E_1，6-O-PGE_1）、13-羟十八碳二烯酸（13-hydroxy octadecadienoic acid，13-HODE）等活性物质，并在膜上存在 ADP 酶活性，因而有助于发挥抑制血小板活化与聚集的作用。

2. VEC 的促凝作用　在受损或病理因素刺激情况下，VEC 主要表现为促进止血或血栓形成的作用。①血液循环中的 von Willebrand 因子（von Willebrand factor，vWF）有 90% 以上是内皮细胞合成释放的。vWF 是介导血小板黏附和聚集的主要分子，vWF 结构的多聚化程度也直接影响因子Ⅷ的活性。②VEC 膜表面能够结合因子Ⅸa 和Ⅹa。研究显示，结合状态的Ⅸa 比处于液相的Ⅸa 活性高 3 倍。内皮细胞结合因子Ⅸa 和Ⅹa 可使凝血过程局限化，限制活化的凝血因子进入全身循环。此外，VEC 也有血小板第 4 因子（platelet factor 4，PF4）的结合活性。③VEC 分泌纤维连接蛋白（fibronectin，FN）和玻璃连接蛋白（vitronectin，VN），经 Fbg 介导增强血小板的黏附。VEC 也能表达其他黏附分子介导与白细胞间的黏附，如细胞间黏附分子 1（intercellular adhesion molecule-1，ICAM-1）和血管细胞黏附分子 1（vascular cell adhesion molecule-1，VCAM-1）等。这种细胞间的直接作用，或者通过血小板活化因子（platelet-activating factor，PAF）、IL-1 和 TNF 等介质所发生的间接作用，都可促进 TF 的大量表达。④在 VEC 功能受损时，PAI-1 的合成和释放多于 t-PA，局部的纤溶功能明显下降。⑤机械性受损的 VEC 能表达因子Ⅴ，VEC 也能表达 FⅫ。

生理状态下，VEC 通过合成释放 PGI_2、NO、6-O-PGE_1 和 13-HODE 等扩张血管物质以及内皮素（endothelin，ET）等缩血管物质调节血管舒缩活性，从而在保持正常血液流动性方面发挥作用。VEC 损伤使血管舒缩性和血流动力学发生紊乱，亦能影响凝血与抗凝血平衡。

二、凝血与抗凝血平衡紊乱的基本环节与常见发病因素

（一）凝血与抗凝血平衡紊乱的基本环节

凝血与抗凝血平衡紊乱是指在致病因素作用下，机体凝血和抗凝血平衡失调，出现血液凝固性异常增高或止、凝血功能障碍，并具有相应临床症状与体征的病理过程。其基本环节在于凝血、抗凝及纤溶相关因子的数量及功能的异常，血管与血细胞的异常以及血液流变学的改变。此外，某些病理性因素如物质代谢障碍、免疫反应等，也与凝血与抗凝血平衡紊乱的发生密切相关。

许多临床疾病或病理过程存在凝血与抗凝血的平衡紊乱，可为原发性或继发性的、局部或全身性的，按其主要表现可以分为两种基本类型：①血栓形成，特点是血液凝固性增高和/或抗凝功能减弱；②止、凝血功能障碍，引起出血倾向，特点是血液凝固性降低和/或抗凝功能增强。以上两种类型的凝血与抗凝血平衡紊乱有时单独发生，但有时候也可以在同一个体先后或同时发生，例如弥散性血管内凝血（disseminated intravascular coagulation，DIC）过程中出现的广泛微血栓形成和止、凝血功能障碍，正是体现了这种凝血与抗凝血平衡紊乱的动态改变。

（二）凝血与抗凝血平衡紊乱的常见发病因素

1．遗传因素　遗传因素可直接或间接影响机体凝血与抗凝血平衡，造成血栓形成或出血倾向。如遗传性 ATⅢ或 PC、PS 缺陷症，先天性异常纤维蛋白原血症或家族性 PAI 过多症等，易引起静脉血栓形成，也称为易栓症（thrombophilia）。遗传性因子Ⅷ或Ⅸ缺乏也作为病因引起出血性疾病血友病甲或乙。此外，一些遗传相关性疾病（如高血压、糖尿病、SLE、高脂血症及某些恶性肿瘤等）亦可在环境因素共同作用下，造成高凝和血栓形成的病理改变。

2．免疫因素　免疫反应与凝血、纤溶系统的关系密切。抗原抗体复合物、促丝裂原、LPS 和补体成分 C5a 等刺激 T 细胞、B 细胞和巨噬细胞，这些细胞活化并通过组织相容性受体表达而互相作用，使巨噬细胞分泌释放 TF。免疫反应中巨噬细胞、T 细胞和 B 细胞也能产生 PA，激活纤溶系统。另外，抗原抗体复合物能激活补体活化的经典途径，细菌感染能经旁路途径激活补体系统，补体激活可损伤 VEC 等组织细胞。抗原抗体复合物或 IgG、IgE 能与白细胞、肥大细胞、血小板、单核细胞结合刺激 PAF 释放，PAF 使血小板、白细胞活化进而加强凝血反应。

免疫异常作为病因者，如 ITP 时抗血小板抗体形成，同种抗体引起新生儿血小板减少症，因子Ⅷ、Ⅴ的抗体生成以及狼疮抑制物对因子Ⅹa 和脂质的作用等。药物性紫癜、病毒感染后血小板减少性紫癜、严重细菌感染和内毒素血症引起 DIC 时，上述免疫反应机制也参与并影响疾病或病理过程的发生和发展。

3．感染　严重感染及炎症反应常造成凝血紊乱，小至轻微的实验室异常，大到严重的

止、凝血功能紊乱，如弥散性血管内凝血等。相反，凝血系统活化也能直接或间接影响炎症反应的过程。凝血与炎症反应之间相互影响与推动被认为是重症感染或败血症患者发生多器官衰竭的主要原因与机制。研究显示，感染引发的全身性炎症反应主要通过 TF 释放、凝血酶生成、机体抗凝功能减弱以及纤溶受抑造成凝血亢进与血栓形成，其中由细菌毒素、病毒微粒、各类炎症介质和细胞因子所介导细胞反应，包括血管内皮细胞损伤、血小板活化和白细胞激活发挥了关键性作用。细菌或病毒感染亦可导致血管炎综合征（vasculitis-like syndrome）的发生，临床上可呈现为出血或缺血性损害两方面表现。多种病毒感染能够导致血小板减少症发生，但其中只有少数可产生止血障碍与出血的表现。此外，某些特殊感染伴随的凝血紊乱有其特征性的表现，例如出血热、溶血尿毒综合征（hemolytic uremic syndrome）和血栓性血小板减少性紫癜等。

4. 创伤　临床上严重创伤的致死率相当高，其中近 40% 是因创伤后不可控制的出血所致。除机械力直接导致血管破损之外，创伤性凝血病（coagulopathy of trauma）是创伤后持续出血并难以控制的重要原因。创伤性凝血病是指在严重创伤或大手术早期出现的以凝血功能障碍为主要表现的临床综合征，其发生机制复杂多样，包括组织因子释放激活凝血系统进而造成血小板与凝血因子的消耗，大量输液造成凝血物质的稀释，以及体温降低或代谢性酸中毒导致凝血因子活性下降等。近年来研究显示，蛋白 C 系统及纤溶系统的活化与创伤性凝血病时的低凝状态及出血不止的关系更为密切。临床上，部分创伤患者后期亦可发生高凝和血栓栓塞性病变，这可能与创伤性休克造成低灌流状态、血管内皮细胞损伤、蛋白 C 消耗、TF 释放以及全身性炎症反应综合征（systemic inflammatory response syndrome，SIRS）等有关。

5. 代谢性因素

（1）高血脂　脂质代谢障碍引起的高脂血症是促进血小板活化和影响凝血与抗凝血平衡的重要因素，其中血浆总胆固醇（cholesterol）、甘油三酯（triglyceride，TG）、脂蛋白（a）〔Lipoprotein（a），LP（a）〕和脂质过氧化物（lipid peroxidation，LPO）增高发挥了重要作用。高脂血症患者 LPO 与胆固醇呈正相关。高低密度脂蛋白（low-density lipoprotein，LDL）血症时，高 LDL 有降低 PGE_1，抑制血小板聚集的作用；高浓度胆固醇和 LPO 环境中，血小板和其他细胞的膜胆固醇及 LPO 含量增加，血小板膜流动性降低，易黏附于受损 VEC 表面并发生聚集，红细胞膜流动性降低和僵硬度变大，在血流冲击下易损伤中、小动脉分支处的 VEC；LDL 中 LPO 能降低 VEC 活化 PC 的功能并抑制前列环素（prostacyclin，PGI_2）合成，故使抗凝活性降低、血管收缩和血小板激活。极低密度脂蛋白（very low-density lipoprotein，VLDL）增多引起高 TG 血症，TG 释放的自由脂肪酸（free fatty acid，FFA）能使血小板聚集、血管通透性和血液凝固性增高，从犬静脉注射 FFA 可使之发生血栓。血 LP（a）是冠心病的主要危险因素，其结构与 PLg 相似，可拮抗 PLn 的生成并阻碍血栓的降解。载脂蛋白（a）亦能直接刺激 VEC 产生 PAI2，使纤溶活性降低。

（2）高血糖　糖尿病时，血糖增高能使患者的凝血活性增高而抗凝、纤溶活性降低，血小板功能异常，VEC 受损，也能使血液流变学发生改变，故容易引发血栓形成和微血管病变。①糖尿病时血浆 vWF 显著增高，因子Ⅶ和纤原增高与蛋白尿、视网膜病变呈明显相关性，血浆纤维蛋白肽 A（fibrin peptide A，FPA）也增高，表明患者的血液凝固性增高。部分患者血浆 ATⅢ减少，PA 活性降低，说明存在抗凝和纤溶功能降低。②糖尿病时血小板黏附性增高，这与血浆 vWF 和血小板表达 GPIbIX 增多有关；其聚集性增高与血栓素 A_2（thromboxane A_2，TXA_2）：PGI_2 比值增高有关；血小板的释放反应和促凝活性也增强，可见血浆 β-TG、5-HT 水平增高和血小板膜表达 PF3 增多。③高血糖时，体内脂蛋白脂酶减少，可引起高脂血症；糖的利用能力降低使脂肪动员增加，血浆 FFA 和酮体增加，可使 VEC 受损。高血糖使血红蛋白 A（HbA）与糖醛结合，形成大量糖化血红蛋白（HbAIc），HbAIc 与 O_2 结合牢固，使组织缺氧；高血糖亦使 VEC 膜僵硬度增加，血浆黏度高，血流减慢。

第二节 血栓形成

血液成分在活体的心脏或血管内发生黏集、凝固并形成病理性固体凝块的过程，称为血栓形成（thrombosis）。在血管系统中，血栓（thrombus）可使血管发生完全性（微小血管及存在狭窄的中动脉）或不完全阻塞（大动脉），影响血液流动。止血栓与血栓相似，但因血管壁损伤较轻，其形成比较局限，且血液始终能流经其表面，故血管阻塞大多为不完全性。

血栓形成的基本病因常与血管损伤、血液成分及血流异常有关。血液成分异常包括血浆中凝血、抗凝和纤溶相关因子的异常，也涉及血细胞特别是血小板的异常。临床上许多疾病或病理过程，如高血压、糖尿病、恶性肿瘤等可以通过不同机制影响血栓的发生与发展。

一、血管内皮损伤与血栓形成

VEC 是血管壁与血液之间的分界细胞，其功能是防止血栓形成，维持血液在血管内的正常流动。在止血过程中，VEC 的促凝作用加强，有利于血栓形成。VEC 对于各种损伤因素（表 11-2）极为敏感，一旦受损，可引起血小板活化、凝血与抗凝血平衡失调以及血管舒缩活性异常，从而成为血栓形成的重要原因之一（图 11-3）。造成 VEC 损伤的主要因素如下：

表 11-2 VEC 的损伤因素

损伤因素	相关疾病或病理过程
内毒素及其他细菌毒素	急性或慢性细菌感染
病毒	病毒感染或病毒血症
免疫复合物	血清病、移植排异反应、胶原病
代谢产物	同型半胱氨酸血症、尿毒症、黄疸
血流动力学异常	高血压、血管紧张素Ⅱ或内皮素增高
机械性损伤	血管导管手术
CO、缺氧	吸烟、低氧血症
儿茶酚胺	应激、吸烟
高血脂	家族性高胆固醇血症、肾病、糖尿病、甲状腺功能减低症、肥胖

改编自陈主初，病理生理学，北京：人民卫生出版社，2005。

（一）VEC 损伤的原因

1. 感染　病原微生物如细菌及其毒素可以直接或通过炎症反应损伤 VEC。感染部位产生的大量促炎物质或炎症介质，如脂多糖（LPS）、TXA_2、白三烯 B_4（leukotriene B_4，LTB_4）、PAF、IL-1、TNF 和羟花生四烯酸（HETE）、C3a、C5a 等具有趋化并激活白细胞的作用。移行至炎症部位的中性粒细胞（polymorphonuclear neutrophil，PMN）和单核细胞能表达 CD11/CD18，并通过 ICAM-1、VCAM-1、内皮细胞－白细胞黏附分子 1（endothelium leukocyte adhesion molecule-1，ELAM-1）、E 选择素和 Fbg 等与 VEC 使发生黏附。这种细胞间的直接或间接作用，能够促进 VEC 和白细胞表达并释放大量 TF，继而导致凝血系统的激活。

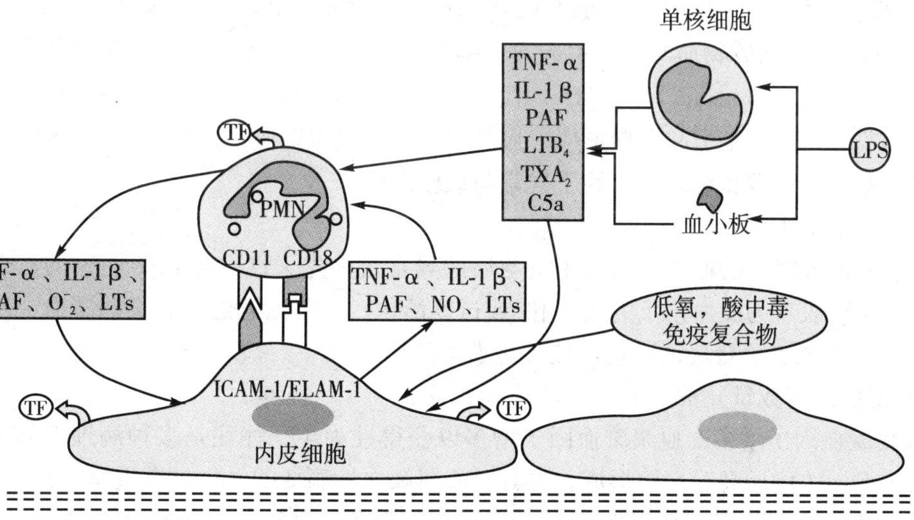

图 11-3　白细胞与血管内皮细胞相互作用的示意图

PMN：中性粒细胞；LPS：内毒素；PAF：血小板活化因子；LTs：白三烯；ICAM-1：细胞间黏附分子；ELAM-1：内皮细胞－白细胞黏附分子。

2. 免疫因素　微生物、异种或变性蛋白、糖化或氧化的 LDL、免疫复合物、多种药物等能通过免疫反应损伤 VEC。

3. 机械性损伤　血管内压和血流切变应力增高能对血管内皮造成机械性损伤。例如高血压或肺动脉高压时，VEC 可发生外形变长、簇集、细胞骨架重排。当血管狭窄，血流切变应力增高时，可引起 VEC 损伤甚至造成内皮脱落。

4. 化学物质和代谢产物的作用　CO、尼古丁、乙醇等可直接损伤 VEC。高血糖、高血脂也能促进 VEC 发生退行性变，尤其是氧自由基和脂质过氧化物对 VEC 的损伤作用极大。

（二）VEC 损伤时血栓形成的机制

1. 引发血小板黏附、聚集和释放反应　VEC 受损脱落，血小板即可黏附于内皮下胶原（collagen）、层黏连蛋白（laminin）、微纤维和 vWF 等组分，这是血栓形成的早期反应。vWF 主要介导血小板和胶原的黏附，此外也诱导血小板在动脉狭窄部位的高切变应力的流场中发生聚集。VEC 受损造成血管内表面失去原有的负电荷，并且 ATP、ADP 酶和 PGI_2 分泌减少，使血小板易于在局部黏附、聚集。黏附、聚集的血小板发生释放反应，反馈促进血小板活化和凝血反应。

2. 血管壁促凝作用增强　受损或受刺激的 VEC 表面 TF 的活性明显增高。受损 VEC 表达黏附分子介导其与血小板、PMN、淋巴细胞、巨噬细胞的相互作用，促进 TF 的表达。VEC 表达因子Ⅸa 和Ⅹa 的结合位点，使局部凝血反应加强。

3. 血管壁的抗凝和纤溶活性降低　受损 VEC 分泌 TFPI 及经膜上肝素样物质浓集的 ATⅢ明显减少，VEC 膜上 TM 的含量和功能也明显减弱，导致局部的抗凝作用下降。VEC 受损时，PAI-1 合成和释放增多，但 t-PA 分泌减少，导致局部纤溶活性降低。

4. 血管收缩与痉挛　损伤使 VEC 分泌 ET、TXA_2、PAF 等缩血管物质增多，分泌 PGI_2、EDRF 等扩血管物质减少，引起血管强烈收缩和痉挛。此外，局部聚集的血小板产生的花生四烯酸（arachidonic acid，AA）代谢产物 PGG_2、PGH_2 和 TXA_2 也具有缩血管作用。血管强烈收缩与痉挛是引起血栓形成、血管闭塞以及组织缺血、梗死的重要原因。

二、凝血、抗凝和纤溶相关因子异常与血栓形成

（一）凝血因子异常

与血栓形成相关的血浆凝血因子量与质的异常可为先天性（或遗传性）的，也可为获得性的，主要表现为凝血因子的增多和/或过度活化。但需注意的是，某些凝血或凝血相关因子的缺乏（如因子Ⅻ缺乏）也可能促进血栓的形成。

1. 凝血因子数量异常

（1）凝血因子增多　血浆凝血因子增多以获得性为主，往往是多种病理因素影响的结果，其中 Fbg 浓度增高对血栓形成，尤其对心肌缺血性病变的发生具有重要意义。Fbg 浓度增高见于糖尿病、肥胖、高脂血症、高血压和吸烟等，其导致血液凝固性增高的机制为：①增高血浆和全血黏度，提高血流对 VEC 的切变应力；②Fbg 与 LDL 结合促进动脉粥样硬化形成；③Fbg 是凝血酶的底物，也是介导血小板聚集或其他细胞间黏附的分子；④Fbg 具有趋化 VEC、成纤维细胞和平滑肌细胞的作用。肾病综合征患者的血浆 Fbg、因子Ⅴ、Ⅶ和Ⅷ水平增高，故亦存在血栓形成倾向。

（2）先天性因子Ⅻ和 PK 的缺乏　直至20 世纪80 年代后期，人们一直认为因子Ⅻ通过表面接触活化系统（由因子Ⅻ、PK、KK 以及 HMW-K 等组成）活化，是激活内源性凝血途径的生理性启动因子。因而，因子Ⅻ和 PK 的先天性缺乏理应出现出血倾向，但对诸多这类家族的研究表明，并无一例存在出血倾向，多数病例反而出现程度不同的血栓形成倾向，且以静脉血栓形成和肺栓塞为多见。这提示在体内由因子Ⅻ激活而启动生理性凝血过程的作用是极微小的，相反因子Ⅻ和激肽系统主要起促进纤溶和抗凝的作用。

不过因子Ⅻ缺乏时，体外测定的活化部分凝血活酶时间（activated partial thromboplastin time，APTT）可比正常延长 3 ~4 倍，其原因尚无满意的解释。尽管近二十年来确立了以 TF 为生理性凝血启动因子的理论，并认为因子Ⅻ和激肽系统在凝血系统活化后继发性纤溶系统激活中起主要作用，但也不排除由凝血酶反馈激活因子Ⅻ，进而通过因子Ⅺ和 IX 的相继激活加速内源性凝血过程，这可能是因子Ⅻ缺乏时 APTT 延长的原因。

2．凝血因子结构与功能异常

（1）先天性凝血因子结构异常　常见于多种异常 Fbg 血症和因子Ⅴ、因子Ⅷ的分子异常。遗传性异常 Fbg 血症呈高度异质性，其中 20% 有反复血栓栓塞症，25% 有出血，7% 两者皆有。另外，某些点突变引起的 Fbg 分子缺陷，其 Fbg 转化为 Fbn 后因为 Fbn 团块的结构过于致密，可影响 PA 的结合与 PLg 的活化，生成的 Fbn 不易被降解清除，也易发生血栓栓塞。因子Ⅷ分子异常由点突变引起，异常分子对 APC 的灭活不敏感，易发生血栓形成。

目前已知，因子Ⅴ在促凝和抗凝两方面均发挥了重要作用。促凝方面，主要表现为活化的因子Ⅴ（Ⅴa）作为辅因子与因子Ⅹa 结合形成凝血酶原复合物，促进凝血酶生成；抗凝方面，表现为在因子Ⅴa 的 Arg^{306}、Arg^{506} 和 Arg^{679} 三个酶解位点中，经 Arg^{506} 位点酶解失活的因子Ⅴ能够作为辅因子加强 APC 灭活Ⅷa 的作用。近年来发现，一些遗传性易栓症患者的血浆样本表现出对 APC 抗凝作用的抵抗，而这种现象是由于因子Ⅴ基因 1691 位点突变（G→A），使因子Ⅴ506 位的精氨酸被谷氨酸所取代（Arg^{506}-Gln，称为 Leiden 突变），此突变一方面直接导致 APC 对因子Ⅴa 的灭活作用明显减弱而造成血液高凝状态，另一方面也使因子Ⅴ不能成为 APC 的辅因子而削弱了 APC 对因子Ⅷa 的灭活，从而造成血液高凝和静脉血栓的形成。

（2）获得性凝血因子活性增高　恶性肿瘤、糖尿病伴微血管病变、吸烟、酗酒和口服避孕药等情况下可存在因子Ⅶ活性增高，这与冠心病的发生关系密切。

（3）凝血因子活化　凝血因子活化主要与组织创伤、血管内皮受损及其他促凝因素作用于凝血级联反应的各个环节并启动凝血反应相关（详见第四节）。

（二）抗凝因子异常

血浆抗凝因子减少或缺乏，或者由于血浆中出现干扰抗凝因子作用的异常物质，可导致血栓形成倾向。

1．抗凝因子减少或功能降低

（1）先天性因素　遗传性 ATⅢ缺乏症患者的血浆 ATⅢ含量或活性降低，使血液凝固性增高，可反复发生静脉血栓，且常在 35 岁前发病。遗传性 HCⅡ缺乏为常染色体显性遗传，反复发生静脉或动脉血栓，发病年龄较早，有明显家族史。

遗传性 PC 或 PS 缺乏或缺陷的患者，血栓栓塞症的发生率都较高，主要引起静脉血栓或栓塞，而动脉血栓包括心肌梗死和脑梗死的发生率也可达 20% 左右。

（2）获得性因素　见于获得性 ATⅢ、HCⅡ、PC 或 PS 缺乏。

获得性 ATⅢ缺乏的原因为：①合成减少：见于肝炎、肝硬化、口服避孕药、左旋天冬氨酸或左旋咪唑应用。某些消化道疾病如急性肠炎和溃疡性结肠炎，因蛋白质吸收障碍使血浆 ATⅢ降低，亦可引起深静脉血栓；②丢失过多：见于肾病患者，蛋白从尿丢失的同时可丢失 ATⅢ；③消耗过多：见于 DIC 和肝素治疗患者。DIC 时 ATⅢ与活化凝血因子结合可被单核巨噬细胞清除；肝素抗凝治疗依赖于 ATⅢ，故 ATⅢ消耗增加；严重烧伤由于血管通透性增高和血浆渗出，血浆 ATⅢ水平也降低。

获得性 HCⅡ缺乏见于肝病、肾移植等，常与消耗增加有关。PC 是维生素 K 依赖性由肝脏合成的抗凝因子，严重肝病、维生素 K 缺乏或使用抗维生素 K 药物，可造成 PC 的减少。DIC、大手术和深静脉血栓形成时 PC 消耗过多。严重广泛 VEC 损伤时，可由于 TM 减少使 PC 活化障碍。获得性 PS 缺乏见于妊娠、口服避孕药、急性炎症和维生素 K 缺乏等。

2. 干扰抗凝因子作用的异常物质

（1）抗磷脂抗体　抗磷脂抗体包括抗心磷脂抗体（anti-cardiolipin antibodies，ACA）和狼疮抗凝物质（lupus anticoagulant，LA），其持续阳性见于原发性或继发性抗磷脂综合征，这是一类以反复发生动脉或静脉血栓、习惯性流产为临床表现的自身免疫性疾病。ACA 是一种以血小板和内皮细胞膜上带负电荷的心磷脂作为靶抗原的自身抗体，ACA 与 VEC 的磷脂结合后能干扰 PGI_2 与 t-PA 的释放、抑制 PC 活化及 ATⅢ的活性，ACA 与血小板磷脂结合则可激活血小板。LA 的本质为免疫球蛋白，经与磷脂结合影响各种凝血反应，例如 LA 可促进因子Ⅱ与 VEC 表面磷脂的结合及因子Ⅱ的活化，LA 与 β_2 糖蛋白 I 结合可诱导 VEC、单核细胞表达 TF。

（2）高同型半胱氨酸血症　是由基因缺陷引起的一类先天性代谢性疾病。患者血浆中同型半胱氨酸增多，可引起 ATⅢ活性降低，且能干扰胶原交联而引起 VEC 损伤及血小板激活，使凝血活性增强，抗凝与纤溶活性下降，患者易发生心、脑和周围血管动脉血栓。

（三）纤溶功能降低

1. 先天性因素　先天性纤溶功能降低的原因有：①PA 释放异常：研究显示，家族性 PA 释放障碍引起纤溶功能降低，约半数以上家族成员发生静脉血栓和/或肺栓塞；②PAI 过多：遗传性 PAI 过多可能与 PAI-1 合成增多或代谢清除机制缺陷有关，表现为患者的血浆 PAI-1 抗原和活性都增高，常能引起静脉血栓。

2. 获得性因素　见于 VEC 损伤引起的 PA 分泌减少和/或 PAI-1 过多，是引起动脉和静脉血栓形成的原因之一。

三、血细胞异常与血栓形成

（一）血小板异常

1. 血小板活化或增多　引起血小板活化的基本原因为：①在特殊流场下易引起血小板活化。例如冠心病时，动脉粥样硬化使血管狭窄，血流发生紊乱，血小板黏附于病变组织可形成血小板血栓；黏附聚集的血小板发生活化后，又能引起凝血反应和血管收缩，进而促发心肌梗死。②各种生物活性物质、药物、化学物质和免疫复合物容易使血小板激活。例如在肾炎、系统性红斑狼疮（system lupus erythematosus，SLE）、DIC 等疾病情况下，血栓的形成都与血小板活化有密切关系。

血小板数量增多也能促进血栓的形成。例如原发性血小板增多症患者，血栓栓塞的发生率可达 13.3%～20%。值得注意的是，由于该类患者来源于异常干细胞的血小板大多存在功能缺陷，因此也存在较为明显的出血倾向。

2. 血小板在血栓形成中的作用　血小板与血栓形成的关系十分密切，其机制主要有两个方面：一是通过血小板黏附、聚集形成血小板栓子，成为血栓的主要组成成分，特别是在动脉血栓以及微小血管的止血栓形成中。二是通过其释放产物，促进血小板聚集、加强凝血反应、刺激白细胞和损伤内皮细胞，进而有利于血栓的形成。活化血小板释放的活性物质及作用有：①ADP、5-羟色胺（5-HT）、TXA_2 是正反馈促进血小板活化的激动剂；②

神经肽 Y、5-HT、TXA_2 有强烈的平滑肌收缩作用，能增强肾上腺素的效应和抑制交感神经末梢去甲肾上腺素的作用，引起冠状动脉强烈收缩和心肌缺血；③ADP、PF4、PGE_2、组胺可使血管通透性增高，血浆外渗；④β-TG 抑制 VEC 合成和释放 PGI_2；⑤5-HT、PAF、ADP、PGE_2 和 PF4 可刺激并损伤 VEC。

（二）白细胞和红细胞异常

1. 白细胞异常　近年来白细胞在血栓形成中的作用逐渐受到重视，白细胞参与血栓形成的机制与静脉血流淤滞、小动脉受压闭塞或血管内皮损伤时白细胞发生黏附和聚集有关。除前述（图 11-3）VEC 与白细胞间的相互作用可使 TF 大量表达外，在血管受损局部，白细胞能通过多种途径损伤 VEC 和其他组织成分，促进血栓形成。例如：①释放溶酶体酶，其中弹性蛋白酶对弹性蛋白、胶原和 FN 有很强的水解作用，故可破坏基底膜和基质成分，造成 VEC 损伤和血管通透性增高；激活的 PMN 能产生化学性质十分活泼的 HOCl，HOCl 氧化 α_1-AT，使后者对弹性蛋白酶的抑制作用减弱；弹性蛋白酶还可通过激活凝血系统和补体系统，加重血管内凝血并进一步促进白细胞聚集。此外，白细胞还可释放碱性磷酸酶和组胺加重血管损伤。②白细胞的花生四烯酸代谢产物 C_5 脂氧酶代谢物和 LTB_4 可趋化白细胞并增强血管通透性，造成血浆外渗；LTC_4、LTD_4 和 LTE_4 使小血管收缩，血管阻力增高，血流减少。③白细胞激活产生大量超氧阴离子和羟自由基，损伤蛋白质、核酸和脂质，并破坏细胞；促进细胞膜脂质形成烷自由基，从而破坏 PGI_2-TXA_2 间的平衡，使血管收缩，血小板聚集。④白细胞的可塑性降低，通过毛细血管的时间延长，也有利于血栓形成。

2. 红细胞异常　红细胞在血栓形成中的作用主要表现在：①在心肌梗死和恶性肿瘤等疾病中，循环中有大量的红细胞聚集体影响微循环血液灌流。②红细胞增多和红细胞变形能力降低时，能增加血黏度，使血流减慢并造成组织缺血；增多的红细胞与血小板的碰撞增多，血小板易于接触血管壁并发生黏附、聚集和释放反应；在高切变应力下，红细胞释放 ADP 可诱导血小板聚集；红细胞释放少量血红蛋白也可形成自由基诱导血小板聚集。临床上，真性红细胞增多症患者有 1/3 发生血栓形成。③红细胞破坏引起溶血反应，可激活凝血系统。

四、血液流变学异常与血栓形成

血液流变学（hemorheology）是研究血管内血液流动和变形特性的学科，血液及其成分的流变性质对循环功能及机体整体的代谢与功能都有影响，其中它对血栓形成的影响主要与血液黏度和血液流场有关。

（一）血液黏度增高

血液黏度（blood viscosity）是反映血液流变性最重要的物理指标。血液流变性障碍的综合表现是患者血液黏度的异常增高，导致血液在血管内流动减慢，因此是血栓形成的重要因素。

1. 血细胞与血液黏度

（1）红细胞　血液中红细胞最多，对血黏度的影响较大。红细胞异常使血黏度增高与下列因素有关：①膜流动性降低：见于红细胞比容增高、红细胞变大和形态异常；②变形能力下降：常因血红蛋白浓度增高和性质改变引起；③红细胞聚集性增加：与红细胞膜上负电性降低，血浆中Fbg等大分子蛋白质增多，血液流经微静脉和毛细血管静脉端时作用于红细胞的切变应力减小等因素有关。

（2）白细胞　血液中白细胞数量较少，对血黏度的影响也小。但是，白细胞体积大且不易变形，由于不易通过毛细血管，故易引起血流减慢或暂停。正常时，这种情况只在少数毛细血管发生，而且被认为是调节毛细血管开放和关闭的一个因素。在病理情况下，白细胞数的明显增高可使毛细血管血流受阻，引起微循环障碍并间接影响凝血与抗凝血平衡。在微小静脉和毛细血管静脉端，白细胞常有趋边行为，通过毛细血管时白细胞必须被动变形，因而在一定病理情况下白细胞容易黏附贴壁并活化，微循环障碍时这种影响更加明显。

（3）血小板　血小板对血黏度的影响不大，但血小板的活化促进血液凝固，从而影响血黏度。

2. 血浆成分与血液黏度　Fbg是不对称大分子蛋白质，能通过桥联作用使红细胞聚集性增强，故血浆中Fbg增多能使血黏度明显增高，α_2-MG和IgM也有类似作用。血浆中脂类（胆固醇及甘油三酯）与脂蛋白增多使血黏度增高，红细胞变形性和聚集性也与脂类增多有关。血浆黏度和红细胞比容增高是全血黏度增高的两个主要因素。

3. 血管与血液黏度　血管壁的完整性和通透性能明显影响血液黏度。血管壁完整性破坏，可经VEC、血小板和白细胞等的作用导致凝血反应。血浆外渗使血液浓缩、血黏度增高，促进凝血和血栓形成。

（二）血液流场改变

血管形状和走向的突然改变，如血管狭窄、分叉、弯曲甚至内膜有微小突起及静脉瓣部位，都构成血流的特殊流场。血管狭窄部的血流切变应力增高，使血液中血小板易于聚集，但因切变应力的作用时间短，血小板只形成不稳定的聚集块。在狭窄部的前方，血流可产生涡流，血细胞通过狭窄部后，由血流中央进入切应力变小的这一区域，细胞间碰撞机会增多，红细胞和血小板容易发生聚集或黏附于血管壁，这也是动脉粥样硬化病灶及静脉瓣膜囊深部容易形成血栓的原因之一。血管分支的迎流侧管壁切应力最大，对侧管壁则很小，该处常可见血小板间碰撞、聚集和黏附，并有红细胞的聚集及Fbn的形成。发生血液流场异常的部位，常同时存在VEC损伤和血栓形成。

五、血液微粒与血栓形成

微粒（MP）也称微囊（microvesicles），是细胞受刺激活化或凋亡而产生并脱落于血液循环中的微小囊泡颗粒，直径一般在0.1～1.0μm。根据其细胞来源不同可分为血小板微粒（platelet microparticles，PMP）、血管内皮细胞微粒（endothelial microparticles，EMP）、单核细胞微粒（monocyte-derived microparticles，MDMP）等。传统观念认为，MP只是简单、“无用”的细胞脱落物，但近年来的研究表明，MP是携带多种活性物质、具有重要生物学功能的“载体”，参与了凝血与抗凝血平衡、生理性止血等过程，而其异常增多则与血液高凝、血栓及血管性疾病的发生相关。

MP增多促进血栓生成的机制为：①提供磷脂酰丝氨酸表面：健康人体中，MP只占血液中总颗粒的一小部分，主要为血小板MP。MP在形成过程中磷脂酰丝氨酸（phosphatidylserine）外翻，形成阴离子磷脂表面，可加强TF/因子Ⅶa、因子Ⅸa/Ⅷa、因子Ⅹa/Ⅴa等促凝复合物的形成及催化活性，因此在生理性止血中发挥重要作用。同时，生理水平的 MP 也显示一定的抗凝作用，例如：转移凝血酶至微血管内皮，促进蛋白 C 的活化；携带 TFPI，抑制凝血反应等。在弥散性血管内凝血、糖尿病、肾疾病，急性冠脉综合征或全身炎症性疾病等血栓形成相关疾病中，血液中 MP 水平常明显增高，由其提供的磷脂酰丝氨酸表面使凝血反应放大，故易促进血栓的形成。临床上，MP 增高往往提示相关疾病的预后不良。②MP 表达细胞来源的 TF：以往一直认为 TF 存在于血管外组织，现在发现正常个体血液中也存在少量 TF，各种细胞来源的 MP 提供了血液中的 TF。在炎症等病理过程中，内皮细胞、单核细胞表达 TF 并形成 MP 释放入血液，从而启动凝血反应。单核细胞来源的 MP 在表达 TF 的同时也表达 P 选择素糖蛋白配体-1（P selection Glycoprotein Ligand-1，PSGL-1），通过 PSGL-1 与血小板上 P 选择素结合，可以使单核细胞 MP 与血小板发生融合，进而使 TF 的促凝活性得以增强。③其他：MP 可以直接活化血小板，例如中性粒细胞 MP 上的 CD11b/CD18 能够结合 GP Ⅰbα 并活化血小板。PMP 表达 GPⅡb/Ⅲa，可以通过纤维蛋白原作为桥梁分子，介导血小板与内皮下基质的结合。

第三节　止、凝血功能障碍与出血

在先天性或获得性因素作用下，机体发生止、凝血功能降低和/或抗凝功能异常增强的病理改变，表现为皮肤、黏膜和内脏的自发性出血或轻微损伤后出血不止，凡是具有这种出血倾向（hemorrhagic tendency）或出血素质（hemorrhagic diathesis）的疾病均可称之为出血性疾病。

出血性疾病具有以下基本特点：①有原因未明、反复发生的自发性出血或轻微损伤后过度出血或出血不止的病史；②出血的程度、频度与局部损伤程度不相符合；③一般的止血治疗效果较差，在经出、凝血相关实验室检查明确病因后，作对因治疗可有明显疗效；④基本发病环节为血管和/或血小板异常、血液凝血功能障碍、循环中抗凝物质增多等，其中由先天性或遗传性因素引起的出血多见。

出血性疾病的表现随病因及止、凝血功能障碍发生环节的不同而异，例如凝血异常以遗传性者较多，故常有明显的家族史。随病因不同，出血的频度有的呈现经常性严重出血，如血友病和严重血管性假血友病；有的呈间歇性反复出血，如原发性血小板减少性紫癜；有的随年龄增长出血频度减少、程度减轻，如某些先天性血管病、血小板功能缺陷或凝血因子缺乏症引起的出血；有的仅为一过性出血，常见于获得性出血性疾病。出血对机体的影响取决于患者的基础健康状况和原发疾病的严重程度，也决定于出血量的多少及出血速度。出血相关的症状和体征主要有晕厥、休克、心肺功能不全、压迫性症候群、关节畸形及功能障碍和废用性肌肉萎缩等。

一、血管因素引起的止、凝血功能障碍

血管在止血过程中起重要作用，如果血管止血功能正常，即使存在血小板减少或凝血因子缺乏，也不一定发生出血。血管壁结构异常或受损，或血管周围支撑性组织功能异常或受损，可引起出血。血管止血功能障碍可以是先天性或遗传性的，但多数属于获得性，

某些则原因不明。

（一）先天性或遗传性因素

1. 遗传性毛细血管扩张症　遗传性毛细血管扩张症是常染色体显性遗传性疾病，患者血管存在先天性弹性纤维和平滑肌缺乏，血管壁很薄，小动脉和小静脉仅由一层 VEC 构成，周围由少量无肌肉、无弹性的结缔组织包围、支持，血管既脆弱又缺乏收缩功能。在血流冲击和压力作用下，血管扩张扭曲，形成小血管瘤。患者在口唇、鼻黏膜、头面、躯干和手背足底皮肤有毛细血管扩张。轻微外伤后常出血不止，或发生自发性出血。轻者表现为鼻出血或齿龈出血，重者有胃肠道出血，常引起继发性贫血。

2. 艾－唐综合征　艾－唐综合征（Ehlers-Danlos syndrome，EDS）是一种罕见的遗传性疾病，有 10 多种临床类型，其中Ⅳ型是血管性或出血型。其病因是由于存在先天性Ⅲ型胶原合成障碍，引起血管脆性和通透性增加，故易发生皮下出血，表现为大片淤斑和/或血肿，严重时可发生致命的大动脉破裂和胃肠道穿孔。

（二）获得性因素

常继发于免疫性或非免疫性病理改变，后者常与感染、化学因素、代谢异常等引起的血管病变有关。

1. 血管壁的免疫性损伤　机体发生变态反应时，小动脉、毛细血管可发生无菌性脉管炎，使血管壁通透性和脆性增加，引起过敏性紫癜（anaphylactoid purpura）。患者的四肢以下肢为主有对称性紫癜，可有腹部绞痛、便血、关节酸痛、血尿和水肿。病因与细菌或病毒感染、异种蛋白、某些药物或者花粉等过敏有关。免疫损伤的机制为Ⅰ型和Ⅲ型超敏反应。

2. 血管壁的非免疫性损伤　①代谢性因素：见于维生素 C 缺乏、老年人和长期应用肾上腺皮质激素者。维生素 C 是胶原合成过程中羟化酶的辅助因子，所以维生素 C 缺乏使胶原合成障碍，导致血管结构异常，血管脆性和通透性增加，引起全身性出血倾向，除黏膜、皮肤紫癜外，可有皮下、肌肉和关节出血。老年人由于代谢因素出现结缔组织的退行性变化，血管壁脆性增加，易发生出血，称为老年性紫癜。长期应用肾上腺皮质激素，使蛋白分解增强，小血管壁变薄，易发生类固醇性紫癜。②其他因素：某些细菌、病毒、寄生虫及其毒素损伤血管内皮，小血管常有微小血栓，可引起感染性血管性紫癜。异常蛋白血症使血管内皮损伤、血小板数量减少、血小板功能异常和凝血功能障碍，引起异常蛋白血症性血管性紫癜。

二、血小板异常与止、凝血功能障碍

血小板除在正常止血过程中发挥重要作用外，对凝血反应、VEC 再生与修复也具有促进作用。因此，血小板数量和功能的异常，可引起机体止、凝血功能障碍。血小板异常也可分为先天性（或遗传性）和获得性两种类型，其中由血小板获得性异常引起的止、凝血功能障碍较为多见。

（一）血小板数量减少

1. 先天性或遗传性因素　由遗传因素导致骨髓再生能力低下或先天性巨核细胞生成不良，血小板生成减少，也可同时存在其他血细胞的减少。

2. 获得性因素

（1）血小板生成减少　由于自身抗体、电离辐射、药物抑制作用损伤造血功能，使血小板生成障碍。也可因再生障碍性贫血或各种感染，导致血小板生成减少。

（2）血小板破坏过多　免疫损伤是造成血小板破坏的主要原因。①特发性血小板减少性紫癜（idiopathic thrombocytopenic purpura，ITP）：由不同致病因素引起血小板免疫原改变，或血小板异常使表达某些内部抗原，引起自身免疫反应，导致血小板大量破坏。感染、药物或其他全身性疾病发生免疫反应时，都可能引起继发性血小板减少。②微血管血栓－出血综合征：包括血栓性血小板减少性紫癜（thrombotic thrombocytopenic purpura，TTP）和溶血性尿毒症综合征，可因原发或继发因素引起血管免疫性损伤，且血浆中存在使 PGI_2 迅速降解的因子，造成弥散性血小板聚集、微血管损伤及血栓形成，由此形成的消耗性血小板减少及血管损伤是引起止、凝血功能障碍的重要原因。③其他：输注大量乏血小板的库存血或脾功能亢进可使循环血小板减少，导致毛细血管的脆性增高，患者出血的严重程度常与血小板减少程度有关。轻者无症状或仅出现皮下淤点、淤斑，重者有严重内脏出血，少数患者可发生致命的颅内出血。

（二）血小板功能缺陷

1. 遗传性因素

（1）血小板黏附功能缺陷　①GPⅠb-Ⅴ-Ⅸ复合物缺乏，引起血小板黏附及黏附延伸障碍，见于遗传性巨大血小板综合征（Bernard-Soulier syndrome），是一种常染色体隐性遗传性疾病；②血小板膜上 GPIb 的分子异常，过度吸附 vWF，使血浆中缺乏高分子 vWF 多聚物，导致血小板黏附功能障碍，见于遗传性假血友病。

（2）血小板聚集功能缺陷　由于先天性血小板膜 GPⅡb/Ⅲa 缺乏或结构异常，使血小板经 GPⅡb/Ⅲa 与 Fbg、FN、vWF、LN 介导的聚集及黏附功能发生缺陷，同时血小板膜吸附 Ca^{2+} 的量也减少，见于遗传性血小板无力症。

（3）血小板释放功能缺陷　见于①血小板内颗粒结构丧失。遗传性贮存池病引起血小板致密颗粒缺乏，ADP 含量减少；灰色血小板综合征引起 α 颗粒缺乏，使 α 颗粒内容物丢失并存在信号传导障碍。两者都表现有聚集功能的降低。②血小板存在先天性花生四烯酸释放缺陷以及环氧化酶或 TXA_2 合成酶缺失，血小板的聚集性降低。

（4）血小板促凝功能缺陷　见于 Scott 综合征（Scott syndrome）。Scott 综合征是一种少见的遗传性出血性疾病，特征是单纯的血小板膜磷脂凝血活性（即 PF3）缺乏，表现为血小板和其他血细胞被激活时，膜表面磷脂酰丝氨酸暴露和血小板微粒形成明显减少，导致其促凝活性的降低。

遗传性血小板功能缺陷时，常表现为血小板多种功能中的某一方面发生障碍，但血小板计数可正常。其所致出血的特点与血小板减少患者相似，大多表现为皮肤淤斑、黏膜出血及拔牙等手术后过量出血。

2. 获得性因素　慢性肾疾患、慢性肝脏疾病、DIC、慢性骨髓增生性疾病、异常蛋白血症等可引起获得性血小板功能缺陷。其不同于遗传性缺陷之处在于，患者大多存在血小板多种功能的联合缺陷。例如，慢性肾功能衰竭伴尿毒症时，由于代谢产物胍琥珀酸酚的抑制作用，血小板黏附、聚集和释放反应都可减弱，PF3也减少。骨髓增生性疾病中，血小板对ADP的反应性下降，PF3也常减少。

此外，因长期、大剂量使用阿司匹林、吲哚美辛（消炎痛）等非类固醇抗炎药，可引起血小板环氧化酶功能受抑，使血小板聚集性降低，故可出现一时性的止、凝血功能障碍。

三、血浆成分异常与止、凝血功能障碍

（一）凝血因子缺乏或结构异常

1．遗传性因素　几乎任何凝血因子都可发生遗传性缺乏，但以因子Ⅷ和vWF因子缺乏为多见，它们可分别引起血友病A和血管性假血友病。遗传性vWF缺乏和/或结构异常患者，可同时存在因子Ⅷ凝血活性降低和血小板黏附功能障碍。因子Ⅸ缺乏可引起血友病B。Fbg缺乏可分为无或低Fbg血症两种，部分低Fbg血症可伴有异常Fbg血症。

2．获得性因素　肝脏疾病时各种凝血因子合成减少，且与疾病严重程度成正比。吸收不良、肝脏疾病、口服维生素K拮抗剂和某些新生儿可因维生素K缺乏，使凝血酶原、因子Ⅶ、Ⅸ和因子Ⅹ等维生素K依赖性凝血因子的合成明显减少。因子Ⅴ缺乏见于急性白血病、输入大量库血。因子Ⅷ缺乏见于肝病、胶原病、白血病、SLE和类风湿关节炎等。获得性凝血因子缺乏时，皮肤片状出血和黏膜出血较多见，关节、肌肉出血较少，而血友病A和血友病B重症患者则有关节、肌肉等深部出血。

（二）纤溶系统功能亢进

1．先天性或遗传性因素　已发现的此种遗传性疾病有：①先天性循环t-PA增多，使大量纤溶酶原转变成纤溶酶；②先天性或遗传性PAI-1结构异常，对PA的抑制作用减弱；③遗传性α_2-PI缺乏症，表现为对纤溶酶的抑制作用减弱。上述患者由于纤溶系统功能亢进，故存在出血倾向。

2．获得性因素

（1）原发性纤溶亢进　①过量KK形成使PLg激活；②大量PA释放进入血液循环；③纤溶系统抑制物减少，包括α_2-PI缺乏、PAI或富组氨酸糖蛋白（histidine-rich glycoprotein，HRG）减少。目前认为，因体外循环引起出血者是由于表面接触使KK和纤溶酶大量生成，导致原发性纤溶亢进、α_2-PI减少，同时有t-PA释放增加和血小板黏附、聚集功能降低。心、肺、脑、子宫或脾脏损伤，大手术，某些恶性肿瘤如前列腺癌和急性早幼粒细胞白血病等，可因大量t-PA进入血液循环引起纤溶亢进。肝硬化和肝叶切除等严重肝功能障碍情况下，可因α_2-PI及HRG合成减少、肝脏对t-PA灭活功能降低、PC活化抑制PAI活性等原因导致纤溶亢进。

（2）继发性纤溶亢进　常见于DIC的继发性纤溶亢进期，由于凝血亢进、广泛微血栓形成和VEC受刺激释放PA，通过继发和原发性纤溶激活（以前者为主），产生大量Fbn，使DIC转变为以止、凝血功能障碍为特征的病理过程（详见第四节）。

纤溶功能异常也见于使用t-PA、u-PA等进行性溶栓治疗时，临床上也常合并使用ATⅢ一类抗凝剂，故在某些血管损伤的部位可能因止血功能降低造成出血。

（三）病理性抗凝物质

循环中出现病理性抗凝物质大多是获得性的，包括抗凝血因子抗体（主要是IgG）、肝素样抗凝物质和 FDP/FgDP 等。反复输注因子Ⅷ或因子 IX 制剂的患者，体内可产生抗因子Ⅷ和抗因子Ⅸ抗体。某些类风湿关节炎、溃疡性结肠炎、青霉素反应、产妇及老年人也可能出现抗因子Ⅷ抗体。循环内出现肝素样抗凝物质可见于严重肝脏疾病、流行性出血热、急性白血病、SLE、过敏性休克、恶性肿瘤、服用某些药物或无明显疾病的老年人。DIC 时产生大量 FDP/FgDP 则是引起止、凝血功能障碍的主要原因。

第四节　凝血与抗凝血平衡紊乱常见的疾病或病理过程

一、高血压和动脉粥样硬化

（一）高血压

高血压由于血液动力学异常引起基本的病理变化是血管障碍，也明显影响凝血与抗凝血平衡，导致血栓形成和/或出血，其最大的危害是发生脑梗死、脑出血和心肌梗死。血流动力学异常表现为高切变应力，对以中、小动脉为主的血管，尤其对血管分叉部内皮产生损伤作用。血管障碍包括动脉硬化、免疫和炎症反应、血管痉挛、附壁血栓形成和微、小血管通透性增高等。凝血与抗凝血平衡紊乱表现为血黏度增高；体内血小板活化程度增高如黏附聚集性增强、血浆中血小板特异释放产物 β-TG、PF4 水平增高；凝血因子Ⅶ、Ⅷ、vWF、Fbg 等增多；纤溶活性降低如 t-PA 释放减少、PAI-1 活性增强；血浆 F1 +2 及凝血酶与 ATⅢ复合物（TAT）水平增高，表明循环血液中凝血酶生成增多。这些指标异常证明机体存在血栓前状态（prethrombotic state），一旦发生心、脑血管血栓形成及梗死的临床症状和/或体征，上述指标如 β-TG、F1 +2、TAT 等可能进一步增高。出血常因小血管破裂所致。高血压常伴有高脂血症和糖尿病，故上述凝血与抗凝血平衡紊乱可以是这些病理过程综合作用的结果。

（二）动脉粥样硬化

动脉粥样硬化（atherosclerosis）的特征为炎性细胞（巨噬细胞、T 淋巴细胞等）聚集，平滑肌细胞、纤维结缔组织增生及脂质沉积。动脉粥样硬化的中、后期阶段常伴发血栓形成，此为动脉粥样硬化血栓（atherothrombosis），一方面血栓形成可直接引起血管狭窄或闭塞，另一方面血栓栓子与斑块组织结合可促进斑块的发展。值得注意的是，大多数动脉闭塞的急性缺血事件发生于粥样斑块破裂、继发血栓之后。总体而言，动脉粥样硬化损伤病灶处生成血栓主要与三方面因素有关：动脉管壁的组分、局部血流动力学以及全身性因素引起的血液循环成分改变。

1. 粥样斑块内的促血栓物质　临床上多数急性冠脉综合征由易损动脉粥样硬化斑块（vulnerable atherosclerotic plaque）引起，晚期斑块的脂质核心由粥样碎片组织、间质细胞、凋亡巨噬细胞和平滑肌细胞及游离胆固醇结晶组成，这种Ⅳ型和Ⅴ型斑块富含组织因子，一旦破裂，TF 即接触血液而启动凝血反应。研究显示，动脉粥样硬化斑块提取物中存在大量凋亡微粒（apoptotic microparticles），这种具有 TF 活性的微粒可能源于单核巨噬细胞，它能脱落并释放至循环血液中。利用抗 TF 抗体能够分离得到中性粒细胞和单核细胞。心血管病患者血液循环中 TF 抗原水平的增高与血栓形成及急性冠脉综合征密切相关；免疫电镜观察发现，冠脉血栓中的 TF 主要存在于血小板或纤维蛋白丝上黏着的膜性小泡。目前认为，源于单核细胞和粥样斑块的 TF 微粒进入血液循环是血栓形成的重要危险因素。

虽然动脉壁其他成分也能引发血栓，但是由斑块破裂、脂质核心暴露引发血栓栓子的几率要大 6 倍左右。炎症反应与粥样斑块破裂、动脉粥样血栓生成之间的关系密切。炎性细胞（尤其是单核细胞）参与了泡沫细胞形成、动脉粥样斑块发展的整个过程，凋亡的巨噬细胞和平滑肌细胞可释放脂质成分，脂质池越大，则斑块越不稳定。炎症因子 IFN-γ、TNF-α、IL-1 和 CD40L 等能刺激巨噬细胞和平滑肌细胞表达无活性金属蛋白酶，凝血酶、纤溶酶以及产自泡沫细胞的活性氧能够活化金属蛋白酶，进而降解基质成分并破坏纤维帽及斑块的稳定性。

2. 血流动力学与血栓形成　血管收缩、斑块破裂或血栓生成所引起的血流动力学突然改变主要表现为血流切变应力的增高。例如，动脉斑块突起或者血栓栓子的增大可导致血管内腔变窄和几何构象改变，继而引起血流切变应力增高，使血小板与血管内膜的接触、黏附增强并产生沉降。临床上发现，沉降的血小板多数位于切变应力最大的狭窄起始部位。血流动力的改变亦可影响血管紧张性、脉管结构以及动脉损伤发生的部位。凝血酶能够刺激 EC 缺损处的血管收缩，血管收缩又能增高血流切变力。另外，吸烟、高脂血症、糖尿病等因素可通过损伤 EC 引起血管收缩、血小板黏附与沉降。

3. 全身性危险因素与血栓形成　动脉粥样硬化的全身性危险因素包括血脂改变、激素代谢、高血糖、止血与纤溶、血小板和白细胞功能等，这些因素与血栓形成能力（thrombogenicity）或全身性高凝状态（systemic hypercoagulable state）相关。据统计，约有 1/3 的急性心肌梗死和冠脉血栓患者发生于非破裂、中等程度的动脉斑块，这些患者均存在全身性高凝状态的危险因素。除前述（本章第一节）高血脂、高血糖的影响外，血浆儿茶酚胺水平增高能够促进血小板活化，增强血管痉挛并提高情绪或物理应激状态下急性心血管意外猝死的发生率。吸烟能够促进儿茶酚胺释放，影响 EC 的功能，并提高 Fbg 水平，血浆 Fbg 水平是动脉粥样硬化患者的独立危险因素。

二、恶性肿瘤

恶性肿瘤与凝血、抗凝血平衡间的关系表现为两重性，一是前者对后者的影响，表现为恶性肿瘤可引起血栓前状态或血栓栓塞性疾病，部分则表现为出血；二是后者对前者的影响，表现为凝血与纤溶功能变化可促进肿瘤细胞浸润、转移、生长与增殖。

血栓形成是恶性肿瘤最常见的并发症，也是肿瘤患者的第二死因。恶性肿瘤患者凝血系统易于被激活的机制有两个主要方面：一为肿瘤细胞与止凝血相关细胞（VEC、血小板、单核巨噬细胞以及 PMN 等）间的相互作用；其二为肿瘤细胞产生体液因子促进血栓形成，如肿瘤分泌的生理性体液因子增多（TF 及纤溶相关蛋白质），或异常地分泌恶性表型所特有的癌促凝物质（cancer procoagulant，CP）。TF 和 CP 能促发凝血反应，TF 也能使 VEC 表达黏附受体。肿瘤细胞也可直接激活血小板。现在认为血小板与恶性肿瘤细胞间的黏附，可延长恶性细胞在循环中停留时间并促进肿瘤转移。凝血酶能激活血小板表达膜上整合素 GPⅡb/Ⅲa，同时释放出 FN 和 vWF，使其具有黏附功能。恶性肿瘤细胞存在凝血酶受体

（TR），凝血酶与之结合或发生蛋白水解能增高肿瘤对血小板、FN 或 vWF 的黏附性，从而增强肿瘤细胞的转移潜能。

恶性肿瘤组织多数能检测到 PLg 交叉反应物质、u-PA 及其受体 u-PAR。PLg 样免疫反应性蛋白和 u-PA、u-PAR 的高表达可对肿瘤细胞的浸润和转移起作用，也与内皮细胞移行和血管增生（angiogenesis）有关。Annexin 2 在某些恶性肿瘤中呈高表达，作为促纤溶辅助受体（profibrinolytic co-receptor）它能与 PLg 和 t-PA 结合，通过增强局部纤溶活性促进肿瘤细胞移行。

6%~40%恶性肿瘤患者可有不同程度出血，如皮下或黏膜淤点、淤斑或渗血，严重者有消化道、泌尿道、肺、脑内出血。引起出血的原因为原发性纤溶、DIC、凝血因子缺乏或缺陷、血小板减少或功能异常、血液循环中出现抑制物以及血管损伤。

三、弥散性血管内凝血

弥散性血管内凝血（DIC）是一种继发于某些基础疾病或病理过程的，以凝血系统和纤溶系统相继激活、并导致广泛微血栓形成及止、凝血功能障碍为病理特征的临床综合征。由于原发病性质不同，DIC 的发生、发展机制相当复杂，临床表现亦形式多样，因此给临床诊断与治疗带来较大难度。

（一）DIC 的病因与影响 DIC 发生、发展的因素

DIC 并非独立的疾病，它是在某些原发疾病基础上，经一定诱发因素作用而发生的一种病理过程。

1．DIC 的病因　临床研究显示，易于引发 DIC 的基础疾病有严重感染性疾病、恶性肿瘤、广泛组织创伤和产科意外等（表 11-3）。

表 11-3　DIC 的常见病因

分类	主要疾病或病理过程
感染性疾病	细菌感染引起的败血症、内毒素血症、严重病毒感染等
广泛组织损伤	大手术、严重创伤如多发性骨折、大面积烧伤
产科意外	羊水栓塞、胎盘早剥、宫内死胎
急性白血病	急性早幼粒细胞白血病
恶性实体瘤	呼吸、消化和泌尿系统癌肿，尤其在转移性癌肿多见
肝、肾疾病	急性肝炎、肝硬化、肾小球肾炎
休克	出血性、过敏性或内毒素性休克
胶原性疾病	类风湿关节炎、SLE、硬皮病、新生儿硬肿症
代谢性疾病	糖尿病、高脂血症
心血管疾病	急性心肌梗死、巨大海绵状血管瘤、心室或大动脉瘤
血管内溶血	血型不合引起的溶血性输血反应
其他	主动脉内气囊装置、体外循环、顽固性腹腔积液作静脉分流、动物毒素等

2. 影响 DIC 发生、发展的因素　除上述病因外，DIC 是否发生或者发生、发展的轻重缓急，尚与下列影响因素相关：

(1) 单核巨噬细胞系统功能受损　临床上长期大量应用糖皮质激素、反复感染、脾切除术后或严重肝脏疾病等情况下，单核巨噬细胞系统受抑，其非特异性细胞抗凝功能的下降，因此可成为某些患者发生 DIC 的诱因。

(2) 严重肝脏疾病　一方面，引起肝脏病变的部分因素如病毒、免疫复合物和某些药物等可激活凝血系统，急性重型肝炎时大量坏死肝细胞亦可释放 TF；另一方面，慢性迁延性肝炎和肝硬化时，肝脏合成 PC、PS、ATⅢ等抗凝物质减少，同时其产生与灭活凝血因子也减少，因此既易促进 DIC 发生，也易造成出血倾向。

(3) 血液的高凝状态　如前所述，遗传性因素（如 PC、PS 缺乏症，凝血因子Ⅴ异常）和获得性因素（如肾病综合征、恶性肿瘤、酸中毒）可引起病理性的血液高凝状态，而在高龄产妇或妊娠后期等生理情况下亦可存在高凝状态，此时如有促发凝血的因素，如产科意外（胎盘早期剥离、宫内死胎、羊水栓塞等）等，就易导致 DIC。

(4) 微循环障碍　局部或全身性微循环障碍（休克等）可以导致血流减缓、血液黏度增高、血液淤滞，局部产生酸中毒和 VEC 损伤，或发生白细胞反应并通过释放炎症介质引起 TF 表达，由于活化的凝血因子不易被及时清除，因此有利于 DIC 的发生。

(5) 其他　如低纤溶状态（如吸烟、糖尿病、不恰当使用纤溶抑制剂等）和应激状态（此时儿茶酚胺增多，微循环障碍，凝血因子和血小板易于激活）可诱发 DIC。

(二) DIC 发生、发展的机制

除基础疾病影响外，DIC 本身主要存在以下两方面变化：①凝血系统和血小板激活，体内抗凝作用相对减弱，使 Fbn 大量生成，加之局部纤溶功能的降低导致广泛微血栓形成；②凝血物质的大量消耗和继发性纤溶功能亢进，导致机体止、凝血功能严重障碍和出血倾向。应当指出，DIC 的发生、发展是一个动态过程，上述两个病理过程可先后或同时发生，两者在时相上并不截然分开，因而造成 DIC 进程的多样性及其发病机制的复杂性。

1. 广泛微血栓形成的机制

(1) 凝血系统激活　微循环部位由于开放的血管床总量大，血液缓慢，血液与管壁内皮细胞的接触面积和时间都增大，加上微血管内皮细胞与大血管内皮细胞的表型（phenotype）也不尽相同，因此各种促凝物质进入循环系统后易于在微血管部位激活凝血系统并形成血栓。首先，当凝血强度大于抗凝作用，在消耗抗凝因子的同时，就有 Fbn 形成（例如急性 DIC 时，由于 ATⅢ、PC 等抗凝物质也大量消耗，其血浆浓度与凝血因子同样都处于较低的水平）。其次，如果 Fbn 的形成速率大于纤溶活化和 PLn 降解 Fbn 的速率时，就有 Fbn 沉积并形成血栓的可能。此时若伴随激肽、补体系统激活，尤其在 VEC 受损状态下，血管壁通透性增大、血液浓缩和血流减慢，则血栓形成的可能性则更大。DIC 时凝血系统激活的主要原因为：组织严重损伤使 TF 大量释放、血管内皮细胞广泛受损、血小板活化以及其他促凝物质进入血液循环（如溶血、癌促凝物质、胰蛋白酶、羊水、蛇毒等）。

如前所述，尽管表面接触活化系统在生理性凝血中的作用被否定，但是一旦凝血系统活化后，并不排除反馈激活形成的因子Ⅻa、KK 和 HMW-K 也有加速凝血过程的可能。研究显示，并发 DIC 的肿瘤患者因子Ⅻ、KK 和 HMW-K 血浆水平明显降低。败血症患者的因子Ⅻ也明显减少。另外，血浆中游离饱和脂肪酸、某些免疫复合物、植入的“异物”或医疗操作中的器械表面等，亦可直接激活因子Ⅻ。

（2）抗凝功能减弱 凝血系统激活能否生成足够的 Fbn 并形成血栓，首先取决于机体此时抗凝功能的强弱。研究显示，在 DIC 过程中，体内主要抗凝系统的功能几乎均受到程度不同的抑制或损害，从而有利于凝血酶、Fbn 的大量生成。DIC 时机体抗凝功能减弱主要表现在：①作为抗凝血酶活性最重要的物质，DIC 患者血浆 ATⅢ水平明显下降，这与其消耗过多，被 PMN 释放的弹性蛋白酶降解以及合成减少等有关；②由于 PC 合成下降，各种细胞因子作用于 VEC 使其表达 TM 减少，加上游离 PS 的浓度降低，导致 PC 系统显著受抑；③在 TF 介导凝血系统活化和 DIC 发生过程中，TFPI 的负调控作用受到抑制。大量研究显示，上述这些抗凝方面功能的减弱与 VEC 的损伤密切相关。此外，在酸中毒的情况下，肝素抗凝作用减弱等因素也能促进凝血和抗凝血平衡的失调。

（3）纤溶功能降低 如果凝血强度足够，则生成的 Fbn 能否最终形成微血管血栓还与机体纤溶功能的强弱相关。当局部纤溶功能相对或绝对降低，不能及时降解清除 Fbn 时，Fbn 才能得以保留并沉积下来成为血栓。大量动物实验和临床研究显示，在 DIC 进展过程中，当体内凝血活性达到最强的时候，纤溶系统的功能往往处于明显抑制的状态，而这种纤溶功能的降低及患者血浆中 PAI-1 水平的持续增高直接相关。同时受损 VEC 分泌 t-PA 减少、细胞膜上 HMW-K 受体功能降低，也能促使局部纤溶功能降低及 Fbn 清除的减少。

（4）血管舒缩性和血液流动性的改变 在原发病引起 DIC 的过程中，常存在交感－肾上腺髓质系统兴奋和/或局部血管舒缩调节活性的改变，后者与微血管 VEC 损伤使 NO 和 PGI_2 产生减少、ET 生成增加有关。血小板活化产生的 TXA_2、PAF、组胺和缓激肽（bradykinin，BK），也可引起血管通透性增高，局部血液黏度增加。由于微血管舒缩和血流状态的变化，无论是血管收缩、血流减少，还是血管舒张、血流淤滞，都不利于促凝物质和活化凝血因子从局部清除，相反却有利于 Fbn 在局部沉降和微血栓形成。

近年来，对于 DIC 发病机制的研究取得了较大进展。目前认为，各种原发疾病通过凝血与抗凝血平衡的不同环节发挥促凝作用，其中启动凝血活化和凝血酶形成的关键是 TF/Ⅶa。在严重创伤、败血症等引起 DIC 的过程中，全身性炎症反应综合征（SIRS）所导致的炎症介质和细胞因子泛滥以及由其介导的 VEC 与白细胞之间相互作用，是凝血亢进、抗凝与纤溶受损的主要原因与机制（图 11-4）。

2. 止、凝血功能障碍的主要机制

（1）凝血物质的大量消耗 由于凝血系统的活化，Fbn 大量生成并形成广泛微血栓，从而导致各种凝血因子和血小板被大量消耗，血液凝固性逐步降低。

（2）纤溶功能增强 DIC 时，主要表现为继发性纤溶功能增强，其机制为：①凝血活化时产生的凝血酶、因子Ⅺa、KK 以及Ⅻa 都能使 PLg 转化为 PLn，即纤溶系统的内激活途径；②凝血系统和激肽系统活化使微血管内相对正常的 VEC 分泌、释放 t-PA，KK 使单链 u-PA 转化为高活性的双链 u-PA。t-PA 和 tcu-PA 作用于 PLg 生成 PLn，这也是体内最重要的

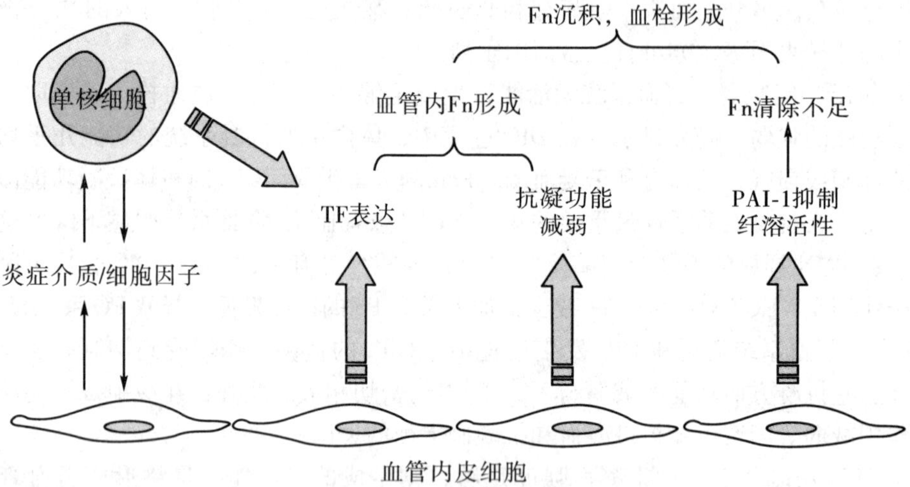

图 11-4 DIC 时微血栓形成的主要机制图

TF：组织因子；Fn：纤维蛋白；PAI-1：纤溶酶原激活物抑制物-1。修改自 Levi M. Disseminated intravascular coagulation. Crit Care Med，2007，35：2191。

生理性纤溶活化途径；③凝血酶经 VEC 上的 TM 介导，激活 PC 为 APC，APC 具有抗凝和促进纤溶的作用。由于纤溶作用过度强烈，因而在溶解微血栓的同时，加剧了机体止、凝血功能的障碍并引起出血。

（三）DIC 的发展过程及主要临床表现

DIC 一般可经历以下三个阶段：①高凝期：为 DIC 早期，大量促凝物质入血，广泛微血栓形成。表现为凝血时间缩短、血小板黏附性增高的血液高凝状态；②消耗性低凝期：主要为凝血物质大量消耗，血液低凝，患者呈现出血表现，此时纤溶功能已有增强；③继发性纤溶亢进期：患者出血症状突出，重者可发生休克和 MODS。此期血浆鱼精蛋白副凝固试验（plasma protamine paracoagulation test，3P 试验）阳性、D－二聚体（D-dimer）和 $B\beta_{15-42}$增高等继发性纤溶指标变化十分明显。需要注意的是，不同病因、不同个体的 DIC 经过不尽相同，即便是同一个患者处于 DIC 的不同阶段，其病理变化及凝血紊乱的特征也大不相同，因此密切监测凝血、纤溶相关实验室指标并结合患者的临床表现，对于准确判断 DIC 进程并采取适时的抢救治疗措施具有重要意义。

DIC 的临床表现因原发疾病的存在而呈现出多样性和复杂性，由 DIC 单独引起的临床表现主要为出血、循环障碍（休克）、多器官功能障碍和微血管病性溶血性贫血。由于 DIC 患者出血的症状相当突出，所以常被简单地认为是一种全身性出血综合征。但事实上，临床 DIC 患者死亡的真正原因通常是表现较为隐匿的、由大量微血管血栓或部分较大血管内血栓引发的循环缺血及相应器官的不可逆性损害和多器官功能障碍综合征（multiple organ dysfunction syndrome，MODS）（图 11-5）。

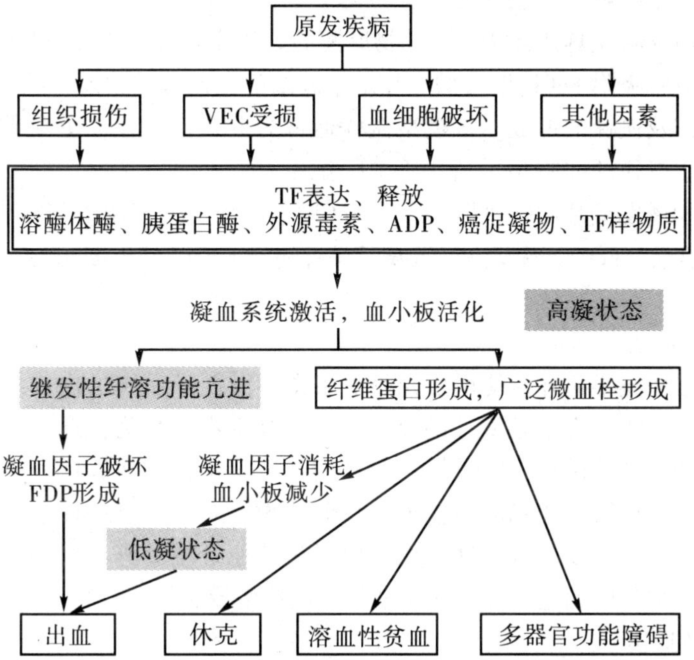

图 11-5　DIC 发生、发展的机制及其对机体的影响

VEC：血管内皮细胞；TF：组织因子；ADP：二磷酸腺苷；FDP：纤维蛋白降解产物。

附：血栓动物模型的复制

对于血栓栓塞性疾病，由于在动物模型上开展的体内研究能够模拟血栓形成过程中的血液动力学、血液流变学的改变以及血管壁损伤的病理生理学特征，因而成为相关疾病分子机制研究、疾病预防和药物筛选的重要方法与手段。

一、动物的选择

大鼠、兔、狗、猪、猴是应用较为广泛的血栓栓塞性疾病的动物模型，仓鼠、小鼠、猫和豚鼠也被应用于相关研究中。其中，猴在血小板、凝血系统、纤溶系统和药代动力学方面与人类高度相似，猪具有近似人类的心血管结构，并能形成自发性的动脉粥样硬化病灶，因此较大鼠、兔、狗更适于血栓症和动脉粥样硬化的研究。近年来，通过转基因、基因敲除、染色体易位和利用 Cre/loxP 系统进行条件性敲除等技术建立起来的遗传工程小鼠（genetically engineered mouse，GEM）也被大量应用于血栓形成相关的信号分子途径及机制的研究中（见附表）。

二、动物血栓模型的复制方法

（一）$FeCl_3$ 化学损伤

在动物体内诱发血栓最常用的方法是 $FeCl_3$ 损伤，主要实验动物包括鼠、兔等，其造成血栓生成的机制并不明确。一般认为，铁的化学氧化作用可导致血管内皮细胞损伤，并引起血小板的激活与黏附。具体方法为：动物麻醉后，暴露目标血管，将吸附 $FeCl_3$ 溶液的滤纸片包裹动脉，或将吸附 $FeCl_3$ 溶液的小片定量滤纸敷在血管外膜上，经过一定时间后可见局部血管壁的损伤及血栓的形成。该模型血栓通常为混合性血栓，主要成分为血小板、红细胞和纤维蛋白。以往的文献报道所用 $FeCl_3$ 浓度都很高，一般在 10%~70% 的范围，最近研究报道，成功诱发鼠颈动脉血栓形成的 $FeCl_3$ 最低浓度阈值在 2.5%（时间范围为 10~60 分钟）。研究显示，$FeCl_3$ 诱发血管闭塞所需时间与 $FeCl_3$ 的浓度相关，$FeCl_3$ 浓度越高，血管闭塞越快。

（二）激光损伤法

近年来，许多研究小组开始使用激光照射来诱导微循环系统的内皮细胞损伤，这种方法能够在数分钟内造成非完全阻塞性的血栓形成。其基本原理为：通过持续时间不同、强度各异的激光脉冲波经显微镜光学系统定向作用于特定部位的血管壁，从而造成实验预期的、严重程度不等的血管损伤和血栓模型。目前认为，血栓生成过程中血小板的活化途径取决于激光诱导损伤的程度，浅表性损伤主要通过胶原纤维暴露、血小板黏附与聚集诱导血栓形成，而深部损伤则通过凝血酶活化来诱导血栓生成。

（三）机械性损伤

通过机械方法损伤血管内膜后，内皮下基质暴露，使血小板与胶原纤维接触而被激活和黏附，进而启动凝血过程并导致血栓形成。根据机械损伤方法的不同又可再分为局部挤压伤、结扎损伤、搔刮损伤、球囊拉伤等。钳夹血管结合局部挤压伤对较小的动脉可行，但对适合于超声观察的较大的动脉则不太容易成功，这可能与大动脉内血流量较大、血流速度较高有关。微型刮匙搔刮血管内膜或用球囊剥脱血管内皮，成功率达 100%，操作简便易行。

（四）电流损伤法

利用电刺激，破坏局部血管，使血管内膜损伤，促使血小板黏附聚集从而形成血栓。可根据需要建立冠状动脉，颈总动脉、髂动脉等部位的血栓形成模型。例如，对新西兰大白兔的股动脉或腹主动脉，采用直流电流（3V、50μA）刺激结合动脉钳夹，血栓模型成功率 100%，且病理检查结果显示，通过该方法形成的血栓结构致密，更接近于临床自发性血栓形成的组织学形态特征。

（五）胶原/肾上腺素诱导法

给实验动物静脉注射胶原蛋白或肾上腺素可诱导血小板活化及肺血栓栓塞形成，此方法被应用于抗栓化合物的药效检测和血栓相关分子的功能研究。需要注意的是，不同类型胶原蛋白的选择及实验方案的优化是该模型建立成功的关键。

（六）光化学法

本方法是将光敏物质经静脉注入动物体内，在特定波长光线的照射下使其发生光化学反应，产生单线态氧等活性氧分子，继而损伤血管内皮细胞，引起血小板黏附、白细胞附壁，从而促使血栓的生成。光化学法常用的光敏物质有玫瑰红（rose bengal）、荧光素钠、血卟啉、伊文思蓝等。玫瑰红的光化学反应强而毒性低，因而在体内研究中最为有效。玫瑰红进入动物体内后，会迅速积聚在血管内皮细胞膜表面，此时以绿色光（540nm）照射在目标血管上可激发其发生光化学反应，由此形成的活性氧分子损伤内皮细胞，通常可在30～40分钟内即可造成局部的血栓栓塞。

以上方法复制的血栓模型具有各自的优势和局限性。例如，激光损伤模型更接近炎症反应相关、凝血酶诱导的血栓症，$FeCl_3$ 模型则主要经由胶原/GPVI轴诱发血栓。目前尚无哪一种模型能够完全复制人类的血栓栓塞性疾病。值得注意的是，实验动物（尤其是非灵长类动物）在凝血、纤溶、血小板和脂质代谢等方面与人类存在众多差异；特别是，在血栓模型建立之前，实验动物的血管处于正常生理状态，而人类血栓栓塞（如心肌梗死等）一般发生于病变血管。因此，根据研究需要选择适合的实验动物及相关模型，并客观、科学分析实验数据和研究结果显得尤为重要。

附表：遗传工程小鼠在血栓模型中的应用与研究

基因改变	血栓形成方法	血管位置
血栓形成的易感性降低		
Apoe$^{-/-}$，*PAI-1*$^{-/-}$	$FeCl_3$	颈动脉
CD39$^{-/-}$	$FeCl_3$	肠系膜小动脉
CD40L$^{-/-}$	$FeCl_3$	肠系膜小动脉
FcRγ$^{-/-}$	$FeCl_3$	肠系膜小动脉、提睾肌动脉（血管严重损伤后）
FIX$^{-/-}$	$FeCl_3$	颈动脉
Fn$^{+/-}$	$FeCl_3$	肠系膜小动脉（对小静脉无影响）
FXI$^{-/-}$	$FeCl_3$	颈动脉
FXII$^{-/-}$	$FeCl_3$	肠系膜小动脉
P2Y$_1^{-/-}$	$FeCl_3$	颈动脉
P2Y$_{12}^{-/-}$	$FeCl_3$	颈动脉
p38α$^{-/-}$	$FeCl_3$	颈动脉
PAI-1$^{-/-}$	$FeCl_3$	颈动脉
PAR3$^{-/-}$	$FeCl_3$	肠系膜小动脉
P-selectin$^{-/-}$	$FeCl_3$	颈动脉
Rap1b$^{-/-}$	$FeCl_3$	颈动脉
Vn$^{-/-}$	$FeCl_3$	颈动脉、肠系膜小动脉
vWF$^{-/-}$	$FeCl_3$	肠系膜小动脉
vWF$^{-/-}$、*Fg*$^{-/-}$	$FeCl_3$	肠系膜小动脉

续 表

基因改变	血栓形成方法	血管位置
α_{2A} *integrin*$^{-/-}$	$FeCl_3$	肠系膜小动脉
β_3 *integrin*$^{-/-}$	$FeCl_3$	颈动脉
Pf4$^{-/-}$	$FeCl_3$	颈动脉
PLCβ2β3$^{-/-}$	$FeCl_3$	颈动脉
PI3Kγ$^{-/-}$	$FeCl_3$	颈动脉
PAI-1$^{-/-}$、*Apoe*$^{-/-}$	光化学损伤	颈动脉
Gas6$^{-/-}$	光化学损伤	颈动脉、颈静脉
PAI-1$^{-/-}$	光化学损伤	颈动脉、颈静脉
Vn$^{-/-}$	光化学损伤	颈动脉、颈静脉
α_2 *integrin*$^{-/-}$	光化学损伤	颈动脉
$G_{\alpha q}$$^{-/-}$	激光损伤	肠系膜小动脉（浅表损伤和严重损伤）
低表达 *TF*	激光损伤	提睾肌动脉
$P2X_1$$^{-/-}$	激光损伤	肠系膜小动脉、提睾肌动脉
$P2Y_1$$^{-/-}$	激光损伤	提睾肌动脉
$P2Y_{12}$$^{-/-}$	激光损伤	提睾肌动脉
PLC2γ$^{-/-}$	激光损伤	肠系膜小动脉（仅在浅表损伤后）
P selectin$^{-/-}$	激光损伤	提睾肌动脉
Psgl$^{-/-}$	激光损伤	提睾肌动脉
Vn$^{-/-}$	激光损伤	提睾肌动脉
FcRγ$^{-/-}$	胶原－肾上腺素	全身性
FⅫ$^{-/-}$	胶原－肾上腺素	全身性
Gas6$^{-/-}$	胶原－肾上腺素	全身性
GPVI、*JAQ1 mAb*	胶原－肾上腺素	全身性
$P2X_1$$^{-/-}$	胶原－肾上腺素	全身性
$P2Y_1$$^{-/-}$	胶原－肾上腺素	全身性
α_{2A} *integrin*$^{-/-}$	胶原－肾上腺素	全身性
β_3 *integrin*$^{-/-}$	胶原－肾上腺素	全身性
血栓形成的易感性增高		
Apoe$^{-/-}$	$FeCl_3$	颈动脉（高脂饮食时）
GP V$^{-/-}$	$FeCl_3$	肠系膜小动脉
Ho1$^{-/-}$	$FeCl_3$	颈动脉（应用血红素时）

续　表

基因改变	血栓形成方法	血管位置
$IP^{-/-}$	$FeCl_3$	颈动脉
$PECAM\text{-}1^{-/-}$	$FeCl_3$	颈动脉
$TM^{Pro/Pro}$	$FeCl_3$	颈动脉
$Vn^{-/-}$	$FeCl_3$	颈动脉
$Adamts13^{-/-}$	$FeCl_3$	肠系膜小动脉和肠系膜小静脉
$Apoe^{-/-}$	光化学损伤	颈动脉（高脂饮食时）
$Apoe^{-/-}$	光化学损伤	颈动脉（应用重组 leptin 时）
$Cbs^{+/-}$	光化学损伤	颈动脉（在高蛋氨酸/低叶酸饮食时）
$Fv^{Q/Q}$	光化学损伤	颈动脉
$Gla^{-/0}$	光化学损伤	颈动脉（随年龄增长而敏感性增高）
$HcII^{-/-}$	光化学损伤	颈动脉
$Pecam\text{-}1^{-/-}$	激光损伤	提睾肌动脉
$Ldlr^{-/-}$、$Apoe^{-/-}$	激光损伤与伊文思蓝	颈动脉（在高脂饮食时）
$Apn^{-/-}$	激光损伤与伊文思蓝	颈动脉
$Adamts13^{-/-}$	胶原－肾上腺素	全身性
$P2Y_1$ 高表达	胶原－肾上腺素	全身性
对于血栓形成无影响		
$Fg^{-/-}$	$FeCl_3$	肠系膜小动脉
$P2X_1^{-/-}$	$FeCl_3$	颈动脉
$TFPI^{+/-}$	光化学损伤	颈动脉
$tPA^{-/-}$	光化学损伤	颈动脉
$uPA^{-/-}$	光化学损伤	颈动脉
$FcR\gamma^{-/-}$	激光损伤	肠系膜小动脉、提睾肌动脉
$EP_3^{-/-}$	胶原－肾上腺素	全身性
α_2 $integrin^{-/-}$	胶原－肾上腺素	全身性

（刘　玮）

参　考　文　献

[1] 王振义、李家增、阮长耿主编. 血栓与止血基础理论与临床. 第三版. 上海：科学技术出版社，2004，178－182，453－484

[2] 陈主初主编. 病理生理学. 北京：人民卫生出版社，2005，166－189

[3] Mackman N. Role of tissue factor in hemostasis, thrombosis, and vascular development. Arterioscler Thromb Vasc Biol, 2004, 24: 1015 - 1022

[4] Mackman N, Tilley RE, Key NS. Role of the extrinsic pathway of blood coagulation in hemostasis and thrombosis. Arterioscler Thromb Vasc Biol, 2007, 27: 1687 - 1693

[5] Stavrou E, Schmaier AH. Factor Ⅻ: what does it contribute to our understanding of the physiology and pathophysiology of hemostasis & thrombosis. Thromb Res, 2010, 125: 210 - 215

[6] Rasche H. Haemostasis and thrombosis: an overview. Eur Heart J Supplements, 2001, 3 (Suppl Q): Q3-Q7

[7] Vine AK. Recent advances in haemostasis and thrombosis. Retina, 2009, 29: 1 - 7

[8] Davizon P, López JA. Microparticles and thrombotic disease. Curr Opin Hematol, 2009, 16: 334 - 341

[9] Morel O, Toti F, Hugel B, et al. Procoagulant microparticles: disrupting the vascular homeostasis equation? Arterioscler Thromb Vasc Biol, 2006, 26: 2594 - 2604

[10] Cesarman-Maus G, Hajjar KA. Molecular mechanisms of fibrinolysis. Br J Haematol, 2005, 129: 307 - 321

[11] Rijken DC, Lijnen HR. New insights into the molecular mechanisms of the fibrinolytic system. J Thromb Haemost, 2009, 7: 4 - 13

[12] Rauch U, Osende JI, Fuster V, et al. Thrombus formation on atherosclerotic plaques: pathogenesis and clinical consequences. Ann Intern Med, 2001, 134: 224 - 238

[13] Bick RL. Disseminated intravascular coagulation: a review of etiology, pathophysiology, diagnosis, and management: guidelines for care. Clin Appl Thromb Hemost, 2002, 8: 1 - 31

[14] Levi M. Disseminated intravascular coagulation. Crit Care Med, 2007, 35: 2191 - 2195

[15] Westrick RJ, Winn ME, Eitzman DT. Murine models of vascular thrombosis (Eitzman series). Arterioscler Thromb Vasc Biol, 2007, 27: 2079 - 2093

[16] Gemma Vilahur, Teresa Padro and Lina Badimon. Atherosclerosis and thrombosis: insights from large animal models. Journal of Biomedicine and Biotechnology, 2011, 2011: 1 - 12

[17] 张浩. 血栓形成及弥散性血管内凝血（DIC）动物模型的研究概况. 实用新医学, 2006, 7: 756 - 759

第十二章 血流和血压异常与相关疾病

循环系统的最终功能是为组织细胞提供氧气和营养物质，并带走二氧化碳和代谢产物，其功能的发挥有赖于心脏泵功能和血管系统的正常调节。本章将主要讨论影响血管系统功能的血液灌流和血管张力调节变化在疾病发生发展中的作用和机制，并重点讨论高血压和休克的发生、发展机制以及对机体功能代谢的影响。

第一节 血液灌流障碍

组织血液灌流是指单位时间内通过微循环营养毛细血管的血流量（blood flow），不同口径大小的血管都可以计算出血流量，一般以升/分钟或毫升/分钟（ml/min）或立方厘米/秒（cm^3/s）表示。正常的血液灌流是实现循环系统功能的基本条件。

一、概述

（一）影响血液灌流的主要因素

与其他密闭系统简单流体运动的特点类似，血管的血液灌流受血液流动的压力、阻力、流速、层流与湍流，以及血管顺应性的影响。首先，促进血液流动的力量来自不同血管部位的压力差，心脏的舒缩活动和血管收缩是压力形成的主要机制；阻碍血液流动的力量则来自血管阻力，在血管长度变化不大的前提下，血管口径和血液黏度的变化是影响外周阻力的主要因素。其次，血液的灌流与血流速度有密切关系，快速的层流如果流经血管分叉、血流阻塞或血管内腔粗糙的部位都将导致湍流，减慢流速。另外，血液的灌注还与血管张力和顺应性有关，血管顺应性是指当压力增加时血管容量变化的能力，决定了血管对压力变化的反应。血管张力调节障碍是高血压发生的重要机制，而动脉粥样硬化等病变则明显降低血管的顺应性。最后，微循环的血流动力学是决定组织血液灌流的重要因素。

（二）血液灌流障碍的类型

虽然血液灌流障碍包括低灌流（hypoperfusion）和过度灌流（hyperperfusion），临床上更常见的还是血液灌流降低所引起的疾病。低灌流指全身和/或重要器官微循环灌流量明显减少，不能满足全身和/或局部代谢功能的需要。血液灌流障碍包括局部性和全身性的血液灌流障碍。

1．局部性血液灌流障碍　可见于各种原因引起的局部组织器官如心、脑、肾、肺血管的缺血、栓塞及多种周围血管疾病。血液灌流障碍主要来自血管的阻塞，动脉的阻塞导致组织缺血，静脉的阻塞则引起组织水肿。动脉血管阻塞的原因包括栓塞（如炎性血栓形成、气栓）、血管痉挛，内部结构变化如粥样硬化斑块形成，以及外部压迫如间隔综合征等。其中又以动脉粥样硬化和炎性血栓造成的阻塞最为常见。静脉血管阻塞主要见于静脉瓣不力造成的静脉曲张和深静脉血栓等。

2. 全身性血液灌流障碍 见于多种原因引起的急性全身性血液灌流障碍，如休克、DIC 和某些脏器（心、肾）的急性功能衰竭。

本节将重点讨论微循环功能和血液流变学的变化对血液灌流状态的影响及其在疾病发生中的作用。

二、微循环功能障碍

（一）微循环的组成、功能及其调节

微循环是循环系统的最基本结构，是血液与组织间物质交换的主要场所。血液微循环（microcirculation）是指微动脉与微静脉之间的微血管中的血液循环。一个典型的微循环由微动脉、后微动脉、毛细血管前括约肌、真毛细血管、动－静脉吻合枝和微静脉所组成。正常微循环的功能可以概括为三个方面：①通过交换血管（真毛细血管）进行血液和组织细胞的物质交换；②通过阻力血管（微动脉、后微动脉和毛细血管前括约肌）的作用参与调节全身血压和血液分配；③通过容量血管（微静脉和动－静脉吻合枝）参与调整回心血量。微循环的血液灌流除了受全身性的神经体液因子和心脏、血管功能变化如心输出量、循环血量、血压等的影响外，生理条件下主要受局部微环境因素的调节，局部器官组织通过自身调节（auto-regulation）机制使组织可以根据代谢的需要调节血流，其调节机制属于一种局部反馈调节（图 12-1）。

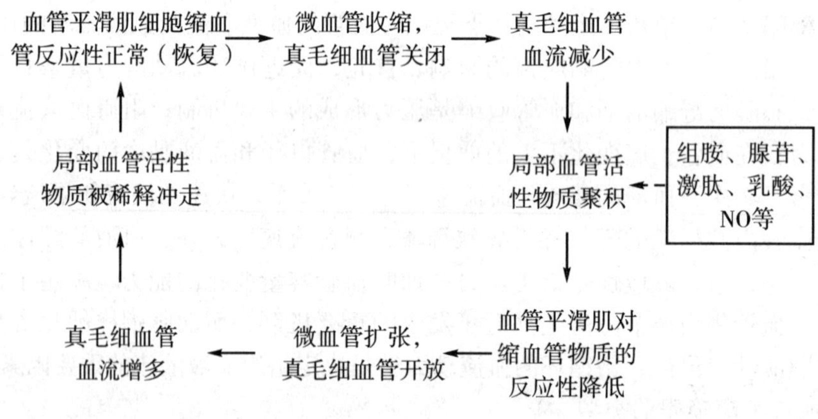

图 12-1 微循环灌流的局部反馈调节示意图

（二）微循环功能障碍的表现和发生机制

微循环障碍的表现可以概括为以下几个方面：

1. 血液灌流状态的变化 微循环血液灌流状态的变化包括了低灌流、无复流（详见第三节）和再灌注损伤（详见第七章）等。

2. 微血管的异常变化 ①微血管的舒缩功能紊乱：表现在微血管的过度收缩或血管反应性下降。在应激和各种致病因素的作用下，交感－肾上腺髓质系统和肾素－血管紧张素

系统兴奋，其他缩血管物质如血栓素 A_2（thromboxane A_2，TXA_2）、内皮素-1（endothelin-1，ET-1）和白三烯类（leukotrienes，LTs）等物质可引起微血管的过度痉挛和收缩，导致组织缺血性缺氧。随后的局部血管活性物质和代谢产物的积聚通过降低血管平滑肌细胞对缩血管物质如儿茶酚胺的反应性，使微血管异常扩张，导致组织的淤血性缺氧。详情请见本章第三节“休克”；②微血管的自律性改变：微血管不依赖于心跳、神经和呼吸等而产生自动的节律性舒缩的能力，称为微血管运动现象（vasomotion），又称微血管的自律性。目前认为，血管平滑肌细胞缝隙连接介导的周期性、同步化的细胞钙振荡是微血管自律性发生的主要机制，内皮细胞释放的因子如 NO 等会影响其自律性的发生。有研究提示，与恒定的口径相比，变化的血管口径可容纳更多的血流，自律运动也有助于维持血管的反应性。在病理情况下，这种自律性可因麻醉、交感神经阻断或发热等而受到抑制，也可因失血、应激等而加剧。已发现糖尿病患者的微血管自律性明显降低；缓慢发生的高血压会加强微循环自律性，子痫患者的血管自律性也明显增加，其病理生理学意义还有待研究；③微血管通透性升高：微血管，特别是微静脉通透性升高是微循环障碍的常见变化，微血管的通透性主要与内皮细胞的屏障功能有关。在休克、缺氧、炎症、过敏反应和烧伤等情况下，炎症介质如组胺、5-HT、缓激肽、肿瘤坏死因子-α（TNF-α）、凝血酶和血小板激活因子（platelet activating factor，PAF）等通过与内皮细胞相应受体结合，激活细胞内信号传导机制，导致内皮细胞的收缩，细胞间缝隙扩大，细胞与基底膜间的黏附松解，使微血管通透性升高。氧自由基也可通过直接损伤血管内皮细胞或其他介质的作用而影响内皮细胞的屏障功能；④动静脉短路开放：在应激和休克等情况下，由于 β 受体兴奋或动－静脉吻合枝交界处跨壁压升高，可使动－静脉吻合枝开放，使血液未经交换就迅速通过组织，目的在于保证足够的回心血量和调节微循环血流量。但这一非营养性通道的开放若时间太长将加重组织缺血、缺氧。

3. 微循环细胞流变性改变　微循环要维持正常的血液灌流，必须具备正常的血流状态。微循环障碍时常有血液细胞流变性的异常变化，如发生红细胞聚集、白细胞黏附和嵌塞、血小板黏附和聚集等。

三、血液流变性障碍

（一）血液流变性的概念

血液流变学（hemorheology）是一门旨在研究血液及其组分的流动和变形特性，以及这种特性对循环功能，乃至全身功能和代谢影响的科学。血液流变性（property of hemorheology）指的是血液及其有形成分的流变学特性，包括血液的黏弹性、触变性（thixtropy，指血液黏度随切变时间延长而降低的特性）、红细胞的变形性和聚集性以及白细胞和血小板的黏附和聚集性等，主要和最终的表现在于血液黏度的改变，因此血液黏度成为血液流变性的综合量度。血液属于非牛顿液体，其黏度会随着切变应力（单位面积下推动液体流动的动力）的改变而变化。在高切应力时，全血黏度低，在低切应力时，全血黏度高。除了切变应力外，血细胞压积、血浆黏度、红细胞的变形能力、红细胞的聚集性、白细胞和血小板的黏附和聚集、血管壁及血管口径等因素对血液黏度都有影响。

（二）血液流变性障碍的原因和发生机制

许多常见的全身性病理过程如休克、发热、炎症、创伤以及多种疾病如心脑血管疾病、糖尿病、恶性肿瘤、血液病等都出现明显的血液流变性障碍（disturbance of hemorheology），在疾病的发生发展中起着重要的促进作用。血液流变性障碍的综合表现是血液黏度的异常增高，形成高黏血症（hyperviscosaemia）。其发生机制较为复杂，主要有以下几个方面。

1. 红细胞的改变　红细胞是血液中数量最多的有形成分，是血流阻力的重要成因，血液黏度在很大程度上取决于红细胞的改变。红细胞比积、几何形状、变形性和聚集性的变化都可导致血液黏度的改变，从而影响血液流变性。

（1）红细胞比积增加　慢性缺氧如冠心病、糖尿病、高血压和肺心病的患者红细胞比积有代偿性的增加，以增加氧的携带量来改善缺氧的状态。但红细胞比积轻度增加就使血液黏度明显增高，如果血压不变，将引起血流缓慢，流量减少，导致氧运输量的降低。因此，红细胞比积和血液黏度之间有一个适配的问题。一般在红细胞比积为30%~35%时，血液黏度较小，氧的实际运输量最大。在脱水、发热、休克等病理情况下，由于水分丢失，血浆渗出，血液浓缩，红细胞比积相对增高，血液黏度将会增大，出现血液流变性障碍。

（2）红细胞变形性下降　红细胞变形性是指在外力作用下，红细胞迅速改变形状，当外力撤销后又很快恢复原状的特性。正常红细胞变形性很大，在通过毛细血管时可折叠弯曲成各种形状。红细胞变形性下降可见于以下几种情况：①红细胞膜结构变化：红细胞膜由对称的膜脂双层和蛋白骨架构成。膜的流动性取决于脂双层中胆固醇与磷脂的比值。冠心病、糖尿病、高血压、高脂血症等患者血中胆固醇含量增多，使红细胞膜胆固醇与磷脂比值增大，降低膜的流动性，使红细胞变形性下降。红细胞膜的骨架蛋白构成纤维蛋白网络结构，对脂双层起支撑作用。遗传性球形细胞增多症的患者红细胞由于骨架蛋白的缺乏和含量比例失常，蛋白结构改变，红细胞膜弹性下降，变形性减弱。②红细胞内黏度增高：红细胞内黏度取决于红细胞内血红蛋白的浓度和性质。衰老的红细胞或慢性缺氧时红细胞平均血红蛋白浓度增加，红细胞内黏度明显加大，使变形性降低。红细胞胞浆内的酸碱度、氧分压和渗透压的变化会影响血红蛋白的理化性质，改变红细胞的变形性。如酸中毒、缺氧和脱水等病理情况下，红细胞内黏度都会增加。③红细胞的几何状态改变：表现为红细胞表面积与体积之比发生变化。红细胞膜通透性改变或血浆渗透压下降使红细胞变为球形，使表面积和体积之比减小，红细胞变形能力降低。

（3）红细胞聚集性增高　主要见于细胞间大分子桥联增强（如血浆纤维蛋白原含量增加），流场切变应力下降（如血流缓慢，切变率降低），红细胞表面静电斥力减弱（如膜胆固醇增多，静电荷被覆盖）和红细胞变形性下降等情况。红细胞聚集叠联成缗钱状，明显增加血液黏度。

2. 白细胞黏附和聚集　生理情况下，白细胞的数量很少，对血液黏度影响不大。但白细胞体积大，细胞内特别是细胞核的内黏度高，不易变形。而在毛细血管入口处，白细胞必须变形才能适应其口径和形态，会造成血流的短暂停流。因此，白细胞是毛细血管中血液黏度的重要因素。在病理情况下，白细胞数量的增加和血流驱动压下降，白细胞嵌塞毛细血管，可使血液黏滞性增加，影响血液的流变性。从流体力学的角度分析，白细胞是否黏着嵌塞毛细血管受两种力量的影响。一种是血液流动在血管中引起的壁切应力（shear

stress）和切变率（shear rate），这种力量不断冲击着血管壁，起到阻碍白细胞黏着和嵌塞的作用；另一种是白细胞与血管内皮细胞之间的黏着力（leukocyte-endothelial adhesive force），它促使白细胞黏着嵌塞于毛细血管。因此，白细胞黏着聚集和嵌塞毛细血管的发生与以下因素有关：

（1）壁切应力和切变率下降　正常情况下微静脉中壁切变率较低，毛细血管次之，微动脉较高。在休克等病理条件下由于血压下降，血流缓慢，壁切变率降低，白细胞容易在微静脉附壁黏着聚集和嵌塞毛细血管。

（2）白细胞－内皮细胞黏附力增加　在白细胞和血管内皮细胞膜上存在多种黏附分子，主要成分为糖蛋白。在感染、创伤、休克时某些细胞因子和体液因子如 TNF-α、IL－1、LTB4、内毒素等的作用下，这些黏附分子在相应细胞膜上的表达增加或功能增强，使黏附力增加。

（3）白细胞变形力下降　流变学研究表明，白细胞以长柱状通过毛细血管时，它的体积是恒定的。在体积不变的情况下，白细胞发生变形必须有剩余的体表面积。正常白细胞膜带有许多皱褶，即有一定的“贮备”的细胞膜可用于变形。感染、创伤和缺血再灌注时，白细胞发生脱颗粒和胞吞等功能变化，细胞变大变圆，表面积减少，变形性下降，使血液黏度增高。

3. 血小板的黏附和聚集　血小板具有黏附、聚集、收缩、释放等主要功能。血小板的体积小，但其内黏度比红细胞高得多，因此可塑性低，一旦形成血小板聚集体，将对血液黏度产生较大的影响。缺血缺氧、酸中毒及内毒素等的损伤使血管内皮细胞完整性受到损坏时，流经损伤处的血小板被血管内皮下组织表面激活，立即黏附于暴露的内皮下胶原纤维上。受刺激或受损的血管内皮细胞可产生 PAF，PAF 除了直接激活血小板引起聚集外，还能促使内皮细胞合成凝血酶、纤维蛋白。此外，血流缓慢，壁切应力降低和内皮细胞破损，都可以使内皮合成前列环素（PGI_2）和 NO 减少，有利于血小板的聚集。红细胞损伤释放的 ADP 可激活血小板，显著增加血小板黏着和聚集的敏感性。激活的血小板释放 TXA_2，它和 PAF 是目前已知的最强烈引起血小板聚集的物质。应激情况下交感－肾上腺髓质兴奋，而大量释放的儿茶酚胺也有激活血小板的作用。

4. 血浆黏度升高　血液的溶剂血浆不是均质的物质，含有分子量、形状及含量各不相同的蛋白质，还有多种糖类、脂类、脂蛋白等。这些物质构成了血浆的黏度，对全血黏度也有很大影响。血浆黏度的大小，决定于血浆蛋白的含量、分子的形状和大小。蛋白的分子量越大，含量越高，则血浆黏度越大。链状蛋白分子比球形蛋白分子的影响大。纤维蛋白原对血浆黏度影响最大。应激反应时纤维蛋白原合成增多，血液淤滞和血浆外渗又使纤维蛋白原的浓度增加，使血液黏度加大。纤维蛋白原的增多和血浆黏度的加大将促进红细胞的聚集和微血栓的形成，进一步加剧血液流变性的障碍。β 脂蛋白、胆固醇、甘油三酯和球蛋白等成分显著增加时，血浆黏度也相应增加。

5. 微血管功能障碍　微血管口径、舒缩和屏障功能的变化可以影响血液的流变性。

（1）微血管口径影响血液黏度　在切变率不变的情况下，血液流经一定半径的圆管时，血液黏度随半径的减少而降低。这一现象被称为法林效应（Fahraeus-Lindqvist effect）。这一效应表明，在微血管范围内，血管越细，血液黏度越低。这将有利于血液顺利通过微血管，维持微血管的功能。但当血管口径低于一定值后，血液黏度可以急剧升高，出现所谓“逆转现象”。发生逆转现象时的管径称为临界口径。血细胞的聚集和变形力的下降以及 pH 值的改变都可使临界口径增大。

（2）血管舒缩运动失调　生理情况下血管舒缩运动的自我调节和血流速度的变化对血液黏度有重要影响。在休克等情况下，血管舒缩运动失调，微血管中血流速度减慢，并不随微血管舒缩反应而改变。在低灌流的状态时，血管红细胞易于发生聚集，使血液黏度增高。

（3）血管屏障功能障碍　血管壁的完整性和通透性也是影响血液流变性的重要因素。内毒素、缺氧、酸中毒和休克都有血管内皮细胞的损伤，内皮细胞屏障完整性受损，通透性升高，基底膜暴露和血浆渗出等使细胞成分易于黏附和聚集，增加血液的黏滞性。

6. 其他　血液的温度、pH、渗透压也可影响血液的流变性。一般情况下液体黏度随着温度的升高而降低。但对于血液并非如此，温度对于血液流变性的影响有赖于血液及组成成分流变性的变化，这些因素对温度有不同的反应。特别在微血管，温度升高时，红细胞的聚集性和内黏度升高，使血液黏度相对增大。pH 值下降或渗透压的过高和过低都将相应增加血液黏度。

血液黏度的异常升高将明显增加血流阻力，对循环功能，特别是微循环功能造成不利的影响。由于微血管管径细，压力低，高黏度的血液易于在微血管中淤滞，导致微循环的低灌流状态，组织器官缺血缺氧，从而引起局部组织一系列的功能和代谢紊乱；微循环障碍引起的缺氧、酸中毒、活性物质的蓄积和血管内皮细胞的损害等又会恶化血液流变性障碍，二者形成互为因果、互相加强的关系，造成恶性循环。微循环功能和血液流变性的变化均可影响组织的血液灌流状态，导致细胞缺血、缺氧，器官功能损伤。各种原因引起的血液灌流障碍是多种疾病如动脉粥样硬化、冠心病等发生、发展过程中的重要病理生理改变。

第二节　血管张力调节障碍和高血压

一、血管张力及其调控因素

血压是血液在血管内充盈并流动而产生的对血管壁的侧压强。动脉血压被调控在一定的水平，其意义在于使全身各器官的血管树都能保持一个相对恒定的灌注压。对动脉血压（blood pressure，BP）的控制，是通过对心输出量（cardiac output，CO）和外周阻力（peripheral resistance，PR）两个基本因素的调节实现的，BP = CO × PR（图 12-2）。在血液黏滞度变化不大时，PR 主要由阻力血管管壁平滑肌所控制的血管口径所决定。由于交感神经的紧张性活动，血管平滑肌在基础状态下保持一定程度的收缩状态，形成血管张力（vascular tone）。对血管张力的调节直接影响外周阻力和血压。

血管张力受控于神经 - 体液调节及局部的自身调节。代谢性及肌源性自身调节主要在局部血流量的精细调节中发挥作用，控制外周阻力的血管张力调节则依赖化学信号介导的神经－体液介质（表12-1）。血管张力调节障碍临床上表现为高血管张力调节障碍导致的血压过高，或低血管张力调节障碍导致的血压过低。

表12-1　调控血管张力的体液介质

	血管收缩介质	血管扩张介质
肽类	血管紧张素Ⅱ（AngⅡ）	利钠肽/钠尿肽（NP：ANP，BNP，CNP）
	血管加压素（VP或AVP）	激肽（kinins）
	内皮素（ET）	降钙素基因相关肽（CGRP）
	神经肽酪氨酸（NPY）	血管活性肠肽（VIP）
	甲状旁腺高血压因子（PHF）	胰高血糖素（glucagon）
		脑啡肽（EK）
		神经降压素（NT）
		肾上腺髓质素（AM）
非肽类	儿茶酚胺（CA）（α_1）	CA（β_2）
	5-羟色胺（5-HT）	组胺（histamine）
	血栓素 A_2（TXA_2）	前列环素（PGI_2）
	白三烯（LTs）	腺苷（adenosine）
	内源性哇巴因（EO）	一氧化氮（NO）

AngⅡ：angiotensin Ⅱ，VP：vasopressin，AVP：arginine vasopressin，NPY：neuropeptide Y，PHF：parathyroid hypertensive factor，CA：catecholamine，EO：endogenous ouabain，NP：natriuretic peptide，ANP：atrial natriuretic peptide，BNP：brain natriuretic peptide，CNP：c-type natriuretic peptide，CGRP：calcitonin gene-related peptide，VIP：vasoactive intestinal peptide，EK：enkephalin，NT：neurotensin，AM：adrenomedullin。

上述物质的中枢和外周作用往往有很大差异，机制复杂。如5-HT、NT等作用于中枢则导致血管收缩，血压升高，如作用于外周，则可能引起血管扩张，血压下降。NPY若作用于中枢则导致血压下降，作用于外周却引起血压上升。有不少细胞因子如TNF-α等通过促进NO的生成而具有扩张血管的作用，在此不一一列举。

二、血管张力调节障碍与高血压

高血压的发生是典型的高血管张力调节障碍，结果是导致外周阻力升高，形成高血压。

（一）高血压的病因和发病学

高血压是一种以动脉血压持续升高为特征的病理过程。根据病因通常分为原发性高血压（essential hypertension）和继发性高血压（secondary hypertension）。前者是指病因尚不清楚而以血压升高为主要表现、伴随进行性心血管病损害的一种独立的疾病，又称为高血压病，约占90%；后者其血压升高是某种疾病的一个症状，又称为症状性高血压，约占10%。主要见于肾性（肾实质病及肾血管病）、内分泌性（肾上腺、甲状腺和甲状旁腺等内分泌腺疾病)、大动脉疾病、神经源性（如睡眠型呼吸暂停）及药物诱导（如口服避孕药）的高血压。

血压连续变化的数量性状，在人群中血压的分布呈典型的正态分布，因此高血压与正常血压之间并没有明确的统计学或生物学界限。目前的高血压判断标准，即收缩压/舒张压高于140/90mmHg，是依据长期作用引起靶器官损害的相对危险程度人为划定的。简而言之血压是高或是正常，实际上意味着日后造成靶器官损害的概率的大小。

1. 高血压发生的危险因素　血压的高低是由遗传因素和环境因素共同决定的。导致原发性高血压发生的危险因素包括了不可变的遗传易感性和可修正的环境因素等。

（1）不可变危险因素　年龄的增长、家族史和种族特性是高血压发生的不可变危险因素。人们早就认识到高血压与遗传有关，因为①双亲血压正常者，其子女患高血压的概率只有30%，而双亲均为高血压者其概率高达45%；②单卵孪生子间血压相关系数为0.55，而双卵双生子间为0.25；③不同种族间的高血压患病率不同，全球约有20个以上的人群，其血压不随年龄而升高，实际上不出现高血压。

近年来通过对高血压候选基因（即参与血压调控因而可能有致高血压作用的基因）的研究，以及对遗传性高血压动物模型的研究，加深了人们对高血压遗传背景的认识。如发现了几种与单基因突变有关的家族型高血压患者；遗传相关研究发现了几个候选基因的多态性变化与高血压相关；遗传关联分析关注到几个可能汇集其他致原发性高血压基因的基因组位点；明确了一些高血压动物的遗传性缺陷等。然而，在普通人群中，基因的异常导致原发性高血压的发生这一结论并没有普遍意义。

（2）环境因素　与高血压发病有关的环境因素主要是多种营养因子及生活方式改变。如①饮食因素，如钠摄入量绝对或相对过高，钾或钙摄入量减少；②体力活动减少；③肥胖（与遗传与环境两个因素有关）；④吸烟及饮酒；⑤精神紧张等。

在这些环境因素长期作用下，遗传性缺陷显现出来，并引起血压调控的改变。如营养过度与胰岛素受体缺陷，摄钠过多与肾排钠缺陷，电解质摄入失衡与遗传性膜功能紊乱等，都是环境因素与遗传因素共同作用于血压调节的某个环节而引起高血压的例子（图12-2）。

2. 高血压的血流动力学类型　依据动脉血压升高的基本机制（图12-2），即CO升高或PR增大，可将高血压按血流动力学分为两型，高输出量状态及高血管阻力状态。有人曾对一组青年高血压患者进行20年的随访观察，发现血流动力学的演变是由最初的CO轻度增加而PR正常，发展为CO进行性下降伴之以PR升高。

在高血压的起始阶段，究竟是高CO型还是高PR型，仍无定论。但一致的看法是，血压升高首位的、关键的环节是PR升高，PR升高的始动环节是血管张力增高，自我维持机制是血管改建。

（二）高血管张力调节障碍的机制

从病理生理学角度观察，即使是原发性高血压，血压升高也只是一种现象（症状）。它是体内某些适应性调节变化和/或调节失控的表现或后果，可表达为：某种原发紊乱→适应性调节变化（表现为血压升高及血压调节的各子系统之间的协调关系紊乱）→血压升高及调节紊乱引起损害性变化并导致新的适应性变化。

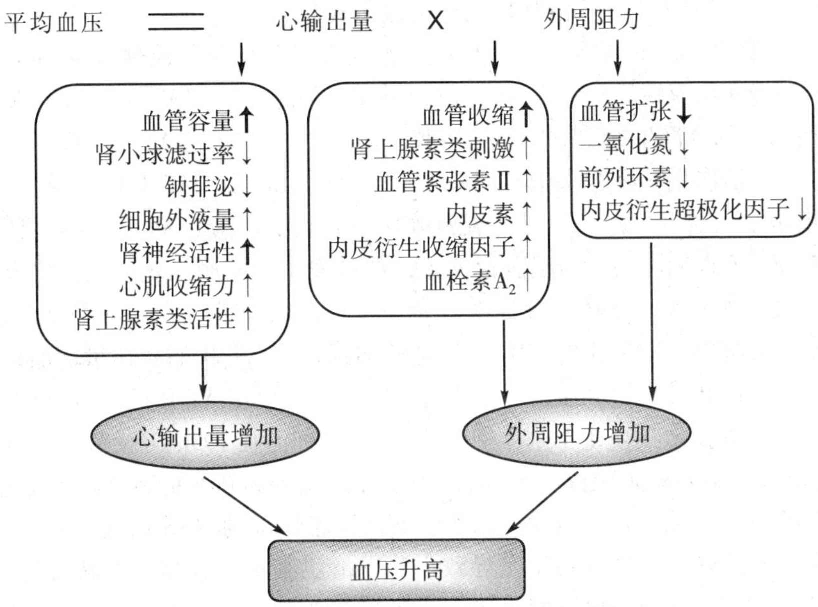

图 12-2　血压升高的血流动力学因素和基本机制

1．血管张力升高的神经－内分泌机制

（1）交感神经系统活动增强　交感神经系统的兴奋性变化是血压短时程（short term）和快速（rapid phase）调节的主要机制。调节的途径包括颈动脉窦和主动脉弓的压力感受器反射；颈动脉体和主动脉体的化学感受器反射以及由于脑缺血产生的加压反应等。

交感神经系统活动增强可通过多种途径使血压升高（图 12-2）。①使心率加快，心肌收缩力增强；②使肾血管收缩致钠水潴留，容量血管收缩使回心血量增多，①、②共同使 CO 增加；③使阻力血管收缩及血细胞比容增大而使外周阻力增加；④激活肾素-血管紧张素系统。另外，交感神经兴奋释放的缩血管物质还具有生长因子的效应，促进平滑肌细胞的增生和血管改建，也是慢性高血压维持的因素之一。

此外，与交感神经系统相对应的迷走神经活动减弱也参与了高血压的发生。移植了心脏（去神经支配）的人，正常人的夜间血压及脉压降低现象消失，高血压的发生率增高。心血管中枢交感紧张加强和迷走紧张减弱的维持可能还和压力感受性反射的重调定有关，表现为压力感受性反射功能曲线右移，即在较正常高的血压水平上进行工作，从而使动脉血压维持在较高的水平。

（2）肾素－血管紧张素系统激活　肾素－血管紧张素系统（renin-angiotensin system，RAS）是血压中时程调节（intermediate phase）的主要机制。RAS 激活导致血管张力增加的机制与其调节血压、细胞外液容量及钠平衡的作用有关。当钠摄入量减少或有效循环血量降低时，RAS 激活通过血管紧张素Ⅱ（AngⅡ）使肾血管收缩、肾小球滤过率降低及使近端肾小管对钠、水重吸收增强的直接作用，以及刺激醛固酮释放的间接作用使肾潴钠、水增加；它还通过直接作用于平滑肌细胞或刺激内皮细胞释放内皮素而发挥强有力的缩血管作用（约为 NE 的 10～40 倍）使 PR 增大，使血压升高。

有关高血压发展过程中 RAS 激活的机制，曾经有过肾单位异质性（nephron heterogenity）学说和对 AngⅡ反应性异常学说等。近几十年的研究揭示，RAS 主要通过 AngⅡ作用于受体产生目前已知的全部生物学效应。虽然其受体有 AT_1、AT_2、AT_3 和 AT_4 四种亚型，但 AngⅡ经典的生物学作用由Ⅰ型受体（AngⅡ receptor type Ⅰ，AT_1R）介导，引起血管收缩，平滑肌细胞细胞增生，还介导活性氧簇的形成和炎症反应；AT_2 受体则可能和酪氨酸激酶偶联，对抗 AT_1R 的作用，引起血管扩张，抑制增生，刺激细胞凋亡。研究发现 AT_1R 的异常（包括受体基因型、受体量等异常）是原发性高血压发生发展的重要因素。高胰岛素、高盐负荷等因素可使 AT_1R 的 mRNA 稳定性加强，使 AT_1R 的表达量增加；AT_1R 基因的多态性使其对 AngⅡ反应性增强；有一些高血压患者还存在 AT_1R 的自身抗体，可以激活 AT_1R。鉴于 AT_1R 在高血压发生中的作用，AT_1R 拮抗剂已在 1998 年被 WHO 和国际高血压学会（International Society of Hypertension，ISH）正式增补为新的抗高血压药物之一。

近年来发现在心、脑、肾、血管等许多组织存在着局部的 RAS 系统。它们通过旁分泌及自分泌机制直接作用于局部，特别是导致血管平滑肌细胞的收缩，提高其对缩血管物质的反应性，以及促进其增殖和血管壁改建等，参与了高血压的发生和发展（后述）。另外，交感神经系统活性升高也是血浆 RAS 活性升高的原因之一。

（3）肾脏排钠障碍导致血管张力增加　血压的长时程调节（long term phase）虽然涉及神经、体液和肾脏的相互作用，但由肾脏主导。通过压力－利尿作用，实现体液容量的平衡是长时程血压调节的主要机制。

肾脏排钠障碍是高 CO 型高血压的基本发病环节。肾潴钠的发生机制是：①肾排钠的遗传性缺陷；②肾脏压力－利钠机制的重调定（resetting）。当动脉血压升高时，由肾脏排出的尿量也增加，即动脉血压越高，由肾排出的尿量也越多，形成一种“压力－利尿作用”（pressure-diuresis）。这种机制通过血压升高直接导致肾排钠水增多，使细胞外液量减少，血压恢复。当因为摄盐过多等原因导致血容量升高时，如果肾脏的排泌功能不良，只有在较高血压的条件下才能排出过多的水和盐，此时机体在新的平衡点上达到水和盐的进出平衡。

肾潴钠除了使血容量增多，CO 增大，导致血压升高外，更重要的是通过内源性哇巴因（endogenous ouabain，EO）导致血管张力增加和正性肌力作用使血压升高。EO 是一种 Na^+-K^+-ATP 酶的抑制物。当钠摄入过多，或肾排钠减少和重吸收钠增多导致钠水潴留时，血容量的增多会刺激肾上腺皮质球状带分泌 EO 增加。它虽可通过抑制肾小管钠泵而增加 Na^+ 的排出量，但却通过抑制钠泵 α_2 亚基的活性，使小动脉平滑肌细胞内 Na^+ 增加，促进 Na^+-Ca^{2+} 交换，Ca^{2+} 进入细胞增多，Ca^{2+} 浓度增加，激活相关的信号通路，使平滑肌细胞的反应性增强，张力增加，血管收缩；心肌细胞收缩力增强，心输出量增加，从而导致血压的升高（图 12-3）。EO 在盐敏感性高血压的发生中起重要作用，临床观察已证明原发性高血压患者的患者多有血浆 EO 水平升高，有高血压家族史或易患因素的人群，平均血浆 EO 水平显著高于普通人群。

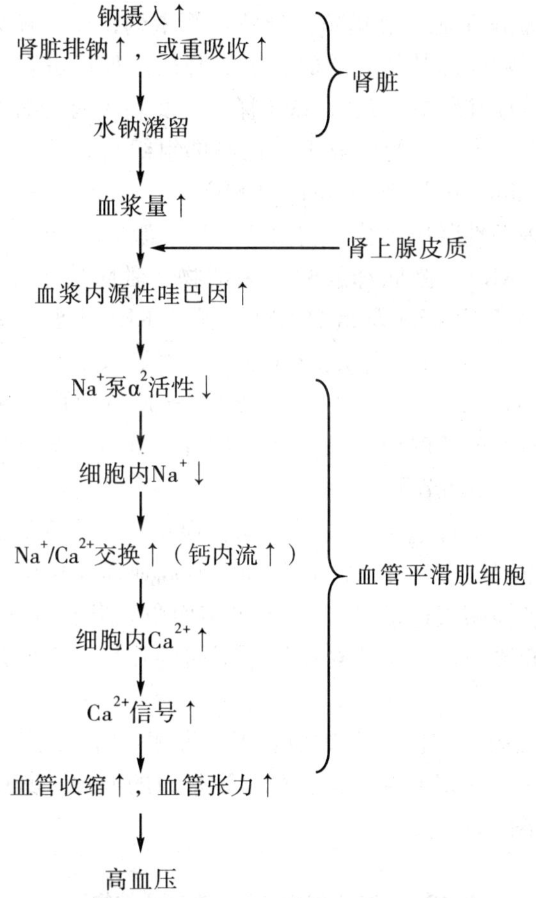

图 12-3　哇巴因介导盐依赖性高血压的机制

2. 血管张力升高的旁分泌、自分泌机制　血管平滑肌细胞通过其膜受体接受四个来源的化学信号及细胞膜牵张的机械信号而改变其舒缩活动及生长－分泌活动。化学信号来自：①神经递质；②循环激素；③非内皮细胞产生的局部激素；④内皮细胞分泌的局部激素。包括平滑肌本身产生的局部激素（local hormone）通过旁分泌和自分泌两种方式控制血管张力。

（1）局部 RAS 及激肽释放酶-激肽系统失衡　前已述及，肾素和 AngⅡ可以不依赖于循环 RAS 而在局部组织产生，也可能通过由局部组织细胞摄取循环中的肾素或 AngⅡ形成，并独立地或与循环 RAS 共同发挥调控作用。很多证据表明，在血压升高以前局部 RAS 已经激活，或伴有 AngⅡ受体 AT_1R 表达的增加，在高血压发展过程中继续发挥作用。局部 RAS 激活的机制目前还不是很清楚，研究提示与遗传因素、局部组织缺氧、高血糖和胰岛素抵抗等有关。

局部 RAS 除了具有循环 RAS 的收缩血管、对心脏的正性肌力作用外，更多的是体现在①对局部周围组织细胞生长、增殖和分化的影响。如心脏 RAS 引起心肌肥大，导致心室重构；血管 RAS 刺激平滑肌细胞肥大和增殖，导致血管重构；RAS 还导致心血管组织成纤维细胞的增殖和分泌。②影响局部其他介质的合成和释放。如促进肾上腺素能神经末梢释放 NE，刺激醛固酮及 EO 合成和释放，刺激 AVP 释放，及刺激内皮细胞合成和释放 ET，平衡内皮细胞 NO 和活性氧簇（ROS）的生成等。在局部组织与它关系密切并相互制衡的是激肽释放酶－激肽系统（kallikrein-kinin system，KKS）。

KKS 是体内主要的内源性降压系统。它由激肽原、激肽（kinin，K）、激肽释放酶原及激肽释放酶（kallikrein，KK）、激肽释放酶原激活物、激肽酶Ⅰ、Ⅱ及激肽受体等构成。它与 RAS 一样，可以分为循环 KKS 及组织 KKS。循环 KKS 主要与凝血及炎症有关，其作用多由 β_1 激肽受体介导。组织（局部）KKS 主要在肾脏及心血管发挥抗衡 RAS 的作用，主要为 β_2 激肽受体介导的扩血管、排钠效应。RAS 与 KKS 之间的密切关系还表现在血管紧张素转换酶（ACE）本身就是降解激肽的激肽酶Ⅱ。此外血浆 KK 能将前肾素激活为肾素，而醛固酮又是 KK 的主要调节因子。

在原发性高血压患者及多种遗传性高血压动物模型中，都观察到尿中 KK 水平显著下降，并且与高血压的严重程度密切相关。在其他一些高血压实验动物模型中，也证明局部 RAS 激活后血管紧张素转换酶表达增强，AngⅡ增多而激肽降解加速，从而使血压升高。像大多数出现在血液中的介质一样，激肽对血管平滑肌的作用，主要是通过对血管内皮的作用而实现的。

（2）内皮细胞功能受损——扩血管-缩血管因子失衡　内皮细胞通过它所产生扩血管因子（EDRFs）和缩血管因子（EDCFs）实现对血管张力的调控。其中最有代表性的分别是 NO 和 ET-1（表 12-2 和图 12-4）。

表 12-2　内皮细胞分泌的血管活性物质

扩血管因子	缩血管物质
NO	内皮素-1（ET-1）
内皮源性超极化因子（EDHF）	内皮源性收缩因子（EDCFs）
前列环素（PGI_2）	前列腺素 H_2（PGH_2）
	血栓素 A_2（TXA_2）

EDHF：endothelium derived hyperpolarizing factor，EDCFs：endothelium-derived contracting factors。

原发性高血压时，血管内皮依赖性的阻力血管扩张功能受损、收缩作用增强是普遍的现象，发生的主要机制是内皮功能受损导致扩血管因子与缩血管因子分泌失衡。NO 失活的加速和生成的减少是扩血管物质生成减少的主要原因。因为氧化应激作用增强，AngⅡ、TNF-α 和钙超载等活化 NADPH 氧化酶和黄嘌呤氧化酶，生成的氧自由基氧化 NO 成为过氧化硝基（$OONO^-$），使 NO 失活加速，含量明显减少。NO 生成的减少可来自：①左旋精氨酸不足及其转运子功能障碍；②内皮细胞一氧化氮合酶（eNOS）的辅酶四氢生物蝶呤的缺乏和 eNOS 抑制剂不对称二甲基精氨酸的堆积；③缺血缺氧和 TNF-α 等使 eNOS 的 mRNA 半衰期缩短，eNOS 合成减少；④eNOS 激活的信号转导通路如 Akt、HSP90 和 CaM 的功能变化等。另外，切应力、AngⅡ、AVP、凝血酶、转化生长因子 β（TGF-β）等分别通过作用于内皮细胞各自的受体，经过信号转导，使缩血管物质 ET1 基因表达增强，分泌 ET-1 增多（图 12-4）。

内皮源性扩血管因子与缩血管因子分泌的失衡，使血管对神经－内分泌缩血管因子的反应性增强，从而使血管张力增大。在高血压的发病中，内皮功能的损伤还表现为血管内膜黏附力的增强和白细胞黏附增加以及炎症反应加剧，成为高血压患者发生动脉粥样硬化的重要原因。另外，通常缩血管因子也具有促平滑肌生长作用，结果导致血管由功能性收

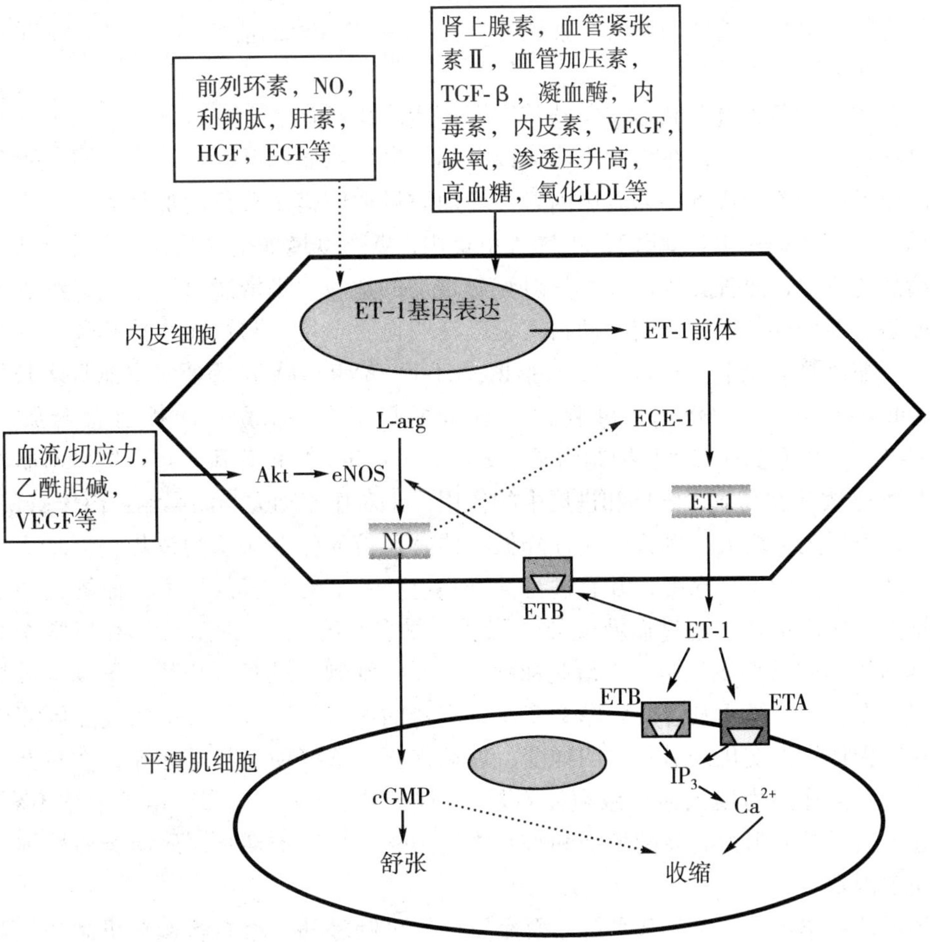

图 12-4　NO 和 ET－1 对血管张力的调节及其机制

实线箭头表示激活，虚线箭头表示抑制；ECE-1：内皮素转换酶-1，ETA：内皮素受体 A，ETB：内皮素受体 B，VEGF：血管内皮细胞生长因子，EGF：表皮生长因子，TGF-β：转化生长因子，LDL：低密度脂蛋白。

缩发展为结构改建。

3. 血管改建及其机制

(1) 高血压血管改建（vascular remodeling in hypertension）血管对管腔内压力、流量变化及血管壁损伤的结构性适应性变化，称为血管改建（或重构）。它可以发生在动－静脉瘘、有斑块狭窄的冠状动脉、球囊扩张冠脉成形术后等病理情况下，尤其是高血压时。

高血压时血管几何构型的改建有三种形式：①血管壁厚度增大，管腔直径变小，结果使二者之比增大。这是最主要的一种，其发生基础是平滑肌细胞肥大（主要在分配血管）或增生（主要在阻力血管），并伴有多倍体核出现。细胞外基质的胶原、弹性蛋白以及糖胺聚糖也增加。从而使管壁组织的质量增加，中层尤其明显。②壁厚度无明显变化，管腔直径变小，二者之比也增大。见于阻力血管，是由于平滑肌细胞、其他细胞及细胞外基质成分重新组合造成的，不伴有组织质量增加。③第三种形式发生的机制与第二种相同，但重新安排组合的后果是内外径均增大，血管扩张，壁厚/腔直径比值变小，见于血流量增大的大血管。

(2) 高血压血管改建的机制　①遗传因素：遗传性高血压动物 SHR 出生后其主动脉平滑肌业已存在肥大和增生，在高血压形成以前第三级肠系膜动脉已有血管平滑肌增生，提示血管改建可能有遗传背景。②血压因素：增加质量适应机械负荷增加是肌肉组织共同的生物学属性（即机械－生长偶联）。如同心室重构，壁厚度增加是对腔内压力升高所致的管壁应力增加的适应，而管腔直径增大是对流量增加的适应。平滑肌过度增生，细胞外基质成分改变是对损伤性刺激的反应。动物实验已证明血管壁增厚与血压直接相关。③神经－体液因素：缩血管的化学信号如 NE、AngⅡ、ET-1、AVP、TXA_2 等通常也兼具生长促进因子（growth promoters）的作用，可刺激平滑肌细胞肥大、增殖。而扩血管介质如 NO、PGI_2、ANP、CNP 等多具有生长抑制因子（growth inhibitors）的作用，可抑制平滑肌增殖。

(3) 血管改建在高血压维持和进展中的作用　①对血流动力学的影响：由于管壁增厚、管腔变窄使外周阻力增大、血管顺应性降低，器官血液灌注对血压的依赖程度增大，导致血压波动变小且持续于高水平，并有进行性升高趋势；②对血管的损害：血管口径变小使切应力增大，内皮损伤，通过血液成分（脂质、凝血系统）、血细胞（单核巨噬细胞、血小板）与血管细胞（内皮细胞、平滑肌细胞、成纤维细胞）的相互作用，推动动脉粥样硬化的形成与发展。纤维化及管壁增厚又使血管本身的滋养障碍，血管壁的改变因而由适应性变化转变为损伤性变化，引起透明样变、玻璃样变、管壁硬化甚至坏死；③对器官血液灌注的影响：灌注阻力增大而导致灌注不足，引起心脑缺血性病变。由于上述不利作用，血管改建不仅是外周阻力升高的加强和自我维持因素，也是推动高血压向器质性损害方向发展的主要因素。

血压的调控本身是一个复杂系统，而血压调控机制又和体液容量调控机制、代谢调控机制（氧和代谢底物供应）乃至器官功能和生长调控机制（心、血管、肾）偶合起来。由此看来原发性高血压不大可能是一种单纯的疾病，而更符合病理过程的概念。因此原发性高血压可能包含若干组整合形式的病因－发病机制，即遗传因素与环境因素共同作用于血管张力、体液容量或血管细胞生长调控的不同环节，从而导致血压升高的启动和维持。在原发性高血压人群中鉴定并区分出这些不同的发病机制整合形式，将使人们对高血压的认识提高到一个新的水平。

此外还有许多调控血管张力的内分泌素，如 AVP、ANP、阿片肽等可能参与了原发性高血压的形成（表 12-1）。血管张力的异常升高，还可能与平滑肌细胞膜离子转运的遗传缺陷或调节障碍，使细胞内［Na^+］、［Ca^{2+}］增高，因而对缩血管刺激的敏感性升高有关。代谢因素如肥胖、胰岛素抵抗与高胰岛素血症等在高血压发病中的作用也愈来愈受到重视。如胰岛素抵抗时，通过刺激交感神经、增加肾重吸收钠、损伤血管内皮以及促进平滑肌细胞增殖等机制，可引起高血压。

（三）高血压对靶器官的损害

血压长期保持在对机体“有害”的水平，体现在对心、脑、肾等靶器官的损伤。造成靶器官损伤的两个基本因素是：①血压过高的血流动力学效应，如压力超负荷性心肌肥大、脑出血、肾小动脉硬化等；②与高血压伴随，并为高血压所加速的血管内皮功能损害及动脉粥样硬化，如冠心病、脑血栓形成等。因此高血压治疗的目标是降低靶器官损害的危险性，控制血压只是达到此目的手段之一。而要有效而合理地控制血压，必须探明在不同个体/群体，其血压得以升高及维持的机制，并加以纠正。

三、血管张力调节障碍与低血压

动脉血压（收缩压/舒张压）低于 90/60mmHg 称为低血压（hypotension）。如同高血压一样，这个标准是人为划定的。部分健康人的收缩压在 85～110mmHg，无血液灌注不足的表现且有长寿倾向，属于生理性低血压。如前所述，动脉血压水平主要受三个基本因素影响，即血容量及其分布、心泵功能及血管张力。其中一个或多个因素调控障碍导致血压降低并可伴血液灌注损害，称为病理性低血压。它可以是急性持续性的，如因有效循环血量减少而导致的休克（在本章第三节讨论）或血液透析中的低血压。或是慢性持续性的，且多为慢性疾病的一个症状，如肾上腺皮质功能不全或慢性消耗性疾病等。本节只简单介绍因血管张力调节障碍而导致的直立性低血压和晕厥。

（一）直立性低血压

正常人由卧位转取直立位（站或坐）时，由于重力场的作用，主要来自胸部的 500～700ml 血液迅速转移并贮积于双腿及臀部，可造成回心血量减少（搏出量减少 20%～30%）及动脉血压下降，但持续时间短暂（仅几个心动周期），收缩压仅下降 5～15mmHg，舒张压略升高而平均动脉压基本不变。这主要是血压调节的神经机制迅速发挥作用的结果：①通过动脉及心肺压力感受器介导的压力感受性反射，心率加快及阻力血管收缩，防止了血压明显下降；②站立位膈肌下移，呼吸加深，胸膜腔内压降低有助于静脉回流。容量血管收缩及心肌收缩性增强也在一定程度上有助于搏出量的维持；③数分钟内血浆 AVP、儿茶酚胺水平及肾素活性显著升高，加之肾交感神经活动增强，进一步发挥对血容量及血压的调节；④站立位腿部骨骼肌张力增大，使深静脉的顺应性降低。如果有下肢肌肉运动，则骨骼肌与静脉瓣膜一起，发挥促进静脉回流的“肌肉泵”作用。

体位变动时，由于上述调节机制异常或相对不足，以致动脉血压显著降低（收缩压/舒张压降低≥20/10mmHg），并可能出现脑血液灌注减少的症状，称为体位性低血压（postural hypotension)，由于大多出现在站位，又称为直立性低血压（orthostatic hypotension）。其发生的基本因素是自主神经对体位变化导致的搏出量及心输出量减少的增压性调节反应不足。由于自主神经系统在传入途径、中枢或传出途径的损害，导致自主神经功能不全或衰竭（autonomic failure，ANF）。体位变动时缺乏有效的血压调节反应，站立或活动时血浆NE水平不能正常地增加。可见于①自主神经系统首先或主要受累的原发性ANF；②伴随各种神经损害症状而较迟出现低血压的继发性ANF；③由药物诱导的自主神经功能障碍等。

（二）晕厥

短暂的脑血液灌注受损所致的一过性意识丧失称为晕厥（syncope），是介于头晕（dizzness）与意识丧失之间的状态，通常是程度较轻的脑灌注受损所致，表现为突然无力、感觉（听、视觉）迟钝、意识模糊等，称为先兆晕厥（presyncope）。低血压是晕厥发生的原因之一。晕厥与先兆晕厥是直立性低血压最主要的临床表现，但由于脑血管的自身调节，较轻的直立性低血压可以没有症状。因血管张力调节障碍引起的低血压性晕厥主要有以下两类。

1. 血管迷走性低血压及晕厥（vasovagal hypotension and syncope） 是最为常见（约占55%）的一种晕厥，故又称为普通晕厥。通常于站位下看见血、经受血管穿刺、外科处置等由于疼痛及过度紧张而发病。最初有短暂的轻度心率加快及血管收缩，继之以显著的心动过缓、血管扩张、血压下降并导致晕厥。血压下降时无反应性血浆NE水平升高。现认为是情绪性传入刺激引起反射性自主神经调节紊乱，可能机制有：①心室压力感受器兴奋及动脉压力感受器与心室压力感受器传入信号的整合障碍，压力感受器感受的信号是形变，并不能区分伸展和压缩。体位性外周血液贮积一方面由于左室容量缩小，使心内膜感受器压缩而兴奋；另一方面最初的反射性交感兴奋，使心肌收缩增强，室壁张力升高，使心壁感受器兴奋。心室的减压性传入信号“否定”了动脉压力感受器的增压性传入信号，结果引起反射性心率减慢及血管扩张。②过度精神紧张引起类似动物防御反应的整合型心血管的反应，通过交感舒血管纤维引起骨骼肌血管扩张。

2. 躯体性刺激引起的反射性自主神经调节紊乱 见于：①颈动脉窦过敏综合征：由于颈动脉窦对压力的高敏感性，于衣领过高或过紧而头颈转动时，甚至是剃须时突然诱发减压反射。因窦性心动过缓或停搏（心脏抑制型）或血压显著降低（血管抑制型）而引起晕厥。②舌咽神经传入刺激引起反射性低血压：耳、软腭、咽和喉等部位的疼痛，可引起反射性心动过缓及低血压。③排尿后晕厥：青年男性于夜间起床排尿后立即发生的晕厥。可能与体位变动、夜间迷走紧张性高，及充盈的膀胱排空过程中内脏感受器刺激引起的心血管反射有关。④此外，吞咽、发作性剧烈咳嗽也可诱发反射性低血压及晕厥。

第三节 休 克

休克是血管张力调节功能发生急性紊乱的典型例子。“休克”（shock）一词源自希腊文，意为震荡和打击。早在1895年，Waren就详尽地描述了休克患者的临床征象，如面色苍白、皮肤湿冷、脉搏细速、尿少和精神淡漠等。对休克的认识和研究已有两百多年的历史，已提出不同的学说来解释休克的发生机制，如早期认为的血压下降是休克发生的关键等。20世纪60年代以来，大量的实验研究证实休克是一个多病因、多发病环节、有多种体液因子参与的复杂过程。虽然休克的发病因素多，发病的起始环节不尽相同，但多数休克都有一个共同的发病环节，即有效循环血量减少，重要生命器官血液灌流不足，从而导致细胞损害，机体代谢紊乱和重要生命器官的功能障碍。

目前休克定义为：机体在各种有害因子侵袭时发生的一种以全身有效循环血量下降，组织血液灌流量减少为特征，进而有细胞代谢和机能紊乱及器官功能障碍的病理过程。

一、休克的原因和分类

很多因素都可以导致休克，如严重创伤、大出血、严重感染和过敏等。因此按病因可分为出血性休克、感染性休克和过敏性休克等。

由于全血量减少、心泵功能障碍和血管容量增加是休克发生的三个起始环节，根据这三个起始环节，可以把休克分成以下三类：

1. 低血容量性休克　由于全血量的绝对减少而引起的休克称为低血容量性休克（hypovolemic shock），见于失血、失液、血管穿透性创伤和烧伤等情况。

2. 心源性休克　由于心脏泵血功能衰竭，心输出量急剧减少，使有效循环血量和微循环灌流量下降所引起的休克，称为心源性休克（cardiogenic shock）。可由心肌源性或非心肌源性的原因引起。

3. 血管源性休克　由于外周血管扩张、血管容量扩大带来血液分布的异常，大量血液淤滞在外周，使有效循环血量减少而引起的休克称为血管源性休克（vasogenic shock），主要见于全身炎症反应综合征导致的感染性和非感染性休克以及过敏性和部分创伤性休克。严重的脑部或脊髓损伤、麻醉和疼痛等引起的神经源性休克（neurogenic shock）由于交感缩血管功能抑制，不能维持动静脉血管张力，引起一过性的血管扩张，静脉血管容量增加和血压下降，因此也可以归类于血管源性休克。

二、休克的发生机制

由于休克的原始病因不同，不同类型的休克发生机制和发展过程也各有特点，但大量的临床观察和实验研究揭示，休克的发生和发展是多细胞和多因素（如神经内分泌因素，局部的体液因子和多种介质）相互作用的非常复杂的过程（表12-3）。

有效循环血量减少而致的生命器官微循环灌流量不足是各种类型休克共同的基本环节，由此引起组织细胞的缺血、缺氧、能量产生障碍以及炎症反应可导致细胞功能代谢障碍乃至细胞损伤和死亡，这是休克时重要生命器官的功能障碍的发病基础（图12-5）。

（一）微循环障碍是休克发生的共同通路

以下以几种比较有代表性的休克为例来说明。

1. 失血性休克　这是典型的低血容量性休克，其发生随着时间的推移而不断进展，循环系统的变化属于经典的微循环变化三部曲。

（1）休克Ⅰ期　休克早期因为全血量的绝对减少，动脉血压的降低和心输出量减少通过颈动脉窦和主动脉弓反射而使交感－肾上腺髓质系统兴奋，加上血管紧张素等其他缩血管物质的作用（参照本章第二节），血管广泛收缩，腹腔内脏器官和皮肤肌肉缺血缺氧，但使血压得以代偿；由于冠脉和脑血管受体表达的特性和代谢特点而保证了心脑血液的供应。

表 12-3 与各种休克的发生相关的主要细胞因子和神经激素

介质	相关的功能障碍
白介素-1α（IL-1α）	炎症，血管扩张，血管渗漏
白介素-1β（IL-1β）	炎症，血管扩张，血管渗漏
白介素-6（IL-6）	发热，急性期反应蛋白增多
肿瘤坏死因子-α（TNFα）	炎症，中性粒细胞激活
白介素-10（IL-10）	抗炎，可能抑制休克发生
转化生长因子-β（TGF-β）	纤维化，肺水肿
血小板活化因子（PAF）	血小板活化，趋化作用
P 物质	促炎反应
趋化因子	中性粒细胞募集、与血管内皮细胞黏附
一氧化氮（NO）	血管舒张
C5a	趋化作用
C 蛋白	抑制血栓形成
抗利尿激素（ADH）	改善血管紧张度及血管反应性
皮质醇	抗炎，改善血管反应性
内皮素	血管收缩
肾上腺髓质素	血管舒张
去甲肾上腺素	血管收缩
肾上腺素	肌肉收缩，支气管扩张
白三烯	炎症，支气管痉挛
组胺	血管渗透性增加，水肿
肝素	抑制组胺的作用
血管紧张素Ⅱ	血管收缩
热休克蛋白	保护蛋白质结构和功能，抑制凋亡
纤溶酶原激活物抑制剂-1（PAI-1）	凝血，血栓形成

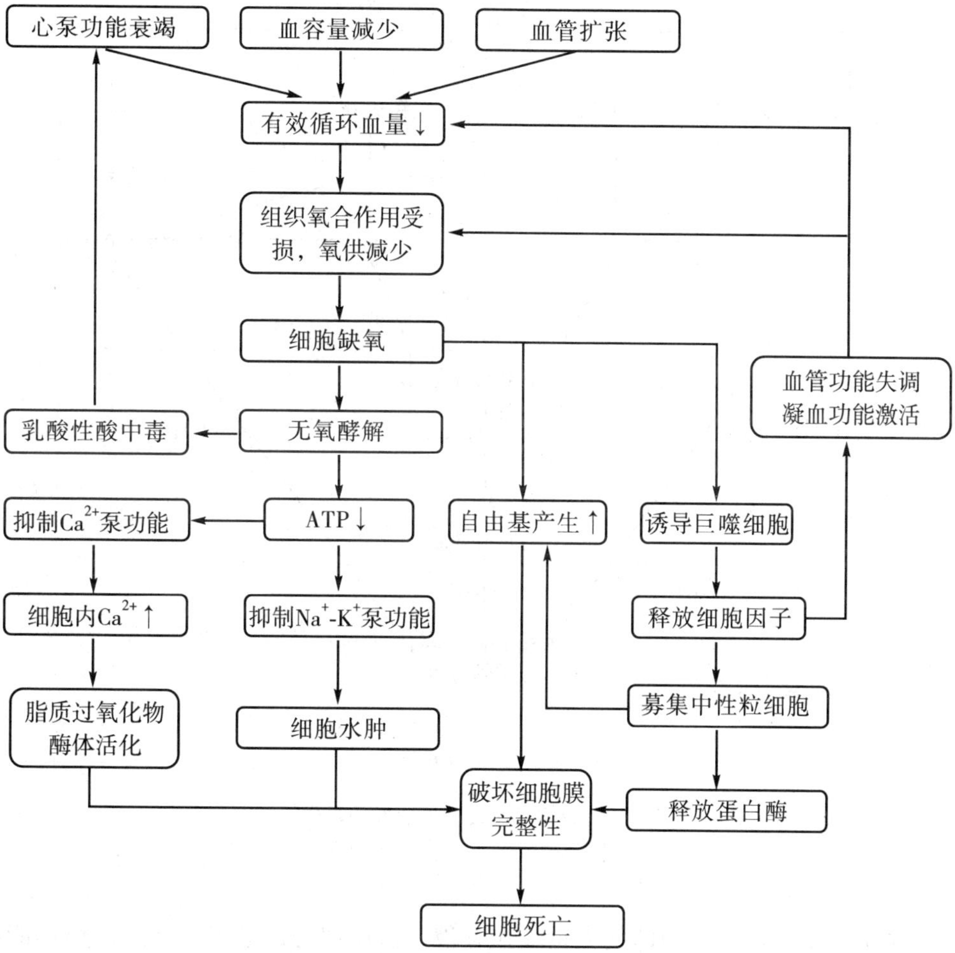

图 12-5 休克发生的共同机制

（2）休克Ⅱ期 缺氧代谢导致组织酸中毒和扩血管物质的堆积使血管反应性下降，微血管扩张，血液淤滞，出现血液细胞流变学的改变（参照本章第一节）。血管反应性（vascular reactivity）指的是动脉血管平滑肌细胞（arterial smooth muscle cells，ASMCs）对缩血管物质如去甲肾上腺素等的收缩反应。近期的研究深入揭示了重症休克血管反应性低下的分子机制（图 12-6）。重症休克时 ASMCs 的超极化是引起反应性下降的重要原因。休克后期 ASMCs 内 ATP 生成减少、H^+ 增多、NO 和超氧阴离子生成的过氧化亚硝酸根（ONOO-）等引起细胞膜钾通道（ATP 敏感钾通道 K_{ATP} 和钙激活大电导钾通道 BK_{Ca} 等）的激活开放，使细胞内钾离子外流，引起了细胞膜的超极化。细胞膜超极化会抑制电位依赖性钙通道（potential-operated calcium channel，VOC），在升压药物刺激时细胞内钙离子浓度升高不足（仅为正常 50%），从而引起收缩反应性下降。

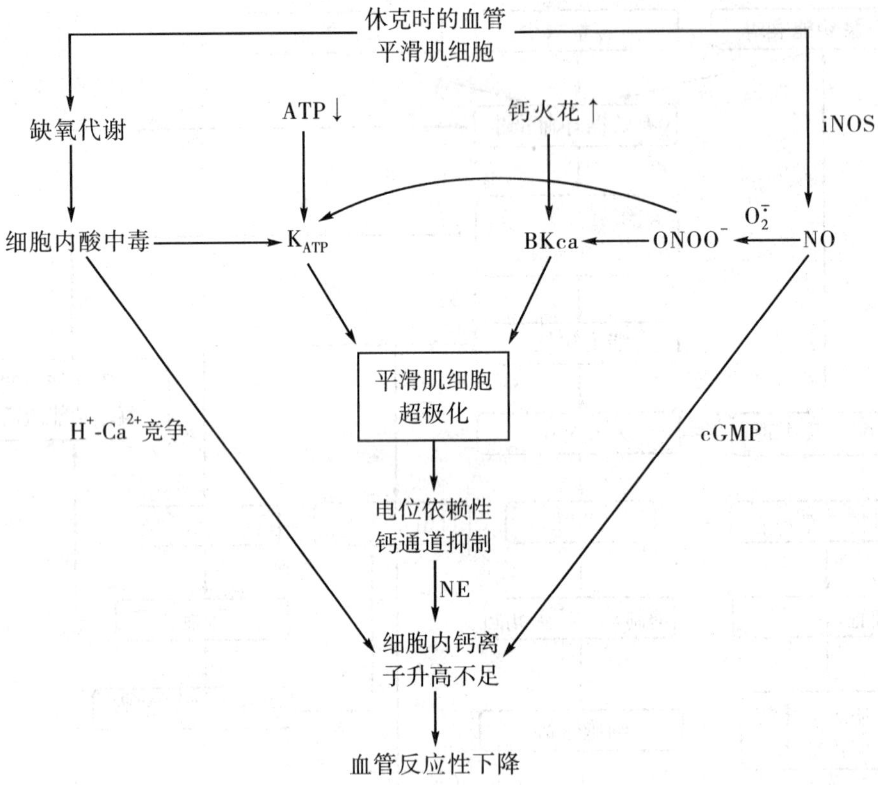

图 12-6 重症休克血管低反应性的发生机制

（3）休克Ⅲ期 休克晚期即使大量输血补液，血压回升，毛细血管血流仍不能恢复，出现无复流现象（no-reflow phenomenon）。白细胞嵌塞毛细血管和黏着于微静脉，以及低灌流压、血小板激活和血管内凝血、血液黏度增高、血管内皮肿胀等是灌流量不易恢复的重要原因，其后果是抗休克药物无法进入毛细血管和作用到靶细胞发挥效应。此时加上血管反应性的进一步降低，出现微循环衰竭和顽固性低血压。创伤导致的失血性休克经常伴有大面积组织损伤，组织损伤加上失血将明显增加凝血系统功能障碍，并出现继发性纤溶活性增强，患者易合并 DIC，最终将导致细胞功能代谢的进一步恶化和器官功能衰竭。

2. 心源性休克 以心肌梗死导致的休克为例，心源性休克的发生发展与心输出量的下降不能维持正常的组织血液灌流有关，心输出量减少带来的周围血管张力调节失衡也起一定的作用。心肌梗死时由于心功能障碍，收缩力下降引起每搏量和心输出量降低，动脉压下降，体循环灌流减少，导致代偿性血管收缩；血压下降导致冠脉灌流量减少，加上心输出量下降导致的肺循环淤血，组织缺氧共同加重了心肌缺血缺氧性损伤，后果是发生进行性的心功能障碍；心肌梗死引起的组织损伤引发全身性炎症反应，细胞因子如 IL-1、TNF-α 等虽有扩血管的作用，但引起的炎症反应、细胞黏附和血流淤滞等也影响冠脉血流，加重心肌缺血和心功能障碍。

3．感染性休克　严重感染如各种革兰阳性和阴性细菌、病毒、真菌和立克次体等的感染可以引起休克。这些感染一般先引起全身性炎症反应综合征（systemic inflammatory response syndrome，SIRS）；如果病原及其毒素进入血液循环，则形成脓毒症（sepsis）；假如此时伴有明显的低血压，则成为脓毒性休克（septic shock）。比较常见的是革兰阴性细菌及其内毒素（endotoxin），或称脂多糖（lipopolysaccharide，LPS），引起的休克。微循环仍然是脓毒症损伤的主要靶器官，但感染性休克发展的分期不甚明显，其发生的主要机制如下：

（1）血管过度扩张　感染性休克最重要的血流动力学变化是动脉的扩张。病原菌及其释放的内毒素和外素素等可刺激单核-巨噬细胞、中性粒细胞、肥大细胞和内皮细胞等，介导产生和释放大量细胞因子和血管活性物质如缓激肽、组胺、TNF-α，IL-1、NO 等，它们可以舒张血管平滑肌细胞，血管张力下降，血管扩张，静脉回流受阻，血液淤滞在外周。研究提示因诱导型一氧化氮合酶（iNOS）活性增强而生成增多的 NO 是顽固性血管扩张发生的主要机制。

（2）血浆渗出和 DIC 出血　上述细胞因子和血管活性物质大多有增加血管通透性的作用，加上内皮细胞的损伤，屏障功能障碍，使大量血浆外渗，血容量减少。激活或损伤的内皮细胞释放组织因子，激活外源性凝血系统，引发凝血纤溶系统功能失调，导致 DIC，可进一步降低循环血量。

（3）心功能障碍导致 CO 下降　严重脓毒血症时因为血管的扩张，要维持血压就有赖于心输出量的增加，因此在早期会有心输出量增加、外周阻力降低的特点，形成所谓高动力型休克。但是，严重脓毒血症引发心功能障碍的病例日渐增多，其心输出量并不能持续增加。病原及其毒素本身可以直接损伤心肌细胞，细胞因子 IL-1、TNF-α、ET-1 等对心肌细胞的收缩力有直接的抑制作用，诱导型 NO 生成的增多和 $OONO^-$ 的形成对心肌细胞有负性肌力作用，线粒体功能障碍和细胞凋亡也损害心脏的收缩功能。因此近来有心肌抑制物质（myocardial depressant substances）的提法，扩充了原来来自溶酶体损伤的心肌抑制因子的概念。这些因素共同导致心肌收缩力的减弱和每搏量的降低，CO 的下降成为感染性休克低血压发生的一个重要因素。

（二）细胞损伤和代谢改变是器官功能障碍的基础

休克时细胞和器官功能的障碍除了可继发于微循环紊乱和神经体液因子的作用以外，也可由休克的原始动因直接损伤所致。研究发现，休克时细胞膜电位的变化可以发生在血压降低和微循环紊乱之前；有时即使器官微循环灌流恢复了，器官功能仍无好转；细胞功能的恢复则可促进微循环的恢复，促进细胞功能的药物有抗休克的疗效。因此近年来提出了休克发生的细胞机制。

1．细胞的损伤　是缺氧和炎性反应导致的结果。

（1）细胞膜的变化　细胞膜是休克时细胞最早发生损害的部位之一。损伤的原因有缺氧、ATP 减少、酸中毒、溶酶体酶释放、自由基的脂质过氧化作用等。损伤的后果是细胞膜离子泵功能障碍，细胞膜流动性下降，细胞膜上相关受体蛋白功能受损或增强，受体的浓度和亲合力发生变化等。如糖皮质激素受体、肾上腺能受体、胰岛素受体均发现有向下调节（down regulation），带来相应的代谢和功能障碍。炎症反应可导致白细胞和内皮细胞膜黏附分子功能增强或表达增加，加重炎性细胞的黏附聚集。

（2）线粒体的变化　线粒体是细胞有氧氧化和氧化磷酸化的场所，是细胞内能量产生的主要部位，同时还是决定细胞生存和死亡的重要细胞器。休克时，线粒体首先发生功能损害，ATP 合成减少，使细胞能量生成严重不足以至功能障碍；线粒体内膜通透的变化还介导细胞凋亡。休克时线粒体功能的变化包括：①线粒体电子传递链功能损害：休克时细胞电子传递链中载体、酶、基质和氧不足，如细胞色素 C 氧化酶、琥珀酸细胞色素 C 还原酶、氧化型辅酶 Q 均减少，带来线粒体氧化能力下降，使葡萄糖经过三羧酸循环产生能量减少。②线粒体 ATP 酶活性下降和 ATP 合成减少：休克时线粒体功能的完整性受损和氧化磷酸化的效率降低，即使在能量需要增加和存在基质、O_2、ADP 的情况下，线粒体也不能加速氧化磷酸化，标志着线粒体功能的严重缺陷。③线粒体钙运输功能下降：正常线粒体有结合、贮存和传递钙的功能，是细胞内钙的主要贮库之一。在休克后期，线粒体钙运输功能下降，导致线粒体中钙含量增加，反过来抑制线粒体的呼吸功能，并带来细胞凋亡和死亡。④线粒体内膜通透的变化介导细胞凋亡：休克时线粒体内膜上的通透转变孔（mPTP）开放，允许离子、代谢产物、大分子物质漏出，导致线粒体肿胀和线粒体膜电位变化；损伤后释放的细胞色素 C（Cyt C）和凋亡诱导因子（AIF）可促进细胞凋亡。因此，线粒体功能障碍一方面引起休克时细胞病性缺氧（cytopathic hypoxia），即使在感染性休克高动力型状态、组织氧供正常的情况下仍然出现氧耗量下降和血中乳酸含量增加；另一方面由于线粒体功能紊乱促进细胞凋亡的作用，参与了休克后期器官功能不全的发生。因此近年提出了保护和防治线粒体功能紊乱以治疗休克的新思路。

（3）溶酶体的变化　休克时溶酶体损伤使溶酶体中的蛋白溶解酶释放，引起细胞自溶。引起休克时溶酶体酶类释放激活的因素包括酸中毒、补体激活、自由基和血栓素等。溶酶体酶类的释放带来的后果包括：①导致细胞自溶；②溶酶体酶类进入血液循环加重循环紊乱。可破坏血管平滑肌，增加血管通透性，损伤心肌细胞和引起心律失常，激活激肽系统和纤溶系统及促进组胺等介质释放。③溶酶的释放促进心肌抑制因子的生成。溶酶体酶类释放的组织蛋白酶可分解胰腺的蛋白质，生成分子量约 500kD 的多肽，它具有抑制心肌收缩力的作用，故称为心肌抑制因子（myocardial depressant factor，MDF）。MDF 还引起内脏阻力血管（如肠系膜上动脉）收缩，进一步减少胰腺血液流量，胰腺灌流的减少又促进溶酶的释放和 MDF 形成；此外 MDF 还有抑制单核巨噬细胞系统功能的作用，使已产生的 MDF 清除减少，它们共同导致体内 MDF 不断形成和积聚。休克时溶酶体的变化和溶酶体中水解酶的释放，既能加重休克时循环的紊乱，也能带来细胞和器官功能衰竭，因此它在休克的发生发展和病情恶化中起重要作用，近年来有人提出将其称为休克发生的溶酶体学说（lysosomal theory）。

2．细胞死亡　休克引发的细胞损伤最终可导致细胞的死亡，休克时上述细胞损伤可以直接导致细胞的坏死，而线粒体的损伤以及炎性细胞激活所释放的各种介质，包括细胞因子如 TNF-α 和 IL-2、氧自由基等也可以激活细胞凋亡信号，启动细胞凋亡的过程。大量研究证实，创伤、休克等病理状态下有内皮细胞、各种免疫细胞以及实质性器官细胞的凋亡。而炎性细胞如多型核白细胞（PMN）在感染性休克时则出现凋亡延迟。

三、休克时器官代谢功能的变化

休克时由于微循环灌流减少，能量和营养物质供应不足，神经内分泌紊乱，使细胞代谢发生广泛的紊乱。重要的改变是糖酵解加强，脂肪代谢障碍和酸中毒。

（一）物质代谢的变化

创伤和休克时物质代谢反应比较复杂。由于微循环严重障碍，组织低灌流和细胞缺氧以及线粒体功能障碍，休克时总代谢变化为氧耗减少，糖酵解加强，脂肪和蛋白分解增加，合成减少。表现为一时性高血糖和糖尿，血中游离脂肪酸和酮体增多；蛋白质分解增加，血浆氨基酸含量增高，尿氮排泄增多，出现负氮平衡。然而部分患者可能出现高代谢状态（hyper-metabolism）。这些物质代谢变化及高代谢的出现，与休克状态下代谢活动的重新调整有关，如应激激素儿茶酚胺、生长激素、皮质激素和胰高血糖素分泌增多，胰岛素分泌减少。

（二）水、电解质、酸碱代谢紊乱

休克时由于ATP供应不足，细胞膜上钠泵（Na^+-K^+-ATP酶）运转失灵，钠水内流入细胞，细胞外K^+增多，导致细胞水肿和高钾血症。细胞无氧酵解增强使乳酸生成增多，肝脏又不能充分摄取乳酸转化为葡萄糖；加上灌流障碍和肾功能受损，代谢产物不能及时清除，因此发生代谢性酸中毒。酸中毒的发生将加重休克时微循环紊乱和器官功能的障碍，使患者预后不良。这是由于酸中毒时H^+和Ca^{2+}竞争作用引起心肌收缩力下降和血管平滑肌对儿茶酚胺反应性减低，使心输出量和血压不易回升；酸中毒还可带来和加重高血钾；损伤血管内皮，减弱肝素活性，促进DIC发生；细胞内酸中毒可以激活溶酶体中多种溶酶，带来细胞损害等，促使休克进入不可逆阶段。内皮细胞的损伤致屏障功能障碍，加上后期灌流压的增高，血浆渗出，发生组织水肿。休克早期由于创伤、出血、感染等刺激引起呼吸加快，通气增多，可出现$PaCO_2$下降和呼吸性碱中毒。它发生于血压下降和血中乳酸盐增高之前，因此为早期休克的诊断指标之一。碱中毒可减少脑血流和影响心功能。休克后期由于休克肺的发生还可出现呼吸性酸中毒，它与代谢性酸中毒一起使体内处于混合型酸中毒状态，加重了酸碱平衡的紊乱。

（三）器官功能的损伤

各种不同类型的休克晚期都出现重要器官功能不全或衰竭。休克晚期由于微循环淤血的不断加重和DIC的发生，使全身微循环灌流量严重不足，细胞受损乃至细胞死亡。缺氧、酸中毒、休克时产生的体液因子，尤其是溶酶体酶、活性氧离子、大量炎性介质的释放，导致SIRS的发生；缺血－再灌注损伤的出现和肠黏膜屏障受损导致的细菌及其毒素移位等加剧了重要生命器官包括心、脑、肺、肾、肠等脏器的功能损伤，出现MODS甚至多系统器官功能衰竭（multiple system organ failure，MSOF）。

四、休克防治的病理生理基础及其治疗新动向

休克的防治均应在去除病因的前提下采取综合措施，以支持生命器官的微循环灌流和防治细胞损害为目的，以反复测定临床重要指标为治疗依据。

创伤和感染是休克发生的最常见原因，因此，对创伤和感染患者的早期处理可以有效地预防休克的发生。对战创伤患者，现提出了损伤控制复苏（damage control resuscitation，DCR）来早期积极防治失血性休克，主要的措施包括低压、低温、低钙复苏，快速手术控制损伤，预防酸中毒，避免血液稀释，用红细胞: 血浆: 血小板以 1 : 1 : 1 比例输液进行止血复苏，适当使用凝血因子等。如果有条件，全血输液是 DCR 的一部分。

休克时有效循环血量减少造成的组织缺氧导致细胞死亡，是休克的最后通路，因此，尽快恢复组织的氧供是休克治疗的目的。虽然直接给氧可以在一定程度上增加氧的供应，但微循环功能障碍仍然是基础和临床都公认的休克的主要病理生理学变化，休克的治疗目的最终需要通过改善微循环，恢复有效循环血量和保护细胞和器官功能来实现。

（一）改善微循环，恢复组织血液灌流

1. 适当补充血容量　各种休克都有有效循环血量的绝对或相对不足，最终导致组织灌流量减少。因此，补充血容量是提高心输出量和改善组织灌流量的根本措施。但对于非控制出血休克（uncontrolled hemorrhagic shock）患者大量快速液体复苏可增加血液丢失，引起血液重度稀释，导致稀释性凝血功能障碍和减少组织氧供加重代谢性酸中毒；血液过度稀释带来血液黏度和切应力下降，使 NO 释放减少，引起微血管收缩；过量输液会造成组织水肿，甚至腹腔积液的形成等。为了避免这种过度输液的副作用，同时为了预防再灌注损伤，近年提出了低压、低温、低钙的液体复苏新概念，临床上休克的救治不需要快速提升血压至正常，而可先把血压回升到 70mmHg 左右，以达到保护中枢神经系统不发生功能障碍的最低要求。

2. 合理使用血管活性药物，恢复血管反应性　血管活性药物包括缩血管药物和扩血管药物。对于不同类型的休克和休克的不同发展阶段，要适当和有区别地选用缩血管或扩血管药物。对于失血性休克，只有对失血已被终止，液体复苏完成后仍然有低血压的患者，才考虑使用血管活性药物；而对于特殊类型的休克如过敏性休克和神经源性休克，使用缩血管药物是最佳选择；垂体加压素（vasopressin，或 ADH）通过非儿茶酚胺受体通路引起 SMC 的收缩，适用于对儿茶酚胺不敏感或不起作用的休克类型，尤其是感染性休克。研究还提示，选用血管反应性恢复剂（vasoreactivity restitution）纠正重症休克时的血管低反应性低下，将恢复小动脉的血管反应性，纠正休克时的血流动力学紊乱。

3. 治疗休克时的“无复流现象”　无复流现象的发生意味着功能性毛细血管密度（functional capillary density，FCD）的下降，是预后不良的象征。除了白细胞与内皮细胞的黏附作用以外，无复流的发生还与低灌流压、血小板激活和血管内凝血、血液黏度增高、血管内皮肿胀等因素有关。国内的研究提示中药虎杖苷既可扩张微血管，又可增强心功能，恢复脉压，冲走嵌塞停滞的血细胞，使毛细血管血流恢复；虎杖苷还通过抑制黏附蛋白 ICAM-1 等的表达而抑制白细胞-内皮细胞黏附。另外，针对血管内皮细胞肿胀的机制，采用高渗制剂有助于减少微血管内皮细胞水肿，恢复毛细血管血流。

4. 改善心功能　加强心泵的功能可以改善微循环和增加灌流量。上述提出的适当控制输液量可以减少心脏的前负荷，降低外周阻力可以减轻心脏的后负荷，这些措施在一定程度上有加强心功能的作用。如果给予加强心肌收缩功能的药物如洋地黄等，要注意会同时增加心肌的耗氧。

（二）改善细胞代谢，防治细胞损害

休克时细胞代谢的变化和功能损害有的是原发的，有的继发于微循环障碍以后。改善微循环是防止细胞损害的措施之一。另外，低温复苏、积极纠正酸中毒等也是保护细胞功能的积极方法。

1. 低温复苏 低温复苏通过降低细胞代谢率，防止血和肝组织中抗氧化物质的减少，保护心脑细胞功能，延长患者救治的“黄金时间”，具有重要意义。

2. 纠正酸中毒 休克时缺血、缺氧，必然导致乳酸性酸中毒。及时地补碱纠酸不仅可以减轻微循环的紊乱，还可以纠正酸中毒对细胞的损伤，并通过减少 H^+ 与 Ca^{2+} 的竞争而增强血管活性药物的疗效，加强心肌收缩力。

3. 监控和保护线粒体功能 随着对线粒体功能变化在休克发展过程中作用的认识，近年提出了监控线粒体功能以及保护和防治线粒体功能紊乱的新思路。监控线粒体功能包括用近红外光谱法测定细胞色素（Cytaa 3），用双波长荧光法测定 NADH，核磁共振法测 ATP 等。保护线粒体的构想虽然为脓毒症休克和 MODS 的治疗提出了新思路，但仍处于动物实验阶段。

4. 激素类物质的使用 对感染性休克患者使用激素如氢化可的松治疗是长期以来提倡的做法之一，其原理在于该型休克患者常伴有肾上腺功能不全，而糖皮质激素类物质又有稳定溶酶体膜、抗炎抗过敏、降低血管通透性和促进血管收缩等效应。利用循证医学荟萃分析的方法研究证明，短期、大剂量的糖皮质激素并不能降低感染性休克患者的死亡率，而长期、低剂量的糖皮质激素治疗可以改善该型休克患者的全身血流动力学，缩短血管加压药使用的时间；并改善 ICU 病房和医院内患者的 28 天存活率。另外，针对重症患者的机体胰岛素分泌减少并出现胰岛素抵抗等情况，积极应用胰岛素和控制血糖浓度，对于抑制细胞凋亡和防治细胞损伤有积极意义。

（三）炎症介质的拮抗剂和抑制剂的应用

各种炎症介质可引起休克的恶化、SIRS、MODS 等，在这些损害产生过程中，至今未能查明是哪一种炎症介质，或者说不可能有一种炎症介质起着决定性的作用。应用多种抗炎症介质和抗细胞因子的制剂进行临床治疗均未取得明显的效果。在拮抗促炎因子的治疗中，正在寻找新的治疗靶点，包括期望找到一个产生多种促炎因子的共同信号转导通路（signal transduction common pathway），从而能阻止多种促炎因子的生成。蛋白 C 本来是正常人体含有的一种抗凝和促进纤溶的物质。全球范围的合作研究证明，重组人激活蛋白 C（recombinant human activated protein C，APC）因为具有抗凝、减少多种炎性细胞因子（TNF-α、IL-1、IL-6）的生成和调控 NF-κB 的作用等多位点的效应，对脓毒症和休克的治疗有一定突破，而且得到了临床的验证，也使抗凝和抗炎并列为重症休克新的治疗靶点，是全球唯一一个经过 FDA 批准的并在临床多中心验证治疗脓毒性休克有效的药物，其商品名为 drotrecogin-α（activated）。然而 APC 治疗有引起出血的副作用，适应证的选择和对多种重症休克的疗效还有待进一步验证。

（四）休克治疗过程的疗效监测

对休克的成功复苏和治疗包括对患者失血状况、生化和代谢状态以及疗效的不间断的临床监测。

1. 大循环的血流动力学等指标　以往临床上重视观察静脉充盈程度、尿量、血压和脉搏等指标，可作为监护所需输液量的参考指标。而动态地监测中心静脉压CVP和肺动脉楔压（pulmonary artery wedge pressure，PAWP），可以更精确地反映进入左右心的血量和心功能，指导输液。可参考血细胞压积的变化监测血液黏度等。但临床上即使这些指标都得到一定程度的恢复，许多患者最终还是无法避免死亡。

2. 反映组织灌流和氧合代谢的指标　因为上述大循环的指标不能很好地反映组织灌流和氧合状况，近年来国外许多学者提出了许多新的复苏参考指标，包括氧供（DO_2）、氧耗（VO_2）、血乳酸盐、碱缺失和胃黏膜pH值等。另外，临床上已开发了微循环整体观察方法如正交偏振广谱（OPS）成像和旁流暗场成像（SDF）以及其他分子影像技术等，通过无创、直观的观察了解微循环障碍的程度和治疗后微循环功能改善的情况，使"微循环"逐渐成为临床概念，而不再仅仅是基础研究的范畴。

3. 免疫调节功能的监测　目前，休克所指的病程范围包括了从低灌流引起的临床前状态开始，直到多器官功能不全和衰竭。在这一概念的指引下，提倡进行免疫学监测，判定休克患者发生全身炎症反应时，是处于高炎症时相，还是免疫抑制或麻痹时相，以便进行不同的免疫调节治疗（immuno-modulation therapy）。免疫学监测的指标以细胞因子为主，如近年国际脓毒症定义会议（International Sepsis Definitions Conference）确定前降钙素（procalcitonin，PCT）和IL-6为感染炎症反应的标志物。急性期蛋白C-反应蛋白（C-reactive protein，CRP）在炎症发生过程中含量明显增高，且具有性质稳定、检测方法灵敏和重复性好等特点，目前也是国际上推荐的检测炎性疾病进程和治疗效果的重要指标。但休克发病和治疗过程中敏感的免疫指标仍在探索之中，是当前蛋白质组学在休克研究的目标之一。

附：高血压和休克常用动物模型的复制

一、高血压的动物模型

（一）自发性高血压大鼠

自发性高血压大鼠（spontaneously hypertensive rats，SHR）是目前实验室研究最常用和经典的高血压模型，由日本的Okamoto和Aoki于1963年用Wistar大鼠选育成功。正常大鼠收缩压110～120mmHg，出生五周龄的SHR血压可达150 mmHg，成年后血压平均为170～180mmHg，最高可达200mmHg以上。SHR发病因素比较明确，包括了总外周阻力增加、交感神经系统参与、血浆前列腺素E_2合成减少以及血管代谢性变化所致血管损伤等。此鼠除有高血压自发率为100%的特点，还有高血压性心血管病变，如心肌肥大、脑卒中病变（出血或梗死）、心肌梗死和纤维化、肾硬化症、细小动脉肥厚或坏死等。其高血压和心血管病变的程度会因各种刺激（如背位绑缚、音响、电刺激）和过多摄入食盐而明显恶化。SHR的病理过程与人原发性高血压的病理过程极为相似，适用于人类的高血压病研究。事实上，世界各国都在使用SHR来进行高血压的遗传性状、发病机制、预防、治疗和诊断等诸多方面的研究。京都种正常对照 Wistar 大鼠（Wistar-Kyoto rats，WKY）为 SHR 的正常血压对照组动物。

（二）其他相关的模型动物

把 SHR 与具有其他特性的大鼠进行杂交有可能培育出除高血压症表现外还有其他特征的新品系。如 Koletsky 培育出的肥胖 SHR（Obese SHR）亚系和冈本氏培育出的脑卒中型自发性高血压大鼠（stroke-prone SHR，SHRsp）亚系等。肥胖 SHR 均发生高脂血症，还有糖代谢的异常，可出现蛋白尿、伪膜性肾小球肾炎等表现，逐渐发展可致肾功能衰竭。流行病学研究证实这种肥胖大鼠所表现出的高胆固醇血症与人类第 4 型高脂蛋白血症相似，此型患者常有糖代谢障碍，并过早地发生动脉硬化。SHRsp 大鼠是从 SHR 大鼠中通过选择交配，再经继代近亲繁殖培育而成，脑卒中发病率达 90% 以上，表现为脑出血或脑梗死，病灶周围脑血管管壁肥厚并有玻璃样变性。

二、休克的动物模型

（一）失血性休克模型

失血性休克动物模型的制备一般采用动脉插管放血的方法。不论是大动物如犬，还是小动物如大白鼠或小白鼠，都可以通过插管放血诱导休克，在 5～10min 内使血压下降至 40～50mmHg，通过输、抽少量血维持低血压状态，维持时间取决于研究所需要的休克程度。也可以通过自体血和其他复苏液体的回输，从而复制缺血－再灌注和休克复苏等模型。

（二）败血性休克模型

败血性休克动物模型一般采用内毒素（脂多糖，LPS）静脉注射或盲肠结扎穿孔（cecal ligation and puncture，CLP）致腹膜炎来诱导。通过测定血流动力学指标，判断脓毒血症发生的程度；根据血压的变化，判断是否发生了败血性休克。内毒素注射如果用于大白鼠缺乏敏感性，重复性欠佳，故多用于小白鼠模型。而 CLP 是目前使用的最接近临床表现的啮齿类动物败血症模型，30 年来被广泛用于脓毒血症的发生机制、诊断和预警以及复苏治疗等研究。

（三）心源性休克

通过结扎动物冠状动脉左前降支造成大面积心肌梗死可复制心源性休克模型。本模型适用于从犬到小白鼠等动物，通过结扎冠状动脉左前降支末梢、中部或根部下方等不同部位，并进行心输出量和血压的监测来控制和判断心肌梗死的范围和心源性休克的发生。

（四）烧伤性休克模型

烧伤性休克的动物模型多采用小动物（大白鼠和小白鼠）脱毛后热水烫伤的方法来复制。通过烫伤髂前上棘以下肢体或背部皮肤来复制烫伤，其程度由水温和时间来控制。一般 80℃热水，30 秒烫伤大鼠髂前上棘以下肢体可以造成 30%～40% 的深Ⅱ度烧伤；背部烫伤的水温要达到 100℃才有相同的效果。

目前，高血压和休克发生机制的研究早已深入到细胞和分子水平，细胞模型多种多样；离体灌注心脏、大血管环和游离灌注的微血管等都可用于相关的研究，在此不一一赘述。

（黄巧冰）

参 考 文 献

[1] Annane D, Bellissant E, Bollaert PE, et al. Corticosteroids in the treatment of severe sepsis and septic shock in adults: a systematic review. JAMA, 2009, 301: 2362-2375

[2] Barbee RW, Reynolds PS, Ward KR. Assessing shock resuscitation strategies by oxygen debt repayment. Shock, 2010, 33: 113-122

[3] Bernatova I, Conde MV, Kopincova J, et al. Endothelial dysfunction in spontaneously hypertensive rats: focus on methodological aspects. J Hypertens Suppl, 2009, 27: S27-31

[4] Blaustein MP, Zhang J, Chen L, et al. The pump, the exchanger, and endogenous ouabain: signaling mechanisms that link salt retention to hypertension. Hypertension, 2009, 53: 291-298

[5] Emerson RJ, Lungstrom N. Alterations in blood flow. In: Copstead LC, Banasik JL ed. Pathophysiology. 4th ed. Saunders Elsevier, 2010, 347-393

[6] Hubbard WJ, Choudhry M, Schwacha MG, et al. Cecal ligation and puncture. Shock, 2005, 24 Suppl 1: 52-57

[7] Manunta P, Ferrandi M, Bianchi G, et al. Endogenous ouabain in cardiovascular function and disease. J Hypertens, 2009, 27: 9-18

[8] McCance KL, Brashers V. Structure and function of the cardiovascular and lymphatic system. In: Huether SE, McCance KL ed. Understanding Pathophysiology. 4th ed. Mosby Elsevier, 2008, 567-692

[9] Nilsson H, Aalkjaer C. Vasomotion: mechanisms and physiological importance. Mol Interv. 2003, 3: 79-89

[10] Paul M, Poyan Mehr A, Kreutz R. Physiology of local renin-angiotensin systems. Physiol Rev, 2006, 86: 747-803

[11] Schmid-Schonbein GW, Hugli TE. A new hypothesis for microvascular inflammation in shock and multiorgan failure: self-digestion by pancreatic enzymes. Microcirculation, 2005, 12: 71-82

[12] Spinella PC, Holcomb JB. Resuscitation and transfusion principles for traumatic hemorrhagic shock. Blood Rev, 2009, 23: 231-240

[13] Stadlbauer KH, Wenzel V, Krismer AC, et al. Vasopressin during uncontrolled hemorrhagic shock: less bleeding below the diaphragm, more perfusion above. Anesth Analg, 2005, 101: 830-832

[14] Steckelings UM, Rompe F, Kaschina E, et al. The evolving story of the RAAS in hypertension, diabetes and CV disease: moving from macrovascular to microvascular targets. Fundam Clin Pharmacol, 2009, 23: 693-703

[15] Vincent JL, Bernard GR, Beale R, et al. Drotrecogin alfa (activated) treatment in severe sepsis from the global open-label trial ENHANCE: further evidence for survival and safety and implications for early treatment. Crit Care Med, 2005, 33: 2266-2277

[16] Zhao KS, Xu Q ed. Molecular Mechanism of Severe Shock. India. Research Signpost, 2009

第十三章　心脏泵血功能障碍与心力衰竭

第一节　概　　述

一、心脏泵血功能障碍和心力衰竭的概念

心脏的泵血功能包括舒张期充盈和收缩期射血两个方面。生理条件下，心脏的泵血功能能够广泛适应机体不同的代谢需求，表现为心输出量可随机体代谢率的增长而增加。在各种病因的作用下，心脏的收缩功能降低（depressed contractility），舒张功能障碍（diastolic dysfunction），导致心输出量减少，机体血液动力学障碍（abnormal hemodynamics），即心泵功能障碍（impaired cardiac function）。

当心脏受损，心输出量减少时，机体就动员代偿机制来增加心输出量，以适应机体的需求。如果通过代偿心输出量仍然不能满足组织细胞代谢的需要，就进入了心功能不全的失代偿阶段，即心力衰竭。心力衰竭（heart failure）是指在各种致病因素的作用下，心脏结构和功能异常引起的心室灌注和心搏出量绝对或相对不足，以至不能满足机体代谢的需要，从而引起一系列复杂的病理生理改变的临床综合征。

对心力衰竭的认识，最早认为心力衰竭就是心输出量不足所引起的血液动力学障碍。随着生物化学、细胞生物学和电生理学的发展，特别是兴奋收缩偶联机制的揭示，心血管活性多肽、神经介质、细胞因子和生长因子的发现和对炎症、免疫、应激、代谢、重塑和代偿等生理和病理过程的认识，深化了对心力衰竭的理解，现在已经认识到心力衰竭不单纯是血液动力学的障碍，而是神经－内分泌调节障碍（neurohumoral regulatory disorder）引起的循环动力结构和功能失代偿的复杂临床综合征。

二、心脏泵血功能障碍和心力衰竭的原因和发生机制

导致心脏泵功能障碍和心力衰竭的因素很多，从病理生理角度可归纳为以下四类。

（一）原发性心肌收缩舒张功能障碍

心肌本身结构性或代谢性损害所致的心肌收缩和/或舒张功能障碍。

1．心肌病变　心肌细胞变性、坏死及心肌组织纤维化而使心肌收缩功能受损（如心肌梗死、心肌炎、扩张型心肌病等）或舒张功能受损（如肥厚型或限制型心肌病等）。

2．心肌代谢障碍　心肌缺血（冠心病）、缺氧（肺心病、严重贫血）、营养不良（维生素 B_1 缺乏）、线粒体异常（扩张型心肌病、糖尿病心肌病）、电解质紊乱（低钾血症）等，不仅可引起心肌能量代谢障碍，长期心肌代谢异常还可导致心肌病变，从而使心肌收缩和舒张功能降低。

（二）长期心脏负荷过重

原本正常的心肌，在处于长时间的过重工作负荷时会发生适应性结构重塑，最终导致

心肌舒缩功能障碍。

1. 压力负荷过重（pressure overload）又称后负荷过重，动脉血压升高（如高血压、肺动脉高压）、瓣膜狭窄（如主动脉瓣或肺动脉瓣狭窄），或心室流出道阻塞（如主动脉缩窄）等均可使心室收缩时承受的阻力负荷（又称压力负荷）增大。

2. 容量负荷过重（volume overload）又称前负荷过重，主要见于下列原因导致的心室舒张末容量增大：①瓣膜反流（如主动脉瓣或肺动脉瓣关闭不全）；②先天性异常导致的分流（如室间隔或房间隔缺损）；③高输出量状态（如甲状腺功能亢进、贫血、动静脉瘘等）。

（三）心室充盈受限或心肌僵硬度增加

缩窄性心包炎或心包填塞等心包疾病，由于心包黏连、增厚、钙化或心包腔大量积液（血）而使心室充盈受限。病理性心脏重塑，由于心肌纤维化，心肌细胞肥大可使心肌的硬度增加，导致心肌的舒张受限，甚至舒张功能障碍。

（四）心律失常

表现为心脏冲动形成或传导障碍，如心动过速、心动过缓、期前收缩和心室纤颤以及严重的房室传导阻滞等。快速性心律失常，当心率 >180 次/分钟时，心室充盈时间显著缩短，使充盈量减少。缓慢性心律失常，当心率 <35 次/分钟时，也可使心输出量显著减少。

三、心力衰竭的诱因和分类

（一）心力衰竭的诱因

据调查，约有 80%～90% 的心功能不全患者是在一定诱因作用下引发的。因此，了解和控制诱因，对防治心力衰竭有重要的实际意义。导致心力衰竭常见的诱因有：

1. 全身感染　任何严重的感染均可诱发心力衰竭，其机制包括发热、咳嗽引起机体代谢率增加，加重心脏的血流动力学负荷。另外，感染所产生的内毒素可以直接抑制心肌的收缩，肺部感染可以减少心肌供氧，这些都促进了心力衰竭的发生。

2. 体力活动、情绪激动和环境压力　紧张而持久的体力活动或过度疲劳，以及剧烈的气候变化都是诱发心力衰竭的常见因素。

3. 妊娠和分娩　诱发心衰的原因是多方面的：①妊娠的生理需要，妊娠期血容量逐渐增加，到临产期可增加 50%，从而增加了心脏容量负荷；②心率加快和心输出量增加，使心肌耗氧量增加；③临产期由于腹内压增高、宫缩阵痛以及产妇精神紧张等因素，均可因心脏负荷和心肌氧耗的增加而诱发心衰。

4. 酸碱平衡和电解质代谢紊乱　机体酸中毒时，主要通过以下机制影响心功能：①H^+ 与 Ca^{2+} 竞争性结合肌钙蛋白，抑制 Ca^{2+} 与肌钙蛋白的结合，从而阻碍兴奋 - 收缩偶联过程；②降低收缩蛋白对钙的敏感性；③H^+ 可以抑制肌球蛋白 ATP 酶的活性，使能量供应障碍，肌丝滑动能力减弱。

5. 应用抑制心脏的药物　许多药物可以抑制心肌收缩，包括非二氢吡啶类钙离子拮抗剂（维拉帕米和地尔硫䓬）、部分抗心律失常药物、吸入性及静脉注射用麻醉剂以及抗肿瘤药物如阿霉素等。心功能不全的患者，使用这些药物时，均可能诱发或加重心力衰竭。

（二）心力衰竭的分类

心力衰竭的分类具有重要的临床指导意义，而目前针对心力衰竭的分类方法很多，简述如下：

1. 按心力衰竭的发病速度分类

（1）急性心力衰竭（acute heart failure） 在短时间内心脏收缩舒张功能严重受损，泵血能力急剧下降，机体往往来不及启动代偿适应机制。常见于急性大面积心肌梗死、严重心肌炎、严重心律失常等。

（2）慢性心力衰竭（chronic heart failure） 心力衰竭大多呈慢性经过，心脏功能和结构缓慢受损，病情进行性加重。初期，机体通过发挥心脏和心外的代偿机制，使心脏泵血功能尚能适应机体代谢需要。但随着病情的不断发展，心脏和心外的代偿能力逐渐丧失，心脏泵血功能不能满足机体需要，进入心脏功能失代偿期，机体也随之出现心力衰竭症状。

2. 按心力衰竭的发病部位分类

（1）左心衰竭（left heart failure） 由于左室收缩或舒张功能障碍，导致心脏泵血功能下降，残留在左心的血量增多。临床表现主要是肺循环淤血和心输出量不足，常见于冠心病、心肌病、高血压病、二尖瓣关闭不全等。

（2）右心衰竭（right heart failure） 由于右心室不能将体循环回流的血液充分排至肺循环，右心室压力增加。临床表现主要是体循环淤血，常见于肺栓塞、肺动脉高压、慢性阻塞性肺疾病、三尖瓣关闭不全等。

（3）全心衰竭（whole heart failure） 某些疾病如风湿性心脏病、心肌炎可使左右心同时受累，发生全心衰竭。此外，左心或右心衰竭的终末期都可以演变成全心衰竭。

3. 按心肌收缩或舒张障碍分类

（1）收缩性心力衰竭（systolic heart failure）表现为心肌收缩功能的障碍，以心肌收缩的速度和力量下降、射血分数降低为主要特征。

（2）舒张性心力衰竭（diastolic heart failure）表现为心肌舒张功能障碍，以舒张期心肌的主动松弛能力受损和心室顺应性降低为主要特征，而收缩功能正常或者几乎正常。

第二节 心脏泵血功能损害的适应和代偿机制

当心脏本身的病理改变引起心脏泵血功能损害时，机体将发生多种适应性改变以代偿心脏的泵功能。主要代偿机制包括：①代偿性激活神经－内分泌系统；②动用心脏泵功能的储备；③发生心肌肥大与重塑；④组织对低灌流状态的适应。简要归纳为图 13-1。

在最初的心功能代偿阶段，这些适应性变化对于维持心泵功能、血流动力学稳态及重要器官灌注起着十分重要的代偿作用。然而随着时间的推移，它们的有害作用则逐渐突显出来，反而成为加重心脏结构重塑和促进心力衰竭的重要因素。

一、神经－内分泌系统的激活

血液循环保持两个基本的协调关系，即心输出量与机体总的代谢水平相适应以及器官的血流量与其功能状态相适应，这些都依赖于神经－内分泌系统的调控活动。当心脏泵血功能损害危及血流动力学稳态（心输出量减少及血压降低）时，体内的神经系统被激活，

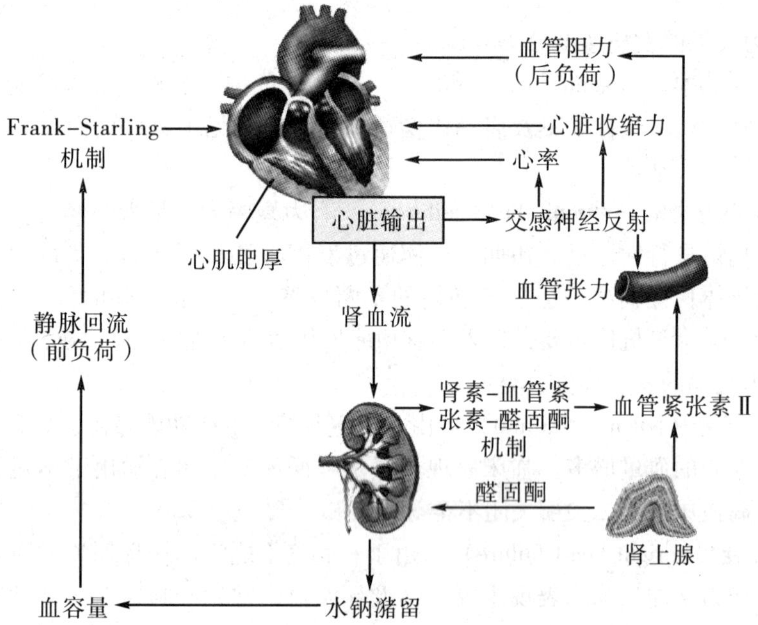

图 13-1　心泵功能降低时的代偿机制示意图

多种神经激素分泌增多，如肾上腺素、去甲肾上腺素、血管紧张素、加压素和内皮素等，它们的受体都是 G 蛋白偶联受体（详见第三章）。

神经 – 内分泌系统的激活在心脏泵血功能损害的适应和代偿过程中发挥重要作用。但是过度激活或这些神经激素的长时间作用可导致各种心肌结构及功能的病理改变，包括心肌细胞的肥大、凋亡以及心肌收缩力下降等，这些反而成为推动心力衰竭发生发展的重要因素（图 13-2）。

（一）交感神经系统活性增强

交感神经系统的活性增强，是应对心输出量减少的早期反应。交感和副交感神经系统对心血管中枢的调控受来自两类感受器的传入信号反馈调节。一类是位于主动脉弓及颈动脉窦的动脉压力感受器及位于心房、心室及胸腔大血管的心肺压力感受器。当它们所感受到的牵张刺激增强时，发放冲动传入心血管运动中枢，结果使心率减慢、血管扩张及血压下降，属于对交感神经紧张性活动起抑制性作用的感受器。另一类是位于主动脉体和颈动脉体的化学感受器以及位于肌肉组织的代谢感受器（metaboreceptor）。它们的功能是感受化学刺激，发放冲动传入心血管运动中枢，引起升压反射，结果使心率增快、血管收缩及血压升高，故属于兴奋性感受器。交感神经兴奋时末梢释放去甲肾上腺素增多，肾上腺髓质的分泌增强，使血浆儿茶酚胺浓度显著升高。儿茶酚胺通过肾上腺素受体（adrenergic receptor，AR）介导心脏的正性变力和变时效应，使心肌收缩能力增强、心率增快。AR 分为 α_1-、α_2-和 β-AR 三型。在正常心脏，α_1-AR 及 β-AR 各种亚型均有表达，其中 β_1-AR 约占

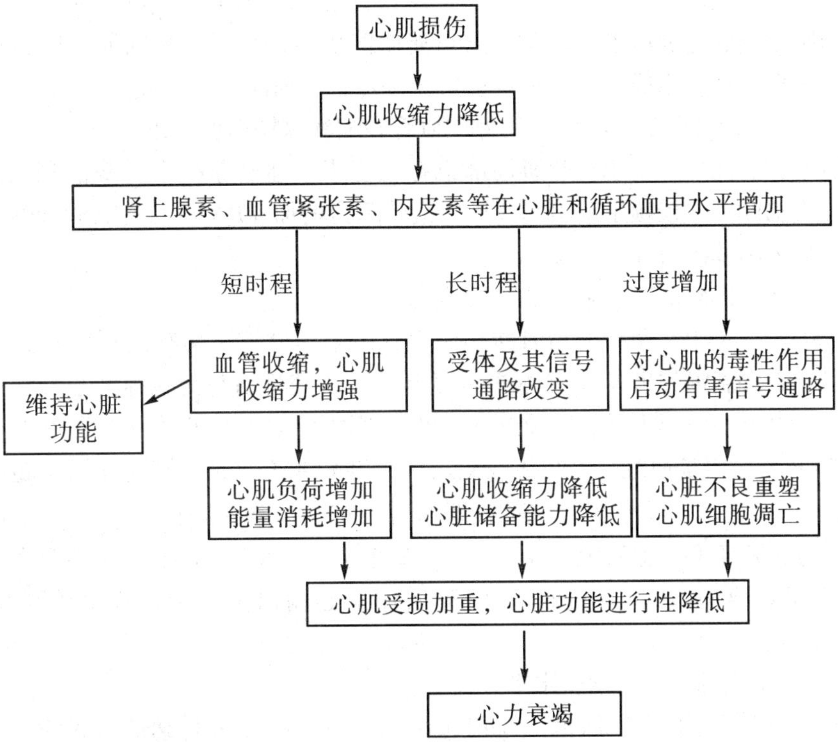

图 13-2　神经 - 内分泌系统激活在心泵功能损害时的代偿作用及不利影响

70%～80%。交感神经 - 儿茶酚胺激活的 β-AR/G_s/AC/cAMP/PKA 通路参与调节受磷蛋白（phospholamban），兰尼定受体（Ryanodine receptor，RyR）、L 型钙通道及心肌肌钙蛋白 I 等，从而增强心肌收缩力。儿茶酚胺还通过激动 α_1-AR 介导外周血管收缩，其中肾血管收缩，使肾素 - 血管紧张素系统激活、血管升压素释放增加、水钠潴留，同时使容量血管收缩进而使静脉回心血量增加；阻力血管收缩以维持血压并保证重要器官的血流灌注。这些效应在短时间内，尤其是急性心力衰竭时，对维持心脏泵血功能及血流动力学稳态起着极为重要的支持作用。但是交感神经系统的持续过度激活则会产生有害作用。

（二）肾素 - 血管紧张素 - 醛固酮系统激活

在心脏功能下降，心输出量减少情况下，血管收缩系统活性增高，主要是肾素 - 血管紧张素 - 醛固酮系统（renin-angiotensin-aldosterone system，RAAS）、内皮素系统和副交感神经系统等，使外周血管收缩和血容量增加，结果是心输出血量的重新分配，保证心、脑等重要脏器的血液供应，也使非致命器官的血液供应减少。RAAS 主要通过三个途径激活：①通过交感神经兴奋，刺激肾小球旁器的 β_1-AR；②肾血流量减少激活肾血管床的压力感受器；③限盐和利尿剂使致密斑的钠负荷降低。血管紧张素受体（angiotensin Ⅱ receptor）分为两型，Ⅰ型（AT1）和Ⅱ型（AT2）。AT1 受体又可进一步分为 1a 和 1b 两种亚型。血管紧张素Ⅱ（angiotensin Ⅱ，AngⅡ）具有强大的缩血管作用，通过激动血管平滑肌上的AT1受体，引起全身广泛的血管收缩，特别是皮肤、骨骼肌、内脏和肾脏的血管收缩，从而维持机体的动脉血压和重要脏器的灌注。还可刺激醛固酮的释放，醛固酮可以促进肾远曲小管和集合管对水和钠的重吸收，从血容量角度保障脏器灌注。

但是，RAAS的持续过度激活，使外周血管收缩和水钠潴留加重，因此使心室的前、后负荷均明显增加。此外，由于在心肌局部也存在肾素－血管紧张素－醛固酮系统，Ang Ⅱ所诱导的心肌肥厚可不依赖于其引起的外周血管阻力增加。RAAS在心肌病理性重塑中的作用已得到了临床和基础研究的证实。

（三）血管升压素水平升高

血管升压素（AVP）又称为精氨酸加压素，由垂体分泌，具有抗利尿和周围血管收缩的生理作用。心力衰竭的患者AVP水平常显著升高，其机制与交感神经系统和RAAS激活有关。此外，由于心房压力感受器敏感性降低，因而不能对AVP的释放发挥正常的抑制作用。已知AVP的作用是通过三种受体（V_{1A}、V_{1B}和V_2）介导的。通过作用于髓袢升支粗段和集合小管的V_2受体，增加水的重吸收即通常的抗利尿作用。而心力衰竭时异常增高的AVP还可通过作用于心、血管上的V_{1A}受体，发挥收缩血管及对心脏的负性变力作用。因此循环AVP水平显著升高，可致前、后负荷增加及心输出量减少，从而加剧心力衰竭的进展。

（四）心脏组织及血浆利钠肽水平升高

人体内有三种利钠肽/钠尿肽（natriuretic peptide）：心房利钠肽（ANP），脑利钠肽（BNP）及C型利钠肽（CNP）。它们分别通过三型受体发挥作用。A型和B型受体主要介导扩血管和利尿排钠作用，C型受体可能主要起清除受体的作用，与中性肽内切酶一起调节利钠肽水平。心衰患者血浆ANP及BNP水平均升高。这是由于心肌细胞表型改变，原本在胎儿期高度活化的利钠肽基因又重新活跃，心房尤其是心室表达增强的结果。正常人心房仅有很低水平的BNP及CNP表达，主要分泌ANP。心力衰竭患者心房ANP含量无明显变化，而BNP及CNP含量分别比正常增加10倍和2～3倍。正常心室肌中仅含很少量的ANP，心力衰竭患者三种利钠肽在心室中含量均明显升高。在室壁应力升高的刺激下ANP及BNP释放增加，导致循环水平升高。

一般认为，ANP有三方面的有益作用：①肾排水钠增加；②左、右心室充盈压降低；③血浆NE、AVP水平及肾素活性降低。此外还有证据表明ANP可直接抑制心肌细胞肥大及心脏成纤维细胞的DNA合成。但与正常个体相比，心力衰竭患者或实验动物对输注ANP的血流动力学效应及利尿排钠效应的反应性降低，机制尚不清楚。此外，心力衰竭患者循环内皮素-1（endothelin-1，ET-1）水平升高，可能在这些患者肺动脉高压的发生中起有重要作用。在血流动力学负荷增加及循环NE增多的刺激下，心肌细胞和非心肌细胞表达多种肽类生长因子及细胞因子，这些肽类介质以及NO等通过旁分泌和自分泌介导细胞间的相互作用，参与心室重构。

二、动用心脏泵功能储备，提高心输出量

心脏的适应机制包括迅速发动的代偿机制（功能性调整）和缓慢持久的适应机制（结

构性改建)。快速启动的代偿活动实际上是机体应付生理应激的反应，即通过对心率、前负荷以及心肌收缩性的调控，动用泵功能储备。

（一）心率加快

心率加快是一种快速而直接的机体代偿反应，主要是由于交感神经兴奋性增强以及儿茶酚胺分泌增加而引起。启动心率加快代偿反应的机制主要有：①心衰时心输出量减少，血压下降，对于主动脉弓和颈动脉窦压力感受器的刺激减弱，促使心率加快；②由于心输出量减少，心室舒张末压增高，使得心房和腔静脉压增高，刺激容量感受器，引起交感神经兴奋，心率加快；③心衰时动脉血氧分压下降，刺激主动脉体和颈动脉体的化学感受器，兴奋呼吸中枢，反射性引起呼吸加深加快和心率增加。

在心脏泵血功能受损，搏出量低而相对固定时，心率增快对于维持心输出量无疑是重要的代偿机制之一。但心率>150次/分钟时即可因充盈时间缩短而使搏出量减少。心率>170次/分钟时，由于搏出量显著减少反可使心输出量降低。而这种代偿机制的代价是心肌耗氧量增大及冠脉血流量减少。

（二）增加前负荷

通过心泵功能的自身调节（异长调节）使搏出量增加，这是心脏对急性血流动力学改变的重要代偿机制。当心室舒张末容积和压力增加时，心肌的初长度增加，根据第一节中提到的Frank-Starling定律，心肌的收缩力和心输出量在一定范围内和心肌的初长度呈正相关，即初长度越长，心肌收缩力就越强，心输出量也随着增加。若长度超过一定限度，随着心肌初长度的增加，心肌收缩力和心输出量反而下降。

神经-体液调节机制通过水钠潴留和容量血管收缩使体循环平均充盈压升高，静脉回心血量增加，从而使心室舒张末容积及充盈压增大。以左心室为例，左室充盈压由通常的0.7~0.8kPa（5~6mmHg）增大到1.6~2.0kPa（12~15mmHg）时，心肌的初长度达最适水平。肌小节的长度也由1.7~1.9μm增加到2.0~2.2μm。此时粗细肌丝处于最佳重叠状态，可形成的有效横桥数目达到峰值，因而可使心肌收缩力增强，心输出量增加。

异长调节是心肌固有的自身调节机制。它通常是在心肌收缩能力降低，引起回心血量与搏出量不相适应时，发挥快速、应急性调节作用。左室充盈压>2.4kPa（18mmHg）时，顺应性显著降低，舒张末容量不再增加，因此在未发生心室结构性扩张时，左室舒张末容量只能增加10%。随着心肌收缩能力降低，心室功能曲线趋于低平，充盈压升高非但不能使搏出量显著增加，反而使它的三个有害作用充分地表现出来：①充盈压的过度增加使静脉淤血加重；②心腔半径增大使收缩期室壁应力增加，导致心肌耗氧量增大；③舒张末压升高和心肌静息张力增大，增加了心脏舒张期血液灌注阻力，可致心内膜下心肌缺血。

（三）增强心肌收缩力

通过心肌收缩力的增强（等长调节）使得心输出量增加，同样是心泵功能减低时机体的基本代偿机制。心肌收缩力是指不依赖于心脏前、后负荷而改变其力学活动的一种内在特性。心泵功能减低时，由于交感神经兴奋、儿茶酚胺、血管紧张素Ⅱ以及其他有正性肌力作用的物质分泌增加，这些第一信使可以与心肌细胞膜上的相应受体（如β-AR）相结合，增加胞质cAMP浓度，使cAMP依赖的蛋白激酶（PKA）激活，通过肌膜钙通道蛋白质的磷酸化而使其开放程度增加；肾上腺素、血管紧张素等与其受体结合后，还可通过 Gq 激活 PLC，产生脂质双信使 IP_3 和 DAG。IP_3 能激活心肌内质网/肌质网上作为 Ca^{2+} 通道的 IP_3 受体，使内质网/肌质网释放 Ca^{2+}，导致心肌兴奋后胞浆 Ca^{2+} 浓度瞬间升高（瞬变）程度增加，Ca^{2+} 通过与肌钙蛋白结合而发挥正性肌力的效应（图 13-3）。

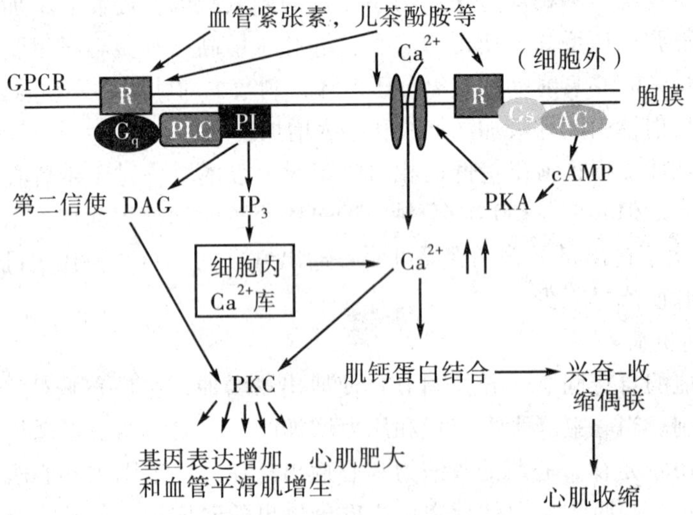

图 13-3 儿茶酚胺和血管紧张素增强心肌收缩力的机制

心肌收缩力增强，可在不改变前后负荷的情况下提高心输出量。从理论上讲，这种代偿功能远较加快心率和增大前负荷更有效、经济。但实际上，在慢性心力衰竭时往往由于心肌收缩能力的降低以及心肌对儿茶酚胺的反应性下降，致使这种代偿机制受到限制。

（四）心肌肥厚和心肌重塑

1. 概念和分类 心肌组织中，心肌细胞数量占心脏总细胞数量的 20%～30%，但体积却占心脏总体积的 75%。心肌间质由成纤维细胞、血管、淋巴管、神经末梢以及细胞外基质组成。心脏是一个终末分化器官，其生长主要依赖于心肌细胞的增大，而并非细胞数量的增多。心肌细胞肥大就是指心肌细胞在外界刺激因素作用下导致的细胞蛋白质合成的增加，体积增大，肌节数量增多及排列形式以及相应的基因表达改变。心肌肥厚（cardiac hypertrophy/myocardial hypertrophy）是指心肌不仅有心肌细胞肥大，而且伴有心肌间质的改变。心肌重塑（cardiac remodeling）不仅有心脏量的增加（心肌肥厚），还伴随着质的变化（细胞表型改变）；改变的不仅是心肌细胞，还有非心肌细胞（成纤维细胞、血管平滑肌细胞及内皮细胞等）和细胞外基质（主要是胶原纤维），表现为心肌细胞肥大、凋亡和坏死，成纤维细胞增殖和细胞外基质沉积，心肌血管相对或绝对数量减少以及心脏神经芽生和分布改变等。心肌肥厚和心肌重塑是心脏长期负荷过重而逐渐发生的一种慢性代偿机制（图 13-4）。

根据心肌肥厚是否会发展为病理性重塑和发生心脏功能衰竭可将其分为生理性心肌肥

厚和病理性心肌肥厚。前者主要是指心脏在生理条件下，如运动锻炼等诱导的心肌适应性生长；而后者主要是指在各种病理因素诱导的心肌肥厚，可向心力衰竭发生转变。根据心肌肥厚时心腔形态学特征可分为向心型肥厚和离心型肥厚，其代表性诱发因素分别是压力负荷（如高血压及主动脉瓣狭窄等）及容积负荷（如脉瓣关闭不全等）。向心型肥厚表现为室壁及室间隔厚度增加，而心室腔内径变小，心肌细胞表现为宽度比其长度的增加更为明显。因此，心肌细胞的横切面积相对于长度来说增加更明显，离心型肥厚的室壁及室间隔的厚度与心腔的内径及容积等比例增加，心肌细胞长度相对于横切面积来说增加明显。心肌肥厚还可根据功能意义分为适应性心肌肥厚（adaptive，cardiac hypertrophy）和不良适应性心肌肥厚（maladaptive，cardiac hypertrophy）。前者主要见于出生后心肌在正常营养状态下随年龄的自然生长以及运动锻炼等诱导的生理性心肌肥厚，而后者则是由过度的血流动力学负荷刺激所诱导的病理性心肌肥厚。

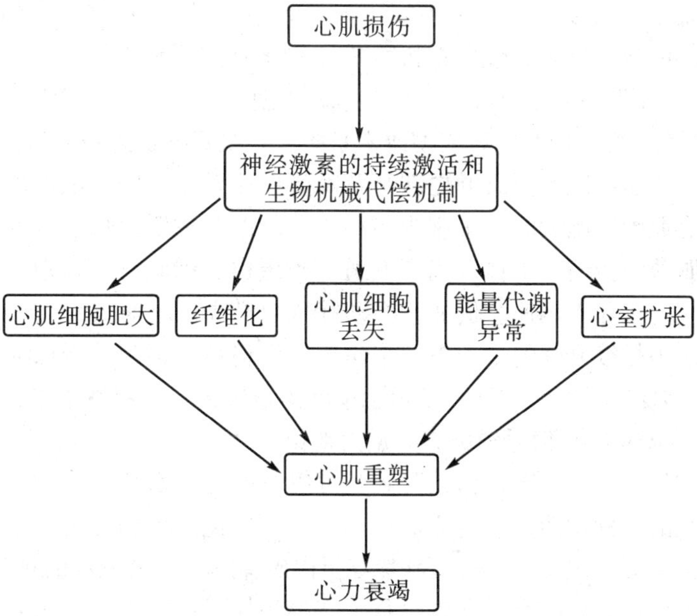

图 13-4　心肌重塑的发生机制

2. 发生机制

（1）心肌细胞增殖　传统理论认为，在胎儿期，心肌细胞快速增殖，出生后不久即丧失了这种能力。然而在退出细胞周期之前，心肌细胞还是要经历一个不完全的细胞分化周期，导致核分裂与胞质分裂的分离，从而形成了双核心肌细胞。因此，心肌细胞随后的各种生理及病理刺激引起的生长反应都表现为细胞的肥大，指心肌细胞在外界刺激因素作用下导致的细胞蛋白质合成的增加，体积增大，肌节数量增多及排列形式以及相应的基因表达改变。形态学上表现为肌原纤维密度增加，出现成熟的闰盘等。然而据估算，出生时心肌细胞的数量大约是1×10^9个，而对于一个20岁成年男性来说，其左右室心肌细胞数量则可分别达到5.8×10^9及2.0×10^9个心肌细胞。目前还不清楚这种心肌细胞数量增加是在出生后数月内发生，还是随年龄增加逐渐发生。由于心脏在正常老化过程及各种病理刺激下同时伴有大量的心肌细胞丢失，因此得以保持心肌细胞数量上的稳定。在高血压重度心肌肥厚患者观察到心肌细胞数量增加可达20%～100%，而压力负荷诱导的大鼠心脏肥厚，这一比例仅为20%～45%。利用^3H脱氧胸腺嘧啶参入实验观察在心肌细胞特异表达β-半乳糖苷酶的成年转基因小鼠，正常情况下，DNA合成比例可占心肌细胞总数的5/100万，而在心肌坏死周边其比例可达8/100万。此外，在心肌梗死区边缘也可观查到心肌细胞有丝分裂，而且有丝分裂比例明显高于胎儿心脏。这些结果提示，成年心肌细胞可能并非全部都是终末分化细胞，仍具有部分DNA复制能力，少量细胞还保留着增殖分化的潜能。然而，这种微量的心肌细胞增殖对于在病理状况下保持心肌结构和维持心脏功能的意义还值得进一步研究。

（2）心肌细胞表型改变　表型（phenotype）改变即心肌细胞“质”的改变。其分子基础是构成心肌细胞的蛋白质多态性。在机械信号和化学信号刺激下，通常在成年个体心脏处于静止状态的胎儿期基因被激活，并表达胎儿型蛋白质，从而使细胞器在“质”和“量”两方面都发生改变。因此这种表型改变是肥大心肌舒缩功能降低的主要原因。

正常情况下，心肌细胞蛋白质的更新是各种蛋白质合成与降解的有序、精密调控下保持平衡的结果。心肌细胞肥大时，细胞内多种蛋白质的合成明显增加，远远大于其降解速率，包括心肌细胞收缩蛋白、受体及离子通道等膜蛋白、细胞骨架蛋白、蛋白激酶及转录因子等，而且这一过程非常迅速。例如在主动脉压力升高3小时后即可看到有蛋白合成的显著增加，而在压力持续升高的情况下，采用放射标记技术显示总蛋白或肌球蛋白的合成在第5～6天显著增加，肌原纤维增多变粗，细胞体积增大。心肌细胞蛋白质合成增加的分子机制中，PI3K/Akt/mTOR信号通路具有重要地位。

蛋白质更新的另一方面，即蛋白质降解，可以及时清除那些被异常氧化、错误折叠的蛋白质，调节细胞的多种功能，维持心肌结构稳态。因此，蛋白水解对心功能，尤其是在心肌重构中也非常重要。主要有三种机制参与蛋白质降解：①钙依赖的钙蛋白酶（calpain）系统，参与肌纤维蛋白最初的蛋白水解过程；②溶酶体蛋白酶系统，主要降解细胞外蛋白及膜蛋白；③泛素－蛋白酶体系统（ubiquitin-proteasome system）参与绝大多数细胞内蛋白的降解，这一过程的启动首先由泛素活化酶E1在ATP存在情况下激活泛素，随后活化的泛素被转移到一个泛素连接酶E2，并在泛素连接酶E3的催化下与目的蛋白的赖氨酸残基结合，这一过程的反复发生，就形成了泛素链。此外，泛素连接酶E3还可调控其他肥厚相关信号通路中的关键信号分子活性，如PKC等。因此，基于蛋白质更新在心肌肥厚发生过程中的作用，直接针对蛋白质合成和降解的干预可望成为心肌肥厚防治的新策略。

（3）细胞外基质改建　细胞外基质（extracellular matrix，ECM）是存在于细胞间隙、肌束之间及血管和神经周围的糖蛋白、蛋白多糖及糖胺聚糖的总称。其中最主要的是纤维状的Ⅰ型和Ⅲ型胶原，它们包绕并连接心肌细胞（肌内膜）和心肌束（肌束膜），并构成心外膜、心内膜及中心纤维环。这样一个网络结构不仅构成使心肌细胞、血管及神经末梢能有序组合起来的骨架，而且参与力的传递及整合，因而是决定心肌伸展及回弹性能（僵硬度）的重要因素。

在心肌细胞肥大的同时，间质中的纤维细胞也在机械负荷及化学信号（如血管紧张素Ⅱ、醛固酮、多肽生长因子、内皮素-1 等）的刺激下活化（表型改变），成为有增殖能力和活跃分泌能力的成纤维细胞。它们一方面以前胶原蛋白分子形式分泌大量不同类型的胶原及其他 ECM 成分，同时又调控细胞外基质中的胶原酶和肽内切酶等与胶原分解、聚合、成熟相关酶的活性，从而使胶原网络结构的生化组成（如Ⅰ型与Ⅲ型胶原的比值）和空间结构都发生了改变，称为胶原网络的生化重塑（biochemistric remodeling）与结构重塑（structural remodeling）。

胶原重塑也是一种适应。Ⅲ型胶原较纤细，主要包绕心肌细胞并构成心肌细胞之间及肌束之间具弹簧样螺旋结构的侧向连接，它的伸展性及回弹性较好。改建早期，Ⅲ型胶原常明显增多，这对于心肌细胞肥大及肌束组合的重新排列无疑是十分有利的。而Ⅰ型胶原是与心肌束平行排列的粗大胶原纤维的主要成分，它的增加可提高心肌的抗张强度，以防止在室壁应力过高的情况下，心肌细胞侧向滑动（slippage）而造成的室壁变薄和心腔扩大。故在重塑后期常以Ⅰ型胶原增加为主。然而胶原量的增多，尤其是Ⅰ型胶原增多，不仅使心肌的僵硬度增大，而且也妨碍了血管扩张和血流量增加。随着心肌细胞的死亡，胶原进行性增多，结果使心肌舒缩障碍进一步恶化。

（4）机械刺激和神经体液因素的作用　通常情况下，心肌肥厚多是由复合因素共同作用的病理过程，而一旦这些刺激因素去除或者减弱，心肌肥厚可出现可逆性改变。广义上，诱导心肌肥厚的因素可分为两大类，机械刺激和神经体液因素。前者包括各种压力负荷和容积负荷的直接刺激，即使在没有神经体液因素存在的条件下，直接对新生或成熟心肌细胞进行机械牵张刺激也可诱导出典型的细胞肥大表型，但其作用机制尚不十分清楚。诱导心肌肥厚的各种神经体液因素，已报道的有 G 蛋白偶联受体激动剂，包括 α_1 及 β-AR 激动剂如肾上腺素和去甲肾上腺素，血管紧张素Ⅱ、内皮素-1（endothelin-1，ET-1）等，盐皮质激素受体激动剂如醛固酮，促炎细胞因子，包括 TNF-α，gp130 受体家族如 IL-6、白血病抑制因子（leukaemia inhibitory factor，LIF）及 cardiotrophin 1（CT-1）等，肽类生长因子如成纤维细胞生长因子（fibroblast growth factors，FGF）、胰岛素样生长因子-1（insulin-like growth factor-1，IGF-1）以及血小板衍化生长因子（platelet-derived growth factor，PDGF）等，转化生长因子 β（transforming growth factor-β，TGF-β）家族，甲状腺激素，花生四烯酸代谢产物前列腺素 $F_{2\alpha}$，PKC 激动剂等，以及其他一些物理化学刺激如低氧、氧化应激等。

到目前为止，尽管对心脏形态的发生了解较多，但对心肌细胞的起源、周期调控及其增殖机制尚不清楚。近年来对模式生物包括斑马鱼、果蝇等胚胎发育的深入研究极大地促进了我们对心脏发生发育过程的认识。已经证实的参与心脏发育和形态发生的转录因子有 Nkx、GATA、MEF2、HAND、Irx、Tbx 以及 HRT 等家族。此外，还有调控哺乳动物细胞增殖的许多分子也先后被证实。通常，那些促进细胞周期的分子如细胞周期素（cyclin），细胞周期素依赖性蛋白激酶（cyclin-dependent kinase，CDK）以及一些原癌基因在胚胎心脏都是高表达的，而且在致肥厚因素刺激下其表达也可上调。相反，那些抑制细胞周期的分子如抑制 CDK 的分子却常常在成年心肌表达较多，在致肥厚因素存在下表达下调。除心肌细胞坏死及持续的压力超负荷刺激外，利用体外心肌细胞培养及转基因动物模型，近来也证实了许多体液因子促进心肌细胞 DNA 合成和/或增殖。例如 FGF-1/2、IGF、表皮生长因子、CT-1、神经调节蛋白（neuregulin-1，NRG1）、IL-1β、gp130 受体家族细胞因子、ANF、胰岛素 - 转铁蛋白 - 硒（insulin-transferrin-selenium，ITS）、十四酰佛波醋酸盐（tetradecanoyl phorbol acetate，TPA）及促红细胞生成素（erythropoietin）等。此外，过表达一些细胞内信号分子如 myc、钙调蛋白（calmodulin）、ErbB2、B4 以及转录因子 E2F 等也可促进心肌细胞的增殖。相反，TGF-β、T3、p38 MAPK、二羟维生素 D_3 等却可抑制心肌细胞 DNA 合成和/或增殖。例如，过表达 p38MAPK 可显著抑制胚胎心肌细胞的增殖。在心肌特异性表达 p38MAPK 上游激酶 MKK3bE 可降低胎儿心肌细胞 BrdU 参入的 17.6%。相反，在心肌细胞特异性敲除 p38αMAPK 的小鼠，新生小鼠心肌细胞有丝分裂可增加 92.3%。

三、心脏以外的代偿——外周组织对低灌流状态的适应

心力功能下降时，由于心输出量减少，导致组织的血液灌注量减少。组织缺氧刺激下，红细胞中的 2，3-DPG 含量增加，加之代谢产物的增加，使血红蛋白氧解离曲线右移和血管扩张，以增加组织的灌注。由于血流缓慢，动 - 静脉氧含量差增大。然而，心力衰竭患者往往由于病理因素的存在使内皮功能受损，缺血缺氧引起的扩血管反应明显减弱。这时血管扩张和摄氧率增加远抵不过神经 - 内分泌激活所引起的外周血管收缩效应，造成骨骼肌和多种器官的血液灌注不足。低灌注所致的骨骼肌去适应（deconditioning），如细胞萎缩、氧化酶活性降低及线粒体数减少等，是心力衰竭患者体力活动能力降低的主要外周机制。

第三节　心力衰竭的病理学基础和发病机制

心力衰竭是心脏病理性重塑的终末期表现，是一种神经内分泌调节障碍引起的循环动力学结构和功能失代偿性的严重疾病。心脏结构的病理基础除了上述的心肌细胞体积增大，心肌重量增加外，还同时伴有心肌细胞的凋亡和坏死、心脏成纤维细胞的增殖与转化以及心肌间质的纤维化等病理改变。此外，心肌细胞的代谢和生物学特性也可发生相应的改变，心肌组织毛细血管绝对量和相对分布减少。这些伴随变化不仅可以影响心肌重塑的发展过程，而且也是导致心肌肥厚不良转归的重要机制。

各种心脏病最终发展到心力衰竭的机制尚未完全阐明，但有三个共同的基本因素：①损害心脏泵血功能的原因持续存在和诱因的促进作用。当心肌受损达到一定程度，尽管始动病因可能去除，但心脏重塑的病理机制已经启动，心力衰竭仍会继续进展。②神经 - 体液调控机制过度激活的有害作用。这些神经递质和激素不但使小血管收缩，增加血流动力学的应力和心脏后负荷，还对心肌产生直接的毒性作用，诱导心肌细胞凋亡，促使心肌纤维化，进一步降低心肌的泵血功能。③最根本的因素是心肌本身的工作性能——收缩和舒张功能的进行性降低。

一、心肌收缩功能降低

心肌收缩性是指心肌不依赖于负荷而改变其收缩活动强度和速度的内在特性，它主要取决于心肌细胞的数量、结构、能量代谢、兴奋－收缩偶联以及与收缩相关的信号转导通路。

（一）心肌细胞数量减少及心肌结构改变

1. 心肌细胞坏死　当心肌细胞受到各种严重的损伤，如严重的心肌缺血、心肌炎症、细菌病毒感染以及中毒等作用后，都可以造成心肌细胞坏死（necrosis）。心脏纤维化，不但使心肌细胞舒缩活动的阻力增大，而且妨碍心肌细胞与组织液之间的物质交换而造成细胞窒息（strangle）性死亡。心肌细胞坏死对于心功能的影响主要取决于心肌细胞丧失的量、坏死发生的速度与方式以及坏死心肌的部位等。若心肌梗死使得左心室心肌细胞丧失量达到20%以上，不可避免会造成心功能明显减低。另外，在心肌总坏死量相等的情况下，急骤、大片的心肌细胞坏死容易发生心力衰竭。因为前者不但坏死心肌本身失去收缩功能，而且往往心脏组织重塑来不及形成。

2. 心肌细胞凋亡　细胞凋亡是由细胞内外因素触发细胞内预存的死亡程序而引起细胞死亡的一种方式，又称程序性死亡（详见第四章）。在正常心肌组织，心肌细胞凋亡的发生率是非常低的，1/万～1/10万。然而，许多扩张型、缺血性及肥厚型心肌病的临床研究和各种失代偿性心肌肥厚动物模型的研究都发现，病变心肌的心肌细胞凋亡会增加几个数量级。细胞凋亡所引起的心肌细胞数量减少，是心力衰竭的重要机制之一。在心力衰竭发生发展中出现的许多病理因素，如氧化应激、心脏负荷增加、神经－内分泌系统失调等都是造成心肌细胞凋亡的重要诱因。与其他细胞凋亡的机制一样，调控心肌细胞凋亡的信号通路有两条，即死亡受体通路和线粒体通路。前者主要是指一些细胞因子与死亡受体如TNF超家族受体，Fas等结合后使得受体活化，从而形成一个含有FADD（Fas associated death domain-containing protein）的死亡信号复合体，从而捕获caspase 8并启动caspase蛋白酶凋亡级联反应，降解胞内各种蛋白质及DNA。而线粒体通路主要是指当线粒体外膜通透性增加，导致细胞色素C进入细胞质，从而与大分子骨架蛋白和凋亡蛋白酶激化因子（apoptotic protease-activating factor-1，Apaf-1）形成凋亡小体（apoptosome），捕获caspase 9来启动细胞内caspase级联反应，从而引起细胞凋亡。近来对心肌肥厚分子机制的研究表明，促肥厚信号通路与促凋亡信号通路有着紧密的联系。例如，gp130受体信号通路不仅可促进心肌细胞肥厚，而且还具有抗凋亡的细胞保护效应，当该通路缺失时并不影响正常心功能，但可导致心肌病的发生，而在急性TAC压力负荷诱导心肌肥厚的过程中出现大量的心肌细胞凋亡。此外，压力负荷诱导以及转基因心肌肥厚动物模型中也常常观察到有促凋亡基因，如Bcl2家族成员Nix等的表达增强。相比之下，生理性心肌肥厚过程中却并不伴有这些变化。心肌$G_{\alpha q}$特异性过表达的心肌肥厚转基因小鼠，在多种生理应激条件下均可出现明显的心肌细胞凋亡，而采用caspase抑制剂抑制心肌细胞凋亡后可显著改善心功能。因此，在缺失内源性心肌细胞保护通路的情况下，凋亡在心肌肥厚向心力衰竭转化的过程中起着至关重要的作用。

3. 心肌细胞的结构改变

（1）心肌细胞体积增大和结构紊乱　心肌细胞体积增大的初期，线粒体数目增多且体积增大，肌原纤维增多，细胞核增大，而细胞内的组织结构与正常无异。心肌细胞的进一步肥大，尤其是增粗时，肌丝不成比例的（与线粒体相比）增加，造成肌节的不规则叠加，加上显著增大的细胞核对邻近肌节的挤压，使肌原纤维排列紊乱。细胞骨架中的微管密度增大并平行于肌肉原纤维排列，可使心肌细胞内肌丝滑行的阻力增大。心肌肥大晚期，心肌细胞结构紊乱加剧，突出表现是肌原纤维减少。此外，相邻细胞的肥大程度不一，细胞内各种细胞器的比例失衡，心肌与间质成分的正常比例破坏，急性心室扩张时心肌细胞之间的侧向移动与错位，以及局灶性或弥散性心肌细胞坏死及纤维化造成的心脏的不均一性（heterogeneity），也是心肌收缩能力降低的结构基础。

（2）心肌纤维化　心肌组织是由心肌细胞、间质细胞及细胞外基质三部分组成，其中成纤维细胞较心肌细胞在数量上占有绝对优势，其增殖和胶原合成能力的异常增加是病理性心肌重塑时发生心肌纤维化的重要病理基础。通常，纤维化可分为两种类型，即修复性纤维化和反应性纤维化。修复性纤维化常常继发于心肌细胞坏死；而反应性纤维化表现为间质性或者是血管周围（如心肌内冠状动脉和细动脉）的纤维化。尽管修复性纤维化与反应性纤维化在涉及的细胞类型以及纤维变性的时程等方面都存在差异，但在心脏成纤维细胞功能调控机制方面却享有许多共同的机制。此外，根据纤维化的分布范围，可将其分为局灶性纤维化及弥散性纤维化。由于心肌纤维化不仅可增加室壁的硬度，降低其顺应性，影响心脏功能，而且在心肌内电冲动传播过程中形成的阻滞及延搁，可促进折返的发生，从而触发各种心律失常。此外，纤维化也常常导致心肌毛细血管密度的降低并增加氧气的弥散距离，诱发心肌细胞缺氧。因此，纤维化在病理性心肌重塑发生及向心力衰竭的演变过程中具有重要作用。

在应激条件下，心脏成纤维细胞可发生表型转变，转化为肌纤维母细胞，从而表达数种特异性平滑肌的标记性分子，如 α-SMA，SM22α，SMemb 以及原肌球蛋白（tropomyosin），同时其合成和分泌胶原、细胞因子等的能力显著增强。此外，肌纤维母细胞也可来源于血管外膜细胞，甚至可由心肌组织内及循环中的前体干细胞逐步分化而来。研究发现，肌纤维母细胞可通过分泌生长因子、细胞因子、细胞外基质蛋白以及蛋白酶参与心肌炎症反应、组织修复及纤维化过程。例如，在啮齿类动物心脏，压力负荷诱导 3 小时即可观察到胶原及蛋白合成的增加，而降解显著减少。目前已知参与调节心脏成纤维细胞表型及功能的体液因素有：Ang Ⅱ、醛固酮、儿茶酚胺类物质、bFGF、TGF-β 以及 IGF-1 等。其中，对于肾素－血管紧张素－醛固酮系统在心肌纤维化过程中的研究较多。例如，Ang Ⅱ刺激可通过促进心脏成纤维细胞的增殖、细胞外基质蛋白合成增加（尤其是胶原）、激活基质金属蛋白酶（matrix metalloproteinase，MMP），而且还可间接通过自分泌和旁分泌方式诱导 TGF-β、IL-6 及 ET-1 的分泌而促进成纤维细胞向肌纤维母细胞转化，共同促进纤维化的发生。目前研究发现，Ang Ⅱ至少可通过：①$G_{\alpha q}/G_{\alpha 12/13}$，Rho 小 GTPase/NADPH 氧化酶/活性氧途径；②Ca^{2+}、c-Src 和桩蛋白（paxillin）依赖的黏着斑激酶（focal adhesion kinase，FAK）通路；③p21 活化激酶（p21 activated kinase，α-PAK）通路，最终激活 JNK/AP-1 通路来调控细胞外基质蛋白的合成。

细胞外基质是由胶原纤维网、基底膜、蛋白聚糖、氨基葡聚糖等组成。由于胶原纤维网的作用是对心肌细胞的结构支撑和心肌细胞间隙的填充，因此它是保持毗邻心肌细胞结构完整性的重要组成部分，同时还协助心肌细胞间收缩力的传递，从而参与心肌收缩过程。细胞外基质蛋白合成的异常增加和/或降解减少均可导致心肌间质纤维化的发生。细胞外基质蛋白主要是Ⅰ型（约占80%）和Ⅲ型胶原（约占10%），其他还包括有少量的Ⅳ，Ⅴ，Ⅵ型胶原及弹力蛋白等。因此，Ⅰ型和Ⅲ型胶原代谢在细胞外基质蛋白的更新中额外受到学者的关注。正常情况下，心肌组织内基质金属蛋白酶/组织金属蛋白酶抑制物（tissue inhibitor of metalloproteinase，TIMPs）系统精细调控着细胞外基质的正常代谢和胶原更新（半衰期据估计可达80～120天），参与心脏的发育及功能维持。而在病理条件下，MMPs/TIMPs表达和活性的异常则可通过调节胶原更新代谢参与心肌纤维化的发生。

（二）心肌能量代谢异常

心肌的收缩是一个主动耗能过程，Ca^{2+}的转运和肌丝的滑动都需要能量的供应，因而能量代谢无疑很大程度上决定着心肌的收缩力。心肌能量代谢的过程可大致分为能量的生成、存储和利用三个阶段，当这三个阶段的任何一个发生障碍，都可以造成心肌收缩力降低。

1．心肌能量生成障碍　正常情况下，心肌能量的利用大约30%来自于葡萄糖，而65%来自于游离脂肪酸。维持心肌功能所需的ATP 90%来自线粒体氧化代谢（脂肪酸β-氧化及丙酮酸氧化），10%来自无氧糖酵解。可见心肌能量的产生，主要依靠有氧代谢。当心肌供氧不足时，心肌虽然可通过加强对氧的摄取和无氧酵解过程获得部分能量，但如果仍然不能满足心肌收缩的需要时，则可导致心肌收缩功能减弱。在心肌超负荷条件下也会发生代谢重塑，表现为能量来源以葡萄糖代谢为主，脂肪酸代谢产能过程减弱。尽管胰岛素刺激的葡萄糖摄取也降低，但基础葡萄糖摄取却是增加的。此外，心肌肥厚时，控制糖酵解的酶活性（如己糖激酶、乳酸脱氢酶）和糖利用率显著增加，而酮体代谢相关的酶如乙酰CoA合酶的活性明显下降，提示这时心肌可优先利用糖，而且对外源性葡萄糖的酵解是增强的。心肌细胞摄取葡萄糖主要依赖葡萄糖转运体-1和-4（glucose transporter，GLUT1和GLUT4）。其中，GLUT-1主要负责最基础状态下葡萄糖的摄取，GLUT-4主要参与胰岛素刺激和运动时对葡萄糖的摄取。在心肌重塑时，GLUT-4表达是下调的，GLUT-1/GLUT-4比值增大。GLUT-4介导的葡萄糖摄取参与心肌细胞内质网钙泵的活性以及Ca^{2+}稳态的调节。在全身以及心肌特异性敲除GLUT-4的小鼠，均可出现显著的心肌肥厚。因此，GLUT-4表达的下调可能在心肌肥厚的发生过程中具有重要作用。线粒体是心肌能量生成的场所，当线粒体受损或氧化脱氢酶系统活性降低时，心肌细胞的能量代谢同样也发生障碍。严重心肌缺血、氧自由基大量生成时可造成心肌线粒体损伤；维生素B_1作为氧化脱氢酶的辅酶，其严重缺乏会造成线粒体中氧化脱氢酶活性降低；另外，心肌肥大后期不仅由于肌原纤维不成比例的增加使线粒体相对减少，且线粒体利用氧能力降低。肌红蛋白参与分子氧从红细胞向线粒体的转运，在衰竭心肌细胞肌红蛋白的表达可下调40%～50%，这也是心衰时能量缺陷的原因之一。总之，在心力衰竭时，线粒体功能及线粒体酶活性、脂肪酸氧化都是明显降低的，衰竭心肌细胞处于一种能量“饥饿”状态。

2．心肌能量存储障碍　心肌中能量主要存储形式是磷酸肌酸（CP）。心肌线粒体中氧化磷酸化生成的ATP经磷酸激酶（CK）催化将高能磷酸键转给肌酸（Cr）形成CP存储起来。心肌肥厚初期由于产能尚未明显减少，而心肌耗能适应性降低，故心肌中 ATP 含量，作为能量储存形式的 CP 含量以及 CP/ATP 仍可在正常范围。但随着心肌肥厚的发展，由于产能减少而耗能增加，尤其是 CK 同工型改变，成人型（MM）减少而胎儿型（MB）增加，致使 CK 活性降低，CP 含量减少。心肌能量存储减少，不能满足心肌活动增加时的能量需要，心肌收缩力减低。

3．心肌能量利用障碍　除了上述心肌能量生成和存储障碍之外，某些类型的心力衰竭还可以表现为能量利用障碍。在临床上，由于能量利用障碍而发生心力衰竭的最常见原因是长期负荷过重而造成的心肌肥大。肥大心肌的肌球蛋白（myosin）头部 ATP 酶的活性下降，即使心肌 ATP 含量正常，该酶也不能正常利用 ATP，供肌丝滑动。心脏肌球蛋白重链有两种同工型，MHC-α 及 MHC-β，分别由相应的基因编码。而肌球蛋白有两条重链，因此三种组合决定了肌球蛋白 ATP 酶的同工型：V_1（αα）活性最高，V_3（ββ）活性最低，V_2（αβ）活性居中。负荷过重所致的心肌肥大，由于 MHC-β 表达增强，ATP 酶同工型由 V_1 占优势转向 V_3 占优势，因而肌球蛋白 ATP 酶活性降低，心肌收缩力降低。Myosin ATP 酶活性降低虽可使收缩单位耗能减少，但这种保护性适应的好处渐被收缩单位数量增多所抵消，而它使心肌收缩速率降低的不利作用，却成为肥大心肌收缩能力降低的重要原因。

（三）心肌兴奋－收缩偶联障碍

在正常的心肌兴奋——收缩偶联中，首先是在膜的去极化时，小量的 Ca^{2+} 主要通过电压依赖性钙通道（VDCC）和受体依赖性钙通道（ROCC）进入胞内，这种钙内流随即触发了肌质网上兰尼定受体（RyRs）开放，诱发胞内大规模的 Ca^{2+} 释放，即钙触发钙释放（Ca^{2+}-induced Ca^{2+} release，CICR），它可使胞内 Ca^{2+} 浓度很快从 100nmol/L 升高到 1μmol/L 左右。胞内 Ca^{2+} 升高后可与肌钙蛋白 C 结合诱发心肌收缩。收缩结束后，Ca^{2+} 从肌钙蛋白 C 上脱离，随即通过受磷蛋白调节的钙泵重新摄入肌质网，通过 Na^+/Ca^{2+} 交换体进行跨膜转运，从而维持每次兴奋－收缩胞内 Ca^{2+} 稳态。如上所述，Ca^{2+} 在把兴奋的电信号转化为收缩的机械活动时发挥了重要的中介作用，任何可以影响 Ca^{2+} 转运、分布的因素都会影响心肌兴奋－收缩偶联，从而成为心肌收缩力下降的关键机制。

1．肌质网 Ca^{2+} 处理功能障碍　肌质网通过摄取、存储、释放三个环节来调节胞内 Ca^{2+} 的浓度，从而影响兴奋－收缩偶联。心衰时肌质网 Ca^{2+} 处理功能障碍，导致心肌收缩力的下降。①肌质网摄取 Ca^{2+} 能量下降：如前所述，心肌复极时，肌质网通过钙泵将胞质内的 Ca^{2+} 摄取入肌质网中。当心肌缺血缺氧、ATP 供应不足时，肌质网钙泵的活性减低，可导致肌质网从胞质中摄取 Ca^{2+} 的能力下降。在这种情况下，心肌舒张时 Ca^{2+} 不能迅速被摄入肌质网，胞内 Ca^{2+} 浓度持续增高，导致收缩后的心肌不能充分舒张，影响心室的充盈。②肌质网存储 Ca^{2+} 能力下降：在心力衰竭时，由于肌质网钙泵摄取 Ca^{2+} 的能力下降，而线粒体摄取 Ca^{2+} 反而增多。胞膜 Na^+/Ca^{2+} 交换的 Ca^{2+} 外排功能代偿性增强，使得胞质中 Ca^{2+} 浓度进一步下降，不利于肌质网的钙存储。肌质网 Ca^{2+} 存储量的减少，可导致心肌收缩时释放到胞质中的 Ca^{2+} 减少，影响心肌收缩力。③肌质网释放 Ca^{2+} 减少：心力衰竭时，很多因素导致肌质网对于 Ca^{2+} 的释放减少，使得胞质内的 Ca^{2+} 浓度不能到达收缩阈值（10^{-5}mol/L），从而影响心肌的收缩功能。例如，在酸中毒时，Ca^{2+} 与肌质网中钙存储蛋白结合异常牢固，不易解离，使得肌质网对 Ca^{2+} 的释放减少。

2. 胞外的 Ca^{2+} 经钙通道内流障碍 前面提到，当心肌细胞兴奋时，少量 Ca^{2+} 主要通过电压依赖性钙通道（VDCC）和受体依赖性钙通道（ROCC）进入胞内，与此同时，这种钙内流随即触发了肌质网上 RyRs 开放，诱发胞内大规模的 Ca^{2+} 释放，从而引起心肌收缩。在多种病理因素下，Ca^{2+} 内流受阻可导致心肌兴奋 - 收缩偶联障碍。例如，当有大量氧自由基产生时，心肌细胞膜上 VDCC 数量减少，Ca^{2+} 内流减少从而影响心肌收缩力。在各种病因引起的心肌肥大中，严重肥大的心肌细胞表面 β 肾上腺素受体密度相对减小，加之心肌内去甲肾上腺素含量下降，引起 Ca^{2+} 内流减少，影响心肌收缩力。

3. 肌钙蛋白与 Ca^{2+} 结合障碍 兴奋 - 收缩偶联过程，需要肌钙蛋白与 Ca^{2+} 迅速而充分的结合才能顺利进行。H^+ 与 Ca^{2+} 有竞争性结合肌钙蛋白的作用，因此当心肌缺血或酸中毒时，由于心肌细胞内 H^+ 的增多，竞争性抑制了 Ca^{2+} 与肌钙蛋白的结合。因此，即使胞内 Ca^{2+} 达到了可以使心肌细胞收缩的浓度，由于其不能与肌钙蛋白充分结合，心肌细胞的兴奋 - 收缩偶联仍然受到抑制，从而影响心肌收缩力。

二、心肌舒张功能异常

在体循环平均压、心室舒张充盈时间及房泵作用不变的条件下，心室的血液充盈量及充盈压取决于心肌两个基本的舒张特性（diastolic properties）：松弛（relaxation）性能及顺应性（compliance）。前者是在等容舒张期和快速充盈期，通过使横桥迅速解离、复位，心肌主动伸展而使心室内压迅速降低的过程。后者是在减慢充盈期和心房收缩期，由于心肌的被动伸展性能，能容纳较多血液而室内压增加幅度不大的力学性质。约 1/3 的心力衰竭患者主要由于这两方面的障碍，有静脉淤血表现而心室收缩功能基本正常，称为舒张性心力衰竭。

（一）心肌的主动松弛异常

心肌松弛的速率主要取决于肌质网摄取 Ca^{2+} 的速率及肌质网上的钙泵驱动钙外流的速率，因而是一个主动的耗能过程。

1. 心肌缺血 心肌缺血导致 ATP 减少可使松弛延缓。

2. 心肌肥大 前已述及肥大心肌肌质网摄取 Ca^{2+} 能力降低，可使钙瞬变时程延长（即胞质 Ca^{2+} 浓度处于高水平的时间延长），从而使张力下降延缓。此外由于 β_1 肾上腺素受体下调及受磷酸蛋白减少，肥大心肌对儿茶酚胺加速松弛效应的反应性降低。这是因为它是通过 cAMP 依赖的蛋白激酶（PKA）使受磷酸蛋白磷酸化，导致后者对肌质网 Ca^{2+} ATP 酶的抑制作用解除而发挥变松弛效应（lusitropic）的。

3. 舒张不同步（diastolic asynchrony） 局灶性病变可造成心室不同部位间，心肌主动伸展的启动、速率和程度的差异，因而使心室内压下降速率减慢。

4. 心室后负荷急剧增加 有人证明在心肌肥大建立之前，压力负荷增重使收缩期室壁应力增大，心肌的松弛速率也随之减慢。

（二）心肌的顺应性降低

心肌的顺应性也即它的可扩张性，与僵硬度（stiffness）互为倒数，取决于心肌的固有僵硬度（即单位质量心肌的被动伸展性能）及心肌的总质量及厚度。

1. 心肌质量及室壁厚度增大 压力超负荷性心肌肥大时（如高血压心肌肥厚），由于心肌质量增加，尤其是室壁厚度增加，需要较大的充盈压才能使心腔容积相应增大，即僵硬度增大。

2. 心肌的固有僵硬度增大 心肌纤维化，肥大心肌中的胶原含量增加，心肌缺血均可使心肌的被动弹性降低，僵硬度增大。上述两种情况均表现为被动压力－容量曲线左移，即在同样的容量下室内压比正常时升高。

三、心脏特性的伴随变化

（一）电生理特性的变化

心肌肥厚时，还伴随心肌电生理特性的变化，即电生理重塑，包括动作电位的不稳定性增强、心肌细胞自律性增强以及心肌电传导阻滞及折返的发生，均可促发心律失常，导致兴奋－收缩偶联的失调。

1. 动作电位时程延长 不同可兴奋细胞之间的一个显著区别是其动作电位的形态。而动作电位时程及形态主要取决于除极电流和复极电流的变化。在各种因素诱导的慢性心衰动物模型和心衰患者，均可见心肌细胞动作电位明显延长，而且机械负荷的变化对动作电位时程和不应期的影响在衰竭心肌较正常心肌更为明显。由于动作电位时程在心肌的不同区域是不同的，心肌肥厚时，差异变得更为明显。心衰时单相动作电位时程、不应期以及QT 间期离散度的增强与心律失常的发生密切相关。

动作电位的变化与心肌细胞电流成分的改变有关。心肌肥厚及衰竭时均存在 K^+ 电流的改变。如钙离子非依赖性瞬时外向电流 I_{to}，在不同区域 I_{to} 的差异可能与 K^+ 通道基因的表达不同有关，而且受儿茶酚胺等调节。其他还有内向整流 K^+ 电流（I_{K1}）和 ATP 门控 K 通道电流（I_{K-ATP}）。

在心衰发生之前，心脏功能尚在代偿期的心肌肥厚阶段，当整个心肌细胞的钙信号尚未出现变化时，细胞膜 L 型钙通道与肌质网（钙池）的兰尼定受体的两种钙信号分子间的偶联效率已经降低。研究发现分子偶联衰退的部分原因是一种锚定细胞膜和肌质网结构的蛋白 Junctophilin2 的表达量下降。Junctophilin2 的减少使细胞膜钙离子通道与肌质网兰尼定受体间偶联效率衰退，最终导致细胞整体钙信号下降和心肌收缩能力降低。由此可见，在心衰的发病过程中，早在出现症状和细胞水平改变之前，就已出现分子水平的功能异常。

Ca^{2+} 稳态的变化。细胞内 Ca^{2+} 参与动作电位与 L 型钙通道、I_K 以及 Na^+/Ca^{2+} 交换体（Na^+/Ca^{2+} exchanger，NCX）等有关。其中 L 型钙通道是调节 Ca^{2+} 进入细胞的主要途径，且可触发肌质网 Ca^{2+} 释放。研究显示，心肌肥厚的程度与 L 型钙电流密度相关。它的基本电生理特性是动作电位延迟。此外，尽管 T 型钙通道电流在正常成年心肌细胞几乎不存在，但在许多病理性心肌肥厚动物模型可检测到 T 型钙通道表达上调。

Na^+-K^+-ATP 酶在转运 K^+ 进入胞内和泵出 Na^+ 时产生外向复极电流。在心力衰竭的心肌，Na^+-K^+-ATP 酶的表达量和活性均下降，导致外向电流的减少而延长动作电位，同时还因细胞内［Na^+］i 升高而增加除极电流。

2. 自律性异常 心肌重塑可伴有心肌细胞自律性的异常，可能与静息膜电位的减小、4 相舒张期自动去极化加速、心室肌起搏电流 I_f 密度增强、I_{K1} 密度的降低以及 β-AR 对儿茶酚胺的敏感性增强有关。

3. 传导阻滞及折返　心肌重塑时细胞外基质的重塑，细胞内 Ca^{2+} 的变化以及缝隙连接分布变化均使心肌电传导各向异性增加，形成传导阻滞和折返，从而诱发心律失常。心衰时，肾素-血管紧张素系统活性增高，可以通过降低细胞间偶联和传导速度引起折返性恶性心律失常。诱发折返的条件是形成单向传导阻滞区域和组织再兴奋，而且传导时间一定要比不应期长。因此凡是使传导速度减慢或不应期缩短的因素都有利于折返的发生。AngⅡ通过作用于 AT_1 受体激活 PKC，后者可使细胞间连接蛋白磷酸化而减慢细胞间的电传导。此外，AT_1 受体激动还能缩短心脏的不应期，使发生在心室肌纤维相对不应期中的单个刺激诱发自发性动作电位，产生室性心动过速和室颤。

（二）室壁张力的变化

心肌肥厚的发生是心脏启动的一种代偿机制，是应对超负荷做出的适应性变化。由 Laplace 定理可知：室壁张力 $\sigma = pr/2h$。其中 p 代表腔内压，r 代表腔内径，h 代表室壁的厚度。因此，在心脏负荷增加的情况下，心脏可通过增加室壁的厚度来使室壁张力尽可能正常化。而长期适应不良心肌肥厚常伴随有进行性心室的扩张，室壁变薄，这时 r/h 的比值显著增大，即使心室内压 p 不变的情况下，室壁张力 σ 也随之显著增加，从而进一步产生对心肌本身的应激刺激，促进心肌细胞的坏死及凋亡，最终导致不可逆的心功能降低。

四、过度激活神经内分泌系统的有害作用

在心力衰竭的发病过程中，由于各种病理因素和损伤导致体内的多种神经激素分泌增多，如肾上腺素、血管紧张素、加压素和内皮素等，并通过激活触发多种细胞内信号通路的异常（特别是 G 蛋白偶联受体信号通路的改变）而导致的各种心肌结构及功能的病理改变，包括心肌细胞的肥大、凋亡、存活、成纤维细胞增殖以及心肌收缩力下降等，构成了心力衰竭发生发展的基本机制。例如在慢性心力衰竭时，由于持续的刺激使压力感受器的敏感性降低，从而对交感神经系统紧张性活动的抑制作用减弱。而由于低灌注状态所造成的缺氧、H^+ 浓度及代谢产物增多，代谢感受器及化学感受器传入的兴奋性冲动增加，结果使交感神经系统处于过度激活状态，循环血中儿茶酚胺水平持续升高，导致 β-AR 的下调、内化及减敏，使得该通路的效应明显减弱。反之，过表达 β_1-AR 或者 β_2-AR 虽可增强异丙肾上腺素引起的心肌正性变力效应，但最终还是导致心肌肥厚、纤维化、心功能下降，乃至心力衰竭的发生。说明交感神经持续激活和 β-AR 的过度激活对心脏是有害的，β-AR 经非经典信号途径可以介导心脏炎症因子分泌增加、氧化应激反应增强和抑制心脏血管新生等“有害”效应，在心肌重塑进展、心脏功能异常和心衰恶化中发挥重要的作用。α_1-AR、内皮素及血管紧张素Ⅱ受体刺激导致的 G_q/G_{11} 通路增强，也是诱导心肌肥厚重要机制。心肌过表达 G_q 可诱导典型的心肌肥厚，而 G_q 敲除小鼠不能诱导压力负荷引起的心肌肥厚。α_1-AR 有三种亚型，α_{1A}，α_{1B}及 α_{1D}。在哺乳类动物心肌三种亚型都有表达，在蛋白水平以 α_{1B}-AR 为主。在人类心脏的表达水平较低，啮齿类动物尤其是大鼠表达水平至少可高出人类的 5 倍。转基因小鼠研究显示，采用 α-MHC 启动子控制的心脏特异性过表达野生型 α_{1B}-AR（40 倍）并不能诱导心肌肥厚的发生。然而，在给予苯肾上腺素灌注后却可出现显著的心肌肥厚及纤维化，心功能下降。此外，心肌特异性过表达持续激活的 α_{1B}-AR，增加 2～3

倍便可出现显著的心肌肥厚，当继续给予压力负荷刺激后，心肌肥厚、纤维化变得更为显著，更容易出现心衰。在体外，尽管 α_{1A}-AR 刺激可显著诱导心肌细胞肥大，然而，在心肌特异性过表达 α_{1A}-AR 的小鼠虽然可明显增强心功能，但却并不出现心肌肥厚，也不影响长期压力负荷诱导的心肌肥厚。在心肌 α_{1A} 和 α_{1B}-AR 联合缺失的小鼠，心脏的自然生长明显受抑制，心脏较正常小鼠心脏小，而单独敲除任何一种亚型受体均不影响心脏大小，提示两种受体在介导生理性心肌生长过程中存在相互作用。

目前的证据显示，Ang Ⅱ主要通过 AT_1 受体来介导心肌细胞肥大，Ang Ⅱ可通过心肌细胞及心脏成纤维细胞的 AT_1 受体介导参与早期反应的原癌基因激活，刺激心肌细胞肥大和成纤维细胞增殖并使两者的表型改变。而 AT_2 受体在某种程度上可拮抗 AT_1 受体的效应，直接激动 AT_2 受体可抑制心肌细胞及成纤维细胞的生长。AT_1 受体除通过与经典的 $G_{\alpha q/11}$ 偶联外，也可同时与 $G_{\alpha 12/13}$ 以及 $G_{\alpha i}$ 偶联从不同途径参与心肌肥厚病理过程。在体内，Ang Ⅱ还可能通过一些间接机制，与其他因素共同参与心肌重塑病理过程。例如，Ang Ⅱ与 TGF-β 协同促进心肌重塑。有研究结果显示，不引起血压升高的 Ang Ⅱ剂量可以诱导心肌肥厚及纤维化，而在 TGF-β 敲除的转基因小鼠，同样剂量的 Ang Ⅱ引起的心肌肥厚和纤维化均较野生型小鼠的轻。因此 RAAS 激活是心力衰竭恶化进展的又一重要因素。

G 蛋白偶联受体还可以通过转位激活酪氨酸激酶受体，例如表皮生长因子受体。这可能主要借助金属蛋白酶 ADAM12 的作用使肝素结合表皮生长因子从质膜上释放，从而激活具有内在酪氨酸激酶催化活性的 EGF 受体。例如，苯肾上腺素刺激乳大鼠心肌细胞 α_1-AR 可通过转位激活 EGF 受体，诱导 ERK 活化以及 ANF 的转录，诱导心肌肥厚的发生。因此，在临床上，采用 β-AR 拮抗剂、血管紧张素Ⅱ受体拮抗剂及血管紧张素转化酶抑制剂都可有效的改善心室重构，目前已成为慢性心力衰竭治疗的基本用药。

第四节 心力衰竭的临床表现和防治的病理生理学基础

一、心力衰竭的临床表现

前面提到，心力衰竭时心脏泵血功能绝对或相对不足，由于机体本身存在多种代偿机制来防止心输出量的减少，所以在心力衰竭的早期阶段，心输出量尚可以满足机体正常的需要。但如果导致心力衰竭的病因或诱因得不到及时纠正，心力衰竭进一步加重，心功能进一步恶化，血流动力学改变明显，机体便会出现一系列相应的症状和体征。主要可以归纳为两类综合征。

（一）低灌注综合征

1．尿量变化

（1）夜尿增多　夜尿增多主要发生在心力衰竭病程的早期阶段。正常人白天比夜间的尿量多，而发生心力衰竭时，白天直立位和活动时尿的形成受到抑制，这种现象主要归因于活动时血流的再分布，导致肾脏血流减少。夜间平卧休息时，心脏负荷减轻，心功能有所改善，心输出量相对增多，而四肢的血流量减少，导致肾脏血流量增加，使得白天积聚潴留的体液加速排泄，尿液形成增加。

（2）尿量减少 心力衰竭病程的晚期阶段，往往出现尿量减少。由于心输出量明显下降，肾脏血流量明显减少，肾小球滤过率降低；另外，由于心衰时交感神经系统的代偿性兴奋，导致肾脏血流重分布以及近曲小管、远曲小管和集合管对水的重吸收增强。以上因素都可以导致心力衰竭患者的尿量减少。

2. 疲劳、乏力 心力衰竭的患者，在一般体力活动后即感觉到疲乏、无力。它是心力衰竭的一种早期症状，休息后可部分缓解。心力衰竭时疲乏感的产生主要是由于心输出量减少不能随运动而相应增加，使运动器官血流量减少所致。另外，心力衰竭的血流再分布和运动骨骼肌循环和代谢障碍同样是产生该症状的重要因素。

3. 皮肤苍白和发绀 由于心衰患者心输出量不足，加之交感神经兴奋，使得皮肤血管收缩，血流灌注减少，患者出现皮肤苍白、皮温降低等症状。

由于心力衰竭时血流速度明显下降，循环时间延长，使得组织摄氧过多，静脉血氧浓度下降，血液中还原血红蛋白浓度升高，导致发绀的出现。另外，在肺循环淤血时，肺间质甚至肺泡水肿，影响了肺的通气和换气功能，血红蛋白氧合不足，亦可导致或加重患者的发绀。

4. 动脉血压下降和心源性休克 慢性心力衰竭时，由于机体代偿机制的存在，即使心输出量有所下降，动脉血压仍可在相当长的时间内维持在正常范围，这有利于保证重要脏器（如心、脑、肾脏）的血液供应，维持机体相对正常的生命活动。但当急性心力衰竭或慢性心力衰竭晚期时，由于心输出量急剧减少，动脉血压也随之下降，组织灌注量明显不足，甚至出现心源性休克，危及生命（详见第十二章）。

5. 脑功能的改变 严重的心力衰竭患者，可出现潮式呼吸。即呼吸有规律性地变化，由停止逐渐增快加深，到达顶峰后又逐渐减慢变浅，直到再停止。这种呼吸节律的变化是由于心输出量减少，脑供血不足，脑细胞缺血缺氧，因而呼吸中枢的敏感性降低，在呼吸减弱变浅后，血液中二氧化碳潴留到一定浓度便可兴奋呼吸中枢，促使呼吸加深加快。而待血液中二氧化碳浓度降低后，呼吸中枢又转入抑制状态。

（二）静脉淤血综合征

慢性心力衰竭常以水钠潴留、血容量增多、显著的静脉淤血状态及组织水肿为突出表现，因此又称为充血性或慢性充血性心力衰竭（chronic congestive heart failure）。水钠潴留是对有效循环血量减少的应答反应，与肾血管收缩导致的肾小球滤过率（GFR）降低，滤过分数增大导致的肾小管对水和钠的重吸收增强两个因素有关。在慢性缺氧的刺激下，肾脏产生的促红细胞生成素（EPO）增多，骨髓造血活动增强，血红蛋白与红细胞也增多，导致血容量增加。然而由于心肌收缩能力降低，神经－内分泌过度激活通过血容量增多和容量血管收缩导致的前负荷增加，非但不能使心输出量有效地增加，反而导致充盈压显著升高而造成静脉淤血。肺毛细血管楔压（PCWP）超过 2.4kPa（18mmHg）即出现肺循环淤血征。中心静脉压（CVP）超过 1.6kPa（12mmHg）通常出现体循环淤血征。

1. 体循环静脉淤血 见于右心衰竭及全心衰竭。主要表现有颈静脉充盈或怒张，肝大及肝功能损害，胃肠道淤血所致的食欲不振及消化道症状及心性水肿。心性水肿以受重力影响最大的部位（低垂部分）出现最早或最显著，主要与钠水潴留及毛细血管血压增高有关。此外，摄入减少、肝功能障碍及钠水潴留导致的低蛋白血症及淋巴回流障碍也是导致体循环静脉淤血的因素。

2. 肺循环淤血 见于左心衰竭，发展到全心衰竭时或左、右心室同时衰竭者（如扩张型心肌病）肺淤血反而减轻或不明显。肺淤血严重［如PCWP达4kPa（30mmHg）］可出现肺水肿。除肺水肿的特殊表现外，二者的共同表现是呼吸困难（dyspnea），即气短及呼吸费力的主观感觉。

（1）呼吸困难的基本机制 导致呼吸困难主要由于：①肺淤血、肺水肿导致的肺顺应性降低；②支气管黏膜肿胀及气道内分泌物导致的气道阻力增大；③肺间质压力增高刺激肺毛细血管旁感受器，引起反射性浅快呼吸。

以往曾认为呼吸困难还与缺氧有关，但充血性心力衰竭患者通常动脉血氧分压及含量在正常范围。当用静脉扩张剂使左房压迅速降低时，于呼吸困难消失的同时，反可有动脉血氧饱和度降低。此与左房压突然下降，肺血流向肺下叶转移，使肺下叶淤血加重而通气量减少（顺应性降低），导致功能性分流增加有关。

（2）呼吸困难的表现形式 ①劳力性呼吸困难（dyspnea on exertion）：轻度心力衰竭时，呼吸困难仅出现于体力活动时，为左心衰竭患者最常见的症状；②端坐呼吸（orthopnea）：为静息时出现的呼吸困难，平卧时加重，患者被迫保持坐位以求缓解。其发生机制与平卧时下肢静脉血回流增加及水肿液回收入血增加，导致肺淤血加重及卧位时膈肌位置高而肺活量较小有关。

（3）夜间阵发性呼吸困难（paroxysmal nocturnal dyspnea） 为夜间突然发作的呼吸困难。除与平卧位有关外，发生于夜间且程度较重是由于夜间入睡后自主神经紧张性增高，使小支气管收缩，气道阻力增大；同时熟睡后中枢对传入刺激的敏感性降低，当肺淤血严重时患者才会感到气短而惊醒。

二、心力衰竭防治的病理生理学基础

近年来，随着对于心力衰竭发病机制研究的不断深入，心力衰竭的防治策略也发生了很大的变化。从以往以增强心肌收缩力为主的治疗模式逐渐过渡到改善神经-体液功能紊乱和防止心室重构上来。慢性心力衰竭的治疗目的不仅仅是控制患者的症状，更重要的是改善患者的预后、提高患者生活质量、降低心衰患者的住院率与病亡率。

（一）防治原发病和去除诱因

通过积极有效的措施防治可能导致心衰发生的原发性疾病。如高血压是心力衰竭发生和发展的重要危险因素，已有大量研究表明，理想的血压控制可使新发心力衰竭的危险下降约50%。动脉粥样硬化的患者，由于心肌长期缺血缺氧，引起代谢障碍，进而影响心肌收缩力而引发心力衰竭。此类患者应及时控制病因，施行介入治疗或外科治疗，避免心力衰竭的发生。

消除诱因是不可忽视的。例如严格控制感染、避免过度紧张和劳累、合理补液、纠正电解质和酸碱平衡紊乱等。此外还应当严格控制患者吸烟、酗酒，避免和控制对心脏具有毒性作用的药物的应用等。

（二）减轻心脏前后负荷

1. 调整心脏前负荷 前面已经提到，前负荷过高可引起或者加剧心力衰竭的发生发展，而前负荷过低则会影响心肌收缩力从而导致心输出量的下降。因此，如何将前负荷调整到一个合适的程度，在能保证心输出量的同时又不加重心脏负担，是治疗的关键所在。

对于急性心力衰竭等情况造成的心脏前负荷过低患者，可适当给予补液，以调整血容量，增加前负荷。同时密切监测中心静脉压以及肺毛细血管楔压以掌握血容量的变化。对于前负荷过高的患者，应当给予利尿药以减少血容量，同时使用静脉血管扩张剂如硝酸甘油等来减少回心血量，减轻心脏前负荷。

2. 减轻心脏后负荷 心力衰竭时由于交感神经兴奋，大量缩血管物质分泌导致周围血管强烈收缩，外周阻力增加，心脏后负荷增大，从而增加心肌氧耗，并使得心输出量下降。在心力衰竭的治疗中，应合理应用动脉血管扩张剂、血管紧张素转换酶抑制剂（ACEI）以及钙离子拮抗剂等，降低外周阻力，减轻心脏后负荷。

（三）改善心脏舒缩功能

对于心力衰竭患者，针对其心肌收缩力减弱，可使用强心苷类等正性肌力药物，通过抑制 Na^+-K^+-ATP 酶的活性，提高细胞内 Na^+ 浓度，激活 Na^+-Ca^{2+} 交换体，促进 Ca^{2+} 的内流，触发肌质网 Ca^{2+} 的释放，从而提高心肌收缩力。

对于心肌舒张功能不良的患者，可选用钙离子拮抗剂、β-AR 拮抗剂、硝酸酯类等药物，改善心肌舒张功能。

（四）改善心室重构

心室重构是心力衰竭发生发展的重要机制，而心力衰竭时神经－内分泌系统的紊乱以及血流动力学的异常改变是导致心室重塑的主要原因。因此，临床上已用 β 肾上腺素受体拮抗剂、血管紧张素转换酶抑制剂、血管紧张素受体拮抗剂以及醛固酮受体拮抗剂等阻断神经－内分泌系统过度激活带来的危害，改善血流动力学，改善甚至逆转心室重构，以防治心力衰竭的发生和发展。

附：心肌重塑与心力衰竭的研究模型

心力衰竭是一种复杂的病理生理状态，建立合适的心肌重塑和心力衰竭的动物模型可为其基础研究提供有力的工具。目前用于研究心肌重塑和心力衰竭的模型有很多种，可分为离体模型和在体模型两类。

一、离体研究模型

1. 原代心肌细胞培养 目前最常用的是乳大鼠和乳小鼠心肌细胞培养，其他少见的有胚胎鸡心肌细胞。乳鼠心肌细胞在体外培养 2～5 天可保持原有表型，长时间培养则可引起表型及相应基因表达的改变。成年心肌细胞培养，相对于未成熟（如胚胎期、胎儿期及新生期）心肌细胞来说，体外分离及培养均较难，但仍可实现。它们的体积明显大于未成熟心肌细胞，有发达的横管系统，在培养基里生长非常缓慢，分化潜能极低。利用成熟心肌细胞培养模型可能更有利于真实反映在体心肌细胞的情况。此外，对于传统的基因转染方法，如电穿孔、脂质体，在成年心肌细胞相对来说更难进行，因此，通常需要采用病毒载体介导的转染方法。

2. 心肌细胞株　通常认为心肌细胞是一种终末分化细胞，不具有或具有很微弱的增殖能力。随着实验动物伦理学发展，科研人员先后尝试建立了数种心肌细胞株，如大鼠 H9C2 及 CLEM 细胞株，小鼠 HL-1 细胞株。尽管目前体外培养成年人心肌细胞还非常困难，然而培养人胎儿心肌却相对容易，但后者的来源及其生长能力也很有限。

3. 原代心肌成纤维细胞培养　乳大鼠、乳小鼠和成年大鼠、小鼠的心肌成纤维细胞培养都是常用的。从技术上来讲，较心肌细胞培养容易，而且可以传代培养。一般用第 2～4 代的细胞，更高代数的细胞表型会发生变化。

4. 离体心脏灌注　由于离体心脏不能持久保持活力，因此不适合用于研究心肌重塑和心力衰竭相关的长期反应和变化，但可用于探讨整体心脏对重塑和心力衰竭刺激因素的应答反应和信号转导途径或药物靶点的干预研究。

二、在体研究模型

1. 压力负荷法致充血性心力衰竭　造成心脏压力超负荷的常见原因有高血压和心室血液流出道受阻、肺动脉狭窄等。压力超负荷造成心脏后负荷增加，后负荷加重程度与心肌肥厚程度和心脏功能降低程度相关。模型建立方法有：缩窄主动脉（升主动脉缩窄模型、主动脉弓缩窄模型、腹主动脉缩窄模型）、缩窄肾动脉或肺动脉，建立左或右心室压力负荷型心衰动物模型；药物诱导发生高血压，建立压力负荷型心衰动物模型。由于动脉缩窄的部位不同，缩窄的程度可控，发生心脏重塑和心力衰竭的时间也有所不同。例如，主动脉弓缩窄法（transverse aortic constriction，TAC）最早是由 Rockman 等人在小鼠体内成功建立并广泛沿用至今，一般术后 7 天可使心脏重量体重比值增加约 40%，手术期死亡率也相对较低，大约 15%。腹主动脉缩窄法，是通过缩窄腹主动脉造成外周循环阻力增加，左室射血受阻，心脏首先动用代偿机制发生心肌肥厚等，继而发生心肌纤维化，心室壁变薄，心肌舒张和收缩力降低，造成压力负荷型心力衰竭。此法与临床上充血性心力衰竭的病理变化过程较为吻合，且简单、易控、模型稳定。它是研究病理生理过程、神经激素改变、分子生物学机制以及心血管药理学较为理想的动物模型。本模型最早由 Cutilleta 等人在大鼠体内成功建立，术后喂养 8～12 周可造成慢性心力衰竭大鼠模型。有时也采用“两肾一夹”（Goldblatt）法复制肾性高血压模型，主要用于研究高血压心肌肥厚；或者腹主动脉缩窄加两肾一夹法，联合制备高血压心力衰竭模型。该类模型的特点是模拟人类心脏压力负荷型心衰的病理生理过程，心衰发生所需时间较短并可以预测。

2. 容量超负荷法致充血性心力衰竭　腹主动脉－下腔静脉分流术通常是在肾动脉以下的腹主动脉与下腔静脉间造瘘，使体循环动脉血液直接进入静脉，回心血量增多，引起容量负荷加重产生心力衰竭。大鼠在腹主动脉与下腔静脉间造瘘数周后，左室呈离心性肥大，左室舒张末容积以及压力增高，心排血量增加，符合高心排出量心衰。瘘口的大小和分流血量的多少决定了发生心力衰竭的时间。另外，大动物兔、犬还可用破坏心脏瓣膜造成反流和下腔静脉缩窄法导致心力衰竭。

3. 心肌缺血或心肌梗死造成心力衰竭　冠状动脉结扎法诱发心力衰竭模型是常用而有

效的方法。大鼠和小鼠都适合，且造模成功率高，稳定性好。但手术熟练程度要求较高，手术难度大，动物易发生严重室性心律失常而死亡。Ameroid 缩窄环法和冠状动脉微栓塞法也可以制备慢性心肌缺血型心力衰竭模型，这两种方法多用于小型猪模型。

4. 药物诱导的心力衰竭　不同药物的药理机制不同，所制备的心力衰竭模型也有所不同。一般给药的方法有腹腔注射、皮下注射和皮下渗透泵植入，由于是非手术方式，操作简便，给药可准确定量，建模成功率高，重复性相对要好。需注意的是药物使用的剂量、时程以及动物的种系、品系、年龄、性别等都是决定模型成功的关键因素。阿霉素是一种蒽环类抗肿瘤化疗药，它可直接嵌入 DNA 大分子内抑制核酸合成，阻止癌细胞分裂增殖。除抗肿瘤作用外，阿霉素对正常组织器官也有较大的毒性，尤其是心脏。利用阿霉素的心脏毒性反应可复制心肌病和充血性心力衰竭。异丙基肾上腺素是 β-AR 激动剂，可通过直接激动肾上腺素受体产生与交感神经兴奋相似的效应，其对心肌的正性变力和变时作用可使心肌收缩力增强，心率加快，导致心肌细胞肥大，胶原纤维增生，心肌肥厚的发生。大剂量的异丙基肾上腺素可造成心肌弥漫性坏死和纤维化，并逐渐发展为扩张型心肌病心力衰竭。皮下注射异丙基肾上腺素操作简便，经济，造模所需时间短。这一模型已被广泛使用。此外，去甲肾上腺素、血管紧张素Ⅱ也常用于制备心肌重塑和心力衰竭模型。野百合碱（MCT）是一种双稠吡咯啶生物碱，吡咯野百合碱（monocrotal-inepyrrole）可诱发肺血管内皮的损伤，引起进行性中层增生，导致肺动脉高压，进而造成右心室肥厚，最终发展为右心衰竭。此方法操作方便、造价较低、实验重复性较好，适用于肺动脉高压、右心衰竭等实验研究。

5. 复合式复制模型法　有一些分子的缺失或过表达本身可能对心肌重塑和心力衰竭的发生作用十分有限，然而当机体在同时遭受外来的病理性刺激作用时，这些分子的存在与否和表达水平却可能是影响心脏重塑和功能下降发生发展的关键因素。因此，利用基因修饰模式动物，在此基础上进一步给予相应的病理性刺激（包括外科手术或药物），观察心脏重塑和心力衰竭的发生发展，对充分认识相应分子在心力衰竭发生机制中的作用是非常有效的研究方法。

近年来，随着转基因动物研究的快速发展，许多转基因动物也出现心力衰竭表型，基于篇幅所限，不再一一赘述。

（张幼怡）

参 考 文 献

[1] W D I G, Thomas F. Protein kinase cascades in the regulation of cardiac hypertrophy. J Clin Invest, 2005, 115 (3): 527 - 537

[2] Xu M, Zhou P, Xu SM, et al. Intermolecular failure of L-type Ca^{2+} channel and ryanodine receptor signaling in hypertrophy. PLoS Biol, 2007, 5 (2): 203 - 211

[3] Kang P M, Yue P, Liu Z, et al. Alterations in apoptosis regulatory factors during hypertrophy and heart failure. Am J Physiol Heart Circ Physiol, 2004, 287: 72 - 80

[4] C B B, Keigi F, Stephanie L. ECM remodeling in hypertensive heart disease. J Clin Invest, 2007, 117:

568 - 575

[5] Mehta P K, Griendling K K. Angiotensin Ⅱ cell signaling: physiological and pathological effects in the cardiovascular system. Am J Physiol Cell Physiol. 2007, 292: 82 - 97

[6] Dale A, C K H, Rong T, et al. Cardiac hypertrophy with preserved contractile function after selective deletion of GLUT-4 from the heart. J Clin Invest, 1999, 104: 1703 - 1714

[7] Engelhardt S, Hein L, Keller U, et al. Inhibition of Na^+-H^+ exchange prevents hypertrophy, fibrosis, and heart failure in β_1-adrenergic receptor transgenic mice. Circ Res, 2002, 90: 814 - 819

[8] Xu Q, Dalic A, Fang L, et al. Myocardial oxidative stress contributes to transgenic β_2-adrenoceptor activation-induced cardiomyopathy and heart failure. Br J Pharmacol, 2011, 162: 1012 - 1028

[9] Zuscik M J, Chalothorn D, Hellard D, et al. Hypotension, autonomic failure, and cardiac hypertrophy in transgenic mice overexpressing the α_{1B}-adrenergic receptor. J Biol Chem, 2001, 276: 13738 - 13743

[10] Monnet E, Chachques JC. Animal models of heart failure: what is new. Ann Thorac Surg, 2005, 79: 1445 - 1453

第十四章　急性肺损伤与急性呼吸窘迫综合征

第一节　概　　述

一、ALI/ARDS 的定义和诊断标准

急性肺损伤（acute lung injury，ALI）和急性呼吸窘迫综合征（acute respiratory distress syndrome，ARDS）是以肺泡-毛细血管膜通透性增加、弥漫性肺泡损伤、肺组织间隙和肺泡内蛋白性水肿以及肺透明膜形成为特点的综合征。其病理生理变化包括严重的低氧血症，肺动静脉分流显著增加和肺顺应性降低。ALI 和 ARDS 具有相同的病理生理改变，但是 ARDS 的病变更为严重。

自 1967 年报道首例 ALI 后很长一段时间内人们对 ALI 和 ARDS 的定义及诊断标准存在争议。直至 1994 年，欧美 ARDS 联席会议（American-European Consensus Conference on ARDS）提出了 ALI/ARDS 的诊断标准并沿用至今，即：存在相应的原发病或诱因或危险因素；急性起病，出现呼吸困难；胸部 X 线片显示两侧肺组织弥漫性渗出性病变（渗出性浸润影）；顽固性低氧血症：呼吸衰竭指标（respiratory failure index，RFI），即动脉血氧分压（PaO_2）与吸入气氧浓度（FiO_2）的比值（PaO_2/FiO_2）≤300 为 ALI，而≤200 为 ARDS（不考虑呼气末正压（positive end-expiratory pressure，PEEP）的水平）；肺动脉闭塞压（pulmonary artery occlusion pressure）≤18mmHg，但无充血性心力衰竭的临床证据。可以看出，这是基于临床指标而建立的诊断标准，并未全面概括 ALI/ARDS 的病理学和病理生理学变化。由于 ALI/ARDS 的病因、临床表现和发病过程复杂而多样化，至今仍难以建立一个全面而无争议的定义。

二、ALI/ARDS 的病因

临床多种疾病可引起 ALI/ARDS。流行病学研究发现 93% 的 ALI/ARDS 发生于三类高危人群，即：肺炎（占 46%）、败血症（占 36%）和胃内容物吸入（占 11%）。严重创伤位于常见病因的第四位（占 7%）。一些诱发因素也能促进 ALI/ARDS 的发生，例如长骨骨折、胸腔创伤、腹腔和肢体的复合伤以及复苏时大量输血等。此外，肺部切除手术的患者也呈现较高的 ARDS 发病风险。

三、ALI/ARDS 的细胞学、病理学和影像学变化

（一）ALI/ARDS 的细胞损伤

1. 血管内皮细胞受损　ALI/ARDS 的特征性变化之一是肺血管内皮细胞和全身血管内皮细胞广泛性损伤和激活，由此导致血管通透性增加和黏附分子表达增加。30 多年前对超微结构的研究发现 ARDS 患者肺微血管内皮细胞受损。随后，应用放射性同位素示踪技术、肺水肿液和血浆蛋白浓度实时比较等一系列研究手段也证实了 ALI/ARDS 患者的肺微血管

通透性增加。在 ALI/ARDS 患者的循环血液中能够发现多种内皮细胞损伤和激活的标志物。例如，内皮素-1（ET-1）是内皮细胞损伤后释放的一种血管收缩因子和致炎性多肽，ALI/ARDS 患者血浆 ET-1 浓度升高。血管假性血友病因子（VWF）是另一种内皮细胞激活和损伤标志物，其血浆浓度在 ALI/ARDS 时也明显升高。研究还发现，血浆 VWF 水平的升高与 ALI/ARDS 患者的死亡率紧密相关，提示了肺和全身内皮细胞激活与损伤的程度对 ALI/ARDS 的预后具有重要的影响。肺微血管内皮的损伤与激活还会导致肺血管床阻塞或破坏。肺血管床阻塞或破坏是 ALI/ARDS 的另一个病理生理学标志，其程度对 ALI/ARDS 的预后也具有决定性的影响。

2. 肺上皮细胞受损　肺上皮细胞损伤在 ALI/ARDS 发展和恢复过程中同样发挥了重要作用。Ⅰ型肺泡上皮细胞是肺泡上皮的主要组成部分，占肺泡表面积的 90%，主要参与气体交换，相对容易受损。而Ⅱ型肺泡上皮细胞占肺泡表面积的 10%，对损伤具有一定抵抗性。Ⅱ型肺泡上皮细胞具有许多重要的功能，包括生成肺表面活性物质，参与离子转运等。在肺脏损伤后，Ⅱ型肺泡上皮细胞还能行使祖细胞的功能，促进Ⅰ型细胞的再生。在正常情况下，上皮细胞屏障比血管内皮细胞屏障更为致密，因此上皮完整性的丧失会促进和加重肺泡水肿的形成。Ⅱ型肺泡上皮细胞损伤引起的上皮屏障完整性丧失可以导致上皮液体转运功能失调，并进一步加重肺水肿。Ⅱ型肺泡上皮细胞损伤还会影响肺泡表面活性物质的生成，导致表面活性物质的脂质和蛋白质组成异常，此为 ALI/ARDS 的另一特征性变化。在高通透性肺水肿时肺泡腔血清蛋白和蛋白水解酶的存在会进一步加重肺泡表面活性物质的功能异常。另外，肺泡上皮损伤的修复是 ALI/ARDS 消退的重要步骤。因此，如果肺泡上皮的损伤非常严重或者损伤反复发生，上皮修复不足或不能形成正常的肺泡结构，都将会导致纤维化形成和部分肺组织功能丧失。临床研究显示，ALI/ARDS 的预后在很大程度上取决于肺泡上皮的损伤程度。

（二）ALI/ARDS 的病理学特征

各种原因引起的 ALI/ARDS 的病理学变化包括：①肺泡腔内大量嗜中性粒细胞浸润，形成嗜中性粒细胞性肺泡炎；②血清蛋白渗出到肺泡间隙并沉淀，形成透明膜；③血管内皮损伤以及凝血途径的激活，导致微血栓形成。

ALI/ARDS 的病理过程大致可以分为三个阶段：渗出期、增生期和纤维化期。渗出期发生于肺损伤早期几个小时，伴随有肺泡间隙水肿和出血，水肿液富含蛋白，并且很快蔓延到肺泡，随后透明质膜形成。通常在 ALI/ARDS 发病后 1～4 周内可见增生期变化，包括纤维蛋白性分泌物的渗出以及肺泡上皮再生的开始。纤维化期的变化则以纤维化、瘢痕、胸膜和肺内囊肿的形成为特征。这一期通常开始于 ALI/ARDS 发病后 2～3 周，并持续数周甚至数月（图 14-1）。

（三）ALI/ARDS 的影像学变化

与病理变化一致，ALI/ARDS 患者的早期胸片显示出肺水肿，表现为弥漫性、对称性、双侧非均一性或均一性的渗出性病变；一般持续数小时或数天，逐渐变化为均一性渗出，但仍然呈双侧对称性分布。肺泡腔充满水肿液并伴有出血，间质性肺水肿迅速发展为弥漫性肺水肿。度过早期阶段的患者，其 X 线片显示渗出性病变可能有轻微改善，但双侧弥漫

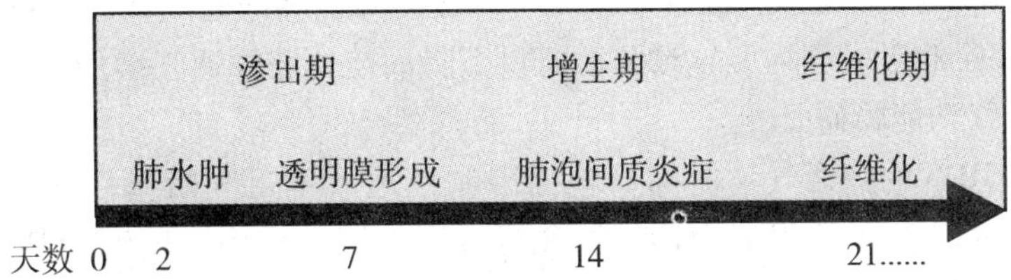

图 14-1　ALI/ARDS 病理过程的三个阶段：渗出期、增生期和纤维化期

性的渗出性病变并不会立即消失而将持续存在相当长的一段时间。

病程发展到增生期，成纤维细胞数目增加、胶原沉积，X 线片显示纤维化过程特有的不规则线状或网状阴影。在某些患者，这些影像学的特异性改变最终会完全消失，但通常需要数月的时间。更为常见的是患者发展为继发于 ARDS 的慢性病变。

四、ALI/ARDS 的病理生理学变化

肺毛细血管通透性增加而导致的肺间质水肿，蛋白质含量增加是 ALI/ARDS 的一个重要病理生理学特征。影响 ALI/ARDS 时肺泡内液体量的主要因素包括肺间质水肿的范围、导致肺泡上皮损伤的因素是否持续存在，以及肺上皮清除肺泡间隙水肿液的能力。而肺泡上皮的损伤可直接导致肺泡上皮液体转运能力的下降，从而加重肺水肿的程度，延长肺水肿的病程。由于肺微血管通透性增加，以及抢救复苏时过度扩容而造成的肺微血管静水压升高，都将会加重肺水肿的发生。

ALI/ARDS 引起呼吸衰竭的机制可以分为下列几个方面：

（一）弥散功能障碍

弥散功能障碍是指由于肺泡膜面积减少，肺泡膜异常增厚和弥散时间缩短所引起的气体交换障碍。在 ALI/ARDS 时，肺水肿和肺泡内透明膜的形成使弥散膜厚度增加；肺不张和肺实变使弥散膜面积减少以致肺弥散功能障碍。

（二）肺内分流量显著增加

在生理情况下，肺内有一部分静脉血经支气管静脉和肺内动静脉吻合支直接流入肺静脉，使这部分血液未经氧合即流入体循环动脉血，称为真性分流。这部分血液约占心输出量的 2%~3%。在病理情况下真性分流的增加将直接导致低氧血症。在 ALI/ARDS 时，肺泡表面活性物质减少或活性降低导致肺泡塌陷，发生弥漫性肺不张；肺水肿和炎症引起肺实变，发生肺水肿和肺实变的肺动脉静脉血在进入肺静脉之前不能从肺泡获取足够的氧气，从而使肺内功能分流显著增加。吸氧疗法难以纠正由肺内分流量增加而引起的低氧血症。更有甚者，高浓度氧疗法可能进一步破坏肺泡表面活性物质，加重肺不张。因而肺内分流量的增加是 ALI/ARDS 患者发生顽固性低氧血症的主要机制之一。

（三）肺泡通气与血流比例失调

肺泡和血液间的气体交换还取决于肺泡通气量与肺血流量的比值。正常成人在静息状态下每分钟肺泡通气量（V_A）约为 4L，而每分钟肺血流量（Q）约为 5L，两者的比值

(V_A/Q) 为0.8。任何非同步影响肺泡通气量或肺血流量的因素均可引起肺泡通气与血流比例失调。ALI/ARDS 时的肺水肿或肺纤维化可以显著降低肺泡通气量；而肺微血管收缩或损伤、血管内微血栓的形成等均可导致肺血流量下降而使死腔样通气增加。

(四) 肺通气功能障碍

引起 ALI/ARDS 的肺通气功能障碍包括限制性通气不足和阻塞性通气不足两个方面。Ⅱ型肺泡上皮细胞受损使肺泡表面活性物质生成减少；肺泡内水肿液的某些成分可降解肺泡表面活性物质，从而使肺泡表面张力增高，肺顺应性下降，引起限制性通气不足。创伤造成的多发性肋骨骨折可降低胸廓的顺应性，从而限制肺扩张；胸腔积气、积液以及由此造成的肺压缩，均能引起限制性通气障碍。肺水肿液引起的气道阻塞，以及炎性介质引起的支气管痉挛等也可导致阻塞性通气障碍。

第二节　ALI/ARDS 的发病机制

ALI/ARDS 的发病机制十分复杂。经过四十多年的研究，目前普遍认为 ALI/ARDS 是多种细胞参与的，涉及多种炎症介质的全身性炎症过程与肺局部反应相互促进所引起的肺病变的最终结果。肺损伤的原因可分为肺内因素（直接损伤）和肺外因素（间接损伤）。研究显示，吸入有害物质引起的直接性损伤（如吸入性肺炎）比间接性损伤的损害更加严重。直接损伤因素首先影响肺泡上皮，引起肺泡炎症；而间接性肺损伤则是由存在于循环血液中的炎性介质介导，及血管内皮功能失调而引起显著的肺间质炎症。因此，直接性肺损伤常常引起肺泡实变，而间接性肺损伤更容易引起弥漫性肺间质炎症，呈现毛玻璃样变。有学者提出，在临床上不同的损伤机制可引起不同的 ARDS 的表现。例如，应用呼气末正压治疗对间接性损伤更为有效，因为与直接性肺损伤相比，间接性损伤时肺实质的僵硬度相对较低。

一、炎症反应导致的肺损伤

(一) 嗜中性粒细胞介导的损伤

已有很多证据显示，在大部分 ALI/ARDS 的发病过程中，嗜中性粒细胞发挥了关键性作用。ALI/ARDS 早期，组织学观察总是能见到嗜中性粒细胞聚集在肺组织。ALI/ARDS 患者的肺水肿液和肺支气管灌流洗脱液中也能收集到大量嗜中性粒细胞。嗜中性粒细胞在肺滞留，与内皮细胞紧密接触并被激活，然后释放出损伤性物质，导致肺损伤。关于 ALI/ARDS 时嗜中性粒细胞在肺滞留的机制，已经提出了若干理论。一种理论认为嗜中性粒细胞和血管内皮细胞所表达的细胞表面黏附分子的相互作用造成了嗜中性粒细胞在肺的滞留。但是，在实验性肺损伤中，一些黏附分子，例如 P-选择素，ICAM-1 和 CD11/CD18 在牵制嗜中性粒细胞的过程中仅发挥了很有限的作用。第二种理论认为，嗜中性粒细胞之所以被滞留在肺循环中是由于嗜中性粒细胞的柔韧度下降所致。在正常的情况下，嗜中性粒细胞必须经过变形才能够通过肺微血管壁。一些通常参与 ALI/ARDS 形成的细胞趋化因子，包括补体 C5a，白三烯（LTB_4）和内毒素，可以激活嗜中性粒细胞，并使嗜中性粒细胞变得僵硬而不易变形，从而阻碍了嗜中性粒细胞通过毛细血管床的过程而滞留于肺循环中。另外，IL-8 和其他细胞趋化因子能够驱使嗜中性粒细胞进入并滞留于肺组织间隙。嗜中性粒细胞会释放一些有很强损伤作用的代谢产物，包括蛋白水解酶、活性氧和活性氮产物、细胞介质及生长因子等。蛋白酶会破坏肺细胞外基质，从而促进嗜中性粒细胞进入到肺泡腔。ALI/ARDS 时，嗜中性粒细胞释放的蛋白酶中最常见的是中性粒细胞弹性蛋白酶。弹性蛋白酶除了蛋白水解作用外，还可以通过经蛋白酶活化的受体而引起上皮细胞凋亡。

ALI/ARDS 还通过影响嗜中性粒细胞在炎症部位的清除机制使炎症反应加剧。正常情况下，嗜中性粒细胞介导的炎症反应由其凋亡而终止，随后凋亡的嗜中性粒细胞被肺泡巨噬细胞吞噬并清除。从 ARDS 患者支气管灌洗液中能分离得到凋亡抑制的嗜中性粒细胞，而且该支气管灌洗液能够抑制正常人嗜中性粒细胞的凋亡，这一现象可能与支气管灌洗液中存在的粒细胞集落刺激因子（granulocyte-colony stimulating factor，G-CSF）和粒细胞单核细胞集落刺激因子（granulocyte monocyte-colony stimulating factor，GM-CSF）的作用有关。在 ALI/ARDS 患者中也发现存在有嗜中性粒细胞清除机制受阻的证据。动物实验发现，嗜中性粒细胞的凋亡增加与肺损伤的消退常同时发生，并且诱导嗜中性粒细胞的凋亡可以改善 ALI。

（二）细胞因子介导的炎症与损伤

多种肺细胞，包括成纤维细胞、上皮细胞和炎细胞所生成的各种细胞因子和其他促炎分子形成了复杂的网络，并启动、增强和调控 ALI/ARDS 时的炎症反应。例如 TNF-α 和 IL-1 是炎症早期被释放的细胞因子，主要由单核细胞和巨噬细胞受到直接或间接的刺激后生成和释放。细菌内毒素及来自于细菌的其他产物具有很强的刺激 TNF-α 和 IL-1 释放的作用。TNF-α 和 IL-1 可作用于局部细胞，包括巨噬细胞、内皮细胞、成纤维细胞和上皮细胞，并进而刺激这些细胞生成和释放细胞因子和炎症介质，如嗜中性粒细胞趋化因子 IL-8。局部释放的细胞因子可以启动级联反应，最终导致嗜中性粒细胞大量涌入肺组织及毒性介质的大量释放。

全身炎症反应的发生与发展以及肺损伤的程度和结局并不由某一个单一促炎症因子的水平决定，而是取决于促炎症因子与抗炎症因子之间的平衡。在人体内已经发现了一些内源性针对促炎细胞因子的抑制剂。例如，细菌内毒素刺激单核细胞后能促其产生和释放一种 IL-1 受体拮抗物，可以竞争性抑制 IL-1 活性。另外还发现有两种可溶性的 TNF 受体可与 TNF-α 结合并且阻止 TNF-α 与其膜受体的结合。在 ALI/ARDS 患者支气管灌流洗脱液里可检测到可溶性的 TNF 受体和 IL-1 受体拮抗物，而且其浓度比促炎细胞因子本身的浓度还要高。抗炎细胞因子如 IL-10 和 IL-11 具有阻止肺损伤的作用。抗 IL-8 自身抗体也已经在 ALI/ARDS 患者体内分离得到。IL-8 自身抗体可以通过中和 IL-8 的作用而减弱嗜中性粒细胞的渗出。研究表明，利用 IL-8 与抗 IL-8 自身抗体的比值来预测 ALI/ARDS 的预后比单纯利用 IL-8 的水平来预测更为准确。

炎症因子和介质转录的上游调节是 ALI/ARDS 发病学研究的热点之一。NF-κB 是研究最为广泛的一个转录因子，NF-κB 激活后，经过核转位定位于细胞核，调节转录过程，上调 ICAM-1、IL-1β、IL-6、IL-8 和 TNF-α 等的表达。因此 NF-κB 的激活、核转位和与特异 DNA 启动子序列结合是炎症因子生成和释放，级联反应的启动和维持的一个关键信号。

（三）TLRs 在 ALI/ARDS 发病过程中的作用

模式识别受体（PRRs）在 ALI/ARDS 的发病机制中发挥了重要作用。PRRs 是进化过程中一群高度保守的受体，既可以感受源自于病原体的病原相关分子模式（PAMPs），又可以感受由受损或死亡细胞释放的损伤相关分子模式（damage associated molecular patterns，DAMPs），从而启动感染性和非感染性炎症反应过程。目前已经发现了四种 PRRs 亚型：Toll 样受体（TLRs），维甲酸诱导的基因-I样受体［retinoic acid-inducible gene-Ⅰ（RIG-Ⅰ）-like receptors，RLRs］，C 型凝聚素受体（C-type lectin receptors，CLRs）和核苷酸结合寡聚化结构域样受体［nucleotide-binging oligomerization domain（NOD）-like receptors，NLRs］（详见第六章）。PRRs 可以通过激活多种不同的细胞内信号转导途径引起炎症性反应（图 14-2）。

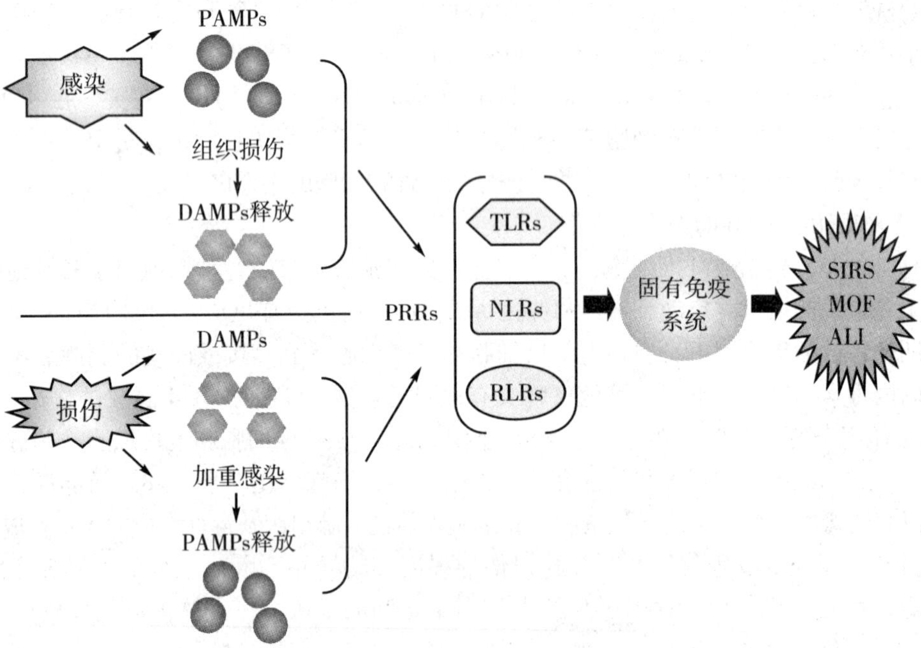

图 14-2 模式识别受体（PRRs）介导的炎症反应和器官损伤

SIRS：全身性炎症反应综合征；MOF：多器官功能衰竭；ALI：急性肺损伤。

1. TLRs 在感染性 ALI/ARDS 发病过程中的作用　TLRs 是研究最多的 PRRs，TLR1 ~ 10 在肺组织中均有表达。当受到微生物刺激时，不同的 TLRs 在特异的肺细胞中受到不同的调节。TLR2、TLR4、TLR5 和 TLR9 是肺脏内参与细菌识别最主要的几种受体。LPS 是介导败血症引起的 ALI/ARDS 的一个关键介质。LPS 膜受体复合物由几种辅助分子组成，包括 CD14、TLR4、MD2 和 MD1。LPS 结合蛋白（LPS-binding protein，LBP）促进 LPS 与受体的结合。肺组织中多种细胞均有功能性 TLR4 的表达，而 LPS 诱导的 ALI/ARDS 依赖于 TLR4。因此 TLR4 在感染性 ALI/ARDS 的发病机制中发挥关键作用。

（1）TLRs 与内皮细胞的激活　肺血管内皮细胞是肺泡 - 毛细血管单位的主要组成成分，容易受到毒性物质的损害。这些毒性物质可以是吸入的，或者经由肺循环转运到肺。在 ALI/ARDS 时，肺血管内皮主要从以下几个方面发挥作用：①通过改变自身代谢活性从而影响肺与全身的内环境稳定；②介导嗜中性粒细胞的黏附，促进嗜中性粒细胞的渗出；③改变内皮通透性引起肺水肿；④分泌细胞因子和趋化因子引起肺的炎症。嗜中性粒细胞和内皮细胞的相互作用在嗜中性粒细胞的渗出过程中起重要作用。LPS 激活 CD14 和 TLR4 复合物，继而通过激活 NF-κB，增加黏附分子 E 选择素、ICAM-1 和血管黏附分子1（vascular adhesion molecule-1，VCAM-1）的表达。TLR4 信号激活的同时也导致多种其他生物活性分子的生成和释放，包括 IL-1β、IL-6、TNF-α、趋化因子和 NO，这些活性物质均参与 ALI/ARDS 的发生发展过程。更为重要的是，TLR4 信号的激活可以上调如 TLR2 等其他 TLRs，从而放大其炎症反应。TLR2 主要分布于一线宿主防御细胞（单核细胞、巨噬细胞、树突状细胞和嗜中性粒细胞），而在内皮细胞的表达则较少。研究发现，LPS 通过 TLR4 和 MyD88 依赖性的信号转导途径导致内皮细胞 TLR2 的上调，而嗜中性粒细胞中的 NADPH 氧化酶产生的活性氧（ROS）可以增强这一 TLR2 的上调过程。在 LPS 和肽聚糖（peptidoglycan，PGN，TLR2 的配体）的先后刺激下，ICAM-1 有显著和持续的表达上调，同时嗜中性粒细胞渗出增多（图 14-3）。这些事实支持了嗜中性粒细胞 NADPH 氧化酶与内皮细胞表面

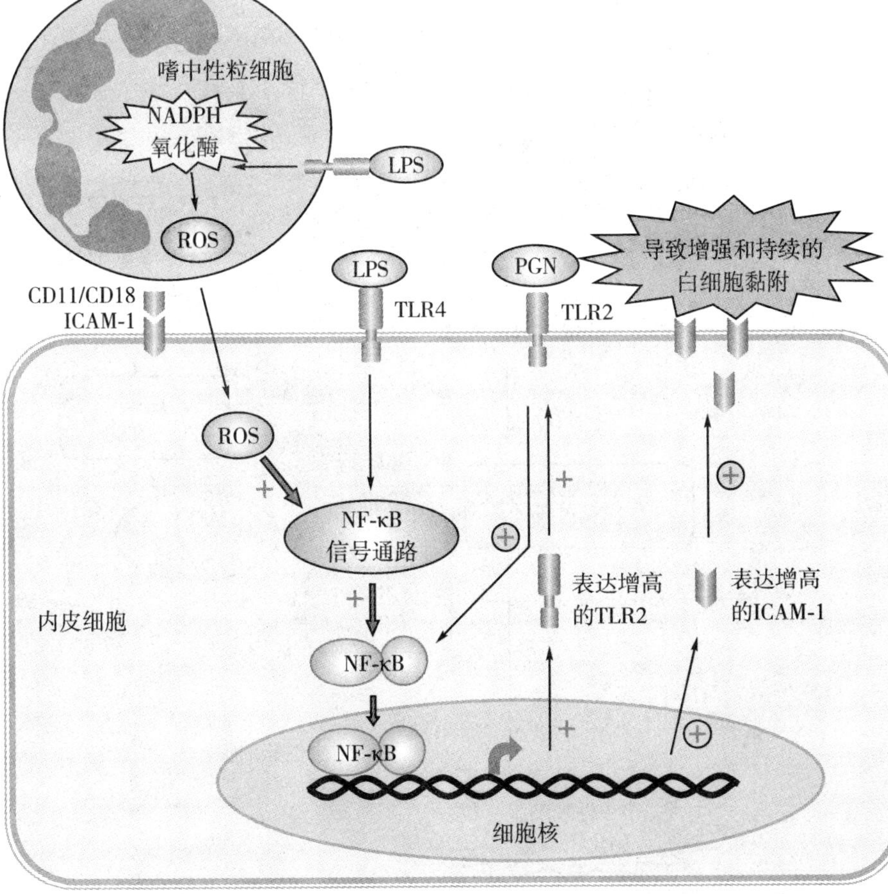

图 14-3　TLR4-TLR2 交互对话增强嗜中性粒细胞（PMN）-血管内皮细胞（EC）的黏附

TLR4 信号上调 TLR2 表达具有功能上的相关性。因此，经由 TLR4 信号转导途径调控而又受到嗜中性粒细胞 NADPH 氧化酶增强的 TLR2 的上调与激活，是增强嗜中性粒细胞游走和渗出到感染部位的重要机制。

（2）TLRs 与嗜中性粒细胞的激活 在败血症患者中，渗出的嗜中性粒细胞生成过量的炎症因子及其凋亡延迟，往往与高死亡率和更为严重的器官功能衰竭伴行。人嗜中性粒细胞能表达除了 TLR3 之外的其他全部 TLRs。有研究发现，TLR4 通过调节 G 蛋白偶联受体激酶（G-protein-coupled receptor kinases，GRKs）促进嗜中性粒细胞趋化游走。该研究显示，巨噬细胞炎症蛋白-2（macrophage inflammatory protein-2，MIP2）通过与嗜中性粒细胞上 MIP2 受体结合，并通过激活 PI3K 信号转导途径启动嗜中性粒细胞游走渗出过程。与此同时，被激活的 PI3K 信号转导途径诱导 GRK2 和 GRK5 的表达。GRK2 和 GRK5 使 MIP2 受体磷酸化，继而实现 MIP2 受体的内吞和脱敏，从而负反馈调节嗜中性粒细胞的趋化迁移。然而，LPS 通过 TLR4 信号转导途径能在转录水平上下调 MIP2 引起的 GRK2 和 GRK5 的表达。GRKs 表达的降低削弱了趋化因子受体的内吞和脱敏作用，从而显著增强了嗜中性粒细胞的游走反应（图 14-4）。这些结果表明，TLR4 信号系统通过降低 GRK2 和 GRK5 的表达而调节嗜中性粒细胞表面趋化因子受体的表达，是决定嗜中性粒细胞游走性的一个关键因素。

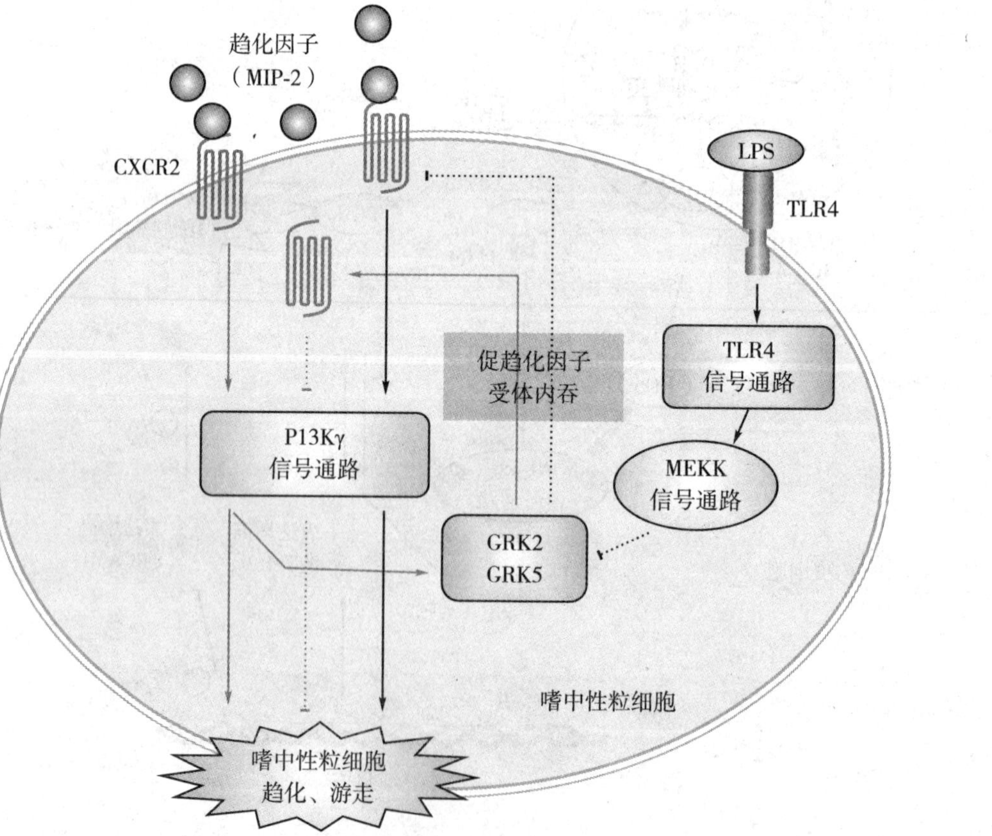

图 14-4 TLR4 调节嗜中性粒细胞的趋化性

（3）TLRs 与肺泡巨噬细胞的激活　肺泡巨噬细胞占肺内白细胞的 95% 左右。LPS 引起的肺组织损伤很大程度上经由肺泡巨噬细胞释放的炎症产物来介导，因此肺泡巨噬细胞的激活在 ALI/ARDS 的发展过程中发挥重要作用。TLR4 在肺泡巨噬细胞基础表达水平较高，而 TLR2 可在 LPS 或促炎因子的刺激下诱导表达。由于 TLR2 能感受多种细菌成分，因此被激活上调的 TLR2 可导致肺泡巨噬细胞对细菌成分产生高反应性而增强其激活，最终的结果加剧肺炎症过程。

（4）TLRs 与上皮细胞的激活　TLRs 在气道上皮细胞识别吸入性病原体和激活固有免疫系统中发挥了重要作用。在人肺上皮细胞中可以检测到所有 TLRs 的基因表达，其中 TLR2、TLR3、TLR5 和 TLR6 高表达。TLRs 的配体可诱导正常人支气管上皮细胞 IL-8 和血管内皮生长因子受体（vascular endothelial growth factor，VEGF）的生成。TLR2 和 TLR1 或 TLR6 常组成二聚体表达于气道上皮表面。TLR3 分布于人支气管上皮细胞内涵体，可识别双链 RNA（dsRNA）和多聚肌苷：胞苷（polyinosinic：polycytidylic acid，polyI：C）。TLR5 分布于气道上皮表面，可与表皮生长因子受体（epidermal growth factor receptor，EGFR）相互作用。LPS 介导的 TLR4 信号转导途径可以激活Ⅱ型肺泡上皮细胞，进而促进肺炎症反应过程。

2. TLRs 在非感染性 ALI/ARDS 形成中的作用　有些 TLRs 可被细胞释放的内源性配体激活。由于多种内源性配体与组织损伤有关联，因此被称为 DAMPs。研究较多的 DAMPs 包括细胞应激或坏死后的释放产物，如热休克蛋白 60（Hsp60）、Hsp70、纤维连接蛋白的外结构域 A（extra domain A of fibronectin），透明质酸（hyaluronic acid，HA）、低聚糖、高迁移率族蛋白 B1（high-mobility group protein B1，HMGB1）。TLR2 和/或 TLR4 是其主要受体。

（1）TLRs 在失血性休克所致 ALI/ARDS 形成中的作用　失血性休克（hemorrhagic shock）是严重创伤和临床失血的常见并发症。失血性休克作用于免疫系统，致使机体对第二次轻微刺激产生过度的炎症反应，从而促进肺损伤的发生和发展。这一现象被称为“二次打击假说”（two hit hypothesis）。

研究显示，LPS 通过 TLR4 信号转导途径上调肺泡巨噬细胞 TLR2 的表达；而失血性休克时激活的嗜中性粒细胞在增强 TLR2 上调过程中发挥了关键的作用。失血性休克时，最初进入肺组织的激活的嗜中性粒细胞可通过与肺泡巨噬细胞的相互作用而放大 TLR4 对 TLR2 的上调，从而使肺泡巨噬细胞对细菌产物或机体自身的 TLR2 配体产生超敏反应，引起细胞因子和趋化因子的过度表达，进一步增强嗜中性粒细胞在肺的滞留（图 14-5）。这些结果揭示了失血性休克以及 TLRs 引起肺损伤的机制。

那么，失血性休克激活的嗜中性粒细胞是如何增强肺泡巨噬细胞上 TLR4 对 TLR2 的上调作用的呢？研究发现，嗜中性粒细胞 NADPH 氧化酶来源的 ROS 在这一过程中发挥了重要作用。研究结果显示，HMGB1 通过 TLR4 信号转导途径介导了失血性休克诱导的嗜中性粒细胞中 NADPH 氧化酶的激活。HMGB1 最初被定义为一种核蛋白，可以稳定核小体形成，也可以作为一种转录因子调节多种基因的表达。受伤的细胞可以释放 HMGB1，使它成为一种主要的 DAMPs。失血性休克时，释放到细胞外的 HMGB1 通过激活 TLR4-MyD88-IRAK4 信号途径，激活 p38 MAPK 和 Akt 通路，最终使嗜中性粒细胞的 NADPH 氧化酶被激活。

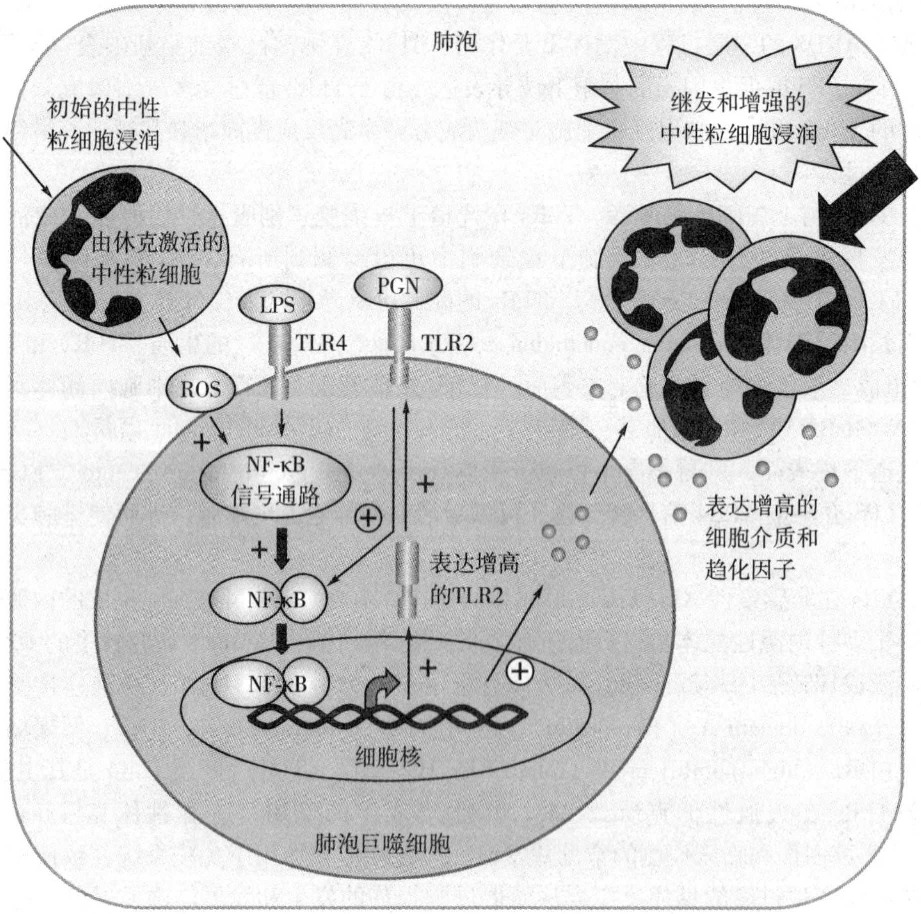

图 14-5 休克激活嗜中性粒细胞，并增强其在肺中的浸润

（2）透明质酸-TLRs 信号转导途径诱导的 ALI 透明质酸是位于细胞外基质中的一种高分子聚合物。在生理情况下，透明质酸的分子量大于 106kD，组织受损后形成 10～500kD 的透明质酸碎片。透明质酸碎片可以通过 TLRs 引发固有免疫反应。当组织损伤时，需要 CD44 清除透明质酸，如果透明质酸清除过程受损，就会引起持续的炎症。此外，透明质酸碎片在损伤部位可刺激细胞炎症因子的表达。最近的研究指出，透明质酸碎片刺激小鼠巨噬细胞生成炎症趋化因子和细胞因子的过程依赖于 TLR2 和 TLR4。还有研究指出，肺上皮细胞过量表达高分子透明质酸可以保护小鼠对抗 ALI 和肺上皮细胞凋亡，这些作用部分是通过依赖 TLRs 的 NF-κB 的活化而实现的。这些研究认为，透明质酸和 TLRs 的相互作用所激活的信号反应具有双重性，一方面高分子透明质酸启动的炎症反应能促进 ALI 复原，维护上皮完整性；而透明质酸碎片引发的炎症反应，则可能促进 ALI 的发生和发展。

（3）NLR 在危险信号诱导的 ALI 中的作用 炎症小体是一种多蛋白复合物，可以感受微生物和内源性的危险信号并激活 caspase1。caspase1 的激活促进了炎症因子 IL-1β 和 IL-18 的成熟和分泌，并参与“pyroptosis”过程，即由细菌病原体引起的一种细胞死亡形式。

NLR 家族是 PRRs 的一个亚族，其成员 NLRP1、NLRP3、NLRC4 以及调节子 ASC，是炎症小体的关键成分。NALP3 在介导非感染性 ALI 的发生中发挥作用。最近一些研究结果显示，博莱霉素（bleomycin，BLM）诱导的 DNA 损伤和降解后于肺脏局部产生的尿酸可以激活 NALP3 炎症小体，进而引起肺损伤。用尿酸合成抑制剂别嘌呤醇或尿酸酶降低尿酸水平，可减少 BLM 诱导的 IL-1β 生成，减轻肺部炎症，降低肺纤维化程度。肺局部给入外源性尿酸盐结晶可复制肺炎症和修复过程。尿酸盐结晶的这一作用依赖于 TLR2、TLR4、MyD88 和 NALP3 炎症小体。另有实验显示，在巨噬细胞上，二聚糖（biglycan）通过与 TLR2 和 TLR4 以及嘌呤 P2X4/P2X7 受体的相互作用介导 ALI。二聚糖是一种在细胞外基质普遍存在的富亮氨酸重复序列（leucine-rich repeat，LRR）的蛋白多糖。可溶性二聚糖诱导巨噬细胞的 NLRP3/ASC 炎症小体激活，caspase1 活化，以及成熟 IL-1 的释放。二聚糖还可通过 TLR2 和 TLR4 信号途径，刺激 NLRP3 和 IL-1 前体 mRNA 的表达。这些结果提出了一种基本模式来解释机体的固有免疫如何通过感受细胞外基质成分的改变来感知组织应激或损伤的发生，从而激发炎症反应。

二、氧自由基介导的肺损伤

在炎症刺激下，肺脏内皮细胞、上皮细胞和肺泡巨噬细胞被激活后能产生活性氧或活性氮。在 ALI/ARDS 的发病机制中，活性氧簇主要引起细胞损害。细胞膜脂肪酸的氧化会增加细胞膜的通透性，蛋白质的氧化使其自身失活，DNA 的氧化会干扰蛋白质的生物合成。氧化应激可以经由多种机制导致肺血管内皮细胞和肺上皮细胞的通透性增加以及肺泡上皮的液体转运过程受损。研究显示活性氧和活性氮也可以通过非氧化途径发挥作用，被称为氧化－还原信号转导途径。

很多证据已经表明，活性氧的生成和清除之间的平衡决定了 ALI/ARDS 时肺脏氧化应激水平。在 ALI/ARDS 患者的肺组织存在这方面明显的失衡。表现为活性氧或活性氮水平的升高伴随有正常抗氧化系统功能的下降，包括超氧化物歧化酶、过氧化氢酶等抗氧化酶水平下降，低分子量氧自由基清除剂如维生素 E、维生素 C 和谷胱甘肽浓度的降低，以及蛋白质和 DNA 抗氧化损伤的修复机制的受损。

三、凝血系统的激活和纤溶过程受损

ALI/ARDS 时，凝血与纤溶系统的失衡已被充分证实。在 ARDS 及高危患者的血浆、支气管灌洗液或者肺水肿液中可以检测到多种凝血系统激活的标志物，例如组织因子，是外源性凝血途径中关键的启动因子，具有很强的促血栓形成的作用。同时，在 ALI/ARDS 患者内源性抗血栓形成物水平下降，例如循环血中蛋白 C 水平的下降与 ALI/ARDS 预后不良相关。

研究发现 ALI/ARDS 患者支气管灌洗液和肺水肿液中纤溶酶原活化抑制因子-1（PAI-1）的浓度升高，表明纤维蛋白溶解过程受损。因此，凝血系统、抗凝血系统与纤维蛋白溶解系统三者的失衡促进了肺泡内纤维沉积，后者是 ALI/ARDS 的一个组织学特点。血管内凝血和微血栓形成在 ALI/ARDS 患者发展为多器官功能衰竭的过程中起重要作用。

凝血过程一旦启动，会成为一个强有力的促炎刺激。血栓素的生成可以促进嗜中性粒细胞向内皮黏附，促进选择素表达，激活血小板受体。生成的纤维蛋白也具有促炎效应，可以增高血管的通透性，激活内皮细胞，促进嗜中性粒细胞的黏附与迁移。临床研究发现，败血症患者给予外源性重组活化蛋白 C 可以显著降低死亡率，这一结果提示，将改善凝血和纤维蛋白溶解作为目标的治疗方案，可能对改善 ALI/ARDS 的发生发展发挥一定作用。

四、表面活性物质功能下降

表面活性物质是多种脂蛋白混合物，由Ⅱ型肺泡上皮细胞分泌，分布在肺泡表面。肺泡表面活性物质能够降低肺泡表面张力，在宿主防御和维持肺泡形状方面发挥有重要作用。肺泡表面活性物质的功能丧失会引起肺泡塌陷，从而导致 ARDS 时肺生理功能的丧失。导致肺泡表面活性物质功能失调的原因是多方面的，包括Ⅱ型肺泡上皮细胞的损伤，肺泡－毛细血管膜破裂进入肺泡的水肿液中的蛋白水解酶对肺泡表面活性物质的破坏，以及炎症与氧化应激发生时肺泡表面活性物质关键成分的转录和表达减少等。

五、肺损伤消退过程受阻或者修复失调

ARDS 也可以被看做是一种肺损伤消退受阻的综合征。肺损伤的消退是依赖于特定分子机制的主动过程。ARDS 从炎症/渗出向增殖、纤维化阶段的转变经历多个生物学过程。最理想的修复取决于多种因素之间的综合平衡。这些因素牵涉到细胞凋亡，氧化应激，纤维蛋白溶解，免疫反应，趋化因子、生长因子和细胞因子的生成等。因此，修复失调可发生于多个环节，持久的肺损伤消退过程受阻会造成肺泡内纤维化而引起肺泡－毛细血管单位闭塞。

在 ALI/ARDS 急性或渗出阶段，一些患者的病程可能并不复杂而很快进入消退阶段。但在有些患者，在 ALI/ARDS 开始后的 5 至 7 天就可在肺组织活检中发现纤维化。这种纤维化的肺泡炎症被认为是一种对肺泡损伤的不适当的增生性修复反应，起因于成纤维细胞、纤维细胞、急性炎细胞和上皮细胞的相互作用，以及细胞因子、生长因子、集落刺激因子和纤维蛋白等的相互作用，间质细胞和成纤维细胞充填于肺泡内，并伴有新生血管形成。在 ALI/ARDS 死亡患者的肺内可检测到高浓度的Ⅰ型和Ⅲ型胶原以及纤维连接蛋白（fibronectin）。研究发现，纤维化性肺泡炎的发生与 ALI/ARDS 死亡率升高紧密相关。

决定患者纤维化性肺泡炎发生发展的分子机制可能受 ALI/ARDS 早期始动因素的调节，也可能受初始肺损伤严重程度的影响。肺泡腔内Ⅲ型胶原的水平在 ALI/ARDS 的早期就会升高，并且其表达水平与死亡率成正相关。早期的促炎症介质如 IL-1，能促进纤维化的发生。研究显示，ALI/ARDS 早期患者的支气管灌洗液和肺泡水肿液对人肺纤维细胞有促分裂作用。进一步研究发现，这一作用来源于 IL-1 的生物活性。上述研究结果提示，纤维增生过程的启动与早期促炎反应机制紧密相关。

六、呼吸机治疗引起的 ALI

急性呼吸衰竭时机械辅助呼吸的作用是一把双刃剑：一方面可以挽救生命，另外一方面却促进了肺损伤。呼吸机引起的损伤通常有两种表述。“呼吸机诱导性肺损伤”（ventilator-induced lung injury，VILI）通常用于动物实验研究，由于动物实验可以提供适当的对照，能够证实机械性肺损伤的直接作用。而在临床上，通常用“呼吸机相关性肺损伤”（ventilator-associated lung injury，VALI）这一术语。在潮式呼吸时，肺脏遭受到各种机械性压力。这些压力包括拉伸应变力、压力和剪切力。拉伸应变力通常也称为牵张力，指相对于原长度的使长度改变的力。压力是指被挤压时单位面积上受到的力。剪切力是指顺气流流动方向受到的单位面积上的压力。最近的临床研究已经证实 VALI 会提高患者死亡率。

在各种原因引起的肺损伤和肺水肿的基础上，正压通气引起肺吸气末容积过度增大，导致肺泡－毛细血管屏障的机械性破坏，并诱导肺泡巨噬细胞、上皮细胞和内皮细胞功能改变。机械刺激所致的细胞反应包括炎症介质的分泌，肺泡表面活性物质分泌和功能改变，细胞通透性增加，以及肺水肿的形成等。

损伤性机械辅助呼吸通过加重已经存在的肺损伤而提高患者死亡率。同时，加重的肺损伤使患者更依赖于长时间的机械辅助呼吸，从而使患者发生并发症的风险大大提高。损伤性机械辅助呼吸也可促使炎症介质释放，进而进入全身血液循环，引起其他器官功能障碍，从而直接介导多器官功能衰竭。

七、输血引起的 ALI

在某些临床情况下，输血可以引起 ALI。在这些病例中，常发现献血者与受血者之间有特殊的抗原抗体配对，以及达到一定阈值浓度的抗白细胞抗体，激活嗜中性粒细胞并启动炎症反应，引起肺泡－毛细血管膜受损。被输入的抗体的量和浓度决定了反应的严重程度，这些抗体的确切的阈值浓度仍有待研究确定。值得注意的是，输血引起的 ALI 可能牵涉多种机制的相互作用，这是一个有待深入研究的领域。

第三节 ALI/ARDS 的治疗进展

ALI/ARDS 发生发展的机制是多方面的，因此，ALI/ARDS 的治疗也是多方面的。以控制炎症为目标，临床上可使用糖皮质激素，以及嗜中性粒细胞弹性蛋白酶抑制剂 sivelestat。针对微循环血栓形成，临床上可用抗凝血药物。针对肺动脉高压和通气/血流比例失调主要使用血管活性物质，例如吸入一氧化氮、前列环素（prostacyclin）和阿米三嗪（almitrine）。肺泡表面活性物质替代治疗的研究也已开展了很多年。β_2 受体激动剂可促进上皮细胞清除液体的能力以减轻肺泡水肿。

尽管已经发现有些药物对 ALI/ARDS 患者的部分病理改变有一定疗效，但是没有一个药物被证实能改善 ALI/ARDS 患者的长期死亡率。虽然临床试验已经进行了几十年，目前还没有对所有 ALI/ARDS 患者都有效的药物。一般来说，根据 ALI/ARDS 患者的病理阶段区分亚型，可以采取不同的干预治疗措施。也可以采取综合治疗，以改善 ALI/ARDS 患者的预后。

由于近年发现 PRRs 在 ALI/ARDS 发病机制中的重要作用，使得 PRRs 很有可能成为 ALI/ARDS 的治疗靶点之一。在 PRRs 中，TLRs 是研究最为广泛的一个家族，因此近年的新药研究多以 TLRs 为靶点，既可以利用 TLRs 激动剂以刺激和增强对感染性疾病的免疫反应，也可以使用TLRs阻断剂去降低感染或自身免疫反应引起的过度炎症反应。这些药物包括：①配体或激动剂；②单克隆抗体、可溶性受体和其他辅助蛋白；③信号蛋白阻断剂；④siRNA和反义RNA。尽管作用于TLRs的药物还没有在临床应用于治疗ALI，但由于PRRs在ALI发展过程中的关键作用，将PRRs作为靶点，为ALI/ARDS的治疗开创了一个崭新的领域。

由于对ALI/ARDS的治疗尚无满意的手段，对其预防就显得格外重要。有一些研究从遗传学入手鉴定TLR基因多态性从而判定患者对ALI/ARDS的易感性，从而有可能在ALI/ARDS发生之前给患者施以积极的预防措施。

研究表明感染性疾病的易感性是部分可遗传的。研究已经观察到，败血症的发生和发展和许多炎症细胞因子、天然免疫分子、凝血因子的基因多态性之间存在关联性。研究显示，对吸入性LPS呈高反应的患者呈现两种TLR4基因的多态性；而TLR2的多态性与葡萄球菌的易感性有关。此外，CD14是TLR信号转导途径一个关键的辅助分子，CD14的多态性与革兰阳性菌感染和革兰阴性菌所致败血症的易感性有关。这些研究进一步提示了TLRs在识别病原体和参与炎症反应中的重要作用。

附：急性肺损伤动物模型的复制

一、动物的选择

用于复制急性肺损伤模型的动物有小鼠、大鼠、家兔、羊、狗、猪和猴。最常用的动物是大鼠和小鼠。由于各种转基因或基因敲除小鼠较易获得，使用小鼠更具优越性。

二、急性肺损伤动物模型的复制方法

以下是几种常用的方法，分为三类：

1．直接诱导法　经气管或鼻腔直接注入细菌、细菌产物（如LPS）或盐酸；吸入高浓度的氧气；用生理盐水灌洗肺泡以去除肺泡表面活性物质；阻断肺门血管造成肺缺血再灌损伤；或使用呼吸机以高潮气量通气的方法导致机械性肺组织过度牵张。

2．间接诱导法　主要通过复制败血症模型造成急性肺损伤。败血症的复制方法主要有盲肠结扎穿孔（cecal ligation and puncture，CLP）和经静脉注射活菌或LPS。

3．复合诱导法　根据不同的研究目的，配合使用直接诱导和间接诱导的各种方法。例如，用生理盐水灌洗肺泡以去除肺泡表面活性物质后再配合呼吸机过度通气，以此来研究肺泡表面活性物质分泌不足的情况下机械性辅助通气对急性肺损伤形成的影响。或用失血性休克结合败血症来模拟创伤、失血和并发感染对急性肺损伤的致病作用等。

三、急性肺损伤动物模型复制成功的依据

1．肺泡内嗜中性粒细胞浸润，表现为肺泡－支气管灌洗液内可见大量嗜中性粒细胞。

2．肺泡－毛细血管膜通透性增加，表现为肺泡－支气管灌洗液内可测得血浆蛋白成分，或可测得高浓度的经由血管注入的荧光标记大分子物质（如白蛋白）。

3．肺的组织学改变，包括肺泡内大量嗜中性粒细胞浸润、透明膜和微血栓形成，以及肺组织结构的损坏。

4. 上述指标加上在急性肺损伤不同阶段可能出现的炎症介质的释放和动脉血 PaO_2 降低。

（范　杰）

参 考 文 献

[1] Choi AMK. Acute respiratory distress syndrome. 2nd ed. Edited by Choi AMK. New York, Informa Healthcare USA, 2009

[2] Strieter R, et al. Molecular biology of acute lung injury. Edited by Wong HR and Shanley T. Massachusetts, Kluwer Academic Publishers, 2001, pp17 – 34

[3] Fan J. Receptor cross-talk mechanisms of neutrophil priming. In: Granulocytes: classification, toxic materials produced and pathology. Edited by: Frank Columbus. New York, Nova Science Publishers, 2010, pp134 – 156

[4] Wheeler AP, Bernard GR. Acute lung injury and the acute respiratory distress syndrome: a clinical review. Lancet, 2007, 369: 1553 – 1564

[5] Bernad GR, Artigas A, Brigham KL, et al. The American-European consensus Conference on ARDS: Definition, mechanisms, relevant outcomes and clinical trial coordination. Am J Respir Criti Care Med, 1994, 49: 818 – 824

[6] Fan J and Malik AB. Toll-like receptor 4 signaling augments chemokine-induced neutrophil migration by modulating cell surface expression of chemokine receptors. Nature Medicine 2003, 9: 315 – 324

[7] Matthay MA, Zimmerman GA. Acute lung injury and the acute respiratory distress syndrome: four decades of inquiry into pathogenesis and rational management. Am J Respir Cell Mol Biol, 2005, 33: 319 – 327

[8] Fan J, Frey RS, and Malik AB. TLR4 signaling induces TLR2 expression in endothelial cells via neutrophil NADPH oxidase. J Clin Invest, 2003, 112: 1234 – 1243

[9] Frank AJ, Thompson BT. Pharmacological treatments for acute respiratory distress syndrome. Curr Opin Crit Care, 2010, 16: 62 – 68

[10] Xiang M and Fan J. Pattern recognition receptors (PRRs) -dependent mechanisms of acute lung injury. Molecular Medicine, 2010, 6: 1 – 11

第十五章　慢性阻塞性肺疾病

慢性阻塞性肺疾病（chronic obstructive pulmonary disease，COPD）不是一种病，而是一种由慢性支气管炎和阻塞性肺气肿所引起的以气道不完全可逆的阻塞为特征的病理过程（pathological process）。因此，当慢性支气管炎和阻塞性肺气肿还没有引起气道不完全可逆性阻塞时还不属COPD，只有当其发展至不完全可逆转的气道阻塞时才称为COPD。

支气管哮喘是由过敏反应引起的支气管痉挛，气道阻塞是可逆的，长期反复发作的支气管哮喘可导致气道构型重组，管壁增厚，形成不完全可逆的气道阻塞。由于支气管哮喘的病因、发病机制、病理变化、临床表现及治疗均与慢性支气管炎和肺气肿不同，所以一般不将支气管哮喘列为COPD，但支气管哮喘晚期气道阻塞已不可完全逆转，临床表现很难与COPD区分，或已合并有COPD，此时也可称之为COPD（图15-1）。

此外，COPD也不包括其他引起慢性呼吸道阻塞的疾病，如肺囊性纤维化、弥漫性泛细支气管炎、闭塞性细支气管炎等疾病。

COPD的发病率很高，我国约有2500万COPD患者，每年因COPD致残500万～1000

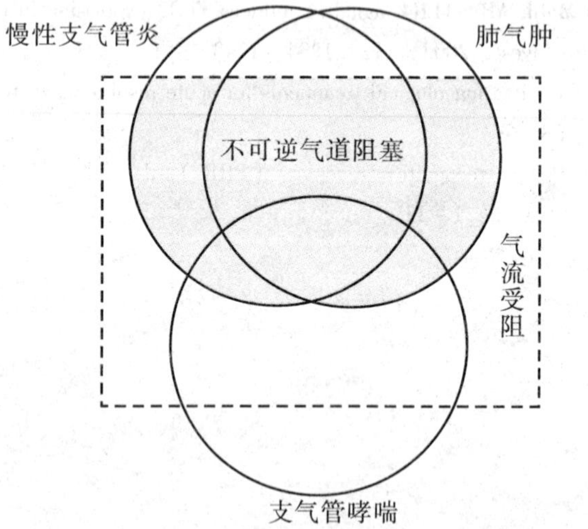

图15-1　COPD的概念

具不完全可逆的气道阻塞的慢性支所管炎、肺气肿和支气管哮喘（阴影部分）。

万，每年死于 COPD 者上百万，因其致病的空气污染等因素随国家工业化的发展而更加严重，COPD 患病率呈上升趋势。

第一节　慢性阻塞性肺疾病的病因和发病机制

因支气管炎每年咳嗽、咳痰 3 个月以上，连续两年以上可诊断为慢性支气管炎（chronic bronchitis）。肺气肿指的是终末细支气管远端的气囊腔的扩大，因为肺气肿的发生与小气道阻塞相关，故称为阻塞性肺气肿（obstructive pulmonary emphysema）。慢性支气管炎与肺气肿的病理变化虽然不同，两者的病因与发病机制有不少相同之处，而且不少患者两病并存。COPD 的病因和发病机制很复杂，至今尚未完全阐明。已研究比较清楚的病因和发病机制示意图见图 15-2。

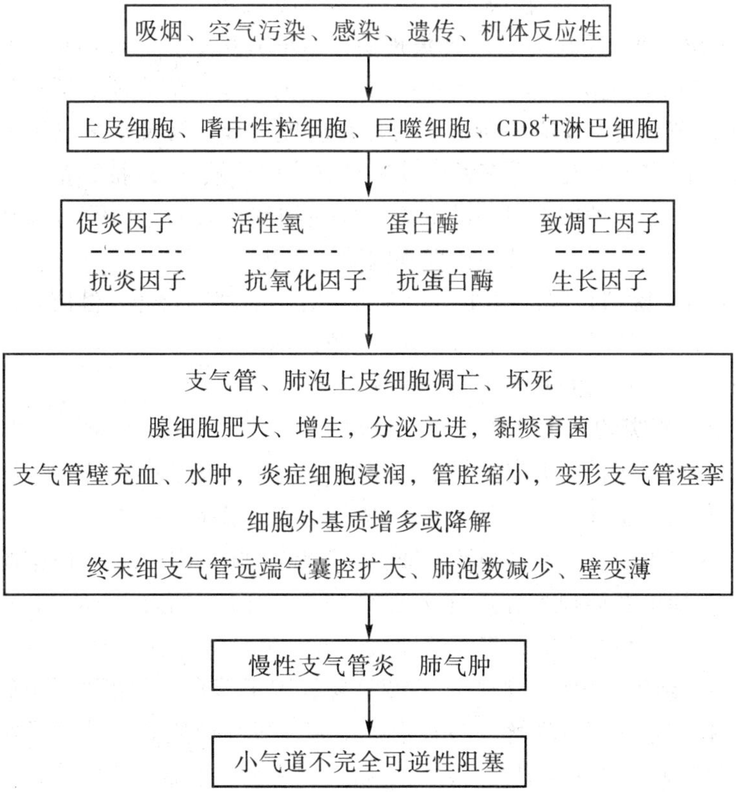

图 15-2　COPD 病因和发病机制示意图

一、慢性阻塞性肺疾病的病因

（一）环境因素

有主动和被动吸烟、空气污染、呼吸道感染等。

1. 吸烟　香烟烟雾中含有4700多种化合物，其中有大量自由基，吸一口烟中即可吸入10^{14}分子氧自由基，还有其他有害物质，故香烟烟雾吸入气道可损伤气道上皮，从而引起支气管炎。据调查我国吸烟者COPD的患病率为不吸烟者的3.9～6倍，我国吸烟人数已达3.5亿，居世界首位，加上不吸烟者因被动吸烟也同样受害者约5.4亿，故吸烟是我国COPD的首位病因，COPD患者近80%为吸烟者。

2. 空气污染　长期吸入工业废气、烟尘、粉尘、煤尘、有害气体如二氧化硫、一氧化氮、氯气和臭氧等可损伤呼吸道黏膜引起慢性支气管炎。

3. 感染　呼吸道长期反复感染病毒如呼吸道合胞病毒、腺病毒、流感病毒等，和/或感染细菌如肺炎链球菌、流感嗜血杆菌等也是慢性支气管炎的重要病因，特别是COPD的急性加重约80%由急性感染所致。

（二）内在因素

在相同环境致病因素作用下，只是部分人患慢性支气管炎，例如我国吸烟者中约24%患COPD，说明各人的内在因素在决定是否患病中的重要性。

1. 遗传　COPD似有明显的家族聚集现象，COPD患者子女的COPD患病率高于未患COPD者的子女。COPD是由多种炎症细胞及其产生的大量炎症介质、活性氧、蛋白酶等作用，神经内分泌调节，免疫反应等所形成的复杂病理过程，涉及众多基因的作用，已发现与COPD相关的基因多态型有二十多种，其中只有遗传性缺乏α_1抗胰蛋白酶与肺气肿的因果关系是明确的。由于这种抗蛋白酶的缺乏，使白细胞释放的蛋白酶得以破坏肺泡壁的弹力纤维而导致肺气肿的发生，这种遗传性基因缺陷在我国较少见。

2. 机体反应性　除遗传因素以外，个体的年龄、性别、营养、健康状况、免疫力等也是影响机体对致病因素的反应，影响COPD发病的因素。

二、慢性阻塞性肺疾病的发病机制

（一）慢性支气管炎的发病机制

慢性支气管炎的病变是由上向下发展，由中央气道发展至小气道。吸烟等致病因子首先是损伤呼吸道黏膜上皮细胞，刺激上皮细胞产生白介素-8（IL-8）、白三烯B_4（LTB_4）、MCP-1、MIP-12等趋化物质，致嗜中性粒细胞、巨噬细胞和$CD8^+$ T淋巴细胞浸润。上皮细胞和这些炎症细胞均可释放促炎介质（主要有LTB_4、IL-4、IL-8、TNF-α等）引起细胞变性、坏死以及充血、水肿等反应，释放活性氧、蛋白酶（主要有基质金属蛋白酶MMPs、中性弹性蛋白酶NE、组织蛋白酶、颗粒酶GRZ、穿孔因子等）引起蛋白质分解，组织细胞发生凋亡或坏死，和细胞外基质降解（各种炎症细胞、炎症介质和活性因子作用详见炎症和相应章节）。管壁的破坏可导致细支气管局部塌陷、狭窄、扭曲、变形或扩张。炎症还可蔓延至肺泡。慢性支气管炎患者的支气管杯状细胞和黏膜下腺体肥大、增生、分泌增多、黏液腺泡充满分泌物。大支气管黏液腺的厚度增加，其与支气管壁厚度之比大于0.55（正常<0.4）为诊断慢性支气管炎的形态学标准。活性氧可能诱导黏液腺细胞*MUC5AC*基因表达使黏液分泌增多，有些蛋白酶也能刺激黏液分泌。在COPD患者由于炎症介质的作用还可使肺M_2胆碱受体减少和M_1、M_3胆碱受体增多，形成胆碱能神经功能亢进，使支气管痉挛和黏液分泌增多。由于纤毛上皮受损，黏痰排出障碍，积存在小气道的痰栓加重气道阻塞，

可成为细菌繁殖的温床，是使半数 COPD 患者痰中带菌、病程迁延的一个因素。在 COPD 缓解期则气道上皮增生、鳞状上皮化生和形成肉芽肿。

（二）肺气肿的发病机制

肺气肿指的是终末细支气管远端的气囊腔，包括呼吸性细支气管、肺泡囊和肺泡的持久性扩张。肺泡扩大、壁变薄，甚至肺泡破裂而形成肺大泡。

阻塞性肺气肿有两种基本类型：小叶中央型和全小叶型。小叶中央型肺气肿的气囊腔扩大仅限于肺小叶中央部，未累及周边部的肺泡管和肺泡；而全小叶型肺气肿则是整个肺小叶的破坏和扩张。小叶中央型较多见，以上肺病变较重，而全小叶型以下肺病变较重，两型可并存（图 15-3）。

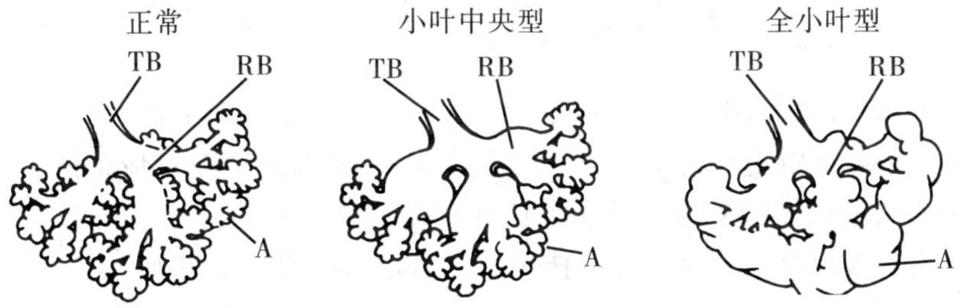

图 15-3 肺气肿的类型

TB，终末细支气管；RB，呼吸性细支气管；A，肺泡。

肺气肿的发病机制主要有两方面：小气道的阻塞增加呼气时肺泡气排出的阻力，肺泡壁弹力纤维的破坏降低了呼气时肺泡弹性回缩的力量。

肺泡壁受损机制：吸烟、吸入的有害物质或致病微生物引起的炎症反应，使中性粒细胞和巨噬细胞释放弹性蛋白酶，弹性蛋白酶可降解肺组织中的弹性蛋白和胶原蛋白，从而降低肺泡的弹性回缩力，引起限制性通气障碍，肺泡气不易呼出而发生肺气肿。通常体内有蛋白酶抑制物（抗蛋白酶）可拮抗蛋白酶的作用和防止肺弹性蛋白的破坏。如患者存在先天性抗蛋白酶的缺乏或因吸烟、氧化应激等破坏了抗蛋白酶，则可加重蛋白酶与抗蛋白酶之间的失衡，导致肺气肿的发生。有报道，吸烟者 α_1-抗胰蛋白酶活性仅为不吸烟者的 60%。以蛋白酶/抗蛋白酶失衡为主要机制的肺气肿主要为全小叶型肺气肿；以小气道阻塞为主要发病机制的肺气肿主要为小叶中央型肺气肿。

事物均由矛盾两对立面所组成。针对促炎介质、活性氧、蛋白酶、致凋亡因子，体内有抗炎介质、活性氧清除剂、抗蛋白酶和抗凋亡因子。通常是矛盾两方面处于动态平衡状态以维持正常的组织结构和功能。促炎因子、活性氧、蛋白酶、致凋亡因子都有其生理功能，在 COPD 发病中其产生异常过多而引起组织损伤性病变。有报导吸烟或 COPD 病程中，支气管及肺上皮细胞和一些炎症细胞产生的活性氧清除剂如谷胱甘肽、过氧化物歧化酶 MnSOD 及 GPx 增多，抗蛋白酶如组织金属蛋白酶抑制物增多，抗凋亡的 Bcl-X_L、IL-4 和 VEGF 增多，这些因素的增加有助于拮抗活性氧、蛋白酶和促凋亡因子的致病作用，故大多数人患支气管炎可以痊愈，不会发展为 COPD。当这些拮抗因子减少时，如有遗传性缺乏 α_1-抗胰蛋白酶，或上皮细胞严重受损使其产生的 GPx 和 VEGF 减少，或大量自由基破坏了抗蛋白酶等，炎症中产生的蛋白酶才得以降解肺泡壁弹力纤维导致肺气肿的形成。

近年有人对 COPD 的发病机制提出一新观点，认为 COPD 为肺加速老化（accelerated lung aging）的过程。正常老化的肺与 COPD 的肺有许多相似处：有肺功能降低、肺活量减小、小气道通气不畅、肺气肿、细胞端粒长度缩短、抗氧化和抗老化分子减少等。健康老年人肺的通气和换气功能是逐年下降的，COPD 患者肺功能下降的速度更快。COPD 患者肺组织的抗老化分子组蛋白脱乙酰基酶（histonedeacetylase）及 sirtuins 含量少于吸烟而无 COPD 者，这可能也是促细胞凋亡和肺老化的因素。

第二节　慢性阻塞性肺疾病的病理生理变化

慢性阻塞性肺疾病可影响全身各系统的代谢和机能，主要由于肺呼吸功能障碍所致低氧血症和高碳酸血症影响全身组织代谢。此外，COPD 患者血中 C 反应蛋白、纤维蛋白原、肿瘤坏死因子、IL-6 以及白细胞数增多，这些变化与肺功能的降低呈正相关，提示 COPD 患者可能存在全身性炎症反应对全身的作用。本章仅讨论最重要的肺、心血管和脑的病理生理变化。

一、呼吸衰竭

COPD 患者肺功能障碍引起的呼吸衰竭（respiratory failure）多为Ⅱ型呼吸衰竭，少数为Ⅰ型呼吸衰竭，其发病机制有：

（一）阻塞性通气障碍

正常人呼吸道阻力 80% 在大气道，慢性支气管炎气道阻力的增加主要在小气道。其机制有：

1. 气道构型重组（airway remodeling）是气道阻塞不完全可逆的主要原因。气道阻塞的部位主要在内径 <2mm 的小气道，由于管壁的破坏使细支气管塌陷和变形，由于成纤维细胞和肌成纤维细胞的增生和产生的胶原纤维增多均可导致难以可逆的管腔狭窄和气流受阻。

2. 管壁的炎性充血水肿和黏液分泌增多　充血、水肿使气道管腔缩小，黏痰可堵塞气道，由此形成的气流受阻是可逆的，当炎症消退和黏痰排出后即可能解除。

3. 用力呼气引起小气道闭合　由上述原因形成小气道阻塞时，患者可出现呼气性呼吸困难，吸气时胸膜腔内负压加大使细支气管扩张，阻塞减轻而无吸气困难，而呼气时胸膜腔内压升高，可压迫无软骨支撑的细支气管，使管径缩小和阻塞加重，导致呼气困难。在此情况下，如患者用力呼气反而会使小气道闭合，肺泡气更难呼出。因为用力呼气使胸膜腔内压升为正压，加上气流通过小气道之阻塞部位形成更大的压降，使阻塞后面整个气道内压下降，气道内外压相等的“等压点”从有软骨支撑的中央气道上移至无软骨支撑的小气道，等压点以下的小气道内压则低于胸膜腔内压，使小气道受压而闭合，从而加重呼吸衰竭。

4. 胸膜腔内压升高　肺气肿患者肺泡弹性减小会降低胸膜腔内负压，即增加小气道外的压力，这也是使小气道缩小和阻塞的因素。

5. 肺气肿致小气道闭合　肺气肿患者用力呼气会使小气道闭合。因为肺泡弹性回缩力是造成肺泡内外压差的主要因素。肺泡内压 = 胸膜腔内压 + 肺泡弹性回缩形成的压力。肺泡弹性降低必使肺泡压下降，从而使整个呼吸道压力降低，这将导致用力呼气时气道的等压点上移至无软骨支撑的小气道，使小气道闭合，肺泡气不能呼出，更加重呼吸衰竭。

（二）限制性通气障碍

限制性通气障碍由肺气肿所致，其机制：

1. 肺泡弹性回缩力降低　肺泡壁弹力纤维破坏，及肺泡Ⅱ型上皮受损和产生的表面活性物质减少，呼气时肺泡回缩力量降低，引起限制性通气障碍，使呼出气量减少。

2. 肺泡隔牵拉肺泡壁力量减小　由于肺泡扩大及部分肺泡的破坏和消失，肺泡隔附着在小气道上的附着点减少，肺泡隔通过附着点牵拉小气道的力量减小，可致小气道缩小和管腔变形，引起小气道阻塞。

3. 呼吸肌疲劳　患者因呼吸道阻力大和肺泡弹性回缩力小而增加呼吸肌负荷，因缺氧和高碳酸血症而兴奋呼吸中枢使呼吸运动增强也增加呼吸肌负荷，长期负荷增强是呼吸肌疲劳的主要原因。患者因呼吸困难影响进食，加上胃肠消化功能减退形成营养不良，炎症介质的作用可导致呼吸肌萎缩无力，使肺通气功能下降。

阻塞性通气障碍和限制性通气障碍均使肺泡通气量减少。如果全肺肺泡通气量减少，当出现Ⅱ型呼吸衰竭，不仅 PaO_2 降低，还有 $PaCO_2$ 升高。因为 $PaCO_2$ 与肺泡通气量（$\dot{V}_A$）之间呈反比关系：$PaCO_2 = \dot{V}CO_2 \cdot K/\dot{V}_A$，故 $PaCO_2$ 是反映肺泡通气量的最佳指标。

测定肺通气功能最简单有效的方法是用肺量计测定用力肺活量（FVC）和第一秒用力呼气量（FEV_1）。正常两者比值 $FEV_1/FVC > 70\%$，比值小于 70% 为 COPD 的诊断标准。用支气管扩张剂后 $FEV_1/FVC < 70\%$ 说明患者存在不可逆性气流受限。

用力肺活量曲线可用于鉴别阻塞性通气障碍和限制性通气障碍。两者 FVC 均减少，阻塞性通气障碍者因气流受阻使 FEV_1 大幅度减少、FEV_1 与 FVC 比值下降；而限制性通气障碍者无气流受阻，FEV_1 相对较大，FEV_1 与 FVC 比值可大于正常（图 15-4）。

（三）功能性分流

COPD 患者肺部的病变分布是不均匀的，有的部位病变重，存在严重的通气障碍，而有的部位病变轻或完全正常，从而造成病理性肺通气不均。血液流过通气障碍的肺时，因为肺泡通气量很小或没有通气而无气体交换如同流过分流管，故称为功能性分流。这是 COPD 患者发生呼吸衰竭最主要的机制。

功能性分流引起的是Ⅰ型呼吸衰竭，只有低氧血症，没有高碳酸血症。因为有通气障碍的病肺肺泡通气量减少，肺泡通气与血流比值（$\dot{V}/\dot{Q}$）低于正常，即通气不足，使流过的静脉血得不到充分的氧，也不能充分排出二氧化碳，形成的动脉血 PO_2 低、PCO_2 高。由此引起代偿性呼吸运动增强，使通气功能正常的健肺肺泡通气量大于正常，肺泡通气与血流比值（$\dot{V}/\dot{Q}$）大于正常，即过度通气。过度通气可增加 CO_2 的排出，却不能使流过的血液获得更多的 O_2，因为血液流过正常通气的肺已使血液 PO_2 升高至 100mmHg 左右，血液

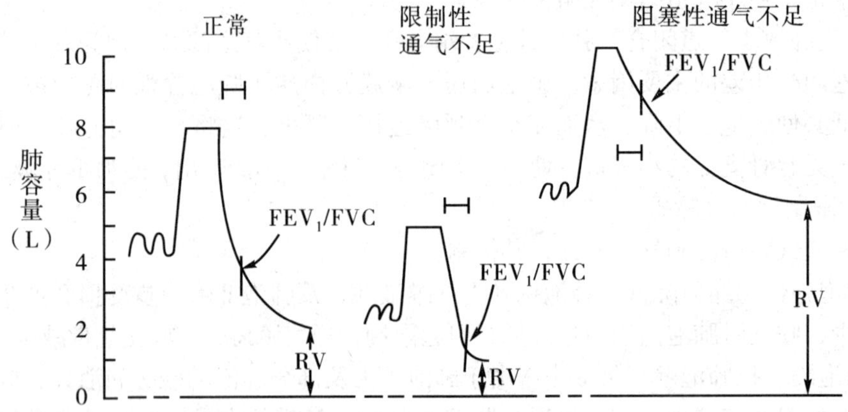

图 15-4 通气功能障碍时用力肺活量曲线变化

氧离曲线在 60mmHg 以上斜率很小，即 PO_2 再升高增加的血氧含量很少，故代偿性过度通气的健肺并不能增加多少动脉血的氧含量，使全肺流出的动脉血氧含量低，因而氧分压也低，而二氧化碳分压可正常。如代偿性肺通气过度使全肺肺泡通气量大于正常，则 $PaCO_2$ 反而低于正常；反之，如肺代偿性通气增加不足，全肺肺泡通气量低于正常，则 $PaCO_2$ 可高于正常而发生Ⅱ型呼吸衰竭。

肺的生理性分流量（$\dot{Q}s$）只占肺循环血流量（$\dot{Q}_T$）的 5% 左右，COPD 患者的肺分流可达肺血流量的 30%～50%。

COPD 患者由于肺动脉压升高可导致肺动脉与肺静脉之间原来处于收缩状态的吻合支被动扩张，从而增加解剖分流和加重呼吸衰竭。

（四）无效腔样通气

COPD 患者由于肺血管内皮受损、凝血因子激活引起微血栓的形成，肺泡毛细血管受压而退化，可使部分肺泡血流减少，形成无效腔样通气。

无效腔样通气的结果也是Ⅰ型呼吸衰竭。因为无效腔通气的病肺的肺泡通气量（$\dot{V}$）与血流量（$\dot{Q}$）的比值大于正常值，为过度通气状态，由该部分肺流出的动脉血 PCO_2 和 CCO_2 低、PO_2 高，而血氧含量（CaO_2）却增加得很少（这也是氧离曲线特点所决定的）。病肺的血流少，健肺的血流必增加，使健肺的 $\dot{V}/\dot{Q}$ 比值低于正常，处于低通气状态，由健肺流出的动脉血 PaO_2 和 CaO_2 低、$PaCO_2$ 和 $CaCO_2$ 则高于正常，故全肺流出的动脉血氧含量和氧分压低，二氧化碳分压可正常。如果由缺氧引起代偿性肺通气增加，甚至可发生低碳酸血症。

生理性的无效腔约占潮气量的 30%，COPD 者无效腔可增至潮气量的 60%～70%。

（五）弥散功能障碍

COPD 患者由于肺泡数量减少使弥散面积减少可导致弥散功能障碍。二氧化碳在水中溶解度大于氧，故其弥散速度也快于氧，因此，弥散功能障碍只引起 PaO_2 降低，$PaCO_2$ 可正常。

分流、无效腔通气和弥散障碍都是引起肺换气功能障碍，使肺泡气氧分压（P_AO_2）与动脉血氧分压（PaO_2）之压差（$P_{A-a}O_2$）增大。单纯的肺通气功能障碍时 P_AO_2 降低、$P_{A-a}O_2$ 正常。单纯的肺换气功能障碍时 P_AO_2 正常、$P_{A-a}O_2$ 增大。吸入纯氧可使无效通气和弥散障碍所致呼衰患者的 PaO_2 升高至健康人吸纯氧时的水平，同时 $P_{A-a}O_2$ 可稍缩小；而由分流增加所致呼衰患者吸纯氧时 PaO_2 增高的幅度较小，$P_{A-a}O_2$ 却大幅度增大（表 15-1）。

表 15-1　吸入 21%与 100% O_2 时 P_AO_2、PaO_2 和 P_VO_2、$P_{A-a}O_2$ 的变化〔kPa（mmHg）〕

	理想 V/Q 比例		V/Q 失调		解剖分流	
	21%	100%	21%	100%	21%	100%
P_VO_2	5.32（40）	6.78（51）	5.32（40）	6.78（51）	5.32（40）	5.59（42）
P_AO_2	13.43（101）	89.51（673）	13.97（105）	89.78（675）	15.16（114）	90.04（677）
PaO_2	13.43（101）	89.51（673）	11.84（89）	89.51（673）	7.85（59）	16.63（125）
$P_{A-a}O_2$	0	0	2.13（16）	0.27（2）	7.32（55）	73.42（552）

$P_{A-a}O_2$ 的测定：肺泡气氧分压（P_AO_2）难以直接测定，可用简化公式计算：

$$P_AO_2 = PiO_2 - PaCO_2/R$$

PiO_2 为吸入气氧分压，R 为呼吸商，PaO_2 和 $PaCO_2$ 用血气分析仪测定。

（六）由血气变化鉴别肺通气功能障碍与肺换气功能障碍

$PaCO_2$ 的增高值与 PaO_2 降低值之比值等于呼吸商为单纯性肺通气障碍，小于呼吸商者具肺换气功能障碍。

呼吸商（R）为机体每分钟产生的 CO_2 与消耗的 O_2 的比值。

每分钟产生的 CO_2 等于每分钟由肺排出的 CO_2，等于肺泡气 CO_2 浓度（相当于肺泡气 CO_2 分压与大气压 atm 之比值）乘每分肺泡通气量（V_A）。

$$VCO_2 = (P_ACO_2/atm) \times \dot{V}_A$$

每分钟耗 O_2 量等于吸入气氧浓度减肺泡气氧浓度再乘肺泡通气量

$$VO_2 = (PiO_2 - P_AO_2)/atm \times \dot{V}_A$$

$$呼吸商（R）= \frac{(P_ACO_2/atm) \times \dot{V}_A}{(PiO_2 - P_AO_2)/atm \times \dot{V}_A} = \frac{P_ACO_2}{PiO_2 - P_AO_2}$$

呼吸衰竭时 P_ACO_2 变化值为 dP_ACO_2，P_AO_2 变化值为 dP_AO_2，则

$$R = \frac{P_ACO_2 + dP_ACO_2}{PiO_2 - P_AO_2 + dP_AO_2}$$

单纯性肺通气障碍时，$PaCO_2 = P_ACO_2$，PaO_2 也基本等于 P_AO_2（因生理性肺泡通气与血流比例失衡仅差数 mmHg），故

$$R = \frac{PaCO_2 + dPaCO_2}{PiO_2 - PaO_2 + dPaO_2}$$

因 $$\frac{PaCO_2}{PiO_2 - PaO_2} = R \qquad 故\frac{dPaCO_2}{dPaO_2} = R$$

即单纯性肺通气障碍所致 $PaCO_2$ 升高值与 PaO_2 降低值之比值当等于呼吸商。

在肺换气功能障碍时，$PaCO_2 = P_ACO_2$，而 $PaO_2 < P_AO_2$

$$PaCO_2 / (PiO_2 - PaO_2) < R$$

单纯性肺通气障碍 $PaCO_2$ 很少改变，而 PaO_2 显著下降，故两者变化值之比值小于呼吸商。

（七）慢性阻塞性肺疾病患者高碳酸血症的机制

慢性支气管炎和肺气肿的病变总是分布不均匀的，因此，患者呼吸衰竭的发病机制主要是肺通气与血流比例的失调，即功能性分流与无效腔通气的增加，应引起Ⅰ型呼吸衰竭，可是大多数 COPD 患者却发生Ⅱ型呼吸衰竭。$PaCO_2$ 增高说明由缺氧引起的代偿性肺通气增加不够。其实若患者愿意主动增强呼吸运动大多是可以维持 $PaCO_2$ 于正常范围的。然而，患者并不如此反应，这被认为是一种下意识的“明智的选择”。因为长时间呼吸运动增强可因增加呼吸肌耗氧量而导致呼吸肌疲劳，最终反而加重呼吸衰竭。患者下意识地选择了浅而快的呼吸。呼吸运动浅可减少能量消耗，有利于防止呼吸肌疲劳。但浅而快的呼吸另一后果却是增加了呼吸道死腔与潮气量的比例（$\dot{V}_D/\dot{V}_T$），因而使肺泡通气量减少和 $PaCO_2$ 升高。因为慢性呼吸性酸中毒是可以通过肾脏排酸保碱代偿的，所以机体以高碳酸血症作为代价防止呼吸肌疲劳是“明智的选择”。这种呼吸运动变浅的机制还不很清楚。用力呼吸可使血中某些炎症介质（特别是 IL-6）、ACTH 和 β-内啡肽增加；用纳洛酮可使患者呼吸运动加深。故有人提出用力呼吸可通过活性氧生成增多使 IL-6 增多，从而激活下丘脑－垂体－肾上腺皮质系统，由垂体产生的 ACTH 和 β-内啡肽增加，β-内啡肽可抑制呼吸中枢使呼吸变浅；ACTH 使肾上腺皮质激素分泌增多可减轻呼吸肌损伤。有些患者的 $PaCO_2$ 更容易升高可能与其化学感受器存在遗传性的敏感性低下有关。也有人提出，呼吸衰竭患者在呼吸肌疲劳之前先有“呼吸中枢疲劳”，由于呼吸中枢疲劳使呼吸运动减弱和 $PaCO_2$ 升高，从而防止呼吸肌疲劳。

（八）慢性呼吸衰竭急性加重

慢性呼吸衰竭的 COPD 患者虽然有 PaO_2 降低和 $PaCO_2$ 升高，但通过机体的代偿可使病情稳定，在静息时可无组织缺氧和酸中毒的临床表现。在某些诱因作用下，大多是呼吸道感染，加重了气道阻塞；少数因用安眠药抑制呼吸中枢导致限制性通气障碍；静脉输液过多引起肺水肿致弥散功能障碍；发热、寒战或体力活动增加氧的消耗等，可加重肺的负荷与呼吸功能间的矛盾，使慢性呼吸衰竭急性加重（acute-on-chronic respiratory failure）。上述诱因中最常见的是呼吸道的病毒或细菌感染，由此引起的发热和呼吸运动增强可增加全身

尤其是呼吸肌耗氧量；气道炎症可增加呼吸道阻力，也加重呼吸肌负荷；部分气道阻塞可引起功能性分流。患者可出现呼吸困难、心功能障碍，甚至发生肺性脑病。但其呼吸衰竭的发病机制不同于急性肺损伤引起的急性呼吸衰竭，后者主要为Ⅰ型呼吸衰竭。

二、肺动脉高压与肺源性心脏病

肺动脉高压（pulmonary hypertension）按其程度分为显性和隐性，人在静卧时肺动脉平均压超过 20mmHg（或超过 25mmHg）为显性肺动脉高压；静卧时肺动脉压正常，运动负荷时平均压超过 30mmHg 则为隐性肺动脉高压。慢性阻塞性肺疾病患者 10%～30% 测得有肺动脉高压，临床缓解期平均肺动脉压（mPAP）为 21～38mmHg；急性加重期为 48～74mmHg，可引起右心衰竭和脑功能障碍。

（一）肺动脉高压的原因和机制

COPD 所致缺氧和二氧化碳潴留及吸烟等致病因子直接对肺血管的作用，引起肺血管的收缩和结构改建，使肺血管阻力增加，是形成肺动脉高压的主要机制。

1. 肺动脉收缩　COPD 患者肺动脉压升高，一般肺动脉楔压（Pw）并不高，说明是毛细血管前阻力增加，即肺动脉的收缩或改建所致。肺泡缺氧引起的缺氧性肺血管收缩（hypoxic pulmonary vasoconstriction，HPV）是主要原因。二氧化碳本身是扩管的，缩血管的是碳酸释放的 H^+。吸烟烟雾含大量自由基，其缩血管作用与缺氧很类似。以下主要介绍 HPV 的机制，自 1946 年发现 HPV 现象以后，对其机制进行了大量研究，因机制复杂尚未完全阐明。

（1）神经作用　缺氧通过对血管化学感受器的刺激使交感神经兴奋。交感神经兴奋对肺弹性动脉的作用是降低其顺应性，从而增加右心室射血的弹性阻力；对肺阻力血管的作用则观点不一致，因为手术切断反射弧或药物阻断肾上腺素能 α 和 β 受体对 HPV 影响的实验结果不一，有使 HPV 减弱的，有使之增强的，也有无明显影响的。国内外都有实验证明缺氧可上调肺血管 α_1 受体基因表达，并下调 β 受体基因表达，支持交感神经在 HPV 中起介导作用，儿茶酚胺作用于 α_1 肾上腺素能受体，通过偶联的 G 蛋白激活磷脂酶 C，产生三磷酸肌醇（IP_3）与甘油二酯（DG），前者使肌质网释放 Ca^{2+}；后者通过激活 PKC 而活化 Na^+-H^+ 交换，使 Ca^{2+} 外流减少；α_1 受体受刺激还可能直接阻滞 K^+ 通道，减少 K^+ 外流，促使 Ca^{2+} 内流，以上均使胞浆游离 $[Ca^{2+}]_i$ 增加，导致血管平滑肌收缩。有实验提示感觉神经肽（sensory neuropeptides）如降钙素基因相关肽（CGRP）和 P 物质（SP）可能在 HPV 中起调节作用。

（2）旁分泌及自分泌作用　肺泡缺氧时，肺血管平滑肌近旁的内皮细胞、肥大细胞、巨噬细胞、血小板、中性粒细胞乃至血管平滑肌细胞自身，可释放一些血管活性物质引起平滑肌的舒缩反应，其中较重要的有：

1）组胺　肺泡缺氧可促使肥大细胞脱颗粒，血中组胺增多。组胺的受体有 H_1、H_2 和 H_3 三种，以前两种为主。组胺作用于 H_1 受体使肺血管收缩，作用于 H_2 受体则使血管扩张。注射组胺通常引起肺血管收缩，表现为 H_1 受体的作用。作者实验室察到扑尔敏阻断 H_1 受体对狗的 HPV 无明显影响；而用甲氰咪胍阻断 H_2 受体却使 HPV 增强，说明在缺氧时肥大细胞释放的组胺主要作用于 H_2 受体，对 HPV 起调节作用。

2）血管紧张素 血管紧张素转换酶（ACE）主要分布在肺血管内皮细胞腔面，肺外的血管内皮也有ACE。急性缺氧时血中血管紧张素Ⅱ（AT-Ⅱ）浓度升高。慢性缺氧后肺中ACE活性却降低。人居高原也使肺中ACE活性下降，对高原适应性强的人ACE活性降低更显著。临床用ACE抑制剂巯甲丙脯酸治疗肺动脉高压效果并不满意，甚至使体动脉压下降而并不降肺动脉压。Rabinovitch报导，给缺氧的大鼠注射AT-Ⅱ不但不使肺血管收缩，反而抑制急性和慢性缺氧性肺血管收缩反应。现认为血管紧张素不仅能收缩血管及促使血管平滑肌细胞增生，也可作用于血管内皮细胞，促使前列环素和一氧化氮生成，从而引起局部血管的舒张反应。有报道缺氧使肺毛细血管之ACE活性下降，却使肺阻力血管（微动脉）之ACE活性增高，表明血管紧张素（angiotensin）可能介导HPV，为临床应用其拮抗剂治疗肺动脉高压提供了依据。ACE抑制剂疗效不理想，因还存在其他酶如胃促胰酶（chymase）等能将AT-Ⅰ转化为AT-Ⅱ，故用血管紧张素受体阻断剂疗效可能更好。

3）前列腺素 肺既是体内前列腺素（prostaglandins，PGs）合成的主要器官，也是前列腺素灭活的主要场所。PGs中有缩血管的如$PGF_2\alpha$和血栓素A_2（TXA_2）；也有扩血管的如PGE_1和前列腺素（PGI_2）。PGI_2主要来自内皮细胞，TXA_2主要由血小板产生，这两者的平衡状态在血管反应中具十分重要的作用。缺氧可激活磷脂酶A_2使膜磷脂分解出花生四烯酸，后者通过环氧合酶途径产生缩血管的和扩血管的前列腺素。大多数实验证明，用消炎痛等环氧合酶抑制剂可使HPV增强，表明缺氧时主要是扩管性前列腺素在HPV中起调节作用。作者实验室1996年首次报道缺氧可诱导培养的肺动脉内皮细胞环加氧酶-2（COX-2）mRNA表达和PGI_2生成；同年Voekel报道离体肺灌流实验的类似结果支持PGI_2在HPV中起调节作用。TXA_2合成酶抑制剂或PGI_2有降肺动脉高压作用。

4）白三烯 白三烯（leukotrienes，LTs）为花生四烯酸通过脂氧合酶途径的代谢产物，其中LTC_4、LTD_4和LTE_4均可收缩肺血管。大鼠缺氧时血中LTs增多，用脂氧合酶抑制剂乙胺嗪可抑制缺氧性肺血管收缩，证明LTs在HPV中起介导作用。

5）血小板活化因子 血小板活化因子（platelet activating factor，PAF）主要来源于肺泡巨噬细胞，也是膜磷脂分解产物。它既可扩张肺血管，也可使之收缩，其作用与剂量有关。小量PAF主要通过促内皮细胞释放舒张因子（EDRF）使血管扩张；大剂量则通过刺激血小板生成TXA_2并使其释放储存的去甲肾上腺素，引起局部肺血管收缩。肺泡缺氧时，支气管肺泡洗出液中PAF增加数倍。各种PAF受体阻断剂对大鼠HPV的作用不同：WEB2086使HPV减弱，SRI63-441使HPV增强，BN52021则对HPV无影响，作用的差异可能与阻断剂的作用不够特异有关。PAF在HPV中作用的阐明有待于更特异的PAF阻断剂的发现。

6）内皮素 人类及动物各种类型肺动脉高压似乎均伴有血清内皮素-1（ET-1）增多，内皮素受体ET_A-R和ET_B-R mRNA表达也增多。曾认为ET-1作用于血管平滑肌细胞上ET_A-R引起血管收缩，作用于内皮细胞上ET_B-R促使合成和释放内皮源性舒张因子使平滑肌舒张，后来发现肺动脉平滑肌和内皮细胞上均存在ET_A-R和ET_B-R，外径1mm以上的肺动脉主由ET_A-R介导血管收缩，而更小的阻力血管主由平滑肌的ET_B-R介导收缩反应，ET与受体结合后内吞入胞质，可保持结合状态2小时以上，故ET作用缓慢而持久，而急性HPV

为可迅速发生和停止缺氧后立即消失的反应，不可能由 ET 介导。动物缺氧实验和培养的肺动脉内皮细胞实验都证明，要缺氧 12 小时以上才会使 ET-1 生成增多；用 ET-1 拮抗剂对急性 HPV 也无影响。然而，ET 在慢性缺氧引起的肺血管持久收缩和肺血管改建中具有重要作用。作者实验室研制的内皮素反义寡核苷酸能有效地抑制肺动脉内皮细胞生成 ET。应用此内皮素反义寡核苷酸给慢性缺氧性肺动脉高压大鼠注射，可使其肺动脉压下降。

7）一氧化氮　血管内皮衍生的舒张因子（endothelium derived relaxing factor，EDRF）有一氧化氮（nitric oxide，NO）、PGI_2 和内皮源性过极化因子（EDHF）。NO 为精氨酸中胍基脱氨氧化产物，通过活化平滑肌细胞可溶性鸟苷酸环化酶，使 cGMP 生成增多而舒张血管，它除了本身的舒血管作用外，还能抑制由缺氧诱导的缩血管物质的生成或拮抗其作用；PGI_2 通过使平滑肌细胞 cAMP 增多舒张血管；EDHF 为花生四烯酸经 P-450 途径代谢的产物，通过使平滑肌细胞钾通道开放致细胞膜过极化而舒张血管。三者在相同刺激下产生，相互之间起协同作用。血液对血管壁的切应力、儿茶酚胺、加压素、组胺、缓激肽、P 物质、5-HT、ADP、凝血酶等均可刺激 EDRF 的生成和释放。

NO 生成的限速酶为一氧化氮合酶（NOS），血管内皮细胞中为 eNOS，曾测得动物缺氧时肺内 eNOS mRNA 表达减少，认为这是肺血管收缩的原因，实验用 NOS 抑制剂使肺血管基础张力升高，HPV 也增强；先天性 eNOS 基因缺陷小鼠肺动脉压和体动脉压均高于正常鼠，其 HPV 也较强，由慢性缺氧引起的肺血管改建和右心肥大也更严重，表明肺内 NO 具有维持肺血管低张状态作用。许多实验证实当肺缺氧时肺内 eNOS 基因表达增加，NO 生成增多。作者实验室证明，培养的肺动脉内皮细胞在缺氧时 eNOS mRNA 及其蛋白表达均增加，缺氧并不影响 eNOS mRNA 的稳定性；有人认为肺缺氧时 eNOS 基因表达的增强主要是肺动脉高压的刺激所致，其次才是缺氧直接对细胞的作用。然而，有报道患严重的慢性阻塞性肺疾病的肺动脉高压患者肺 eNOS 基因表达减少；缺氧使培养的人肺小动脉内皮细胞中 eNOS mRNA 表达先增加后减少，说明内皮细胞严重损伤可减少其 NO 的生成。

8）肾上腺髓质素　除肾上腺髓质外，心肌、血管平滑肌和内皮细胞均可产生肾上腺髓质素（adrenomedullin，Adm），其舒张血管的作用比乙酰胆碱强 200 倍。有报道肺动脉高压患者血中 Adm 水平升高，肺动脉血含量高于肺静脉血，动、静脉血 Adm 浓度差与肺动脉压及肺血管阻力呈正相关，表明血中 Adm 可能在肺中与受体结合而对肺动脉压的升高起调节作用。

（3）缺氧对平滑肌的直接作用　缺氧可使体外培养的肺动脉平滑肌细胞收缩，其表面起皱纹，长度缩短，表明缺氧可直接收缩肺血管。缺氧可能通过改变肺动脉平滑肌细胞（PASMC）的活性氧和钾通道引起收缩反应。

1）活性氧　作者实验室曾发现大鼠缺氧时肺组织超氧阴离子含量减少，其减少的程度与肺缺氧程度呈正相关；在离体的鼠肺动脉环实验中，活性氧导致剂量依赖性动脉环张力下降，表明活性氧是舒张肺血管的，可能肺缺氧时其生成减少而导致肺血管收缩。后来的实验发现缺氧使培养的肺动脉内皮细胞的活性氧的生成增多，肺动脉环实验观察到，加入少量 H_2O_2 使肺动脉张力下降，加入大量 H_2O_2 则使张力升高。推测活性氧的血管效应可能与其剂量相关。现认为缺氧使肺动脉平滑肌细胞线粒体细胞色素氧化酶活性降低，使 O_2 只获得一个电子形成超氧阴离子（O_2^-），活性氧作为第二信使可使细胞膜钾通道关闭、膜电位下降，致钙通道开放和 Ca^{2+} 内流增加，活性氧也可影响线粒体钙通道使内钙释放，从而导致肺血管收缩反应。

2）钾通道　肺动脉平滑肌细胞膜具有 Na^+ 通道、K^+ 通道、Ca^{2+} 通道、Cl^- 通道等。研究表明引起缺氧性收缩反应首要的是钾通道（potassium channel）的作用，K^+ 通道关闭使静息膜电位下降（负值变小），导致膜去极化，Ca^{2+} 内流引起细胞收缩；反之，K^+ 通道开放使膜电位升高则肌细胞松弛。肺动脉平滑肌具电压依赖性钾通道（K_V）、Ca^{2+} 激活性钾通道（K_{ca}）和 ATP 敏感性钾通道（K_{ATP}）在 HPV 中起着不同的作用。

A. K_{ATP}　为 ATP 抑制性钾通道，即由缺氧使 ATP 减少时 K_{ATP} 开放，外向钾电流增加，肌细胞膜电位升高呈过极化，导致血管舒张。然而，用 ATP 透析胞质，使细胞缺氧时 ATP 不减少，并不影响由缺氧引起的外向钾电流的变化，表明 K_{ATP} 在缺氧性肺动脉平滑肌收缩中无作用。实际上在缺氧还没有引起平滑肌 ATP 减少之前已出现平滑肌收缩反应，只有在极严重缺氧时，由于 ATP 减少而导致 K_{ATP} 开放，对已出现的血管平滑肌收缩反应起调节或终止作用。

B. K_{Ca}　由 $[Ca^{2+}]i$ 水平升高激活。有报道 K_{Ca} 阻断剂 TEA 使离体雪貂肺 HPV 增强，K_{Ca} 开放剂 DHEA 则能完全抑制 HPV，表明雪貂肺缺氧时血管平滑肌 K_{Ca} 开放，外向钾电流增加使血管舒张，即对 HPV 起调节作用。然而也有实验证明缺氧使 K_{Ca} 关闭而对 HPV 起介导作用，有人解释为缺氧所致 Mg^{2+}-ATP 减少，使 K_{Ca} 对 Ca^{2+} 的敏感性下降，导致 K_{Ca} 关闭。

C. K_V　已知有 9 种亚型，在肺动脉平滑肌上研究最多的是 $K_V1.5$ 和 $K_V2.1$。K_V 阻断剂 4-AP 能抑制离体的肺动脉平滑肌细胞的缺氧反应，即抑制由缺氧引起的外向钾电流减少；抗 $K_V1.5$ 和抗 $K_V2.1$ 的抗体均能抑制由缺氧引起的肺动脉平滑肌细胞膜的去极化，也能抑制肺动脉环的缺氧性收缩反应，表明 K_V 在缺氧时关闭，在 HPV 中起介导作用。然而，有报导 4-AP 能增强大鼠整体实验和离体灌流肺的 HPV，表明 K_V 在肺缺氧时开放，即对 HPV 起调节作用。对于肺缺氧实验结果与平滑肌细胞缺氧结果相反，作者解释为肺缺氧时肺血管收缩所致肺血流动力学变化可能刺激血管内皮细胞释放 EDRF，后者作用于平滑肌细胞使其 K_V 开放，从而对 HPV 起调节作用。

2. 肺血管改建　COPD 患者用扩血管药和吸氧可立即产生降压的效果，但降压的作用是有限的，必须长期吸氧，每天吸氧 16 小时以上，持续数月乃至数年，才能使肺动脉压大幅度下降。因为 COPD 患者肺血管发生了器质性变化，即血管重建（vascular remodeling）：非肌型微动脉肌化，管壁中出现平滑肌，后者可能来自中间型细胞（intermediate cell）和周细胞（pericyte）的增生和分化，或来源于干细胞。肺肌型小动脉中膜平滑肌细胞肥大和增生，细胞间质增多，使中膜增厚；内膜弹力纤维及胶原纤维增多，并可出现纵行肌束，使内膜增厚；外膜也有成纤维细胞增生、基质蛋白增多。血管结构的重建使血管壁增厚、硬化，管腔变窄，血流阻力增大，这是形成慢性肺动脉高压的主要结构基础。此外，肺气肿病变大量肺泡及其毛细血管的丧失也可增加肺血流阻力而成为肺动脉高压的一个原因。

血管改建的机制：

（1）缺氧及吸烟烟雾中的活性氧等刺激肺细胞产生的内皮素等缩血管物质、炎症介质和多种生长因子可促进血管肌细胞和成纤维细胞的增生。

（2）严重缺氧及活性氧等可损伤肺血管内皮，使内皮源性舒血管因子（EDRF）如 NO 的生成减少，这些舒血管物质也具抑制细胞增生的作用，故其生成减少可成为促细胞增生因素。内皮屏障功能的丧失还有利于循环介质直接作用于内皮下细胞引起增殖反应。

（3）肺血管的收缩、肺动脉高压使切应力增高的机械性刺激可导致血管壁细胞增生。有实验将动物一侧肺动脉缩窄使血流量减少，则该侧肺的缺氧性肺血管改建变化明显小于对侧肺。

血管的器质性病变早期是可逆的，经长期氧疗和用扩血管药以降低血管张力，血管结构可逐渐恢复正常。用药物抑制细胞增生或抑制胶原的生成对慢性肺动脉高压可能有防治作用。如长期使用前列环素可逆转由严重慢性肺动脉高压引起的肺血管重建。

然而，近年有人对肺血管重建在慢性肺动脉高压形成中的作用提出疑问，T. Nagaok 等给慢性缺氧性肺动脉高压动物用 Rho A 激酶抑制剂可立即使肺动脉压降至正常水平，肺血管结构的重建是不可能那么快逆转的。他们认为肺血管改建的管壁是向外增厚，管腔的缩小是血管收缩所致，所以 Rho A 激酶抑制剂扩张血管才能立即使肺动脉压降至正常水平。

除肺血管收缩和改建以外，部分 COPD 患者由缺氧引起的红细胞增多症可增加血流阻力，少数患者因左心功能障碍引起肺淤血也可升高肺动脉压。

（二）肺动脉高压所致肺功能变化

肺动脉高压可增强肺通气，减少肺内生理性死腔样通气，增加病理性分流。

1. 肺通气量增加　由于肺动脉高压使血管壁张力加大，通过对管壁机械感受器的刺激反射性地增强呼吸运动，使肺通气量增加，患者感觉呼吸困难。

2. 肺内生理性无效腔通气减少　由于肺动脉高压可增加肺上部的血流量。人在直立体位时，重力作用使胸膜腔内负压上部较下部为大，故肺尖部肺泡扩张的程度较大，因而肺泡顺应性较小，吸气时肺泡扩张的弹性阻力较大，故肺泡通气量自下而上递减；重力对肺血流分布的影响更大，血流量也是自下而上递减，而且上、下肺血流量的差别比通气量的差别更大，故肺泡通气与血流的比值以上肺较大，健康人肺尖的比值可高达 3.0，呈过度通气，形成死腔样通气。肺动脉高压可改变肺内血流分布，使肺尖部血流增加，通气与血流比值降低，从而减少生理性死腔样通气，有利于提高动脉血氧分压。

3. 解剖分流增加　肺动脉高压可使通常处于关闭状态的连接肺动脉和肺静脉的血管开放，形成肺内分流；肺动脉压极度增高时，右心压力可超过左心，使有些患者右心房的血液经卵圆孔流入左心房。分流量大可导致严重缺氧和发绀。

（三）肺源性心脏病

肺源性心脏病（pulmonary heart disease）指由肺的病变或呼吸功能障碍引起的右心室肥大、扩大和衰竭。右心室肥大的病理诊断标准是成人右室壁厚超过 0.5cm 或右室壁重与左室壁加室间隔重比值大于 0.4。

1. 右心肥大与衰竭的机制

（1）肺动脉高压　慢性阻塞性肺病患者出现肺源性心脏病的主要原因是肺动脉高压增加右心室后负荷（压力负荷），心肌负荷过重导致心肌肥大，心肌过度肥大导致右心衰竭。

然而，COPD 患者肺动脉平均压超过 50mmHg 的不多，在同等程度的肺动脉高压下，COPD 患者已发生心力衰竭，而高原居民却能较好地耐受由高原缺氧所引起的同等程度的肺动脉高压，这说明肺动脉高压不是 COPD 患者右心功能障碍唯一的原因。

（2）低氧血症、高碳酸血症和酸中毒　缺氧和酸中毒会影响心肌的能量代谢和降低心肌的收缩与舒张功能。

（3）呼吸道阻塞　小气道阻塞使呼吸运动增强，胸膜腔内压随呼吸运动变化的幅度增大，呼气时胸膜腔内压异常增高可压迫心脏影响其舒张；吸气时胸内负压异常增大又可增加心室后负荷，从而减少心输出量。

（4）血黏度大　缺氧所致红细胞增多引起的血流阻力增大，也会增加心室后负荷。

（5）循环血量多　少数 COPD 患者有水钠潴留、循环血量增多，增大心室的前负荷。

心肌肥大的机制及其导致心力衰竭的机制详见第十三章。

2. 左心功能不全的机制　肺源性心脏病时是否会有左心功能障碍？对此有争论。严重的 COPD 患者近 1/3 ~ 1/2 有肺动脉楔压升高和左心室壁增厚，其中不少患者在排除冠心病、高血压性心脏病等累及左心的疾病后，只能归因于 COPD。动物实验发现，长期肺泡缺氧先引起右心肥大，缺氧时间更长也可使左心肥大。虽然肺动脉高压不会直接增加左室负荷，除肺动脉高压外其他损害心肌功能的因素同样会损害左室心肌的代谢与功能；左室作功更大，对缺氧更敏感；右心室衰竭使右室扩大、右室压力升高将室间隔推向左侧，导致左室舒张功能障碍。所以 COPD 是可以引起左心衰竭的。

三、肺性脑病

慢性阻塞性肺病所致呼吸衰竭可影响脑功能，导致肺性脑病（pulmonary encephalopathy）。脑是耗氧量最大，也是对缺氧最敏感的器官，缺氧时 ATP 生成减少会影响脑细胞功能，细胞膜离子泵运转障碍使 Na^+ 和水内流形成脑细胞水肿；缺氧及由缺氧引起的代谢性酸中毒可损伤脑血管内皮导致脑间质水肿，使颅内压升高，后者又会压迫血管进一步加重脑缺氧。脑细胞酸中毒可增加谷氨酸脱羧酶活性使抑制性神经递质 γ-氨基丁酸（GABA）增多，而兴奋性氨基酸 N-甲基-D-天冬氨酸（NMDA）则减少，导致中枢神经的抑制；酸中毒还可激活溶酶体膜磷脂酶，促使溶酶体水解酶释放，导致组织细胞的损伤。当 PaO_2 降至 60mmHg 可出现注意力不集中、智力与视力下降，降至 50mmHg 以下可出现头痛、定向障碍、记忆力减退和精神错乱，降至 30mmHg 以下则神志不清、昏迷，降至 20mmHg 以下数分钟脑的损伤已不可逆。有报道，患者在出现肺性脑病的症状以前，轻度缺氧已可引起认知功能障碍。

慢性阻塞性肺疾病所致 $PaCO_2$ 升高形成的呼吸性酸中毒与代谢性酸中毒一样，可引起脑血管扩张、脑水肿、GABA 增多和溶酶体水解酶的释放。由于 CO_2 比 H^+ 和 HCO_3^- 更容易通过血脑屏障进入脑组织，在外周动脉血同等 pH 的呼吸性酸中毒比代谢性酸中毒会造成脑内 pH 更大幅度的下降，对中枢的抑制作用更大。一般认为 $PaCO_2$ 升至 80mmHg 以上可引起“二氧化碳麻醉”，患者可出现头痛、头晕、烦躁、语言不清、精神错乱、扑翼样震颤、嗜睡、昏迷、抽搐以及呼吸抑制。

有临床报道，严重Ⅱ型呼吸衰竭发生肺性脑病昏迷的患者，经氧疗使 PaO_2 和 pH 恢复至近正常水平，$PaCO_2$ 仍高于 100mmHg，患者神志恢复清醒，由此说明在肺性脑病的发病机制中，低氧血症比高碳酸血症的作用更为重要。

第三节　慢性阻塞性肺疾病的临床分型和防治原则

一、慢性阻塞性肺疾病的临床分型

按临床表现 COPD 可分为两型，BB 型与 PP 型。

BB 型（blue bloater，紫肿型）患者有发绀、下肢水肿和颈静脉怒张，多肥胖，PaO_2 明显降低，$PaCO_2$ 明显升高，红细胞压积常 $>50\%$，肺部较多水泡音，肺动脉压明显升高，X 线胸片见下肺纹理增粗和心影扩大，患者咳嗽、咳痰多。总之，BB 型患者主要临床表现为支气管炎、Ⅱ型呼吸衰竭和右心衰竭。故该型被认为主由慢性支气管炎所致，称为“支气管炎型”。

PP 型（pink puffer，红喘型）患者无发绀但有较严重的气喘、呼吸困难、消瘦、有桶状胸，PaO_2 仅轻度降低，$PaCO_2$ 可正常或降低，晚期才升高，红细胞压积多 $<45\%$，X 线胸片呈肺气肿征，心影狭长。患者主要临床表现为气喘和肺气肿，故称为“肺气肿型”。

然而，有报道患者肺部病理学检查慢性支气管炎和肺气肿病变的程度在两型患者之间并无显著差异。也不能解释“支气管炎型”患者已发生呼吸衰竭和心力衰竭而呼吸困难却较轻；“肺气肿型”患者血氧仅轻度降低，也无高碳酸血症，却有严重的气喘、呼吸困难。因而有人提出另一种解释：两型的差别由化学感受器对血气变化的反应性不同所致，BB 型患者化学感受器对缺氧和高碳酸的反应较弱，故代偿性呼吸运动增强较小，使血氧更低，CO_2 升得更高，从而导致呼吸衰竭、肺动脉高压和心力衰竭。PP 型患者化学感受器较敏感，故由血气变化引起的呼吸运动增强更甚，使血氧和二氧化碳更接近正常，患者不发生肺动脉高压和肺心病，却有严重的气喘和呼吸困难。

二、慢性阻塞性肺疾病防治原则

基于对慢性阻塞性肺疾病的病因和发病机制的认识提出以下防治原则：

（一）去除原始病因

防止吸入污染的空气和戒烟，其中戒烟是最重要和行之有效的措施。慢性阻塞性肺疾病患者约有 80% 为吸烟者，吸烟是慢性支气管炎、肺气肿和加速肺老化的祸首，戒烟的效果是肯定的，并能延缓肺的老化过程。

（二）防治急性加重

呼吸道感染是慢性阻塞性肺疾病急性加重的主要原因。防治呼吸道感染可通过免疫接种、注射丙种球蛋白、适度营养和运动等以增强机体免疫力，已有感染应及早选用抗生素。

（三）解除呼吸道阻塞

用支气管舒张剂如 β 受体阻断剂、抗胆碱类和茶碱类等，及祛痰药以解除可逆的呼吸道阻塞。

（四）氧疗

当 COPD 患者发生呼吸衰竭，PaO_2 低于 60mmHg 时应吸入氧气。血氧升高可能抑制呼

吸运动使 $PaCO_2$ 升高，应控制吸入氧的浓度，使 $PaCO_2$ 的升高小于 10mmHg。

（五）增强呼吸肌功能

呼吸肌疲劳、无力是加重 COPD 患者呼吸衰竭的因素之一。平时宜加强呼吸肌锻炼，做腹式呼吸和缩唇呼气，后者还可升高气道内压使等压点下移，从而减少小气道闭合。

（六）减轻气道炎症反应

如黏附分子和趋化因子的单抗、抗蛋白酶等，其疗效尚难确定。TNF 抗体已证明无效，而可溶性 TNF 却可能有效。抗炎激素对 COPD 的疗效不如对支气管哮喘的疗效，可用于有气道高反应性的 COPD 患者。

附：慢性阻塞性肺疾病动物模型的复制

为了研究慢性阻塞性肺疾病的发病机制和防治方法需要复制 COPD 的动物模型。

一、动物的选择

最常用的动物是大鼠，但大鼠呼吸道腺体不发达，且缺乏杯状细胞，也没有具换气功能的细支气管。猪的肺结构与人较相似，有呼吸性细支气管，呼吸道黏膜下腺体也较发达，复制 COPD 的成功率更高，但即使用小型猪价格也较昂贵。豚鼠对烟熏刺激较大鼠敏感，也比大鼠更易复制支气管哮喘。

二、COPD 动物模型的复制方法

以下仅介绍几种常用的方法：

1. 被动吸烟法　吸烟是人类 COPD 最主要的病因。可将大鼠每天放在含香烟烟雾的染毒箱中被动吸烟一段时间，2 个月可形成慢性支气管炎和肺气肿。

2. 呼吸道感染法　多次经鼻腔注入肺炎克雷伯杆菌或肺炎链球菌可复制 COPD，但现多用气管内注内毒素（脂多糖）2 次的方法。

3. 蛋白酶吸入法　最好是用弹性蛋白酶经气管注入呼吸道 1 次可因破坏蛋白酶与抗蛋白酶之间的平衡而形成肺气肿。

4. 复合因素法　人类 COPD 的形成往往不是由单一致病因素的作用所致，复制动物模型用复合因素法效果当更好。如宋一平采用 2 次气管内注射脂多糖各 200μg（2 次间隔 14 天），加上每天被动吸烟共 4 周（注射脂多糖的当天不吸烟），成功地建成了大鼠慢性支气管炎和肺气肿的模型。

三、COPD 动物模型复制成功的依据

1. 肺的组织学病变　呼吸道黏膜下腺体层增厚、支气管有大量炎性细胞浸润、呼吸性支气管至肺泡的扩张等。

2. 肺通气功能障碍　主要表现为静息每分肺通气量（VE）减少、呼气峰流速（PEF）减小和 0.3 秒用力呼气容积（FEV0.3）减小等。

3. 动脉血气变化　PaO_2 降低和 $PaCO_2$ 升高。

（王迪浔　胡清华）

参 考 文 献

[1] 王迪浔，金惠铭，王建枝，吴立玲主编．人体病理生理学．第三版．北京：人民卫生出版社，2008，710－719，732－749

[2] 金咸瑢，张珍祥，王迪浔主编．实用呼吸系统病理生理学．武汉：华中科技大学出版社，2008，75－88，301－334

[3] 李羲主编．慢性阻塞性肺病与肺源性心脏病．西安：第四军医大出版社，2008，170－191

[4] John B West. Pulmonary Pathophysiology. The Essentials. 6th ed. Baltimore：Lippincott Williams & Wilkins，2003，51－69

[5] Tahan ARA，Zaidan R，Jones S，et al. Event-related evoked patients in chronic respiratory encephalopathy. Int J COPD，2010，5：21－27

[6] Jyothula S，Safdar Z. Update on pulmonary hypertension complicating chronic obstructive pulmonary disease. Int J COPD，2009，4：351－363

[7] MacNee W. Accelerated lung aging：a novel pathogenic mechanism of chronic obstructive pulmonary disease. Biochemical Basis of Respir Dis，2009，37：819－823

[8] Ngan DA，Vickerman SV，Granville DJ，et al. The possible role of granzyme B in the pathogenesis of chronic obstructive pulmonary disease. Ther Adv Respir Dis，2009，3：113－129

[9] Owen CA. Roles for proteinases in the pathogenesis of chronic obstructive pulmonary disease. Int J COPD，2008，3：253－268

[10] Larsson K. Aspects on pathophysiological mechanisms in chronic obstructive pulmonary disease. J Intern Med，2007，262：311－340

[11] Thorley AJ，Tetley TD. Pulmonary epithelium，cigarette smoking，and chronic obstructive pulmonary disease. Int J COPD，2007，2：409－428

[12] MacNee W. Pathogenesis of chronic obstructive pulmonary disease. Proc Am Thorac Soc，2005，2：258－266

[13] 陈丕仁，崔立，侯加法．慢性阻塞性肺病动物模型的研究进展．中国实验动物学报，2007，15（3）：238－242

第十六章　消化道功能障碍

消化系统由消化道、肝脏、胰腺和胆道系统组成。其中，消化道由口、咽、食管、胃、小肠、大肠、直肠和肛门组成。它的主要功能是通过其各组分的协调运动传输食物，同时通过运动促进食物的消化、吸收和排泄。此外，消化道还有防御屏障动能，是机体非特异性抗感染的主要防线。

消化道的运动形式主要有胃肠蠕动（peristalsis），小肠的分节运动（segmentation contraction），大肠的袋状运动（haustral contraction），移行性复合运动（migrating motility complex，MMC），混合运动和集团运动（mixing and mass movements）等。这些运动有赖于神经支配、体液调节及其肌肉结构和功能的正常。消化道的消化、吸收功能除有赖于消化道运动功能的正常外，还决定于消化液的分泌、肠腔内消化、肠黏膜吸收面的功能结构、面积，以及淋巴、血流等的正常。多种病因可通过不同环节影响消化道的功能与结构，导致临床上各种消化道的疾病。本章主要讨论消化道运动功能障碍、消化吸收功能障碍及肠道屏障功能障碍的病理生理。

第一节　消化道运动功能障碍

消化道运动障碍（disorders of gastrointestinal motility）是指各种原因引起的消化道运动功能的障碍，表现为推进性蠕动减弱和/或协调性运动障碍，由此产生多种消化道的症状和体征，包括食欲不振、腹胀、恶心、呕吐、腹泻、便秘及腹痛等。其主要病因有：①肌源性病变：各种原因引起的消化道肌肉的变性坏死、代谢障碍、缺血缺氧、中毒等，均可引起肌肉收缩异常，导致运动障碍；②神经源性病变：外源性神经供应失常或内源性肌间神经丛的病变，均可引起肌肉收缩异常；③激素调控失调：多种激素可影响平滑肌张力，激素水平的异常常常引起胃肠运动异常；④受体异常：激素等通过受体起作用，因此受体异常亦使胃肠运动失常。

由于消化道各部分无论在生理或病理情况下都各自具有不同特点，下面分别从食管、胃、小肠、大肠进行讨论。

一、食管运动功能障碍

（一）食管的运动生理

食管是食物从口腔进人胃内的通道，其运动功能主要与上食管括约肌、体部和下食管括约肌（LES）有关。食管上1/3主要是横纹肌，含平滑肌纤维，中1/3为混合肌，下1/3以平滑肌为主。蠕动性收缩是食道运动的主要形式。由吞咽引起的食管蠕动是食管推进食物的主要原动力，而吞咽物在食管内停留，或胃内容物反流至食管可机械性刺激食管壁引起继发蠕动。食管运动受神经和体液因素的调节：食管上1/3横纹肌受舌咽神经和迷走神经中的运动神经支配；中1/3的平滑肌受迷走神经中的副交感纤维调节，其兴奋引起平滑肌收缩；食管下段包括LES受迷走及交感神经支配，前者兴奋使LES收缩，后者则引起LES舒张。已知多种消化道激素及胃肠肽参与LES功能的调节，其中促胃液素和促胰液素的作用较为重要，前者增加，而后者降低LES的张力。

（二）食管运动功能障碍

食管运动的障碍常见于以下几种病理情况：

1. 吞咽困难（dysphagia）　是食管运动功能障碍的主要表现，亦是食管疾病中最常见的症状。吞咽困难的病因较多，按其病因发病学特点可分为三大类：

（1）神经－肌肉活动失调引起的食物向食管传递障碍　启动吞咽的正常顺序是：咽收缩、会厌关闭、上食管括约肌舒张、食管上部横纹肌收缩引起蠕动。而患者的这种正常顺序发生改变，或其中某些步骤缺失，因此在吞咽困难的同时常伴有咳嗽，或从口鼻排出摄入的食物和液体，或吞咽时吸气。这些症状在吞咽液体时更严重。

（2）食管蠕动能力改变引起食团向食管运输障碍　这种吞咽困难可由食管任何结构或神经肌肉活动失调引起食管体收缩能力改变所致。如：①食管憩室一层或多层食管壁外翻；②弛缓不能，即食管平滑肌功能紊乱；③赘生物或管腔狭窄干扰正常食管蠕动活动等。这种类型的吞咽困难患者往往感觉食物“黏”在胸骨后。最初，吞咽困难可能在摄入固体食物时出现，如果潜在的病理过程加速，蠕动活动的进一步减弱，则液体的通过也会受影响。

（3）食管下括约肌（LES）功能异常或梗阻引起的食团入胃障碍　可见于LES功能异常或受损出现阻塞；纵隔肿瘤、食管下部肿瘤，以及胃食管连接部肿瘤的侵犯，可通过神经侵入或直接阻塞，干扰LES的正常功能。此外，神经肌肉疾病引起的运动紊乱，或酸性胃内容物反流导致的慢性下食管炎症可损伤LES的结构与功能。这种吞咽困难往往表现为患者在吞咽过程中感觉到胸骨下区域的紧缩感或疼痛感。

2. 弥漫性食管痉挛（diffuse esophagism）　弥漫性食管痉挛是以高压型食管蠕动异常为动力学特征的食管运动障碍疾病，病变主要在食管中下段，而上段食管及LES常不受累。该病分特发性与继发性两种，以后一类型多见。继发的原因有神经节变性（失弛缓症的早期）、黏膜受刺激（如胃食管反流和食管念珠菌病）、贲门梗阻（如肿瘤）、神经肌肉病变（如糖尿病性神经病变、肌萎缩侧索硬化）等。X线钡剂检查可见食管的蠕动波仅达主动脉弓水平，食管下2/3被一种异常强烈的、不协调的以及非推进性的收缩取代，以致食管呈螺旋状或串珠状，因而又有螺旋状食管或串珠状食管之称。由于这种痉挛性收缩，患者常感胸痛，其程度剧烈酷似心绞痛，过冷或过热饮食后更易发生；另外常伴有咽下困难，无论固体或液体食物均感难以下咽。有时食物停留在食道的“痉挛”节段，吐出后症状方能缓解。弥漫性食管痉挛的发病机制目前尚不清楚。食管下2/3出现弥漫性肌肉肥厚为其主要病理变化，神经节细胞数目并不减少。有学者认为，患者自主神经食管支有损害，包括神经丝断裂、胶原增加和线粒体破裂等，而且损害呈弥散分布。

3. 反流性食管炎（reflux esophagitis）　反流性食管炎属于胃食管反流病（gastroesophageal reflux disease，GERD），是因食管与胃连接部的防反流结构异常，引起胃或肠内容物反流入食管，从而引起食管炎症性病变，其中含高酸度的胃内容物的反流并刺激是导致食管黏膜炎症、糜烂、溃疡和纤维化等病变的主要因素。临床上主要表现为胸骨后灼热、疼痛及咽下困难等。反流性食管炎的发病机制认为主要是LES的功能障碍，导致胃、十二指肠内容物反流至食管，同时伴有食管对反流物清除功能减弱等因素，可概括为：①食管下段括约肌功能减弱：正常人食管下段括约肌有一个高压区，可防止胃内容物反流至食管。许多原因可使食管下段括约肌功能减弱，包括食管裂孔疝，容易引起胃及肠内容物反流入食管，是造成食管黏膜炎性病变的主要原因。②腹腔压力增高：如大量腹腔积液、妊娠等造成腹压升高，易形成反流。③食管蠕动障碍：正常情况下，胃内容物反流入食管时，由于张力的作用引起食管继发性蠕动，将反流物送回胃内。食管的炎症可使食管蠕动减慢，使反流物在食管内的停留时间延长，加重原有的食管炎；同时食管炎又减弱食管LES的功能而加重反流，形成恶性循环。

4. 食管失弛缓症（achalasia of esophagus） 以往用钡餐造影观察该病患者，认为是贲门痉挛，后来的组织学研究发现其食管下端的肌间神经原减少或缺失，使食管蠕动波消失；进而免疫组化证实神经中缺少NOS，使NO产生减少，LES不易松弛。量压法显示：食管体部无蠕动波，LES松弛不完全以及LES张力升高（图16-1）。该病患者对液体和固体食物均发生吞咽困难，应用外源性NO或硝普钠使LES松弛可获得疗效。

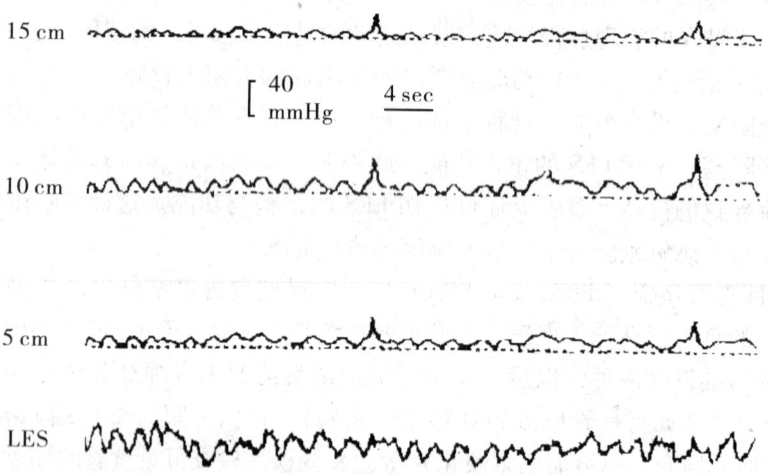

图16-1 食管失弛缓症的食管运动变化

二、胃运动功能障碍

（一）胃的运动生理

胃的运动是接受和暂时贮存从食管来的食物，并使食物与胃液充分混合成为食糜的半流体混合物，以适宜的速度将其排入小肠。胃的运动依赖于胃壁平滑肌的收缩，运动形式主要有：①容受性舒张：吞咽时通过迷走反射引起胃底及胃体肌肉舒张，使胃可容纳50～1500ml食物而胃内压却增加很少，以贮存涌入的食物；②紧张性收缩：胃充满后即开始缓慢而紧张地收缩，以使胃液渗入食物，形成食糜，送入十二指肠；③蠕动：自胃底体交界处开始，每分钟约3次，将食糜送入十二指肠。胃运动的结果是排空，正常人胃排空时间约为4～6小时。

胃的运动受胃壁平滑肌细胞自身电活动及胃肠自主神经系统和激素的调节：①胃肠平滑肌细胞电活动：一般表现为两种电位活动，即基本电节律（慢波）和动作电位。前者源于肌间丛和黏膜下的Cajal间质细胞（interstitial cells of Cajal，ICC）。慢波不引起平滑肌收缩，但决定胃肠收缩运动的频率、速度和方向；当胃肠平滑肌细胞受刺激（如机械性扩张、电刺激或神经递质作用等）时，在慢波的基础上可产生动作电位，又称之为峰电位（spike potential，SP）或快波，它能引发钙离子进入细胞质而引起平滑肌收缩反应，使胃肠的蠕动、分节运动等得以产生（图16-2）。②神经、体液的调节：自主神经兴奋使胃的慢波节律加快，胃收缩增强，反之胃蠕动减弱，胃排空减慢；刺激交感神经则减慢胃的收缩频率和传导速度。另外，参与胃运动调节的体液因子有多种，对胃的各种运动形式调节效应不同（表16-1）。

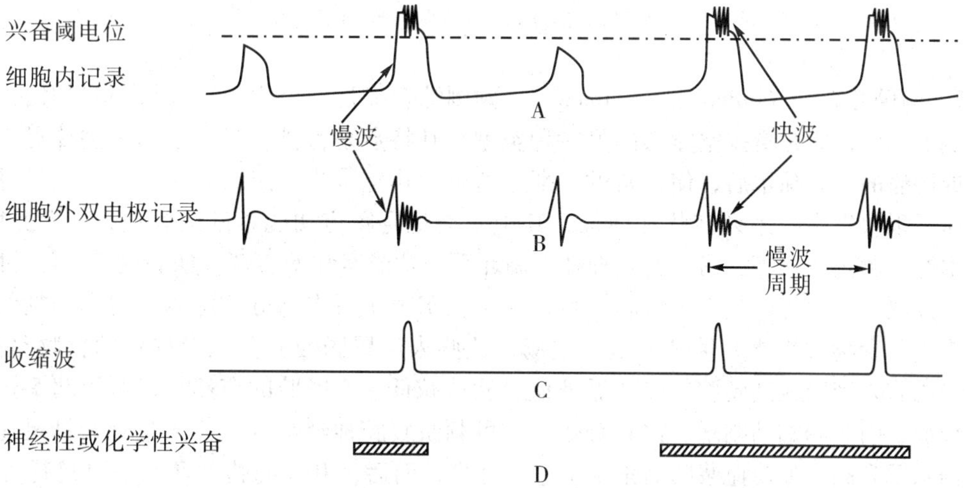

图16-2 胃肠平滑肌基本电节律及峰电活动与收缩运动

（二）胃运动功能障碍的病理生理

胃运动功能障碍常见的类型有：

1. 胃轻瘫（gastric paresis，GP） 是指由于胃张力活动减弱或丧失引起的胃扩张及胃排空障碍。临床表现出一组包括上腹饱胀、疼痛、恶心、呕吐等综合征。这些症状大都和进食有关，有时也发生在消化间期，但常在进餐或餐后加重。GP可分为原发性（特发性）和继发性两类，前者病因不明，后者常见于糖尿病、甲状腺功能低下、低血钾、低血钙、各种胃部手术后等病理情况。多由于病变累及胃平滑肌或调节其运动的神经体液发生异常所致。如糖尿病胃轻瘫的发生机制认为主要有：①进餐后胃底松弛障碍；②胃窦功能紊乱或减弱；③胃的起搏电位节律异常；④胃窦、幽门和十二指肠的协调运动失常。

表 16-1 胃肠肽对胃运动的影响

	胃运动	胃内压	幽门内压	胃排空	胃窦收缩	胃肌电
GAS	↑					
MOT		↑	↑	↑		
BOM		↑	↑	↑	↑	↑
CCK		↓	↑	↓	↓	
SEC	↓	↓	↑	↓		
VIP	↓	↓	↓			
NT	↓					
PYY				↓		
SS	↓		↑			
阿片肽	↓		↑			

GAS，促胃液素，MOT，胃动素；BOM，蛙皮素；CCK，胆囊收缩素；SEC，促胰液素；VIP，血管活性肠肽；NT，神经加压素；PYY，酪酪肽；SS，生长抑素；↑，增加；↓减少。

2. 倾倒综合征（dumping syndrome） 倾倒综合征是一个用来描述胃内容物向小肠近端倾倒的术语，它是胃排空障碍的另一种类型，其特点是胃排空过速。病因主要见于针对溃疡或肿瘤的胃切除术后，使正常的、渐进的幽门排空丧失。患者在进食，特别是进食甜的流质后很快发生一系列症状和体征，其中一类是胃肠道功能紊乱的表现，如上腹胀痛、恶心呕吐、肠鸣增强等；另一类是神经、循环系统功能紊乱的表现，如心慌、出汗、眩晕、苍白、发热、无力等。其发生机制一般认为是：①由于胃大部分切除术，胃幽门括约肌的作用丧失，食物过快地大量排入上段空肠，这些未经胃肠液充分混合稀释的食物呈高渗，将大量细胞外液吸入到肠腔，以致循环血量骤然减低；②肠腔的突然扩张可引起5-羟色胺大量释放，引起肠蠕动剧增、血管舒张，并可刺激腹腔神经丛等；③大量葡萄糖迅速吸收使血糖水平升高，促使血浆胰岛素水平过度升高，而后，升高的胰岛素水平引起餐后1～3小时血糖水平迅速下降，这种突然逆转被认为是反跳性低血糖。

三、小肠运动功能障碍

（一）小肠的运动生理

小肠运动依赖于肠壁的平滑肌（纵行肌及环行肌）的收缩活动，其运动形式主要有分节运动和蠕动：①分节运动：是一种以肠壁环形肌为主的节律性舒缩活动。通过分节运动可使食糜与消化液充分混合，并通过挤压肠壁而有助于血液和淋巴液的回流，从而为吸收创造良好条件；②蠕动：是一种纵形肌、环形肌协调的舒缩活动，通过蠕动朝回盲瓣方向推进食糜。末端回肠的扩张可引起回盲括约肌舒张从而使内容物进入大肠。此外，在小肠还可见一种速度快、传播较远的蠕动，称为蠕动冲。它将食糜从小肠的始端一直推送到末端，甚至进入大肠。食糜在小肠的停留时间一般为3～5小时。小肠运动也受小肠平滑肌电活动及神经体液因素的调节。小肠平滑肌电活动的类型与胃平滑肌电活动的相似，也有慢波和峰电活动。

（二）小肠运动障碍的病理生理

小肠运动功能障碍可表现为动力减弱或丧失，如各种原因引起的肠麻痹；也可表现为收缩过强且不协调，如小肠痉挛。临床上以前一种异常多见，对此将详细讨论如下。

肠麻痹是指肠蠕动能力的丧失，可由低钾血症、腹膜炎、严重创伤、脊髓断裂、输尿管扩张、后腹膜血肿的刺激等引起，更多见于腹部手术后，即术后肠麻痹（postoperative ileus，POI）。POI 是指腹部手术后引起的胃肠运动功能的抑制。大多数 POI 患者表现症状较轻，胃肠运动功能常于术后 2～3 天自行好转；但有少数患者胃肠运动紊乱的时间持续较长，并因此加重病情，延长术后康复及住院时间。

1．术后肠麻痹的病因发病学　该过程较为复杂，有手术相关因素的参与：①术前：基础疾病、焦虑、营养不良、机械性肠管准备、禁食禁水等；②术中：麻醉剂的使用、手术操作干扰、低温、超量补液或输血等；③术后：疼痛、容量负荷过量、长期卧床、导管（胃管、引流管、导尿管）长时间留置、低氧血症、睡眠障碍、免疫抑制剂的应用等。其发病机制与调控胃肠运动的三大系统即神经性、体液性和肌源性调控系统功能失调有关。病因可以通过影响其中一个或多个环节干扰胃肠的运动，而有效地恢复这些调控机制，可改善术后肠麻痹的严重程度并缩短其病程。多年来，对胃肠道的外在调控神经系统，包括交感神经和副交感神经在 POI 发生中的作用研究报道较多，认为交感神经－副交感神经平衡失调、反射性内脏－交感神经过度兴奋参与了 POI 的发病过程。这些研究结果成为临床治疗上选用胍乙啶、酚妥拉明等交感神经阻断剂，并配合自主神经兴奋剂如新斯的明、氨甲基胆碱等以促进术后胃肠运动恢复的依据。近年来，对炎性介质在术后肠麻痹的发病机制中的作用已引起关注。

2．术后肠麻痹时机体的病理生理变化　由于腹部手术后胃肠运动功能紊乱，在临床上患者可因胃排空障碍而出现恶心、呕吐和上腹部饱胀；小肠运动的异常则引起腹痛、腹胀、肠鸣音减弱或消失；结肠运动异常则表现为无排气排便，其中腹胀是临床上最常见的并发症，它是胃肠内容物停滞的直接结果，也是腹部术后机体病理生理变化的重要环节。近年来，随着麻醉和外科技术的进步，术后腹胀的发生率及严重性虽已大大下降，但仍有一些病例，术后腹胀的严重性可超越原发的疾病而成为治疗上的主要矛盾。术后腹胀时机体的病理生理变化主要有：①胃肠运动障碍，胃肠内容物淤滞于胃肠腔内，导致腔内压增高，胃肠壁血液回流障碍、毛细血管滤过压增高，大量液体滤至腹膜腔及胃肠腔内，使胃肠血供减少。②胃肠缺血，使局部血管活性物质释放，引起毛细血管壁通透性增加，进一步促进液体的滤出。液体的大量滤出，不仅加重腹胀，与之形成恶性循环，且对机体产生严重影响。有报道，术后腹胀的患者，胃肠积液多达数升；在全肠性肠麻痹时，胃肠腔内积聚的液体量可达血容量的 40%。由于大量的 Na^+/K^+ 随消化液丢失于第三间隙，而且从消化液丢失的 HCO_3^- 量常多于 H^+ 丢失量，故通常有电解质紊乱和代谢性酸中毒的发生。③由于胃肠血供减少，使胃肠防御屏障功能降低，肠腔内细菌及内毒素等乘虚而入，可致感染，甚至败血症。另外，由于胃肠腔内压的增高，可引起肠壁缺血坏死/手术吻合口裂漏以及由此产生的腹腔感染等。④其他：腹内压增高使膈肌活动受限，从而影响呼吸功能而致肺不张/肺部感染；而且，术后早期若肠管失去蠕动能力，受累肠管相互之间或肠管与邻近的脏器长时间接触，如果同时伴有炎症性纤维素渗出或在手术剥离时造成浆膜损伤创面，则肠管之间或肠管与邻近的组织可发生黏连。因此，术后早期的功能性肠梗阻常常引起接踵而来的黏连性肠梗阻。

四、大肠运动功能障碍

（一）大肠的运动生理

大肠的运动相对少而慢，对刺激的反应也较迟缓，这些特点与大肠作为粪便的暂时贮存场所相适应。大肠的运动有几种不同的形式：①袋状往返运动：由环形肌的收缩引起的，它使结肠出现一串结肠袋。这是空腹情况下最多见的一种结肠运动形式；②多袋推进运动：是一个或一段结肠袋收缩，可使其内容物向前推进。这种运动主要见于进食后或副交感神经兴奋时；③分节运动：可促进水的吸收；④蠕动：表现为稳定地向前推进的收缩和舒张波；此外，在大肠还可见到集团蠕动，它是一种行进快、传播远的蠕动，通常开始于横结肠，可将一部分结肠内容物推进至降结肠或乙状结肠。这种蠕动一般发生在进食后，可能是由于食物进入十二指肠，引起十二指肠－结肠反射所致。大肠的运动也受其平滑肌电活动以及神经、体液因素调节。

（二）大肠运动障碍的病理生理

大肠运动障碍常见于以下疾病或综合征：

1. 肠易激综合征（irritable bowel syndrome，IBS）　也称痉挛性结肠炎（spastic colitis）或结肠激惹综合征（irritable colon syndrome），是一种结肠运动功能紊乱性疾病，其典型的特征是：在无任何明确的胃肠病变的情况下，腹泻和便秘交替出现，同时伴有腹部绞痛、腹胀等。IBS是一个全球性的问题，近年来IBS发病率呈上升趋势，认为与人们生活节奏的加快、饮食结构的改变、神经精神应激、感染等因素有关，对生活质量和工作造成一定的困扰。IBS的类型包括：①便秘型：伴有周期性便秘与较频繁的正常大便交替，大便经常有白色黏液，疼痛呈绞榨样、阵发性发作，或持续性隐痛，排便后可缓解。进食常会促发症状。有的患者还出现腹胀、恶心、消化不良和胃灼热等症状。②腹泻型：特别是在进食刚开始或结束时出现突发性腹泻。夜间腹泻少见。常有疼痛、腹胀和直肠紧迫感，也可出现大便失禁等情况。

IBS的病因尚不明确，多数证据显示IBS主要是肠动力紊乱。然而，情绪因素、饮食、药物或激素可促发或加重这种异常的胃肠道运动。对IBS的发病机制目前也不完全清楚，可能与以下因素有关：①肌电活动有改变，尤其是结肠慢波活动，这种慢波正常人每分钟3～6次，在IBS患者显著增加；②内脏感知异常：有实验表明，IBS患者对肠腔扩张和刺激的感觉反应似乎升高；③精神因素：调查表明，IBS患者存在个性异常，焦虑、抑郁比例显著高于正常人，应激事件发生频率亦高于正常人，而心理应激对胃肠运动有明显影响；④其他：约1/3患者对某些食物不耐受而诱发症状加重。有研究表明，该病可能与肠黏膜的低度炎症有关，因发现其有肥大细胞脱颗粒、炎症介质高表达等。

2. 巨结肠症（megacolon）　巨结肠症可以是先天的，也可以是后天的，可发生于任何年龄。后天的巨结肠症最常见的原因可能是持久的便秘/顽固性便秘，尤其是患者多年一直依赖于常规灌肠或轻泻剂；在一些国家和地区，由锥虫引起的南美锥虫病是获得性结肠神经元功能异常和巨结肠症的常见原因。先天性巨结肠可在出生时、早期童年或更晚时期出现，是小儿中常见的消化道畸形。本病特点是肛管、直肠及远端结肠运动功能紊乱，呈现持久收缩状态，而近侧结肠因肠内容物潴留被动扩张导致巨结肠。由于近端结肠内容物不能被排入和通过痉挛节段，故便秘、腹部胀痛为患者的主要表现。巨结肠症的发生机制主要是在痉挛节段内，肌间神经丛及黏膜下神经丛的神经元先天性缺失，尤其是抑制性神经元，如 VIP、神经降压素等肽能神经元显著减少或缺失；而胆碱能神经纤维增多，活性过强。由于兴奋性成分与抑制性成分的比例失调，使受累肠段收缩有余而舒张不足，从而出现持久收缩状态，近侧结肠的过度扩张则继发于前方的阻塞。

五、消化道运动功能障碍治疗的病理生理学基础

随着对消化道运动生理和病理生理认识的深入，已较为清楚地了解到消化道运动是极为复杂的、高度协调的神经肌肉活动，许多消化道运动功能障碍性疾病的发生与神经、体液调节活动的紊乱有密切关系。根据这些神经、体液因子对胃肠运动的作用效应，不少相关药物先后问世。

（一）促胃肠动力药

促胃肠动力药是一类具有促进胃肠运动的药物，包括：

1. 副交感神经兴奋剂或直接的拟胆碱药物　如新斯的明、氨甲酰胆碱等，它们可增强胃肠平滑肌的收缩幅度，对于胃轻瘫患者，可增强胃底、胃窦和十二指肠的收缩。然而对抗胆碱能药的研究发现，增强收缩并不一定就能促进蠕动以及胃排空，而且这类药还有许多副作用，如刺激胃酸分泌、肠痉挛、心跳过缓等，使其临床应用受到一定限制。

2. 多巴胺受体阻断剂　如①甲氧氯普胺（胃复安）(metoclopramide，MCP)：除能够作用于延髓呕吐中枢的多巴胺受体而作为强有力的止吐剂外，MCP 还具有周围促动力的作用，对胃轻瘫、非溃疡性消化不良等均有一定疗效，但由于它可通过血脑屏障，引起锥体外系的症状，故临床应用受限；②多潘立酮（吗丁啉）(domperidone)：为外周多巴胺受体拮抗剂，不易进入中枢神经系统，因而避免了 MCP 具有的副作用，临床主要用于胃排空延缓、胃食道反流、食道炎引起的消化不良症。

3. 交感神经阻断剂　包括胍乙啶、酚妥拉明等肾上腺素受体阻断剂，对术后肠麻痹有一定疗效。

4. 苯甲酰胺衍生物　有西沙必利（cisapride)(商品名：普瑞博思)、莫沙必利（renzapride)、伊托必利（zacopride）等。西沙必利和莫沙必利是 5-HT_4 受体激动剂，能激动胃肠道胆碱能中间神经元及肌间神经丛的 5-HT_4 受体，可促使肠肌丛神经细胞释放乙酰胆碱，从而产生胃肠道的促动力作用。伊托必利是一新型的消化道促动力药，它一方面可拮抗多巴胺 D_2 受体，刺激内源性乙酰胆碱的释放，另一方面通过拮抗胆碱酯酶抑制乙酰胆碱的水解，这种双重作用使它能显著增强胃和十二指肠的运动。大量实验及临床观察表明，这些药物对多种与动力异常有关的胃肠疾患，如胃食道反流性疾病、胃轻瘫、假性肠梗阻，以及某些类型的便秘等，显示出明显的治疗作用。

（二）胃肠平滑肌解痉药

对胃肠平滑肌痉挛或弛缓障碍者，主要采用的解痉、松弛药物有：

1．抗胆碱药　常用硫酸阿托品或普鲁苯辛。

2．钙拮抗剂　如心痛定、硝酸甘油类。

3．其他　促胰液素、前列腺素 E_1 或 E_2 以及生长抑素等均具有一定解痉作用，但对于这类药的应用尚存在争议，需进一步研究试用。

（三）中医中药治疗术后肠麻痹

我国中医学的理论认为，腹部手术可干扰机体的正常气机，引起气滞血淤、脏腑痞塞等变化，采取具有通里攻下、行气散结、补气导滞的方药，可促胃肠功能恢复。有报道"胃肠复原汤"、"宽肠理气汤"、"扶正理气汤"、"加味黄龙汤"、"健胃灵"、"大承气汤"等在治疗 POI 中收到良好效果。对"大承气汤"的研究还揭示，该方药可促进肠管运动，增强肠管张力，改善肠道血液循环功能，其部分机制在于增加血管活性肠肽（VIP）、胃动素（MOT）等内源性胃肠肽的释放。

第二节　消化吸收功能障碍

一、食物的正常消化与吸收

食物中含有多种对维持机体生命活动的重要物质，包括碳水化合物、脂肪（脂质）、蛋白质、维生素、无机盐和水。其中前三大食物组分的结构复杂，以其最初的形式不易被胃肠道吸收，因此需要消化系统分泌的消化液和酶将其转化为小分子物质后才能被吸收。消化就是指把食物中的大分子物质转化成最简单的组分的过程，由消化系统的机械运动和消化酶的作用来完成。

食物中碳水化合物的消化由口腔开始，唾液腺分泌的唾液淀粉酶首先将多糖大分子分解成双糖，在小肠由胰淀粉酶继续这个过程。双糖（麦芽糖、蔗糖、乳糖）在小肠被刷状缘酶（麦芽糖酶、蔗糖酶、乳糖酶）分解为单糖（葡萄糖、果糖、半乳糖）。葡萄糖和乳糖通过钠依赖的转运体这一主动耗能的过程被吸收，果糖通过分布梯度被动吸收，而后通过门脉血液转运到肝脏。食物中的脂质大多以甘油三酯形式存在，还包括磷脂、胆固醇以及脂溶性维生素（A、D、E、K）。脂质的消化始于小肠，在这里，来自胆囊的胆盐借助于小肠的运动将脂类物质混合乳化，使这些颗粒表面张力下降，并形成更微小的液滴，以最大程度地与来自胰腺的脂肪酶接触。胰脂肪酶和小肠刷状缘脂肪酶将脂肪消化成游离脂肪酸和甘油。短链的脂肪酸（小于 12 个碳原子）可被直接吸收入血，而长链脂肪酸和甘油重新在上皮细胞内质网聚合成甘油三酯，进而形成蛋白质－脂质复合物进入小肠绒毛中的乳糜管，通过一系列淋巴管最终进入体循环。蛋白质的消化始于胃，胃内壁细胞分泌盐酸将胃蛋白酶原激活成胃蛋白酶，后者分解蛋白质成为小分子多肽。在十二指肠，胃蛋白酶失去活性，由来自胰腺的胰蛋白酶、糜蛋白酶及羧肽酶以及小肠刷状缘蛋白酶继续消化蛋白质为三肽和二肽乃至氨基酸，氨基酸通过主动耗能的过程被吸收。部分短肽可被上皮细胞内吞后再分解为氨基酸吸收入血，随门脉血液至肝脏。食物中的水随渗透压变化被动吸收，该渗透压梯度是由电解质的吸收形成的。食物中三大物质的消化总结于表 16-2。

表 16-2 消化系统对食物中三大物质的消化

消化的部位	消化酶或物质的来源	基本消化过程
碳水化合物		
口腔、胃	唾液腺（唾液淀粉酶）	多糖→麦芽糖→糊精
小肠腔	胰腺（胰淀粉酶）	未消化的多糖或糊精→麦芽糖
刷状缘	小肠（麦芽糖酶、蔗糖酶、乳糖酶）	麦芽糖→葡萄糖 蔗糖→葡萄糖＋果糖 乳糖→葡萄糖＋半乳糖
脂质		
小肠	肝脏（胆盐）	脂质颗粒＋胆盐→乳化脂肪（甘油三酯）
	胰腺（胰脂肪酶等）	甘油三酯→脂肪酸＋甘油
蛋白质		
胃	胃（胃腺）（胃蛋白酶）	蛋白质→多肽
小肠腔	胰腺（胰蛋白酶、糜蛋白酶、羧肽酶）	蛋白质、多肽→三肽、二肽→游离氨基酸
刷状缘（及细胞质）	小肠（肽酶）	二肽和三肽→游离氨基酸

二、消化吸收功能障碍

消化吸收不良是指胃肠道不能正常消化或吸收一种或多种饮食成分，典型表现为腹泻和腹部不适。临床上多种疾病或病理过程可引起消化吸收不良，如小肠黏膜的损伤（克罗恩病、乳糜泻、热带口炎性腹泻）、消化酶的异常（如胰腺炎、乳糖酶缺乏）、感染（如艾滋病肠炎），以及影响转运时间和吸收表面积的外科干预等。这里主要讨论小肠黏膜损伤和胃肠部分切除等引起的吸收不良。

（一）小肠黏膜损伤引起的消化吸收不良

由于小肠是消化、吸收营养物质的主要场所，小肠黏膜的损伤常常引起脂肪、蛋白质、碳水化合物、维生素等物质的吸收不良。临床上常见的以小肠黏膜的损伤为主要病变的疾病有：

1. 克罗恩病（Crohn disease） 是一种炎症性胃肠疾病，其主要表现为全肠壁的非特异性肉芽肿性炎症，可侵及胃肠道的任何部位，而以回肠最多见，多呈节段性分布，故曾被称为局限性肠炎、节段性肠炎或肉芽肿性肠炎。克罗恩病病因尚未完全明了，可能与感染、自身免疫、遗传等因素有关。受累肠段黏膜有以下典型病变：①溃疡：有多发纵行裂沟状溃疡及各种不规则溃疡；②卵石样结节：是黏膜下层水肿和细胞浸润形成的小岛状突起，好发于小肠纵行溃疡旁，在结肠可由于纤维化和瘢痕组织的收缩引起局限密集性的炎症性息肉症；③肉芽肿：为非干酪性，无抗酸杆菌，因此有别于结核；④裂沟、瘘管和脓肿形成：穿透性溃疡可形成肠壁内裂沟，也可引起肠与肠、肠与腹膜间的黏连和瘘管，或在腹膜和腹膜后、肠系膜间形成脓肿。由于其病变复杂，临床表现呈多样性，一般以腹痛、腹泻、腹部肿块、肠梗阻为主要特点，并因消化吸收功能障碍，常伴有贫血、低蛋白血症、营养缺乏、以及水与电解质平衡失调等表现。由于克罗恩病多影响回肠末端黏膜，影响维生素 B_{12}的吸收，所以患者大都同时患有维生素 B_{12}缺乏症。

2. 乳糜泻（celiac disease） 又称麸质过敏性肠病（gluten-induced enteropathy）、非热带口炎性腹泻（nontropical sprue）。过去因对其病因不详，也曾称之为特发性吸收不良综合征。该病的发生和发展由环境、遗传、免疫因素共同决定，其病因及发病机制认为是基因易感人群进食麦类食物，包括小麦、大麦及黑麦，对其中所含的一种称为麸质或谷蛋白或谷朊（gluten）的特殊蛋白质成分产生过敏所致。这种免疫性损伤可导致小肠上部黏膜发生广泛病变，包括肠绒毛的炎症和萎缩，表面积减少以及刷状缘酶类数量的下降等，从而影响营养物质的吸收。临床表现为脂肪泻等吸收不良症状，患者多有营养不良和严重的虚弱。有效的治疗包括消除饮食中所有谷蛋白，可使肠黏膜明显改善。

（二）胃或小肠部分切除后的消化吸收功能障碍

由于各种病因施行胃或小肠部分切除术，可导致正常吸收营养物质的能力丧失，其机制有两方面：干扰了消化道的正常运动功能（转运时间过快），丢失了正常吸收所需的小肠表面区域（吸收表面积减少）。胃或小肠外科干预后可发生两种类型的吸收不良紊乱：倾倒综合征和短肠综合征。前者因涉及胃的运动功能异常，已在上一节讨论；短肠综合征指发生在大部分小肠外科切除后的严重腹泻和明显的吸收不良。临床表现的严重程度取决于被切除肠管的数量和位置。尤其是远端 2/3 回肠和回盲瓣切除可导致严重的吸收不良。因为回盲瓣用来调节肠内容物转运时间，它的切除可导致转运时间过快，以至营养物不能充分吸收。此外，大部分小肠丢失使其吸收水、电解质和各种营养物质的能力下降。

（三）慢性胰腺炎引起的消化吸收功能障碍

胰腺炎有急性和慢性两大类，后者在组织学层面上指胰腺组织存在慢性炎症性损伤，而在实践中则指超过数周和数月持续存在胰腺功能障碍的症状。往往胰腺外分泌实质（胰腺腺泡细胞）的损伤及纤维化先于内分泌实质（胰岛细胞）的损伤。在临床上由于胰腺外分泌功能不全导致胰腺消化酶分泌减少，使营养物质尤其是脂肪的消化吸收障碍而出现脂肪泻；同时脂溶性维生素（A、D、E 和 K）的吸收也减弱，患者可发生凝血功能异常和夜盲症。低脂饮食及给予胰酶治疗通常对外分泌功能障碍有效。目前口服补充胰酶已经成为慢性胰腺炎标准的治疗方法，它不仅对脂肪泻的治疗有效，还因为其可控制胰腺的分泌，通过此反馈机制使胰腺炎的疼痛缓解。

第三节 肠道屏障功能障碍

肠道是机体的消化器官，同时还具有内分泌、免疫等功能，是机体非特异性抗感染的第一道防线。另一方面，肠道又是机体最大的细菌和内毒素贮库，为一隐匿性感染源。然而肠道在消化、吸收各种营养物质的同时，又能将细菌及其代谢产物抑制于肠道内，其中，肠道防御屏障，简称肠道屏障（gut barrier）起着非常重要的作用。肠屏障功能障碍（intestinal barrier dysfunction）是指各种原因引起的肠黏膜损伤、萎缩，肠通透性增加，肠菌群失调，从而导致细菌和/或内毒素易位，并可诱发和/或加重全身炎症反应和多器官功能障碍的一种病理过程。

肠道屏障由肠上皮细胞层、黏液层、肠道正常菌群、肠道免疫系统、肠－肝轴等组成，具有机械屏障（mechanical barrier）、化学屏障（chemical barrier）、微生物屏障（microbiological barrier）、免疫屏障（immunological barrier）等功能。这些功能有相对特有的结构基础（表16-3）和不同的分子调控机制，同时又通过一定的信号通路有机结合在一起，共同防御肠道内细菌和内毒素易位，以及外来抗原物质对机体的侵袭。

表16-3 肠道屏障的构成

肠道屏障	构成
机械屏障	肠黏膜上皮细胞、上皮细胞间紧密连接、黏液（黏蛋白）、下行的气流和液流、上皮细胞快速更新等
化学屏障	消化液、消化酶、防御素等
生物屏障	正常菌群及其分泌物的“定植抗力”（colonization resistance）
免疫屏障	肠道相关淋巴组织（GALT）及其分泌的抗体［分泌型IgA（sIgA）］等

一、肠道屏障功能障碍的病因与发病机制

肠屏障功能障碍的发病原因尚不完全清楚，可能有：①消化系统的危重疾病，如炎症性肠病，重症急性胰腺炎、重症胆管炎、梗阻性黄疸、肝硬化（失代偿期）等；②全身的危重疾病，如重度失血、失液，严重的创伤、烧伤、感染等；③其他脏器功能不全，如心、肺、肾功能障碍；④其他，如长期应用广谱抗生素或免疫抑制剂，不合理的全胃肠外营养和蛋白质营养不良，以及放疗、化疗、电离辐射等。临床和实验研究发现，这些病因可能削弱或破坏肠道屏障的一个或多个环节，导致其功能的异常。

（一）肠道机械屏障功能障碍

1．肠道机械屏障的构成　肠黏膜上皮细胞、上皮细胞间紧密连接和上皮细胞表面的菌膜组成了肠道机械屏障。菌膜为存在于细胞上的肠道细菌特异性受体，使肠内常驻菌有序地嵌入上皮细胞间，构成有层次的菌膜结构。这些结构组成了一道肠道细菌和内毒素不能自由逾越的物理屏障（physical barrier）。生理状态下，肠黏膜表面被覆着一层黏液，可保护细胞，在一定程度上还有阻挡病原生物和有害物质破坏的作用。此外，肠壁固有层的结缔组织细胞间质中充满凝胶状的基质成分，其中除水分外，主要是蛋白多糖，后者是蛋白质和糖胺多糖构成的大分子物质。糖胺多糖包括透明质酸、硫酸软骨素、硫酸角质素和肝素。透明质酸是一种长链大分子，以透明质酸链为主链，通过蛋白质连接硫酸软骨素、硫酸角质素和肝素，构成具有微小空隙的分子筛。此分子筛允许小分子物质通过，对大分子物质则起阻挡作用。

2．肠道机械屏障受损的病因和发生机制　任何原因造成肠黏膜缺血、破损、脱落、萎

缩均可引起肠道机械屏障功能损伤。近十余年来，低血容量性休克、应激、肠缺血等引起肠黏膜缺血再灌注损伤已得到大量临床和实验研究证实。有学者报道，小肠缺血后再灌流时产生大量氧自由基，导致小肠黏膜损伤和肠黏膜通透性增高。缺血小肠氧自由基的来源主要有：①缺血组织细胞内的黄嘌呤氧化酶系统：研究证实黄嘌呤氧化酶系统是组织缺血再灌注损伤时氧自由基最主要的来源。肠道（特别是黏膜绒毛顶部）含有丰富的黄嘌呤氧化酶，正常情况下，此酶90%以D型（黄嘌呤脱氢酶）形式存在，相对无活性或活性不高；当组织处于缺血、缺氧等病理状态时，大量黄嘌呤脱氢酶迅速转化为黄嘌呤氧化酶，而且活性大大提高，并催化组织中因缺氧而不能进一步代谢、分解而积聚的底物次黄嘌呤的氧化反应，产生大量氧自由基。②活化的中性粒细胞：活化的中性粒细胞发生呼吸爆发，此时消耗的氧90%以上用于产生 $O_2^{\bar{\cdot}}$，80%的 $O_2^{\bar{\cdot}}$ 被歧化为 H_2O_2，进而生成 OH^-，OH^- 是最具损伤性的氧自由基。

氧自由基引起肠损伤的机制可能为：其外层轨道有未配对的电子存在，具有高度反应性，可与机体各种组织（包括肠上皮细胞）发生反应，使生物膜中的多不饱和脂肪酸（PUFA）过氧化，导致生物膜中PUFA含量明显减少，膜的液态性、流动性和通透性发生改变。Ohyashiki等报道，猪小肠黏膜刷状缘的脂质流动性（lipid fluidity）随脂质过氧化的增强而降低；细胞膜通透性增加使大量阳离子（包括 Ca^{2+}）涌入细胞内，细胞内 Ca^{2+} 超载激活特异的钙依赖性磷脂酶和蛋白酶，引起细胞损伤和死亡；线粒体膜通透性增加，影响能量代谢；溶酶体膜通透性增加，溶酶体破裂，大量溶酶体酶释放而导致细胞损伤或溶解。自由基及其脂质过氧化物还可与蛋白质发生过氧化、交联、聚合等反应，使蛋白质肽键断裂、结构破坏、生物活性物质（包括酶）失活，导致细胞代谢紊乱、功能丧失。与之相应，组织病理学检查时可见缺血小肠上皮细胞变性、坏死、脱落，肠绒毛水肿，肠上皮细胞间紧密连接分离、增宽和损害。提示缺血再灌注损伤引起肠黏膜机械性破坏。

（二）肠道化学屏障功能障碍

1．肠道化学屏障的构成　由消化道分泌的胃酸、溶菌酶、黏多糖和蛋白分解酶以及胆汁等具有一定的杀菌和溶菌作用，由此构成了消化道化学屏障。它们的作用分别有：①胃酸主要在小肠起始端起作用，可灭活细菌等病原微生物；②肠腺帕内特（Paneth）细胞产生的抗菌肽，如防御素（defensins）、隐窝蛋白（cryptdins）、溶菌酶、磷脂酶 A_2 等在肠上皮表面和肠腔中发挥杀菌和抑菌作用；③黏多糖为大分子糖蛋白，一方面起润滑作用，保护肠黏膜免受物理性损伤，另一方面具有一定缓冲作用，可结合酸性或碱性消化液，保护肠黏膜免受酶和消化液的侵蚀性损伤；④存在于上皮表面的多种水解酶对病原生物也具有辅助灭活作用；⑤胆汁对内毒素也是一个重要的化学屏障：肠道内的胆盐可通过与内毒素结合而阻止其从肠道吸收入门静脉；胆酸和胆盐为去污剂，已证明两者在体外对内毒素脂多糖具有直接作用，而且胆酸可在试管内改变大肠杆菌内毒素，使其不再引起鲎裂解物凝聚，其机制可能为将内毒素分解成无毒性的亚单位或形成微聚物。

2．肠道化学屏障受损的病因和发生机制　临床上，严重感染、创伤等危重患者因处于禁食状态而接受全胃肠外营养支持，此时高浓度营养物质绕过胃肠道直接进入外周组织，胃肠道则处于无负荷状态。由于缺少食物和消化道激素的刺激，胃肠黏膜更新修复能力降低，同时胃酸、胆汁、溶菌酶、黏多糖等分泌减少，消化液的化学杀菌能力减弱；部分患者由于持续胃肠吸引减压，胃酸、胆汁、胰液等大量丢失；此外，梗阻性黄疸患者肠道内胆盐减少，不仅会影响对内毒素的灭活，而且可导致肠内微生物群增加，内毒素池扩大。这些因素均可削弱肠道化学屏障功能，从而促进大量内毒素吸收入门静脉，促进外籍菌群的优势繁殖和易位。

（三）肠道生物屏障功能障碍

1. 肠道生物屏障的构成　正常机体肠道内栖居有大量细菌，种类至少在400种以上，其中绝大部分是厌氧菌，数量超过需氧菌（包括兼性菌）的1000倍。这些厌氧菌群以数量上的绝对优势控制着肠道中其他革兰阳性和革兰阴性细菌的菌量。正常情况下，正常菌群之间保持着相当稳定的比例关系，它们与肠道黏膜结合，或黏附或嵌合，形成有一定规律的膜菌群，与宿主的微空间结构形成一个既相互依赖又相互作用的微生态系统，这种微生态系统构成了肠道的生物屏障。在正常微生态情况下，肠道非致病菌群的优势繁殖可阻碍致病菌的生存；同时，非致病菌群还分泌一些抑菌和抗菌物质，如梭状杆菌释放多种挥发性脂肪酸，乳酸杆菌分泌的乳酸等，可干扰和抑制其他病菌的定植、活力和功能。肠道正常菌群的定植性、繁殖性和排它性使外籍菌群无法在肠道内定植，优势繁殖（overgrowth）以及向肠外易位，因而被称为“定植抗力”。

2. 肠道生物屏障受损的病因和发生机制　临床上抗生素的长期、大量和广谱应用，最常引起肠道菌群紊乱。除引起耐药菌株产生外，滥用抗生素还可因破坏厌氧菌群而使肠道菌群定植抗力降低，导致微生态失调。在此情况下，肠内肠杆菌科细菌（如大肠杆菌、克雷伯杆菌等）、外源性耐药菌和真菌易黏附于肠上皮细胞，并呈现优势生长而替代正常菌群。这些细菌可通过产生细菌蛋白酶直接破坏肠上皮细胞微绒毛膜蛋白，或通过改变肠道上皮细胞的生化反应使绒毛受损甚至消失；此外，它们还可产生各种毒素及代谢产物，抑制肠上皮细胞蛋白质合成，从而损伤肠黏膜屏障。研究还发现，白色念珠菌、铜绿假单胞菌和某些肠杆菌科细菌可产生降解IgA的蛋白酶，使肠道由分泌型IgA（sIgA）引起的免疫排斥功能减弱或消失，促使细菌易位，乃至引发菌血症、内毒素血症等。

内毒素血症往往是肠道内革兰阴性杆菌过度生长繁殖、肠道屏障功能障碍以及肝脏网状内皮系统功能低下等因素综合作用的结果，其反过来又可加重肠道屏障损害。内毒素损伤肠道屏障功能的机制尚不完全清楚，目前研究认为可能主要与内毒素介导的缺血和过氧化损伤等有关：①内毒素具有较强的拟交感作用，可收缩肠黏膜血管，引起肠黏膜血流量减少，致使黏膜缺血、缺氧。有学者研究发现给羊静脉注射内毒素，发现其肠系膜血流减少50%。肠黏膜血供不足和微循环障碍进一步引起细胞代谢和功能紊乱，重则导致黏膜糜烂、溃疡和出血，使肠道屏障功能进一步下降。②内毒素可刺激单核巨噬细胞等，激活NF-κB，导致大量促炎细胞因子及炎症介质如肿瘤坏死因子（TNF）、血小板活化因子（PAF）、白细胞介素（ILs）、白三烯等花生四烯酸代谢产物的产生和释放，进而激活血管内皮细胞，促进白细胞黏附贴壁，引起氧自由基释放，经脂质过氧化反应导致血管通透性增加、肠黏膜破坏和肠上皮细胞坏死脱落，从而削弱肠道屏障功能。③谷氨酰胺是肠黏膜最重要的能源，在维持肠的正常代谢、结构和功能方面具有重要作用。近年研究表明，内毒素可干扰肠谷氨酰胺的代谢，使肠黏膜受损、通透性增加，促使肠道内毒素吸收增多。

此外，内毒素本身可损伤肠黏膜上皮细胞线粒体和溶酶体，导致上皮细胞自溶，进一步加重肠黏膜损害。可见内毒素血症与肠道屏障损伤之间互为因果，形成恶性循环。

（四）肠道免疫屏障功能障碍

1. 肠道免疫屏障的构成　肠道既是消化器官，又是人体最大的免疫器官，是全身免疫系统的一个重要组成部分。肠道经常接触抗原性物质，如微生物抗原、食物抗原等，但肠道屏障能有效阻止这些抗原的穿透，其中最重要的就是免疫屏障。肠道免疫防御系统主要由存在于肠壁中的 GALT 及其分泌的 IgA、IgM、IgE 等构成，绝大多数肠道分泌物中的 IgA 是以 sIgA 的形式存在的。sIgA 具有与血清 IgA 不同的结构，其由一分子 IgA 二聚体、一分子分泌片段（secretory component）和一个 J 链组成，在消化道的免疫性保护方面起非常重要的作用，包括抑制肠道细菌黏附，阻止其在肠黏膜表面定植，中和肠道毒素和抑制抗原吸收等。因此，肠道免疫屏障功能一旦减退，势必导致肠道细菌和内毒素易位。

2. 肠道免疫屏障受损的病因和发生机制　研究表明，严重创伤、烧伤或休克等因素均可破坏肠道免疫屏障功能；化疗药物、恶性肿瘤的外照射以及长期应用糖皮质激素可损害机体（包括肠道）的免疫防御功能。通过大量临床和实验研究，现对肠道免疫屏障受损的病因和机制已有一定认识：①严重创伤后肠道 sIgA 的合成明显受到抑制，主要表现在 sIgA 含量减少，肠壁组织中产 sIgA 的浆细胞数量减少，以及被 sIgA 包裹的革兰阴性杆菌减少三个方面；②严重烧伤患者胆汁 sIgA 浓度和总量分别减少 95% 和 75%；③有学者给大鼠注射糖皮质激素以模拟创伤后糖皮质激素应激性升高，然后行内毒素攻击，结果显示，不仅胆汁中的 sIgA 明显减少，肠道菌群中被 sIgA 包裹的革兰阴性细菌数量也相应减少，而且黏附至肠上皮的细菌增多，细菌进而在肠上皮表面定植、繁殖，以至发生细菌易位；④各种原因引起的休克均可导致腹腔内脏以及肠黏膜血流减少，同时固有层浆细胞数量和质量下降，导致 IgA 单体分泌减少，加工 IgA 双体和组配 sIgA 的能力降低；而且由于肝血流减少，肝上皮细胞和胆管上皮细胞将 IgA 单体加工成 IgA 双体和组配 sIgA 的能力也下降，经胆汁分泌入肠腔的 sIgA 减少，肠道免疫屏障功能减弱；⑤长期全胃肠外营养和素食极易造成蛋白质营养不良，蛋白质营养不良除可引起肠黏膜萎缩、破坏，造成肠道机械屏障损伤外，更重要的是可通过以下机制削弱或破坏肠道免疫屏障功能：干扰肠黏膜中 B 淋巴细胞的分化，使 sIgA 分泌减少，导致肠黏膜抗感染的免疫功能降低；破坏肠黏膜中杯状细胞的功能，使黏液和黏蛋白生成减少，从而降低肠黏膜非特异性屏障功能；直接抑制机体 T 淋巴细胞的免疫功能，削弱机体的全身抗感染防御能力。

值得一提的是，肠道屏障损伤的机制至今尚未完全阐明，实际病例中，几种病因常合并存在，相互间具有协同致病作用，并通过多个环节和多种机制破坏肠道屏障功能。

二、肠道屏障功能障碍对机体的影响与防治原则

肠道屏障功能的损伤往往会导致大量肠道细菌移位入血（bacterial translocation）及肠道内毒素吸收入血增多，经门静脉和淋巴系统侵入体循环，引起肠源性感染（gut origin sepsis）和内毒素血症（endotoxemia），由此不仅加重原发疾病，甚至可能诱发全身性炎症反应综合征（systemic inflammatory response syndrome，SIRS）和多器官功能障碍综合征

（MODS）而危及生命。因此，临床防治应综合考虑多因素、多环节及其可能存在的恶性循环，以采取切实有效的防治措施：

1. 积极治疗引起肠屏障功能障碍的原发疾病。

2. 改善肠微循环 可酌情使用活血化淤类药物，以改善肠微循环，维持肠道足够的氧供。

3. 合理实施营养支持治疗 全胃肠外营养对于改善患者的营养状态有积极作用，但实施时间不宜太长。肠内营养有助于保持肠屏障功能，提高免疫能力，减轻对创伤的高代谢反应。因此，危重患者的肠内营养可在内环境进入稳定状态后给予。

4. 合理应用抗生素，避免发生菌群失衡。适当补充益生菌，以改善肠微生态环境。必要时，可应用肠道不吸收的抗生素进行选择性肠道去污染治疗。

5. 应用促进肠黏膜修复的药物，如人重组生长激素等药物可能有助于维护肠屏障结构的完整性。

6. 其他 可合理应用肠动力药。另外，一些中药对恢复肠道功能与保护肠屏障功能有一定疗效，可酌情选用。

附：胃肠运动紊乱常用动物模型的复制

1. 饮食法 最简单的是自行设计的不规则喂养方法饲养 4 周，即隔日禁食，以打乱正常的饮食规律，自由饮水。另外，巴豆油诱发的小肠过度运动模型被广泛用来评估临床新药，Capasso 等人的研究显示：小鼠连续 2 天口服 2 剂巴豆油（每次 20μl），服用 4 天后测量炎症反应及胃肠运动，发现 4 天时就有小肠黏膜破损，淋巴细胞浸润至黏膜下层，同时肠转运增加。

2. 药物注射法 内毒素（LPS）感染诱导的胃肠动力紊乱是常见的胃肠运动紊乱模型。其原理在于：LPS 通过激活肠肌层及肠外肌层巨噬细胞分泌大量细胞因子和炎症介质，影响胃肠道运动。De Filippis 等报道，用 LPS（Escherichia coli O55：B5；20 mg/kg）腹腔注射导致感染诱导的动力障碍小鼠模型；Li YY 等采用 LPS（大肠杆菌 O111：B4）400μg/kg 腹腔注射复制胃肠运动紊乱模型，发现 LPS 处理 2 小时，大鼠肠黏膜水肿、坏死，炎细胞浸润至黏膜下层，肠腔可见炎细胞、红细胞及脱落坏死组织，同时伴有血清 TNF-α 及 IL-6 水平明显升高。

姚永莉等应用健康成年雄性 SD 大鼠，腹腔注射利血平 0.5mg/kg·d 制备胃肠道功能紊乱模型，发现慢性腹腔注射利血平，大鼠体温下降、腹泻、脱肛、饮食减少、体重减轻、倦卧懒动、胃肠运动加快、血中胆碱脂酶活性明显下降、副交感神经兴奋性增强。在制模过程的早期（≤6 天）表现为水泻，晚期表现为大便黏滞。其机制在于利血平能使中枢和外周交感神经末梢囊内去甲肾上腺素储备耗竭，阻断交感神经对胃肠道平滑肌运动的支配。

另有研究表明，皮下注射新斯的明可通过抑制胆碱酯酶而发挥完全拟胆碱作用，使小鼠肠道蠕动亢进。

3. 心理应激法 诸多研究证明，束缚应激导致结肠的转运增加。而关于应激对小肠动力的研究有一些争议。Tsukada 等发现，束缚应激可以抑制大鼠小肠动力，并证实束缚应激导致的小肠动力抑制的发生机制不同于去甲肾上腺素的作用机制。但也有研究采用束缚应激模型，发现束缚应激对犬小肠运动起促进作用。孙燕，侯晓华研究束缚应激对离体结肠平滑肌的作用，发现急性束缚应激能导致大鼠结肠对非伤害性应激的敏感性一过性增高，但对单个平滑肌细胞的收缩活动并无影响。

4. 手术法　对术后胃肠功能的实验研究，动物模型均为对手术操作的直接模仿，常见的有结肠吻合模型、小肠暴露及摩擦术等。

（李永渝）

参 考 文 献

[1] 姚泰主编. 生理学（八年制临床医学专业使用卫生部规划教材）. 北京：人民卫生出版社，2005

[2] 李永渝，陈锡美，王志荣主编. 实用消化系统病理生理学. 上海：同济大学出版社，2003

[3] Sanders KM, Koh SD, Ward SM. Interstitial cell of cajal as pacemakers in the gastrointestinal tract. Annu Rev Physiol, 2006, 68: 307 - 343

[4] 王兴鹏主编. 肠道屏障功能障碍：基础与临床. 上海：第二军医大学出版社，2006

[5] Li YY, Li YN, Ni JB, et al. Involvement of cannabinoid-1 and cannabinoid-2 receptors in septic ileus. Neurogastroenterol Motil, 2010; 22: 350 - e88

[6] 王佐妤，许文燮. 胃肠平滑肌起搏功能研究的最新动态. 世界华人消化杂志，2010，18：319 - 323

[7] 姚永莉，徐波，宋于刚，等. 胃肠道功能紊乱与胃动素关系的实验研究. 第一军医大学学报，2001，21：602 - 603

[8] 孙燕，侯晓华. 心理应激与胃肠道动力紊乱的研究. 中国实用内科杂志，2006，26：725 - 726

[9] 邓晶晶，袁青. 针刺对腹部术后大鼠胃肠动力及炎症反应的影响. 广州中医药大学学报，2010，27：482 - 485

第十七章　肝脏病理生理

概　　述

肝脏是人体内最大的实质器官，呈红褐色，质软，重量在正常成人为1200～1600g，平均1500g左右，约为体重的1/50。肝脏的平均大小约25cm×15cm×16cm。肝脏位于腹部右上象限，横膈膜之下，解剖上分为左右两叶，并进一步根据其血流供应和胆道系统分为不同的亚叶。

肝脏有着双重的血液供应。动脉血流来源于主动脉，经由腹腔大动脉、肝动脉流入，占整个器官血供的25%；其余75%血液来自门静脉，主要引流自胃肠毛细血管及胰腺的血液，这种含氧量低的静脉血富含肠道分泌和吸收的物质。这些进入肝脏的血管逐级分支遍布整个肝脏，并与肝胆管相联系，组成门脉三联体（包括门静脉、肝动脉、肝胆管）。流入肝脏的血液从肝动脉和门静脉的逐级分支流到肝血窦，其周围有肝细胞层或肝小叶包绕，以利于物质交换，然后血液汇入中心静脉、肝静脉，出肝后血液经腔静脉回到心脏。

肝脏由肝实质细胞、血窦、淋巴管、网状内皮细胞［即星状细胞或库普弗细胞］以及胆管系等组成。其中肝实质细胞约占84%，其次为肝血窦的内皮细胞和库普弗细胞等，占14%，胆管上皮细胞和成纤维细胞等仅占1%左右。肝实质细胞内各种超微结构之间彼此相互分工又密切协作，完成肝细胞完整而统一的生理功能。肝细胞内、外结构之间的相互关系及特点如图17-1所示。

肝脏在人体的生命活动中占有十分重要的地位，它不仅是体内最活跃的代谢器官，同时还作为消化器官、内分泌器官、造血器官和排泄器官而发挥作用。它的多种复杂的功能主要由肝实质细胞和库普弗细胞来实现，而最主要的功能体现在以下两大方面：

1. 物质代谢中心　肝脏具有消化脂肪，存储糖原，血液解毒和合成蛋白质等诸多功能，这些复杂的功能使其无可替代，具体为：①参与糖、蛋白质、脂类及维生素等物质的代谢与营养物质的贮存，是代谢活动的中枢；②参与胆红素、激素、药物和其他有毒物质的生物转化，是激素灭活、药物解毒和胆红素清除的重要场所；③生成和清除凝血与抗凝物质，对维持正常的凝血与抗凝机制起重要作用：④产生胆盐，促进脂肪和脂溶性维生素的消化和吸收。

2. 重要免疫器官　肝脏参与机体的免疫防御功能，主要体现在：①肝脏是免疫球蛋白和补体的主要生产场所，也是处理抗原、抗体的重要场所，对机体的免疫起着重要作用；②库普弗细胞对颗粒性物质有很强的吞噬能力，它能产生超氧离子以杀伤细菌，产生干扰素发挥其抗病毒作用，还能合成补体成分及其他活性物质，在细菌、病毒及毒素的清除中起重要作用。

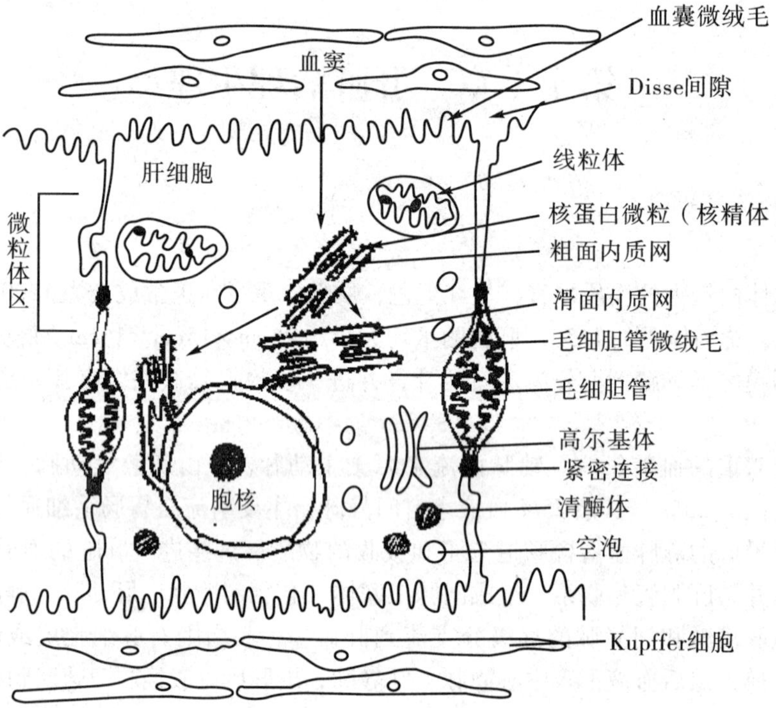

图 17-1 肝细胞内、外结构特点

第一节 肝脏功能不全

肝脏是一个既重要又容易受到损害的器官，尽管肝脏储备能力非常强大，但当各种病因损伤肝细胞，使其代谢、分泌、合成、解毒与免疫功能发生严重障碍时，机体往往出现黄疸、出血、继发性感染、肾功能障碍、脑病等一系列临床综合征，称之为肝功能不全(hepatic insufficiency)。

一、肝功能不全的原因和机制

引起肝功能障碍的原因很多，大致可概括为以下几类：

(一) 生物因素

多种生物性因素包括寄生虫如血吸虫、阿米巴等或微生物如病毒（乙型肝炎病毒、甲型肝炎病毒等)、细菌（淋球菌、布鲁氏菌、产气荚膜梭状芽孢杆菌等）的感染均可引起肝脏的损害。其中最常见的是病毒性肝炎，目前已发现 7 种肝炎病毒，即甲型肝炎病毒(甲肝病毒，HAV)、乙型肝炎病毒（乙肝病毒，HBV)、丙型肝炎病毒（丙肝病毒，HCV)、丁型肝炎病毒（丁肝病毒，HDV)、戊型肝炎病毒（戊肝病毒，HEV)、庚型肝炎病毒（庚肝病毒，HGV)、经输血传播肝炎病毒（TTV)。肝细胞被肝炎病毒感染后可引起机体的细胞免疫和体液免疫反应，该反应既可杀灭肝炎病毒，也可攻击被感染的肝细胞，造成肝细胞损伤。目前认为，T 细胞介导的细胞免疫反应是肝炎病毒尤其是 HBV 等引起肝细胞损伤的主要原因。

（二）理化因素

1. 工业毒物　工业毒物可经皮肤、消化道、呼吸道进入机体而达肝脏，或直接毒害肝细胞，或影响肝脏血液供应，或干扰肝脏酶的功能而发挥对肝脏的毒性作用。这些物质及其对肝脏的损害情况见表 17-1。

表 17-1　肝毒性物质（工业毒物部分）

肝细胞变性、脂肪肝	肝小叶中央周围坏死（灶状、大块性）	肝纤维化肝硬化	肝肿瘤
磷、砷、锑、铅、汞钡、苯、乙醇、CCl_4、氯仿、DDT、TNT、二硝基苯、二硝基酚、二氯乙烷、二氯丙烷、四氯乙烷、三氯乙烯、铜	磷、铅、锰、铍、铜、汞、CCl_4、氯仿、DDT、TNT、四氯乙烷、二氯丙烷、溴苯、偶氮化合物	铅、锰、磷、氯仿、氯乙烯、偶氮化合物、CCl_4	氯仿、DDT、氯乙烯、硒、氨基甲酸乙酯、二甲基二硝胺、甲基胆蒽、CCl_4、偶氮化合物

其中磷、锑、四氯化碳、三氯乙烯、硝基苯、三硝基甲苯（TNT）等工业毒物对机体的影响以肝脏的损害为最严重，故称之为向肝性毒物。

2. 药物　进入体内的大多数药物经肝脏代谢或解毒，因此，药物本身或其代谢产物可引起脂质过氧化、蛋白质硫代氧化等，最终导致肝细胞受损、坏死；药物本身或其代谢产物也可对胆汁排泌的多个环节产生毒性作用，引起肝内胆汁淤积。

（三）酒精中毒

酒精性肝损害是西欧和北美各国肝硬化的重要病因。在意大利、瑞典、法国等，酒精性肝硬化要占各种肝硬化病因的 54%～84%。在这些国家中，平均每年每人消耗的酒精量越多，酒精性肝病的发病率就越高。在亚洲各国，虽然肝炎病毒所致的肝病仍占主要地位，但随着酒精消耗量的增多，酒精性肝病的发病率亦在增加。酒精可直接或通过其代谢产物乙醛引起严重的代谢障碍、结构改建，表现为：三羧酸循环障碍、蛋白质合成分泌障碍等；此外，嗜酒所致的营养缺乏也起一定作用；酒精慢性中毒可引起脂肪肝、酒精性肝炎、肝硬化。

（四）营养因素

引起肝病的营养因素包括营养不良和营养代谢紊乱两个方面。在成人单纯因营养不良引起肝损害尚缺乏充分的证据，但可促进肝病的发生、发展，如饥饿时，肝糖原、谷胱甘肽等的减少，可降低肝脏解毒功能或增强毒物对肝脏损害。幼儿期可因蛋白质摄入严重不足而引起肝脂肪变性。

（五）免疫性因素

肝细胞通过自分泌和/或旁分泌途径产生多种炎性细胞因子损害肝细胞，在肝功能不全的发生发展中起有重要作用。如原发性胆汁性肝硬化、慢性活动性肝炎等，主要是由于激活了T淋巴细胞介导的细胞免疫功能，尤其是杀伤性T细胞是最重要的效应细胞。

（六）肝循环障碍

如上所述，肝脏由来自门静脉和肝动脉的双重血液供应。正常情况下，肝的氧气供应约50%来自肝动脉，心力衰竭时，可由于心输出量减少导致肝脏缺氧，还可由于腔静脉压力增高使肝脏淤血、水肿而引起肝细胞破坏及肝功能的障碍。休克、DIC等全身循环衰竭或肝内血栓等均可影响肝脏的血供而破坏其结构和功能的完整性。

（七）遗传代谢因素

某些肝病是由于遗传物质的改变所致，在引起肝脏结构和功能改变的同时，常伴有其他脏器的损害。例如肝豆状核变性（Wilson病）即为一常染色体隐性遗传病。此病患者由于P型铜转运ATP酶缺陷，造成肝细胞不能将铜转运到高尔基体合成铜蓝蛋白，过量铜在肝细胞聚集造成肝细胞坏死、炎细胞浸润、胶原沉积，胆管增生与再生结节形成。遗传代谢障碍性疾病种类繁多，最终导致不同程度的肝炎、脂肪肝、坏死后肝硬化。

二、肝功能障碍对机体的影响

（一）物质代谢障碍

1．糖代谢障碍　肝脏可利用葡萄糖合成肝糖原，同时又可将后者分解为葡萄糖以补充血糖。此外、肝脏还能将非糖物质（甘油、乳酸、氨基酸等）异生成糖。所以，肝脏在维持血糖浓度的相对恒定上起重要作用。肝功能障碍时，因受损肝细胞内质网葡萄糖-6-磷酸酶活性降低，肝糖原转变为葡萄糖过程障碍；其次，糖原合成障碍、糖异生能力下降，以及因肝细胞坏死致糖原贮备不足，患者空腹时易发生低血糖，此种情况主要发生于重症病毒性肝炎、肝癌及晚期肝硬化患者；另一方面，肝细胞灭活胰岛素功能降低，可使血中胰岛素含量增加，出现低血糖。

2．脂类代谢障碍　胆汁酸盐对脂类食物起乳化作用而有助于脂类物质的消化和吸收，肝脏损害导致的胆盐生成不足可使脂溶性维生素A、D、E、K从胃肠道吸收减少。维生素D缺乏可以引起软骨病；维生素K缺乏会引起凝血因子生成不足；脂类食物消化吸收不良往往引起脂肪泻、厌油腻食物等临床症状。

脂类的运输和转化与肝脏功能有密切的联系，肝脏功能不全时，可因磷脂和脂蛋白生成减少引起高甘油三酯血症，肝内脂肪输出障碍而发生脂肪肝。

肝脏是合成和清除血浆胆固醇的主要器官，肝胆系统疾病可引起胆固醇的形成、酯化及排泄发生障碍，往往有胆固醇酯/胆固醇的比值下降；同时由于肝脏将胆固醇转化为胆汁酸的能力下降，使血浆胆固醇总量升高。

3．蛋白质代谢障碍　因多种血浆蛋白质是在肝细胞合成，肝对血中氨基酸浓度相对稳定有重要作用。肝功能不全引起的蛋白质代谢异常主要反映在血浆白蛋白和蛋白质代谢产物含量的改变上：

（1）血浆白蛋白减少、球蛋白增多　正常肝脏每天合成12～13g白蛋白，肝细胞的大量死亡和代谢障碍使白蛋白合成减少，产生低蛋白血症，由此一方面使血浆胶体渗透压降低，是肝性水肿的重要原因之一；另一方面使白蛋白所担负的多种物质的运输功能也受到影响。

（2）尿素合成减少　肝脏合成尿素的储备力较大，轻微的肝病不至于影响其生成，只有在严重至肝功能障碍时，合成尿素的能力才明显下降。尿素合成能力的降低可继发高氨血症，引起中枢神经系统功能的紊乱（详见本章第二节）。

（二）屏障解毒功能障碍

1. 吞噬功能障碍　即使在正常情况下，门静脉系统的血液也有可能受到来自肠道的细菌和内毒素的污染。内衬于肝窦壁的库普弗细胞在吞噬通过胆道或门静脉进入肝血窦的异物、病毒、细菌及其毒素等方面提供了强大的防线，并参与监视、抑制、杀伤肿瘤细胞，也参与清除衰老、破碎的红细胞，在抗原提呈、T 细胞增殖等功能方面也有重要作用。在一定条件下，库普弗细胞还会产生一系列生物活性物质和各种细胞因子，在肝细胞的损害和肝功能不全中有重要作用。

严重肝病、肝硬化时，由于大量侧支循环的建立，可使来自肠道的内毒素绕过肝脏，不能被库普弗细胞清除，直接进入体循环；肠道菌群异常增殖、肠壁水肿、通透性增加、肠黏膜屏障功能障碍等使漏入腹腔并吸收入血的内毒素增多；另外，肝病时肝内淤滞的胆汁酸、胆红素等均可抑制库普弗细胞的功能，对内毒素的清除减少而产生肠源性内毒素血症。

2. 解毒功能障碍　肝脏在解毒过程中居核心地位，它可通过氧化、还原、水解、结合等生物转化方式，使来自肠道或其他部位的某些毒物或药物转变为无毒或毒性小的水溶性物质，以利于从肾脏或胆道排出体外。肝功能障碍对，由于生物转化作用减弱，可使来自肠道的毒性代谢产物如氨、胺类、酚类等在体内蓄积而产生毒性反应，同时，因对药物的代谢障碍易致药物蓄积中毒。对内源性类固醇激素，如雌激素降解不足，可以引起男性女性化，妇女月经不规律，手掌红斑以及蜘蛛痣等。

（三）胆汁分泌和排泄障碍

肝细胞可利用多种载体对胆汁酸进行摄入、运载和排泄入毛细胆管中。胆汁分泌、排泄障碍既可以是肝功能障碍的原因，也可为其后果。胆汁分泌或排泄障碍使胆汁成分淤积肝内和反流入血，出现黄疸、瘙痒等表现；小肠内胆汁酸盐浓度下降，引起脂肪和脂溶性维生素吸收不良；进入肠腔抑制肠菌的胆汁减少，肠菌繁殖加快，使肠源性内毒素的吸收增多，促使内毒素血症的发生。

（四）凝血功能障碍

凝血功能障碍是肝功能不全时的突出问题。临床上多表现为自发性出血，如鼻出血、皮下出血等。其发生原因与以下因素有关。

1. 凝血因子合成减少　多数凝血因子由肝脏产生，重要的抗凝物质如蛋白 C、抗凝血酶Ⅲ等也由肝细胞合成；肝细胞还合成纤溶酶原、抗纤溶酶等；此外，很多激活的凝血因子和纤溶酶原激活物也由肝细胞清除，说明肝细胞在凝血与抗凝过程中有重要作用。故肝功能障碍时，这些凝血因子尤其是凝血酶原、凝血因子Ⅶ、Ⅸ及Ⅹ明显减少。主要归因于两个方面：肝脏合成凝血因子的能力下降；其次，维生素 K 的吸收、储存和利用障碍，使维生素 K 依赖性凝血因子即凝血因子Ⅰ、Ⅶ、Ⅸ、Ⅹ合成减少。

2. 血小板数量减少或功能异常　肝硬化患者因门静脉高压引起脾大、储血量增多，大量血小板淤积在脾内，同时因脾功能亢进即脾内吞噬细胞活动增强，使脾窦内的血小板破坏增多；重症肝炎时还可因伴发 DIC，造成大量血小板的消耗。

慢性肝病时血小板功能也有异常，表现为血小板不能聚集和血块收缩不良。将肝硬化患者的血浆加入正常人的血液中，不能引起血小板的聚集。有人认为血小板的聚集有赖于凝血因子Ⅻ。慢性肝病时可因凝血因子Ⅻ合成减少而致血小板聚集受阻。所以，由于血小板数量少与功能缺陷，使凝血与止血功能发生障碍而引起出血。

3. DIC　早有学者提出重型肝炎并发 DIC 的问题，认为 DIC 是肝病时出血的重要原因之一。随后的临床观察与动物实验研究均证实了急性肝功能不全可以导致 DIC 的发生，其机制与肝病时血管内皮细胞的广泛受损、单核吞噬细胞系统功能不全、肝细胞破坏以及血小板和中性粒细胞受损等因素有关（图 17-2）。

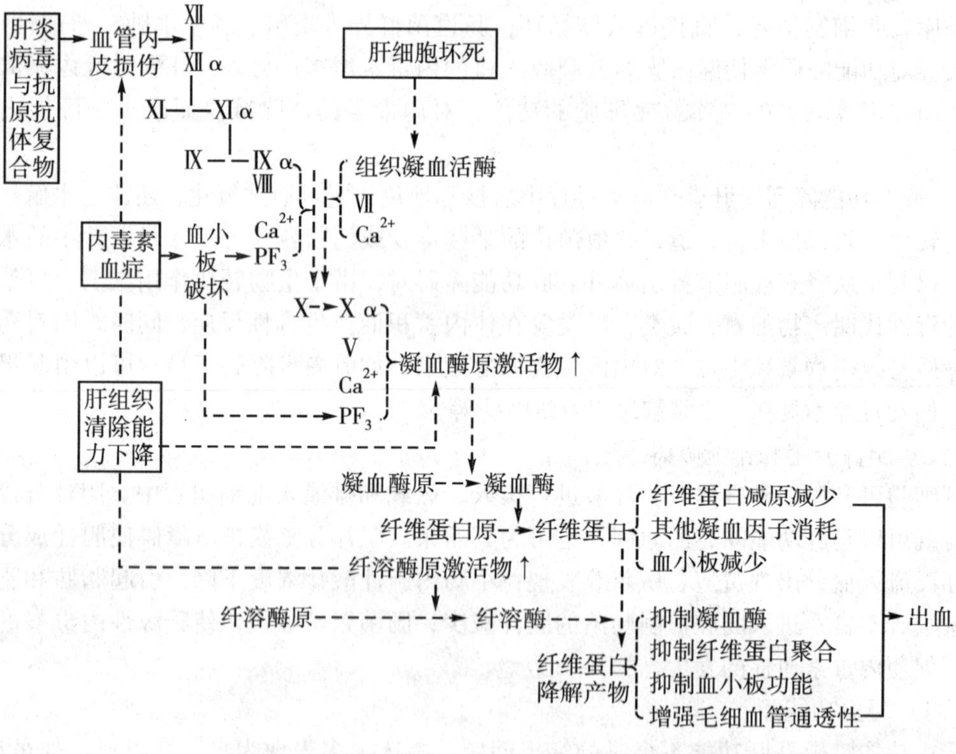

图 17-2　暴发性肝炎时 DIC 与出血发生机制图解

（五）电解质及酸碱平衡紊乱

1. 电解质代谢紊乱　肝功能障碍时由于醛固酮分泌增多而降解减少，可出现高醛固酮血症，此时肾脏排钾增多，容易发生低钾血症；肝硬化晚期大量腹腔积液形成，使有效循环血量减少，同时，肾素-血管紧张素-醛固酮系统激活而加重低钾血症；此外，胃肠道失钾如呕吐和腹泻，也是慢性肝病很常见的缺钾原因。有效循环血量减少也引起抗利尿激素分泌增加，肾小管重吸收水增多，加之原有钠水潴留可造成稀释性低钠血症。

2. 酸碱平衡紊乱　肝功能不全时可出现各种类型的酸碱平衡紊乱，其中最常见的是呼吸性碱中毒，其次是代谢性碱中毒，其比例为2∶1。其他类型的酸碱平衡紊乱少见。其中呼吸性碱中毒的发生可能与高氨血症引起的换气过度有关；代谢性碱中毒则多因肝硬化患者的呕吐或应用利尿剂、皮质醇或制酸剂等医源性因素而致。

尽管肝脏在乳酸盐代谢中起着很重要的作用，但多数肝病患者乳酸中毒并不常见。这可能是由于肝脏处理乳酸盐有很大的贮备能力，或者其他组织如肾脏在肝功能不全时对乳酸盐的利用率增加。乳酸酸中毒一般发生在有严重肝损害的患者，常是肝病的终末表现。

（六）对其他器官功能的影响

肝脏功能严重障碍时可累及心、脑、肾等器官系统，常见有肝性脑病、肝肾综合征、黄疸等发生，本章将分节讨论如下。

第二节　肝性脑病

肝性脑病（hepatic encephalopathy）是继发于急性肝功能衰竭或有严重门-体血液分流的慢性肝病的神经精神综合征，常常是各种严重肝病的终末表现。其主要临床表现是中枢神经系统功能紊乱，早期可有性格、行为的改变及判断力下降；继之，昼夜节律颠倒、精神错乱、行为异常；严重时表现为谵妄、狂躁和嗜睡，最后意识完全丧失呈昏迷状态。神经肌肉功能障碍可表现为运动不协调，最典型的表现是扑翼样震颤，或者肝震颤，即双手在伸展时痉挛性地急速抖动。此外还伴有肌肉张力增强、腱反射亢进，甚至出现去大脑强直。

在临床上，按神经精神症状的轻重将肝性脑病分为1~4期：

1期（前驱期）：意识混乱、精细动作改变、无震颤；

2期（昏迷前期）：昏睡、明显的行为改变、有震颤；

3期（昏睡期）：昏睡但对命令有反映，明显的意识混乱、语言不清、有震颤；

4期（昏迷期）：昏迷，无震颤。

一、肝性脑病的病因与分类

目前根据肝性脑病的发生速度将其分为急性、亚急性与慢性三型。急性肝性脑病多由重症病毒性肝炎或严重的急性肝中毒等发展而来，发病急，病程进展快而严重，常无明显诱因，预后不良，死亡率可高达80%以上。慢性肝性脑病多由门脉性肝硬化发展而来，病程经过缓慢，多有明显诱因，易反复发作。近年来提出亚临床型肝性脑病（subclinical hepatic encephalopathy，SHE），即无明显肝性脑病的临床表现和生化异常，用精细的智力测验和/或电生理检测常可发现异常。

此外，根据肠源性毒物是否经过肝脏而将肝性脑病分为内源性和外源性两型。内源性肝性脑病主要指肝细胞广泛损伤或坏死，使肝脏的解毒功能降低，毒物进肝脏后未经解毒而入体循环，由此引起肝性脑病，多呈急性发作，常见于病毒性暴发性肝炎，伴有广泛肝细胞坏死的中毒性或药物性肝炎等。外源性肝性脑病主要指从肠道吸收入门脉系统的毒物，大部分经侧支循环绕过肝脏或通过门－体分流，直接入体循环而致肝性脑病，一般呈慢性经过，大多数有诱发因素，见于门脉性肝硬化、血吸虫性肝硬化等。还有人根据肝性脑病时有无血氨升高将其分为氨性和非氨性肝性脑病。急性者多由重症病毒性肝炎所致的急性肝坏死所引起，常无血氨升高，故又称非氨性肝性脑病，慢性者多见于肝硬化和门腔静脉吻合术者，发病与血氨升高有密切关系，故又称氨性肝性脑病。

二、肝性脑病的发病机制

肝脏疾病为什么会引发一系列神经精神症状，乃至昏迷，其机制至今尚不完全清楚。大量有关本病死者的病理形态学资料表明，中枢神经系统的形态学变化很少，而且缺乏特异性。急性肝性脑病的早期，除部分病例有脑水肿外，脑组织无明显改变；慢性肝性脑病的病例，可见星形胶质细胞核肿胀以及一些非特异的变化。因此认为肝性脑病主要是由于脑组织的功能和代谢障碍所致，其发生主要与4个方面的因素有关：①神经毒素对大脑的作用；②假性神经递质的影响；③血浆氨基酸失衡；④大脑敏感性增高。四者具有密切联系。

（一）神经毒素学说

神经毒素（neurotoxins）多为体内的代谢产物，对脑的毒性作用可表现为干扰脑的能量代谢（如氨），抑制脑细胞呼吸（如蛋氨酸与色氨酸的降解产物）和对神经突触膜的直接毒性作用（如短链脂肪酸）等。

1. 氨中毒学说　氨作为脑的毒性物质，其证据主要来自临床：正常人血氨浓度17.4～58.7μmol/L（30～100μg/dl），而80%肝性脑病患者的血氨浓度升高（为正常值的2～3倍）；动脉血氨的升高往往与临床症状相平行；采取各种降血氨的治疗措施，病情多有好转。动物实验亦证明，给予大剂量铵盐引起高血氨后，可诱发与人类肝性脑病相似的表现。这些都说明血氨增高与肝性脑病的发生有密切关系。

（1）氨的正常代谢

1）氨的来源　机体内氨的来源有四个途径：①食入的蛋白质分解为氨基酸后，在肠道受细菌氨基酸氧化酶的作用分解产生氨；②自血液弥散到肠腔的尿素（约占体内尿素的25%）经细菌脲酶作用分解生成二氧化碳和氨，氨由肠道吸收入血，在肝脏再合成尿素，构成尿素的“肠肝循环”；③肾小管上皮细胞内的谷氨酰胺酶分解谷氨酰胺为谷氨酸及氨；④组织器官（如肌肉、肺、脑、肾等）中的氨基酸经脱氨基作用，或腺苷酸分解产生少量氨。

2）氨的去路　体内产生的氨主要通过三条途径被清除：①在肝细胞内经鸟氨酸循环合成尿素，后者经肾脏排出，这是清除血氨的主要途径，通常每生成1mol尿素能清除2mol氨；②肾小管上皮细胞产生的氨可与H^+形成NH_4^+，再与酸根结合成铵盐随尿排出；③在组织器官中氨与α-酮戊二酸结合生成谷氨酸，后者再结合氨生成谷氨酰胺。

正常情况下，体内氨的产生与清除保持动态平衡，使血氨浓度维持在相对恒定的范围。

（2）肝病时血氨增高的原因

血氨水平增高可能是氨生成过多或氨清除不足所致。一般而言，仅在肝脏清除氨的功能发生障碍时血氨水平才会增高。因此，肝性脑病时血氨水平增高的主要原因是氨的清除不足。

1）氨的产生增多　肝性脑病时氨产生增加的原因有：①慢性肝病患者多有门脉高压，门脉血流受阻使胃肠黏膜淤血、水肿，肠蠕动减弱，胆汁分泌减少等，由此引起消化吸收功能降低，肠内容物停留时间延长，细菌生长活跃，细菌释放的氨基酸氧化酶和尿素酶增多；②未经消化吸收的蛋白质成分在肠道潴留而增多，若并发消化道出血，肠内蛋白质含量增多，则经此途径产生的氨显著增加；③肝脏疾患常累及肾脏功能（肝肾综合征），尿素等代谢产物的排泄受阻而弥散至肠腔增多，使氨的产生增加；④患者通气过度造成呼吸性碱中毒，或应用碳酸酐酶抑制剂利尿，由于肾小管腔中 H^+ 减少，形成 NH_4^+ 减少，而 NH_3 弥散入血增加，也可使血氨增高；⑤肝性脑病患者常常出现烦躁不安和抽搐，此时肌肉组织中氨基酸的分解代谢加强，产氨也因此增加。据估计，约 10% 肝性脑病患者的血氨增高是由于肌肉活动增加所致。

2）氨的清除不足　这是肝性脑病患者血氨水平增高的主要原因，可因：①肝脏疾患引起肝细胞代谢障碍，使得供给鸟氨酸循环的 ATP 不足，鸟氨酸循环的酶系统受损，鸟氨酸循环的各种基质缺乏等使鸟氨酸循环障碍，尿素合成受阻；②在肝硬化患者，由于门脉高压形成门－腔静脉之间侧支循环，或门－腔静脉吻合术后形成门－体分流，此时来自肠道的氨通过分流绕过肝脏，径直流入体循环而致血氨升高。

（3）氨对脑组织的毒性作用　就连最先提出的氨干扰能量代谢的理论，至今也没有摆脱假说的范围，因此有待今后进一步深入研究予以确认。

氨进入脑内与很多因素有关。当 pH 增高时，增多的氨可自由通过血脑屏障；进入脑内的氨量也与血脑屏障的通透性有关。关于氨对脑的毒性机制目前还不完全清楚，认为可能与氨干扰脑的代谢和功能有关。

1）干扰脑的能量代谢　由于脑的功能复杂，活动频繁，需要能量很多，而脑内储存的糖原甚微，又无中性脂肪，故其能量主要来自葡萄糖的氧化。若血糖水平降低，或氧的供应不足，或葡萄糖氧化有关的酶活性受到干扰，均可导致神经细胞完成各种功能所需的能量严重不足，从而不能维持中枢神经系统的兴奋活动，严重者甚至出现昏迷。

氨干扰葡萄糖生物氧化的具体作用环节目前仍不完全清楚，可能在于：①抑制脑组织中丙酮酸脱羧酶的活性，妨碍丙酮酸的氧化脱羧过程，使乙酰辅酶 A 生成减少，由此一方面引起柠檬酸生成不足，阻碍三羧酸循环，另一方面使乙酰胆碱合成减少（图 17-3①）；②脑内增多的氨与 α-酮戊二酸结合形成谷氨酸以解氨毒，后者再与氨结合生成谷氨酰胺，其结果是 α-酮戊二酸耗竭（因为血中的 α-酮戊二酸很难通过血脑屏障），三羧酸循环受阻，ATP 产生减少；③同时此过程中消耗还原型辅酶Ⅰ（NADH），NADH 是呼吸链中完成递氢过程的重要物质，其大量消耗可使能量产生减少，造成中枢神经系统功能紊乱；④大量的氨与谷氨酸合成谷氨酰胺时，消耗大量 ATP，加重脑的能量供给不足（图 17-3②）。

2）使脑内神经递质改变　已证明氨可引起兴奋性与抑制性神经递质的失平衡。例如：①由于丙酮酸的氧化脱羧过程受到氨的抑制，乙酰辅酶 A 生成减少，故兴奋性递质乙酰胆碱产生不足而引起脑细胞功能受抑；②氨与谷氨酸形成谷氨酰胺，势必导致兴奋性递质谷氨酸被消耗，使中枢兴奋性递质谷氨酸减少，而抑制性递质谷氨酰胺增多；③γ-氨基丁酸含量的变化：认为肝性脑病过程中，γ-氨基丁酸含量呈先少后多的变化。其机制是，在脑病初期，由于氨与谷氨酸结合以解氨毒，使谷氨酸大量消耗，因而由谷氨酸经脱羧作用生成的γ-氨基丁酸减少，认为此与肝性脑病初期的躁动、精神错乱、抽搐等神经精神症状有关；至肝性脑病晚期，高浓度的氨可能抑制γ-氨基丁酸转氨酶的活性，从而导致γ-氨基丁酸在脑组织中蓄积，这是肝性脑病晚期患者出现嗜睡、昏迷等脑功能抑制的原因之一。

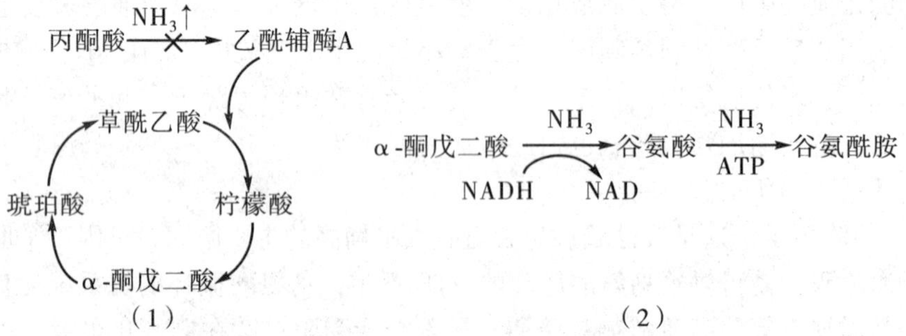

图 17-3　血氨升高干扰脑能量代谢的主要环节

3）对脑神经细胞膜的直接抑制　实验发现，氨干扰神经细胞膜上 Na^+-K^+-ATP 酶活性，从而影响复极后膜的离子转运，引起膜电位和兴奋及传导等功能活动的改变。其次，氨与 K^+ 有竞争作用，造成细胞内缺钾。

4）刺激大脑的边缘系统　动物实验发现，注射 ^{15}N 标记的氯化铵，可见大脑边缘系统有较多的 ^{15}N 云集现象，推测氨对以海马、杏仁核为主的大脑边缘系统有刺激作用。临床上肝性脑病患者的情绪、记忆和行为的异常可能与该系统的异常兴奋有关。

2. 硫醇类的毒性作用　硫醇是蛋氨酸及其他含硫氨基酸在肠道经细菌代谢产生的一类毒性较强的物质，尤其是甲硫醇。正常情况下这类物质由肝脏解毒，当肝功能障碍，硫醇不能经肝脏充分解毒或通过门－体侧支循环进入体循环，导致血中硫醇浓度升高。目前认为，硫醇可抑制尿素合成而干扰氨的解毒，抑制线粒体的呼吸过程，抑制脑内 Na^+-K^+-ATP 酶活性而影响脑细胞的功能，同时还可增强氨和其他毒物的作用，是引起肝性脑病的协同因素。血中硫醇浓度增高，从呼吸道排出，气味难闻，引起肝性口臭，临床上称之为“肝臭”。

3. 短链脂肪酸的毒性作用　短链脂肪酸是指含 4～10 个碳原子的脂肪酸，如丁酸、戊酸、辛酸等。严重肝病时，肝脏分解从食物吸收的脂肪酸的能力下降，同时白蛋白降低，对短链脂肪酸的结合减少，或因门－体分流等，使血液和脑脊液中短链脂肪酸的含量增高。短链脂肪酸的毒性作用不是干扰脑的能量代谢，而是与神经细胞膜或突触前膜结合，直接抑制其功能，干扰膜离子转运，从而影响神经冲动的传导。尽管如此，短链脂肪酸与肝性脑病的确切关系，仍待进一步的深入研究。

上述脑性毒物在肝性脑病发生中有协同效应，动物实验表明，甲硫醇或短链脂肪酸（如辛酸）可大幅度地减少氨的致昏迷量；若给予亚昏迷量的氨或辛酸，也可减少甲硫醇的致昏迷量；当同时给以这 3 种物质中任何 2 种亚昏迷剂量时，昏迷发生率由单独使用的 0 上升为 100%。

（二）假性神经递质学说

该学说认为，在正常的脑干网状结构上行激动系统的唤醒功能中，作为神经突触间传递信息的神经递质具有十分重要的作用，其中以去甲肾上腺素和多巴胺为主要神经递质。肝功能障碍时，体内产生一类与正常神经递质结构相似而效能甚微的物质，并竞争性地取代正常神经递质，使神经突触部位的神经冲动传导发生障碍，导致中枢神经系统功能异常，大脑皮质从兴奋转入抑制状态。将这种在结构上与真性神经递质相似，但不能完成真性神经递质功能的一类物质称为假性神经递质（false neuro transmitter，FNT）。

1．假性神经递质的形成　食物蛋白中经分解产生的芳香族氨基酸如酪氨酸和苯丙氨酸，在肠道细菌脱羧酶的作用下，生成酪胺和苯乙胺，这类物质被吸收后，绝大部分在肝内被单胺氧化酶氧化分解而解毒。当肝功能障碍或门－体分流时，血液中这类单胺物质含量明显增加而入脑增多（血脑屏障通透性增高时更是如此）。在脑干网状结构神经细胞内，酪胺和苯乙胺分别被 β 羟化酶作用生成羟苯乙醇胺和苯乙醇胺。这两种物质的化学结构与正常神经递质去甲肾上腺素及多巴胺很相似，当其增多时，可取代去甲肾上腺素和多巴胺被肾上腺素能神经元所摄取、贮存和释放，但其生理效应则远较去甲肾上腺素和多巴胺弱（图 17-4）。

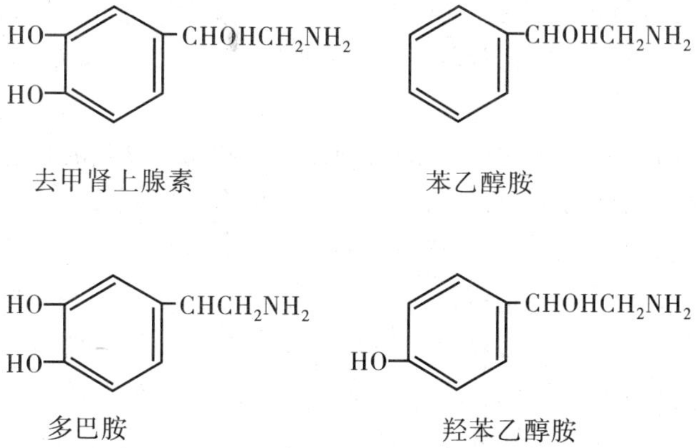

图 17-4　正常神经递质与假神经递质的结构式比较

2．假性神经递质的致病机制　假性神经递质在肝性脑病的发病机制中起着重要的作用，主要表现为：①脑干网状结构中上行激动系统信息传递的主要神经递质是去甲肾上腺素及多巴胺，若被假性神经递质取代，则使兴奋冲动不能正常地传导到大脑皮层，从而引起大脑的抑制甚至昏迷；②锥体外系基底神经节含有抑制性多巴胺神经元和兴奋性乙酰胆碱神经元，当多巴胺被假性神经递质取代，其调节肢体精细运动的作用障碍，乙酰胆碱的兴奋活动便占优势，出现扑翼样震颤；③若外周交感神经末梢的去甲肾上腺素被假性神经递质所替代，可引起血管张力下降，小血管扩张、侧支循环开放，此时有效循环血量减少，使心、脑等重要器官功能障碍。假性神经递质学说的根据之一是：用左旋多巴治疗肝性脑病患者，可使之苏醒，但不能持久。这是因为左旋多巴较去甲肾上腺素和多巴胺易通过血脑屏障。入脑后在儿茶酚胺能神经元内转变为去甲肾上腺素和多巴胺，与假性神经递质相竞争，使神经传导功能得以恢复，但由于肝功能损害未根本解决，故其作用是短暂的。

（三）血浆氨基酸失衡学说

正常时血浆中支链氨基酸（branch-chain amino acid aminal，BCAA）如缬氨酸、亮氨酸、异亮氨酸与芳香族氨基酸（aromatic amino acid，AAA）如苯丙氨酸、酪氨酸以及色氨酸的浓度比值为（3～4）∶1，肝硬化患者血浆氨基酸谱测定发现，BCAA 减少而 AAA 增多，两组比值可降至 2 以下，而且与肝性脑病的关系密切，故提出肝性脑病的血浆氨基酸失衡的学说。

1. 血浆氨基酸失衡的原因　正常情况下 AAA 在肝脏代谢，BCAA 则大多在肝外组织如肌肉、脂肪等组织分解代谢，故当肝脏受损时，必然导致血浆氨基酸平衡的紊乱，其具体的机制是：血浆氨基酸失衡是因为肝功能障碍或门－腔侧支循环，致使胰岛素在肝内灭活减少而入血增多，高浓度的胰岛素可增强骨骼肌对 BCAA 的摄取和分解，使 BCAA 进入肌肉组织增多，故血浆 BCAA 水平下降；另外，肝病时血氨增高，谷氨酸及 α-酮戊二酸因代偿解氨毒而浓度降低，此时，至少部分靠 BCAA（异亮氨酸、缬氨酸）降解的中间产物琥珀酰辅酶 A 通过三羧酸循环生成 α-酮戊二酸来补充，从而加重血浆 BCAA 的降低。

另一方面，肝功能障碍时，血中胰岛素/胰高血糖素比值降低，体内分解代谢增强，组织蛋白分解后产生大量 AAA 入血，同时由于肝功能障碍，其代谢受阻，从而使血中 AAA 含量增高。

2. 血浆氨基酸失衡的后果　血浆中的 BCAA 与 AAA 在生理 pH 时由同一载体转运通过血脑屏障。肝功能损害引起血浆 BCAA 减少而 AAA 增多，因此前者对载体的竞争减弱，而经血脑屏障进入脑组织的 AAA 增多，其结果是：

（1）脑内苯丙氨酸、酪氨酸增多，可分别抑制苯丙氨酸羟化酶和酪氨酸羟化酶，而促进其脱羧酶活性，致使大量的苯丙氨酸、酪氨酸不用于合成正常神经递质，而生成苯乙胺和酪胺，二者进一步在 β 羟化酶的作用下生成苯乙醇胺和羟苯乙醇胺，从而影响中枢神经系统的功能。因此，血浆氨基酸失衡的学说实质上是对假性神经递质学说的补充和发展，它表明，脑中假性神经递质的前体即苯乙胺和酪胺既来源于肠道的吸收，也来自血中增多的芳香族氨基酸。

（2）脑内游离色氨酸增多，可经羟化酶作用生成 5-羟色氨酸，再经脱羧酶作用生成 5-羟色胺，后者可进一步代谢生成 5-羟吲哚乙酸；一部分色氨酸则由脱羧酶作用最终生成吲哚乙酸。5-羟色胺是抑制性递质，同时也可作为一种假性神经递质而被肾上腺素能神经元摄取、储存和释放，另外还可抑制酪氨酸转变为多巴胺。因此，5-羟色胺增多可引起中枢抑制，且与昏迷的发生有关系。其他吲哚类代谢产物对于神经细胞的毒性作用和对神经末梢传递过程的影响，也会使患者产生各种神经精神症状及不同程度的意识改变以至昏迷。

（四）γ-氨基丁酸学说

γ-氨基丁酸（γ-amino butyric acid，GABA）是哺乳动物最主要的抑制性神经递质，它通过增加突触后膜对 Cl^- 的通透性而产生抑制作用。当突触前神经元兴奋时，GABA 从囊泡中释放，通过突触间隙与突触后神经元膜上的 GABA 受体结合，使细胞膜对 Cl^- 通透性增高，Cl^- 由胞外顺浓度梯度进入胞内，产生超极化，发挥突触后抑制效应。近年研究发现，急性肝功能衰竭患者血清 GABA 水平高于正常人 10 倍，且脑神经元突触后膜上的 GABA 受体密度也增加。由此，GABA 在肝性脑病中的作用受到关注，并提出了 GABA 学说。

正常情况下，脑内的 GABA 由突触前神经元利用谷氨酸经谷氨酸脱羧酶作用合成，并在中枢神经系统内分解。肠道中的大肠杆菌、脆弱类杆菌等也可作用于肠内容物，合成大量 GABA，这些 GABA 吸收入血后主要在肝脏代谢分解；而且血液中的 GABA 通常不能穿过血脑屏障，故不参与神经系统的活动。当肝功能障碍或门 - 体分流时，外周血中 GABA 水平增高，加之血脑屏障通透性增加，则 GABA 入脑增多，加重中枢的抑制；特别是在神经元突触后膜 GABA 受体数量及密度增大的情况下，尤其增强脑对 GABA 所介导的中枢抑制的敏感性。同时，GABA 也具有突触前抑制作用，当 GABA 作用于突触前轴突末梢时，也可使轴突膜对 Cl^- 的通透性增高，但由于轴浆内 Cl^- 浓度比轴突外高，因而 Cl^- 由轴突内流向轴突外，进而产生去极化，使末梢在冲动到来时释放神经递质量减少，进而产生突触前抑制作用。

综上所述，有关肝性脑病发病机制的学说很多，尽管有大量证据的支持，但任一学说都难以完全解释临床上肝性脑病的发生发展。目前比较一致的观点是：肝性脑病是多种学说参与、多种毒物共同作用的结果。

三、肝性脑病的常见诱因

在某些患者，肝性脑病的发生是由于进行性肝衰竭所致，没有其他加重因素伴随。但在一些病例，肝性脑病常由一些明确的临床病理过程而诱发，如低钾血症、低钠血症、碱中毒、低氧血症、感染、使用镇静剂、出血、肾衰竭以及便秘等。一般认为，凡能增加体内毒性物质生成和/或加重脑代谢及功能障碍的因素，都可成为肝性脑病的诱发因素，它是影响肝性脑病发生发展的重要因素。

（一）氮负荷增加

肝硬化患者因食管下端或胃底静脉曲张破裂引起上消化道出血，是本病最常见的诱因。主要机制为：①上消化道大出血会有很多血液流入胃肠道，每 100ml 血液相当于 15 ~ 20g 蛋白质，故向肠道提供了较多的产氨产毒物质；②大出血引起有效循环血量减少而并发肾功能障碍，使尿素肠肝循环增加，产氨随之增多；同时由于大出血所致的低血压、休克，使脑组织缺血缺氧而诱发脑病。过量蛋白饮食、输血等外源性氮负荷过重，或由于肝肾综合征所致的氮质血症、便秘等内源性氮负荷过重等，也常诱发肝性脑病。

（二）碱中毒

在体液中，氨通常以两种方式存在，即游离氨分子（NH_3）和离子铵（NH_4^+）。在生理

pH 条件下，NH_4^+ 占血氨总量的 98.5%，不到 2% 的血氨以 NH_3 形式存在。前者带电荷、呈水溶性；后者不带电荷、呈脂溶性。当体液 pH 有变化时，这两种形式的氨之比例就会发生变化：体液偏酸性时，NH_4^+ 增多；体液 pH 值上升即偏碱性时，NH_3 增多（$NH_4^+ \underset{H^+}{\overset{OH^-}{\rightleftharpoons}} NH_3 + H_2O$），此时，$NH_3$ 易于进入脑组织发挥毒性作用。此外，在碱中毒时，由于生成 NH_4^+ 所需的 H^+ 分泌不足，使肾小管上皮细胞中经谷氨酰胺产生的 NH_3 在被肾小管细胞排泌后不能随尿排出（正常时 NH_3 与肾小管液中的 H^+ 结合成 NH_4^+ 而排出体外），故重新弥散入血增多，使血氨进一步增高。这也是临床上给肝病患者进行清洁灌肠处理时，通常用弱酸性液体而非碱性液体的根据所在，其目的是减少 NH_3 形成以防止其过多吸收。

（三）脑的敏感性增加

肝病时，脑对一些毒物敏感性增加。如慢性肝功能不全的患者，在使用镇静剂或发生感染、电解质紊乱、缺氧时，很容易出现昏迷。脑的敏感性增加可能是脑组织长期受各种体内毒物（如氨、硫醇类、短链脂肪酸等）作用，或缺少健康肝脏所提供的某些物质（如对脑功能有重要作用的各种核苷酸）的结果。

（四）感染

肝功能不全时，肝脏巨噬细胞功能减弱，常伴发严重感染及内毒素血症，如自发性细菌性腹膜炎、败血症及各系统细菌感染。严重感染诱发肝性脑病的机制是：①组织蛋白质分解增强，使氨的产生增多和血浆氨基酸失衡（BCAA 因消耗而减少）；②发热引起通气过度而发生呼吸性碱中毒，促进血氨进入脑内；③细菌或病毒及其毒性产物加重肝实质损伤。

（五）某些药物的使用

严重肝脏疾患患者使用安定、利眠宁、哌替啶等镇静、麻醉药品常诱发脑病的发生，其机制是：①此类镇静药是突触后神经膜表面受体超分子复合物的配基，用后能增强 GABA 的抑制效应，对中枢产生直接抑制作用，同时因肝脏生物转化功能障碍，引起药物蓄积而增强其抑制效应；②由于中枢的敏感性增高，对低剂量的镇静药品即可发生较强的反应。此外，肝硬化伴有腹腔积液的患者由于使用诸如利尿酸、呋喃苯胺酸等排钾利尿剂亦可诱发脑病。这是因为这类药常引起低钾性碱中毒，加重氨中毒；此外还可由于反复、过度的利尿，使本来就减少的血容量进一步下降，从而发生肾前性肾功能不全，导致尿素的肠肝循环增强，产氨增多。

（六）肾功能障碍

肝功能不全晚期常伴发肝肾综合征，一旦发生，则使经肾脏排出的尿素等毒性物质减少，导致血中有毒物质增多，诱发肝性脑病。

（七）放腹腔积液

肝硬化伴腹腔积液时，可因放腹腔积液速度过快或过多而诱发肝性脑病。其机制是：腹腔内压骤降，门脉系血管扩张而流回肝的血液减少，引起肝细胞缺血缺氧甚至坏死，加重肝功能障碍；同时腹腔外器官，特别是脑和肾脏血液灌流量也减少，进而引起脑缺血和肾功能障碍而诱发脑病。

四、肝性脑病的防治原则

肝性脑病的发病机制十分复杂，常需采用综合治疗方能收到良好效果。

（一）防治诱因

去除一切明确的引起肝性脑病的诱发因素：

1. 防治上消化道出血 肝功能障碍的患者要忌食粗糙、坚硬或刺激性食物，预防上消化道出血。一旦出血应尽快控制，同时给泻药或清洁灌肠，尽可能地清除肠道积血。

2. 减少氮负荷 严格控制蛋白质摄入量，以糖为主供给热量。慢性肝性脑病患者每日蛋白质摄入要低于60g，同时提高清除肠道消化产生的外源性毒物。当患者血氨水平下降后，蛋白质摄入量可以逐步增加，一直到每公斤体重每天0.75～1.0g为止。这个时期要监测肝性脑病是否有加重。限制蛋白质摄入的同时，每天要提供至少400g碳水化合物，重症患者要输入葡萄糖水；同时注意补充多种维生素，特别是硫胺素（维生素 B_1）。

3. 禁用或慎用镇静剂、麻醉剂和含氮药物，正确选用利尿剂。

4. 抗生素的应用 口服抗生素目的是为了抑制肠道菌群分解蛋白质产氨，但因可导致菌群紊乱而限制了它们的长期使用。新霉素作为第一代抗生素曾广泛应用于肝性脑病，由于其副作用较大，现在已经不再使用。目前常使用阿莫西林及利福霉素，而且此种疗法仅限于口服不能耐受乳果糖的患者。

5. 预防和及时纠正电解质紊乱，尤其是低钠血症、低钾血症；经常检测体内酸碱度的变化，及时纠正碱中毒。

6. 慎重处理腹腔放液。

7. 防止低血糖和脑水肿。

8. 防止便秘。

（二）针对肝性脑病发病机制的治疗

1. 降低血氨 对已有血氨增高的患者，应采取迅速、有效的降血氨措施：①精氨酸是鸟氨酸循环中重要的氨基酸，能增加尿素合成，采用静脉输注可获得较好的降血氨效果。②应用肠道不吸收或很少吸收的抗生素，抑制肠道菌群繁殖。③口服乳果糖酸化肠道，以减少肠道产氨，有利于铵盐随粪便排出。另外，乳果糖是标准的渗透性泻药，可以口服或是灌肠，剂量因人而异，一般以能保证每日两次稀软酸性的粪便为目标。④必要时可采取体外离子交换、透析治疗以达到降低血氨的目的。

2. 纠正血浆氨基酸失衡和补充正常神经递质 针对本病血浆氨基酸失衡所制定的治疗措施是，给患者输注支链氨基酸强化的氨基酸溶液（富含支链氨基酸而芳香族氨基酸相对缺乏的混合液）。其治疗的病理生理基础在于：既维持正氮平衡，又纠正血液氨基酸的失衡，从而减少芳香族氨基酸入脑，使脑内神经递质正常化。纠正脑内神经递质异常的措施是给予左旋多巴，左旋多巴能通过血脑屏障，在脑组织中经多巴胺脱羧酶的作用生成多巴胺，后者可被β羟化酶催化而生成去甲肾上腺素。多巴胺和去甲肾上腺素的大量形成可与假性神经递质竞争，从而恢复中枢神经系统的正常功能。

3. 应用苯二氮䓬受体拮抗剂 此类药物可阻断GABA的毒性作用，也可配合采取保护脑细胞功能的措施。

（三）其他措施

为减少氨基酸降解以阻止肠道氨的吸收，可采用导泻和清洁灌肠。灌肠液宜用生理盐水或弱酸性溶液。切忌用肥皂水灌肠，以免碱性环境下促进氨的吸收。此外，人工肝脏支持系统（简称人工肝）、肝脏移植、交换输血等治疗措施也正在试用中，有待进一步的总结和推广。

第三节　黄　　疸

生理情况下，胆红素（bilirubin）的生成、血液转运、肝细胞对其摄取运载与酯化和肝内、外胆红素的排泄过程之间处于一个动态平衡的状态（见图17-5）。如果胆红素代谢中的一个或几个环节发生异常，则可引起血清胆红素水平增高，发生高胆红素血症（hyperbilirubinemia），由此引起的皮肤、巩膜、黏膜、大部分组织和内脏器官及某些体液黄染的现象，称为黄疸（jaundice/icterus）。正常人血清胆红素浓度为1.7～17.1μmol/L，若增高超过34.2μmol/L，即可出现明显的黄疸；如超过正常而低于34.4μmol/L，临床尚无明显的皮肤、巩膜黄染时，称为隐性黄疸。生理性黄疸主要见于新生儿，临床所见的黄疸大多为病理性。

一、胆红素的代谢及黄疸的分类

正常人的胆红素约80%来自衰老而被脾、骨髓、肝脏中单核巨噬细胞破坏和清除的红细胞，20%来自无效造血释出的血红蛋白及其他含铁卟啉的化合物（如肌红蛋白、过氧化氢酶、过氧化物酶和细胞色素等）的降解。经上述途径产生并释放到血液的胆红素是游离的，未经肝细胞代谢转化（主要是酯化）的胆红素，故名为未结合胆红素，或非酯型胆红素。在释入血液后即与血浆白蛋白（仅少量与α-球蛋白）形成复合体在血浆中运输，这种复合物分子量较大，不能通过肾脏随尿排出，所以，尿中不出现非酯型胆红素。肝脏在胆色素的代谢中起着非常重要的作用，肝脏能够摄取非酯型胆红素并将其运载到滑面内质网，在尿苷二磷酸葡萄糖醛酸转移酶（uridine diphosphate glucuronosyltransferase，UDPGT）催化下，该胆红素与尿嘧啶核苷二磷酸葡萄糖醛酸结合生成水溶性的胆红素－单葡萄糖苷酸和胆红素－双葡萄糖苷酸成为酯型胆红素。酯型胆红素经肝细胞内的高尔基复合体、溶酶体等细胞器作用，被排泌到毛细胆管，然后作为胆汁的成分之一，随胆汁排入肠道。在结肠，胆红素进一步被肠道细菌产生的β葡萄糖苷酸酶分解为尿胆原。部分尿胆素由结肠吸收入血，并经门静脉入肝由肝脏再次分泌（尿胆原的肠肝循环），或经体循环到肾脏，从尿中排出（图17-5）。

根据胆红素代谢所涉及的环节及原发病变的部位，临床上，经典的黄疸分类方法是将黄疸分为肝前性黄疸、肝性黄疸及肝后性或者胆汁淤积性黄疸三类；另外，根据病因学分类可分为溶血性黄疸（附旁路胆红素增多症）、体质性黄疸（先天性高胆红素血症）、肝细胞性黄疸、肝内胆汁淤积性黄疸及阻塞性黄疸；而根据血中主要升高的胆红素的类型又可将黄疸分为非酯型胆红素性黄疸和酯型胆红素性黄疸两大类，这种分类法实质上与Leevy分类法相同，后者将黄疸分为非结合型和结合型高胆红素血症。

二、黄疸的病因和发生机制

（一）肝前性黄疸（prehepatic jaundice）

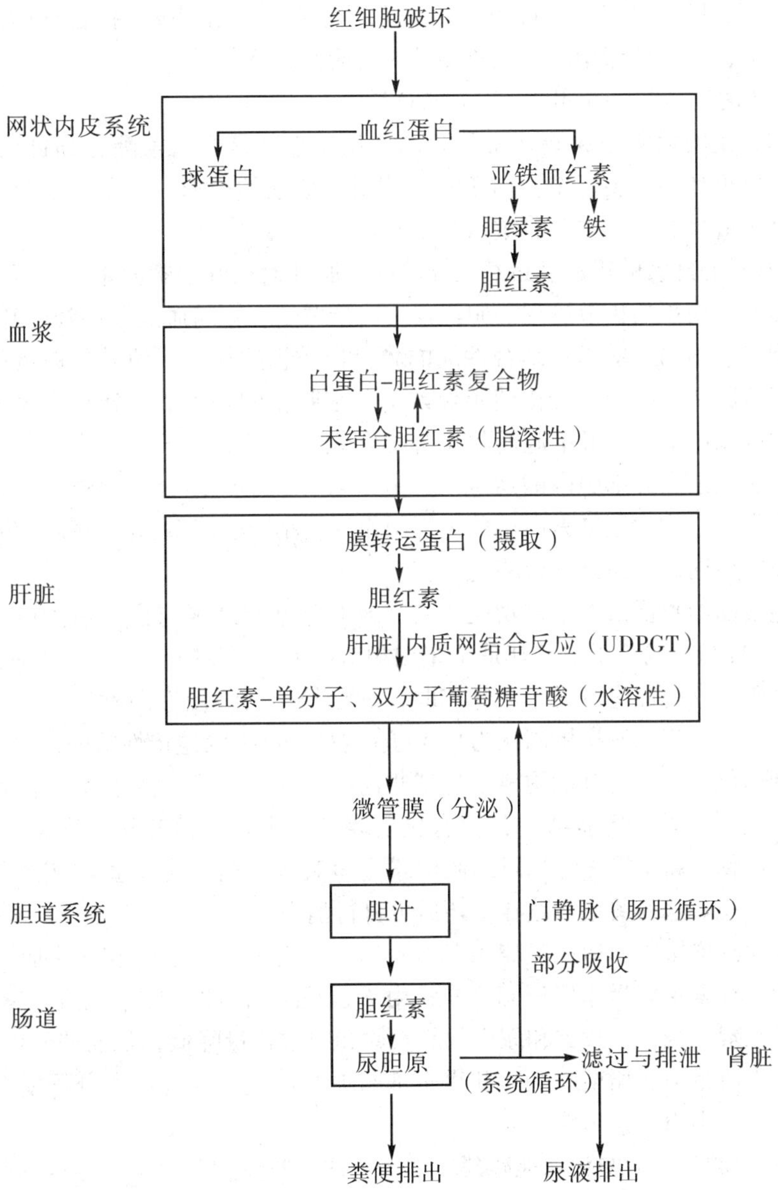

图 17-5　胆红素正常代谢示意图

当胆红素生成过多并超过肝细胞的摄取、结合和排泌的能力时，非酯型胆红素在血浆潴留，形成非酯型高胆红素血症并引起黄疸，称为肝前性黄疸，肝前性黄疸最常见的原因是溶血，较为罕见的是红细胞无效生成所引起的旁路性胆红素生成增多。

溶血性黄疸时，患者的血清、粪和尿中胆色素的变化特点和机制为：血清非酯型胆红素浓度增高，由于肝细胞对非酯型胆红素摄取、运载、酯化和排泄功能代偿性增强，故黄疸一般比较轻；由于排入胆汁的酯型胆红素增多，粪和尿中的胆素原与胆素含量增多，使粪色和尿色加深；因为血浆中非酯型胆红素几乎全部与血浆白蛋白结合成大分子复合物，不能经肾小球滤出，因此尿中胆红素检测结果为阴性。

（二）肝性黄疸（hepatocellular jaundice）

肝脏在胆色素的代谢中起着非常重要的作用，它既是胆红素酯化和排泄的重要器官，又是尿胆原肠肝循环的重要环节。由于肝细胞对胆红素的摄取、运载、结合及排泄障碍所引起的黄疸称为肝性黄疸，本章将重点讨论之。

1. 肝细胞对胆红素的摄取、运载功能障碍　胆红素在肝细胞内是通过载体介导的体系进行运输，而不是简单的扩散过程。胆红素－白蛋白复合物随血液循环到达肝脏 Disse 间隙后，被肝细胞膜表面的一些具有结合性能的膜蛋白质识别结合，使其从白蛋白分子上分离下来，然后经过膜蛋白的构象变化使胆红素由肝细胞膜的外表而翻转至内表面而进入细胞内。胆红素被肝细胞摄取入肝细胞后随即与 Y 蛋白或 Z 蛋白结合，以防止胆红素反流回血液，且有利于胆红素在肝细胞内的运载。Y 蛋白与胆红素的结合能力强，称胆红素第一受体，而 Z 蛋白在肝细胞内胆红素的运载过程中作用较小。非酯型胆红素经 Y 蛋白和/或 Z 蛋白运载至滑面内质网，并在此进行酯化。

当肝细胞表面的膜蛋白不足、功能障碍，或非酯型胆红素与血浆白蛋白解离障碍，以及细胞内的 Y 蛋白和/或 Z 蛋白尤其是 Y 蛋白相对或绝对不足时均可导致肝细胞对胆红素的摄取和运载障碍。这类黄疸可见于：①Gilbert 综合征：又称慢性间歇性幼年性黄疸，是常染色体显性遗传性疾病。发病机制认为是 Y 蛋白及 UDPGT 的遗传性缺陷，引起肝细胞对胆红素的摄取及酯化障碍。②有机阴离子与某些药物引起的黄疸：由于 Y 蛋白是一种碱性蛋白质，除结合胆红素外，还能结合其他有机阴离子，所以像磺溴酞、黄绵酸、甲状腺素、类固醇的代谢产物、新生霉素等均可与胆红素竞争载体蛋白，使 Y 蛋白相对不足而致血中非酯型胆红素蓄积。这种黄疸一般在停药后可自行消失。

肝细胞对胆红素摄取和运载障碍引起黄疸时，患者的血清、粪和尿中胆色素的变化特点为：血中的胆红素主要为非酯型胆红素；由于运载至内质网的非酯型胆红素减少，排入肠道的酯型胆红素也减少，故粪和尿中的胆素原和胆素含量降低，从而使粪色和尿色变浅。同上机制，由于血浆中非酯型胆红素几乎全部与血浆白蛋白结合成大分子复合物，不能经肾小球滤出，故尿中胆红素阴性。

2. 肝细胞对胆红素的酯化功能障碍　如上所述，非酯型胆红素被运载到肝细胞的滑面内质网后，其中大部分（75%左右）在 UDPGT 的作用下，与尿嘧啶核苷二磷酸葡萄糖醛酸结合生成胆红素葡萄糖醛酸酯，少部分与其他物质生成相应的胆红素酯，如胆红素硫酸酯、胆红素甘氨酸酯、胆红素牛磺酸酯等。这些代谢生成的各种胆红素酯被称为酯型胆红素（esterified bilirubin）。

由于先天或后天因素造成肝细胞内 UDPGT 缺乏或活性不足，影响非酯型胆红素的酯化，使血中非酯型胆红素浓度增高而引起黄疸。可见于：

（1）新生儿生理性黄疸　新生儿尤其是早产儿，可在出生的最初几天出现程度不同的轻度黄疸，并于 1～2 周后逐渐消退，为一过性血清内非酯型胆红素增多，一般不超过

205μmol/L（12mg/dl），早产儿也不超过256μmol/L（15mg/dl），故称为新生儿生理性黄疸。其发生机制是：①胆红素产生增多：因胎儿期相对缺氧，红细胞量多且寿命较短，出生后肺呼吸开始，血氧分压增高，故红细胞破坏增多；②新生儿肝细胞Y蛋白少，且不成熟，对非酯型胆红素的摄取能力低下；③肝细胞内UDPGT酶不成熟。UDPGT在出生后1～2周内才逐渐产生，10个月时达到成熟，这是新生儿生理性黄疸的主要发生机制。

（2）人乳喂养性黄疸　少数授乳妇女的乳汁中含有一种能抑制UDPGT的物质，可使受乳婴儿发生一过性非酯型高胆红素血症甚至黄疸。这种物质的本质尚未明确。常常不需停乳而黄疸自行消退。此外，某些药物如利福霉素、人工合成的维生素K等，也可抑制UDPGT的活性而引起血清非酯型胆红素升高，一般在停药后黄疸自行消退。

3. 肝细胞对酯型胆红素的排泄障碍　胆红素在肝脏酯化后，经肝细胞内的高尔基复合体、溶酶体等细胞器作用，被排泌到毛细胆管，然后作为胆汁的成分之一，随胆汁排入肠道。由于毛细胆管内胆红素浓度很高，故胆红素由肝内排泌是一复杂的耗能过程，是胆红素从血液转运到胆汁的限速步骤，此过程容易受到各种因素的干扰，如肝细胞缺血、缺氧和肝脏的各种感染；大量雌激素的应用也可减少胆红素的分泌或排泄，导致酯型胆红素逆流入血而出现黄疸。

临床上，胆红素的排泄障碍主要见于：

（1）肝细胞性黄疸　指肝细胞受损引起的黄疸。其发生的机制为：肝细胞受损，对酯型胆红素排泄障碍，排入胆汁的量减少而入血的量增多；相邻肝细胞受损可使毛细胆管破裂，酯型胆红素随胆汁反流入血；胆栓阻塞或肿大肝细胞压迫毛细胆管，使胆管阻塞，胆汁反流入血；肝实质损伤及炎性反应使毛细胆管通透性增高，胆汁经肝细胞入血。

（2）Dubin-Johnson综合征和Rotor综合征　二者均为常染色体隐性遗传，Dubin-Johnson综合征多见于青年人，发病机制为肝细胞毛细胆管膜上的多药耐药性相关蛋白2（multidrug resistance-associated protein 2，MRP 2）基因发生变异及MRP 2缺乏，使肝细胞向毛细胆管排泄酯型胆红素的功能障碍而引起血清胆红素升高。Rotor综合征的机制为肝细胞内谷胱甘肽S-转移酶2（glutathione S-transferase 2）活性降低，使肝细胞转运和排泄酯型胆红素障碍而使血中胆红素增高。两种综合征的临床表现很相似，主要区别是Dubin-Johnson综合征者肝细胞内有黑褐色色素蓄积，而Rotor综合征则没有。

（3）肝内胆汁淤滞性黄疸　是由于肝内的毛细胆管直至较大胆管发生胆汁淤滞，进而使胆汁反流入血而引起的黄疸。按肝内胆汁淤滞的发病部位不同可分为细胆管前胆汁淤滞（preductular cholestasis）和细胆管－细胆管后胆汁淤滞（ductular-postductular cholestasis）。前者是肝细胞和毛细胆管病变所致，发病一般较急，常见于用药过量、药物过敏、妊娠期复发性黄疸和病毒性肝炎等。后者是细胆管以及细胆管以后的肝内胆管阻塞性病变所致，发病多较慢，可见于原发性胆汁性肝硬化、原发性硬化性胆管炎和肝内胆管泥沙样结石等。

肝内胆汁淤滞性黄疸的病因发病学较为复杂，许多问题尚不清楚，认为可能与各种原因引起的胆汁酸依赖性胆汁流的形成障碍有关。涉及的环节主要有：各种病因的作用，使肝窦面质膜的Na^+-K^+-ATP酶受抑，影响胆汁酸反流的形成及胆汁排泄；肝细胞毛细胆管面质膜流动性降低，使质膜上的载体蛋白及酶功能降低，导致胆汁酸向毛细胆管的排泄受阻；毛细胆管周围微丝障碍；毛细胆管面质膜和紧密连接的通透性增高等。由于胆汁生成、分泌及排出障碍而淤积于肝脏，在肝小叶内，特别在小叶中央区可见明显的胆汁淤滞现象，表现为肝脏的库普弗细胞内或肝细胞的间隙中有弥散性的匀质状或颗粒状的胆汁色素沉积。不同病因引起的肝内胆汁淤滞其机制及病理生理变化也各有特点，例如：

1）基于肝细胞、毛细胆管病损的胆汁淤滞　多由病毒、药物等引起，常呈急性发作。对药物研究发现：氯丙嗪、红霉素、舒必灵、甲基睾酮、雌二醇等药物和石胆酸等均可引起胆汁淤滞。其发病机制可能是肝细胞的过敏反应，也可能是由于某些药物与毛细胆管周围的胞质蛋白质有特异的亲和性，发生共价结合，阻碍了胆汁成分向毛细胆管分泌。本型胆汁淤滞的病变部位主要在毛细胆管膜，也是病变的原发部位。近来还发现，药物过敏性肝炎、急性甲型、乙型及非甲非乙型肝炎时的胆汁淤积与胆汁淤积因子（cholestatic factor，CF）有关。CF是一种活性淋巴因子，可引起毛细胆管微绒毛和肝细胞受损，从而抑制胆汁酸的排泄。

2）基于肝内胆管病损的胆汁淤滞　原发性胆汁性肝硬化是本型的代表性病例，该病病程绵延，是肝内胆汁淤滞最严重的一种类型。本病好发于中老年妇女，具体的病因尚待阐明。由于该病都有血清IgM升高，伴有高滴度的抗线粒体抗体和抗肾小球抗体，目前倾向于认为本病的发病机制可能与自身免疫有关；可能还有一定的家族性遗传因素参与。鉴于大多数病例可以检测到免疫复合物，因此又有人把它归类为异常免疫复合物引起的疾病。本型的另一个代表是A型病毒性肝炎，其组织学改变除肝细胞受损外，在汇管区的胆管，不仅局部有显著性的淋巴细胞浸润，而且在胆管上皮内还可见A型肝炎病毒，在病变胆管的胆汁中也可证实有病毒的存在。因此本病也是基于肝内胆管病损的胆汁淤滞。

肝性黄疸时，患者的血清、粪和尿中胆色素变化特点和机制如下：血清酯型和非酯型胆红素浓度均增加，但以酯型胆红素增加为主；因排入肠道的酯型胆红素减少，粪内胆素原和胆素减少，使粪色变浅；因肝细胞的排泄功能障碍，使胆素原经血液循环到达肾脏并随尿排出体外，故尿液颜色变深；血中增多的酯型胆红素可经肾小球滤出，尿胆红素检测阳性。在肝内胆汁淤滞性黄疸的病例，还伴有胆汁逆流入血及其引起的相应临床表现。

（三）肝后性黄疸（posthepatic jaundice）

酯型胆红素随胆汁排入肠道后，在回肠末端和结肠经肠道细菌还原酶的作用还原为胆素原。80%～90%的胆素原随粪便排出体外，胆素原接触空气时被氧化成粪胆素，其颜色为棕黄色，成为粪便颜色的主要来源；其余10%～20%的胆素原被肠壁重吸收入血并经门静脉返回肝脏，大部分再经肝细胞酯化后排入肠道，从而构成胆红素的“肠－肝循环”；只有少量胆素原经肝静脉进入体循环至肾脏，经肾小球滤出随尿排出，即为尿胆素原，尿胆素原在空气中被氧化成尿胆素，后者是尿的主要色素。

各种原因引起肝外胆道系统完全或不完全阻塞，使胆道内压增高、胆汁淤积，致使酯型胆红素反流入血引起的黄疸称肝后性黄疸。管内阻塞、管外压迫、管壁本身病变等因素均可导致肝外胆道系统阻塞，如结石、蛔虫、胆道感染、术后胆道狭窄、壶腹癌等。

梗阻性黄疸时，患者的血清、粪和尿内胆色素的变化特点如下：①血清酯型胆红素浓度显著增高，故凡登白试验呈直接反应阳性；②粪中胆素原和胆素减少，粪呈陶土色；③

尿中胆红素阳性，尿色加深。如梗阻持续一定时间，肝脏对胆红素的摄取、运载、酯化功能也受到影响，血中非酯型胆红素也会增多。

胆道梗阻时，酯型胆红素、胆盐和其他胆汁成分逆流入血的途径认为有三条（图 17-6）：①肝细胞内反流：当胆道内压增高到一定程度时，肝细胞分泌酯型胆红素入毛细胆管受阻，从而向肝脏的血窦和淋巴间隙分泌，酯型胆红素经淋巴入血；②毛细胆管与淋巴间隙相通：正常情况下，毛细胆管与淋巴间隙之间由相邻肝细胞膜的连接复合部隔绝。当胆道内压增高时，该连接复合部完全破裂或部分破裂，毛细胆管内的胆汁可经此流入淋巴间隙并入血；③门静脉区胆管逆流：当胆道内压增高时，可引起毛细胆管和微胆管破裂，胆红素随胆汁漏出，经淋巴管吸收入血。

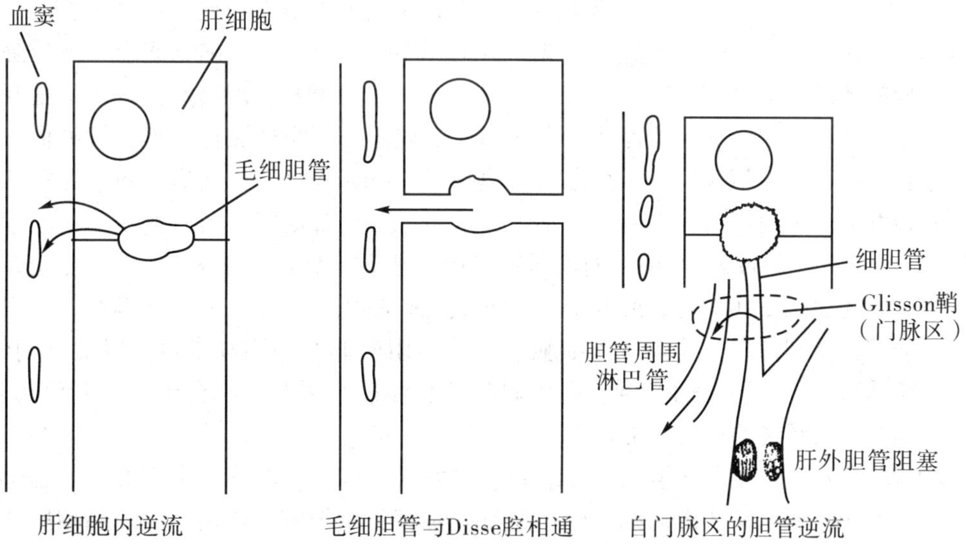

图 17-6　肝外胆道梗阻时酯型胆红素、胆盐及其他胆汁成分逆流入血的途径

三、黄疸时机体的代偿活动

黄疸时，机体常表现出一系列的代偿活动，使血清胆红素含量不至于过分升高。主要表现为单核吞噬细胞系统以及肝、肾某些功能的增强。

（一）单核吞噬细胞系统功能增强

据报道，在肝内胆汁淤滞性黄疸时，库普弗细胞的数量明显增加，当血清胆红素恢复至正常水平，该细胞的数量也下降到正常，故推测这种现象是与胆红素水平的增高有关。阻塞性黄疸时，也看到库普弗细胞增生、变大，并吞噬胆汁颗粒。这些细胞多集中在肝小叶中心部胆色素沉着的部位。

（二）肝脏处理胆红素的能力增强

肝脏处理胆红素的潜力很大。当机体发生溶血而产生大量非酯型胆红素时，若无肝脏损害，血清非酯型胆红素仅轻度升高，肝细胞对胆红素的摄取量可增加数十倍。动物实验证明，大白鼠肝脏正常排泄胆红素的量仅为每百克体重 1～2μg/min，而它的最大排泄量可达每百克体重 602μg/min，这为胆红素的排泄代偿提供了强大的储备能力。

（三）肾脏排出胆红素的能力增强

肾脏是胆汁成分排出的代偿路径。有相当部分黄疸患者，其尿色深黄，尿中酯型胆红素含量增多，说明肾脏可代偿性排出体内过多的胆红素及其代谢产物。

四、黄疸对机体的影响

黄疸时，机体的某些功能和代谢可出现异常，这主要与非酯型胆红素对组织细胞的直接毒性作用以及某些伴随黄疸的病理情况如胆汁成分逆流入血、胆汁进入肠道减少等有关。

（一）对中枢神经系统的影响及核黄疸

在新生儿，若发生病理性非酯型胆红素性黄疸，可由于其血脑屏障发育欠成熟或产程中缺氧使血脑屏障通透性增高，非酯型胆红素很容易进入中枢神经而造成其损伤。一般认为，当新生儿血清非酯型胆红素超过 342μmol/L（20mg/dl），其大脑基底核、下丘脑和第四脑室等处的神经核就可能出现黄染、变性或坏死，此时患儿表现出肌肉抽搐、全身痉挛等锥体外系运动功能障碍的神经症状，患儿多死亡或留下紧张性肢体瘫痪、智力低下等后遗症，这就是胆红素性脑病，通常称之为核黄疸（kernicterus）。核黄疸是新生儿病理性黄疸的严重并发症。目前对其发生机制尚不十分清楚。有学者证明，当血液非酯型胆红素浓度超过 427μmol/L（25mg/dl）时，对大鼠脑组织的呼吸有明显抑制作用。另有报道，非酯型胆红素浓度为 300μmol/L 时，肝及脑组织的氧化磷酸化作用几乎完全被抑制，组织细胞的呼吸功能部分受到抑制。辅酶 I 和细胞色素 C 可阻断非酯型胆红素对呼吸的抑制作用，但不能防止其对氧化磷酸化的影响，提示非酯型胆红素的原发作用在于抑制氧化磷酸化，从而引起中枢神经系统的功能异常。

非酯型胆红素主要侵犯脑组织神经细胞的原因认为可能与以下因素有关：①脑组织缺乏 Y 蛋白，Y 蛋白具有防止游离的非酯型胆红素毒害组织细胞的作用。②非酯型胆红素对多种 NAD 依赖性脱氢酶如 NAD^+ 异柠檬酸脱氢酶、苹果酸脱氢酶、谷氨酸脱氢酶等有抑制作用。由于脑组织中 NAD^+ 异柠檬酸脱氢酶含量相对较高，因而容易受到非酯型胆红素的影响。

有人观察到，胆红素能抑制新生大鼠脑血浆氧消耗量的 67%，对成年大鼠仅可抑制其 22%。当给几种新生小动物（出生 24 小时以内）静脉注射非酯型胆红素溶液，使血清胆红素浓度维持在 342μmol/L 左右（与临床核黄疸发生时的浓度相同），动物出现腹泻、体温下降、昏迷、肌肉抽搐、僵直等症状，有的动物在注射后 3～4 小时内因循环衰竭而死。然而在成年动物做同样实验，发现中枢神经系统无显著变化，很少出现神经症状。这些结果提示，新生儿较成人更易受到非酯型胆红素的影响，其机制除新生儿血－脑屏障功能障碍外，可能还存在其他的易感原因。

（二）对消化系统的影响

黄疸或胆汁血症时，消化系统的组织结构和功能均受影响，主要表现为：①非酯型胆红素可刺激小肠黏膜，甚至引起黏膜糜烂，从而影响小肠的分泌和吸收功能；当血清非酯型胆红素浓度达到 300μmol/L 左右时，可见婴儿的胃排空时间明显延缓，但在光疗后又恢复正常，由此表明，非酯型胆红素对胃排空有抑制作用。②胆汁反流入血，可刺激肠道的质膜面，引起肠管运动减弱，肠壁紧张度降低；胆汁入胰腺可引起胰腺的炎症。③胆汁因反流入血而进入消化道的量减少，可导致脂肪和脂溶性维生素消化吸收障碍。最近的研究报道，梗阻性黄疸患者消化性溃疡（PU），尤其是十二指肠溃疡（DU）发生率明显增高，其机制是由于胆道梗阻，胆汁和胰液不能进入十二指肠，使胃排入十二指肠的胃酸不能被充分缓冲或中和，故十二指肠腔内 pH 降低，DU 发生率增高。这在动物实验或临床研究中均得到证实。

（三）对肾脏的影响

尽管肾脏是胆汁排出的代偿性途径，但当大量的胆红素和胆汁酸经肾脏排出时，可损伤肾脏，尤其是肾小管，引起所谓的胆汁性肾病（胆汁性肾小管坏死）。实验也证明，在低血容量、低血压的情况下，高胆红素血症可诱发肾小管的坏死；给肾缺血的大鼠静脉滴注胆汁酸，可增加缺血对肾小管的损害作用，在慢性胆管结扎所致黄疸的大鼠，还看到肾小球滤过率的降低和肾小管浓缩功能的障碍。

（四）对肺功能的影响

体外实验表明，非酯型胆红素能改变磷脂膜的表面张力，患有呼吸窘迫综合征的早产儿伴有高胆红素血症时，Ⅱ型肺泡上皮受损，表面活性物质合成与分泌不足，从而肺泡表面张力增加而不易扩张，出现限制性通气不足。

（五）对凝血功能的影响

阻塞性高胆红素血症时，排入肠道的胆汁量减少或不排，可使脂溶性维生素 K 的吸收障碍，凝血因子Ⅱ、Ⅶ、Ⅸ、Ⅹ由于维生素 K 的缺乏而在肝内合成障碍，因此凝血功能减弱，严重时可有皮下、胃肠道出血等临床表现。如果伴有感染，还可引起 DIC，这主要与内毒素促发凝血、激活补体和损伤血管内皮细胞等有关。

（六）其他影响

高胆红素血症还可能影响肝脏的代谢功能、伤口的愈合等；胆汁酸反流入血，可刺激皮肤感觉神经末梢，引起强烈的瘙痒感，还可刺激血管感受器反射性引起自主神经兴奋而导致心跳减慢、血压下降。

第四节　肝肾综合征

严重急、慢性肝功能不全患者，在缺乏其他已知肾功能衰竭病因的临床、实验室及形态学证据的情况下，可发生一种原因不明的肾功能衰竭，表现为少尿、无尿、氮质血症等，将这种继发于严重肝功能障碍的肾功能衰竭称为肝肾综合征（hepatorenal syndrome）。

一、肝肾综合征的临床特点与分类

肝肾综合征的临床表现包括严重肝功能障碍及肾功能衰竭两方面的症状和体征。患者常有门脉高压症、脾大、大量腹腔积液、黄疸、氮质血症、少尿、低钠血症等。肝肾综合征一旦发生，预后极差，病死率极高。其死亡原因多数并非尿毒症，而是肾外因素，如肝昏迷、消化道出血和感染等。少数存活者先有肝功能改善，而后肾功能才逐步恢复。

根据肾损害和功能障碍的特点将肝肾综合征分为功能性肝肾综合征（functional hepatorenal syndrome）和器质性肝肾综合征（parenchymal hepatorenal syndrome）。前者以严重的肾脏低灌流为特征，临床表现为少尿、低钠尿、氮质血症等。一旦肾灌流量增多，肾功能则迅速恢复。若功能性肝肾综合征得不到及时治疗或病情进一步发展，可发生器质性肝肾综合征，其主要病理变化是肾小管坏死，发生机制可能与持续的肾缺血及内毒素血症有关。

二、肝肾综合征的发生机制

由于严重肝脏疾病引起体内毒性代谢产物的潴留，导致肾脏血液动力学改变及血流量的异常，使得肾脏血流量减少和滤过率降低是肝肾综合征发生的主要机制。随着近年来对肝功能不全的研究进展，逐渐揭示了门脉高压、腹腔积液形成、消化道出血、感染及血管活性物质平衡紊乱等复杂机制在肝肾综合征的发病的重要作用。其中，各种因素引起肾血管收缩是其发病的关键因素，因此，明确严重肝病时引起肾血管收缩的因素，必将有助于对肝肾综合征机制的理解。

（一）有效循环血容量减少　肝硬化晚期，大量腹腔积液形成、放腹腔积液、大量利尿、消化道大出血等可使有效循环血量减少；另外，周围血管扩张及门脉高压所致的大量血液淤滞在门脉系统的血管床，进一步减少有效循环血容量，导致肾灌注量减少，肾小球毛细血管压降低，肾小球有效滤过压减小，肾小球滤过率明显降低而发生少尿。

（二）血管活性物质的变化

1．缩血管活性物质的作用增强　①交感神经系统活动增强：肝功能不全时，由于有效循环血容量减少，使平均动脉压降低，导致肾血流减少，其结果引起交感神经系统活动增强。肝功能不全时，由于有效循环血量减少，反射性地使交感神经系统兴奋，使肾小血管收缩和肾灌流减少，造成肾小球滤过率降低；交感神经系统兴奋还可引起肾内血流重新分配，使流经皮质肾单位的血流量减少，肾小球滤过分数增加，导致近曲小管对钠、水的重吸收增多，加重钠、水潴留。②肾素－血管紧张素－醛固酮系统活性增强：有效血容量下降、肾血流减少及交感神经兴奋等均可激活肾素－血管紧张素－醛固酮系统，使醛固酮分泌增多，加之肝功能障碍对醛固酮的灭活减少，而加重醛固酮在体内蓄积。该系统激活促进肾血管收缩，肾小球滤过率降低；醛固酮增多使尿钠排出减少。

2．扩血管作用减弱　①激肽原经激肽释放酶水解为缓激肽，缓激肽具有明显的拮抗血管紧张素Ⅱ对肾血管的收缩作用。由于肝功能不全时激肽释放酶的生成减少，使肾内激肽系统异常，缓激肽及其他激肽类等肾内扩血管物质相对缺乏，而缩血管物质效应明显增强。②前列腺素类与血栓素 A_2 平衡失调：肾脏是产生前列腺素类（PGs）的主要器官，其代谢产物 PGE_2 和 PGI_2 具有强烈的扩血管作用，并可使血小板解聚。血栓素 A_2（TXA_2）主要在血小板内合成，具有强烈的缩血管作用及促使血小板聚集的作用。正常情况下，PGs 及 TXA_2 的产生和释放处于动态平衡，以维持血管张力和血小板的功能。当肝功能不全时，由于肾脏血供减少，肾缺血使肾脏合成 PGs 减少；加上此时的血小板因血液浓缩、血黏度增高而易发生集聚反应，释放 TXA_2 增多，从而导致 PGs 与 TXA_2 的平衡破坏，使肾血管收缩，加重肾缺血。

3．假性神经递质蓄积　当严重肝功能不全时，外周神经系统也会有假性神经递质蓄积，并取代外周神经末梢的正常神经递质去甲肾上腺素，导致小动脉扩张。由于皮肤、肌肉等组织内的小动脉正常时血管阻力高，因而舒张更为显著，血管床内血液明显增加；而肾血管正常时阻力就较低，因而此时舒张不明显，肾血流量尤其是皮质肾单位血流明显减少，从而加重肾缺血，诱发肝肾综合征。

（三）内毒素血症

1. 肝功能受损易发生内毒素血症　肝脏是内毒素清除和解毒的主要器官。肝功能受损时，肝脏对内毒素的清除和解毒作用降低，很易发生内毒素血症，这是因为：①库普弗细胞功能受抑制：正常情况下，经门静脉进入体内的内毒素通过贴附于肝窦的库普弗细胞的吞饮作用而清除。在伴有淤滞性黄疸的肝病患者，由于胆汁酸和胆红素在肝内淤积，使库普弗细胞的吞噬功能受损，进入门静脉的内毒素不能在肝内有效地被处理即进入体循环，从而导致内毒素血症。②肝硬化时，门脉高压，侧支循环建立，通过门－体循环短路而形成内毒素血症。③肝功能受损使内毒素廓清所需的载体 α_1-脂蛋白和 α_1-球蛋白减少。④肝病时，补体减少，机体的特异性和非特异性细胞免疫功能均明显受抑制，也使机体对内毒素的解毒功能减弱。此外，门脉高压时，肠壁充血水肿，肠屏障受损，加之肠道菌群紊乱，使内毒素产生和吸收入血均增多。

2. 内毒素血症对肾脏的影响

（1）引起肾脏血液动力学变化　①有人研究发现，动物静脉注射大肠杆菌内毒素后3分钟，肾血流量由230ml/min骤降至38ml/min，肾血管阻力约增加6倍，与此同时主动脉压和心输出量并未相应下降，由此说明，内毒素对肾血流量和肾血管阻力有明显影响，肾血流量的减少是由肾血管收缩所致。②实验证明内毒素对肾血管有强烈的收缩作用，可引起肾脏血液动力学变化，使肾内血流重新分布，肾皮质缺血明显。同时，内毒素还可引起肾交感神经兴奋性增高，激活肾素－血管紧张素－醛固酮系统，提高肾血管对儿茶酚胺的敏感性，引起肾血管收缩，肾脏缺血，甚至出现肾功能衰竭。③内毒素可激活单核巨噬细胞内信号转导系统，产生和释放促炎细胞因子和炎症介质如TNF-α、PAF、LTs、ET、NO等，参与肾脏血流分布异常的发生和发展。

（2）内毒素导致肾小管、肾皮质的坏死　早有实验发现，内毒素可使实验动物出现肾皮质坏死，肾小球内血栓形成和肾小管周围毛细血管内血栓形成，产生这些病理变化的重要原因可能是内毒素血症使血小板和内源性凝血系统激活，诱发DIC。

三、肝肾综合征的防治原则

由于对该病的发病原因及机制尚不完全清楚，临床上缺乏有效的防治措施，目前采取的治疗原则是：

1. 防治病因　采取各种有效措施，积极防治肝脏疾病。

2. 一般治疗　慎用利尿剂，切忌大量放腹腔积液，维持有效循环血量；积极纠正水、电解质和酸碱平衡紊乱。当有氮质血症、高钾血症和酸中毒发生时，通常以高热量、高维生素、低盐、高糖饮食为主，严格控制蛋白质摄入量。

3. 药物治疗

（1）肾血管扩张剂　山莨菪碱（654-2）、酚妥拉明具有拮抗儿茶酚胺、抑制 TXA_2 合成的作用，可使肾血管扩张，提高灌注压，改善肾血流，同时还能降低门静脉压力，改善微循环。多巴胺为选择性肾血管扩张药，小剂量可扩张肾血管，提高肾小球滤过率和尿钠排泄，使尿量增多。同时，适当合理地扩充血容量对于低血浆、低蛋白、低心排出量的患者尤为重要，只有血容量补足，才能使肾血流量增加，使肝肾功能得以改善。可选用新鲜全血、人血白蛋白、右旋糖酐等。

（2）抑制肾素分泌药　卡托普利是血管紧张素Ⅰ转换酶抑制剂，不仅可使血管紧张素Ⅱ生成减少，还可反馈性地降低肾素水平，使肾血管阻力降低。

（3）护肾药物　可酌情使用，应用异搏定、硝苯地平可减轻急性肾缺血，改善临床症状。

（4）抗内毒素治疗　口服乳果糖可以预防或减轻肠源性内毒素血症，其作用原理为乳果糖能酸化肠道，减少和改变肠内菌群，从而降低可被吸收的内毒素的量，也有人认为它具有直接的抗内毒素作用。大量实验研究和临床观察证实，应用大黄、丹参等中药防治内毒素血症具有一定的作用。

4．其他治疗

病情严重者可用人工透析治疗，以清除血内有毒物质，改善氮质血症。有报道肝脏移植可以使肾脏功能恢复，有待推广。

附：肝损伤和急性胰腺炎常用动物模型的复制

一、肝损伤常用实验动物模型

（一）化学性肝损伤动物模型

1．四氯化碳（CCl_4）　CCl_4 导致肝损伤是经典模型之一，能准确反应肝细胞功能、代谢及形态学变化，重复性好，广泛被用于肝炎药物的研发。CCl_4 导致肝损伤的主要机制目前认为与其自身和自由基代谢产物有关。CCl_4 代谢产生的自由基进入机体后，在肝脏经细胞色素 P_{450}激活，生成三氯甲烷自由基（$CCl_3^{\cdot}$），引起脂质过氧化而导致细胞膜、细胞器损伤；$CCl_3^{\cdot}$ 还能与膜脂质和蛋白质大分子进行共价结合，影响肝细胞正常功能，最终细胞死亡。

CCl_4 所致肝损伤可分为急性和慢性。急性肝损伤：腹腔注射 CCl_4 植物油溶液（按体积比 1∶1 新鲜配制，3ml/kg）或应用 4ml/kg CCl_4 灌胃可诱发 SD 大鼠急性肝功能衰竭，死亡率达 85%。慢性肝损伤：新鲜配制的 20%～50% CCl_4 植物油溶液 1.5ml/kg 腹腔注射，每隔 3 天注射一次，分别于注射 4、6 和 8 周后解剖取材。

要提及的是，CCl_4 同时还损伤动物的心、脾、肺、肾、脑等器官。另外，蒸气和液体可由呼吸道、皮肤吸收，对人体也有一定毒性，操作时应注意。

2．D-氨基半乳糖　D-氨基半乳糖是一种氨基酸糖，作为肝细胞磷酸尿嘧啶核苷干扰剂，通过竞争生成二磷酸尿苷半乳糖使磷酸尿苷耗竭，导致肝细胞的转录功能障碍，使肝细胞核酸、蛋白质代谢紊乱。制作模型时，用 10% 的 D-氨基半乳糖 1500mg/kg 一次性腹腔注射 1～3 天，血检测肝功能 ALT、AST、TBIL 即有显著改变。有人发现，D-氨基半乳糖

500 mg/kg 诱导的大鼠急性肝损伤模型肝组织形态变化显著且死亡率低，更适用于保肝新药的筛选与评价。D-氨基半乳糖模型是研究病毒性肝炎发病机制及有效治疗药物的理想实验动物模型，其优点是病变局限，症状、生物化学、组织学表现接近人类，给药方便，重复性好，终点明确，具有可逆性，不造成环境污染及人体伤害，不需特殊的实验操作保护措施，但价格昂贵导致应用受限。

3. 内毒素　小剂量内毒素联合 D-氨基半乳糖建立内毒性肝损伤实验动物模型，能较准确地反映特定肝损伤的本质。急性肝损伤内毒素（50ng/kg）+ D-氨基半乳糖（300mg/kg），用2ml 无菌生理盐水溶解后腹腔注射，6、24、48 小时血清、肝生化指标、细胞因子、组织学检查有明显改变。

（二）药物性肝损伤模型

1. 对乙酰氨基酚　对乙酰氨基酚经体内 P_{450} 代谢可生成活性中间代谢物，使生物膜系统发生脂质过氧化，干扰细胞内的能量代谢，导致肝细胞变性坏死。其引起肝障碍还与其耗竭还原型谷胱甘肽有关。对乙酰氨基酚常用于制作急性肝功能衰竭模型，其诱导的急性肝功能衰竭模型与人急性肝功能衰竭的临床特点、组织学表现相似，是较理想的急性肝功能衰竭模型。对乙酰氨基酚加热溶于生理盐水，给小鼠 300 ~ 500mg/kg 一次性腹腔注射，也可配成浓度为 2. 5% 的混悬液经口灌胃，制成急性肝损伤模型。此方法具有较好的重复性、可复制性和稳定性；有明显的肝脏损伤特异性，对其他重要脏器无损害；对实验人员危害较小。

2. 异烟肼　异烟肼的肝损伤机制与其代谢产物乙酰异烟肼引起的自由基脂质过氧化反应有密切关系，另外，在酰氨酶作用下，乙酰化异烟肼可被代谢成有毒的联胺，导致肝脏损害，引起血清中转氨酶和精氨琥珀酸分解酶活性明显升高。应用剂量为 180mg/kg，异烟肼灌胃后 18 小时成功诱导急性肝损伤模型，小鼠血清超氧化物歧化酶和还原型谷胱甘肽水平明显降低，丙二醛水平明显升高。另有报道采用 0. 35mmol/kg 剂量的异烟肼皮下注射后，每隔 4 小时再皮下注射 0. 28mmol/kg，共 2 天，也可制成该模型。异烟肼引起肝损伤动物模型多用于药物性肝炎的研究。

（三）酒精性肝损伤动物模型

酒精所致肝损伤可分为急性肝损伤和慢性肝损伤。急性肝损伤：小鼠或大鼠以 50° ~ 60°白酒或 50% ~ 60% 的乙醇（分析纯，以蒸馏水稀释），一次性灌胃 12ml/kg 折合乙醇的剂量为 4800mg/kg，乙醇灌胃后禁食 6、8、10、12 小时处死动物取标本，可见 24 小时内可成功造成大鼠急性酒精性肝损伤模型。慢性酒精性肝损伤：50% 的乙醇灌胃 30 天即可出现酒精性脂肪肝模型，60 天可见肝脏纤维化改变。该造模方法具有肝纤维化出现率高、造模方便、价格低廉等特点，而且模型稳定，造模方法简单、快速、易于操作，可以进行重复实验，增加样本量。

（四）其他

由于肝炎发病机制的特殊性，免疫性肝损伤模型常被用来模拟临床肝炎的慢性化过程，如氯化钴肝损伤动物模型、刀豆球蛋白 A 肝损伤动物模型等；缺血再灌注导致的肝细胞损伤主要与氧自由基的生成和钙超载有关，主要用于制作急性肝功能衰竭模型以研究肝移植和人工肝治疗效果。另外，营养和代谢性肝损伤模型、寄生虫性肝纤维化模型、感染性肝损伤模型（病毒性肝炎、沙门菌、大肠杆菌等诱发）亦有不少报道。

二、急性胰腺炎（acute pancreatitis，AP）常用实验动物模型：

（一）非侵入型 AP 模型

1. 饲养法（无胆碱乙硫氨酸） 乙硫氨酸干扰细胞内甲硫氨酸的代谢，使细胞膜磷脂合成障碍，这种作用通过饮食中缺乏胆碱得到加强，并导致胰腺腺泡分泌作用受阻，酶原颗粒和溶酶体在细胞内激活，从而产生急性胰腺炎。因为雌激素在其中也起一定作用，所以一般选择雌鼠制作该模型。

用无胆碱乙硫氨酸饲料饲养幼鼠，4 天后均发生脂肪坏死和出血坏死性胰腺炎。该模型简便、损伤小；死亡率可通过调整喂养时间控制；模型的病理生理、生化变化过程与人体 AP 相似。但动物受性别、体重限制，且耗时较长，模型不够稳定，不宜用于评估新诊断方法和手术技术的价值。

2. 雨蛙素注射 雨蛙素化学结构和生物活性与胆囊收缩素相似，能刺激胰腺外分泌，使胰蛋白酶大量分泌，引起腺泡自溶，导致 AP 的发生。模型制作时大鼠或小鼠均可，12 小时禁食不禁水，雨蛙素 50μg/kg 腹腔注射，每小时 1 次，连续 4～8 次，注射后 3～5 小时形成不同程度的急性胰腺炎。此模型不需手术，损伤小，操作简便，产生急性胰腺炎迅速，重复性好，给药途径多样，缺点是雨蛙素价格昂贵。此模型被广泛用于研究急性胰腺炎早期发病机制和治疗干预的影响，也有人用于研究急性胰腺炎相关胰外器官损伤。

3. L-精氨酸（L-Arg）注射 L-Arg 导致急性胰腺炎的机制尚未完全清楚，有人认为过量 L-Arg 使腺泡细胞内的氨基酸失衡，减少了蛋白酶的合成，引起酶原过度激活，最终促使 AP 的发生。具体方法为腹腔注射 20% L-Arg，每次 3g/kg，每小时 1 次，连续 2 次。L-Arg 诱导法操作简单，对机体损伤少，有良好的时间和剂量依赖性，所致胰腺炎在形态、生化改变，时间进程上与人体胰腺炎相似，适合于研究急性胰腺炎的发病机制和治疗。

（二）侵入型 AP 模型

1. 胆胰管逆行注射法 大鼠术前 12 小时禁食，自由饮水，戊巴比妥溶液 2mg/100g 腹腔注射麻醉。经上腹正中切口入腹，提起十二指肠以小号血管夹分别夹住十二指肠段和肝门部胰胆管。TB 针（4.5 号针头，1ml 注射器）穿刺胰胆管（最好用微泵注射），注射 3%～5% 牛磺胆酸钠（0.1ml/100g）。该模型被广泛应用于研究临床胆汁反流性胰腺炎的病因、发病机制和药物治疗疗效的判断，以及研究重症急性胰腺炎合并的多器官损伤。该方法优点是诱发成功率高，有很好的重复性和可比性。所诱导的大鼠急性出血性胰腺炎模型在病因、致病机制、病理方面与临床急性出血坏死型胰腺炎相似。缺点是操作费时，实验动物存活期短，易造成胆漏等。

2. 结扎法 具体方法如下：结扎进入十二指肠处胰胆管或单纯结扎胰管，Lerch 等在壶腹部结扎胰胆管，结扎后 6 小时出现水肿性胰腺炎，12 小时后出现出血、坏死、炎性细胞浸润。另外，还有用胰管结扎加胰动脉或静脉阻断产生急性胰腺炎。该法优点是模型制备简单，损伤小，稳定可靠，干扰因素少，避免了药物引起非特异性影响，是符合急性胆源性胰腺炎发病机制的理想模型。缺点是操作复杂，容易造成肠梗阻，甚至肠管缺血性坏死，且胰腺坏死可逆性差，动物死亡率高。

3．胰腺被膜下注射法　经腹正中线入腹，提起脾和胰尾，用1号针头沿胰被膜下均匀注射3%牛磺胆酸钠，依次向胰管开口方向推进，缓慢注入牛磺胆酸钠1.0ml，使整个胰腺均匀隆起，30分钟即可检测血清淀粉酶明显升高，胰腺出现明显水肿和腹腔积液。机制是胰腺被膜下注射牛磺胆酸钠后，早期牛磺胆酸钠直接化学刺激引起被膜下胰腺组织损伤，后期胆盐激活胰酶产生自身消化，使胰酶进一步损害。该方法简单，易于操作，省时省力，可快速大批地建立急性胰腺炎动物模型，可用于研究AP病因学、发病机制及评价药物治疗效果。同时，它克服了雨蛙素和结扎胆胰管诱导产生的胰腺炎病变程度较轻，逆行胆胰管注射法病程发展快，死亡率高等不利因素，是大鼠急性胰腺炎比较理想的造模方式。

（三）其他

此外，尚有动脉注射微球法、感染柯萨奇病毒法、高钙血症法、胰腺直接损伤法、免疫法、缺血再灌注法等，均能成功诱导急性胰腺炎的发生，对研究其病因发病机制以及治疗方法也发挥了重要作用。

（李永渝）

参 考 文 献

[1] 金惠铭，王建枝．病理生理学．第7版．北京：人民卫生出版社，2008

[2] 张顺财，石碧坚，王伟岸．慢性肝病．北京：科学技术出版社，2005

[3] 刘君君，陈垦，龙友明，等．L-精氨酸诱导大鼠急性坏死性胰腺炎模型的建立．中国药理学通报，2009，25：1392－1394

[4] Aho HJ，Koskensalo SM，Nevalainen TJ．Experimental pancreatitis in the rat Sodium taurocholate-induced acute haemorrhagic pancreatitis．Scand J Gastroenterol，1980，15：411－416

[5] Zhang XP，Ye Q，Jiang XG，et al．Preparation method of an ideal model of multiple organ injury of rat with severe acute pancreatitis．World J Gastroenterol，2007，13：4566－4573

[6] 张海燕，温韬，卢静，等．四氯化碳诱导大鼠慢性肝损伤模型方法的探讨．实用肝脏病杂志．2009，12（3）：161－163

[7] 刘彦双，朱淑霞，王永利．急性肝损伤模型的研究进展．河北医药，2007，29：613－614

[8] Lerch MM，Saluja AK，Runzi M，et al．Pancreatic duct obstruction triggers acute necrotizing pancreatitis in opossum．Gastroenterology，1993，104：927－931

第十八章　急性肾损伤与急性肾功能衰竭

肾脏是机体重要的排泄和内分泌器官，能通过肾小球的滤过、肾小管和肾集合管的重吸收与分泌（即泌尿功能）排出体内的代谢废物、药物和毒物，并维持水、电解质、渗透压和酸碱平衡，保持机体内环境的稳定。此外，肾脏还具有多种内分泌功能，如能产生和分泌肾素、前列腺素、促红细胞生成素、1，25-（$OH)_2$-D_3 等，并灭活胃泌素和甲状旁腺激素，以调节机体的多种重要生理功能。

多种因素，如严重创伤、感染、炎症、血循环障碍、免疫反应以及尿路梗阻等都可导致肾脏的损伤，严重时出现肾功能不全，并可进一步导致肾功能衰竭（renal failure）。肾功能不全可分为急性和慢性，虽然它们都有泌尿功能紊乱所导致的水、电解质、酸碱平衡紊乱和代谢产物在体内的蓄积等，但它们在病因、发病机制、发展过程以及预后等方面有很多不同。本章首先讨论急性肾损伤和急性肾衰竭。

第一节　概　　述

一、急性肾损伤和急性肾衰竭的定义

1951 年，Homer W Smith 首次提出“急性肾衰竭”（acute renal failure，ARF）这一概念，并从生理学、病理学和临床方面对其进行了全面描述。急性肾衰竭是指一组以肾小球滤过率迅速下降为特点的临床综合征，其临床指标为肌酐、尿素和其他代谢废物及体液的潴留，主要临床表现为水钠潴留、容量超负荷、高血钾及酸中毒，少尿（尿量 < 400ml/d）或无尿（尿量 < 100ml/d）出现于约半数患者。

近年来，国际肾脏病学界和急救医学界趋向于将急性肾衰竭改称为急性肾损伤（acute kidney injury，AKI），以强调对这一综合征早期诊断、早期处置的重要性。研究表明：住院患者轻微的血肌酐改变就与预后不良相关，而衰竭（failure）一词容易被理解为功能完全丧失或进入终末期，不如损伤（injury）更能体现疾病早期的病理生理变化，更有利于早期诊断与干预；其次，考虑到源于拉丁语的“renal”不如“kidney”更为通俗易懂。2005 年 9 月，由国际肾脏病学会、美国肾脏病学会、美国肾脏病基金会及急诊医学专业的多国专家们共同组成了急性肾损伤网络（acute kidney injury network，AKIN），建议将以往所称的急性肾衰竭（ARF）更名为急性肾损伤（AKI），并讨论了 AKI 的定义和分级。AKI 的定义为：不超过 3 个月的肾脏功能或结构方面的异常，包括血、尿、组织检测或影像学方面的肾损伤标志物的异常。AKI 的诊断标准设定为：肾功能的快速减退，48 小时血肌酐绝对值升高≥26.4μmol/L（0.3 mg/dL），或较基础值升高≥50%；和/或尿量小于 0.5ml/(kg · h)，持续时间超过 6 小时（排除梗阻性肾病或脱水状态）。根据血清肌酐值和尿量将 AKI

分为3期（表18-1）。新的AKI诊断标准的优点在于：①提高了AKI诊断的敏感性，使得AKI早期治疗得以实现；②强调了血肌酐的动态变化和48小时的诊断时间窗，提高了临床可行性；③统一了AKI的定义和诊断标准，促进临床研究的开展。

表18-1　AKI的分期标准（AKIN）

分期	血清肌酐	尿量
1期	增加≥26.4mol/L（0.3mg/dl）或增至基线的150%~200%	<0.5 ml/(kg·h)，时间超过6小时
2期	增至基线的200%~300%	<0.5 ml/(kg·h)，时间超过12小时
3期	增至基线的300%以上或绝对值≥354μmol/L（4mg/dl）且急性增高≥44μmol/L（0.5mg/dl）	<0.3ml/(kg·h)，时间超过24小时，或无尿12小时

二、急性肾损伤/急性肾衰竭的病因

急性肾损伤（急性肾衰竭）病因多样，可概括为三大类：肾前性、肾性和肾后性。每一分类具有独特的病理生理过程和发病机制，但也可相继出现，如肾前性急性肾损伤持续存在会进展至缺血性急性肾小管坏死（肾实质性急性肾损伤）；同一致病因素也可以引起不同类型的急性肾损伤，如非甾体抗炎药（nonsteroidal antiinflammatory drugs，NSAIDs）既可因收缩肾血管引起肾前性急性肾损伤，又可能引起肾实质性急性过敏性间质性肾炎。

（一）肾前性

肾前性急性肾损伤又称肾前性氮质血症，占AKI的60%~70%，是急性肾损伤最常见的病因。正常情况下肾血流量维持相对恒定，当系统动脉压低于80mmHg或高于180mmHg时，肾血流量才随血压波动而波动，即肾脏的自身调节现象。当有效循环血量下降幅度超过肾脏自身调节的范围时，可导致功能性肾小球灌注压下降，此时肾实质结构尚保持完整，在肾脏血供和肾小球灌注压恢复后，肾小球滤过率（glomerular filtration rate，GFR）可迅速恢复正常；如果肾脏灌注不足未及时得到纠正，则会进展至肾实质损伤。

常见病因包括：血容量下降，如各种原因引起的失血和严重脱水（体液经胃肠道、皮肤、尿液丢失），有效动脉血容量不足，如脓毒血症、充血性心力衰竭、失代偿性肝硬化等，肾内血液动力学改变，如非类固醇类消炎药、血管紧张素转换酶抑制剂和血管紧张素受体拮抗剂、钙神经蛋白抑制剂（如环孢素和他克莫司）等药物可引起肾脏血管收缩、扩张失衡。

（二）肾性

肾性急性肾损伤占AKI的25%~40%，根据损伤的组织学部位可分为：小管、间质、血管和小球损伤。肾小球因素包括伴有肾小球大量新月体形成的急进性肾小球肾炎和严重的塌陷性肾小球疾病，可发生于系统性红斑狼疮（SLE）、韦格纳肉芽肿、多发性结节性动脉炎、肺出血肾炎综合征、过敏性紫癜性肾炎以及溶血尿毒综合征等疾病。

肾小管细胞损伤通常被称为急性肾小管坏死（acute tubular necrosis，ATN），主要由肾缺血或肾毒性物质导致，肾毒性物质包括内源性毒素如血管内溶血和大面积挤压伤导致的血红蛋白和肌红蛋白，外源性毒素如蛇毒和汞、铋、磷、四氯化碳等对肾脏有特殊毒性的物质，以及可以直接导致肾小管细胞损伤的药物，如氨基糖苷类抗生素、抗肿瘤药顺铂、诱发肾内血管收缩的NSAIDs和环孢素等药物以及静脉用造影剂等。某些化合物本身或其代谢产物析出可导致肾小管阻塞，如阿昔洛韦、磺胺类药物、甲氨蝶呤和多发性骨髓瘤轻链。一般而言，老年人、糖尿病患者、低血压和有效动脉血容量降低（充血性心力衰竭、肝硬化、低白蛋白血症）的患者易遭受肾毒素损伤。与正常人群相比，这些高危人群氨基糖苷类抗生素的肾毒性发生率从3%～5%升至30%～50%。

继发于肾间质损伤的急性肾损伤被称为急性间质性肾炎（acute interstitial nephritis，AIN)，病因包括β内酰胺类抗生素、利尿剂、NSAIDs等药物，细菌和病毒感染，以及自身免疫性疾病（SLE、干燥综合征、冷球蛋白血症等)。T淋巴细胞、单核细胞和巨噬细胞的炎性浸润导致肾间质损伤，也可偶然发现肉芽肿，特别是药物过敏性反应的患者。

肾实质性AKI的血管因素包括微血管和大血管病变。典型的微血管疾病包括血栓性血小板减少性紫癜、脓毒症、溶血尿毒综合征等，这些疾病可导致肾小球毛细血管血栓形成和微血管闭塞，最终形成AKI。大血管疾病如动脉粥样硬化患者可因肾动脉栓塞而继发AKI，这种损害多发生在介入性血管操作期间，如冠状动脉或肾动脉粥样硬化行球囊扩张和放置支架术等。

（三）肾后性

肾后性急性肾损伤占AKI的5%～10%，AKI发生于双侧输尿管梗阻或者尿液流出道阻塞。输尿管管腔内梗阻见于双侧肾结石、肾乳头坏死、血块及膀胱癌，管腔外梗阻则与腹膜后纤维化、结肠癌和淋巴瘤等有关，尿液流出道梗阻最常见的原因是前列腺肥大、前列腺癌、子宫颈癌及腹膜后疾病。

三、急性肾损伤时的细胞和病理学改变

（一）肾小球损伤

1. 肾小球滤过屏障通透性的改变　肾小球滤过屏障由三层结构组成，即肾小球毛细血管的有孔内皮细胞、肾小球基底膜和足细胞的裂孔隔膜。内皮细胞的胞体布满直径70～100nm的小孔，细胞表面被覆富含唾液酸蛋白的多阴离子表面糖蛋白；基底膜为连续无孔的致密结构，带负电荷；足细胞足突呈指状交叉，足突间的间隙称为裂孔，由裂孔隔膜桥接，裂孔隔膜是由多个蛋白分子组成的复合体样结构；基底膜和足突间缝隙覆有的薄膜，富含黏多糖并带负电荷。其通透性大小与滤过膜的结构和电荷屏障有关。在各种损伤因素的作用下，滤过膜的完整性破坏或降低其负电荷而导致通透性增加，这是引起蛋白尿和血尿的重要原因。

（1）内皮细胞损伤　缺血缺氧、炎症、损伤和免疫复合物等可使毛细血管内皮细胞激活和损伤，其结果是：①内皮细胞的肿胀，使血管管腔变窄，血流阻力加大；②内皮细胞激活，表达黏附分子增多，促使血小板聚集和微血栓形成；③肾小球内皮细胞窗孔变小，影响超滤系数（kf)；④内皮细胞功能紊乱，产生的缩血管和扩血管物质间的正常平衡被破坏。

（2）足细胞损伤 足细胞损伤主要表现为足突融合，足细胞与肾小球基底膜分离，足细胞还可发生坏死或凋亡，使肾小球基底膜裸露。由于足细胞是肾小球滤过膜的最后屏障且其增生及分化能力有限，因此足细胞损伤常导致肾小球基底膜的正常结构丧失，并产生蛋白尿。

2. 系膜细胞的改变 在肾小球毛细血管襻之间，存在的一种由系膜细胞（mesangial cell）和系膜基质组成的特殊间质，称为肾小球系膜。系膜细胞具有许多重要功能：①对肾小球毛细血管襻有支持和保护作用；②通过收缩作用，调节入球小动脉和出球小动脉，进而影响毛细血管襻的内压和肾小球滤过率（GFR）；③对肾小球局部损伤的反应：系膜细胞可产生多种细胞因子，通过自分泌和旁分泌途径参与肾小球炎症反应，并能产生和降解多种细胞外基质；参与系膜基质及肾小球基底膜的修复与更新；④具有吞噬作用：能吞噬被阻留在基膜内的大分子物质和蛋白质，在肾小球系膜区大分子物质的清除中扮演重要角色；⑤参与免疫调节功能；⑥迁移功能：系膜细胞迁移对胚胎发育时肾小球毛细血管襻的形成和肾小球损伤后的修复起重要作用。因此，是肾小球中功能最为活跃的一类固有细胞。肾缺血和中毒等病理刺激可引起系膜细胞收缩，导致肾小球血管阻力增加，滤过面积减少和超滤系数（kf）降低，进而促使 GFR 持续降低，并释放细胞因子参与损伤和修复。

（二）肾小管上皮细胞的损伤

1. 细胞超微结构的改变 正常的肾小管功能有赖于三类结构：近端肾小管管腔侧的微绒毛，对重吸收氨基酸、葡萄糖、HCO_3^- 非常重要；基底膜侧的钠泵（即 Na^+-K^+-ATP 酶）是维持细胞内较低钠浓度的关键因素；细胞间的紧密连接可防止肾小管腔内的液体从细胞间渗漏至肾间质。肾小管上皮细胞结构和功能的完整性有赖于细胞骨架的正确排列，微丝是细胞骨架的主要成分。在近端小管上皮细胞，腔面侧的微丝通过一系列肌动蛋白结合蛋白构成微绒毛；在基底膜侧，微丝通过一系列肌动蛋白相关蛋白与细胞膜上的蛋白如 Na^+-K^+-ATP 酶、β1 整合素等结合，将细胞锚定在基底膜上，以维持肾小管上皮细胞的极性。微丝还与 E 钙黏素相连，参与上皮细胞间紧密连接功能的维持。

在缺血状态下，细胞内 ATP 耗竭，造成细胞骨架肌动蛋白组装、调节和形态维持异常，细胞骨架发生破坏和分布紊乱。最早期表现为微绒毛减少和脱落，随后细胞极性发生改变，位于细胞基底侧的 Na^+-K^+-ATP 酶和 β1 整合素易位至细胞顶部，细胞间紧密连接也被破坏。

2. 细胞坏死和凋亡 在缺血性或中毒性 ATN 的肾组织内均发现肾小管上皮细胞坏死与凋亡，或细胞增殖与凋亡共存的现象。多种因素参与了诱导细胞凋亡，包括生长因子减少，细胞－细胞、细胞－基质间信号紊乱等。导致细胞凋亡的有死亡受体（如 Fas）途径和线粒体途径，前者通过激活 caspase8，激活作为细胞凋亡执行器的 caspase3，导致细胞凋亡；后者是缺血和肾毒性物质等因素通过促凋亡蛋白 Bax，增加线粒体的通透性，使其释放细胞色素 C，进而激活 caspases-9 和下游的 caspase 3，导致细胞凋亡（详见第四章）。Caspase 8 也可通过促凋亡蛋白 BID 和 p53，启动线粒体凋亡途径，导致细胞凋亡（图 18-1）。在 AKI 发生过程中可见两个细胞凋亡高峰：一个是急性损伤期，肾小管上皮细胞对于损伤的反应是坏死还是凋亡可能与损伤严重程度有关；另一个高峰多见于急性损伤发生的5～7天以后，也就是损伤修复期，主要出现在细胞再生明显的部位。

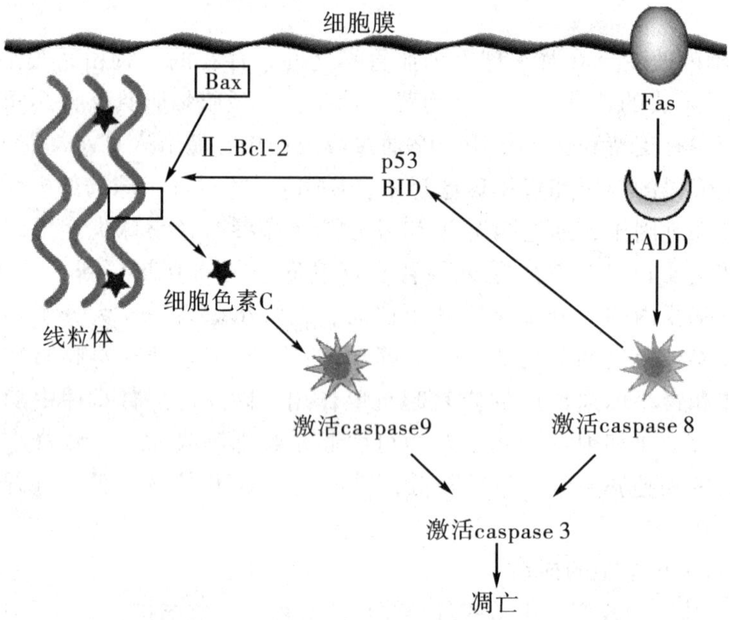

图 18-1 人类急性肾损伤中的主要凋亡途径

参考 Critical care nephrology，2nd ed。

3. 肾小管损伤对肾脏泌尿功能的影响　肾小管上皮细胞的结构改变可导致以下结果：①肾小管阻塞：肾小管上皮细胞与细胞外基质之间的黏合是通过细胞基底面的 β1 整合素实现的，肾小管上皮损伤后 β1 整合素表达部位改变，细胞脱落并互相黏合，在肾小管腔内与 Tamm-Horsfall 蛋白、细胞碎片、色素等共同形成细胞管型，造成肾小管腔阻塞，肾小管内压力增高，GFR 下降。②肾小球滤出液回漏：由于细胞间紧密连接功能丧失，在肾小管腔内压增高的情况下肾小球滤出液回漏至肾间质，肾间质水肿进一步压迫肾小管，造成肾小球无效滤过，有效 GFR 下降。在 AKI 进展期，50% 的 GFR 下降可能与回漏有关；在恢复期多无回漏现象。③管球反馈机制失调：位于基底侧的 Na^+-K^+-ATP 酶易位至细胞顶部，导致肾小管重吸收钠、氯离子明显减少，管球反馈过度增强。

第二节　急性肾损伤和修复的机制

不同病因导致的 AKI 发病机制不同，其确切发病机制还不完全清楚。以下主要讨论缺血性急性肾小管坏死（ATN）的病理生理机制。

一、急性肾损伤的病理生理分期

从肾前性氮质血症进展至缺血性 ATN，一般经历 5 个阶段：肾前期、起始期、进展期、维持期和恢复期（图 18-2）。理论上，肾前期肾小管细胞和微血管保持完整，病变仍属可逆阶段，随着肾脏低灌注状态的改善可以逆转，然而在部分病例，肾前期和起始期很难区分。

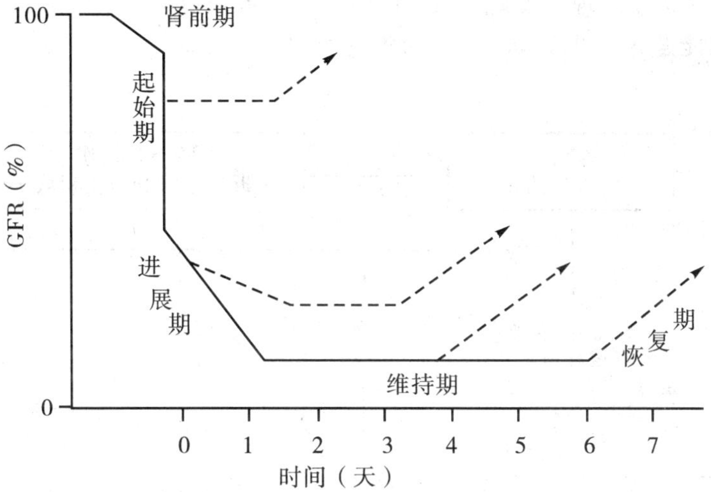

图 18-2　急性肾损伤的病理生理过程

起始期常持续数小时至数周，由于肾血流量下降引起肾小球滤过压下降，上皮细胞坏死脱落形成管型导致小管内滤出液受阻，GFR 开始下降。缺血性损伤在近端肾小管的 S3 段和亨氏襻升支粗段髓质部分最为明显，可引起局部细胞（肾小管上皮细胞、血管平滑肌细胞及内皮细胞等）能量储备（ATP）的耗竭、溶质主动转运受抑制，进而导致细胞骨架瓦解、细胞极性丧失、紧密连接完整性破坏、氧自由基形成。如果肾血流量及时恢复，则肾损伤局限在此阶段；如果肾血流量不能及时恢复，则细胞损伤进一步加重引起细胞凋亡和坏死。

在进展期，病变特征为肾内微血管充血引起内皮细胞损伤，缺血性损伤和炎症反应持续加重，病变尤以皮髓质交界处最为明显。低氧还促使红细胞发生类似镰状细胞血管闭塞危象时的沉积，皮髓交界处内皮细胞功能障碍及白细胞黏附可进一步影响局部再灌注。

持续期常为 1～2 周，GFR 仍保持在低水平（常为 5～10ml/min），尿量也最少，各种尿毒症并发症开始出现。肾小管细胞不断发生去分化、迁移和增殖，以重建肾小管的完整性。此期全身血液动力学改善但 GFR 持续低下，原因不明，可能与肾内血管的持续收缩、内皮细胞损伤后释放血管活性物质失调诱发髓质缺血、髓质血管充血、肾实质细胞或白细胞释放炎症介质和活性氧引起的再灌注损伤等有关。此外，上皮细胞损伤还可通过管－球反馈引起持续的肾内血管收缩，远端肾小管的致密斑感受到近端肾单位重吸收障碍引起的远端钠排泄增加，刺激邻近的入球小动脉收缩，肾小球灌注和滤过下降，并形成恶性循环。

在修复期，肾小管上皮细胞逐渐修复、再生，正常的细胞及器官功能逐步恢复，GFR 开始改善。

二、急性肾损伤的病理生理机制

缺血性 AKI 的发病机制仍未完全阐明，目前认为 GFR 的下降主要涉及微血管内皮细胞损伤（肾血流动力学异常）和肾小管细胞损伤（图 18-3），最终引起 GFR 显著下降，且常发生于光镜下肾脏尚未出现显著病理改变的情况下。肾缺血缺氧引起的肾内、肾小球内血流动力学异常可能是 ATN 的始动和持续进展的因素。

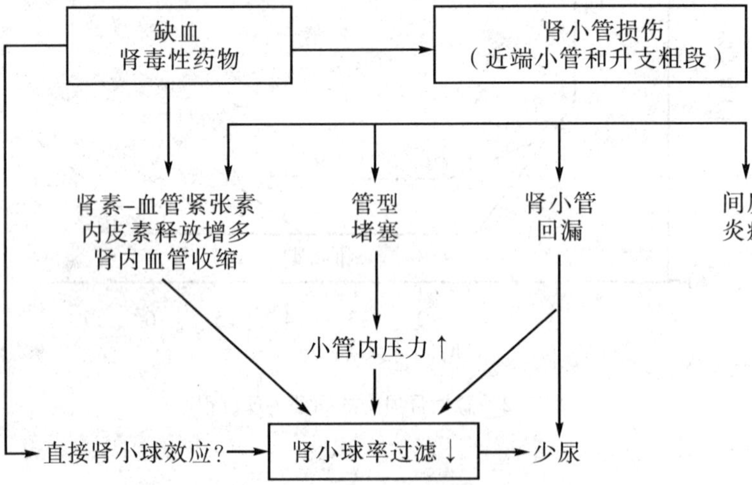

图 18-3　AKI 病理生理机制

（一）肾脏血流动力学异常

正常肾脏血流量为每分钟 1000～1250ml，占心排出量的 20%～25%。当肾脏灌注大幅度下降时，肾内血管收缩，肾血流量下降，肾内血流重新分布（肾皮质血流量减少、肾髓质充血），髓质外层的肾血流量较肾脏其他区域更少，该区域缺血、缺氧更为严重，尤其对耗氧量较大的近曲小管直段和髓襻升支粗段影响更大。

正常血管内皮细胞可释放大量的扩血管物质（如一氧化氮、前列腺素 E_2、前列环素）和缩血管物质（如内皮素、类前列腺素和肾素、血管紧张素等）。肾脏缺血导致血管内皮细胞功能紊乱，由内皮细胞产生的缩血管和扩血管物质间的正常平衡被破坏，引起肾内血管持续收缩，使得缺血性 AKI 不断进展。研究发现，肾缺血时血浆和肾组织的内皮素（ET-1）水平明显升高，位于血管平滑肌的 ET-1 受体亲和力也显著增加，肾素－血管紧张素系统活性显著增强，与之作用相反的内源性扩血管物质一氧化氮合成减少，加重了缩血管/扩血管物质的失衡。此外，花生四烯酸代谢异常，前列腺素 I_2 减少和血栓素 A_2 增加可能也部分参与了该过程。

（二）肾小管上皮细胞能量代谢障碍，ATP 产生减少

肾脏的缺血缺氧可使肾小管上皮细胞内的 ATP 被迅速降解为二磷酸腺苷（ADP）和一磷酸腺苷（AMP）。ATP 耗竭可导致细胞膜上依赖 ATP 的酶类（如 Na^+-K^+-ATP 酶）活性

下降，离子转运体受抑制、细胞膜通透性增加，影响了离子和酸碱转运系统，导致细胞内 Na^+、水潴留和细胞水肿的发生。由于糖无氧酵解代谢增强，产生较多的乳酸，造成肾小管上皮细胞内酸中毒。

（三）自由基生成增多和细胞内钙超载

在缺血或缺氧早期，肾小管上皮细胞内的 ATP 被迅速降解为二磷酸腺苷（ADP）和一磷酸腺苷（AMP），长时间缺氧后 AMP 代谢成为腺嘌呤核苷酸和次黄嘌呤。腺嘌呤核苷酸可通过细胞膜向外弥散而丢失，导致肾脏恢复灌注后 ATP 生产减少。而肾脏再灌注后，增多的次黄嘌呤在黄嘌呤氧化酶催化下转为黄嘌呤和尿酸的过程中可产生活性氧（ROS），加重细胞损伤。此外在炎症反应中，被激活的中性粒细胞也能产生氧自由基。

ATP 耗竭还使内质网储存钙的能力下降，钙离子进入细胞质；同时由于细胞膜损伤以及细胞膜上依赖 ATP 的离子转运体受抑制，细胞外的钙离子向细胞内转移增多，而细胞向外主动泵出钙离子的能力下降，导致细胞内钙超载，进一步加重并放大细胞损伤。细胞内钙超载可产生以下影响：促进氧自由基产生，造成脂质过氧化，加重细胞膜损伤；使细胞骨架破坏；导致细胞膜上钙依赖的蛋白酶和磷脂酶活化，加重细胞膜损伤；使细胞膜通透性增加，细胞内 Na^+ 增加，细胞肿胀、变性，最终坏死。

（四）炎症反应

肾组织急性缺血、缺氧后，重新恢复血流灌注时，可出现缺血－再灌注损伤，刺激肾组织释放炎性介质，导致白细胞浸润，活化的中性粒细胞产生一系列炎性介质和 ROS，加重肾小管和内皮细胞损伤。此外，肾小管上皮细胞本身也可产生细胞因子和趋化因子，放大炎症反应。缺血损伤还可激活内皮细胞，促进内皮细胞表面黏附分子 P 选择素、E 选择素和细胞间黏附分子-1（ICAM-1）表达上调，导致血小板和白细胞被俘获；白细胞释放的血管收缩物质白三烯和血栓素，加重毛细血管内红细胞、血小板和白细胞聚集，进而造成肾髓质的淤血状态和持续低灌注。

（五）肾毒性物质的作用

肾脏是体内药物代谢和排泄的重要器官，随着化学合成药物和中药的广泛应用，药物所致的肾脏损害日益普遍。临床上药物相关的急性肾损伤的发生机制包括：①直接细胞毒作用：药物本身或其代谢产物经肾排出可直接产生毒性作用，尤其易发生于肾小管处，损伤程度与药物的剂量和疗程有关。②免疫炎症反应：药物可作为半抗原，引起抗原抗体反应，沉积在肾小球、肾小管基底膜，从而激活补体引起损伤，损伤的肾固有细胞又成为新抗原，致自身抗体形成，进一步加重肾脏损伤。此类损伤与药物剂量无关。③梗阻性病变：药物本身或药物代谢产物引起机体代谢改变，在肾内形成晶体，造成梗阻性肾病。④血流动力学影响：通过血管内皮损伤和肾血管收缩，损伤肾组织。⑤代谢紊乱：抗肿瘤药物可引起肿瘤细胞溶解综合征致肾损伤，表现为高尿酸血症、高钙血症等，糖皮质激素引起糖、蛋白质代谢紊乱，利尿剂引起水电解质紊乱，均可致肾损伤。

二、急性肾损伤的修复机制

缺血或肾毒性损伤后，近端小管上皮细胞经历增殖和分化，恢复正常结构，外层皮质中大部分尚未死亡的受损细胞在充分再灌注后即开始修复。关于肾损伤的修复机制尚未完全阐明，目前认为分为三个阶段，首先，受到不可逆损伤的肾小管上皮细胞死亡和脱落，在该阶段受损组织中可观察到应激反应基因表达和单个核细胞浸润；随后出现大量表达波形蛋白（多能间充质细胞的胚胎标记）的去分化上皮细胞，这些细胞的来源尚存争议，最大可能是来源于去分化的残存肾小管上皮细胞，波形蛋白阳性的细胞同时表达增殖细胞核抗原（PCNA），提示急性肾损伤后存活的肾小管上皮细胞发生所谓的“返祖”现象，即成熟表型转化为胚胎表型，这些去分化细胞在局部产生的多种生长因子作用下，进入细胞周期并发生增殖或凋亡反应；最后一个阶段是再分化，去分化的肾小管上皮细胞通过细胞分化、移行、细胞间或细胞与基质间的相互作用最终恢复肾小管结构和功能的完整性（图18-4）。

生长因子在急性肾损伤调控中发挥重要作用，在肾组织内发现一系列生长因子基因高表达，产生大量的生长因子，包括表皮生长因子（EGF）、肝细胞生长因子（HGF）和胰岛素样生长因子-1（IGF-1）等，通过不同的信号通路发挥对受损细胞抗凋亡和促增殖作用。给予外源性生长因子可以加快实验性动物模型肾损伤的恢复，然而，在临床研究中给予外源性生长因子并未发现任何明显的益处。临床研究与动物模型中生长因子治疗效果的差异可能与给药时机有关，在动物模型通常在损伤时或损伤后即刻给药，而临床试验中给药相对较晚。目前研究已发现许多生长因子和细胞因子可能与急性肾损伤不同阶段损伤和修复的调控有关（表18-2）。

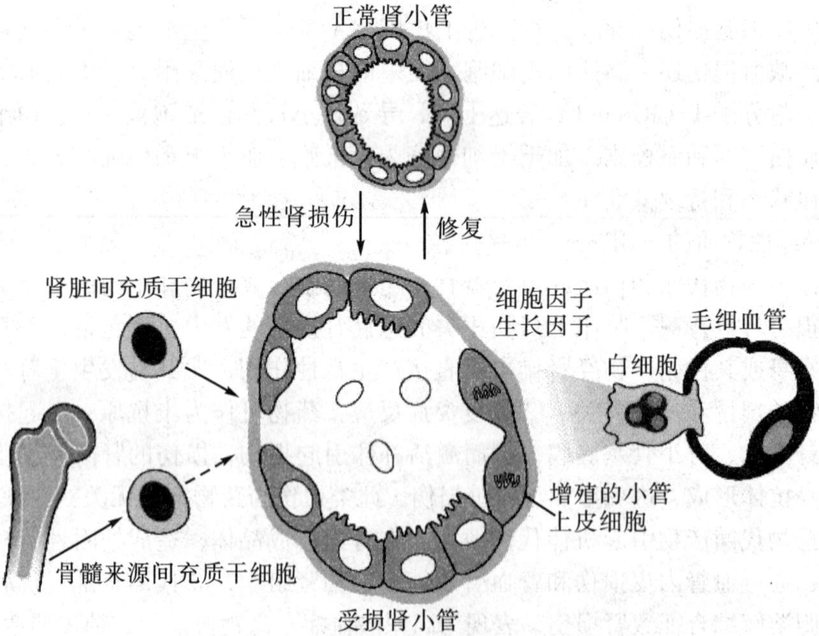

图18-4 肾脏损伤修复的关键因子

参考 Critical care nephrology，2nd ed。

表 18-2 肾损伤修复相关的因子

AKI 损伤阶段	相关细胞	生长因子/细胞因子	作用方式
早期	存活的肾小管上皮细胞	IL-6、PDGF、MCP-1	旁分泌
中晚期	局部浸润的单个核细胞	MCP-1、TGF-α、HGF、TGF-1	旁分泌
修复期	固有的肾小管上皮细胞	EGF、IGF-1、HGF、FGF、TGF-β1	自分泌
修复期	肾外细胞（肝、肺、脾）	HGF	内分泌

注：IL-6：白细胞介素-6；PDGF：血小板源生长因子；MCP-1：单核细胞趋化因子；TGF-α：转化生长因子 α；HGF：肝细胞生长因子；IGF-1：胰岛素样生长因子-1；FGF：纤维细胞生长因子；TGF-β1：转化生长因子 β1。

第三节 急性肾损伤和急性肾功能衰竭的功能和代谢变化

急性肾损伤/急性肾衰竭由于起病急、病程短，机体尚未产生代偿，其临床表现较慢性肾衰竭患者严重，然而，部分患者直到实验室检查发现明显异常时，也可仍毫无临床症状。

一、泌尿功能紊乱

泌尿功能紊乱涉及肾小球与肾小管功能异常两个方面。

由于肾血流量减少和有效滤过压降低可导致肾小球滤过率减少，原尿生成减少；而由于炎症及免疫损害作用，使得肾小球滤过膜通透性改变，可出现蛋白尿和血尿。

缺血、缺氧及肾毒物等的作用可引起肾小管上皮细胞变性坏死，功能异常。肾小管各段的结构与功能各异，受损时出现的功能异常也不同。①近曲小管重吸收功能异常：原尿中的水、葡萄糖、氨基酸、Na^+、K^+、Ca^{2+}、Cl^-、HCO_3^- 和 HPO_4^{2-} 等全部或部分在近曲小管被重吸收，因此近曲小管功能障碍可导致肾性糖尿、氨基酸尿、磷酸盐尿；HCO_3^- 重吸收障碍可引起肾小管性酸中毒。②髓袢功能异常：原尿流经髓袢升枝粗段及相邻的部分远曲小管时，Cl^-被主动重吸收，Na^+则随电化学梯度被动重吸收，但水不易通透，加之尿素由内髓集合管扩散到肾髓质间质，使肾髓质间质高渗，有利于水在集合管的重吸收，尿液浓缩。髓袢功能障碍时，肾髓质间质高渗状态被破坏，尿液浓缩功能减弱，排出低渗尿或等渗尿。③远曲小管功能异常：远曲小管能分泌 H^+、K^+、NH_4^+，与 Na^+交换，并受醛固酮和抗利尿激素的影响，保留 HCO_3^- 而使尿液酸化。远曲小管功能障碍时，排 H^+换 Na^+作用减弱，导致酸中毒和其他电解质平衡紊乱。④集合管功能异常：集合管虽不包括在肾单位内，但功能上和远曲小管联系密切，在尿的生成，尤其是尿的浓缩中起重要作用，其功能障碍也会影响尿液浓缩。

二、急性肾损伤和急性肾衰竭的临床表现

以急性肾小管坏死为例，根据临床表现可分为少尿型、非少尿型和高分解代谢型。

（一）少尿型

以少尿（<400ml/24h）或无尿（<100ml/24h）为显著特点，一般都经过少尿或无尿期、多尿期和恢复期三个临床阶段。

1. 少尿期　通常持续3天至1个月不等，平均10天左右。主要表现为：①水钠潴留：表现为全身水肿、血压升高等，肺水肿、脑水肿和心力衰竭常危及生命。②电解质紊乱：包括高钾血症、低钠血症、低钙血症和高磷血症等，高钾血症常为少尿期死亡的首要原因。③代谢性酸中毒：为酸性代谢产物在体内蓄积所致，感染和组织破坏可加重酸中毒。表现为恶心、呕吐、疲乏、嗜睡、呼吸深大等，严重者可出现血压下降及休克。④尿毒症症状：为各种毒素在体内蓄积引起的全身各系统中毒症状。消化系统包括食欲减退、恶心、呕吐、腹胀、腹泻等；呼吸系统包括呼吸困难、咳嗽、胸痛、尿毒症性肺炎等；循环系统包括心律失常、心力衰竭等；神经系统包括意识障碍、躁动、谵语、抽搐等。

2. 多尿期　尿量每日可达3000～5000ml，血清尿素氮、肌酐逐步下降，尿毒症症状逐渐消退。因大量水分和电解质排出，可出现脱水及低钾、低钠血症等电解质紊乱。

3. 恢复期　血清尿素氮、肌酐水平恢复至正常，肾小管上皮细胞进行再生和修复，肾小管功能完全恢复约需半年至一年时间，少数患者可遗留不同程度的肾功能损害。

（二）非少尿型

部分患者的尿量在400ml/24h以上，其病情大多较轻，预后较好。然而，随着肾功能减退，临床上仍可出现一系列尿毒症的表现。

（三）高分解型

部分病例发生于组织分解代谢极度增高的情况下，每日血尿素氮和肌酐上升速度分别>14.3mmol/L和>177μmol/L。通常见于大面积外伤、烧伤、大手术后及严重感染等情况，表现为严重的代谢性酸中毒和电解质紊乱，中毒症状显著，尤以神经系统突出，可表现为嗜睡、昏迷、抽搐、癫痫样发作、反射亢进或减退等。

第四节　急性肾损伤和急性肾功能衰竭的诊断与治疗

一、诊断和鉴别诊断

急性肾损伤如能及早确诊、正确治疗可以治愈或维持肾功能稳定，因此早期诊断非常重要，监测尿量和血清肌酐水平变化，是早期诊断的最关键手段。按照AKIN的急性肾损伤诊断标准，血清肌酐绝对值升高≥26.4μmol/L（0.3mg/dl），或较原先水平增高≥50%，和/或尿量小于0.5ml/(kg·h)，持续时间超过6小时（排除梗阻性肾病或脱水状态）即可确诊AKI，根据血清肌酐和尿量变化进一步分期。

由于急性肾损伤是一组临床综合征，不同病因的治疗各有不同，对急性肾损伤患者的评估需要详细询问病史，深入回顾既往史和近期用药史，进行全面的体格检查、尿液分析以及其他实验室检查和影像学检查，必要时行肾活检。

首先与慢性肾衰竭相鉴别，慢性肾衰竭患者通常具有以下特点：①既往有慢性肾脏病史，对于病史明确者，可很快排除AKI，但应注意某些诱因（如药物、血压控制不良等）

可造成慢性肾脏病患者的肾功能急剧恶化，临床上称为慢性肾脏病基础上的急性肾损伤；②B 型超声检查提示双肾缩小、结构紊乱，但某些疾病导致的慢性肾衰竭肾脏也可肿大，如糖尿病肾病、肾脏淀粉样变性病等；③常伴贫血和钙磷代谢紊乱；④可测指甲肌酐，反映 3 ~4 个月前的血肌酐水平。

一旦急性肾损伤诊断成立，应首先排除肾前性和肾后性因素，再进一步评估可能的肾实质性因素。

血液和尿液标本的实验室分析不仅可显示肾功能障碍的程度，而且常有助于明确病因。所有出现急性肾损伤临床症状的患者，都应进行计算钠排泄分数（FENa）。

$$\text{FENa}(\%) = \frac{\text{尿 Na} \times \text{血清 Cr}}{\text{尿 Cr} \times \text{血清 Na}} \times 100$$

1. 肾前性氮质血症　肾前性氮血症是急性肾损伤最常见的病因，询问病史多可发现肾脏缺血史。常见症状包括呕吐、腹泻和食欲不振，常见体征有心动过速、全身性和/或直立性低血压、黏膜干燥等。实验室检查可见血清肌酐和尿素氮（BUN）水平升高，FENa 一般小于 1%，但是，如使用了利尿剂如呋塞米，可导致尿钠排泄增多，FENa 可能大于 1%。在这种情况下，可使用尿素排泄分数（FEurea），其计算公式为:

$$\text{FEurea}(\%) = \frac{\text{尿 urea} \times \text{血清 Cr}}{\text{尿 Cr} \times \text{血清 urea}} \times 100$$

FEurea 小于 35% 提示肾前性急性肾损伤。此外，血尿素氮与肌酐的比值大于 20∶1 也支持其诊断。

2. 肾后性急性肾损伤　少尿或无尿患者常需要鉴别肾后性因素，膀胱导尿术对于诊断和治疗必不可少，肾脏超声检查亦有助于诊断，需要注意的是，疾病初期肾脏超声检查可能为假阴性。

3. 肾性急性肾损伤　患者常有缺血或接触肾毒素的病史。体格检查可见肺水肿等体液过多的征象，AIN 患者可见皮疹。胆固醇栓塞见于严重动脉粥样硬化病患者，常发生于侵袭性血管手术或介入性操作后，可能出现手指或足趾发绀等表现。实验室检查包括尿液分析有助于鉴别病因，ATN 和 AIN 患者 FENa 常大于 1%，而肾小球肾炎和血管性疾病 FENa 一般小于 1%。AIN 时可有外周血嗜酸性粒细胞增多和尿中出现嗜酸性粒细胞，不过后者敏感性和特异性差，也见于微血管栓塞性疾病。原发或继发性肾小球肾炎可有低补体血症及免疫学指标（如 ANCA、抗 GBM 抗体、ANA、抗 ds-DNA 抗体等）异常，必要时行肾活检确诊。

二、治疗

急性肾损伤的治疗原则是快速识别和纠正其可逆因素，防止肾脏进一步受损，早期给予支持治疗，维持水、电解质和酸碱平衡，防治并发症，促进肾功能尽快恢复。

（一）病因治疗

1. 肾前性　早期通过积极纠正有效动脉血容量可使肾功能迅速恢复。对于有慢性充血性心力衰竭病史的患者，扩容时须谨慎。

2．肾性　针对不同病因给予相应治疗，如抗感染、停用肾毒性/过敏药物、免疫抑制治疗等等。

3．肾后性　解除尿路梗阻，预防感染。继发于前列腺肥大者常可通过放置膀胱导尿管得到纠正，而由肿瘤引起的梗阻常需要泌尿外科手术治疗。

（二）对症支持治疗

1．维持液体平衡，准确记录24小时出入量，做到量出为入。

2．纠正高钾、低钾、低钠等电解质紊乱和酸碱平衡紊乱。

3．治疗各种并发症，如高血压、心力衰竭、肺水肿、消化道出血、贫血、肺部感染等，针对并发症的治疗可以改善患者的生存率，应予以重视。

4．循证医学证据表明，对于AKI患者应用袢利尿剂和“肾剂量”的多巴胺不能促进肾功能恢复、减少肾脏和总体病死率。

5．对于AKI患者特别是高分解代谢型应加强营养支持。

（三）血液净化治疗

血液净化治疗是急性肾损伤的主要治疗措施，应遵循以下原则：①强调早期进行，尤其是伴多脏器功能障碍综合征（MODS）者应尽早进行血液净化治疗；②根据患者病情选择不同类型的血液净化方式，如血液透析（HD）、腹膜透析（PD）、连续性血液净化（CBP）以及杂合式肾脏替代治疗（HRRT）；③治疗处方因人而异，根据患者具体情况选择不同的透析剂量、透析器和抗凝剂等。

一般而言，继发于肾前性因素的急性肾损伤，如能及早诊断和治疗，预后最好，肾功能可恢复到基线水平，死亡率小于10%。肾后性急性肾损伤也常有良好的预后，如尿路梗阻诊断及时，治疗得当，肾功能也可恢复至基线水平。与之相比，肾性急性肾损伤患者的预后较差，病死率在30%~80%。发生在慢性肾脏病或全身性疾病基础上的急性肾损伤转归较差，肾功能很难完全恢复到基线水平，严重者可能需要长期透析治疗。

第五节　展　　望

急性肾损伤仍然是临床医生和科研工作者面临的一个复杂而充满挑战的难题。目前，对AKI的定义还存在分歧，现有定义基于既不敏感也不特异的血肌酐和尿量的变化，因此迫切需要一个既能评估急性肾损伤各个阶段信息，又具有高敏感性和特异性的、更标准的“概念”，以及更为统一和科学的诊断标准，以助进一步急性肾损伤基础和临床方面的研究。

关于AKI早期诊断标志物的研究取得了很多进展，主要有胱抑素（cystatin C）、肾脏损伤分子-1（KIM-1）、中性白细胞明胶酶相关脂质运载蛋白（NGAL）、白细胞介素18（IL-18）、富半胱氨酸蛋白61（Cyr61）等，目前的研究表明这些指标较血清肌酐值有更好的敏感性，并可对AKI的病因进行区分。但是，所有这些标志物尚属于评估阶段，距离临床应用仍有一段距离。近年来蛋白质组学、基因组学和代谢组学方面的研究有助于寻找新的、可应用于临床的早期诊断标志物。

随着对急性肾损伤发病机制和肾脏修复机制研究的深入，一些新的干预措施有望应用于临床。基于大量动物实验研究结果，很多生长因子被证实具有促进肾小管上皮损伤修复的作用，被认为在不远的将来可能用于治疗或预防 AKI。随着干细胞技术的问世，人们对于干细胞移植治疗 AKI 已经进行了积极探索，这些新方法有望使 AKI 治疗产生新突破。

附：急性肾功能衰竭动物模型的制备

一、动物的选择

急性肾衰竭动物模型应用的动物包括大鼠、小鼠、兔、猪、犬等，其中大鼠使用率较高。

二、急性肾衰竭动物模型的制备方法

目前使用的急性肾衰竭动物模型从机制上可分为缺血性急性肾衰竭和肾毒性急性肾衰竭两大类。

（一）缺血性急性肾衰竭模型的制备

包括双侧肾动脉钳夹法、一侧肾动脉钳夹加对侧肾切除法、失血性休克法、部分结扎腹主动脉法、去甲肾上腺素滴注法、甘油法、油酸法等。目前应用最为广泛的是大鼠双侧肾动脉钳夹法。造模的主要方法为：将大鼠麻醉后，经腹部或背部切口分离肾动脉，用无损伤血管夹将双侧肾动脉夹闭 20～60 分钟，然后松开血管夹恢复肾灌注，造成急性肾衰竭缺血/再灌注模型。

（二）中毒性急性肾衰竭模型的制备

主要是给实验动物注射一定剂量的肾毒性药物，包括顺铂、氨基糖苷类抗生素、阿霉素、氯化汞、蛇毒、氟化钠等。

三、急性肺损伤动物模型复制成功的依据

（一）肾脏功能改变

血清肌酐、尿素氮显著升高。

（二）肾脏组织学病变

肾小球无明显异常，近端肾小管最常受累，可见刷状缘紊乱、脱落，小管上皮细胞肿胀、空泡变性，管腔内可见细胞碎片和管型，管腔明显扩张，严重者可见近端小管细胞广泛坏死。远端小管和髓袢内可见均质样管型，间质可有炎细胞浸润。

（张　彤　梅长林）

参 考 文 献

[1] Kellum JA. Acute kidney injury. Crit Care Med, 2008, 36: S141 - S145

[2] Farley SJ. Acute kidney injury/acute renal failure: standardizing nomenclature, definitions and staging. Nat Clin Pract Nephrol, 2007, 3: 405

[3] Bellomo R, Ronco C, Kellum JA, et al. Acute renal failure-definition, outcome measures, animal models, fluid therapy and information technology needs: the Second International Consensus Conference of the Acute Dialysis Quality Initiative (ADQI) Group. Crit Care, 2004, 8: R204 - 212

[4] Mehta RL, Pascual MT, Soroko S, et al. Spectrum of acute renal failure in the intensive care unit: the PICARD experience. Kidney Int, 2004, 66: 1613 - 1612

[5] Molitoris BA. Acute kidney injury. In: Goldman L, Ausiello D, eds. Cecil Medicine. 23rd ed. Philadelphia, Pa: Saunders Elsevier; 2007: chap 121

[6] 李晓玫. 急性肾小管坏死. 见：王海燕主编. 肾脏病学. 第3版. 北京：人民卫生出版社，2009：847 - 887

[7] Sutton TA, Fisher CJ, Molitoris BA. Microvascular endothelial injury and dysfunction during ischemic acute renal failure. Kidney Int, 2002, 62: 1539 - 1549

[8] Devarajan P. Update on Mechanisms of Ischemic Acute Kidney Injury. J Am Soc Nephrol, 2006, 17: 1503 - 1520

[9] 季曙明，谢红浪. 急性肾功能衰竭的病因、发病机制及诊断. 见：黎磊石，刘志红主编. 中国肾脏病学. 北京：人民军医出版社，2008：1207 - 1238

[10] Liu KD. Renal repair and recovery. In: Ronco C, Bellomo R, Kellum JA, eds. Critical care nephrology. 2nd ed. Philadelphia, Pa: Saunders Elsevier; 2009: 203 - 212

[11] Bussolati B, Hauser PV, Carvalhosa R, et al. Contribution of stem cells to kidney repair. Curr Stem Cell Res Ther, 2009, 4: 2 - 8

[12] Baer PC, Geiger H. Mesenchymal stem cell interactions with growth factors on kidney repair. Curr Opin Nephrol Hypertens, 2010, 19: 1 - 6

[13] Landoni G, Biondi-Zoccai GG, Tumlin JA, et al. Beneficial impact of fenoldopam in critically ill patients with or at risk for acute renal failure: a meta-analysis of randomized clinical trials. Am J Kidney Dis, 2007, 49: 56 - 68

[14] Afshinnia F, Straight A, Li Q, et al. Trends in dialysis modality for individuals with acute kidney injury. Ren Fail, 2009, 31: 647 - 654

[15] Moore E, Bellomo R, Nichol A. Biomarkers of acute kidney injury in anesthesia, intensive care and major surgery: from the bench to clinical research to clinical practice. Minerva Anestesiol, 2010, 76: 425 - 440

[16] 王海燕. 急性肾损伤临床研究的思考与建议. 中华肾脏病杂志，2006，22：649 - 651

[17] 朱虹，杨进. 急性肾功能衰竭动物模型的研究现状和评价. 实验动物科学与管理，2005，22：44 - 47

第十九章　慢性肾脏病与肾功能衰竭

第一节　慢性肾脏病与肾功能衰竭的定义和病因

一、定义

根据2002年美国肾脏病基金会（national kidney foundation，NKF）制定的肾脏病患者预后和生存质量指南（The kidney disease outcomes quality initiative guidelines，K/DOQI），慢性肾脏病（chronic kidney disease，CKD）的定义为肾损害和/或肾小球滤过率（glomerular filtration rate，GFR）低于60ml/(min·1.73m^2)，持续3个月。其中肾损害是指肾脏结构和功能异常，包括血和/或尿成分异常、肾脏影像学检查异常和肾脏病理形态学异常。根据人体表面积标准化的GFR将CKD分为5期（表19-1），GFR数值常采用放射性同位素方法测定或MDRD公式计算得到。与AKI相比，CKD病程较长，可由急性肾损伤（AKI）病情迁延所致，但多数患者并无明确AKI病史，此外，在慢性肾脏病基础上可发生肾小球滤过率迅速下降（AKI on CKD，A/C）。

慢性肾衰竭（chronic renal failure，CRF）是指各种慢性肾脏病进行性进展引起不可逆的肾功能损害，直至功能丧失所出现的代谢紊乱和内环境紊乱，伴有一系列症状的临床综合征。多数患者不可避免地进入终末期肾病（end stage renal disease，ESRD）。

表19-1　CKD的分期

分期	描述	GFR [ml/(min·1.73m^2)]
1	肾损伤，GFR正常或增加	≥90
2	肾损伤，GFR轻度降低	60～89
3	GFR中度降低	30～59
4	GFR严重降低	15～29
5	肾功能衰竭	<15或透析

二、病因

多种病因可引起慢性肾脏病和慢性肾衰竭，主要包括慢性肾小球肾炎、糖尿病肾病、高血压性肾病、梗阻性肾病、遗传性肾病、痛风性肾病、慢性肾盂肾炎及肾结核等等。在我国，以慢性肾小球肾炎为最常见，占50～60%。随着人口老龄化和人民生活水平的不断提高，糖尿病肾病及高血压所致肾损害的发生率逐年升高。

（一）慢性肾小球肾炎

包括 IgA 肾病、膜增殖性肾小球肾炎、局灶节段硬化性肾小球肾炎和系膜增殖性肾小球肾炎等，最后均可引起肾功能衰竭。肾衰可以在几个月内出现，也可以迁延数年，直到血清尿素氮和肌酐上升，肾功能降至正常人的一半，才出现症状。有时发病后几年，直到尿毒症症状出现后，才诊断患有肾小球肾炎。

（二）糖尿病肾病

许多病程长的糖尿病患者可出现肾脏并发症，出现肾脏病的糖尿病患者，大约一半在5年后发生肾功能衰竭，而糖尿病的其他并发症，如网状内皮系统、血管系统和神经系统并发症也可同时出现。

高血糖通过多种途径导致肾脏损害：①多元醇通路的激活：血糖持续升高，多元醇通路被激活，葡萄糖转变成山梨醇和果糖，二者在细胞内积聚造成高渗状态而导致肾脏固有细胞损伤，并诱使前列腺素类扩血管物质增多，造成肾脏血流动力学障碍。醛糖增多还可使细胞外基质胶原增加，肾小球基底膜增厚；②蛋白非酶糖基化及其产物后效应：长期高血糖使葡萄糖在非酶促条件下生成早期和晚期糖基化终产物，该产物积聚在全身各组织，释放大量细胞因子，促进系膜细胞增殖及细胞外基质增多，基底膜增厚；③蛋白激酶 C 激活：持续高血糖可激活蛋白激酶 C，从而促进细胞外基质、内皮素等产生过多，同时还参与基底膜增厚、通透性增高、血管新生等病变的发生，并通过影响血管紧张素Ⅱ或其他激素的细胞信号传递过程而损伤肾脏。

（三）高血压性肾病

高血压引起肾损害的主要机制是血管活性物质平衡失调，肾血管阻力增加及肾脏自我调节功能失调，导致肾血流动力学异常。严重高血压可引起肾小动脉硬化、肾血流量减少、肾功能损伤。此外，非血流动力学因素包括自身免疫机制、炎症反应、氧化应激等也参与了高血压肾损害的发生和发展。而慢性肾脏病患者常因水钠潴留、肾素－血管紧张素－醛固酮系统激活以及交感神经过度兴奋而引起高血压，长期高血压又进一步加重 CKD 病情进展，形成恶性循环。

（四）梗阻性肾病

如前列腺良性肥大、结石或者某种解剖上的缺陷引起尿液反流等所致肾损害。梗阻对肾功能的影响主要取决于梗阻的程度、部位和持续时间的长短。当梗阻导致尿液排出受阻时，肾盂及肾小管压力增高，继而肾盂等集合系统扩张，肾间质水肿，压迫正常肾组织。梗阻还可导致局灶性炎性细胞浸润，最终导致肾间质纤维化及肾萎缩。在该演变过程中，涉及多种血管活性物质、生长因子、细胞因子、化学趋化蛋白等一系列细胞因子活性的改变及作用。

（五）多囊肾病

是一种常见的遗传性疾病，包括常染色体显性多囊肾病和常染色体隐性多囊肾病。病理检查可见从皮质到髓质充满大小不等球形囊肿，压迫正常肾组织。病情可以长期隐蔽，直到 40～50 岁后出现肾脏增大，明显肾功能不全时才被发现。

（六）痛风性肾病

与高尿酸血症密切相关。高尿酸血症可导致尿酸盐在组织中沉积，介导肾脏损害。尿酸还具有直接肾脏毒性作用，可引起肾血管收缩、囊内压增高以及肾小管间质损伤，最终导致肾纤维化。高尿酸血症对高血压的影响也是导致组织损伤的重要病理生理基础，其机制与肾素－血管紧张素系统激活及致密斑一氧化氮合酶的减少有关。

第二节　慢性肾脏病进行性发展的机制

慢性肾脏病（CKD）的进行性发展机制复杂，尚无一种理论或学说能完全阐述清楚，目前认为其进行性发展有多种病理生理过程参与，这一系列过程的相互作用、共同发展，导致肾功能不断恶化，肾单位进行性减少，最终发展为终末期肾衰竭。

一、肾功能丧失的机制

（一）原发病的作用

虽然包括炎症反应（如慢性肾小球肾炎、慢性肾盂肾炎、肾结核等）、缺血（如肾小动脉硬化症、结节性动脉周围炎等）、免疫反应（系统性红斑狼疮等）、尿路梗阻（如尿路结石、前列腺肥大等）、大分子沉积（如淀粉样变性病等）等多种机制，均可造成肾实质渐进性破坏，不过人们发现，若不给予适当的治疗，即使在起始致病因素去除后，病情依然进展，这说明继发性机制在后续肾损伤中起着重要的作用。

（二）继发性进行性肾小球硬化

由于各种致病因素长期持续地刺激肾小球，导致肾小球硬化的发生。其发生现认为与下列改变有关：

1. 肾实质减少与健存肾单位血流动力学的改变　Brenner 等人于 1986 年首先提出慢性肾衰竭逐步发展的“三高学说”，认为病变早期残存肾小球即可出现血流动力学改变。由于各种病因引起的肾单位减少可导致健存肾单位代偿性肥大，肾小球内毛细血管静水压和血流量增加，单个肾单位的肾小球滤过率增加，形成了肾小球高压力、高灌注和高滤过。这种肾单位的肥大虽然是机体代偿性机制，在一定条件下可维持机体平衡，但由此引起的肾小球血流动力学改变可引起肾小球进一步损伤、细胞活化，产生和释放各种细胞因子及血管活性物质，又会加重肾小球血流动力学变化和肾单位肥大，从而形成恶性循环，导致肾小球硬化，并逐步进展，最终进入 ESRD。动物实验发现，采用血管紧张素转化酶抑制剂（ACEI）可降低肾小球毛细血管内静水压，对肾功能具有明显保护作用；而某些降压药尽管降低了系统高血压，但由于未改变肾小球内压，肾脏疾病进展速率得不到有效遏制。一系列临床实验同样证实，CKD 患者确实存在肾单位血流动力学异常。虽然肾小球高滤过是促使 CKD 肾功能恶化的重要原因，但“三高学说”仍有许多不支持之处：首先，即使不存在肾小球高压，也可发生肾小球硬化；此外，有研究发现，肾小球内高压与肾小球硬化的严重程度并不平行，甚至无明显相关性。因此，除健存肾单位血流动力学改变外，还有其他因素参与介导肾小球硬化。

2. 系膜细胞的增殖和细胞外基质产生增多　存在于肾小球毛细血管袢之间的系膜细胞和系膜基质组成肾小球系膜。系膜细胞是分泌产生细胞外基质的主要细胞之一，肾小球系膜细胞增殖及基质增多是多种类型肾小球疾病常见而又突出的病理形态学特征，而系膜基质聚集则是肾小球硬化机制的关键。体内外多种物质包括内毒素、免疫复合物、糖基化终末产物、各种炎性介质和细胞因子都可导致肾小球系膜细胞增殖和释放多种细胞因子，使细胞外基质产生增加并沉积，从而导致肾小球纤维化。另外各种原发性病理损伤也可通过不同疾病类型特异的病理过程，使部分肾小球受到损害、功能性肾单位减少，进而引起肾小球发生一系列代偿性改变，如系膜细胞增殖及细胞基质合成代谢加强等。这种肾小球系膜代偿性变化的结果，又会造成另一部分肾小球损害、功能性肾单位进一步减少以及剩余功能性肾小球的进一步代偿，最终导致了肾小球硬化的肾脏病理改变。

（三）肾小管细胞和间质细胞损伤假说

肾小管细胞和间质细胞损伤假说（tubular and interstitial cells lesion hypothesis）强调在CKD中肾小管和间质损伤的作用。病理学研究发现，与肾小球病变相比，肾小管－间质纤维化程度与CKD发展的结局更具相关性。导致肾小管细胞和间质细胞损伤的机制有：

1. 炎症反应的作用　多数严重CKD患者可因感染、肾功能下降、透析系统生物不相容性等因素处于慢性炎症状态中。单核－巨噬细胞浸润是肾小管间质病变的重要病理表现。实验已证实，巨噬细胞可与肾脏固有细胞及细胞外基质相互作用，通过产生活性氧、一氧化氮和多种细胞炎症因子，直接损伤肾脏固有细胞；促进细胞外基质聚集，抑制血管生成；还可通过转化生长因子β（TGF-β）作用小管上皮细胞，诱导肾小管上皮细胞转分化，从而加重肾脏损伤，促进肾间质纤维化。

2. 慢性缺氧导致肾小管－间质损伤　广泛肾小管－间质损伤与肾间质缺血缺氧和肾小管周围毛细血管丧失密切相关。慢性肾病时肾间质浸润的巨噬细胞，可通过分泌产生抗血管生成因子、致纤维化因子及直接的细胞毒性作用，使肾小管周围毛细血管减少，甚至丧失和肾间质缺血缺氧。肾间质缺血和肾小管周围毛细血管丧失可刺激肾小管细胞与肾脏成纤维细胞细胞外基质产生增多、胶原降解减少，从而加重肾脏纤维化。缺氧本身也是致纤维化促进因子，可导致细胞凋亡和肾小管上皮－间质转化，加重肾脏纤维化。

3. 肾小管高代谢　肾单位毁损后，残存肾单位的肾小管呈代偿性高代谢状态，近曲小管细胞增生、肥大，耗氧量增加，氧自由基产生增多，可引起肾小管损害、间质炎症和纤维化，最终导致肾功能丧失。此外，由于残存肾小管功能代偿性增强，近端小管对HCO_3^-重吸收增加、氨产生增多，残存肾小管氨的产生增加可激活补体旁路途径，进一步加重肾小管和间质病变。

二、加重慢性肾脏病进展的因素

CKD的进展与蛋白尿、脂质代谢紊乱等多种因素密切相关。其中一些因素，如蛋白尿既是CKD的结果，也可作为其促进因素，因果的不断交替，推动CKD不断进展。

（一）蛋白尿

蛋白尿是多种肾脏疾病的临床表现，越来越多的研究表明，蛋白尿同时也是加速CKD进展，甚至发展为ESRD的重要因素。蛋白尿是肾小球疾病的标志，大量血浆蛋白从肾小球毛细血管壁滤过，从而导致小球硬化并随着病情进展而不断加重。蛋白尿在肾小管损伤方面同样发挥了重要作用，大量蛋白尿的漏出，导致肾小管上皮细胞蛋白超载，进而促进肾内补体系统激活和小管上皮细胞释放各种趋化因子、炎症因子及细胞外基质蛋白，最终引起小管间质炎症反应和纤维化[3]。

（二）高血压

许多种慢性肾脏病合并高血压。高血压既是肾脏疾病发展过程中的一种表现和结果，也是加重肾脏病进展的独立危险因素。大量循证医学证据表明，将血压降至目标值（130/80mmHg）可显著延缓肾脏病进展，降低慢性肾病基础上的心血管病病死率。

（三）高脂血症

进行性肾功能异常常伴脂代谢紊乱，表现为高脂血症。高脂血症除引起动脉硬化外，脂质在肾组织内的沉积，可通过产生活性氧、释放多种细胞活性因子和各种蛋白酶，损伤内皮细胞功能及导致肾小球内纤维素沉积。脂蛋白还可在肾小球系膜区沉积，刺激系膜细胞产生细胞外基质，并促进巨噬细胞聚集和活化，细胞炎症因子生成，导致小管间质炎症，并通过改变肾脏血液流变学和血流动力学异常等多种机制介导肾脏损伤，从而促进 CKD 的进展。

（四）尿毒症毒素

尿毒症毒素直接参与促进 CKD 的进展。尿毒症毒素是指随着肾功能的减退，造成多种物质在血液和组织内蓄积，并引起相应尿毒症症状和/或功能异常的一类物质。包括：①小分子含氮物质，如尿素、胍类、尿酸、胺类和吲哚等蛋白质和氨基酸代谢产物；②中分子毒性物质，包括体内潴留的过多激素（如甲状旁腺激素等）、细胞代谢紊乱产生的多肽等；③大分子毒性物质，包括激素、多肽和某些小分子蛋白，如 β_2 微球蛋白、溶菌酶等。

（五）营养不良

CKD 患者因消化道症状往往引起蛋白质摄入减少，加之微炎症状态导致蛋白质合成减少、分解增多，以及肾脏漏出蛋白增加，常合并营养不良。营养不良可引起低蛋白血症导致多种物质转运障碍，且与尿毒症贫血、心血管并发症的发生密切相关。此外，营养不良可加重肾脏氧化应激和炎症水平，以及免疫球蛋白水平低下导致 CKD 患者易发生感染，均可加重 CKD 肾损害。

（六）其他

除上述介导 CKD 进行性发展的机制外，高血糖等也与 CKD 的进展密切相关。

第三节　慢性肾功能衰竭的病理生理改变和临床表现

慢性肾功能衰竭时，由于肾脏泌尿功能和内分泌功能异常，体内会出现多种代谢产物、药物和毒物的积聚，水、电解质、酸碱平衡紊乱，以及多系统器官功能的紊乱（图 19-1）。

一、慢性肾衰竭的功能代谢改变

（一）泌尿功能改变

随着 GFR 下降，患病肾脏仍然可以继续在各种机制下调节水和电解质的排泄，使健存肾单位的水和电解质的清除率代偿性增加，当 GFR 下降至 25ml/min 时开始出现泌尿功

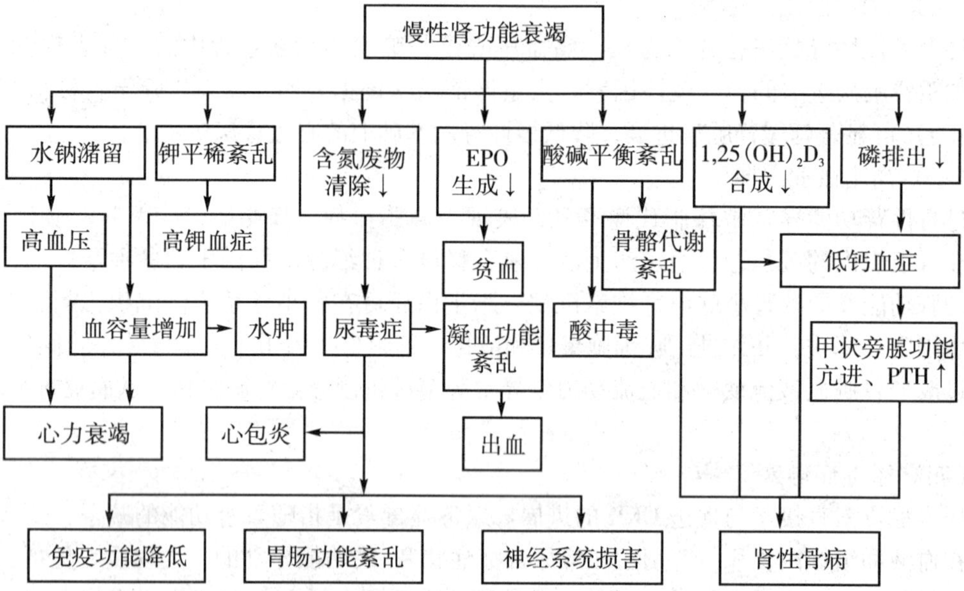

图 19-1 慢性肾衰竭的病理生理改变和临床表现

能障碍。

1. 尿量变化 正常成人每日尿量约为1500ml，夜间尿量只占1/3。在慢性肾功能衰竭早期，患者往往出现夜间尿量接近甚至超过白天尿量，称为夜尿。多尿是慢性肾功能衰竭较常见的泌尿功能变化，但尿量很少超过每天3 000ml。其形成机制可能为：①大量肾单位被破坏后，残存肾单位血流量增多，其肾小球滤过率增大，原尿形成增多，在肾小管的流速相应增大，与肾小管细胞接触时间缩短，重吸收相对减少，使尿量增多；②由于每个健存肾单位滤过的溶质增多，产生渗透性利尿效应使尿量增多；③慢性肾盂肾炎导致慢性肾功能衰竭时，常有肾小管上皮细胞对ADH的反应减弱；④因肾髓质炎症、组织损伤或髓袢Na^+和Cl^-主动吸收减少，肾髓质的渗透浓度梯度形成障碍，因而尿的浓缩功能降低。但是当肾单位大量破坏，肾血流量极度减少时，则可发生少尿。

2. 尿渗透压变化 在慢性肾功能衰竭早期，肾浓缩功能首先降低，稀释功能仍然正常，不能形成较高比重的尿液，当排出的尿比重最高只能达到1.20时，称为低渗尿或低比重尿。随着病情进展，由于稀释功能也出现障碍，尿渗透压接近血浆渗透压，尿比重固定在1.008～1.012，称为等渗尿。

（二）氮质血症

当血液中非蛋白氮浓度水平超过正常时称为氮质血症。慢性肾功能衰竭时，由于GFR降低，尿素氮、肌酐、尿酸等非蛋白氮浓度均有不同程度升高。

1. 血尿素氮（blood urea nitrogen，BUN）变化 BUN是由肝脏合成的蛋白质分解代谢的产物，主要由肾脏排泄。BUN值与外源性（与蛋白质摄入量有关）及内源性（与感染、肾上腺皮质激素的应用、胃肠道出血等有关）尿素负荷的大小有关。

2. 血肌酐变化 血肌酐浓度与蛋白质的摄入量无关，而主要与肌肉中磷酸肌酸自身分解产生的肌酐量及肾脏排泄肌酐的功能有关，因此血浆肌酐浓度的改变更能反映 GFR 的变化。在 GFR 变化的早期，血中肌酐浓度的改变并不明显。肌酐清除率与 GFR 的变化具有平行关系，因此，在临床上需同时测定血浆和尿液的肌酐含量，以计算肌酐清除率评估肾功能。但在严重肾功能衰竭并伴有食欲减退和恶病质时，由于肌肉组织分解代谢明显增强，内生性肌酐形成过多，故血清肌酐浓度可迅速增高，此时肌酐清除率降低，并不能确切地反映 GFR 的变化。

3. 血尿酸变化 慢性肾功能衰竭时，血清尿酸浓度虽有一定程度的升高，但较 BUN、肌酐为轻，这主要与肾脏远曲小管分泌尿酸增多和肠道尿酸分解增强有关。

除尿素氮、肌酐、尿酸外，中分子量肽类、氨基酸、胍类等蛋白质分解产物也增多，这些物质对机体具有毒性作用。

（三）电解质和酸碱平衡紊乱

1. 钠代谢紊乱 慢性肾衰竭患者可发生低钠血症或高钠血症。低钠血症原因包括：①钠的摄入减少；②多尿；③肾小管对醛固酮反应性下降，不能相应地减少尿钠排泄；④BUN、肌酐等溶质增多产生的渗透性利尿作用；⑤体内甲基胍等尿毒症毒素直接抑制肾小管对钠的重吸收。低钠血症可引起细胞外液和血容量减少，进一步降低 GFR。患者还可因此发生软弱无力、血压降低、嗜睡和昏迷等症状。另一方面，患者也可发生钠潴留，晚期慢性肾功能衰竭可表现为肾小管钠的排泄受损，如钠的摄入过多，短时间内难以排出，可形成钠水潴留，导致血容量增多、水肿、高血压和心力衰竭等后果。

2. 钾代谢紊乱 在 GFR 大于 5ml/min，且没有内源性或外源性钾负荷剧烈变化的情况下，慢性肾衰竭患者很少发生钾代谢紊乱。钾平衡的维持主要依赖于醛固酮调节肾小管泌钾以及肠道排钾。慢性肾功能不全时发生低钾血症，主要见于①厌食导致钾摄入不足；②呕吐、腹泻或利尿剂使钾的丢失增多；③继发性醛固酮增多症引起的代谢性碱中毒，促使细胞外钾进入细胞内。

晚期慢性肾衰竭时，各种调节机制已经发挥至最大限度，下列情况下可能发生高钾血症：①使用醛固酮拮抗剂（螺内酯）或抑制远端小管钾分泌的药物（如阿米洛利或氨苯蝶啶等）；②摄入钾增多；③急性酸中毒引起细胞内钾释放至细胞外；④合并感染、溶血和组织损伤等情况，细胞内钾外出；⑤ACEI 和血管紧张素受体阻断剂（angiotensin receptor blockers，ARB）可干扰肾素血管紧张素系统导致高钾血症；⑥糖尿病或间质性肾炎时近球小体硬化造成血浆肾素与醛固酮水平下降，可引起高钾血症。

3. 钙磷代谢紊乱

（1）高磷血症 当 GFR 下降至 30ml/(min·1.73m^2) 时，肾脏对磷的排泄减少，引起磷酸盐潴留和血磷暂时性升高。高磷血症可抑制 1,25-(OH)$_2$-D$_3$ 的合成，诱发低钙血症，而血钙降低又可刺激甲状旁腺，引起继发性甲状旁腺激素（parathyroid hormone，PTH）分泌增多。PTH 能抑制近曲小管对磷酸盐的重吸收，以促进肾小管磷的排泄，纠正高血磷，因此慢性肾功能衰竭患者可在很长一段时间内不发生血磷过高。在慢性肾衰竭的晚期，

GFR 和血磷的滤过都进一步显著减少，此时，继发性 PTH 分泌增多已不能维持磷的充分排出，故血磷水平显著升高。PTH 的增多又可加强溶骨活性，使骨磷释放增多，从而形成恶性循环，使血磷水平不断上升。

（2）低钙血症　慢性肾功能衰竭出现血钙降低的原因是：①高磷血症可使钙磷乘积升高，促使磷酸钙在组织中沉积，引起异位钙化，加重低钙血症；②肾实质破坏后，25-（OH）-D_3 羟化为 1，25-（OH）$_2$-D_3 的功能发生障碍，肠道对钙的吸收因而减少；③血磷过高时，肠道分泌磷酸根增多，故可在肠内与食物中的钙结合而形成不易溶解的磷酸钙，从而妨碍钙的吸收；④此外，某些尿毒症毒素可使胃肠道黏膜受损，钙的吸收因而减少。

4．代谢性酸中毒　慢性肾功能衰竭患者发生代谢性酸中毒的机制包括：①肾小球滤过率下降：当 GFR 降低到 10ml/min 时，体内酸性代谢产物如碳酸、磷酸、有机酸等从肾小球滤过减少而致潴留体内；②肾小管排 NH_4^+ 减少：慢性肾功能衰竭时，由于肾小管上皮细胞产 NH_3 减少，肾小管排 NH_4^+ 降低，可致 H^+ 排出障碍而发生代谢性酸中毒；③肾小管重吸收 HCO_3^- 减少：继发性 PTH 分泌增多可抑制近曲小管上皮细胞碳酸酐酶的活性，使近曲小管对 HCO_3^- 的重吸收降低，因而造成 HCO_3^- 的丧失，从而加重代谢性酸中毒。

二、其他组织器官功能代谢改变

（一）消化系统

消化系统症状常为慢性肾衰竭患者的首发症状，表现为食欲减退、恶心、呕吐，至 ESRD 时呼出气体中常有尿味。其发病机制复杂，胃肠道动力学变化、胃肠激素分泌紊乱等多种因素均参与了其发生和发展。消化道出血在尿毒症患者也很常见，可能与氧供减少及血液透析过程中产生的氧自由基损伤消化道黏膜有关。

1．胃肠动力学的变化　研究发现，慢性肾功能衰竭患者胃肠活动发生节律紊乱和胃电活动过速地变化，其原因可能在于潴留的尿毒症毒素（如胍类等）打破了交感神经和副交感神经的活动平衡，破坏了内环境理化性质的相对稳定状态。此外，尿素从消化道排出增多，经细菌或消化道中水解酶的作用而产生碳酸铵和氨，刺激胃肠黏膜，造成消化道功能紊乱以及广泛的黏膜炎症，而慢性肾功能衰竭时多种胃肠肽激素之间发生不成比例的变化，亦可破坏体内生理平衡，导致自我调节功能削弱，从而引起和加重胃肠运动功能异常和黏膜炎症。

2．胃肠激素和胰腺分泌功能的变化　慢性肾衰竭时许多胃肠激素水平均发生变化（包括胃泌素、生长抑素、胰多肽、胰高血糖素等），从而加重消化系统症状。如慢性肾衰竭患者血清胃泌素水平升高，但胃酸分泌反而减少，使得胃内食物排空延缓，而肠道运动亢进，导致胃肠功能失调，而胃窦黏膜生长抑素分泌量减少，胃泌素和胃酸分泌的调节障碍，或胃黏膜内谷胱甘肽过氧化酶活性减弱，导致细胞膜的脂质过氧化损伤。

长期透析患者胰腺病变发生率增加，其机制尚不清楚，可能与胰腺长期暴露于尿毒症环境中有关。尿毒症时胰腺外分泌功能的损害是多种原因相互作用所致，包括尿毒症毒素分子、酸中毒、贫血、转移性钙化、营养不良及神经体液因素等。肾小球滤过率的下降、肾小管病变等影响多种胰酶清除。

3．其他　瘦素是一种由白色脂肪组织分泌的炎性因子，属于 IL-6 超家族成员。肾脏是瘦素的代谢器官之一，慢性肾衰竭患者瘦素的血浆清除率降低，半衰期延长，导致瘦素在血浆中蓄积。此外，其他因素，如脂肪积累、高皮质醇、高胰岛素血症、炎症等也与血中瘦素升高有关。瘦素在内脏炎症过程中发挥重要作用，并与尿毒症厌食密切相关。除瘦素外，其他脂肪炎症因子，包括脂联素、抵抗素、TNF-α 等也在慢性肾功能衰竭消化系统疾病的发病中发挥重要作用。

（二）心血管系统

慢性肾功能衰竭患者常合并心血管并发症，心血管病变已成为慢性肾功能衰竭患者死亡的主要原因之一，很多患者在进入透析之前已死于心血管并发症。主要的心血管并发症包括高血压、左心室肥大、冠状动脉粥样硬化性心脏病、充血性心力衰竭、心律失常、心包炎及周围血管病变等。其中左心室肥厚和心力衰竭是慢性肾功能衰竭患者最常见的死亡原因。心血管并发症是多种心血管疾病危险因素长期共同作用的结果，高血压、容量负荷增加、糖尿病、血脂异常、微炎症状态、钙磷代谢紊乱等与 CKD 发生发展相关的风险因素，均可加重心血管疾病的发生。

1. 高血压　高血压是慢性肾衰竭最常见的并发症，其机制与肾脏排钠能力降低引起水钠潴留、肾素－血管紧张素系统激活、交感活性增加、不对称二甲基精氨酸和活性氧簇蓄积导致一氧化氮产生减少、内皮素-1 表达增高等因素有关。同时，高血压也是左心室肥厚、充血性心力衰竭和有症状的缺血性心脏病的独立危险因素。由于自主神经功能紊乱和合并睡眠呼吸暂停，导致血压的正常昼夜节律变化减弱或消失，因此很多 CKD 患者的高血压为高风险的夜间高血压。此外，几组队列研究表明，低血压同样增加透析患者的死亡率，舒张压则与心血管事件呈负相关。其原因可能为动脉硬化导致左心室功能障碍和充血性心衰，出现症状性心脏病后舒张压下降，而心血管死亡风险增加。

2. 容量负荷增加　慢性肾功能衰竭患者因水钠潴留、肾素－血管紧张素系统激活等因素可导致容量负荷增加，长期容量负荷过多使机体出现代偿性左心室肥厚和左心室扩张，加剧氧化应激和炎症反应等，最终导致充血性心力衰竭的发生。

3. 代谢紊乱导致心血管功能异常

（1）胰岛素抵抗　慢性肾功能衰竭时，患者常伴有胰岛素抵抗。胰岛素抵抗引起的高胰岛素血症可致肝脏脂酶活性增加，导致高甘油三酯血症；并引起脂蛋白脂酶对胰岛素敏感性下降，极低密度脂蛋白降解减少。高胰岛素血症还影响纤溶，刺激内皮细胞产生纤溶酶原激活抑制剂 1（plasminogen activator inhibitor-1，PAI-1），并作用于血管内皮，使纤溶系统受到抑制，内皮细胞功能紊乱，导致脂质沉积和血栓形成。此外，胰岛素促进去甲肾上腺素的升高，增加交感神经活性，同时可致水钠潴留，引起高血压，而高血压又由于外周微循环障碍导致胰岛素利用障碍，促使血中胰岛素水平进一步增加，从而加重胰岛素抵抗。因此，胰岛素抵抗是导致慢性肾功能衰竭心血管损害的重要原因。

（2）脂代谢紊乱　脂代谢紊乱是慢性肾功能衰竭患者心血管疾病发生的重要危险因素。其中，氧化修饰的 LDL 增加和 LP（a）升高是加速 CKD 动脉粥样硬化的重要原因。

氧化修饰的 LDL 具有特殊的功能属性，与非氧化的 LDL 相比，其更易被巨噬细胞摄取形成泡沫细胞。氧化的 LDL 还可作用于血管壁，刺激血管壁细胞分泌多种细胞因子，如粒－巨噬细胞集落刺激因子、粒细胞集落刺激因子、单核细胞趋化因子、IL-1 等，促进血管壁炎症。由于氧化修饰的 LDL 同时具有免疫原性，使机体产生自身抗体并激活补体物质，从而加重血管壁损害。此外，氧化修饰的 LDL 还能刺激血小板聚集，改变单核细胞、内皮细胞对组织因子的表达与分泌，增强组织型促凝血酶原激酶活性和 PAI-1 的表达，从而促进血栓形成。

由于 LP（a）的化学结构与 LDL 相似，因此可通过 LDL 类似途径致动脉粥样硬化。LP（a）还可促进平滑肌细胞增殖、增加细胞外基质合成；影响内皮细胞一氧化氮合成，促进氧自由基产生；与纤溶酶原竞争组织型纤溶酶原激活物，并可通过 PAI-1、纤维蛋白原、肝素等调控纤溶系统。

（3）钙磷代谢紊乱和血管钙化　慢性肾功能衰竭钙磷代谢紊乱及与之相关的血管钙化发生率显著增加，血管钙化与粥样硬化斑块数量、心肌梗死和心搏骤停等心血管事件均密切相关。近年来研究发现，血管钙化并非简单的磷酸钙晶体被动地沉积于血管壁，而是一个主动调节过程，与骨的矿化相似。血管平滑肌细胞在许多因素刺激下分化为成骨细胞样细胞，研究发现，钙化的血管壁表达包括骨钙素在内的多种骨相关蛋白，而骨钙素的出现是成骨细胞最终分化的特征性表现，提示血管平滑肌细胞表达成骨细胞表型是血管钙化过程的中心环节。除钙磷代谢紊乱外，尿毒症毒素、维生素 D、脂质、炎症等许多刺激也被证实可诱导或调节血管平滑肌细胞向成骨细胞样细胞的表型转化。

4. 营养不良－微炎症状态　大多数慢性肾衰竭患者处于慢性炎症状态中，慢性炎症反应可通过多种机制加重慢性肾功能衰竭患者的营养不良。营养不良－微炎症状态是慢性肾功能衰竭患者发生心力衰竭和动脉粥样硬化的独立危险因素。首先，微炎症反应可以改变脂蛋白的结构和损害内皮细胞的功能。其不仅可以氧化 LDL，还可以使血清淀粉样蛋白取代高密度脂蛋白（high density lipoprotein，HDL）的载脂蛋白 A，改变 HDL 的功能，导致 HDL 黏附于血管内皮；其次，可引起内皮黏附因子表达，有利于炎症反应细胞以及脂质细胞聚集成脂质条纹；并可通过增强血小板、单核细胞特异性配体的表达，促进单核细胞等黏附于血管内皮，引起血管内皮功能减退。

5. 其他　除上述因素外，贫血、凝血功能异常、透析方式的改变、动静脉内瘘等因素也与慢性肾功能衰竭心血管损害密切相关。

（三）贫血

多数 CKD 患者在 GFR＜30ml/（min·1.73m^2）时可出现正细胞、正色素性贫血，并随着肾功能的减退而加重。长期贫血可导致组织氧运输和利用障碍、心输出量增加、左心室肥大、心力衰竭、心绞痛、免疫力低下、儿童生长停滞以及认知和反应性下降等。肾性贫血由多种因素介导，主要源于慢性肾功能衰竭患者体内 EPO 产生减少，其他因素还包括铁和叶酸缺乏、继发性甲状旁腺功能亢进、慢性感染、铝中毒、失血和溶血等。

1. EPO 减少　EPO 是一种糖蛋白，主要由肾皮质和外层髓质的成纤维细胞产生，作用于骨髓中的红系祖细胞生成前驱细胞，使网织红细胞增生，并转化为红细胞。慢性肾功能衰竭时，由于肾小管间质的纤维化破化了肾小管、管周成纤维细胞以及内皮细胞之间的信号转导，损伤了细胞骨架，导致肾脏对贫血刺激的反应性下降、EPO 合成水平下降。而肾脏损伤和糖基化终产物又会刺激肾小管周围的成纤维细胞向肌成纤维细胞转化，与成纤维细胞相比，肌成纤维细胞产生 EPO 的效率显著降低。此外，微炎症状态、骨髓微血管病变以及炎症因子、糖基化终产物等抑制骨髓造血的异常物质也可抑制 EPO 产生。

2. 铁和叶酸缺乏　铁和叶酸均是合成红细胞的重要原料。缺铁是慢性肾功能衰竭患者贫血的第二位原因，慢性肾功能衰竭患者多伴有消化功能障碍、进食限制、使用制酸剂等，引起铁摄入不足；消化道出血、频繁抽血化验及血透过程中血液残留在透析器和管路中，造成体内铁丢失过多；EPO 使用又可增加红细胞合成时骨髓铁耗竭；加之慢性肾功能衰竭患者对铁的利用不佳，均可导致铁的相对和绝对缺乏。慢性肾功能衰竭患者叶酸缺乏主要与胃肠道症状导致叶酸摄入不足，透析使之丢失增加有关。

3. 继发性甲状旁腺功能亢进　PTH 分泌增多是肾性贫血的重要原因之一。PTH 可直接影响 EPO 合成，影响骨髓祖红细胞和红细胞存活；间接作用可能是通过促进骨髓纤维化发生。PTH 升高还可能增加红细胞的渗透脆性，缩短红细胞寿命。此外，PTH 还能影响血小板聚集，导致出血概率增加，继而加重贫血。

4. 慢性感染　慢性感染引起的贫血主要发病机制是肠道铁吸收减少和巨噬细胞铁释放减少。慢性肾功能衰竭时，单核细胞分泌的 IL-6 和细菌产生的脂多糖刺激肝脏产生调节铁代谢的急性时相蛋白，该蛋白能抑制十二指肠铁吸收，促进巨噬细胞膜铁蛋白受体表达增加；单核细胞产生的 TNF 和 IL-10 可促进巨噬细胞对红细胞的吞噬，刺激巨噬细胞转铁蛋白受体表达增加，从而加重巨噬细胞铁释放减少。此外，慢性感染时产生的 IL-1、TNF-α 等炎症因子和氧自由基可抑制 EPO 的生成，并损伤骨髓造血细胞功能，从而进一步加重肾性贫血。

5. 铝中毒　铝从消化道摄入人体，全部由肾脏排泄。慢性肾衰竭时铝的排泄能力下降，而一些医源性因素如高磷血症时长期应用含铝的磷结合剂，透析液中铝含量过高等，可造成铝在体内的蓄积和中毒，慢性铝中毒可通过缩短红细胞寿命、抑制骨髓红系祖细胞的发育成熟、减少 EPO 合成分泌、降低骨髓红系祖细胞对 EPO 的反应性而造成贫血。

6. 溶血　慢性肾功能衰竭患者体内红细胞存在一定程度的代谢和功能异常：由于红细胞膜钠泵活性下降、戊糖旁路途径受损、葡萄糖-6-磷酸脱氢酶缺乏、氧化应激改变蛋白结构及糖基化终产物在红细胞膜上的积聚干扰了红细胞的变形能力，导致细胞膜流动性下降，红细胞黏附性和脆性增加，使红细胞在单核巨噬系统微循环中被破坏增加。此外，药物，微血管病，脾功能亢进，血中铝、铜或锌浓度过高也会引起溶血发生。

7. 失血　慢性肾功能衰竭失血包括血小板功能障碍所致的皮肤黏膜和消化道出血，肝素抗凝增加出血倾向，频繁抽血检查等。

（四）肾性骨病

1. 高转化性骨病　又称为甲状旁腺功能亢进性骨病，见于慢性肾功能衰竭甲状旁腺功能亢进的患者，其特点为骨形成率明显升高。临床表现为纤维性骨炎，可伴有骨质疏松和骨硬化。生化检查表现为低血钙、高血磷和血全段甲状旁腺激素（intact parathyroid hormone，iPTH）水平显著升高。骨活检可见成骨细胞和破骨细胞数量增加，骨的吸收和生成活跃，骨转化率明显增加。其发病机制复杂，高磷血症、低钙血症、1,25(OH)$_2$D$_3$ 减少等许多因素均可导致甲状旁腺功能亢进，从而加重骨病发展。此外，已知慢性肾功能衰竭患者存在骨骼对PTH的抵抗作用，使得PTH动员骨钙入血，升高血钙的作用减弱，从而促进甲状旁腺功能亢进的发生和发展。导致骨骼对PTH抵抗的因素包括高磷血症、1,25 $(OH)_2D_3$水平降低、PTH受体下调和活性减低等。

2. 低转化性骨病　包括骨软化症和无动力性骨病两种类型。早期主要表现为骨软化症，逐步发展为无动力性骨病。骨软化症时，骨矿化率低于骨形成率，导致未骨化的类骨沉积和类骨质间隙增宽。生化检查一般表现为血钙正常，血磷升高，血铝通常也升高，血iPTH水平降低。无动力性骨病时，骨矿化率和骨形成率同等程度降低，类骨质间隙正常。血生化表现为血钙正常或轻度降低，血磷通常在正常水平，血iPTH水平大多正常或偏低。低转化性骨病的发生涉及多个因素，近年来，随着透析用水质量的提高，铝中毒导致的骨软化症的发病率显著降低，但活性维生素D［1,25 $(OH)_2D_3$］和磷结合剂的不合理应用等因素导致的低转化性骨病的发生率有增加趋势。

（1）铝中毒　慢性肾功能衰竭引起体内铝的蓄积除了与贫血的发生有关外，铝在骨和甲状旁腺中蓄积，还可引起铝中毒性骨病。铝对骨骼的作用包括：①直接阻止骨矿化：铝沉积在矿化骨与骨样组织交界面，抑制骨形成和矿化；②减少成骨细胞数量，使未成熟的成骨细胞分化障碍和功能异常；③使PTH分泌减少，反应性降低：铝可沉积于甲状旁腺，抑制PTH分泌；还可抑制靶器官（骨骼、肾脏）的PTH受体，使其对PTH反应性下降。

（2）骨骼对PTH的抵抗作用　骨骼对PTH的抵抗可影响骨的形成，抑制成骨细胞和破骨细胞功能。PTH在诱导成骨过程中需要胰岛素样生长因子-1和TGF-β的参与，而低转化性骨病存在胰岛素样生长因子-1抵抗和生成障碍，且成骨细胞中的胰岛素样生长因子-1和TGF-β表达量显著下降。骨形态发生蛋白-7（bone morphogenetic protein-7，BMP-7）可增加成骨细胞数量、刺激骨质生成和改善钙磷代谢。慢性肾功能衰竭时BMP-7水平下降，从而抑制了骨合成代谢，导致无动力性骨病的发生。此外，由于慢性肾功能衰竭患者对破骨抑制因子的清除率下降，过多的破骨抑制因子抑制了破骨细胞的分化成熟，导致破骨细胞的功能障碍，这可能也是引起无动力性骨病发生的重要因素。

（3）酸中毒　慢性肾功能衰竭患者常合并代谢性酸中毒。目前关于代谢性酸中毒引起低转化性骨病的机制尚不清楚。一般认为，酸中毒可促进骨盐溶解，使更多的磷释放到细胞外液并导致钙的负平衡，从而促进低转化性骨病的发生。此外，酸中毒还可能刺激破骨细胞活动增加，同时抑制成骨细胞活动。

（4）高钙血症　由于高钙血症是甲状旁腺细胞的主要抑制因素之一，因而不合理地长期服用含钙的磷结合剂或高钙透析液导致钙负荷过高可能是无动力性肾性骨病的危险因素之一。钙动力学研究也表明，无动力性肾性骨病患者骨骼对钙的缓冲能力和处理额外钙负荷能力明显下降，因而无动力性肾性骨病患者存在高钙血症倾向。

（5）活性维生素D制剂使用不当　活性维生素D能够抑制iPTH的合成，广泛应用于继发性甲状旁腺功能亢进的患者。但若应用剂量过大，疗程过长，则可下调成骨细胞PTH受体，减弱PTH对骨重建的作用，使PTH不足以维持正常骨转化的需要。

（6）其他　低磷血症、甲状旁腺切除术后、长期应用糖皮质激素、老年或绝经后以及全身性疾病导致的骨质疏松、尿毒症毒素、营养不良等因素均与低转化性骨病有关。

（五）凝血功能紊乱　凝血功能紊乱是肾功能衰竭患者常见的并发症之一，典型的临床表现包括：皮肤淤斑、紫癜、鼻出血及静脉穿刺处出血等，消化道及颅内出血也很常见。目前其病理生理机制尚未完全阐明，但一般认为是多种因素所致，其中血小板功能异常是引起慢性肾功能衰竭患者出血性疾病的主要因素。此外，贫血、药物及代谢产物在体内蓄积、血液透析时抗凝剂的使用等都可加重出血倾向。

1．血小板的功能降低　血小板是参与止血、凝血和血栓形成过程的主要效应细胞。血小板与内皮下基底膜的黏附及血小板相互之间的聚集是由多种血小板表面膜糖蛋白或黏附分子介导的过程，这些受体包括血管性假血友病因子（vWF）受体（Ⅰb/Ⅸ）、纤维蛋白原受体（Ⅱb/Ⅲa）及作为胶原受体的黏附分子整合素家族成员等。

血管内皮细胞产生的vWF在促进血小板聚集过程中发挥了极为重要的作用。慢性肾功能衰竭患者体内的vWF水平往往并不减低，有时甚至轻度增加，但vWF与其受体Ⅰb/Ⅸ结合的亲和力下降，而且血小板表面的Ⅰb/Ⅸ表达下调，同时引起血栓烷和腺苷二磷酸生成减少。

慢性肾功能衰竭患者体内前列腺环素和一氧化氮产生增多。前列腺环素为花生四稀酸代谢产物，可扩张血管，并通过活化腺苷酸环化酶，抑制血小板聚集。一氧化氮在扩张血管的同时通过增加鸟苷酸环化酶的生成，从而阻止血小板黏附至内皮并减少血小板之间的相互作用。此外，腺苷酸环化酶和鸟苷酸环化酶的激活可下调血栓烷和腺苷二磷酸等促血小板聚集物质的表达，进一步加重凝血功能障碍。

2．尿毒症毒素的作用　由于肾脏清除能力的下降，慢性肾功能衰竭患者体内聚集了大量的毒素，这些毒素被认为是引起凝血功能紊乱的原因之一。血小板功能抑制剂包括尿素、胍基琥珀酸、甲状旁腺素、色氨酸、酚酸等。其中，尿素增加影响了鸟氨酸循环，使L-精氨酸生成增加（最终生成胍基琥珀酸）。L-精氨酸可致一氧化氮生成增加，胍基琥珀酸及酚酸可抑制腺苷二磷酸介导的血小板聚集，而包含精氨酸－甘氨酸－天冬氨酸序列的短肽链通过影响纤维蛋白原与膜糖蛋白Ⅱb/Ⅲa的粘连而影响血小板的聚集。

3．贫血　贫血是慢性肾功能衰竭患者常见的并发症之一。由于循环中的红细胞缺乏，轴流的红细胞减少，边流的血小板远离内皮接近轴流状态运行，当血管损伤时血小板难以黏附。红细胞还可释放腺苷二磷酸和血栓烷，血红蛋白与一氧化氮有高亲和力，当贫血严重时腺苷二磷酸及血栓烷生成减少，一氧化氮释放增加，这些均可影响血小板的聚集。

4．其他　主要包括抗血小板、抗凝药物，抗生素，COX-2抑制剂等。尿毒症患者常常伴发心血管疾病，抗血小板药物的使用会加重出血倾向。血透患者抗凝剂的使用亦然。根据一项对360例血透患者7年的随访，每年有2.5%的患者因肝素的使用而出血。低分子肝素出血的危险与其类似。β内酰胺类抗生素通过干扰血小板膜功能和腺苷二磷酸受体功能增加出血危险。

（六）尿毒症神经病变

表现为中枢神经系统功能紊乱（尿毒症性脑病）、周围神经病变和自主神经病变。尿毒症性脑病早期主要表现为注意力不集中、失眠、嗜睡；随后可出现行为异常、记忆力减退，伴有肌肉颤动、抽搐或痉挛等神经肌肉兴奋症状；晚期表现为抑郁或狂躁、幻觉、精神错乱等精神症状，最典型和最严重的症状为昏迷与癫痫，较为罕见，主要见于治疗不当或被忽视的ESRD患者。周围神经病变常表现为远端对称性多发性神经病变，起病隐袭，下肢病变较上肢严重，远端早于近端。临床特征为粗纤维受累所引起的感觉异常，深反射减退，振动觉受损、减退及肌肉萎缩等。尿毒症患者还可出现自主神经病变，表现为直立性低血压、无汗、腹泻、便秘或性功能障碍等。尿毒症神经病变主要与尿毒症毒素有关。研究发现，胍基复合物（包括肌酐、胍、胍基琥珀酸和甲基胍）在尿毒症患者血浆、脑脊液和脑中显著增加，而另一些胍基代谢产物不升高或仅轻度升高，甚至下降，表明胍基可能参与尿毒症性脑病。同时，尿毒症患者长期血透合并的β_2微球蛋白淀粉样变是尿毒症周围神经病变特别是腕管综合征进展的主要因素，已经在腕管综合征透析患者的滑液样本中鉴定出淀粉样沉着物。而PTH作为另一中大分子毒素，可能是慢性肾功能衰竭周围神经功能损害的又一个重要因素。体外与体内的实验均提示过量的PTH可导致周围神经病变。一些研究还认为，自主神经病变同样与甲状旁腺功能亢进密切相关。由于PTH是血管舒张因子，在继发性甲状旁腺功能亢进时，PTH可使血管对去甲肾上腺素和血管紧张素Ⅰ的加压反应减弱。因此，推测可能与体位性低血压或透析中低血压发作有关。此外，包括尿毒症钙沉着症和动静脉瘘引起肢体远端血供减少、水电解质酸碱平衡紊乱、感染、药物、精神刺激等均可导致或加重尿毒症神经病变。

第四节　慢性肾功能衰竭的诊断与防治

一、诊断

如前面K/DOQI指南所述，首先依据肾损害和/或肾小球滤过率明确CKD的诊断及分期。对于存在肾功能衰竭的患者，需进一步明确是急性还是慢性肾功能衰竭：存在长期肾脏疾病史、严重贫血、双肾缩小、钙磷代谢紊乱和PTH增高等支持慢性肾功能衰竭诊断。其次，需明确导致慢性肾功能衰竭的原发病，如高血压、糖尿病、系统性红斑狼疮等。此外，寻找引起肾功能恶化的可逆因素及明确有无合并症也是CKD诊治的重要方面。

二、防治

（一）原发病和加重因素的治疗

积极有效地治疗原发病和引起肾功能恶化的可逆因素是CKD治疗的基础和延缓肾功能恶化的关键。

（二）营养治疗

营养治疗是CKD治疗的基础，包括限制蛋白质摄入和补充α酮酸制剂，补充充足的热量，限制磷的摄入等。营养治疗的核心是限制蛋白质饮食，可以减少尿蛋白排泄，延缓CKD病情进展；改善蛋白质代谢，减轻氮质血症；减轻胰岛素抵抗，改善糖代谢；提高脂酶活性，改善脂代谢；改善代谢性酸中毒和减轻继发性甲状旁腺功能亢进。

（三）降压治疗

良好的血压控制可延缓CKD的病情进展，还可减少心脑血管并发症，降低病死率。

CKD患者的降压药物首先ACEI和ARB。ACEI和ARB不仅通过降低血压发挥保护作用，还可通过阻断肾素－血管紧张素系统降低蛋白尿的产生，延缓CKD进展。其机制与阻断血管紧张素（尤其血管紧张素Ⅱ）抑制NF-κB激活和单核细胞趋化因子表达上调，而减少单核细胞在肾间质的蓄积有关；同时可抑制小管细胞异常表达TGF-β基因，防止间质纤维化。此外，还可减少C3滤过，减轻炎细胞浸润。ACEI和ARB尚可改善心肌重构，减少心血管事件的发生。

（四）肾性贫血治疗

主要措施包括使用重组人促红细胞生成素、补充铁剂和叶酸等。有效地治疗贫血可延缓肾功能衰竭病情进展，减轻左心室肥厚、减少心血管事件病死率，改善脑代谢，提高认知能力，还可提高生活质量。

（五）肾性骨病治疗

对于高转化性骨病，控制血磷，维持正常血钙水平，使用维生素D可减少PTH分泌，控制骨病进展，并减少转移性钙化，降低心血管并发症。低转化性骨病的治疗以预防为主，除合理使用维生素D和钙剂外，还需防治铝中毒，并严格控制甲状旁腺手术适应证。

（六）凝血功能紊乱

由于其发病机制尚未完全阐明，许多临床治疗方法仍不确定。防治的关键在于充分透析和维持红细胞比容在适当水平，对于高危出血倾向者要特别注意早期预防。当尿毒症患者已有活动性出血或需紧急手术时，除预防性地输注红细胞外，冷凝集物、去氨基精氨酸加压素及结合型雌激素均可作为抢救药物并可联合使用。对于消化道反复大量出血或其他严重的内出血，结合型雌激素可作为首选。

（七）肾脏替代治疗

包括血液净化和肾脏移植。常见的血液净化方式有：血液透析、血液滤过和腹膜透析。肾脏替代治疗的指征是糖尿病肾病患者肾小球滤过率低于15ml/(min·1.73m^2)，非糖尿病肾病患者肾小球滤过率在5～8ml/(min·1.73m^2)即需要透析治疗。具体指征包括：①持续恶心、呕吐等尿毒症症状；②严重的代谢性酸中毒；③难以控制的高钾血症；④保守治疗难以控制的水钠潴留，引起充血性心力衰竭等表现；⑤尿毒症性心包炎；⑥尿毒症神经系统病变；尿毒症引起的后果严重的出血。

附：慢性肾脏疾病动物模型的复制

制备慢性肾功能衰竭动物模型，对研究慢性肾功能衰竭发病机制、病理生理及治疗等均有重要作用。

一、动物的选择

慢性肾功能衰竭模型已在许多动物（猪、豚鼠、兔、猫、羊、狗、大鼠、小鼠）复制成功，其中大鼠是最常用的动物，其优点是成模率高，死亡率低，并可减少实验成本。

二、慢性肾功能衰竭动物模型的制备方法

慢性肾功能衰竭动物模型的制备方法多样，主要包括：

（一）物理方法

主要是减少或破坏肾组织。常见有外科手术切除（3/4、5/6、7/8 肾切除）、冷冻（肾皮质冷冻）加切除、电凝（电凝肾皮质）加切除、结扎（肾动脉分支结扎）加切除等。

（二）化学方法

使用肾毒性药物破坏肾组织，常用的药物有腺嘌呤、阿霉素，正定霉素、柔红霉素、氯化镉、消痔灵等。

（三）生物学方法

主要采用免疫法破坏肾组织，如采用阳离子化牛血清白蛋白诱发慢性肾功能衰竭模型。

外科手术行大鼠 5/6 肾切除模型是最为常用的慢性肾功能衰竭动物模型，操作方法为：将大鼠麻醉后切除左肾的 2/3（左肾上、下极），7～10 天后再次行手术摘除右肾。该模型符合肾小球高灌注、高滤过和高压力致慢性肾功能衰竭学说，比较接近临床实际，且技术成熟，可重复性强。

三、慢性肾功能衰竭动物模型制备成功的依据

（一）肾脏功能改变

血清肌酐、尿素氮显著上升，蛋白尿逐渐增加。

（二）肾脏组织学病变

早期肾小球肥大，肾脏代偿增大，大量炎症细胞浸润，16～20 周后可出现肾小球硬化，小管、间质纤维化。

（高　翔　梅长林）

参 考 文 献

[1] National Kidney Foundation. K/DOQI clinical practice guildlines for chronic kidney disease: Evaluation, classification and stratification. A J Kidney DIS, 2002, 3 (suppl 1): S1 - S266

[2] Comparison of the prevalence and mortality risk of CKD in Australia using the CKD Epidemiology Collaboration (CKD-EPI) and Modification of Diet in Renal Disease (MDRD) Study GFR estimating equations: the AusDiab (Australian Diabetes, Obesity and Lifestyle) Study. White SL, Polkinghorne KR, Atkins RC, Chadban SJ. Am J Kidney Dis. 2010, 55: 660 - 670

[3] Abbate M, Zoja C, Remuzzi G. How does proteinuria cause progressive renal damage? J Am Soc Nephrol, 2006, 17: 2974 - 2984

[4] Vaziri ND. Dyslipidemia of chronic renal failure: the nature, mechanisms, and potential consequences. Am J Physiol Renal Physiol, 2006, 290: F262 - 272

[5] Nordfors L, Lonnqvist F, Heimburger O, et a1. Low leptin gene expression and hyperleptinemia in chronic renal failure. Kidney Int, 1998, 54: 1267 - 1275

[6] Boger RH. Asymmetric dimethylarginine, an endogenous inhibitor of nitric oxide synthase, explains the "L-arginine paradox" and acts as a novel cardiovascular risk factor. J Nutr, 2004, 134 (Suppl 10): 2842S - 2847S

[7] Barter P, Gotto AM, LaRosa JC, et al. HDL cholesterol, very low levels of LDL cholesterol, and cardiovascular events. N Engl J Med, 2007, 357: 1301 - 1310

[8] Lund RJ, Davies MR, Brown AJ, et al. Successful treatment of an adynamic bone disorder with bone mor-

phogenetic protein-7 in a renal ablation model. J Am Soc Nephrol, 2004, 15: 359 - 369
[9] Stephanie JH, Sarah BD, Justin SH, et al. Evidence-based treatment recommendations for uremic bleeding. Nat Clin Pract Nephrol, 2007, 3: 138 - 153
[10] Sohal AS, Gangji AS, Crowther MA, et al. Uremic bleeding: pathophysiology and clinical risk factors. Thromb Res, 2006, 118: 417 - 422
[11] Arun VK, Matthew CK. Uremic neuropathy: clinical features and new pathophysiological insights. Muscle Nerve, 2007, 35: 273 - 290
[12] Donadelli R, Zanchi C, Morigi M, et al. Protein overload induces fractalkine upregulation in proximal tubular cells through nuclear factor kappa B-and p38 mitogen-activated protein kinase-dependent pathways. J Am Soc Nephrol, 2003, 14: 2436 - 2446
[13] Kim YG. Anticoagulation during haemodialysis in patients at high-risk of bleeding. Nephrology, 2003, 8 (suppl): S23 - S27
[14] 肖炜，马云，傅江南. 慢性肾衰动物模型方法学研究现状. 中国实验动物学杂志，2002，12：176 - 179
[15] 胡安康，朱孝荣，袁红花. 慢性肾衰竭大鼠模型的建立. 中国实验动物学报. 2011，19：34 - 38

第二十章　急性脑功能障碍

脑与脊髓共同组成中枢神经系统（central nervous system，CNS），脑分大脑、间脑、脑干和小脑等部分。神经系统的结构与功能单位是神经元。神经元又分为细胞体和胞突（树突与轴突）两部分。细胞体是神经元代谢和营养的中心，在维持高度依赖能量的离子梯度和活跃的生物合成中发挥其特殊功能。细胞体分出的轴突成为神经纤维，其主要功能是传导兴奋。在反射活动中，它把感受器的兴奋传至中枢，又把中枢的兴奋传至效应器。神经元之间靠突触相互接触。一个神经元可以通过突触传递对许多其他神经元产生作用。突触传递是通过突触前膜释放的化学递质，即神经递质，作用于突触后膜上的受体才能发挥其传导兴奋的作用。

在 CNS 内大量神经元聚集在一起，有机地构成网络或回路，接受全身各处的传入信息，经整合加工后成为协调的运动性传出，或储存在 CNS 内成为学习、记忆的基础。人类的思维活动也是 CNS 的功能。

急性脑功能障碍是各种可迅速导致神经系统功能障碍疾病类型的通称，包括急性脑内血肿（intracerebral hematoma）、脑卒中（stroke）等，患者常常在短时间内出现意识障碍、昏迷或死亡。

第一节　急性脑功能障碍的原因和类型

急性脑功能障碍可由颅脑伤、脑血管疾病、脑出血和 CNS 感染等引起，也可继发于其他疾病，如肝功能衰竭导致的肝性脑病，呼吸功能衰竭导致的肺性脑病、肾功能衰竭导致的尿毒症性脑病。此外，高血糖、艾滋病、药物滥用、电解质紊乱等非 CNS 疾病也可导致急性脑功能障碍。作为原发疾病，急性脑功能障碍也可导致其他系统紊乱。

一、创伤性脑损伤

创伤性脑损伤（traumatic brain injury），简称颅脑伤，是因创伤导致的脑组织损伤。主要发生于交通、体育运动、工程作业等过程中的意外事故。

颅脑伤一般按照严重程度、损伤部位和损伤机制进行分类，颅脑伤的严重程度常根据患者入院时的 Glasgow 昏迷评定量表（Glasgow coma scale，GCS）的 GCS 评分或入院 48 小时内最低评分确定，GCS 评分低于 8 为重度，9 ~ 12 为中度，12 以上为轻度。颅脑伤的严重程度也可以根据 CT 检查结果进行判断。GCS 评分持续降低往往意味着预后较差，但这种预测的准确性不够高。曾有学者建议用损伤后持续昏迷时间作为判断预后的指标，但这种测定在治疗早期阶段难以实施，而且准确性仍然不高。

根据损伤部位和病变分布方式，可将颅脑伤分成局灶性、对冲性和弥漫性三种类型。

虽然三种类型颅脑伤很少独立发生，但为了方便理解，常分别进行描述。

局灶性颅脑伤（focal injury），又叫冲击点损伤（coup injury），是在暴力作用部位发生的脑损伤。产生原因主要是颅骨着力后，瞬时发生的内弯变形或骨折，冲击下方脑组织所造成的脑损伤。颅脑伤发生的范围变化较大，可发生在皮层，也可深达脑白质。

对冲性颅脑伤（polar injury）是在暴力作用对冲部位产生的脑损伤。对冲性脑损伤最多见于以枕部着力的减速伤时，这是由于此损伤方式多缺乏伤员自身的保护，当枕部接触物体时，冲击点处作用力量大，对冲部位脑向冲击点方向移动范围也大，大脑在颅前窝底和颅中窝底凹凸不平的骨面上滑动，脑底面常产生严重的挫裂伤，额叶底面常见到坏死的脑组织。其次为头侧方着力的减速伤，对冲侧的额叶在颅前窝底，颞叶在颅中窝底和蝶骨嵴处滑动和冲撞而致伤。前额部着力的减速伤，发生对冲伤的几率比较小，因这种情况枕叶是在光滑的小脑幕上滑动，故不易产生损伤。

弥漫性颅脑伤（diffusion injury），头部在任何轴向突然旋转运动时，由于颅骨、脑膜、脑组织和脑脊液质量不同，脑灰质和白质间质量有差别，使这些结构运动速度也不均等，导致各种组织之间彼此相对移位，产生剪应力，而脑组织抗剪应力缓冲能力非常有限，这种剪应力足以撕裂神经细胞轴索，甚至可撕裂小血管。由于弥漫性颅脑伤常以神经细胞轴索损伤为主要表现，又常称为弥漫性轴索损伤（diffusion axonal injury）。

根据损伤机制，原发性颅脑伤可分成脑震荡、脑挫伤和颅内血肿。脑震荡（concussion）是因外伤后脑干网状结构出现暂时功能障碍，导致脑皮质发生抑制的一种病症。脑挫伤（contusion）是由于外力作用形成的软脑膜完整而脑皮质浅层的出血和/或挫碎。颅内血肿（intracranial hematoma）是当脑损伤后颅内出血聚集在颅腔一定部位并达到相当体积后，造成ICP增高，脑组织受压而引起相应的临床症状。颅脑伤引起的颅内血肿有三种类型，包括硬膜外血肿、硬膜内血肿和蛛网膜下出血。

二、脑血管疾病

脑血管疾病是指脑部动脉或支配脑的颈部动脉发生病变，从而引起颅内血液循环障碍，脑组织受损的一组疾病。脑血管疾病可分为缺血性脑血管疾病和出血性脑血管疾病两大类，导致脑出血和脑梗死，其中脑梗死包括脑血栓和脑栓塞。两类脑血管疾病可导致脑卒中。

脑血管疾病危险因素与其他动脉硬化疾病类似，包括高血压、糖尿病、高脂血症、吸烟、高龄和家族史。

（一）缺血性脑血管疾病

缺血性脑血管疾病约占脑血管疾病总数的60%左右，根据缺血形成的原因可分成脑栓塞和缺血性脑卒中两类。一类是因脑动脉血管本身的病变如脑动脉硬化，致使局部脑动脉管腔变窄，部分或完全阻塞，或在狭窄处形成血栓，造成该部位脑血液供应中断；另一类是因身体其他部位形成的血栓例如深静脉血栓和心因性血栓随血液循环流经脑部造成局部脑组织血流中断，导致急性缺血、缺氧而发生软化坏死。继发系统栓子脱落最常见的是心源性栓子，主要见于心房颤动、瓣膜病和心肌梗死等原因。心房颤动时左心房收缩能力降低，血流缓慢，容易形成附壁血栓，血栓脱落引起脑栓塞。非心源性栓子主要来源于动脉粥样斑块脱落，少见脂肪、空气和癌组织栓子。由于血栓形成或继发栓子脱落引起的脑血流突然中断和由此导致的脑组织缺氧和功能异常称为缺血性脑卒中。脑组织缺血缺氧1分钟就可表现出明显的神经功能障碍，数分钟就可导致不可逆性损伤，随后就会造成局部脑梗死。脑梗死是由于脑血流突然中断，导致相应供血区脑组织缺血性坏死及功能障碍。常表现为突然昏倒，不省人事，或伴有口眼歪斜、共济失调、失语、视觉功能障碍、听觉和平衡觉功能障碍和严重头痛等。有些患者血管栓子可被内源性纤溶系统清除，如在形成永久性神经损伤前被清除，患者的相关神经功能障碍可完全消失，这类表现被称为短暂性脑缺血发作（transient ischemic attack，TIA）。TIA 的典型症状一般持续数分钟，少数可持续24小时。TIA 是血栓性疾病的危险信号，很容易导致脑卒中。TIA 发作1次以上的患者，将来发生脑梗死的几率将增大10倍。也有观点认为，TIA 作为预适应因子，对将来的严重脑缺血损伤具有保护作用。

（二）出血性脑血管疾病

出血性脑血管疾病或者说脑出血（intracerebral hemorrhage）是指原发性非外伤性脑实质内出血，发病率为每年60～80/10万，在我国占全部脑卒中的20%～30%，38%的患者在发病后数分钟到数小时内死亡。脑实质出血最常见部位是基底核和丘脑。出血量较多时，容易导致ICP增高和脑疝，甚至死亡。出血性脑血管疾病约占脑卒中总数的40%。由于血管破裂，血液溢出，压迫脑组织，血液循环受阻，患者常表现脑压增高、神志不清等症状。

出血性脑血管疾病多由长期高血压、先天性脑血管畸形等因素所致。脑出血病例中大约60%是因长期高血压合并小动脉硬化所导致。由于长期血压升高，脑部血管硬化加速，在硬化的小动脉上形成了很多粟粒样微动脉瘤，也可造成血管壁薄厚不均。当由于某些偶然原因血压突然升高时，可以引起这些微动脉瘤破裂，于是发生脑出血。约30%由动脉瘤或动静脉血管畸形破裂所致，其他病因包括脑动脉粥样硬化、血液病、脑淀粉样血管病变、抗凝或溶栓治疗等。

脑出血亦被称之为脑溢血。出血性脑血管疾病的另外一种类型叫蛛网膜下腔出血，是蛛网膜下软脑膜外出血，颅内动脉瘤或颅内血管畸形破裂是造成蛛网膜下腔出血的常见原因。

此外还有一些出血和梗死并存的脑血管病，即混合性脑卒中。

脑出血的诊断要根据患者年龄、出血部位、出血量和出血对脑组织压迫和移位的速度。与脑缺血相比，脑出血引起的继发性损伤更明显。

三、中枢神经系统感染

病原微生物侵犯CNS的实质、被膜及血管等引起的急性或慢性炎症性疾病即为CNS感染性疾病。可引起中枢神经系统感染性疾病的病原微生物包括病毒、细菌、真菌、螺旋体、寄生虫、立克次体和朊蛋白等。

病毒性脑炎是最常见的CNS感染，其中以单纯疱疹病毒性脑炎最常见。引起CNS感染的途径包括血液、临近组织感染蔓延和神经途径。诱发CNS感染的因素包括使用免疫抑制剂、营养不良、放射治疗和激素治疗等。

临床依据中枢神经系统感染部位的不同分为脑炎、脊髓炎、脑膜炎、脊髓膜炎和脑膜脑炎等。CNS感染包括脑膜炎、脑炎和脑脓肿。

1. 脑膜炎（meningitis） 脑膜炎最多见的是细菌，常见的细菌为流感嗜血杆菌 B 型、脑膜炎奈瑟菌和肺炎链球菌。此外也有病毒和真菌。艾滋病患者容易发生病毒、细菌、真菌和寄生虫性脑膜炎。

2. 脑炎（encephalitis） 脑炎最常见的原因是病毒感染，有时引起脑膜炎的病原体也可以引起脑炎。单纯疱疹性病毒是 CNS 感染最常见类型，其引起的急性 CNS 感染又叫急性坏死性脑炎。使用阿昔洛韦等抗病毒药治疗可大幅降低本病病死率。未及时治疗患者病死率 70% 以上。引起病毒性脑炎的其他常见类型包括西尼罗河病毒和西方马脑炎病毒。

3. 脑脓肿（intracerebral abscess） 脑脓肿是指化脓性细菌感染引起的化脓性脑炎、慢性肉芽肿及脑脓肿包膜形成，少部分也可是真菌及原虫侵入脑组织而致脑脓肿。

第二节 急性脑功能障碍的病理生理学机制

虽然急性脑功能障碍产生的原因比较复杂，但多种类型的急性脑损伤都存在类似的病理生理学过程，如缺血缺氧、再灌注损伤、钙超载、自由基和炎症损伤等，都有可能因神经细胞凋亡甚至死亡导致 CNS 功能紊乱，也可因颅内压（intracranial pressure，ICP）增高导致脑组织的破坏。上述各类病理生理学过程又相互影响，最终共同导致脑损伤。如果急性脑功能障碍患者存在脑结构破坏，即使能存活，大部分仍遗留持续性神经损伤和慢性神经功能异常。急性脑功能障碍有时会转化成慢性脑功能障碍。

研究急性脑功能障碍时，人们常常把其病理生理学过程分成两类：原发性损伤和继发性损伤。原发性脑损伤，是即刻发生的脑组织的损伤，如由于机械应力造成的颅脑伤，或由于急性脑缺血导致的缺血中心区域的脑组织细胞的坏死。脑组织损伤破坏一旦发生，往往难以逆转。继发性脑损伤是由原发性脑损伤引起的进一步神经损伤，可以是原发性损伤的恶化，也可能是原发性损伤的继发性影响。如原发性颅脑伤后，因组织缺血、ICP 增高和血管调节功能异常等导致的继发性脑组织损伤。该过程可持续数日或数周。这方面的研究进展主要来自动物模型。已知多数情况下，继发性损伤的程度超过原发性损伤，因此防止脑组织的继发性损伤很重要。目前尚缺乏有效控制继发性脑损伤的手段，导致该类疾病的病死率和致残率居高不下。因此，继发性脑损伤发病机制一直是该领域的研究重点。

一、脑缺血缺氧，能量代谢障碍

当各种原因导致的血液灌流量不能满足脑组织代谢需要时，就会发生脑缺血。缺血是许多脑损伤的共同致病因素，有的属于原发性因素，如脑栓塞导致的脑缺血；有的属于继发性反应，如脑水肿或脑血管自动调节功能异常等。缺血和低氧血证都可导致脑细胞氧气供应不足缺血或低氧血症。由于脑是对缺氧最敏感的器官，神经细胞主要依靠葡萄糖有氧氧化提供能量。因此缺血持续时间是决定缺血性损伤的关键因素。在实际工作中，人们常把缺血和缺氧作为同一因素进行分析。缺血和缺氧不仅可因神经元产生 ATP 障碍造成原发性神经损伤，而且也可通过增加活性氧产生、促进兴奋性氨基酸释放和启动炎症反应等方式造成继发性损伤。

神经组织对能量的需求量非常大，但神经组织通过糖酵解产生能量的能力非常有限。

大脑重量占全身的2%，血液供应占全身的15%，耗氧量占全身的20%。神经元产生ATP几乎全部依赖葡萄糖，但神经元内糖原储存很少。当氧气供应不足时，影响氧化磷酸化过程，导致ATP产生能力下降。ATP不足时，脑细胞只能耐受数分钟，人类大脑组织完全缺血5~10分钟就可导致不可逆损伤。临床上多数情况属于脑组织不完全缺血，出现不可逆损伤的时间明显延长。缺血早期导致脑神经元损伤主要是因为能量代谢障碍和离子梯度破坏。

氧气是机体内唯一的电子最终接受体，当神经元氧气不足时，线粒体功能障碍，这是缺血早期造成神经元损伤的关键步骤。氧气不足可导致电子传递体和细胞色素处于还原状态，无法继续接受由三羧酸循环产生经电子供体提供的电子，只能启动无氧糖酵解过程，在不消耗氧的情况下继续产生少量ATP。短期内糖酵解可造成乳酸积聚，引起细胞内酸中毒，导致神经元损伤。

当神经元兴奋时，钾离子释放到细胞间隙，钠、氯和钙离子进入细胞内。神经元大部分ATP主要用于保持细胞内外离子梯度，如钠钾泵就消耗神经元75%的ATP，ATP不足可导致神经元内外的离子梯度破坏。为维持钙离子平衡以及神经递质的合成和重摄取，神经元也需要消耗部分ATP。能量缺乏可引起神经元功能障碍和损伤，严重或长时间能量缺乏则造成细胞死亡。当然，缺血也是引起神经细胞凋亡的关键诱因。

线粒体对细胞内游离钙离子浓度的调节也具有重要作用。线粒体膜上存在钙离子转运体，当细胞内钙离子浓度升高时，线粒体通过钙离子转运体摄取钙离子。线粒体内钙离子过度增加可造成钙超载，钙超载可激活某些酶（如磷脂酸）造成线粒体膜损伤。细胞内外钙离子电化学梯度很大，而细胞泵出钙离子需要消耗ATP，因此缺血也很容易引起细胞内钙超载。

细胞内许多酶活性受钙离子调节，因此钙超载可引起大量细胞酶激活，这些酶可引起细胞膜功能异常和不可逆损伤。推测抑制细胞钙离子内流应对细胞损伤具有治疗作用，例如给予电压门控性钙通道阻滞剂能阻滞细胞钙离子内流。但遗憾的是，临床研究并没有取得预期效果。

二、兴奋毒性损伤

神经系统传递信息，是从各种神经元轴突末端释放一定的神经递质，该神经递质通过突触间隙作用于突触后膜，通过与突触后膜上的特定受体结合，影响下一级神经元的应答活动，这是突触传递的基本形式。神经递质通常有离子通道型和代谢型两种受体，不同受体以其各自特定方式发挥不同的生理效应。

经典神经递质的类型包括胆碱类、单胺类递质和氨基酸类。胆碱类主要有乙酰胆碱，单胺类主要有多巴胺、S-HT、去甲肾上腺素、肾上腺素等。氨基酸类有谷氨酸、天门冬氨酸、甘氨酸、γ-氨基丁酸。虽然胆碱类和单胺类递质是重要的神经递质，然而在CNS中只有少数属于胆碱能和单胺能神经元，CNS中占支配地位的神经递质是氨基酸类。在哺乳动物脑内，约有20%的神经元用谷氨酸作为兴奋性递质，它们与突触后膜上的相应受体结合后，能使得离子通道开放，导致离子的跨膜流动，引起下一级神经元的应答活动，产生神经兴奋；约有30%神经元用γ-氨基丁酸作为抑制性递质，导致神经电活动抑制，从而阻断神经兴奋。

谷氨酸是脑内含量最丰富的兴奋性神经递质，广泛分布于哺乳动物中枢神经系统，在介导突触兴奋性和突触可塑性，以及对脑内神经元分化、迁移、生长发育、成熟、修复等方面起着重要作用；还可以调节某些神经元（如多巴胺能神经元）的突触后电位，影响其他神经递质的生理作用；也参与学习记忆过程。谷氨酸有 N-甲基-D-天门冬氨酸（NMDA）和 α-氨基-3-羟基-5-甲基异噁唑丙酸（AMPA）两种受体。Mg^{2+} 能阻断 NMDA 受体，消除 Mg^{2+} 也能引起细胞膜去极化。NMDA 受体对钙离子具有高通透性，其过度激活可导致神经兴奋性毒性作用，造成脑细胞的死亡。AMPA 受体激活可打开钠离子通道，导致细胞膜去极化。

已知突触间隙内谷氨酸浓度主要受释放和再摄取调节。当细胞受损时，细胞膜完整性被破坏可造成大量谷氨酸释放，而由于谷氨酸再摄取需要消耗能量，因此缺血时由于能量生成减少，谷氨酸再摄取能力下降，结果导致谷氨酸大量聚集，大量聚集的谷氨酸导致 NMDA 受体过度激活，钙离子通道打开，大量钙离子内流，导致钙超载。钙超载会激活神经毒性信号转导途径，启动一系列的细胞反应，导致线粒体损伤和功能异常；钙离子还能激活一氧化氮合酶（NOS），产生活性氮（reactive nitrogen species）和自由基（图 20-1），并能激活脂酶和蛋白酶等，最后导致神经元的损伤、凋亡和坏死，这就是谷氨酸的兴奋毒性损伤。控制谷氨酸释放和受体激活的神经保护作用已经有许多研究，NMDA 受体阻断剂

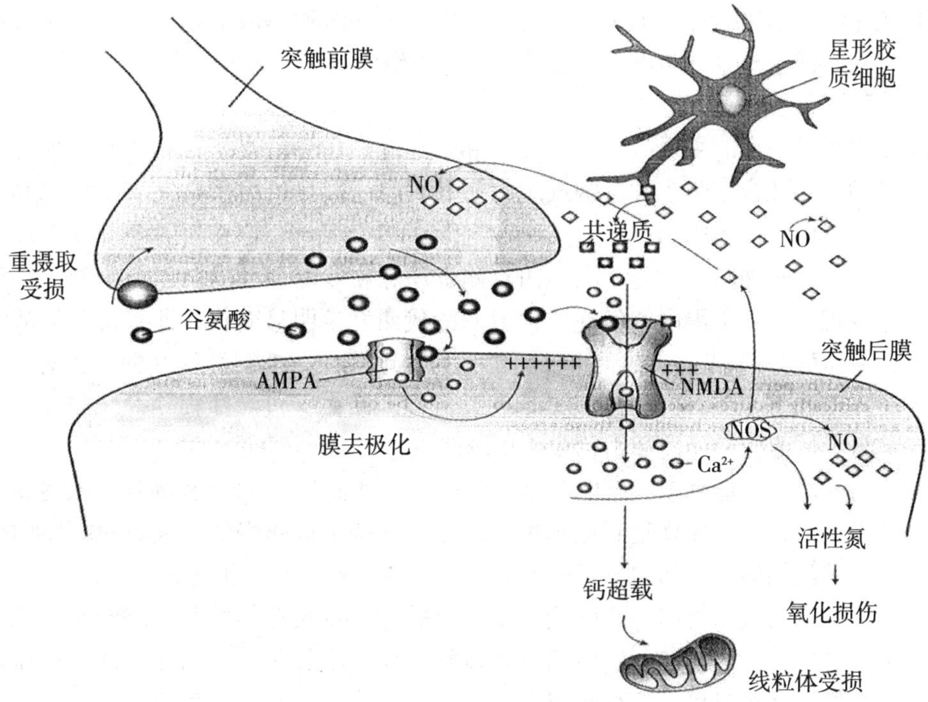

图 20-1　NMDA 受体介导的谷氨酸对神经元的兴奋性毒性作用

在临床上取得一定效果，但有些清醒患者容易出现幻觉等神经精神类副作用。后来发现谷氨酸的兴奋毒性与许多生理功能是受不同的信号系统调节，因此新型的抗兴奋毒性药物的研究仍是目前神经保护研究领域的一个热点。

三、缺血再灌注损伤

迅速恢复血流是挽救缺血组织发生不可逆损伤最有效的治疗手段，但缺血组织恢复血流也会出现再灌注损伤。活性氧增加，细胞内酸中毒和局部炎症反应等是脑组织缺血－再灌注损伤的重要机制。

（一）活性氧生成增加

脑缺血后短时间内 ATP、磷酸肌酸、葡萄糖和糖原等均减少，再灌注时，可导致活性氧的生成增加（详见第七章第二节）。活性氧增多加重了细胞膜的损伤。脑组织富含磷脂，再灌注可导致磷脂酶激活，使膜磷脂降解，游离脂肪酸增多，自由基与游离脂肪酸作用使过氧化脂质生成增多，再灌注损伤造成的脂质过氧化过强是脑损伤的主要特征。脑组织含 Fe^{2+} 量较高，再灌注引起的铁依赖性脂质过氧化在脑细胞损伤中也发挥重要作用，常导致迟发性神经元损伤。加入铁螯合剂后，可明显减轻这种迟发性损伤。磷脂膜损伤使细胞器膜的结构和功能也受到影响，线粒体氧化磷酸化进一步受损。

（二）细胞内酸中毒

缺血时糖酵解增强产生大量乳酸，再灌注使组织间的酸性代谢产物被迅速清除，但细胞内的 H^+ 排出有赖于细胞膜的离子转运功能，因而清除比较慢，加之再灌注时缺血局部的无复流现象影响脑的微循环，加重酸中毒。酸中毒可使溶酶体膜受损，溶酶体酶释放并在酸性环境中被激活，导致细胞出现自溶性不可逆损伤。

（三）离子稳态破坏

脑细胞内离子失衡的主要表现为钠潴留和钙超载，由于能量不足，钠泵功能降低，细胞内 Na^+ 潴留，导致脑细胞水肿。脑细胞缺血和再灌注损伤可由于钠钙交换增强和钙通道的开放引起细胞内 Ca^{2+} 浓度明显升高。神经细胞的钙超载能引起多种神经介质合成与释放发生改变，影响神经细胞的功能。在夹闭双侧椎动脉和双侧颈总动脉的兔脑缺血－再灌注损伤模型中发现，颞叶组织内神经递质性氨基酸代谢发生明显变化，即兴奋性氨基酸（谷氨酸和天门冬氨酸）随缺血－再灌注时间延长而逐渐降低，抑制性氨基酸（丙氨酸、γ-氨基丁酸、牛磺酸和甘氨酸）在再灌注早期明显升高。缺血－再灌注损伤时间越长，兴奋性递质含量越低，脑组织的功能和结构改变也越严重。

脑缺血可造成脑功能受损，脑电图呈现低幅波。缺血 15 分钟后再灌注，虽可使大脑生物电活动有所恢复，但不能恢复到原水平，往往表现持续低幅慢波；缺血 30 分钟和 60 分钟再灌注可使神经细胞的损伤向不可逆方向发展，绝大多数生物电也不能恢复。

脑再灌注损伤时最明显的组织学变化是脑水肿，可见线粒体肿胀、嵴断裂、核染色质凝集、内质网肿胀，星形细胞、胶质细胞及血管内皮细胞肿胀，有的血管内有微血栓，部分神经髓鞘变性，严重时可见脑细胞凋亡或坏死。

四、炎症反应

免疫炎症反应不仅是 CNS 感染造成脑损伤的最关键因素，在其他类型的急性脑功能障碍，如脑缺血再灌注损伤、颅脑伤、脑出血等的病理生理学中也具有重要作用。脑缺血再灌注损伤、颅脑伤、脑出血可激活炎性细胞产生大量各种类型的炎性介质，如多种促炎细胞因子、趋化因子、脂质炎症介质、氧自由基，并表达细胞黏附分子。这些炎性介质和黏附分子相互作用，促进炎性细胞进一步被激活，从而引起炎性级联反应（详见第六章），加重颅脑伤、脑出血、脑缺血引起的脑损伤。

五、脑细胞凋亡、坏死和自噬

脑细胞凋亡和坏死是中重度急性脑功能障碍的共同表现。严重损伤往往导致细胞坏死，中度损伤多导致凋亡。损伤后细胞缓慢损伤一般多出现细胞凋亡。细胞凋亡需要消耗能量，不释放细胞内物质。许多类型的急性脑功能障碍，如颅脑伤和脑出血，都会因组织缺血和缺氧导致 ATP 耗竭。损伤后决定细胞命运的关键是细胞内 ATP 的耗竭程度，如果细胞内 ATP 耗竭严重，可导致细胞膜通透性增加和细胞坏死；如果损伤后细胞内 ATP 水平中度耗竭，则容易发生细胞凋亡；如果 ATP 轻度耗竭，则发生可逆性细胞损伤。过去曾经认为，凋亡属于主动性死亡，需要消耗能量，而坏死属于被动性死亡，但最近的研究表明，死亡与凋亡一样，也具有主动性性质。目前关于坏死和凋亡相互转化和影响的研究已逐渐成为急性脑功能障碍研究领域的一个新的热点。

自噬是继凋亡后，当前生命科学最热的研究领域之一。虽然存在一定争议，目前普遍认为自噬是一种防御和应激调控机制，是细胞利用溶酶体降解自身受损的细胞器和大分子物质的过程。细胞通过自噬和溶酶体，消除、降解和消化受损、变性、衰老和失去功能的细胞、细胞器和变性蛋白质与核酸等生物大分子，为细胞重建、再生和修复提供必需原料，实现细胞的再循环和再利用（详见第四章）。但过多或过少的自噬也会危害细胞功能，某些情况下自噬可引起细胞死亡。急性脑功能障碍与自噬的关系十分密切。在低氧、神经兴奋毒性、脑外伤和局灶性脑缺血等多类急性脑功能障碍中都存在自噬的现象，神经元可利用自噬避免因缺血缺氧等因素引起的能量缺乏和氧化损伤。由于程度不同，自噬既有可能造成神经损伤，也有可能具有保护性作用，在急性损伤早期，自噬主要是通过减少细胞凋亡和坏死发挥保护性作用。总之，自噬在各类急性脑功能障碍中的确切作用仍然存在争议，自噬是加重还是减轻神经元损害尚需进一步的研究证实。

六、脑血管自家调节功能异常

脑血管可受到局部 pH 值、二氧化碳和氧浓度的调节。正常血压波动的情况下，脑血流量能通过自家调节保持稳定灌注，满足自身能量消耗的需要。当平均动脉压（MAP）在 50 ~ 150mmHg 范围内，脑血流量可基本保持不变，超过这一范围脑血流量就无法保持稳定。低血压能引起脑缺血，高血压能造成血管损伤和脑水肿。

正常自家调节是充足供应脑组织氧气和营养物质，清除代谢废物的必要条件。当血压下降或代谢产物积聚时，脑血管扩张。干扰脑血管扩张的因素都可引起脑缺血，如血栓、充血、中性粒细胞浸润和组织水肿等都会抑制血管扩张的自家调节能力。而如果血管损伤影响到血管收缩能力也会引起过度灌注和水肿。自家调节受损可发生在局部，例如局部血栓形成，也可发生在全脑。

动脉血二氧化碳和氧分压都可影响自家调节。二氧化碳是脑血流的重要调节因素，当动脉血二氧化碳浓度增加时，脑血管扩张，当动脉血二氧化碳浓度下降时，脑血管收缩。氧对脑血流的调节作用与二氧化碳相反，但作用较弱。

除非脑损伤非常严重，一般二氧化碳对脑血流的调节作用都能保持正常，当呼吸功能障碍引起高碳酸血症时，脑血管扩张，脑血流过度增加会引起脑水肿。相反，当过度通气可引起低碳酸血症时，脑血管收缩，导致脑血流下降，能引起 ICP 下降。过度通气曾长期作为 ICP 增高患者的标准治疗方法，但长时间使用这种方法弊大于利，因为这样会诱发某些敏感区域脑组织缺血。

当自家调节功能受损后，会造成组织氧供与需氧不匹配。脑组织需氧主要受神经元兴奋的影响，但存在明显部位差异。儿茶酚胺和兴奋性氨基酸类递质能显著增加脑组织代谢。当血流供应不足时，这类递质因为会增加氧的消耗而加重甚至直接导致组织缺氧。同样，癫痫发作也能引起代谢增加造成组织缺氧。低温和镇静剂可能是通过减少兴奋性递质释放发挥对脑损伤的治疗作用。因此，脑缺血患者需常规使用抗癫痫药物。

水肿和颅内占位引起颅内压升高压迫血管，可导致脑血流下降。降低脑水肿，清除颅内占位性病变，降低 ICP 对维持脑血管自家调节功能非常重要。

七、颅内压升高和脑疝

颅内压（ICP）即颅腔内脑脊液的压力，正常值为 10～15mmHg。许多 CNS 损伤都能造成 ICP 增高，可因脑组织结构压迫导致急性神经系统功能紊乱。颅腔内容由脑组织、脑脊液和血液组成。根据 Monro-Kellie 假说，在人的颅腔内，脑实质、血液和脑脊液总体积为定数，成年人约为 1500～1900ml。其中一种内容体积发生增减，另外两种可发生相反的改变。

（一）颅内压升高

发生脑水肿时，脑实质体积增加，血液和/或脑脊液体积就会相应减小。在一定程度内，脑体积发生改变，ICP 能维持在正常范围的能力称为脑顺应性。由于颅腔容积比较固定，脑顺应性很有限。脑体积轻度增加不会造成 ICP 升高，但中度增加就会造成 ICP 迅速升高。三种颅腔内容的缓冲能力有很大区别。脑血管通过收缩降低血液体积，脑脊液通过降低分泌增加蛛网膜颗粒吸收显著减小体积，一般情况下脑实质体积可减小的潜力非常小。由于婴幼儿颅骨囟门未完全闭合，脑组织具有比较大的缓冲能力。

当健康人打喷嚏、咳嗽、过度用力和倒立均可造成 ICP 一过性升高，但不会造成不良影响。脑损伤患者如果发生类似情况则可能无法耐受，甚至比较危险。

许多原发和继发性 CNS 损伤都可引起 ICP 增高，其中最常见的疾病包括脑卒中、颅脑伤和肿瘤。ICP 增高可对脑脊液、血液或脑组织产生不利影响。脑细胞间质或细胞内液体增加都可以导致脑水肿。间质性脑水肿常继发于毛细血管内压升高、毛细血管内皮细胞受损或超过自家调节限度的血管内压突然升高。这类被称为血管源性脑水肿的发生机制，是由于血管内的蛋白质和液体进入细胞外间质。血管源性脑水肿常见于脑卒中、缺氧、严重高血压和肿瘤周围组织。脑水肿多见于血脑屏障破坏的部位，因此可以是不对称发生。如果脑水肿发生在一侧大脑，则容易因中脑结构受到压迫导致脑组织移位，甚至脑疝。

当脑细胞能量不足，ATP 缺乏造成细胞内钠潴留，渗透性增加吸收水分子进入细胞内，就会形成细胞毒性脑水肿。细胞毒性脑水肿常见于全脑缺血，如心搏骤停和严重的低氧血症。这类脑水肿大脑肉眼可见脑回扁平，脑沟变浅。

血管源性脑水肿和细胞毒性脑水肿经常同时发生。当脑水肿比较严重时，因水肿组织压迫血管限制血液和氧气进入细胞，造成细胞缺血缺氧，随后引起血管扩张和毛细血管内压升高，更多液体进入损伤组织，使脑水肿进一步加重。血管源性脑水肿多属于继发脑损伤，往往在损伤后数日内呈进行性加重。

肿瘤、血肿等颅内占位也是引起脑内容增加和 ICP 增高的原因之一。这类疾病往往不对称发生，容易导致严重的脑组织压迫。用 CT 和 MRI 可清楚地显示这类病变。

脑脊液积聚（脑积水）是导致 ICP 增高的另一个重要原因。脑积水是因颅内疾病引起的脑脊液分泌过多和/或循环、吸收障碍而致颅内脑脊液存量增加。脑脊液积聚可造成脑室扩大，并压迫脑组织结构。

当动脉血二氧化碳分压增高和血管自家调节功能受损时，因血管过度扩展血流量增加可导致 ICP 增高。血流量增加往往是 ICP 增高的继发性原因，多见于脑缺血和颅脑伤患者。

ICP 增高的典型表现是头痛、呕吐和视乳头水肿。随着 ICP 增高程度的增加，患者意识水平逐渐降低，瞳孔对光反射减弱。呼吸频率变慢可能是延髓呼吸中枢功能紊乱所致。长时间 ICP 增高因血管受压可继发缺血性脑损伤。采用 ICP 监护仪能连续检测 ICP 变化，可为临床诊断提供重要信息。

（二）脑疝（brain herniation）

当颅腔内某一分腔有占位性病变时，该分腔的压力比邻近分腔的压力高，脑组织从高压区向低压区移位，导致脑组织、血管及神经等重要结构受压和移位，有时被挤入硬脑膜的间隙或孔道中，从而引起一系列严重临床症状和体征，称为脑疝。脑疝是 ICP 增高最严重的后果。根据解剖学部位不同，脑疝可分成多种类型，如小脑幕切迹疝、枕骨大孔疝和大脑镰下疝。不同类型的脑疝，由于受压迫部位不同，临床表现明显不同。中脑结构中网状激活系统是保持意识清醒和呼吸循环的调节中枢，中脑或脑干受压不能迅速恢复，会导致致命性神经损伤。CT 和 MRI 可提供非常有价值的影像学诊断信息。

第三节 急性脑功能障碍的表现

急性脑功能障碍的临床表现多种多样，患者可能仅表现为轻微头痛或视觉异常，或者运动感觉功能障碍，也可能表现为完全意识丧失，主要决定于脑损伤部位和严重程度。怀疑有明显急性脑损伤的患者，需要反复进行神经功能检查和评估，以判断病情的发展。神经功能检查评估包括意识水平、颅神经反射和脑血流动力学检测。

一、运动和感觉功能障碍

（一）运动功能障碍（motor function disorder）

脑卒中患者的运动功能障碍的特点是发病突然，大部分运动功能障碍是损伤大脑对侧，受累肢体肌肉张力下降或消失，下肢多表现为足下垂、足外旋和远端水肿，上肢常表现为肩关节半脱位。长期瘫痪患者，肌肉可因缺少运动发生废用性肌萎缩。可采用被动运动、抗阻运动、抬高患肢等适当治疗措施，这些后遗症都可以明显康复。

（二）感觉功能障碍（sensory disorder）

感觉功能障碍常与运动功能障碍发生在同一部位。有些感觉功能障碍患者可有半侧身体不属于自己的感觉，有的患者遗留偏盲，这些患者因忽视患侧肢体的外伤而容易发生意外。

二、认知功能障碍（cognition impairment）

认知是指人脑接受外界信息，经过加工处理，转换成内在的心理活动，从而获取或应用知识的过程。认知包括记忆、语言、视空间、执行、计算和理解判断等方面。

认知功能障碍的表现决定于患者皮层和皮层下结构损伤的部位和严重程度，包括注意力、学习、记忆和推理能力等功能障碍。脑损伤后常见的认知功能障碍有语言功能、空间辨别、短期记忆和判断能力减退。学习能力障碍会影响患者康复治疗效果。

（一）记忆障碍（memory disorder）

记忆是信息在脑内储存和提取的过程，一般分为瞬时记忆、短时记忆和长时记忆三类。瞬时记忆的信息大部分迅速消退，只有得到注意和复习的小部分信息才能转入短时记忆，短时记忆持续时间不超过 1 分钟，如记电话号码等。短时记忆中的信息经过复习和系统化，在脑内储存，进入长时记忆，可持续数分钟、数小时、数天，甚至终生。记忆障碍一般根据长时记忆分类，包括遗忘、记忆减退、记忆错误和记忆增强等。

（二）失语（aphasia）

失语是指在神智清楚，意识正常，发音和构音无障碍的情况下，大脑皮质语言功能区病变导致的语言交流能力障碍，表现为自发谈话、听理解、复述、命名、阅读和书写六个基本方面能力的残缺或丧失，如患者构音正常但表达障碍，肢体运动功能正常但书写障碍，视力正常但阅读障碍，听力正常但语言理解障碍等。不同大脑语言功能区受损可有不同的临床表现。

（三）视空间障碍（visual spatial disorder）

视空间障碍是指患者因不能准确判断自身及物品位置而出现的功能障碍，表现为患者停车时不能找到停车位，回家时因判断错方向迷路，不能准确临摹立体图，严重时连简单的平面图也无法画出。

（四）其他认知功能障碍

包括执行功能障碍、计算力障碍、失用、失认、轻度认知障碍和痴呆。这些认知功能障碍在急性脑功能障碍中都可发生。

三、意识障碍（disorder of consciousness）

意识是指个体对周围环境及自身状态的感知能力。意识维持依赖大脑皮层的兴奋。脑干上行激活系统接受各种感觉信息的侧支传入，发放兴奋从脑干向上传至丘脑非特异性核团，再由非特异性核团弥散投射至大脑皮质，使整个大脑皮质保持兴奋，维持觉醒状态。正常意识是指觉醒水平和意识水平都处于正常状态，语言流畅、思维敏捷、表达准确、行为情绪正常，对刺激反应迅速，脑电图正常。

意识障碍是大脑和脑干功能活动的抑制状态，表现为人对自身及外界认识状态以及知觉、记忆、定向和情感等精神活动不同程度的异常。意识障碍可分为觉醒度下降和意识内容变化两方面。觉醒度下降表现为嗜睡、昏睡和昏迷。意识内容变化表现为意识模糊和谵妄等。国际上常用 Glasgow 昏迷评定量（GCS）表评价意识障碍的程度，检查项目包括睁眼反应（4 分）、语言反应（5 分）和运动反应（6 分）。GCS 评分最高分 15 分为无昏迷，最低 3 分，分数越低昏迷程度越深。13 ~ 14 分为轻度障碍，9 ~ 12 分为中度障碍，3 ~ 8 分为重度障碍（多呈昏迷状态）。通常 8 分以上恢复机会较大，7 分预后不良，3 ~ 5 分有潜在死亡危险。

四、颅神经反射异常

反射检查包括深反射、浅反射、阵挛和病理反射。对急性脑损伤患者，有时候 GCS 不能完全反映患者病情，采用颅神经反射检查脑干功能是有宜补充。对急性脑损伤患者常用的颅神经反射包括瞳孔对光反射、前庭反射和角膜反射。

五、脑血流动力学和代谢异常

急性脑功能障碍患者经常进行血流动力学和代谢指标检测。低血压容易导致患者脑缺血恶化，因此需要连续检测血压。一般情况下，应把 MAP 控制在 70 mmHg 以上。但这个标准不适于慢性高血压或 ICP 增高患者，慢性高血压患者 ICP 增高，要用脑灌注压（cerebral perfusion pressure，CPP）（MAP-ICP）为指标，应把 CPP 控制在 60 mmHg 以上。体温升高会提高神经组织代谢率，加重脑损伤。应把体温控制在 37℃或以下，为了降低患者脑组织代谢率，可实施亚低温治疗。

脑灌注水平满足代谢需要的能力可用动静脉氧差来估计，动静脉氧差有两种计算方法，一种是计算动脉与颈内静脉氧分压差占动脉氧分压的百分比，就是氧分压下降的百分比；另一种是计算动脉与颈内静脉氧饱和度差占动脉饱和度的百分比，也就是氧饱和度下降的百分比。动静脉氧差能反映脑组织耗氧能力。如果动静脉氧差太高，提示脑血流供应不足。一般认为，氧分压差不能超过 40%，氧饱和度差不能超过 50%。通过纠正过度通气、补充血容量和血压支持等方法，可将耗氧率恢复到正常水平。控制增加脑组织耗氧的疾病或状态，如发烧、癫痫、躁动不安和疼痛等，有利于维持正常耗氧率。

第四节 急性脑功能障碍防治的病理生理学基础

急性脑功能障碍的治疗效果依赖于早期鉴别和及时治疗，也是减少急性脑功能障碍患者病死率和并发症的最佳策略。治疗急性脑功能障碍的共同手段是减少脑缺血损伤，重点是纠正继发性脑损伤。

一、早期原发病的治疗

急性脑功能障碍治疗应争取在发病后迅速采取最佳治疗方案。例如对脑血栓形成和脑栓塞早期进行溶栓治疗，脑梗死区周围半暗带脑组织损伤属于可逆性损伤，但有时间限制，超早期溶栓疗法主要目的就是挽救半暗带脑组织，但治疗必须在缺血后 6 小时内实施。对脑出血患者应静卧休息，防止继续出血，为挽救患者生命，根据患者病情早期进行手术治疗十分重要；对颅脑伤患者，只要心肺功能允许，应该在放射学检查的基础上及时必要地进行神经外科治疗。

二、防止脑水肿和脑疝的发生

脑水肿和脑疝形成是急性脑功能障碍早期容易导致病情恶化的重要因素，特别是脑出血、颅脑伤和中枢神经系统感染早期是导致患者死亡的重要原因，必须重点治疗。急性 ICP 增高可采用静脉滴注甘露醇脱水、镇静和降体温等措施。应反复进行影像学检查，以判断是否出现新的手术指征。如果患者 ICP 增高不能缓解，则需要采取利尿、高渗脱水和亚低温治疗等措施，但预后往往较差。

三、保护脑功能，防止继发性脑损伤

支持和对症治疗是急性脑功能障碍治疗基本治疗原则。目前针对继发性脑损伤的有效手段十分缺乏，主要是因为急性脑功能障往往是多种因素共同产生作用，脑保护手段包括自由基清除剂、钙离子通道阻滞剂、抑制兴奋毒性、控制炎症反应等，但大部分在动物实验中效果理想的手段都缺乏临床试验研究的支持。

脑血栓形成可进行抗血小板和抗凝治疗；脑栓塞则需要重点治疗原发病，有利于病情控制和防止复发；脑出血患者需要控制血压；CNS 感染最重要的治疗手段是对病原微生物进行特异性治疗，确定病原微生物类型和敏感药物是最重要的前提，不过有的病原微生物，例如病毒性脑炎目前仍没有特异性治疗药物。

亚低温治疗是减低脑代谢保护缺血损伤的有效策略，大量人体和动物实验研究表明，采用降低脑温的方法能延迟甚至避免脑损伤。可能机制包括减少兴奋性氨基酸释放，抑制脑组织代谢，控制炎症反应等。但关于亚低温治疗是否能影响患者预后和理想的温度仍存在争议。中度低温（28～32℃）会导致血小板功能异常和血栓形成。寒战可增加氧的消耗影响亚低温治疗的效果，因此，亚低温治疗时需用药物控制寒战。目前关于低温的有效治疗窗、时程和安全复温手段仍需要进一步深入研究。

四、康复治疗

急性脑功能障碍不仅病死率高，如果存在脑损伤，往往有严重的后遗症，康复治疗几乎是所有急性脑功能障碍都需要重视的治疗原则。目前关于脑卒中的康复治疗尤其受到重视，脑卒中的恢复程度主要决定于损伤部位和范围、合并症和康复措施。脑卒中患者在急症住院期间就应开始康复治疗，并持续至回归社会。许多患者遗留运动、感觉、语言和认知等神经功能障碍，必要的康复措施可最大限度地提高其生活质量。

由于急性脑功能障碍不仅容易导致死亡，即使能挽救生命，也往往有严重后遗症，因此预防原发疾病控制诱发因素显得尤其重要，例如对动脉硬化、高血压、糖尿病等原发疾病的控制有利于减少脑梗死的发生；对脑血管瘤进行干预治疗可有效避免严重脑出血的发生；而提高交通工程安全防范措施和公众意识对有效降低颅脑伤的发病率具有特别重要的意义。

附：急性脑损伤动物模型的复制

一、急性颅脑伤动物模型的复制

急性颅脑伤等急性神经功能紊乱常用的研究模式包括动物模型制备，分析脑水肿和血

脑屏障破坏以判断模型严重程度。研究中常用行为学来判断脑功能受损伤程度，用细胞凋亡和常规神经元特异染色判断细胞损伤程度，用炎症因子和（小）胶质细胞激活判断炎症反应，最近关于神经元自噬与急性颅脑伤关系的研究逐渐成为研究热点。

用于复制急性脑损伤模型的动物有小鼠、大鼠、家兔和猴。最常用的动物是大鼠和小鼠。

（一）常用急性颅脑伤动物模型的复制方法

1．直接打击法　用骨钻打开颅骨，暴露出硬脑膜（常选用大脑前叶，纹状体附近皮层），采用机械冲击力撞击硬脑膜使某一特定脑组织产生颅脑伤。比较理想的撞击方式是采用液压传递的方式，这方面已经有成熟的设备可以购买。

2．冷冻法　该方法本质上属于冷冻损伤，但也可以用来研究急性脑水肿，暴露出动物颅骨去除骨膜后，以液氮冷冻，每次 90 秒。

（二）急性颅脑伤动物模型复制成功的依据

1．大体观察，将动物脑组织分离出，可见脑损伤部位有血管充血、组织出血和破坏等典型改变。

2．脑水肿，可采用干湿重法测定脑组织含水量，一般急性颅脑伤 24 小时脑组织含水量可达到峰值。

3．血－脑屏障破坏，可以采用伊文氏蓝或免疫组织化学方法检测蛋白分子的渗透情况，间接研究血脑屏障破坏情况。

二、急性脑缺血动物模型的复制

为了研究急性脑缺血的发病机制，除一般的中枢神经系统研究手段外，可采用血流检测作为判断脑缺血程度的金指标。

最常用的动物是大鼠和小鼠。

（一）急性脑缺血的复制方法

1．拴线法是最常用的局灶性脑缺血的复制方法，主要是通过颈总动脉将特制的缝合线穿到大脑中动脉分支处，利用线头阻断血流，以达到暂时或永久阻断该动脉血流供应的目的。

2．注射内皮素法是最近常用的局灶性脑缺血的复制方法，主要是根据内皮素导致血管痉挛的作用，达到注射部位血管一过性缺血的目的。

3．四动脉结扎法，该动脉模型是为了模拟临床上心搏骤停复苏引起的脑损伤，一般是永久阻断两侧椎动脉和一侧颈内动脉，一过性阻断另一侧颈内动脉。

4．沙土鼠颈内动脉结扎法，利用沙土鼠特殊的基底动脉环缺陷，结扎单侧颈内动脉可达到半脑缺血的目的。

（二）急性脑缺血的动物模型复制成功的依据

1．TTC 染色，TTC 染色可以区分脑缺血和正常脑组织，以判断脑梗死的体积。

2．行为学检测，可以判断脑功能受损的程度。

三、急性脑出血动物模型的复制

脑出血的研究在动物选择、判断依据与急性脑缺血类似。

（一）常用方法

1. 直接注射自体和异体血液，在立体定位仪器的引导下，在尾壳核中心注射一定体积的自体和异体抗凝血。

2. 注射胶原酶法，利用胶原酶消化血管基质导致血管渗血制备脑出血动物模型。在立体定位仪器的引导下，在尾壳核中心注射一定剂量的胶原酶。

（二）急性脑出血的动物模型复制成功的依据

1. 大体观察，将动物脑组织分离出，可见脑出血部位有明显的出血区。

2. 脑水肿，可采用干湿重法测定脑组织含水量，一般急性颅脑伤24小时脑组织含水量可达到峰值。

3. 行为学检测，可以判断脑功能受损的程度，最典型表现是向一侧旋转。

（孙学军）

参 考 文 献

[1] 贾建平主编. 神经病学. 第六版. 北京：人民卫生出版社，2009：171 - 257

[2] 金惠铭，王建枝主编. 病理生理学. 第七版. 北京：人民卫生出版社，2008：266 - 280

[3] Friedlander RM. Arteriovenous malformations of the brain. N Engl J Med，2007，356：2704 - 2712

[4] Schouten JW. Neuroprotection in traumatic brain injury：a complex struggle against the biology of nature. Curr Opin Crit Care，2007，13：134 - 142

[5] Spence JD. Secondary stroke prevention. Nat Rev Neurol，2010，6：477 - 486

[6] Banerjee A，Fowkes FG，Rothwell PM. Associations between peripheral artery disease and ischemic stroke：implications for primary and secondary prevention. Stroke，2010，41：2102 - 2107

[7] Kabadi SV，Hilton GD，Stoica BA，Zapple DN，Faden AI. Fluid-percussion-induced traumatic brain injury model in rats. Nat Protoc，2010，5：1552 - 1563

[8] Rosenberg GA，Mun-Bryce S，Wesley M，Kornfeld M. Collagenase-induced intracerebral hemorrhage in rats. Stroke，1990，21：801 - 807

[9] Kawamura S，Yasui N，Shirasawa M，Fukasawa H. Rat middle cerebral artery occlusion using an intraluminal thread technique. Acta Neurochir（Wien），1991，109：126 - 132

第二十一章　慢性脑功能障碍

人脑是意识的器官，具有学习和记忆的功能。典型的慢性脑功能障碍由神经元退行性变引起，主要见于阿尔茨海默病（Alzheimer disease，AD）、帕金森病（Pakinson disease，PD），也可见于酒精依赖、吸毒成瘾、精神分裂症和抑郁症等精神疾病。慢性脑疾病病程长，并且由于慢性脑功能障碍主要发生在老年人群，随着人口的急剧老年化，慢性脑疾病的患病率呈急剧上升趋势，因此，给家庭和社会带来沉重负担。

自从美国在20世纪90年代提出“脑的十年”、欧洲推出“欧洲脑十年”、日本提出20年“脑科学时代”及我国加入“人类脑科学计划”以来，对脑的研究日新月异。21世纪被喻为“脑科学的世纪”。随着神经科学研究技术的进步，尤其是影像学技术突飞猛进的发展，大大推动了对脑功能和脑疾病的研究和诊治。然而，由于脑的高度复杂性及其特殊的解剖结构，导致对脑神经网络之间的联系、脑的工作原理的研究和了解大大滞后于其他系统和器官，对大部分脑功能障碍性疾病至今仍缺乏有效的预防和诊治措施。因此，阐明脑功能障碍的机制，对脑疾病的早期诊断和防治及药物研究开发有重要意义。本章主要讨论AD和PD相关的基础和临床研究进展。

第一节　阿尔茨海默病

阿尔茨海默病是一种最常见的神经退行性疾病，目前，全球大约有2500万AD患者，人口老龄化使AD的患病率呈急剧增高趋势。AD患者的主要临床表现是进行性记忆障碍。AD的主要病理学特征则是在脑中形成大量的老年斑（senile plaques，SP）、神经原纤维缠结（neurofibrillary tangles，NFTs）和弥漫性脑萎缩（diffuse brain atrophy）。虽然Alois Alzheimer早在1906年便描述了AD的病理特征，但其真正的病因发病机制的研究在此后的近八十年内都无突破性进展。随着蛋白质化学，分子生物学以及遗传学研究技术的迅速提高，从20世纪80年代中叶开始，AD的基础研究才开始有了显著的进展。由于老年斑的主要成分是β-淀粉样多肽（β-amyloid peptide，Aβ），而神经原纤维缠结的主要成分是异常过度磷酸化的微管结合蛋白tau，因此，对AD研究的主流方向主要集中在Aβ和tau两个方面。1984年，Glenner和Wong从老年斑内纯化和分离得到了Aβ并解读得到其氨基酸序列。这一成果很快引发了竞相克隆转译Aβ的基因。1986年，四个研究组几乎同时发表了淀粉样前体蛋白（amyloid precursor protein，APP）的基因序列，揭示了Aβ实际上只是APP中的一个小片段。在20世纪90年代初，Hardy研究组最先从遗传性AD患者的标本中找到了APP的基因突变。这些成果很快构成了被广泛关注的Aβ假说。此外，由于早老素（presenilin，PS）基因突变和载脂蛋白E（ApoE）基因型通过影响Aβ和tau代谢而在AD的发病中起重要作用，因而也受到研究者的重视。本节将从Aβ过量生成、tau异常修饰、PS基因突变和ApoE基因型等方面，重点讨论AD的发病机制、实验模型和治疗策略。

一、病因与流行病学特点

（一）病因

AD是一种多因异质性疾病，对其病因尚不清楚，一般认为AD的发病与遗传、环境及两者相互作用有关。

1. 遗传因素 已发现一些AD的家系，这些家系有一些共同特点，即发病年龄早（占AD患者3%~5%），常染色体显性遗传，如APP、早老素-1（presenilin 1，PS-1）和早老素-2（PS-2）基因突变与家族性AD密切相关。下列基因多态性可能增加患病的风险，如载脂蛋白E（ApoE）基因、α_2-巨球蛋白（α_2 macroglobulin，α_2M）基因、白介素1（IL-1α和IL-1β）基因、人类主要组织相容性复合体（HLA）A_2基因、α_1抗糜蛋白酶A基因，以及最近报道的分拣蛋白相关受体（sortilin-related receptor，SORL1）基因和GRB结合蛋白2（GRB-associated binding protein 2，GAB2）基因等。

2. 环境因素 慢病毒感染、重金属（铝、铁、锌、硒、锰等）接触史、脑外伤、脑血管疾病等因素也可能与AD的发病有关，但尚无有力证据。此外，由于正常老年人脑中也可见到SP和NFT，年龄老化在AD发病中也起重要作用。

（二）流行病学特点

1. 年龄 AD的发病发病率均随着年龄的增长而明显增加。3%~5%家族性早发性AD可在50岁左右发生，95%以上的AD为散发性，一般发病年龄在65岁以后，其发病率呈年龄依赖性。

2. 性别 女性患病率高于男性，男女患病率比为1∶（1.5~4.2），这可能与老年女性多于男性有关，还可能与老年女性性激素水平降低和受教育程度相对较低有关。

3. 教育程度 有人认为受教育程度高者具有高认知水平或神经元储备充足不易患AD；而受教育程度低者，缺少知识刺激，可使神经元丧失较多，从而易患AD。另一种可能是受教育水平往往与社会经济状况、生活方式和职业有关，这些因素又是引发该病的基础。调查结果显示，脑力劳动者或勤用脑善于学习者、高社会经济地位者发病率相对较低。

二、AD脑的主要病理改变和研究的常用模型

（一）AD脑的主要病理改变

1. 老年斑 刚果红、thioflavin-S等染色发现AD患者的海马及脑皮质神经元外存在弥漫性异常蛋白质聚集的斑块，即为老年斑（SP）。用Aβ特异性抗体的免疫组织化学和蛋白质分析，证明这些老年斑的主要成分是Aβ。老年斑的多少和范围与AD患者的临床症状呈现密切相关性。

2. 神经原纤维缠结 是神经元内异常聚集的蛋白所形成，典型的NFTs呈火炬样，其主要组成是异常过度磷酸化的微管相关蛋白tau。很多神经退行性疾病如AD、前颞叶性痴呆、唐氏综合征等都存在该病理变化，但只有AD患者脑内同时存在老年斑和神经原纤维缠结。因此，老年斑和神经原纤维缠结是AD确诊的金标准。

3. 弥漫性脑萎缩 由于皮层区神经元减少、神经突触及树突减少，出现皮层萎缩和变

薄是 AD 的又一个重要病理变化。

4. 其他病理改变

(1) 突触损伤　突触损伤是神经退行性变的早期标志。突触素（synaptophysin）是突触前的标志物，突触素免疫活性降低或丧失可用于检测突触损伤，且与认知的下降有很好的相关性。在 Tg2576 转基因小鼠，随着 Aβ 的沉积，海马的 CA1 区和齿状回外分子层的树突棘的密度降低，突触密度下降，突触功能受损，突触素免疫活性呈年龄依赖性降低直至丧失。此外，长时程增强（LTP）是突触传递功能的重要表现形式，也可用于评价突触功能。

(2) 胆碱能神经细胞损失　AD 患者脑内可见大量的胆碱能神经细胞损失。这一现象在 APP 模型小鼠的海马和皮层区得到重现，且胆碱能神经退行性变只特异性地发生于神经炎性斑沉积的区域。胆碱能突触的形态异常也发现于 APP 突变鼠和 APP 与 PS1 双重突变鼠。胆碱能突触传递与学习记忆关系密切，APP 转基因小鼠和 PDAPP 小鼠胆碱能神经末梢的降低可能是其学习缺失的部分原因。

(3) 神经发生降低　研究发现一些 AD 转基因小鼠来源于嗅球神经元的室管膜下区域成年神经发生（neurogenesis）降低；Tg2576 转基因小鼠海马齿状回颗粒下区域的神经发生显示年龄相关性降低，1 岁龄的小鼠海马的神经发生显著降低，颗粒细胞明显减少，海马体积减小，胆碱能纤维的传入减少，从而导致海马功能降低。

(4) 胶质细胞激活　老年斑周围常可见到胶质增生和营养不良性神经突，提示老年斑可能通过诱导免疫反应造成神经退行性变。APP 转基因小鼠皮层和海马的神经炎性斑也可激活小胶质细胞和星型胶质细胞。但是，在表达正常 APP 的模型小鼠脑内，尽管并不形成老年斑，但可见星型胶质细胞被激活，提示胶质细胞激活和炎症反应也许与神经炎性斑无直接关联。

(5) 蓝斑核神经元丢失　在 AD 患者蓝斑核的神经元（主要为去甲肾上腺素能细胞）显著减少，但是，在 APP 转基因小鼠尚未发现同样的表型。

（二）AD 研究的常用模型

转基因和基因敲除技术的出现使建立一个完善的 AD 动物模型成为可能。表 21-1 概述了几种转基因 AD 模型小鼠所表达的突变基因及其相关的病理表型和行为学改变。早期建立的 AD 模型小鼠主要表达 APP 突变基因：如 APP/V717F（PDAPP 鼠）和 APP/K670NM671L（Tg2576 鼠）。现已建立双重转基因小鼠模型（如同时表达突变的 APP 和 PS1 或突变的 APP 和 tau）和三重转基因小鼠模型（突变的 APP，PS1 和 tau）。单纯敲除 APP 的小鼠不产生 AD 的神经病理改变，但同时敲除 PS1 和 PS2 的小鼠显示一些 AD 样病理改变。此外，通过调节蛋白激酶和磷酸酯酶也可模拟 AD 样 tau 蛋白异常磷酸化、聚积和记忆障碍。

表 21-1 转基因 AD 模型小鼠及其特征

名称	突变基因	病理表型	行为学改变
APP 转基因小鼠			
PDAPP 小鼠	APP Swedish/In diana 突变（K670NM671L +V717F）	有 Aβ 沉积、神经斑（块）、突触丢失、星形细胞增生和小神经胶质增生，但未见神经原纤维缠结或螺旋状细丝	过度兴奋，空间记忆障碍和睡眠觉醒模式
Tg2576 小鼠	APP695 Swedish 双突变（K670N/M671L）	Aβ 量的增加最早出现在 2 个月时，老年斑出现在 9～12 个月时。随着 Aβ 量的增多，逐渐出现淀粉样沉积	学习和记忆损伤
APP23 小鼠	APP751 Swedish 双突变（K670N/M671L）	在 6 个月时就有 Aβ 沉积，24 个月时大量出现在皮质和海马，同时出现：炎症反应、神经炎、突触损伤、tau 过度磷酸化、淀粉样脑血管病变	被动回避记忆和空间记忆障碍
TgCRND8 小鼠	APP Swedish/Indiana 突变（K670NM671L +V717F）	Aβ 沉积出现在 3 个月时，神经炎相关病理变化出现在 5 个月时。神经胶质细胞出现在斑块周围，有活性的小胶质细胞与斑块并存	空间记忆障碍，听力惊愕
Tau 转基因小鼠			
JNPL3 小鼠	tauP301L	脑干、间脑、小脑和脊髓有 NFT 的形成，NFT 数量与年龄和基因突变量有关。半合子 6.5 月龄和纯合子 4.5 月龄时有 tau 免疫反应出现在皮质、海马和基底核，脊髓神经元轴突变性，前角细胞减少	运动和行为学障碍，运动障碍导致小鼠不能在 Morris 迷宫中进行测试
rTg（tauP301L）4510	tauP301L	表现为随年龄增大而增多的 NFT、神经元丢失和严重的前脑萎缩	空间记忆的损害，体重减轻，发展成一个弯腰驼背的姿势并且后肢功能异常、尾巴僵直
双重转基因小鼠			
Tg2576/tauP301L（JNPL3）小鼠	APP695 Swedish 双突变和 tauP301L	Aβ 的沉积同 Tg2576 鼠。NFT 大量出现在边缘系统和嗅觉皮质区	运动和行为学障碍相似，弯腰驼背姿势，体重减轻，梳理、发音和睁眼困难
Appswe/PS1 小鼠	APP Swedish 双突变和 PS1 M146L	12 周后在转基因鼠皮质和海马发现 Aβ 沉积，此后到第 54 周，Aβ 沉积明显增加	
三重转基因小鼠			
Tg2576/PS1 M146L/tau P301L	APP Swedish 双突变、PS1 M146L 和 tauP301L	6 个月时出现神经元内 Aβ 沉积，12 个月时可见细胞外 Aβ 沉积，12 个月时可出现 NFT，出现的顺序是先海马后皮质。出现在老年斑和 NFTs	

三、发病机制

（一）Tau蛋白与AD

Tau蛋白是神经细胞主要的微管结合蛋白。从正常成人脑中分离的tau在变性聚丙烯酰胺凝胶电泳中至少有5~6种异构体（isoform），表观分子量在48~60kD之间。这些异构体是位于17号染色体的单一基因转录物mRNA的不同剪接产物，包括C-末端含3个或4个重复序列（31~32个氨基酸）、可结合微管的3R-tau和4R-tau，以及N-末端含0、1或2个插入序列（29或58个氨基酸）的0N-tau、1N-tau和2N-tau（图21-1），其中4R-tau更易聚积。胎脑中tau蛋白不含N-末端的插入序列，因而在上述变性胶电泳中于48kD处显一条较宽的区带。此外，牛脑微管蛋白的双向电泳显示30余种tau的异构体，等电点在6.5~8.5之间。分子量越大，酸性越强，tau分子的等电点差异与其磷酸化修饰状态相关。正常tau蛋白是一种含磷蛋白质，每摩尔tau蛋白中磷酸含量为2~3摩尔。

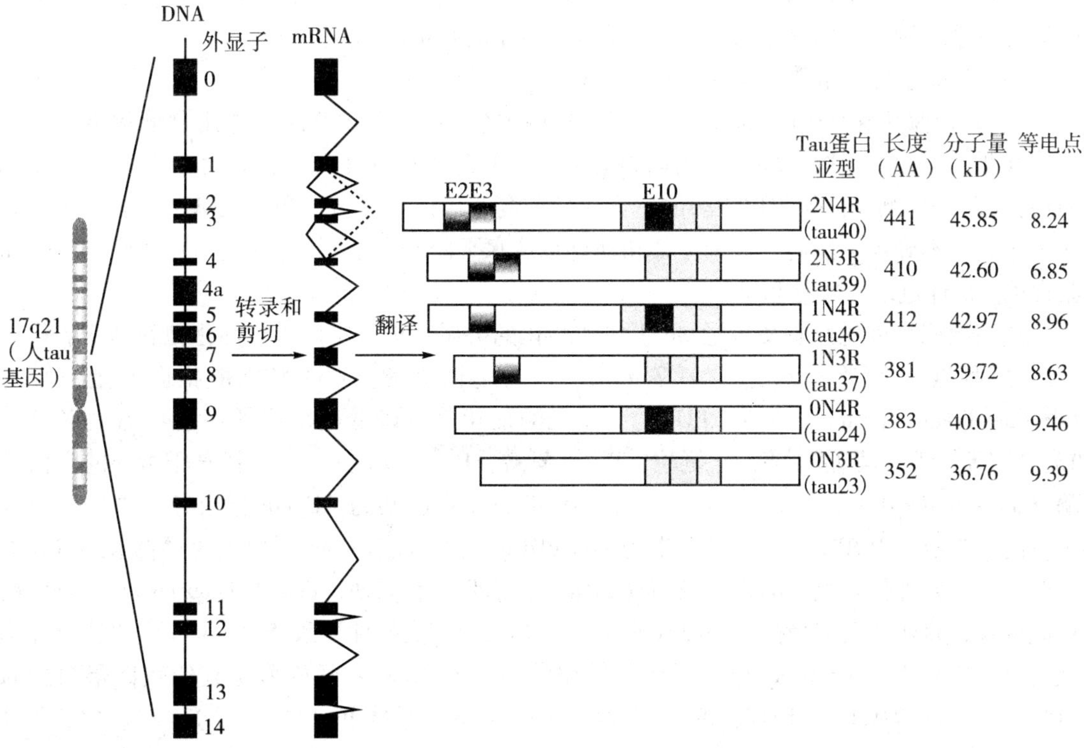

图21-1　人Tau基因及蛋白质亚型的基本结构

用不同生化分离技术可将AD脑中的tau蛋白分成三个级分，即胞质正常修饰的tau蛋白（C-tau），异常修饰易溶型tau蛋白（AD P-tau）和异常修饰并聚积为双螺旋丝（paired helical filament，PHF）的tau蛋白（PHF-tau）。PHF是以右手螺旋盘绕形成的双螺旋丝结构，螺旋丝的直径约为22~24nm，每80nm处有一狭窄区，其直径约为10nm。根据PHF-tau在2%的十二烷基硫酸钠（SDS）中的溶解性差异，又可将其分为PHFⅠ-tau和PHFⅡ-

tau 蛋白。PHF Ⅰ在电镜下常见的是单个的短双螺旋丝，在室温下即可溶于 2% SDS，而 PHF-Ⅱ在电镜下常以缠结形式存在，且需在上述 SDS 和 β-巯基乙醇溶液中用反复加热或超声破碎法抽提。AD 患者脑中分离的 tau 在变性聚丙烯酰胺凝胶电泳中显 3 条带，表观分子量在 62～72kD 之间。

最近的研究发现，tau 蛋白异常不仅在 AD 的发病中起重要作用，还参与其他 20 余种神经退行性疾病的病理过程。因此，对 tau 的研究正在引起更多科学工作者的重视。目前在 AD 患者脑中发现的 tau 蛋白异常修饰包括：异常磷酸化、异常糖基化、异常糖化、异常泛素化、异常截断作用和异常硝基化。此外，在其他神经退行性病中还发现 tau 基因异常、构象改变和多胺化等。

1. Tau 蛋白异常磷酸化　AD 脑中 tau 蛋白总量却显著高于对照者，其增高的部分为异常过度磷酸化的 tau 蛋白。与其他含磷蛋白质一样，tau 蛋白的磷酸化受蛋白激酶和磷酸酯酶的双重调节，前者的功能是使蛋白质磷酸化，而后者则是去磷酸化。因此，蛋白激酶和磷酸酯酶系统调节失衡是导致 tau 蛋白异常磷酸化的直接原因。

（1）Tau 蛋白异常磷酸化的机制

1）蛋白激酶在 AD 样 tau 蛋白异常磷酸化中的作用　蛋白激酶的作用是催化蛋白质发生磷酸化。因此，蛋白激酶活性增高将导致 tau 蛋白异常过度磷酸化。由于至今尚未能在 AD 患者脑中检测到任何蛋白激酶的生化活性增高，因此，对蛋白激酶在 AD 中的作用及其调节机制尚不确定。然而，大量体外和动物整体水平的研究证明，多种蛋白激酶可催化 tau 蛋白的 AD 样过度磷酸化和聚积。

蛋白激酶的催化性质及其与 tau 蛋白磷酸化的关系：根据蛋白激酶催化靶底物磷酸化反应的序列特点，可将丝氨酰/苏氨酰蛋白激酶分为两大类型：①脯氨酸指向的蛋白激酶（proline-directed protein kinase，PDPK），这类酶催化底物磷酸化反应的序列特点是-X（S/T）P-（X，任一氨基酸，S，丝氨酸，T，苏氨酸，P，脯氨酸）；②非脯氨酸指导的蛋白激酶（non-proline-directed protein kinase，non-PDPK）。在已知的 AD tau 蛋白异常磷酸化位点中，约有半数为 PDPK 位点，另一半为 non-PDPK 位点。能使 tau 蛋白发生磷酸化的 PDPK 主要有：细胞外信号相关的蛋白激酶（ERKs）、细胞分裂周期（cell division cycle，cdc）蛋白激酶-2、周期蛋白依赖性激酶-2（cdk-2）、周期蛋白依赖性激酶-5（cdk-5）和糖原合酶激酶-3（GSK-3）。能使 tau 蛋白发生磷酸化的 non-PDPK 有：环磷酸腺苷依赖性蛋白激酶（PKA）、蛋白激酶 C（PKC）、钙/钙调素－依赖性蛋白激酶Ⅱ（CaMKⅡ）、酪蛋白激酶-1（casein kinase-1，CK-1）和酪蛋白激酶-2（CK-2）。由此可见，可能有多种蛋白激酶参与了 AD 患者 tau 蛋白的异常磷酸化过程。不同蛋白激酶催化 tau 蛋白磷酸化效率各异，且磷酸化后抑制 tau 蛋白生物学功能的程度也不同。

在这些激酶中，GSK-3β 与 tau 蛋白异常过度磷酸化的关系尤为密切。GSK-3 有两种亚型：GSK-3α 和 GSK-3β，GSK-3β 是第一个被证实能磷酸化 tau 的激酶，它同时参与 AD 中 tau 与 Aβ 两种病理改变。GSK-3β 与 AD 中神经元的死亡、PHF-tau 的形成、轴突回缩以及认知能力的下降均有关联。在体外，GSK-3β 能高效磷酸化重组的 tau，从 AD 人脑中可分离出的被 PP2A 去磷酸化的 PHF-tau。过度表达 GSK-3β 的转基因小鼠出现 tau 的过度磷酸化及神经退行性改变，在原代培养的神经元中上调 GSK-3β 会损伤突触而抑制长时程增强（LTP）。诱导表达 GSK-3β 会使 APP 的 C 末端片段产生神经毒性。由此可见，GSK-3β 是 AD 中磷酸化 tau 的关键激酶。

2）蛋白磷酸酯酶在 AD 样 tau 蛋白异常磷酸化中的作用　根据结构、组成、所催化底物的特异性、激活剂与抑制剂的不同，可将哺乳动物体内的蛋白磷酸酯酶（protein phosphatase，PP）分为五类，即 PP-1、PP-2A、PP-2B、PP-2C 和 PP-5，它们均存在于人脑神经元中。用从 AD 脑中分离的异常磷酸化的 tau（简称 AD P-tau）作底物，PP-1、PP-2A、PP-2B 和 PP-5 均可使 AD P-tau 多个位点磷酸化并不同程度的恢复其促微管组装活性，而 PP-2C 则无上述功能。用蛋白磷酸酯酶抑制剂处理培养的细胞可导致 tau 蛋白异常磷酸化、中间丝结构改变以及微管、神经元突触和树突丢失；在整体水平抑制 PP-2A 和 PP-1 也可引起 tau 蛋白发生 AD 样磷酸化。上述资料从不同水平和角度表明：PP-2A、PP-2B、PP-1 和 PP-5 参与 tau 蛋白的异常磷酸化。此外，研究还发现：PP-2A 和 PP-2B 催化 PHFⅡ-tau 去磷酸化所需要的酶量远高于使易溶型 AD P-tau 和胎脑 tau 去磷酸化所需的酶量，且去磷酸化的位点比 AD P-tau 少，说明 PHF/NFT 结构的空间位阻效应可能不利于蛋白磷酸酯酶对 tau 蛋白的去磷酸化作用。PP-2A 和 PP-2B 使 AD 异常磷酸化 tau 蛋白的去磷酸化活性可被二价金属阳离子 Mn^{2+} 和 Mg^{2+} 激活，其中 Mn^{2+} 的激活作用最强；Ca^{2+}/钙调素（Ca^{2+}/calmodulin）也可增高 PP-2B 使异常 tau 蛋白的去磷酸化活性。这些资料对 AD 药物研究有一定参考价值。

3）Tau 蛋白酪氨酸位点的磷酸化　过去的研究表明，AD 样 tau 蛋白异常磷酸化只发生在丝氨酸和苏氨酸位点。最近的研究显示，酪氨酸磷酸化位点特异性的抗体只结合纯化的 PHF-tau 而非正常 tau，提示酪氨酸位点磷酸化可能也参与 AD 样 tau 病理学。在转染细胞内，非受体酪氨酸激酶 fyn 可结合并使 tau 蛋白的 Tyr18 位点磷酸化；在小鼠的早期发育阶段也可见 tau 蛋白 Tyr18 的磷酸化，但这一位点的磷酸化在成年期消失；用 Aβ 处理人和大鼠的原代脑皮质培养神经元，可见 tau 的 Tyr29 位点发生迅速而短暂的磷酸化；用磷酸酯酶的抑制剂（pervanadate）处理转染人 tau 的 COS-7 细胞，发现 tau 的 Tyr394 位点磷酸化，且该位点的磷酸化见于 AD 脑内，而在正常人脑几乎没有。有关 PHF-tau 的酪氨酸位点磷酸化的生理病理意义尚待进一步探讨。

（2）Tau 蛋白异常磷酸化的细胞毒性　Tau 蛋白的生物学活性是维持其功能的基础。正常 tau 的生物学功能主要体现在：①与管蛋白（tubulin）结合组装成微管；②与已经组装形成的微管结合以维持其稳定性。这两种活性可分别通过测定 tau 蛋白与管蛋白的混合液在 350nm 处光吸收值的改变，负染电子显微镜技术观察微管的组装以及 tau 蛋白与紫杉酚催化生成的微管的结合能力而检测。tau 异常磷酸化的毒性作用是：使其上述生物学活性降低或丧失；AD P-tau 除其本身丧失生物学活性外，还可与管蛋白竞争与正常 tau 结合或从已经形成的微管上夺取 tau 蛋白；AD P-tau 还可结合高分子量的微管相关蛋白（high molecular weight-MAP，HMW-MAP）-1 和 2，并从已形成的微管上夺取 HMW-MAP，从而使微管解聚并最终崩溃。此外，过度磷酸化的 tau 会阻断神经元细胞内的运输，抑制蛋白酶的活性，并促进 tau 的自我聚积。此外，最近的研究显示，一定程度的 tau 蛋白磷酸化可使神经细胞对抗凋亡。

2. Tau 蛋白异常糖基化　糖基化（glycosylation）作用是指在特定糖基转移酶的作用

下，将糖基以共价键（N-糖苷键或O-糖苷键）形式连接到蛋白质分子形成糖蛋白（glycoprotein）的过程。AD异常磷酸化的tau蛋白被异常糖基化修饰。异常修饰的糖基为：末端连接的甘露糖、唾液酸α-(2-3）糖苷键末端连接的半乳糖、β-半乳糖（1-3)-N-乙酰半乳糖胺和β-半乳糖（1-4)-N-乙酰半乳糖胺。这种修饰以N-糖苷键连接为主。

（1）异常糖基化的机制　正常组织中蛋白质的糖基化作用是发生于内质网和高尔基体内的蛋白质合成过程的翻译中（如N-糖苷键）或翻译后（N-糖苷键和O-糖苷键）的修饰事件，而该过程中所涉及的糖基转移酶常以膜结合形式存在。tau蛋白存在于胞质中，其糖基化修饰可能意味着某种类型的膜结构异常，从而使tau蛋白与糖基转移酶有相互接触的机会。在AD患者发现有膜脂和膜流动性异常支持了上述假设。此外，已发现的三种与早老有关的蛋白质，PS-1、PS-2和APP均为膜蛋白，前二者被认为只特异性地存在于家族性AD患者的粗面内质网和高尔基体。所以，探索tau蛋白的异常糖基化和膜蛋白（PS和APP）异常之间的关系，对阐明AD发病机制有重要意义。

（2）异常糖基化的细胞毒性　将PHF-tau/NFT与糖苷酶在37℃保温30分钟，再进行负染电子显微镜检查，发现经糖苷酶处理的样品其螺旋结构消失，形成更加紧密，伸展束状的纤维丝结构，束状纤维丝中单个纤维丝的直径约为2.5±0.5nm。单纯去糖基化作用不能恢复tau蛋白的生物学活性，也不显著增加tau蛋白从PHF/NFT结构中的释放，然而，去糖基化后再用PP-2A处理可使PHF/NFT释放的游离tau蛋白量比单纯用PP-2A去磷酸化所释放的tau量显著增高。

（3）异常糖基化与磷酸化的关系　关于tau蛋白异常糖基化与异常磷酸化的相互关系尚未阐明。根据异常磷酸化的tau蛋白存在于缠结形成前期（pretangle）神经元，以及从AD患者脑中可分离出易溶型AD P-tau的事实，推测tau蛋白的异常磷酸化是PHF形成的早期事件。异常磷酸化tau蛋白的易自聚性（self aggregation）可能使其在受累神经元中形成一个“发源点”，加上过度磷酸化引起的细胞内醛糖磷酸基浓度增高，因而使tau蛋白容易发生糖基化。可见，tau蛋白的异常磷酸化可能促进其异常糖基化。进一步研究发现，tau的糖基化可促进其磷酸化，其机制是通过在底物水平加速tau的磷酸化或抑制tau的去磷酸化。

3. Tau蛋白基因异常及构象改变　tau蛋白基因突变包括tau基因编码区点突变（如12外显子点突变）和编码区错义突变（分别位于9、10、13外显子）。某些微管结合区保守残基的突变可影响tau蛋白与微管结合功能并使其更容易聚积，使患者脑中出现典型的AD样PHF/NFT病理改变。此外，在非编码区（如外显子10剪切位点）的突变可引起外显子10异常剪切，使患者脑内3R-tau和4R-tau组成比例改变。至今，尚未在AD患者发现tau基因的突变。对tau基因突变的研究主要来自于一种家族性神经退行性疾病，即17号染色体连锁遗传性额颞叶痴呆帕金森病（inherited frontotemporal dementia with Parkinsonism linked to chromosome-17，FTDP-17）。已从100多个FTDP-17家庭中鉴定出34种tau突变基因，包括编码区的错义突变、缺失突变、沉寂突变和外显子10下游内含子剪切位点附近的内含子突变。其中约半数已知的突变在蛋白水平发挥主要作用，它们降低tau蛋白与微管结合以及调节微管动力学的能力，并促进tau聚积成异常细丝。因此，FTDP-17家族tau突变一方面可能通过改变tau蛋白的构象使其成为脑内蛋白激酶的更好底物，而使tau蛋白更易发生异常磷酸化且在较低的磷酸化水平更易迅速的自我聚积。

4. Tau 蛋白其他修饰及其对细胞的影响

（1）Tau 蛋白异常糖化 AD 脑中 tau 蛋白被异常糖化（glycation）。糖化是指蛋白质分子自身的 ε-NH_3 与细胞内糖类物质的醛基经氧化形成 Shiff's 碱，再经分子内重排而形成不溶性、抗酶解且不可逆的交联体——晚期糖化终产物（advanced glycation end products，AGEs）的过程。tau 蛋白分子中含赖氨酰残基约占其氨基酸总量的 10%，所以富含 ε-NH_3，亦极易形成 AGE。AGE 的形成可能促进了 PHF 的形成并促使其转变成 NFT，导致神经细胞不可逆性损害。

（2）Tau 蛋白异常泛素化 PHF Ⅱ-tau 被泛素化，这种修饰不存在于 C-tau 及 AD P-tau 和 PHF Ⅰ-tau 样品中。泛素是一个由 76 个氨基酸组成的多肽，通过其 C 端甘氨酸与靶蛋白的 α 或 ε 氨基结合。正常情况下，靶蛋白与泛素结合后通过泛素蛋白酶小体途径被降解。若泛素降解途径功能异常或被降解的蛋白质结构改变，与泛素结合的靶蛋白不能被降解清除，则在细胞中积聚形成包涵体（inclusion），导致细胞退行性变死亡。

（3）Tau 蛋白异常截断作用 Tau 蛋白的截断作用是指 tau 蛋白 N 端或 C 端被酶切除而使其分子变短的过程。体外实验显示：截断后的 tau 蛋白容易形成二聚体，并失去其生物学活性，tau 蛋白的截断作用还参与小脑颗粒细胞的凋亡过程。最近对 AD 患者尸检发现，tau 的截断现象参与了 AD 脑内 NFT 的形成过程。而在体外实验中，tau 蛋白的截断片段可促进神经细胞凋亡。

（4）Tau 蛋白异常硝基化 最近，在 AD 患者 NFT 和 tau 包涵体中发现异常的硝基的 tau 蛋白，提示 tau 的硝基化可能参与 AD 的病理过程。体外用强的氧化剂过氧亚硝酸盐（peroxynitrite，$ONOO^-$）处理 tau 可导致 3-硝基酪氨酸（3-nitrotyrosine，3-NT）免疫反应性，并形成 SDS 和热稳定的寡聚体，此高规则聚集物以双酪氨酸键稳定，而且这种 3-NT 修饰的 tau 在 AD 脑内及脑脊液中异常增高。Tau 含有 5 个酪氨酸位点，分别是 Tyr18、Tyr29、Tyr197、Tyr310 和 Tyr394，体外使用过氧亚硝酸盐硝基化 tau 时，发生硝基化的酪氨酸位点主要是 Tyr18 和 Tyr29，这些位点硝基化可抑制 tau 蛋白聚积，但在 AD 脑内 tau 的硝基化位点及性质尚不清楚。

（5）Tau 蛋白的多胺化 多胺化（polyamination）指在组织谷氨酰胺转移酶的作用下，蛋白酪氨酸位点的主胺和谷氨酰胺位点结合，从而导致不溶性和蛋白水解抗性的高分子量复合物形成的反应。

可见，tau 蛋白以多种异常修饰参与 AD 的发病过程（图 21-2）。因此积极干预 tau 的这些异常改变对 AD 和其他神经原纤维变性疾病有重要的指导意义。

（二）Aβ 与 AD

Aβ 泛指一组由 39～43 个氨基酸残基组成的多肽，是 APP 基因编码的产物。其中以 40 个氨基酸的 Aβ（Aβ1-40）为主，其次是 Aβ1-42。这些多肽是构成老年斑核心和血管壁沉积物的主要成分。

多数研究者认为，Aβ 在 AD 发病中起决定性作用，此即“Aβ 假说”。支持这一假说的依据如下：①所有 AD 患者脑中存在的神经斑块主要是由 Aβ 构成的；②Aβ 多肽对海马和

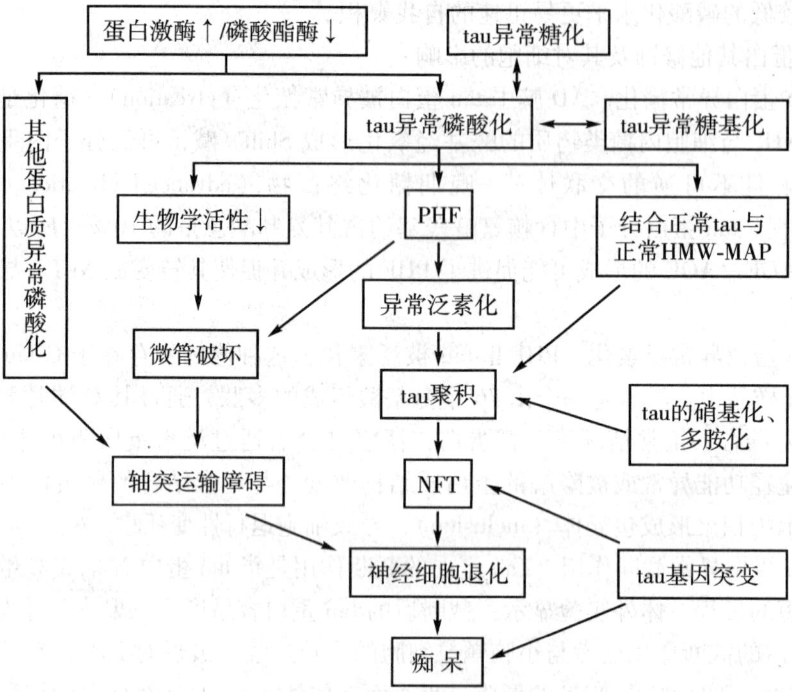

图 21-2　tau 蛋白异常修饰的机制及其在痴呆发生中的作用

PHF，双螺旋丝；NFT，神经原纤维缠结；HMW-MAP，高分子量微管相关蛋白。

皮层的神经元都有毒性；③唐氏综合征（APP 基因 21 三体）患者可见典型的 AD 样神经病理学改变和临床表征；④APP 基因中基因突变可升高 Aβ 水平并改变其聚积特性；⑤PS1 和 PS2 基因的遗传性突变可提高 Aβ42/Aβ40 比值；⑥Apo E 的 ε4 纯合子增加人脑的 Aβ 负荷；⑦含人类突变 APP 基因的转基因小鼠表现为胞外 Aβ 量随时间延长而增高，发生特定的类似于 AD 的神经病理和行为的改变。

尽管如此，对 Aβ 假说仍存在争议。回顾相关研究结果，其主要问题是 Aβ 水平或脑内淀粉斑的负荷与记忆和认知损伤的严重程度之间关联性不明确。然而，最近有研究表明，降低患者脑皮层 Aβ 水平可延缓记忆和认知能力下降的进程，提示 Aβ 在记忆和认知中起作用。

1. Aβ 的生成途径及其生物学特性　APP 基因（190kbp）位于 21 号染色体长臂，至少由 18 个外显子组成。由于 APP 基因转录后的不同剪接，可产生至少 10 种不同的 mRNA 和含 365～770 个氨基酸残基的蛋白质异构体。在众多的 APP 异构体中，人脑主要表达 APP695（695 个氨基酸）和 APP770（770 个氨基酸）。其中，APP770 含一段由 57 个氨基酸残基组成的插入区——kunitz 型蛋白酶抑制剂（KPI）的同源域。APP 在细胞中以跨膜受体的结构形式存在，包括一条较长的细胞外 N 端和一较短的细胞内 C 端节段，KPI 和某些糖基存在于长节段上。APP 一般可通过轴浆转运方式向突触端转运，并可与细胞外间质相互作用，提示可能与神经元的可塑性有关。此外，APP 还可能促进损伤组织的修复。

APP 主要通过分泌酶（secretase）途径裂解（图 21-3）。α 分泌酶裂解途径由 α 分泌酶水解 Aβ 的 Lys16-Leu17 间的肽键，产生一个较大的 N 末端可溶性片断，分泌到细胞介质，而 C 段小片段则留在膜上。由于 α 分泌酶的切割位点在 Aβ 的分子中间，不产生完整的 Aβ 分子，故又称为非 Aβ 源性途径。β 和 γ 分泌酶降解途径由 β 分泌酶先水解 APP695 中的 Met-596 和 Asp-597 间的肽键产生 C99 片段，而 γ 分泌酶水解 C99 的 39～43 位的任意肽键而产生分子长短不等的完整 Aβ 分子。由于 Aβ 的 C 端最后几个氨基酸残基具有很强的疏水性，所以，C 端越长越易聚合及沉积。

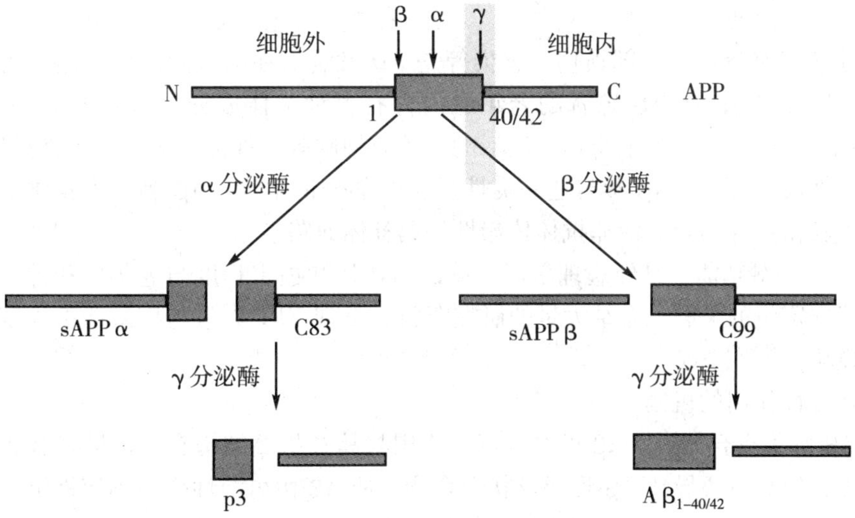

图 21-3 Aβ 的生成

Aβ 在水溶液中以 α 螺旋、随机螺旋和 β 片层结构三种形式混合存在。β 片层结构是形成 Aβ 聚合物必需的结构状态。在 Aβ 聚合过程中，β 片层结构的 Aβ 易形成双聚体，逐步形成寡聚体及中间态的初原纤维（protofibrils，PF），初原纤维仍具有相对可溶性。在此基础上，初原纤维会快速聚合形成不可溶的纤维状（fibrils）沉积。另外，溶液中的 α 螺旋在一定条件下也可转成 β 片层结构。某些金属离子，如 Zn^{2+}，可加速 Aβ 聚集和沉积。沉积在 SP 核心和血管壁上的两种 Aβ 的成分不同，前者是 42～43 个氨基酸的长肽，后者是 39～40个氨基酸的酸性多肽。

Aβ 是神经系统所有细胞 APP 代谢的正常产物。在正常情况下，Aβ 的产生和降解保持平衡，且体内有一些因素保持 Aβ 的可溶性。在两个早发瑞典型 AD 家族中发现 APP770 的 Lys670Asn 和 Met671Leu 基因双突变，此串联双突变正好位于 β 分泌酶的切割位点。将人工构建的此瑞典型突变的 APP770 基因转染人肾 293 细胞或 M17 神经瘤细胞，发现 Aβ 的生成比用原型 APP770 基因转染的细胞增加 5～8 倍，释放到介质中的 Aβ 增加 6 倍。说明该突变为 β 分泌酶提供了更合适的底物，因而产生更多的 Aβ 沉积。

2. Aβ 的神经毒性作用

（1）导致过氧化损伤　Aβ 可导致神经细胞的过氧化损伤，许多抗氧化剂有保护培养的中枢神经细胞及克隆的细胞系免受 Aβ 的毒性作用。AD 患者超氧化物歧化酶（SOD）、脑葡萄糖-6-磷酸脱氢酶（G6PD）活性增高，谷氨酰胺合成酶（GS）活性降低，脂质过氧化物增多，表明自由基和过氧化损伤与 AD 关系密切。Aβ 介导神经细胞过氧化损伤可能涉及多个途径。如①损伤生物膜；②破坏细胞内钙离子稳态；③抑制星形胶质细胞；④失活某些关键酶。

（2）引起神经细胞凋亡　将 Aβ 和胎鼠海马或皮层神经元一起培养，发现培养的神经元形态改变、DNA 断裂、核染色质固缩、细胞膜起泡和梯形 DNA 电泳条带等典型细胞凋亡形态学和生化学改变。

（3）引起炎症反应　头部损伤、感染等是 AD 发病潜在的危险因素，用非类固醇抗炎药可延缓或防止 AD；在 AD 患者的老年斑内含有各种补体成分（包括 C1q、C4d、C3b、C3C、C3d 和 C5b-9），急性期蛋白，激活的小胶质细胞等炎性标志物。这些资料均提示 AD 病变涉及炎性反应过程。Aβ 参与这一炎性反应的部分证据为：Aβ 刺激小胶质细胞产生过量 C3；Aβ 能和 C1q 结合激活非抗体依赖性经典补体通路。

（4）损伤突触功能　神经病理学家早就试图在认知损害程度与老年斑和神经纤维缠结数量之间建立定量的关联。总结大量的研究资料，发现 NFT 数量与痴呆严重程度的关联优于淀粉样斑块。

3．Aβ 毒性作用的机制

（1）Aβ 纤维聚合假说　Aβ 的神经毒性作用与其 β 折叠结构有关。尽管 β 折叠本身并无神经毒性，但是折叠导致 Aβ 形成丝状聚合物，使 Aβ 由可溶性变为不溶性沉淀而发挥神经毒性作用。尽管 Aβ 是许多细胞的正常代谢产物，但 Aβ 水平的升高会促发聚合。下列因素都可造成 Aβ 水平的提高：①APP 基因突变；②Aβ 清除减弱；③异常翻译后修饰：如氧化、糖化、异构化和异常磷酸化；④理化因素：铝、铁、锌以及经 37℃ 老化处理均可促进 Aβ 纤丝聚合。值得强调的是：Aβ 在短时间内超量表达是其毒性作用的基础。

（2）受体中介假说　目前已知有两种受体参与中介 Aβ 的神经毒作用，即晚期糖基化终产物受体（receptor for advanced glycation end products，RAGE）和清道夫受体（scavenger receptor，SR）。前者存在于神经元、小胶质细胞和血管内皮细胞，后者仅存在于小胶质细胞。Aβ 与两种受体相互作用，最终导致神经元退行性变和死亡。

（3）小胶质细胞中介假说　关于 Aβ 神经毒作用的途径有两种说法：一种认为 Aβ 能直接杀死神经细胞，另一种则认为 Aβ 神经毒作用由上述受体或小胶质细胞中介。

（4）神经细胞轴浆转运障碍假说　APP 在神经细胞的内质网合成后，首先通过轴突被转运到突触末端，然后通过“细胞内转运作用”（transcytosis），运回到神经元胞体和树突。这一转运过程对维持 APP 的正常代谢起重要作用，并影响 Aβ 的生成。

（5）内质网相关蛋白-Aβ 复合物毒性假说　内质网相关结合蛋白（ERAB）由 262 个氨基酸组成，主要存在于肝脏和心脏，在正常脑神经元呈低水平表达。在 AD 脑中，特别是 Aβ 沉积的邻近部位，ERAB 含量增加。图 21-4 小结 Aβ 毒性学说及其机制。

（三）早老素与 AD

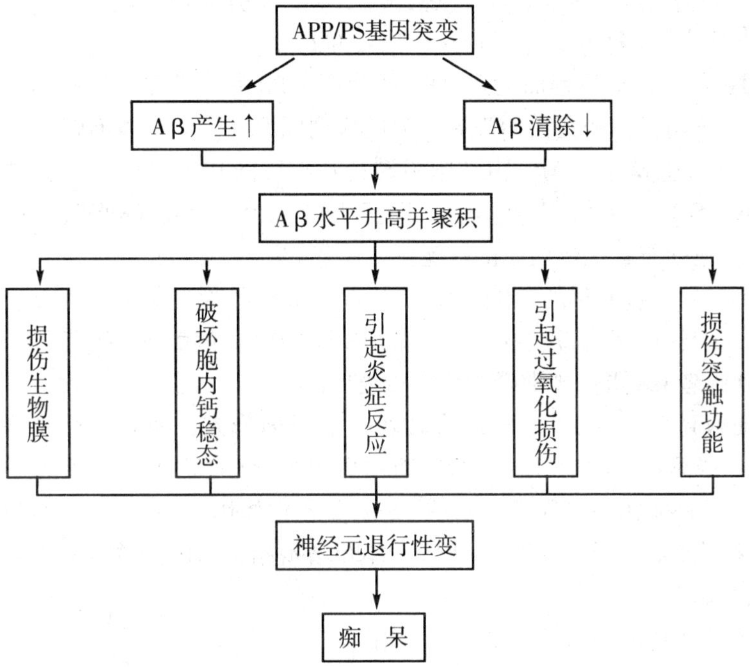

图 21-4　Aβ 毒性与痴呆

早老素包括 PS-1（467 个氨基酸）和 PS-2（488 个氨基酸）。PS-1 基因位于 14 号染色体的 14q24.3，现已发现 PS-1 基因五种突变形式，分别发生于 146、163、246、286 和 410 号密码子。PS1 基因突变时 α 分泌酶活性受到抑制，从而使 Aβ 生成增加。与 PS-1 基因非常相似的 PS-2 基因定位于 1 号染色体的 1q31-42，基因突变发生于 141 号密码子。PS-2 与 PS-1 基因的同源性高达 67%，在跨膜区的同源性高达 84%。突变的 PS-2 基因表达产物可通过对 C 末端肽水解酶的影响而作用于 APP 的水解过程，使聚集性 Aβ 产生增多而发生沉积，并能促使 Aβ 升高内钙、加重氧自由基产生和促进线粒体膜电位下降，从而引发细胞凋亡。

1. PS 与 APP 的代谢　含 PS 基因突变的家族性 AD 患者血浆 Aβ 浓度升高，并在脑中出现 Aβ 沉积，动物水平和细胞水平的实验也证实 PS 突变能促进 Aβ 的生成，并以 Aβ1-42 增高为主。APP 与 PS-1 和 PS-2 共沉淀，与 PS-1 共沉淀的 APPC99/C83 片段恰好是 γ 分泌酶的作用底物。这些都提示 PS 可影响 APP 的代谢。其可能机制如下：

（1）PS 作为 γ 分泌酶直接切割 APP　在 PS 的第 6 和第 7 跨膜区上有两个保守的天冬氨酸位点，突变任一位点或者使用天冬氨酸蛋白酶抑制剂都会改变 PS 在两者间的环状结构而活性丧失，提示 PS 本身可能就是天冬氨酸依赖型的蛋白水解酶。当 γ 分泌酶的抑制剂 L-486 或 CBAP 被用作特异的光和亲合标记时，细胞内 PS 可与其结合，表明 PS 是 γ 分泌酶的主要成分。使用 γ 分泌酶的抑制剂可降低细胞内 Aβ 水平；Aβ 的类似物可通过竞争 γ 分泌酶而减少 Aβ 的分泌，并提高 C99、C83 水平。

除 APP 外，PS 还能对其他蛋白质进行膜内 γ 分泌酶样切割。如 Nortch，Nectin-1-α、

CD44、Nortch 的配体 Deltal 和 Jagged2 也依赖于 PS 的 γ 分泌样切割，在使用 γ 分泌酶抑制剂或敲除 PS 基因时，这种 γ 分泌样切割作用被抑制。

（2）PS 通过影响转运过程而促进 APP 的代谢　PS 另一备受重视的研究是其可能的细胞内转运功能。PS 与已知的蛋白酶没有明显的序列同源性，但与囊泡转运蛋白 Spe-4 相似，并且 PS 可以到达细胞膜并将 APP 由细胞膜转运到内质网和囊泡丰富区。在 PS-1 基因敲除或含丧失功能的 PS-1 突变体的细胞表面，可见大量 APP 和 N-乙酰胆碱受体聚集，提示 PS 除转运 APP 外，还参与其他蛋白质的转运。

2. PS 对 Tau 异常磷酸化的影响　GSK3β 是 Wnt 信号途径中的一种蛋白激酶，同时也是一种重要的 tau 蛋白激酶。若 Wnt 表达减少参与 AD 的发病，则由此导致的 GSK3β 活性增高可能是 AD 患者 tau 蛋白异常磷酸化的重要原因。

3. PS 与细胞凋亡　突变的 PS 通过破坏钙离子内稳态，使氧自由基增加，影响包括 Akt/PKB 和 JAK 激酶在内的信号转导途径而诱导细胞凋亡，使用抗氧化剂、钙离子抑制剂以及基因敲除技术都能在一定程度上对抗 PS 的促凋亡作用。突变 PS 还可以通过影响未折叠蛋白质反应来促使细胞凋亡。PS 突变后不能和增殖相关基因产物（PAG）结合而无法阻止 PAG 引起的细胞凋亡。

（四）ApoE 在 AD 神经退行性变中的作用

载脂蛋白 E（Apolipoprotein E，ApoE）是一种与脂质转运有关的蛋白质，由 299 个氨基酸残基组成，分子量为 34 kD，是低密度脂蛋白颗粒的组成成分之一。ApoE 大量存在于 AD 患者的老年斑和 NFT 中，AD 患者星形胶质细胞 ApoE 表达量明显高于对照组。ApoE 基因定位于 19 号染色体的 19q13.2 位点，人类最常见 3 个等位基因为 ApoEε2、ApoEε3 和 ApoEε4。在迟发型 AD 的遗传研究中，发现 ApoE 基因多态性与发病有关。从 30 个迟发性 AD 家族中任选的 83 名 AD 患者，ApoEε4 等位基因频率明显高于 91 名年龄匹配对照者。ApoEε4 在迟发家族性 AD 和散发性 AD 患者频率偏高。此外，下述几点进一步支持 ApoEε4 为 AD 的易患因子：①ApoEε4 与 AD 之间存在剂量依赖效应：无 ε4 等位基因个体发生 AD 的风险为 20%，有一个或两个 ε4 拷贝个体患病风险分别上升至 40% 和 95%，同时发病年龄则由 84 岁提前至 75 岁和 65 岁。②ApoE 基因多态性分布的种族差异与其相应的 AD 发病率高低相吻合：有人曾对八个国家和地区的 ApoE 三种常见等位基因的频率分布与这些区域 AD 发病情况进行比较，发现随着 ε4 频率增高，年龄调整后的 AD 发病率相应升高，而 ε2 和 ε3 则缺乏这种关系，说明 ApoEε4 与 AD 之间的关系为 AD 遗传学上的共性。③ApoEε4 频率的升高对 AD 相对特异：已发现在中枢神经退行性病路易体病患者 ε4 频率增高，提示它与 AD 在发生机制上存在某种联系；对血管性痴呆患者的 ε4 频率各家报道不一，可能与 ε4 也是动脉粥样硬化的易感因素，且 AD 和血管性痴呆常合并发生有关。但是迄今在海绵状脑病（Creulzfeldt-Jakob disease，CJD）、唐氏综合征、肌萎缩性侧索硬化症（Amyotrophic lateral sclerosis，ALS）、亨廷顿病（Huntington disease，HD）、帕金森病等中枢神经退行性疾病均未见 ε4 高频率。此外，欧美长寿老人中 ApoEε2 的比例很高，几乎是成年人的两倍。结合 AD 患者 ε2 频率极低，提示 ε2 是一种保护因子，有人称它为长寿基因，这一发现从另一角度说明 ApoE 在 AD 发病中可能担任重要角色。

1．ApoE 与老年斑　老年斑的核心成分是 Aβ。尽管 ApoE 在老年斑形成过程中的具体作用尚不清楚，但 ApoE 在病灶区大量存在，携带 ApoEε4 等位基因的 AD 患者脑中有较高的 Aβ 负荷，老年斑也增加。ApoEε4 可与 Aβ 结合形成一种新的抗水解、抗变性的稳定复合物，可影响 Aβ 的有效清除。

2．ApoE 与 NFT　ApoE 促进 NFT 形成的因素是 ApoEε3 或 ApoEε2 的缺失而不是 ApoEε4 的存在。其可能机制为：ApoEε3 或 ε2 与 tau 结合，将防止后者被过度磷酸化，相反，ApoEε4 不与 tau 结合，裸露的 tau 易被过度磷酸化。ApoEε3 或 ε2 借助其自身的半胱氨酸残基与 tau 结合，从而阻止 tau 的自身聚积。ApoEε4 与 tau 蛋白的过度磷酸化有关，如 C 末端切除的 ApoE4ε4 片段不仅可引起 tau 蛋白的过度磷酸化，还促使蛋白质的聚积并最终形成 NFT。

3．ApoE、炎症与 AD　AD 患者脑内大量存在的炎症细胞因子和蛋白质表明 AD 与炎症密切相关。研究表明，外源性 ApoE3 和 ApoE4 可籍受体途径阻止 Aβ 诱导的胶质细胞介导的炎症反应（ApoE 与 Aβ 的克分子比为 1∶30）。已在人神经母细胞瘤细胞核的提取物中确定了 ApoE 启动子区内的 NF- κB 位点，而 Aβ 介导的 ApoE 启动子活性也受这一 NF-κB 位点调节。此外，在小鼠和人 ApoE 启动子序列内还存在炎症反应转录因子 IL-6、RE BP、MED1、STAT2 和 STAT1 的位点。位于 ApoE 启动子区内的转录因子位点，尤其是 NF-κB 位点可能是潜在的治疗靶点，即通过调节增高的 ApoE 启动子活性有可能改善 AD 的炎症反应。

4．ApoE 受体与 AD　迄今发现的脑内 ApoE 受体至少有三种，即极低密度脂蛋白受体（VLDL-R）、低密度脂蛋白受体（LDL-R）及低密度脂蛋白受体相关蛋白（LRP）。VLDL-R 和 LDL-R 位于星形细胞膜上，而 LRP 则分布于神经元和活化的星形细胞，介导 ApoE 依赖性神经突起的生长。随着 ApoE 在 AD 发病中作用研究的深入，ApoE 受体基因成为 AD 新的候选基因。ApoE 和 APP 同为 LRP 的配体，换言之，LRP 是与 AD 发病相关的两条代谢途径的交汇点，其分子结构的某种改变有可能通过影响含 ApoE 脂蛋白颗粒的细胞转运，使 APP 的摄取和分解代谢出现异常，导致大量 Aβ 的产生。此外，LRP1 还参与激活 PKCδ 以及抑制 GSK3β 等信号通路的调节。

5．ApoE 与突触可塑性　突触损伤是 AD 的早期病理表现。越来越多的证据表明，ApoE 及其受体可以通过调节脂质的分布以及信号通路，从而在突触的完整性和可塑性方面发挥着重要的作用。因此，ApoE 是散发性 AD 目前明确的第一个遗传性易感因子。虽然现有的研究结果从不同侧面提示 ApoE 在 AD 发病中的重要作用，但是，ApoEε4 本身并不是 AD 发病的必要因素，不是所有具有 ε4 等位基因的人都发病，同时 AD 患者并非均是 ε4 携带者，其他尚未明确的遗传和/或环境因素对 ApoE 与 AD 之间的关系起修饰作用，这些未知因素的逐一发现，将有助于完整地揭示 ApoE 对中枢神经系统的正常作用及其在 AD 病理过程中的参与机制。

四、临床表现

阿尔茨海默病的临床特征为隐袭起病，持续进行性的智能衰退，记忆力下降，认知功能障碍，伴有人格改变等精神症状等。

（一）记忆障碍

早期以近期记忆下降为主，表现为不能记忆当天发生的事，不记得刚做过的事或讲过的话，忘记约会或贵重物品放于何处，记不起熟悉的人名等。疾病后期远期记忆也受累及。

（二）认知障碍

患者逐渐出现下列认知功能障碍，并随时间的推移而逐渐加重。①语言功能障碍：找词困难，阅读理解受损，但朗读可相对保留，最后可完全失语；②视空间障碍：在熟悉的环境中迷路或不认家门，辨别不清衣服的上下和内外等，不能画最简单的几何图形，不能做连线测验、摆积木和拼图；③失用、失认：丧失熟悉掌握的技能，如不会拿勺和筷子；不认识镜中的自己，不认识亲人和熟悉的朋友；④计算力障碍：常弄错物品的价格，最后失去最简单的计算能力。

（三）精神障碍

常有主动性减少，情感淡漠或失控，抑郁，不安，兴奋或欣快，失眠或夜间谵妄，幻觉，怀疑子女偷自己的钱财、物品，重复无意义的动作，无目的地徘徊，白天自言自语或大声说话，焦躁不安，半夜起床活动或吵闹不休，忽略进食或贪食，有不洁行为，攻击倾向等。

（四）其他

可发现患者坐立不安、易激动、少动、不修边幅、个人卫生不佳。无锥体束征和感觉障碍等；可有吸吮反射、握持反射、碎小步态等体征；患者晚期最明显的神经系统体征是肌张力增高，四肢屈曲性僵硬。

AD 的病程通常可以分为三个阶段：第一阶段（早期）：一般持续 1～3 年，以近期记忆障碍、学习功能下降、视空间定向障碍和缺乏主动性为主要表现。生活可以自理或部分自理。第二阶段（中期）：病程继续发展，患者智能和人格改变日益明显，出现皮层受损症状，如失语、失用和失认，也可出现幻觉和妄想。神经系统有肌张力增高等锥体外系症状。生活部分或基本不能自理。第三阶段（后期）：呈明显的痴呆状态，生活完全不能自理。有明显肌强直、震颤和强握、摸索和吸吮反射，大小便失禁，可出现癫痫样发作。

AD 病程通常持续 5～20 年，患者常常死于肺部感染、褥疮等并发症。

五、AD 的研究趋势与未来治疗的策略

目前在临床上已有四种治疗 AD 的药物，其中 aricept、exolon 和 reminyl 都是乙酰胆碱酯酶的抑制剂，可以提高患者脑内乙酰胆碱的水平。另一种 FDA 批准的药美金刚（memantine），则是 NMDA 受体的调控剂。所有这些药物，主要是用来改善早期 AD 患者的症状，并不是用于针对病因的根治。进一步阐明导致该病的机制，将是未来研究的主要趋势。未来的治疗也应基于针对病因的根治或预防。

找到能阻断老年斑的形成与积累或增加清除脑内老年斑的药物，是未来主要的治疗途径之一。这些药物也是在临床上进一步证明 Aβ 假说所必不可少的。此外，针对 tau 异常聚积的药物也是未来研究的主要方向之一。

（一）针对 Aβ 的药物

为有效降低 Aβ 的生成，以 Aβ 代谢中的三个分泌酶为靶点进行药物研发，如 β 分泌酶

和γ分泌酶抑制剂。目前高效并能透过血-脑屏障的γ分泌酶的抑制剂虽有一定的突破，但因γ分泌酶同时可以切除较多的重要底物，这些抑制剂已在临床试验中呈现明显的副作用。进一步降低或去除这类药物的副作用将是一个重要课题。

用免疫方法来增加Aβ的清除在动物实验和临床试验中展现了很好的效果。Aβ1-42来免疫PDAPP和Tg2576转基因小鼠，发现转基因小鼠的老年斑的形成明显降低。相似的结果也发现于用Aβ1-42抗体免疫的动物。更重要的是，Aβ抗体免疫AD转基因小鼠后，可降低其因老年斑引起的记忆缺失。但是直接使用Aβ1-42的主动免疫方法被用于临床试验时，因造成6%受试者无菌性脑炎而被中止。因此去除自身免疫性脑病变的缺陷，是主动免疫治疗AD迫切需要解决的问题。此外，增加Aβ降解也是行之有效的一个途径。如胰岛素分解酶和neprilysin都已在动物实验中证明能降解Aβ并减少老年斑的形成。

运用小分子阻断Aβ的聚合也有可能达到有效防治AD的目的，故筛选能阻断Aβ聚合的药物也是许多生物制药公司的一个研究方向。Aβ自身聚合是形成老年斑的主要因素。目前已有一些小分子化合物能在体外实验中抑制Aβ的聚合，因而已进入临床试验。另外，Aβ聚合部分依赖于金属离子Cu^{2+}和Zn^{2+}。降低脑内金属离子Cu^{2+}和Zn^{2+}的浓度，有可能减少Aβ聚合。抗生素clioquinol可螯合脑内金属离子Cu^{2+}和Zn^{2+}并因此降低游离金属离子的浓度。动物实验显示，APP转基因小鼠经使用clioquinol后，Aβ沉积明显减少。clioquinol的临床试验正在进行之中。

晚期糖基化终产物受体（RAGE）可以在血管内皮细胞上结合Aβ，并携带其通过血-脑屏障进入中枢。目前，针对RAGE与Aβ相互作用的小分子抑制剂TTP488已经在AD患者身上完成了Ⅱa阶段的研究。

（二）针对tau的药物

存在于神经元内的NFT是由异常磷酸化的tau蛋白组成。神经细胞内的递质和突触蛋白质需要通过微管运送到突触部位，正常的tau蛋白参与微管组装和稳定突触传递机制。当tau蛋白被过度磷酸化并在细胞内聚积时，可抑制微管组装，破坏微管的稳定性，从而损伤轴突转运系统，结果导致突触丢失及逆行性退行性变性的发生。因此，抑制tau蛋白过度磷酸化和聚积的化合物有可能成为防治老年神经退行性病变的药物，而特定蛋白激酶的抑制剂可能成为这类药物的靶点。

1. 降低tau蛋白磷酸化的药物作用　临床上开发和使用蛋白激酶或磷酸酯酶调节剂，如GSK3β抑制剂（锂剂，毒蕈碱的激动剂毛果芸香碱、乙酰胆碱酯酶抑制剂毒扁豆碱以及NMDA受体拮抗剂美金刚），一些公司在专利中已经公开了GSK3β抑制剂的化学结构，但将其用于AD的治疗还处于基础科研阶段；CDK5抑制剂；PP-2A激活剂，如开发能适度激活PP-2A的药物。

2. 调节脑内糖代谢及tau的O-GlcNAc修饰的药物　由于AD脑内葡萄糖的吸收和代谢障碍会下调tau的磷酸酯酶以及O-GlcNAc修饰导致tau的异常磷酸化，因此维持脑内正常的葡萄糖代谢有助于逆转AD脑内tau的异常磷酸化。降糖药物罗格列酮培养的细胞及肥胖的大鼠中证实罗格列酮可以降低tau的磷酸化，并可以减轻APP转基因小鼠Tg2576学习和记忆的障碍。最近的临床实验表明罗格列酮对于不携带ApoEε4等位基因的轻中度AD患者有治疗效果。此外，使蛋白去 O-GlcNAc 修饰的 β-N-乙酰葡糖胺糖苷酶的抑制剂，也可以通过增加 tau 的 O-GlcNAc 修饰来抑制 tau 的过度磷酸化。

3. 针对轴突转运功能的药物　神经轴突内的慢传输通路是运输神经递质等一系列神经细胞组分的主要途径。kinesin 是蛋白转运的主要的运载体。Kinesin 轻链敲除小鼠神经轴突内的慢轴突转运功能受损。当将 kinesin 轻链敲除小鼠与 APP 转基因小鼠杂交后，杂交鼠老年斑的形成明显降低，其机制之一可能涉及慢轴突转运通路受阻引起的 Aβ 生成减少。

4. 针对胆固醇的药物　神经细胞内胆固醇水平的平衡会影响 Aβ 生成，tau 蛋白的过度磷酸化，胆碱能突触的形态和功能以及其他受体的代谢与表达。如胆固醇乙酰转移酶的抑制剂可同时降低胆固醇和 Aβ 的生成。在长期使用降低胆固醇药物 statins 的人群中，AD 发病率明显降低。用高胆固醇饮食喂养 APP 转基因小鼠，发现 Aβ 神经病理显著增加，而降低胆固醇的药物可减轻其神经病理。但是，statins 的临床干预未能降低 AD 发病率。

5. 其他治疗策略　非激素抗炎药物的应用是治疗 AD 的另一途径。流行病学资料表明：长期应用非激素抗炎药可显著降低 AD 的发病率，减少患病风险达 60%~80%。通过非抗炎机制和降低小胶质的活性，布洛芬可显著降低 Tg2576 鼠 Aβ 老年斑和脑内 Aβ 水平。不同的非激素抗炎药物应用于 APP 转基因小鼠获得类似的有益效果。

最近，基因治疗 AD 也引起了越来越多的关注。脑源性神经营养因子（BDNF）在脑内起神经保护作用。对 AD 转基因小鼠及老龄大鼠内嗅皮质进行 BDNF 基因治疗后发现，注射 BDNF 可以改善这两种模型空间记忆的损伤。同时，BDNF 的基因治疗还可以使与 AD 有关的异常基因表达（在转基因小鼠模型中）以及与老化有关的异常基因表达（在大鼠模型中）部分正常化。此外，BDNF 可以防止在体外由 Aβ 引起的以及在大鼠体内由连接内嗅皮质到海马的穿通通路损伤导致的内嗅皮质神经元的死亡。这一结果同样可以在灵长类动物猴子身上得到复制。

第二节　帕金森病

英国医师 James Parkinson，在 1817 年首次公开报道和描述了一组以震颤、僵直、运动迟缓和步态失调伴姿势不稳为主要症状的神经系统慢性进行性疾病。1892 年 Charcot 建议将此疾病称为帕金森病，以纪念 James Parkinson 发现和描述该病。

帕金森综合征（Parkinson syndrome）是指各种病因（原发性，继发性，如感染、中毒、外伤药物和遗传等）引起以黑质多巴胺神经元的退行性变和路易小体形成为特征性病理改变，也包括进行性核上瘫、黑质纹状体变性、橄榄小脑萎缩等病理变化，出现静止性震颤、肌僵直、行动迟缓和姿势反射障碍等临床表现的综合征。目前人们将原因不明的 PD 称为原发性帕金森病，而病因明确的 PD 称为继发性帕金森综合征。本章主要介绍原发性帕金森病。

一、病因与流行病学特点

（一）流行病学特点

PD 的流行病学调查显示，该病在各种族人群中均有发生，但存在地理分布差异性，非洲人群发病率低于欧洲，而亚洲PD发病率与欧洲基本持平。男性高于女性。人群发病特点是96%的PD发病在50岁以后，仅4%左右的散发性PD病发生在50岁以前，提示年龄是该病发生的重要危险因素。65岁以上年龄，PD发病率大概在1%~2%，而85岁人群发病率提高到3%~5%。PD的发病率总体呈现出升高趋势，在发展中国家尤为突出。

（二）病因

目前研究认为PD的病因包括年龄、遗传和非遗传因素，但准确的病因目前还不清楚。

1. 年龄因素　PD是一种高度年龄相关的中枢神经退行性疾病，一般发生在50岁以后，而且随着年龄的老化，其发病率呈现快速增长的趋势，其机制目前不完全清楚。可能由于年龄的增长，黑质多巴胺神经元的老化或丢失，从而导致对各种致病因素的易感性提高和抗损伤能力减退有关。

2. 遗传性因素　近年来随着分子生物学技术兴起和分子流行病学大规模人群相关疾病筛选。研究发现PD的发生多为散发，但5%~10% PD患者呈现家族聚集性，提示遗传因素参与该病的发生。早发性PD患者多含有PD相关基因突变，这些基因突变通过常染色体显性遗传或隐性遗传方式遗传，但PARK12可能是性染色体链锁遗传（X染色体）。遗传因素在PD发生中起一定作用，只能部分地解释PD发生机制。目前已证实可能与家族性PD发生密切相关的基因有13个（表21-2）。

表21-2　家族性PD发病相关基因

基因位置	遗传方式	发病年龄（岁）	病理特点	染色体位置	基因产物
PARK1	显性	>40	黑质退行性变有Lewy小体	4q21	α-synuclein
PARK2	隐性	20~40	黑质退行性变无Lewy小体	6q25	Parkin
PARK3	显性	>60	黑质退行性变有Lewy小体，小半鞘翅和缠结	2p13	未知
PARK4	显性	>30	黑质退行性变有Lewy小体和海马神经元空泡	4q21	α-synuclein triplications and duplications
PARK5	显性	<50	未知	4p14	ubiquitin C-terminal hydrolase L1
PARK6	隐性	30~40	未知	1p35-37	PINK1
PARK7	隐性	30~40	未知	1p38	DJ-1
PARK8	显性	<60	α-synuclein和tau病理改变	12cen	LRRK2
PARK9	隐性	20~40	未知	1p36	ATP13A2
PARK10	显性	50~60	未知	1p32	未知
PARK11	显性	晚发	未知	2q34	GIGYF2
PARK12	X链锁	晚发	未知	Xq31	未知
PARK13	未知	晚发	未知	2p12	OmiHtrA2

以上家族性 PD 相关基因导致 PD 发生的机制，目前还不十分清楚。近年的研究发现这些基因突变引起相应的蛋白质表达或酶功能异常，通过影响突触、线粒体、蛋白酶体、溶酶体等功能促使 PD 发生。

3. 非遗传因素　与年龄和遗传因素相比，非遗传因素是目前可以进行医学干预，从而预防或减缓 PD 发生发展的环节，因此，对该类因素进行了大量的研究，也取得了一定的研究成果。本章主要介绍目前已被广泛认同的非遗传因素，包括饮食和生活方式、环境暴露、激素因素、血管危险因素、药物。

（1）饮食和生活方式　一些流行病学病例对照和前瞻性对列研究结果显示，饮食习惯和 PD 的发生间存在着一定的联系。20 世纪 90 年代，流行病学调查发现居住在农村、农民及饮用井水等 PD 的患病危险可能增加，进一步深入分析认为这些因素导致 PD 发病危险性增加与农村环境中农药和其他化学物质暴露密切相关；饮食对 PD 发生同样具有一定的影响作用，如高动物脂肪、胆固醇、铁等摄入与 PD 的发生呈现正相关；而烟酸、坚果类、茶、咖啡及吸烟等可以明显减少 PD 的发生。

（2）环境中化学物质暴露　大量的研究已证实杀虫剂是 PD 的重要危险因素之一，杀虫剂暴露引起 PD 发病的相对危险度 OR 在 1.02 ~7。由于杀虫剂的种类繁多，其引起 PD 发生危险性增加的机制十分复杂，因此，对于不同类型的杀虫剂需要具体研究，阐明其可能的机制。

环境中重金属暴露是另一个 PD 危险因素。铅、铜、铁、锰、汞及其合金被认为可以明显增加 PD 的发病危险性。

（3）激素因素　单侧或双侧卵巢切除的女性可能增加 PD 发病危险性，提示内源性雌激素水平过早降低可能是 PD 发病的危险因素。

（4）血管因素　根据流行病学调查结果，目前尚无法确定一些血管性疾病的危险因素，如 2 型糖尿病、高血压和高胆固醇等与 PD 的发生存在联系。

（5）药物因素　由于脑神经炎症和氧化应激在 PD 的发生过程中起一定的作用，近年进行了非甾体抗炎药（NSAIDs）和他汀类药物（statins）与 PD 发生的关系的研究，结果发现 NSAIDs 的使用与 PD 的发生无关，而他汀类药物可以明显降低 PD 发生的危险性。

总之，PD 的病因非常复杂，目前还存在很多不确定性，但随着医学科学发展和 PD 研究的不断深入，人类可以最终揭开 PD 发病原因。

二、发病机制

PD 特征性病理改变是选择性的中脑黑质多巴胺（dopamine，DA）能神经元丢失，纹状体 DA 含量明显减少和黑质、蓝斑存在路易小体（lewy body，LB）等，其病因复杂，发病机制还不完全清楚。目前围绕着多巴胺能神经元减少、Lewy body 和 DA 降低的机制，进行了大量的研究，形成了一些假说，本章就目前主要阐述 PD 发生的病理生理学机制进行说明。

（一）神经毒物学说

20 世纪 80 年代，美国著名神经科医生 J. William Langstone 博士发现，正常健康的吸毒者服用自制的海洛因的副产物 1-甲基-4-苯基-1，2，3，6-四氢吡啶（MPTP）后，产生类似 PD 临床症状的神经毒性反应，用左旋多巴胺（L-DA）治疗可快速、明显地缓解 PD 临床症状。随后，人们通过大量的流行病学和实验动物学研究证实，环境中存在着很多 MPTP 类似物，可以增加人群 PD 发生危险性。环境中主要的 MPTP 类似物有：百草枯，代森锰等农药，环境中还存在着一些天然的神经毒物，如鱼藤酮、去甲猪毛菜碱和异喹啉类化合物等。虽然这些神经毒物引起 PD 的机制不完全相同，但它们的共同特点是可以引起黑质多巴胺能神经元损伤和 PD 临床表现。以 MPTP 为例说明神经毒物诱导 PD 发生的病理生理学机制。

通过注射或吸入 MTPT 后，首先 MPTP 透过血－脑屏障进入星形胶质细胞，在 B 型单胺氧化酶（MAO-B）的催化下，转化为 1-甲基-4-苯基-二氢吡啶（MPDP），再转化为 1-甲基-4-苯基-吡啶离子（MPP^+）。MPP^+ 可特异性地由多巴胺转运体（DAT）转运入 DA 能神经元，并依赖浓度梯度进入线粒体，进而抑制呼吸链复合酶Ⅰ，生成大量自由基，导致线粒体功能障碍，引起 ATP 合成减少，导致多巴胺能神经元死亡（图 21-5）。

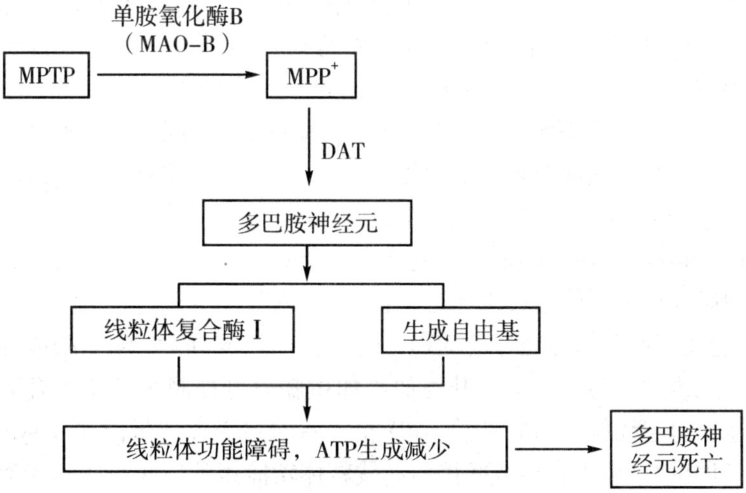

图 21-5　MPTP 诱导 PD 机制

MPDP：1-甲基-4-苯基-二氢吡啶，MPP^+：1-甲基-4-苯基-吡啶离子，DAT：多巴胺转运体。

MPTP 的发现为 PD 研究提供了很好的动物模型，为揭示 PD 的发病机制和寻找有效的治疗方法提供有利研究基础。虽然 MPTP 可以复制选择性的损伤多巴胺能神经元，引起 PD 临床类似症状，但该物质不是自然界中天然物质，因此无法完全的解释 PD 发生机制。

（二）PD 相关基因突变学说

大量的研究发现 PD 的发病存在一定的家族聚集性，并且筛选出很多与 PD 发生密切相关的基因，由于相关基因突变，导致多巴胺能神经元选择性损伤而发生 PD。以下简要介绍各种基因突变导致 PD 的可能机制：

α 突触核蛋白（α-synuclein）是一种天然的非折叠突触前蛋白，对突触囊泡循环、储存和神经递质释放起重要作用。目前发现该基因存在三个突变（A53T、A30P、E46K），动物研究发现，这些异常 α 突触核蛋白可能导致该蛋白在细胞内异常聚集，促使 LB 形成。α 突触核蛋白突变蛋白引起的多巴胺能神经元退行性变的可能途径：异常聚集的 α 突触核蛋白突变蛋白导致内质网到高尔基体蛋白运输障碍，导致内质网应激；过度表达人 α 突触核蛋白（A53T、A30P），可引起线粒体功能异常，增加线粒体对毒物（MPTP）的易感性；增加儿茶酚胺氧化，导致氧化应激和激活应激相关激酶活性等，从而引起多巴胺神经元选择性退行性病变。

Parkin 是由 PARK2 基因克隆的 465 个氨基酸的酸性蛋白，该蛋白通过促进异常蛋白泛素化，加速异常蛋白降解而发挥对神经元保护作用；该蛋白还可激活 κB 激酶/NF-κB，增强线粒体功能等多途径保护神经元。突变的 parkin 蛋白丧失其神经元保护功能，使多巴胺能神经元更易损伤。

DJ-1 是由 PARK7 基因表达的一种线粒体蛋白，其主要功能是抗氧化蛋白。在 PD 患者发现该基因突变包括剪切、点突变。突变蛋白导致神经元线粒体抗氧化应激能力降低。

PINK1 是 PARK6 基因表达的 581 个氨基酸的线粒体蛋白，其功能目前还不清楚。人 PARK6 基因突变诱导 PD 可能也与线粒体抗氧化能力降低有关。

PARK8 基因突变引起 LRRK2 蛋白功能异常，促进 LB 形成，抑制神经元轴突生长和分支及脂筏功能，从而影响囊泡循环、溶酶体及线粒体功能，最终导致多巴胺能神经元丢失。

（三）多巴胺能神经元选择性死亡机制

各种神经性毒物和/或遗传因素，通过什么途径引起多巴胺能神经元死亡的机制还不完全清楚，目前的研究认为可能通过以下途径：

1. 线粒体途径　典型的神经毒物 MPTP 的代谢产物 MPP^+ 被多巴胺能神经元选择性吸收可以引起神经元线粒体功能紊乱，其类似物如鱼藤酮可抑制线粒体复合酶Ⅰ，百草枯也可通过一定的途径引起线粒体功能紊乱。PD 相关基因突变表达蛋白如 α-synuclein、parkin、DJ-1、PINK1、LRRK2，也可直接或间接引起线粒体功能紊乱。线粒体功能紊乱可能与线粒体 DNA 排空导致的一些重要蛋白合成减少有关，如线粒体转录因子 A（mitochondrial transcription factor A）水平明显降低。

2. 氧化应激　氧化应激是导致多巴胺神经元丢失的另一个重要原因，氧化应激的发生与线粒体功能紊乱密切相关。体内自由基产生过多主要由于内源性神经递质氧化产生，如 DA 和去甲肾上腺素代谢过程中产生大量的氧自由基，或外源性物质如 MPTP、百草枯及鱼藤酮代谢过程中产生；另一方面，机体由于遗传因素直接或间接导致体内清除自由基的能力减弱，如 PD 患者黑质过氧化物歧化酶（SOD）的活性较其他部位明显升高，而总谷胱甘肽和还原型谷胱甘肽减少。一些遗传缺陷导致抗氧化物能力降低等，也是引起多巴胺能神经元氧化应激损伤的原因之一。

3. ATP 合成障碍　神经元对能量物质 ATP 的依耐性很强，ATP 的合成主要是线粒体利用氧合成。线粒体不但是 ATP 合成的重要场所，也是自由基生成的场所。外源性毒物和/或遗传缺陷导致线粒体电子传递异常，引起 ATP 生成减少并伴随大量氧自由基生成，导致细胞死亡。

总之，PD 的发病机制可归纳成图 21-6。

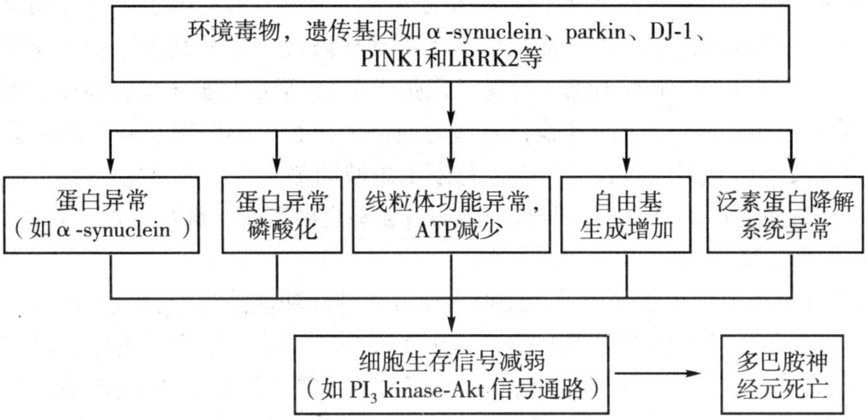

图 21-6　PD 发病机制

三、临床表现

PD 患者出现临床症状的年龄平均约 55 岁，男多于女。PD 起病隐袭，早期无特殊性症状和体征，很难察觉，往往被忽视。病情逐渐进展、加重方引起注意。PD 临床表现可分为主要症状和次要症状两个方面：

（一）主要症状

1．静止性震颤　震颤是因肢体的促动肌与拮抗肌连接发生节律性收缩和舒张而引起，是 PD 最常见和突出的临床表现。大约 63% 的患者首发症状是震颤。震颤多由身体一侧的远端（手或手指）开始，经数月或数年从手逐渐到同侧的下肢，再扩展到对侧的上下肢体，最后出现下颌、唇和舌的震颤。疾病早期典型的震颤仅仅在肢体处于静止时出现，故称为静止性震颤。手指的节律性震颤可形成所谓"搓丸样动作"，手部不停地做旋转动作。早期轻微的震颤可以间歇地出现，在患者紧张时震颤往往会暴露出来，自主运动时减轻，睡眠时消失。最先受累的肢体在整个病程中受到的影响最严重。晚期则表现为经常性，随意运动过程中也不会减轻，而且情绪激动可加重震颤。

2．强直　强直是指让患者的肢体被动运动时在整个关节的曲伸运动中均存在阻力，称为强直性肌张力增高。出现铅管样或齿轮样肌张力增高。由于颈、躯干和肢体的曲肌强直，可引起身体特征性的前倾屈曲姿势，转颈和转身动作缓慢、困难。手足特殊姿势，如腕关节伸肌强直所引起的"路标现象"，对该病有早期诊断价值。

3．运动障碍　由于四肢、躯干和颈部肌强直使患者站立时呈特殊体姿，头前倾、躯干俯曲、肘关节屈曲、腕关节伸直、前臂内收、髋和膝关节弯曲等引起一系列的运动障碍。在本病初期，因肌强直患者的动作缓慢（bradykinesia）或运动减少（hypokinesia）。运动迟缓是指一般患者有不同程度主动运动缓慢和随意运动减少或缺乏。按其程度不同通常分别称为运动迟缓、运动减少和运动不能。在早期，表现走路时下肢拖曳，随病情的进展，步伐逐渐变小变慢，启步困难，但一迈步后会越走越快，不能即时停步或转弯，碎步前冲，即所谓的“慌张步态”。行走时上肢的自然摆动减少，这往往是本病早期的特征性体征。因臂肌及手指肌的强直，使患者上肢不能做精细运动，表现为书写困难，所写的字小，称为写字过小征。运动减少常表现为日常生活的各种动作减慢，如系鞋带纽扣、穿脱衣服、洗脸、刷牙、床上翻身动作都有困难。出现“慌张步态”，平衡与翻正反射障碍，被绊后容易跌倒。面部肌运动减少，形成面具脸，表现为面部无表情、不眨眼、双目凝视等。有的患者只一侧肢体受累，则其面部表情障碍也只限于患肢同侧一半，或该侧一半特别严重。PD晚期可发生明显的吞咽困难，运动时步态障碍或姿势反射障碍，翻身困难等症状。

（二）次要症状

PD 患者除上述典型临床表现外，还可出现自主神经功能障碍，自主神经背核的损害是自主神经功能障碍的基本病理生理基础。临床表现为唾液分泌增多，皮脂溢出，便秘，心血管反射异常，易出现头晕等不适。认知功能障碍，主要为保持注意比较困难和记忆减退。晚期至少有 20% 的患者出现痴呆。睡眠障碍，67% 的 PD 患者有入睡困难，也易早醒，醒后难再入睡。睡眠障碍随疾病的进展而加重。精神症状，表现为抑郁、焦虑、冷漠、缺乏自信，以及情绪不稳定等精神异常。约 40% 的 PD 患者可有抑郁，近 5% 的患者可有严重抑郁，抑郁与运动功能障碍的程度不平行。泌尿道症状，夜尿通常是最早期、最常见的症状。膀胱排空反射过分活跃，当膀胱仅有部分充盈时就出现排尿反射。患者总有一种急于想排空膀胱的感觉，尤其是夜晚更明显。语言障碍，约一半患者有语言障碍，表现为说话犹豫不决、重复语言、语音变低且无音调变化、发声呈暴发、语速快、语言困难等。

总之，典型的 PD 诊断不困难。根据患者的静止性震颤、肌强直、运动迟缓、“面具脸”，“慌张步态”，姿势不稳，临床医生容易确诊。但不典型的或早期的 PD 患者，诊断较困难，患者易被漏诊或误诊。

四、临床治疗原则

对 PD 的治疗，有药物和手术治疗，但主要以药物治疗，手术的患者也需药物控制。药物的种类较多，有抗胆碱类、多巴胺类、多巴胺受体激动剂类、单胺氧化酶抑制剂类、抗氧化剂类及神经营养因子等。PD 是一种慢性进行性变性疾病，药物治疗是一项长期、艰巨的任务，要遵守以下几个治疗原则。首先，治疗应小剂量开始，逐步增加药物用量以达到疗效最佳、副作用最小，小剂量不仅可以减少副作用，还可以降低并发症。其次，增加药物剂量应缓慢，慢到需观察几天至 2 周才每天加服 1/4 ~ 1/2 片药物。最后，药量因人而异，不同的患者对药物的敏感性差异较大。治疗的目的不要以完全消除所有的症状为目标，只要治疗效果可以将症状控制到比较好时即可。

（一）药物治疗

1. 多巴胺替代药物　左旋多巴胺及其复合制剂是治疗 PD 的最有效和基础药物。由于 DA 神经递质减少是 PD 发病的关键环节，因此，补充 DA 可以达到改善临床症状的治疗作用。DA 不易透过血脑屏障，故须选用可以通过血脑屏障的 DA 前体物质 - 左旋多巴胺（L-DA）。为了减少 L-DA 治疗的副作用，近年 L-DA 治疗常联合多巴脱羧酶抑制剂。临床常用药物 L-DA、多巴脱羧酶抑制剂，如卡比多巴和苄丝肼等。左旋多巴胺和多巴脱羧酶抑制剂制成的复合药，如美多巴和息宁等。另外对于多巴胺药物治疗效果不好和禁忌者，可用 DA 受体激动剂：溴隐亭。

2．抗胆碱药物　该类药物主要通过抑制纹状体乙酰胆碱的作用，间接提高 DA 的作用，对 PD 患者有一定的治疗作用，但效果较差。常用临床药物：苯海索（安坦）、甲硫酸苯扎托品（苯甲托品）、东莨菪碱等。主要副作用：口干、少汗、瞳孔扩大、便秘等。

3．金刚烷胺　该药主要促进神经末梢释放 DA，并能增加 DA 的合成及阻止其再摄取，因此具有增强 DA 作用，可以改善 PD 患者临床表现，但其疗效不如 L-DA 类药物。一般用于 PD 早期治疗。其药物副作用相对较轻。

（二）手术治疗

由于黑质多巴胺能神经元变性，导致 DA 的缺乏，DA 的缺乏使壳核神经元受到的正常抑制减弱，引起壳核投射于苍白球外侧（Gpe）的抑制冲动过度增强，从而使 Gpe 对丘脑底核（STN）的抑制减弱，引起 STN 及其纤维投射靶点苍白球内侧（Gpi）过度兴奋，STN 和 GPi 的过度兴奋是 PD 的重要生理学特征，其结果最终引起 PD 症状。因此，阻断上述病理环路成为治疗 PD 的另一种方法。

目前临床手术治疗的方法包括：苍白球毁损术、丘脑毁损术、微电极刺激术和神经干细胞移植等。立体定向手术成功的关键是准确定位靶点，微电极技术的发展使得已能记录到单个细胞的细胞外电活动，使毁损靶点由解剖定位飞跃到功能定位，手术疗效也有了质的改变。但是这些治疗也只能在一定程度上改善 PD 患者症状，不能完全治愈 PD。

总之，PD 严重影响和危害老年人的健康和生活，对它无论是药物还是手术都不能根治。随着人们对帕金森病发生机制越来越深刻的认识和科学技术的进步与飞跃发展，不仅发明了立体定向仪，而且随着脑室造影、CT、MRI 和术中微电极记录等技术的应用，定向手术的靶点定位越来越准确，效果也越来越好，加之对帕金森病治疗具有“神奇”效果的左旋多巴类药物的出现，可以说，帕金森病的治疗取得了可喜的进步。我们相信随着基因和干细胞移植等基础神经科学的研究进展，在不久的将来人们可以彻底根治该病。

五、常用 PD 动物模型的制备

复制 PD 动物模型对于研究 PD 的发生机制和治疗具有重要作用，但在动物中没有 PD 自发倾向，因此，必须通过一些方法建立 PD 样病理和临床表现的动物模型。理想的动物模型应具备以下特点：稳定，即重现性好；能够在病理、生化、发病机制和临床体征上较好地模拟人类 PD。长期以来人们建立了多种 PD 动物模型，根据动物模型建立的原理可以分为以下几类：化学毒物模型、手术损伤模型和转基因动物模型

（一）化学毒物诱发的 PD 动物模型

1．MPTP 诱发的 PD 动物模型　人们在啮齿类动物、灵长类动物、狗、羊等多种动物成功建立了 PD 动物模型。MPTP 通过静脉或腹腔多次注射可以建立该模型。其主要原理已叙述。该动物模型的优点是可以在多种动物建立 PD 模型，特别是在灵长类动物复制的模型酷似人类 PD；稳定，可以基本反映人类 PD 的临床表现、病理及生化改变。但该模型不能反映人类 PD 发生的慢性进行性病理过程，且无 LB 小体；因价格昂贵，灵长类动物模型在

研究中受到限制。其他动物模型如小鼠、猫等也可建立 PD 动物模型，虽然不及灵长类动物模型典型，但比较经济，也常用于 PD 的研究。

2. 6-羟基多巴胺（6-OHDA）复制的 PD 动物模型　利用脑立体定位系统进行双侧或单侧向大鼠或小鼠黑质注射 6-OHDA，一般注射药物 24 小时后，可出现 DA 能神经元变性，2～3天后出现纹状体 DA 含量减少。6-OHDA 是一种选择性 DA 能神经元化学毒物，在大鼠纹状体或黑质可被 DA 神经元末梢或胞体通过特异性膜转运体主动摄取。6-OHDA 进入胞内后，经代谢转化产生神经毒性更强的代谢物，如羟自由基和琨类等，导致 DA 能神经元变性、死亡，黑质－纹状体 DA 系统功能减退从而产生 PD 类似症状。该动物模型可部分复制 PD 生化和病理表现，如 DA 减少和黑质－纹状体 DA 能神经元的死亡，单侧模型可以通过旋转行为进行量化分析，对于抗 PD 药物筛选和评价有利。其缺点是临床表现与 PD 患者差异较大，无 LB 形成，是一种进行动物模型，无法反映 PD 的慢性进行性病程发展过程，且双侧模型死亡率很高。

3. 用其他化学药物复制的 PD 动物模型　除上述两种化学药物 PD 动物模型外，还存在很多化学药物 PD 动物模型，如拟胆碱能化学物质、抗多巴胺化学药物等。由于这些动物模型不能很好地模拟 PD 的临床、病理、生化等改变，而且均是急性动物模型，动物模型的稳定性差，因此，目前已很少用于 PD 的研究。

（二）手术损毁 PD 动物模型

这类 PD 动物模型建立是通过手术手段损伤黑质或内侧脑束，造成中脑 DA 能神经元变性、死亡，黑质－纹状体 DA 含量降低而产生 PD 的一些病理、生化及行为改变。但是该种方法复制的 PD 动物模型的稳定性和重复性难以控制，其原因是损毁的范围和程度变异较大，且与 PD 实际病理情况差别较大，再加上很多化学药物可以取代且操作更为简便，因此手术方法建立 PD 动物模型现阶段很少使用。

（三）转基因 PD 动物模型

虽然遗传因素不是 PD 发病的主要病因，多数 PD 为散发，但是大量研究证实很多基因突变与 PD 的发生密切相关，而且这些基因也相继的被克隆。转基因动物模型对于全面的阐明某种蛋白的生物学功能及其在 PD 发病中的作用是非常重要的，而且对于揭示 PD 的发病机制及治疗提供研究基础。

1. Parkin 基因敲除 PD 动物模型　研究发现 parkin 基因存在着 100 多种突变，目前已有几个研究组建立了 parkin 基因不同外显子敲除的转基因动物模型。parkin 基因外显子 3 敲除转基因小鼠，该模型的特点：纹状体 DA 水平增加，纹状体多树突神经元突触兴奋性升高和 DA 转运蛋白（DAT）水平降低。行为学改变与基底神经节功能有关，纹状体 DA 能神经元在 24 个月转基因小鼠仍保持正常。外显子 3 敲除小鼠出现线粒体呼吸链功能降低和氧化应激损伤增强。外显子 7 敲除转基因小鼠也同样没有黑质多巴胺能神经元减少，但出现神经元内酪氨酸羟化酶减少。外显子 2 敲除小鼠无行为学改变，但对 6-OHDA 的敏感性明显提高。总之，parkin 不同外显子敲除小鼠虽然没有产生 PD 表型，但这些动物模型对于研究 parkin 基因蛋白和氧化应激及线粒体功能障碍发挥重要作用。

2. α-synuclein 转基因小鼠 PD 动物模型　α-synuclein 转基因动物模型是较早建立的转

基因动物模型，目前已建立了10多种不同动物的转基因模型，主要是小鼠、大鼠、仓鼠、果蝇及线虫等，但以小鼠动物模型为主。目前已建立的α-synuclein（α-SYN）转基因动物有过度表达野生型α-SYN，突变性α-SYN（A53T、A30P、A53T、A30P），α-SYN（1-120）及α-SYN（1-130、A53T），基因表达启动子主要有以下几种，PrP、TH、Thy1、PDGF-β、PLP、CNP、MBP等。在这些转基因动物模型中，能较好地复制PD病理、生化和行为学变化的是转突变α-synuclein基因、α-SYN（A53T、A30P、A53T、A30P）、α-SYN（1-120）、α-SYN（1-130、A53T）和PLP启动子野生型α-SYN小胶质细胞特异表达的动物模型，这些转基因小鼠出现随年龄增长DA水平下降，黑质－纹状体系统功能减退及TH^+神经元减少，进行性运动减少和异常蛋白聚集等变化，同时对MPTP的毒性敏感性增加。

3. DJ-1基因敲除动物模型　DJ-1基因外显子5或2敲除基因鼠虽然未出现明显行为学改变，但动物出现运动功能降低、黑质－纹状体系统功能改变和对MPTP神经毒性敏感性增高。这些模型对阐明DJ-1蛋白功能和探寻基因治疗PD有一定帮助。

4. PINK1基因下调或敲除动物模型　PINK1基因下调或敲除小鼠没有黑质－纹状体神经元的丢失和DA的降低，但出现多巴胺神经元对MPTP毒性敏感性增强。

5. MitoPark基因敲除小鼠　MitoPark基因敲除小鼠是特异性的条件敲除线粒体DNA合成，使呼吸链蛋白缺陷。该动物模型表现出PD表型，如随年龄增加进行性的运动功能障碍，神经元内包涵体形成和DA能神经元死亡。该动物模型表现出以下优点：①动物成年晚期发病；②慢性进行性行为学改变；③出现神经元内包涵体（类似与LB）；④有明显的DA能神经元死亡；⑤左旋多巴胺治疗有效。因此，该模型是一个较好的研究PD发病机制和检测PD治疗效果的PD动物模型。

总体来看，PD动物模型的种类很多，但还是缺乏完全模拟人PD的理想动物模型，这使PD研究很难有突破性的进展。但近年来，生物基因技术的迅猛发展，为PD动物模型的发展和建立提供了有利支持。我们应当坚信转基因PD动物模型将是未来PD研究的主要工具和载体。

（王建枝　周新文）

参 考 文 献

[1] 韩济生. 神经科学. 北京：北京大学医学出版社. 2009

[2] 孙凤艳. 医学神经生物学. 北京：人民卫生出版社. 2007

[3] Wang JZ , Liu F. Microtubule-associated protein tau in development, degeneration and protection of neurons. Prog Neurobiol, 2008, 85: 148 – 175

[4] Lai BC, Marion SA, Teschke K, et al. Occupational and environmental risk factors for Parkinson's disease. Parkinsonism Relat Disord, 2002, 8: 297 – 309

[5] Yang YX, Wood NW, Latchman DS. Molecular basis of Parkinson's disease. Neuroreport, 2009, 20: 150 – 156

[6] Meredith GE, Totterdell S, Potashkin JA, et al. DJ. Modeling PD pathogenesis in mice: Advantages of a chronic MPTP protocol. Parkinsonism and Related Disorders, 2008, 14: S112 – 115

[7] Alves G, Forsaa EB, Pedersen KF, et al. Epidemiology of Parkinson's disease, J Neurol. 2008, 55 Suppl 5: 18 - 32

[8] Schulz JB. Update on the pathogenesis of Parkinson's disease. J Neurol, 2008, 255 Suppl 5: 3 - 7

[9] Harvey BK, Wang Y, Hoffer BJ. Transgenic rodent models of Parkinson's disease. Acta Neurochir Suppl, 2008, 101: 89 - 92

[10] Lewitt PA. Levodopa for the treatment of Parkinson's disease. N Engl J Med, 2008, 359: 2468 - 2476

附　　录

英汉对照词汇表

英文全名	缩写	中文全名
13-hydroxy octadecadienoic acid	13-HODE	13-羟十八碳二烯酸
leukocytic margination		白细胞着边
1, 2-diacylglycerol	DAG	甘油二酯
1, 4, 5-inositol triphosphate	IP_3	三磷酸肌醇
2,3,7,8-tetrachlorodibenzo-p-dioxin	TCDD	2,3,7,8-四氯二苯-p-二噁英
3-methyladenine	3-MA	3-甲基腺嘌呤
5′-nucleotidase	5′-ND	5′-核苷酸酶
6-O-prostaglandin E_1	6-O-PGE_1	6-酮-前列腺素 E_1
6-pyruvoyl-tetrahydropterin synthase		6-丙酮酰四氢蝶呤合酶
90kD ribosomal S6 kinase	p90RSK	90kD 核糖体 S6激酶

A

英文全名	缩写	中文全名
A/G-specific adenine DNA glycosylase		A/G 特异性腺嘌呤 DNA 糖基化酶
achalasia of esophagus		食管失弛缓症
actin binding protein	ABP	肌动蛋白结合蛋白
action potential duration	APD	动作电位时程
activated partial thromboplastin time	APTT	活化部分凝血活酶时间
activated protein C	APC	活化的蛋白 C
activating molecule in BECN1-regulated autophagy protein 1	Ambra-1	
activating transcription factor	ATF	活化转录因子
activator protein 1	AP-1	激活蛋白1
acute heart failure		急性心力衰竭
acute interstitial nephritis	AIN	急性间质性肾炎
acute kidney injury network	AKIN	急性肾损伤网络
acute kidney injury	AKI	急性肾损伤
acute lung injury	ALI	急性肺损伤
acute lymphoblastic leukemia	ALL	急性淋巴细胞性白血病
acute myeloid leukemia	AML	急性粒细胞性白血病
acute phase protein	AP	急性期反应蛋白

acute phase reaction		急性期反应
acute promyelocytic leukemia	APL	急性早幼粒细胞白血病
acute renal failure	ARF	急性肾衰竭
acute respiratory distress syndrome	ARDS	急性呼吸窘迫综合征
acute smoldering leukemia		急性隐袭性白血病
acute tubular necrosis	ATN	急性肾小管坏死
adaptor		接头蛋白
adenine nucleotide translocase	ANT	腺嘌呤核苷酸转运酶
adherens junctions		黏着连接
adipokines		脂肪因子
adrenergic receptor	AR	肾上腺素受体
adrenomedullin	Adm	肾上腺髓质素
advanced glycation end products	AGEs	晚期糖基化终末产物
agouti-related peptide	AgRP	刺鼠相关肽
aldehyde/aldose reductase	ALDR	醛/醛糖还原酶
aldosterone synthase		醛固酮合酶
allelic heterogeneity		等位基因异质性
allostasis		非稳态/异稳态
allostatic load		非稳态负荷
allostatic response		非稳态反应
allostatic system		非稳态系统
all-trans retinoic acid	ATRA	全反式维甲酸
Alzheimer disease	AD	阿尔茨海默病
amphisome		双面小体
amyloid precursor protein	APP	淀粉样前体蛋白
Amyotrophic lateral sclerosis	ALS	肌萎缩性侧索硬化症
androgen insensitivity syndrome	AIS	雄激素不敏感综合征
aneuploid		非整倍体/异倍体
angiogenesis		血管增生
angiotensin Ⅱ	Ang Ⅱ	血管紧张素Ⅱ
angiotensin Ⅱ receptor		血管紧张素受体
annexin		膜联蛋白
anoikis		失巢凋亡
antigen presentating cell		抗原提呈细胞
antioxidant response element	ARE	抗氧化反应元件
antithrombin Ⅲ	AT Ⅲ	抗凝血酶Ⅲ
anti-cardiolipin antibodies	ACA	抗心磷脂抗体
anti-inflammatory mediators		抗炎介质
aplastic anemia	AA	再生障碍性贫血
Apolipoprotein E	ApoE	载脂蛋白 E

apoptosis proteinase activating factor	Apaf-1	凋亡蛋白酶激活因子
apoptosis signal regulating kinase-1	ASK1	凋亡信号调节激酶-1
apoptosis		凋亡
apoptosis-associated speck-like protein	ASC	
apoptosis-inducing factor	AIF	凋亡诱导因子
apoptosis-like PCD		凋亡样 PCD
apoptosome		凋亡小体
apoptotic microparticles		凋亡微粒
apoptotic necrosis		凋亡样坏死
arachidonic acid	AA	花生四烯酸
aromatic amino acid	AAA	芳香族氨基酸
arrestin		抑制蛋白
arterial smooth muscle cells	ASMCs	动脉血管平滑肌细胞
aryl hydrocarbon receptor nuclear translocator	ARNT	芳烃受体核转运子
asparagyl hydroxylase		门冬氨酰羟化酶
asymmetric division		非对称性分裂
ataxia telangiectasia mutated	ATM	
Atg1 kinase complex		Atg1激酶复合体
atherosclerosis		动脉粥样硬化
atherothrombosis		动脉粥样硬化血栓
ataxia telangiectasia mutated protein		ATM
ATP-binding cassette, sub-family B, member 1	ABCB1	
ATP-sensitive K^+ channels, K_{ATP}		心肌 ATP 敏感性钾通道
ATR interacting protein	ATRIP	
atrial natriuretic peptides	ANP	心房利钠肽
attenuated familial adenomatous polyposis	AFAP	衰减型家族性腺瘤息肉病
autolysosome		自噬溶酶体
autonomic failure	ANF	自主神经功能不全或衰竭
autophagic cell death		自噬性细胞死亡
autophagic vacuole		自噬泡
autophagosome		自噬小体
autophagy related genes	Atg	自噬相关基因
autophagy		自噬
autophagy-induced cell death		自噬诱导的细胞死亡
auto-K63-linked polyubiquitination		自身63位赖氨酸连接的多聚泛素化
auto-regulation		自身调节
axin		轴蛋白

B

bacterial translocation		细菌移位入血

baculoviral IAP repeat	BIR	杆状病毒 IAP 重复序列
base-excision repair	BER	碱基切除修复
basic fibroblast growth factor	bFGF	成纤维细胞生长因子
basic helix-loop-helix	bHLH	碱性螺旋-环-螺旋
basophilopoiesis		嗜碱细胞生成
Bax-interacting factor-1/endophilin-B1	Bif-1	
BH3 only protein		只含 BH3功能域的蛋白
blast colony		原始细胞集落
blast crisis	BC	急变期
blood urea nitrogen	BUN	血尿素氮
blood viscosity		血液黏度
bone marrow failure disease		骨髓衰竭性疾病
bone marrow sinusoidal endothelial cells	BMECs	骨髓血窦内皮细胞
bone morphogenetic protein-7	BMP-7	骨形态发生蛋白
brain death		脑死亡
brain herniation		脑疝
brain natriuretic peptide	BNP	脑利钠肽
branch-chain amino acid	BCAA	支链氨基酸
BRCA1-associated genome surveillance supercomplex	BASC	BRCA-1相关基因组监管超复合体

C

C/EBP homologous protein	CHOP	
C1-esterase inhibitor		C1酯酶抑制物
cadherin		钙黏素
calcium overload		钙超载
calcium paradox		钙反常
calcium/calmodulin-dependent protein kinase	CaMK	Ca^{2+} 和钙调素(CaM)依赖的蛋白激酶
calmodulin	CaM	钙调蛋白/钙调素
calpain		钙蛋白酶
cAMP response element binding protein	CREB	cAMP 反应元件结合蛋白
CaM-Kinases	CaMK	钙调素依赖性激酶
cancer procoagulant	CP	癌促凝物质
cancer stem cells	CSCs	肿瘤干细胞
capillary electrophoresis		毛细管电泳技术
carbohydrate recognition domain	CRD	碳水化合物识别域
carboxylated N-glycans		羧基化 N-聚糖
CARD inhibitor of NF-κB activating ligand	CARDINAL	
cardiac hypertrophy/myocardial hypertrophy		心肌肥厚

cardiac output	CO	心输出量
cardiac remodeling		心肌重塑
cardiogenic shock		心源性休克
solute carrier family 30(zinc transporter),member 8		SLC30A8
casein kinase-1	CK-1	酪蛋白激酶-1
caspase	CASP	半胱天冬酶
caspase activation and recruitment domain	CARD	CASP 激活和募集功能域
caspase recruitment domain-containing protein	CARD	
catalase	CAT	过氧化氢酶
catenin		环连蛋白
Ca^{2}+-induced Ca^{2}+ release	CICR	钙触发钙释放
CDK5 regulatory subunit associated protein 1-like 1	CDKAL1	
cecal ligation and puncture	CLP	盲肠结扎穿孔
celiac disease		乳糜泻
cell adhesion molecule	CAM	细胞黏附分子
cell cycle check point		细胞周期限制点
cell division cycle,cdc		细胞分裂周期
cell fate determinant		细胞命运决定因子
cell compartment		细胞区室
cell necrosis		细胞坏死
cell signal		细胞信号
cellular inhibitor of apoptosis protein	cIAP	细胞凋亡蛋白的抑制物
cellular stress response	CSR	细胞应激反应
cellular uncoupling		细胞与细胞脱偶联
cell-type-specific partner protein		细胞特异性的伴侣蛋白
central nervous system	CNS	中枢神经系统
ceramide		神经酰胺
cGMP dependent protein kinase	PKG	cGMP 依赖的蛋白激酶 G
chaperone		伴侣分子
checkpoint kinase	CHK	关卡激酶
chemerin		趋化素
chemical barrier		化学屏障
chemiluminescence	CL	化学发光技术
chemokine		趋化因子
cholestatic factor	CF	胆汁淤积因子
chorionic somatomammotropin		绒毛膜生长催乳激素
chromatid type aberration		染色单体型畸变
chromatin decondensation		染色质解凝
chromatin immunoprecipitation assay	ChiP	染色质免疫共沉淀
chromosomal aberration		染色体畸变

chromosome loss		染色体丢失
chromosome walking		染色体步移
chronic bronchitis		慢性支气管炎
chronic congestive heart failure		慢性充血性心力衰竭
chronic heart failure		慢性心力衰竭
chronic inflammatory state		慢性炎症状态
chronic kidney disease	CKD	慢性肾脏病
chronic myeloid leukemia	CML	慢性粒细胞性白血病
chronic obstructive pulmonary disease	COPD	慢性阻塞性肺疾病
chronic renal failure	CRF	慢性肾衰竭
chymase		胃促胰酶
citrullination		瓜氨酸性修饰作用
classic preconditioning		经典预适应
coagulation		凝血
coagulopathy of trauma		创伤性凝血病
cobblestone area-forming cell	CAFC	卵石区形成细胞
coding-region SNPs	cSNPs	基因编码区 SNPs
cognition impairment		认知功能障碍
cold ischemic injury		冷缺血损伤
cold-induced apoptosis		冷诱导的细胞凋亡
collagen		胶原
colonization resistance		定植抗力
colony forming cell	CFC	集落形成细胞
common lymphoid progenitor	CLP	淋巴系共同祖细胞
common myeloid progenitor	CMP	髓系共同祖细胞
complete cytogenetic remission	CCyR	完全细胞遗传学缓解
complete hematologic remission	CHR	完全血液学缓解
complete molecular response	CMR	完全分子缓解
congenital disease		先天性疾病
constitutively activated mutant		组成型激活突变体
contiguous gene syndrome		连续基因综合征
contig		叠连群
copy number variant		拷贝数变体
core binding factor	CBF	核心结合因子
coup injury		冲击点损伤
co-activator	CoA	共激活/活化因子
co-chaperone		共伴侣分子
co-repressor	CoR	共抑制因子
co-substrate		共同底物
CpG islands		CpG 岛

CpG island methylation phenotype	CIMP	
craniofacial synostosis		颅面骨性联结
creatine phosphate	CP	磷酸肌酸
cross-talk		交互通话
cryptdins		隐窝蛋白
cryptic promoter		隐蔽启动子
cullin 4	CUL4	
cyclic-AMP-dependent protein kinase	PKA	cAMP 依赖的蛋白激酶 A
cyclin		细胞周期素
cyclin-dependent kinase inhibitor		CDK 抑制剂
cyclin-dependent kinase	CDK	细胞周期素依赖性蛋白激酶
cyclooxygenase	COX	环氧合酶
cyclophilin D	CyP-D	亲环素 D
cysteinyl aspartate specific proteinase, caspase		半胱氨酰天冬氨酸特异性蛋白酶
cysterine-rich region	CR	富含半胱氨酸区
cytochrome C	Cyt C	细胞色素 C
cytokine		细胞因子
cytokine receptor superfamily		细胞因子受体超家族
cytopathic hypoxia		细胞病性缺氧
cytoprotection		细胞保护
cytotoxicity		细胞毒性
c-jun N-terminal kinase	JNK	c-jun N 端激酶
C-reactive protein	CRP	C-反应蛋白
C-terminal transactivation domain	C-TAD	C 末端反式激活域
C-type lectin receptors	CLRs	C 型凝集素受体
C-X-C chemokine receptor	CXCR	

D

damage control resuscitation	DCR	损伤控制复苏
damage-specific DNA binding protein	DDB	损伤特异性的 DNA 结合蛋白
danger/damage associated molecular pattern	DAMP	损伤/危险相关模式分子
single nucleotide polymorphism database	dbSNP	
deacetylation		去乙酰化
death domain	DD	死亡域/区
death effector domain	DED	死亡效应域/区
death inducing signaling complex	DISC	死亡诱导信号复合体
death receptor	DR	死亡受体
death spectrum		死因谱
death-associated protein kinase	DAPK	死亡相关蛋白激酶
deconditioning		去适应

decoy receptor	DcR	诱饵受体
defensin		防御素
degenerate codon		简并密码子
delayed afterdepolarization		延迟后除极
delayed phase of protection		延迟保护时相
deletion		缺失
dendritic cell	DC	树突状细胞
dermatan sulfate-B	DS-B	硫酸皮肤素 B
descriptive model		描述性分类
desensitization		脱敏
dextran sulphate sodium	DSS	硫酸葡聚糖钠
Diamond-Blackfan anemia		戴-布二氏贫血
diastolic asynchrony		舒张不同步
diastolic dysfunction		舒张功能障碍
diastolic heart failure		舒张性心力衰竭
differentially methylated region	DMR	差异甲基化区
diffuse brain atrophy		弥漫性脑萎缩
diffuse esophagism		弥漫性食管痉挛
diffusion axonal injury		弥漫性轴索损伤
diffusion injury		弥漫性颅脑伤
digestome		消化小体
dinitrobenzenesulfonic acid	DNBS	二硝基苯磺酸
disorder of consciousness		意识障碍
disorders of gastrointestinal motility		消化道的运动障碍
disseminated intravascular coagulation	DIC	弥散性血管内凝血
distress		劣性应激
disturbance of hemorheology		血液流变性障碍
dizzness		头晕
DNA damage response	DDR	DNA 损伤反应
DNA damage sensor		DNA 损伤传感器
DNA glycosylase		DNA 糖基化酶
DNA ladder		DNA 梯状电泳图谱
DNA methylation		DNA 甲基化
DNA methyltransferase	DNMT	DNA 甲基转移酶
DNA-dependent protein kinase	DNA-PK	DNA 依存性蛋白激酶
docosahexaenoic acid	DHA	
dominant negative effect		显性负性作用
dominant negative mutant		显性负性突变体
dopamine	DA	多巴胺
dorsal motor nucleus		自主神经背核

down regulation		向下调节
ductular-postductular cholestasis		细胆管—细胆管后胆汁淤滞
dumping syndrome		倾倒综合征
dyspnea on exertion		劳力性呼吸困难
dyspnea		呼吸困难
dystrophin		肌营养不良蛋白
D-dimer		D-二聚体

E

early phase of protection		早期保护时相
ectonucleotidases		外核苷酸酶
effector		效应器
eicosapentaenoic acid	EPA	
eIF4E-binding protein 1	4E-BP1	
electrical instability		电不稳定性
electrochemical detection		电化学检测法
electron paramagnetic resonance	EPR	电子顺磁共振
electron spin resonance	ESR	电子自旋共振
electrophilic group		亲电子基团
electrophilic reagent		亲电子物质
electrophoretic mobility shift assays	EMSA	凝胶迁移滞后实验
emergency reaction		紧急反应
Emery-Dreifuss muscular dystrophy		Emery-Dreifuss 肌营养不良
encephalitis		脑炎
end stage renal disease	ESRD	终末期肾病
endogenous ouabain	EO	内源性哇巴因
endonuclease G	EndoG	核酸内切酶 G
endoplasmic oxidoreductin-1	Ero-1	
endoplasmic reticulum stress		内质网应激反应
endosome		内体
endosteal niche		骨髓骨内膜龛
endothelial microparticles	EMP	血管内皮细胞微粒
endothelin	ET	内皮素
endothelium derived relaxing factor	EDRF	内皮源性舒张因子
endothelium leukocyte adhesion molecule-1	ELAM-1	内皮细胞-白细胞黏附分子1
endotoxemia		内毒素血症
endotoxin		内毒素
end-product deficiency		终端产物不足
engraftment		移植率
entosis		侵入性细胞死亡

eosinophilopoiesis		嗜酸细胞生成
epicanthal folds		内眦赘皮
epidermal growth factor	EGF	表皮生长因子
epidermal growth factor receptor	EGFR	表皮生长因子受体
epigenetic regulation		表观遗传调控
epigenetic therapy		表观遗传学治疗
epigenetics		表观遗传学
epimutation		表观遗传突变
epithelial cell adhesion molecule	EPCAM	
epithelial-mesenchymal transition	EMT	上皮-间质转化
erythropoiesis		红细胞生成
erythropoietin	EPO	促红细胞生成素
endoplaemic reticulum	ER	内质网
ER degradation enhancer		内质网降解促进因子
ER stress		内质网应激
ER translocon		内质网易位子
erythropoietin receptor superfamily	ERS	红细胞生成素受体超家族
ER-overloaded response	EOR	内质网超负荷反应
essential hypertension		原发性高血压
esterified bilirubin		酯型胆红素
etiology		病因学
eukaryotic initiation factor 2	eIF2	真核转录起始因子2
eustress		良性应激
euthanasia		安乐死
excitotoxicity		兴奋毒性
exclusion dyes		排除性染料
executionor caspase		执行性 caspase
exocytosis		排粒作用
expressivity		表现度
external ophthalmoparesis		外眼肌麻痹
extracellular matrix	ECM	细胞外基质
extracellular-signal regulated kinase	ERK	细胞外信号调节的蛋白激酶
extrinsic pathway		外部通路

F

false neurotransmitter	FNT	假性神经递质
familial adenomatous polyposis	FAP	家族性腺瘤性息肉病
familial cold urticaria	FCU	家族性寒冷性荨麻疹综合征
Fanconi anemia		范可尼贫血
fas associated death domain-containing protein	FADD	Fas 结合的含有死亡功能域的蛋白

feedback regulation		反馈调节作用
fibrin monomer	FM	纤维蛋白单体
fibrin peptide A	FPA	纤维蛋白肽 A
fibrin/fibrinogen degradation product	FDP/FgDP	纤维蛋白(原)降解产物
fibrinogen	Fbg	纤维蛋白原
fibrinolysis		纤溶
fibroblast growth factors	FGF	成纤维细胞生长因子
fibronectin	FN	纤维连接蛋白
fight and flight response		战斗与逃跑反应
first-order kinetics		一级动力学
FADD like interleukin 1 β-converting enzyme	FLICE	
FLICE inhibitory protein	FLIP	
fluorescence resonance energy transfer	FRET	荧光共振能量转移
fluorometry		荧光光度法
focal adhesion kinase	FAK	黏着斑激酶
focal injury		局灶性颅脑伤
forkhead activin signal transducer-2	FAST2	
Forkhead box O1		叉头框蛋白 O1
forkhead	Fox	叉头转录因子
formyl peptide receptor 2	FPR2	甲酰肽受体2
forward mode		正向转运
founder mutation		建立者突变
fragile site		脆性位点
frameshift mutation		移码突变
free fatty acid	FFA	自由脂肪酸
free radical		自由基
frizzled receptor	Fz	卷轴受体
frozen metabolic pool		冻结代谢池
fumarate		延胡索酸
functional capillary density	FCD	功能性毛细血管密度
functional genomics		功能基因组学
fusion gene mutation		融合基因突变

G

G protein-coupled receptor	GPCR	G 蛋白偶联受体
gain-of-function mutation		功能获得性突变
gastric paresis	GP	胃轻瘫
gastroesophageal reflux disease	GERD	胃食管反流病
gene chip		基因芯片
gene cluster		基因簇

gene conversion		基因转换
gene deletion		基因缺失
gene dosage		基因剂量
gene duplication		基因重复
gene mutation		基因突变
gene silence		基因沉默
general adaptation syndrome	GAS	一般适应综合征
genetic regulation		遗传调控
genetic variantion		遗传变异
genetically engineered mouse	GEM	遗传工程小鼠
genetics		遗传学
genome wide association study	GWAS	全基因组关联研究
genome-wide association study	GWAS	全基因组多态相关比较研究
genomic imprinting		基因组印记
genomic interval		基因组区间
genotoxic stress response		基因毒应激反应
genotype		基因型
germline epimutation		配系表观突变
global-genome NER		全基因组核苷酸切除修复
glomerular filtration rate	GFR	肾小球滤过率
glucagon-like peptide 1	GLP-1	胰高血糖素样肽-1
glucocorticoid receptor	GR	糖皮质激素受体
glucocorticoid-remediable aldosteronism	GRA	糖皮质激素可治性醛固酮增多症
glucokinase	GCK	葡萄糖激酶
glucokinase regulator	GCKR	葡萄糖激酶调节蛋白
glucose clamp		葡萄糖钳夹技术
glucose transporter	GLUT	葡萄糖转运子
glucose-related protein of 78kD	GRP78	
glucose-6-Pase	G6Pase	葡萄糖-6-磷酸酶
glutamate dehydrogenase	GDH	谷氨酸脱氢酶
glutamate-leucine-arginine	ELR	谷氨酸-亮氨酸-精氨酸
glutathione peroxidase	GSH-Px	谷胱甘肽过氧化物酶
glutathione reductase	GSHR	谷胱甘肽还原酶
glutathione S-transferase	GST	谷胱甘肽 S-转移酶
gluten-induced enteropathy		麸质过敏性肠病
glycocalyx		多糖包被
glycogen synthase kinase 3	GSK3	糖原合酶激酶3
glycosylation		糖基化
Goldblatt		两肾一夹
granulocyte monocyte-colony stimulating factor	GM-CSF	粒细胞单核细胞集落刺激因子

granulocyte-colony stimulating factor	G-CSF	粒细胞集落刺激因子
granulocyte-monocyte progenitor	GMP	粒-单核祖细胞
GRB-associated binding protein 2	GAB2	GRB 结合蛋白2
growth arrest and DNA damage inducible		GADD45
growth factor receptor-bound protein 2	GRB2	
growth inhibitor		生长抑制因子
growth promoter		生长促进因子
GTPase activating protein	GAP	GTP 酶激活蛋白
guanine nucleotide binding protein alpha stimulating activity polypeptide 1	GNAS1	
guanine nucleotide exchange factor	GEF	乌苷酸交换因子
guanylate cyclase	GC	乌苷酸环化酶
gut barrier		肠道屏障
gut origin sepsis		肠源性感染
G-protein-coupled receptor kinase	GRK	G 蛋白偶联受体激酶

H

haemopoietic cytokine receptor superfamily		造血细胞因子受体超家族
haplo insufficiency		单倍不足
happy-puppet syndrome		快乐-木偶综合征
haustral contraction		袋状运动
heart failure		心力衰竭
heat shock binding protein 1	HSBP1	热休克结合蛋白1
heat shock factor	HSF	热休克因子
heat shock protein	HSP	热休克蛋白
heat shock response element	HSE	热休克反应元件
heat shock transcription factor	HSTF	热休克转录因子
helicase		解旋酶
hematopoiesis		造血
hematopoietic stem cell	HSC	造血干细胞
hematopoietically expressed homeobox	HHEX	
hematopoietin		血细胞生成素
heme oxygenase-1	HMOX1	血红素加氧酶-1
heme synthase		血红素合酶
hemochromatosis		血色病
hemolytic uremic syndrome		溶血尿毒综合征
hemorheology		血液流变学
hemorrhagic diathesis		出血素质
hemorrhagic shock		失血性休克
hemorrhagic tendency		出血倾向

hemostasis		止血反应
heparin cofactor Ⅱ	HC Ⅱ	肝素辅因子Ⅱ
heparin		肝素
hepatic encephalopathy		肝性脑病
hepatic insufficiency		肝功能不全
hepatocellular jaundice		肝性黄疸
hepatorenal syndrome		肝肾综合征
hereditary breast-avarian cancer syndrome	HBOC	遗传性乳腺-卵巢癌综合征
hereditary colorectal cancer		遗传性结直肠癌
hereditary disease		遗传性疾病
hereditary non-polyposis colorectal cancer	HNPCC	遗传性非息肉病性结直肠癌
heterogeneity		不均一性
heteroplasmy		胞质基因异质性
hexokinase	HK	己糖激酶
hexose monophosphate	HMP	单磷酸己糖
hierarchical cluster analysis		层序聚类分析
hierarchy model		分级模型
high density lipoprotein	HDL	高密度脂蛋白
high mobility group protein	HMG	高迁移率族蛋白
high performance liquid chromatography	HPLC	高效液相色谱法
high temperature requirement protein A2	HTRA2	
highly active antiretroviral therapy	HAART	高效抗逆转录病毒治疗
histidine-rich glycoprotein	HRG	富组氨酸糖蛋白
histone modification		组蛋白修饰
histone acetyltransferase	HAT	组蛋白乙酰化酶/乙酰基转移酶
histone code		组蛋白密码
histone deacetylase	HDCA	组蛋白去乙酰化酶
homeostasis model assessment	HOMA	稳态模式评估法
homeostasis		内稳态
homologous recombination	HR	同源重组
homoplasmy		胞质基因均质性
HSC-niche synapse		造血干细胞-龛突触
Huntington disease	HD	亨廷顿病
hyaluronic acid	HA	透明质酸
hydroperoxides		还原氢过氧化物
hydroperoxyl radical	$HO_2\cdot$	过氧羟自由基
hydroxyl radical	OH	羟自由基
hyperbilirubinemia		高胆红素血症
hypermethylation		高甲基化
hyperperfusion		过度灌流

hyperphenylalaninemia	HPA	高苯丙氨酸血症
hypertrophic obstructive cardiomyopathy	HCM	肥大型阻塞性心肌病
hyperviscosaemia		高黏血症
hypogonadotropic hypogonadism		促性腺激素分泌不足性性腺功能低下
hypokinesia		运动减少
hypoperfusion		低灌流
hypotension		低血压
hypovolemic shock		低血容量性休克
hypoxanthine		黄嘌呤
hypoxia response element	HRE	低氧反应元件
hypoxia-inducible factor	HIF	低氧诱导因子
hypoxic preconditioning	HPC	缺氧预适应
hypoxic pulmonary vasoconstriction	HPV	缺氧性肺血管收缩
hypoxic stress		低氧应激反应
idiopathic thrombocytopenic purpura	ITP	特发性血小板减少性紫癜

I

IL-1 receptor accessory protein	IL-1RAcP	IL-1受体附属蛋白
IL-1 receptor antagonist	IL-1Ra	IL-1受体拮抗物
IL-1 receptor-associated protein kinase		IRAK
IL-1β converting enzyme	ICE	白介素-1转化酶
ICE-protease activating factor IPAF/Ipaf	ICE	蛋白酶激活因子
imatinib mesylate		甲磺酸伊马替尼
immonofluorescence	IF	免疫荧光技术
immunological barrier		免疫屏障
immunophillin		亲免素
immunoreceptor tyrosine-based activation motif	ITAM	免疫受体酪氨酸活化基序
immuno-modulation therapy		免疫调节治疗
imprinting center	IC	印记中心
in situ hybridization	ISH	核酸原位杂交技术
inflammasome		炎性小体
inflammatory bowel disease	IBD	炎性肠病
inflammatory cascade		炎症瀑布反应
inherited frontotemporal dementia with Parkinsonism linked to chromosome-17	FTDP-17	17号染色体连锁遗传性额颞叶痴呆帕金森病
inhibitor of apoptosis protein	IAP	凋亡蛋白抑制因子
initiator caspase		启动性 CASP
inositol-requiring enzyme 1	IRE1	需肌醇酶1
insertion/deletion variant		插入/缺失变体

insulin		胰岛素
insulin receptor	IR	胰岛素受体
insulin receptor substrate	IRS	胰岛素受体底物
insulin resistance	IR	胰岛素抵抗
insulin resistance index	IRI	胰岛素抵抗指数
insulin-like growth factor 2 mRNA binding protein 2	IGF2BP2	胰岛素样生长因子2 mRNA 结合蛋白2
insulin-degrading enzyme	IDE	胰岛素降解酶
insulin-like growth factor	IGF	胰岛素样生长因子
insulin-like growth factor binding protein-3	IGF-BP3	
insulin-transferrin-selenium	ITS	胰岛素-转铁蛋白-硒
intact parathyroid hormone	iPTH	全段甲状旁腺激素
integrin		整合素
intercellular adhesion molecule-1	ICAM-1	细胞间黏附分子1
interferon receptor family		干扰素受体家族
intergenic SNPs	iSNPs	基因间 SNPs
interleukin-converting enzyme	ICE	白细胞介素转化酶
intermediate cell		中间型细胞
intermediate phase		中时程调节
international HapMap project		国际单体型图计划
interstitial cells of Cajal	ICC	黏膜下的 Cajal 间质细胞
intestinal barrier dysfunction		肠屏障功能障碍
intracellular effectors		细胞内的效应器
intracerebral hematoma		急性脑内血肿
intracerebral hemorrhage		脑出血
intracisternal A particle retrotransposon		IAP 反转录转座子
intracranial hematoma		颅内血肿
intracranial pressure	ICP	颅内压
intrinsic pathway		内部通路
inversion variant		倒位变体
inversion		倒位
involucrin		苞蛋白
ionotropic receptor		离子通道型受体
irritable bowel syndrome	IBS	肠易激综合征
ischemia injury		缺血性损伤
ischemia-reperfusion injury		缺血-再灌注损伤
ischemic postconditioning		缺血后适应
ischemic preconditioning		缺血预适应

J

K

K(lysine)acetyltransferase 5	KAT5	
kallikrein	KK	激肽释放酶
kallikrein-kinin system	KKS	激肽释放酶-激肽系统
KCNQ1 overlapping transcript 1	KCNQ1OT1	
Kearns-Sayre Syndrome		Kearns-Sayre 综合征
Kelch ECH associating protein 1	Keap1	
keratin		角蛋白
kernicterus		核黄疸
kinetochore		动粒
Kruppel-like factor 14	KLIF14	Kruppel 样因子14

L

label-retaining assay		标记物滞留实验
laboratory of genetics and physiology 2	LGP2	
laminin		层黏连蛋白
laminopathy		核纤层蛋白病
LD bins		LD 群
LDL-receptor-related protein	LRP	LDL 受体相关蛋白
Leber hereditary optic neu ropathy	LHON	Leber 遗传性视神经病
left heart failure		左心衰竭
lentiviral vector		慢病毒载体
leptin receptor		瘦素受体
leucine zipper		亮氨酸拉链
leucine-rich repeat	LRR	富亮氨酸重复序列
leukaemia inhibitory factor	LIF	白血病抑制因子
leukemic stem cell	LSC	白血病干细胞
leukocyte adhesion deficiency	LAD	白细胞黏附缺陷症
leukocyte-endothelial adhesive force		白细胞与血管内皮细胞之间的黏着力
leukotriene	LT	白三烯
ligand		配体
limb-girdle muscular dystrophy		肢带肌营养不良
lineage commitment		谱系抉择
linkage disequilibrium	LD	连锁不平衡
lipid fluidity		脂质流动性

lipid free radical		脂性自由基
lipid peroxidation	LPO	脂质过氧化物
lipoatrophy		脂肪萎缩
lipocortin 1		脂皮素
lipodystrophy syndrome		脂肪代谢障碍综合征
lipodystrophy		脂质营养不良
lipooxygenase	LO	脂氧合酶
lipopolysaccharide	LPS	脂多糖
lipoprotein lipase		脂蛋白脂酶
Lipoprotein	LP	脂蛋白
lipoxin	LX	脂氧素
lipoxygenase	LOX	脂氧合酶
Li-Fraumeni syndrome		Li-Fraumeni 综合征
local hormone		局部激素
locus or nonallelic heterogeneity		基因座或非等位基因异质性
long chain acyl-coenzyme A	Acyl-CoA	长链酰基辅酶 A
long term phase		长时程调节
long-chain fatty acid ABC transporter		长链脂肪酸 ABC 转运子
long-chain fatty acid CoA ligase		长链脂肪酸 CoA 连接酶
long-term culture initiating cell	LTC-IC	长期培养启始细胞
loricrin		兜甲蛋白
loss of imprinting	LOI	印记丢失
loss-of-function mutation		功能丧失性突变
low-density lipoprotein	LDL	高低密度脂蛋白
luminal-domain		腔侧功能域
lupus anticoagulant	LA	狼疮抗凝物质
lusitropic		松弛效应
lymphoid-primed multi-potent progenitor	LMPP	多潜能淋巴祖细胞
lymphopoiesis		淋巴细胞生成
lysosomal theory		溶酶体学说
lysosulfatide		溶血脑硫脂

M

macroautophagy		大自噬
macrophage inflammatory protein-2	MIP2	巨噬细胞炎症蛋白-2
magnetic resonance imaging-diffusion weighted imaging	MRI-DWI	磁共振弥散加权成像
magnetic resonance imaging-perfusion weighted imaging	MRI-PWI	磁共振灌注成像技术
malondialdehyde	MDA	丙二醛

mammalian target of rapamycin	mTOR	雷帕霉素靶蛋白
mannose receptor	MR	甘露糖受体
mannose-binding lectin	MBL	甘露糖结合凝集素
MAPK-activated protein kinase-1	MAPKAPK1	MAPK 激活的蛋白激酶-1
MAPK-activating death domain	MADD	MAPK 激活的死亡域
master genes		主导基因
maternal effects		母体效应
maternal phenylketonuria		母系苯丙酮尿症
matrix metalloproteinase	MMP	基质金属蛋白酶
MBL associated serine protease	MASP	MBL 相关丝氨酸蛋白酶
mechanical barrier		机械屏障
mechanosensitive ion channel		机械敏感离子通道
mediator of DNA damage checkpoint 1	MDC1	
megacolon		巨结肠症
megakaryocyte-erythrocyte progenitor	MEP	巨核-红系祖细胞
melanoma differentiation associated gene 5	MDA5	
melatonin receptor 1B	MTNR1B	褪黑激素受体1B
membrane trafficking		膜的运输
membrane-bound transcription factor peptidase		S1P 和 S2P
memory disorder		记忆障碍
meningitis		脑膜炎
mesenchymal-epithelial transition	MET	间质-上皮转化
metaboreceptor		代谢感受器
metal stress response		金属应激反应
metallothionein	MT	金属硫蛋白
metal-regulatory transcription factor-1	MTF-1	金属调节的转录因子
metal-response element	MRE	金属反应元件
methionine sulfoxide reductase	MsrA/PMSR	甲硫氨酸硫氧化物还原酶
microautophagy		小自噬
microbiological barrier		微生物屏障
microcirculation		微循环
microhomology-mediated end-joining	MMEJ	微同源介导的末端连接
microparticles	MP	微粒
microsatellite marker		微卫星标志
microtubule-associated protein 1 light chain 3	MAP1LC3	
migrating motility complex	MMC	移行性复合运动
minimal model		微小模型
minor allele frequency	MAF	次要等位基因频率
miRNA-associated RNA-induced silencing complex	miRISC	RNA 诱导的沉默复合体
misfolded		错误折叠

mismatch repair	MMR	错配修复
missense mutation		错义突变
mitochondrial inner membrane $K_A TP$	mito$K_A TP$	线粒体内膜 ATP 敏感性钾通道
mitochondrial myopathy encephalopathy lactic acidosis and stroke like episodes	MELAS	线粒体脑肌病乳酸酸中毒及卒中样发作
mitochondrial outer membrane permeabilization	MOMP	线粒体外膜通透
mitochondrial permeability transition	MPT	线粒体通透性转换
mitochondrial permeability transition pore	MPTP	线粒体通透性转换孔
mitochondrial transcription factor A		线粒体转录因子 A
mitogen and stress activated kinase-1	MSK1	分裂原和应激激活的激酶-1
mitogen-activated protein kinase	MAPK	丝裂原激活的蛋白激酶
mitotic catastrophe		有丝分裂灾难
mitotic segregation		有丝分裂性分离
mixing and mass movements		混合运动和集团运动
Mn-superoxide dismutase	Mn-SOD	锰-超氧化物歧化酶
modifier gene		修饰基因
molecular chaperone		分子伴侣
molecular subphenotype		分子亚表型
monocyte chemoattractant protein 1	MCP-1	单核细胞趋化蛋白1
monocyte-derived microparticles	MDMP	单核细胞微粒
monocytopoiesis		单核细胞生成
monosodium urate monohydrate	MSU	尿酸钠结晶
monosomy		单体
motif		基序
motor function disorder		运动功能障碍
mRNA 5′cap-binding protein		mRNA 5′帽结合蛋白
Muckle-Wells syndrome	MWS	穆-韦二氏综合征
multidrug resistance protein 1	MRP1	多药耐药蛋白1
multidrug resistance-associated protein 2	MRP 2	多药耐药性相关蛋白2
multifunctional beta oxidation protein		多功能 β 氧化蛋白
multiple organ dysfunction syndrome	MODS	多器官功能障碍综合征
multiple system organ failure	MSOF	多系统器官功能衰竭
multi-lineage differentiation		多系分化
multi-lymphoid progenitor	MLP	多潜能淋巴祖细胞
multi-potent progenitor	MPP	多系分化潜能祖细胞
murine double minut 2	MDM2	
muscular dystrophy syndromes		肌营养不良综合征
mutation cluster region	MCR	突变聚簇区
mutation load		突变负荷
mutation rate		突变率

MUTYH-associated polyposis	MAP	MUTYH 相关性息肉病
mycophenolate mofetil	MMF	霉酚酸酯
myelodysplastic syndrome	MDS	骨髓增生异常综合征
myeloid derived suppressor cells	MDSCs	髓源抑制性细胞亚群
myocardial depressant factor	MDF	心肌抑制因子
myocardial stunning		心肌顿抑
myoclonus epilepsy rough red fiber	MERRF	肌阵挛性癫痫和粗糙红纤维
myosin		肌球蛋白

N

NAD(P)H quinone oxidoreductase-1	NQO1	NAD(P)H 醌氧还酶-1
national kidney foundation	NKF	美国肾脏病基金会
natriuretic peptides		钠尿肽/利钠肽
Na^+/Ca^{2+} exchanger	NCX	Na^+/Ca^{2+}交换体
Na^+/Ca^{2+} antiporter		Na^+/Ca^{2+}逆向转运子
necroptosis		坏死样凋亡
necrosis		坏死
necrosis like cell death		坏死样细胞死亡
necrostatin-1	Nec-1	坏死抑制因子
neonatal onset multisystem inflammatory disease	NOMID	新生儿起病的多系统炎症性疾病
nephrogenic diabetes insipidus	NDI	肾性尿崩症
nephron heterogenity		肾单位异质性
netosis		粒细胞胞外阱释出性细胞死亡
network analysis		网络分析
neuropathy ataxia and retinitis pigmentosa	NARP	共济失调及色素性视网膜炎
neuregulin-1	NRG1	神经调节蛋白
neuroendocrine convertase 1	Nec-1	神经内分泌转化酶
neurofibrillary tangles	NFTs	神经原纤维缠结
neurogenesis		神经发生
neurogenic shock		神经源性休克
neurohumoral regulatory disorder		神经-内分泌调节障碍
neuronal apoptosis inhibitor protein	NAIP	神经元凋亡抑制蛋白
neuropeptide Y	NPY	神经肽 Y
neurotoxin		神经毒素
neutralizing antibody		中和抗体
neutrophil extracellular traps	NETs	中性粒细胞胞外阱
neutrophilopoiesis		中性粒细胞生成
nexin receptor		连接素受体
NF-κB-inducing kinase	NIK	NF-κB 诱导激酶
nicotinamide phosphoribosyltransferase	NamPRTase	

	或 Nampt	烟酰胺磷酸核糖基转移酶
nicotinic acetylcholine receptor		烟碱型胆碱能受体
nitric oxide synthase	NOS	一氧化氮合酶
nitrosamine 4-(methylnitro-samino)-1-(3-pyridyl)-1-butanone	NNK	
NOD-like receptor	NLR	NOD 样受体
nondisjunction		不分离
nonsense mutation		无义突变
nonsteroidal antiinflammatory drugs	NSAIDs	非甾体抗炎药
nontropical sprue		非热带口炎性腹泻
non-alcoholic fatty liver disease	NAFLD	非酒精性脂肪肝
non-alcoholic steatohepatitis	NASH	非酒精性脂肪性肝炎
non-cycling fraction		非增殖比
non-homologous end-joining	NHEJ	非同源末端连接
non-HPA dopa-responsive dystonia	DRD	非 HPA dopa 应答性肌张力低下
non-reciprocal exchange		非相互交换
Notch homologue 2	NOTCH2	
no-reflow phenomenon		无复流现象
nuclear factor of activator T-cell	NFAT	T 细胞核因子激活物
nuclear factor(erythroid-derived 2)-like 2	Nrf2	
nuclear factor-κB	NF-κB	核因子 κB
nuclear receptor	NR	核受体
nucleophilic group		亲核基团
nucleotide binding and oligomerization domain	NACHT	核苷酸结合和寡聚化功能域
nucleotide excision repair	NER	核苷酸切除修复
nucleotide-binging oligomerization domain (NOD)-like receptors	NLRs	核苷酸结合寡聚化结构域样受体
nucleus tractus solitarius		脑干孤束核
N-formylmethionyl-leucyl-phenyl-alanine	fMLF	

O

obstructive pulmonary emphysema		阻塞性肺气肿
oligoblastic leukemia		寡原始细胞白血病
oligonucleosomal fragmentation		寡核小体性断裂
omega-3 fatty acids		ω-3多不饱和脂肪酸
omentin		网膜素
oncosis		胀亡
oncostatin M		抑瘤素 M
oncotic necrosis		肿胀样坏死
orphan receptor		孤儿受体

orthopnea		端坐呼吸
orthostatic hypotension		直立性低血压
osmolyte		渗压剂
osmotic response element	ORE	渗透性反应元件
osmotic stress		渗透性应激反应
osteogenesis imperfecta		成骨不全
osteoporosis		骨质疏松症
overdrive pacing preconditioning		快速起搏预适应
overgrowth		优势繁殖
oxidative burst		氧爆发
oxidative or nitrosative stress		氧化应激或氮化应激
oxidative phosphorylation	OXPHOS	氧化磷酸化反应
oxidoreductase or redox enzyme		氧还酶
oxygen free radical	OFR	氧自由基
oxygen paradox		氧反常

P

p21 activated kinase	α-PAK	p21活化激酶
p38 protein kinase	p38	p38蛋白激酶
p53 apoptosis effector related to PNP-22	PERP	
p53-dependent damage-inducible nuclear protein 1	P53DINP1	
packing density		组装密度
paired helical filament	PHF	双螺旋丝
Pakinson disease	PD	帕金森病
Parkinson syndrome		帕金森综合征
pancreatic derived factor	PANDER	胰腺衍生因子
paraptosis		类凋亡
parathyroid hormone	PTH	甲状旁腺激素
parenchymal hepatorenal syndrome		器质性肝肾综合征
parent-of-origin-dependent inheritance		亲本起源依存性遗传
paroxysmal nocturnal dyspnea		夜间阵发性呼吸困难
paroxysmal nocturnal hemoglobinuria	PNH	阵发性睡眠性血红蛋白尿
parthanatos		桑纳托斯细胞死亡
patchtene checkpoint		粗线期关卡
pathogen associated molecular pattern	PAMP	病原体相关模式分子
pathogen recognition receptor	PRR	病原体识别受体
pathogenesis		发病学
pattern recognition receptors	PRRs	模式识别受体
paxillin		桩蛋白
penetrance		外显度

peptidoglycan	PGN	肽聚糖
peptidyl prolyl isomerases	PPIs	肽基脯氨酰基异构酶
peptidylarginine deiminase 4	PAD4	肽基精氨酸脱亚氨酶4
peptidyl-prolyl cis-trans-isomerase	PPIase	肽酰-脯氨酰顺/反式异构酶
percipitating factor		诱因
percutaneous coronary intervention	PCI	经皮冠状动脉介入治疗
pericyte		周细胞
perigenic SNPs	pSNPs	基因周边 SNPs
peripheral resistance	PR	外周阻力
peristalsis		胃肠蠕动
peroxiredoxins		过氧化氧还蛋白
peroxisome proliferator-activated receptor gamma	PPARG	
peroxisome proliferator-activated receptors	PPARγ	过氧化物酶体增殖物激活受体 γ
peroxynitrite anion	$ONOO^-$	过氧亚硝基阴离子
peroxynitrite	$ONOO^-$	过氧亚硝酸盐
pH paradox		pH 反常
phagophore		噬体柄
phagosome		吞噬体
pharmacological preconditioning		药物预适应
phenocopy		拟表型
phenotype		表型
phenotypic heterogeneity		表型异质性
phenylacetate		苯乙酸
phenylalanine hydroxylase	PAH	苯丙氨酸羟化酶
phenylketonuria	PKU	苯丙酮尿症
phorbol 12-myristate 13-acetate	PMA	佛波醇-12-肉豆蔻酯-13-乙酯/乙酸肉豆蔻佛波酯
PMA-induced protein 1	PMAIP1	PMA 诱导蛋白1
phosphatase 2A	PP2A	磷酸酶2A
phosphatase and tensin homolog	PTEN	磷酸酶和张力蛋白同源
phosphatidylinositol 4, 5-diphosphate	PIP_2	磷脂酰肌醇二磷酸
phosphatidylserine		磷脂酰丝氨酸
phosphoenolpyruvate carboxykinase	PEPCK	磷酸烯醇丙酮酸羧基酶
phosphoinositide 3 Kinases	PI3K	磷脂酰肌醇-3激酶
phosphoinositide-dependent kinase-1	PDK-1	磷脂酰肌醇依赖性激酶-1
phospholamban		受磷蛋白
phospholipase A_2	PLA_2	磷脂酶 A_2
phospholipase C	PLC	磷脂酶 C
phosphotyrosine phosphatase	PTPase	磷酸酪氨酸磷酸酶
physical stress		躯体性应激

plakoglobin		桥粒珠蛋白
plasma protamine paracoagulation test	3P 试验	血浆鱼精蛋白副凝固试验
plasmacytoid dendritic cell	pDC	浆细胞样树突状细胞
plasmin inhibitor		纤溶酶抑制物
plasminogen	PLg	纤溶酶原
plasminogen activator	PA	纤溶酶原激活物
plasminogen activator inhibitor	PAI	纤溶酶原激活物抑制物
plasmin	PLn	纤溶酶
platelet activating factor	PAF	血小板活化因子
platelet factor 4	PF4	血小板第4因子
platelet microparticles	PMP	血小板微粒
platelet-derived growth factor	PDGF	血小板源性生长因子
pleckstrin homology domain		PH 域
point mutation		点突变
polar injury		对冲性颅脑伤
polycystic ovary syndrome	PCOS	多囊卵巢综合征
poly(ADP-ribose)	PAR	多聚(ADP-核糖)
poly(ADP-ribose)polymerase	PARP	多聚腺苷二磷酸核糖聚合酶
polycythemia vera	PV	真性红细胞增多症
polymorphism		多态性
polymorphonuclear neutrophil	PMN	中性粒细胞
polyoma enhancer activator	PEA3	
polyploid		多倍体
porphyrias		血卟啉症
positional cloning		定位克隆
positive end-expiratory pressure	PEEP	呼气末正压
posthepatic jaundice		肝后性黄疸
postoperative ileus	POI	术后肠麻痹
posttraumatic stress disorder	PTSD	创伤后应激障碍
postural hypotension		体位性低血压
post-polycythemic myeloid metaplasia	PPMM	红细胞增多后髓样化生
potassium channel		钾通道
potassium inwardly rectifying channel		内向整流钾通道
potassium voltage-gated channel		电压门控钾通道
potential-operated calcium channel	VOC	电位依赖性钙通道
preductular cholestasis		细胆管前胆汁淤滞
prehepatic jaundice		肝前性黄疸
preproinsulin		前胰岛素原
presenilin	PS	早老素
pressure overload		压力负荷过重

pressure-diuresis		压力-利尿作用
presyncope		先兆晕厥
prethrombotic state		血栓前状态
primary fibrinolysis		原发性纤溶
primary myelofibrosis	PM	原发性骨髓纤维化
primary thrombocythemia	PT	原发性血小板增多症
proautophagosome		自噬前体
procalcitonin	PCT	前降钙素
prodomain		前功能域
profibrinolytic co-receptor		前纤溶辅助受体
progeoglycans		蛋白聚糖
programmed cell death	PCD	程序性细胞死亡
proimflammation cytokine		促炎细胞因子
proinflammatory mediators		促炎介质
proinsulin		胰岛素原
proline-directed protein kinase	PDPK	脯氨酸指向的蛋白激酶
proline-rich tyrosine kinase	PYK	富含脯氨酸的酪氨酸激酶
prolyl hydroxylase domain protein	PHD	脯氨酰基羟化酶功能域蛋白
promyelocyte leukemia	PML	早幼粒细胞白血病
property of hemorheology		血液流变性
prostaglandin	PG	前列腺素
protease nexin		蛋白酶连接素
protease-inhibitor complex		蛋白酶-抑制物复合物
protein C	PC	蛋白 C
protein C inhibitor	PCI	蛋白 C 抑制物
protein disulfide isomerase	PDI	蛋白二硫化物异构酶
protein inhibitors of activated STAT	PIAS	活化 STAT 的蛋白抑制剂
protein kinase C	PKC	蛋白激酶 C
protein kinase inhibitor p58	p58IPK	
protein kinase R-like ER kinase	PERK	蛋白激酶 R 样内质网激酶
protein phosphatase	PP	蛋白磷酸酯酶
protein serine/threonine kinase	PSTK	丝/苏氨酸蛋白激酶
protein S	PS	蛋白 S
protein tyrosine kinase	PTK	酪氨酸蛋白激酶
protein-protein interaction motif		蛋白-蛋白相互作用基序
proteomics		蛋白组学
prothrombin		凝血酶原
proximal myopathy		近端肌病
Pselection Glycoprotein Ligand-1	PSGL-1	P 选择素糖蛋白配体-1
pseudogene		伪基因

psychogenic dwarf		心因性侏儒
psychological stress		心理性应激
psychophysiological diseases		心理生理疾患
psychosomatic disease		心身疾病
psychosomatic disorders		心身障碍
pulmonary artery occlusion pressure		肺动脉闭塞压
pulmonary artery wedge pressure	PAWP	肺动脉楔压
pulmonary capillary wedge pressure	PCWP	肺毛细血管楔压
pulmonary encephalopathy		肺性脑病
pulmonary heart disease		肺源性心脏病
pulmonary hypertension		肺动脉高压
pyrin effector domain	PYD	热蛋白效应子结构域
pyroptosis		热亡

Q

quinoid dihydropteridine reductase		醌式二氢蝶啶还原酶

R

reactive nitrogen species	RNS	活性氮
reactive oxygen intermediate	ROI	活性氧介质
reactive oxygen species	ROS	活性氧
real-time PCR		实时荧光定量 PCR
receptor		受体
receptor downregulation		受体下调
receptor for advanced glycation end products	RAGE	晚期糖基化终产物受体
receptor guanylate cyclase		受体鸟苷酸环化酶
receptor serine/threonine kinase	RSTK	丝/苏氨酸蛋白激酶型受体
receptor tyrosine kinase	RTK	受体酪氨酸蛋白激酶
receptor-interacting protein	RIP	受体相互作用蛋白
redox couple		氧还偶
redox sensors		氧还传感器
reduced glutathione	GSH	还原型谷胱甘肽
reflux esophagitis		反流性食管炎
refractory anemia	RA	难治性贫血
regulatory dendritic cell	DCreg	调节性树突状细胞
rehabilitation		康复
relaxation		松弛
renin-angiotensin-aldosterone system	RAAS	肾素-血管紧张素-醛固酮系统
reoxygenation		复氧

reperfusion arrhythmia		再灌注性心律失常
reperfusion injury		再灌注损伤
reperfusion injury salvage kinase	RISK	再灌注损伤救助激酶
repressor domain	RD	抑制区
reprogramming		重新编程
resetting		重调定
resistin		抵抗素
resolution-phase interaction products	Resolvins(Rv)	消退期相互作用产物
respiratory burst		呼吸爆发
respiratory failure index	RFI	呼吸衰竭指标
respiratory failure		呼吸衰竭
restriction fragment length polymorphism	RFLP	限制片段长度多态性
resuscitation		复苏
retinoic acid induced gene Ⅰ	RIG-Ⅰ	视黄酸诱导基因Ⅰ
RIG-I-like receptor	RLR	RIG-I 样受体
retinoic acid receptorα	RARα	维甲酸受体α
retinoid X receptor	RXR	维甲类 X 受体
reverse mode		反向转运
Rho-associated kinase	ROCK	Rho 相关激酶
right heart failure		右心衰竭
ring finger protein	RNF	指环蛋白
RNA interference	RNAi	RNA 干扰
ruffling		边缘波动
Ryanodine receptor	RyR	兰尼定受体

S

salinity		盐度
scaffold protein		脚手架蛋白
scavenger receptor	SR	清道夫受体
SCID-repopulating cell	SRC	SCID 小鼠能重建造血的细胞
second mitochondria-derived activator of caspases/ direct IAP-binding protein with low pI	Smac/Diablo	
second window of protection		第二窗口保护作用
secondary fibrinolysis		称为继发性纤溶
secretory component		分泌片段
segmentation contraction		分节运动
selectin		选凝素/选择素
self-renewal		自我更新
semiconservative DNA replication		半保留复制
semidominant		半显性

senescence		衰老
senile plaques	SP	老年斑
sensory disorder		感觉功能障碍
sensory neuropeptides		感觉神经肽
sepsis		脓毒症
septic shock		脓毒性休克
sequence-tagged site	STS	序列标签位点
sequestosome 1	SQSTM1	
serpin		丝氨酸蛋白酶抑制因子
severe combined immunodeficiency	SCID	严重联合免疫缺陷
shear stress		切应力
Sherman paradox		Sherman 颠倒现象
short term		短时程
signal transducer and activator of transcription	STAT	信号转导子和转录激活子
signal transduction common pathway		共同信号转导通路
signal transduction system or cell signaling system		细胞信号转导系统
silencer of death domain	SODD	死亡区沉默物
single nucleotide polymorphism	SNP	单核苷酸多态
single nucleotide variants		单核苷酸变体
singlet oxygen	$'O_2$	单线态氧
sinusoidal endothelium		血窦内皮
slippage		侧向滑动
Sma and Mad-related protein-3	Smads	
Smad binding element	SBE	Smad 结合元件
small interfering RNA	siRNA	小干扰 RNA
sortilin-related receptor	SORL1	分拣蛋白相关受体
spastic colitis		痉挛性结肠炎
spectrophotometry		分光光度法
spectrum of disease		疾病谱
sphingomyelinase	SMase	鞘磷脂酶
sphingosine 1 phosphate		1-磷酸鞘氨醇
sphingosylphosphorylcholine		鞘氨醇磷脂酰胆碱
spike potential	SP	峰电位
spin trap		自旋捕捉剂
spinal and bulbar muscular atrophy	SBMA	延髓脊髓性肌萎缩
spindle assembly checkpoint		纺锤体装配关卡
splicing variant		剪接变体
spontaneously hypertensive rats	SHR	自发性高血压大鼠
src homology 2 domain	SH2	Src 同源2区
steroid 11β-hydroxylase		类固醇11-β 羟化酶

sterol regulatory element binding protein 1C	SREBP-1C	固醇调节元件结合蛋白-1C
stiffness		僵硬度
stochastic model		随机模型
strangle		窒息
stratum corneum		角质层
stress		应激
stress activated protein kinase	SAPK	应激激活的蛋白激酶
stress protein	SP	应激蛋白
stress related illnesses		应激相关疾病
stress response element	STRE	应激反应元件
stress response		应激反应
stress ulcer	SU	应激性溃疡
stressor		应激原
stroke		脑卒中
stroke-prone SHR	SHRsp	脑卒中型自发性高血压大鼠
structural remodeling		结构重塑
structural variants		结构性变体
subclinical hepatic encephalopathy	SHE	亚临床型肝性脑病
substance P		P 物质
sub-health		亚健康
superoxide anion	$O_2^{\bar{\cdot}}$	超氧阴离子
superoxide dismutase	SOD	超氧化物歧化酶
supressor of cytokine signaling	SOCS	细胞因子信号转导抑制因子
susceptibility		遗传易感性
symmetric division		对称性分裂
synaptophysin		突触素
syncope		晕厥
syngenic congenic		异基因
synonymous or same sense or silent mutation		同义突变
synuclein		突触核蛋白
system lupus erythematosus	SLE	系统性红斑狼疮
systemic hypercoagulable state		全身性高凝状态
systemic inflammatory response syndrome	SIRS	全身性炎症反应综合征
systemic mastocytosis	SM	系统性肥大细胞增多症
systolic heart failure		收缩性心力衰竭
S-adenosylhomocysteine	SAH	S-腺苷同型半胱氨酸
S-adenosylmethionine	SAM	S-腺苷甲硫氨酸

T

T cell factor/lymphoid enhancer factor	TCF/LEF	T 细胞因子/淋巴细胞增强子

TAK1 binding protein	TAB1	TAK1结合蛋白
talin		踝蛋白
tensin		张力蛋白
tetradecanoyl phorbol acetate	TPA	十四酰佛波醋酸盐
tetrahydrobiopterin		四氢生物蝶呤
tetraspanin 8	TSPAN8	
tetratricopeptide repeats	TPR	三角四肽重复基序
The kidney disease outcomes quality initiative guidelines	K/DOQI	肾脏病患者预后和生存质量指南
thiol oxidoreductases		巯基氧还酶
thioredoxin reductase	TRXR	硫氧还蛋白还原酶
thioredoxin		硫氧还蛋白
thixtropy		触变性
threshold effect		阈值效应
thrombin-activatable fibrinolysis inhibitor	TAFI	凝血酶活化的纤溶抑制物
thrombogenicity		血栓形成能力
thrombomodulin	TM	血栓调节蛋白
thrombophilia		易栓症
thrombopoiesis		血小板生成
thrombosis		血栓形成
thrombotic thrombocytopenic purpura	TTP	血栓性血小板减少性紫癜
thromboxane A_2	TXA_2	血栓素 A_2
thrombus		血栓
thyroid stimulating hormone receptor	TSHR	促甲状腺激素受体
thyroid stimulating blocking antibodie	TSBAb	甲状腺刺激阻断抗体
tissue factor	TF	组织因子
matrix metalloproteinase-2	MMP-2	基质金属蛋白酶-2
tissue inhibitor of MMP2	TIMP	
tissue-type plasminogen activator	t-PA	组织型纤溶酶原激活物
tumor necrosis factor	TNF	肿瘤坏死因子
TNFR-associated factor		TRAF
TNF-related apoptosis inducing ligand	TRAIL	TNF 相关凋亡诱导配体
Toll/IL-1 receptor domain		TIR 区域
Toll/IL-1 receptor domain-containing adaptor protein	TIRAP	
Toll-like receptor	TLR	Toll 样受体
tonicity element binding protein	TonEBP	张力元件结合蛋白
topoisomerase		拓扑异构酶
transcription cofactor		转录共/辅因子
transcription unit	TU	转录单位区
transcriptomics		转录组学

transcytosis		胞吞和穿胞作用
transforming growth factor-β	TGF-β	转化生长因子 β
TGF-β activated kinase1	TAK1	TGF-β 激活的激酶1
transglutaminase	TG	转谷氨酰胺酶
transient inward current		一过性内向电流
transient ischemic attack	TIA	短暂性脑缺血发作
transitions		转换
translesion DNA synthesis	TLS	跨损伤 DNA 合成
translocation		易位
transverse aortic constriction	TAC	主动脉弓缩窄法
transversion		颠换
trans-autophosphorylation		反向自身磷酸化
trans-signaling		跨信号转导
traumatic brain injury		创伤性脑损伤
tricarboxy acid cycle	TCA cycle	三羧酸循环
TRIF-related adaptor molecule	TRAM	
triggers		触发因子
trinitrobenzenesulfonic acid	TNBS	三硝基苯磺酸
trisomy		三体
tropomyosin		原肌球蛋白
TSH binding inhibitor immunoglobulin	TBⅡ	TSH 结合抑制免疫球蛋白
tuberous sclerosis complex	TSC	结节性脑硬化复合物
tubular and interstitial cells lesion hypothesis		肾小管细胞和间质细胞损伤假说
tumor angiogenesis factor	TAF	肿瘤血管生成因子
tumor associated macrophage	TAM	肿瘤相关巨噬细胞
tumor derived factors	TDFs	肿瘤来源的因子
tumor necrosis factor	TNF	肿瘤坏死因子
TNF receptor-associated factor	TRAF	TNF 受体连接因子
TNFR associated protein with death domain	TRADD	TNFR 死亡功能域结合蛋白
tumor protein p53 inducible protein	PIGs	
tumor protein p53 regulated apoptosis inducing protein 1	P53AIP1	
two-hit model		二次打击学说
type Ⅱ collagen-induced arthritis		Ⅱ型胶原诱导的关节炎
T-cell receptor	TCR	T 细胞受体

U

ubiquitin like conjugation		泛素样结合
ubiquitin-proteasome system		泛素-蛋白酶体系统
unequal crossing-over/unequal crossover		不等交换

unfolded protein response	UPR	未折叠蛋白反应
uniparental disomy		单亲二体
univalent leak		单价电子漏
unscheduled DNA synthesis	UDS	非程序性 DNA 合成
untranslated regions	UTRs	非编码区
uridine diphosphate glucuronosyltransferase	UDPGT	尿苷二磷酸葡萄糖醛酸转移酶
urocortin		尿皮质素
urokinase receptor	uPAR	尿激酶受体
urokinase-type plasminogen activator	u-PA	尿激酶型纤溶酶原激活物
UV radiation resistance associated gene	UVRAG	UV 放射抗性相关基因

V

vascular niche		骨髓血管龛
vascular cell adhesion molecule-1	VCAM-1	血管细胞黏附分子1
vascular endothelial cell	VEC	血管内皮细胞
vascular endothelial growth factor	VEGF	内皮细胞生长因子
vascular reactivity		血管反应性
vascular remodeling in hypertension		高血压血管改建
vascular remodeling		血管重建
vasoactive intestinal peptide		血管活性肠肽
vasogenic shock		血管源性休克
vasomotion		微血管运动现象
vasopressin	VP	血管加压素
vasoreactivity restitution		血管反应性恢复剂
vasovagal hypotension and syncope		血管迷走性低血压及晕厥
VDCC		电压依赖性钙通道
ventilator-associated lung injury	VALI	呼吸机相关性肺损伤
ventilator-induced lung injury	VILI	呼吸机诱导性肺损伤
very low-density lipoprotein	VLDL	极低密度脂蛋白
vesicle nucleation		小泡成核作用
vesicular trafficking		囊泡运输
vicious cycle		恶性循环
vinculin		黏附斑蛋白
visfatin		内脏脂肪素
visual spatial disorder		视空间障碍
vitronectin	VN	玻璃连接蛋白
volume overload		容量负荷过重
von Willebrand factor	vWF	von Willebrand 因子
vulnerable atherosclerotic plaque		易损动脉粥样硬化斑块

W

warm ischemic injury		热缺血损伤
whole heart failure		全心衰竭
wild P53 activated fragment-1/CDK interacting protein-1/senescent cell derived inhibitor-1	WAF-1/Cip1/SDI-1	
Wistar-Kyoto rats	WKY	Wistar 大鼠
World Health Organization	WHO	世界卫生组织

X

X chromosome inactivation		X 染色体失活
xanthine dehydrogenase	XD	黄嘌呤脱氢酶
xanthine oxidase	XO	黄嘌呤氧化酶
xenograft		异种移植
X-box-binding protein 1	XBP1	
zinc efflux transporter	ZnT-1	锌外流性转运蛋白
jaundice/icterus		黄疸
entosis		侵入性细胞死亡
paraptosis		类凋亡
calcium/calmodulin-dependent protein kinase Ⅱ	CaMK Ⅱ	Ca^{2+}和钙调素依赖的蛋白激酶Ⅱ
macrophage inflammatory protein(MIP)1α		巨噬细胞炎性蛋白
nucleotide-binding oligomeriztion domain (NOD)-like receptors	NLRs	NOD 样受体
α melanocyte stimulating hormone		α 黑素细胞刺激素
α_2 macroglobulin	α_2M	α_2巨球蛋白
α_2-antiplasmin	α_2-AP	α_2抗纤溶酶
α_2-plasmin inhibitor	α_2-PI	α_2纤溶酶抑制物
$\alpha_M\beta_2$ integrin		$\alpha_M\beta_2$整合素
α-actinin		α 辅肌动蛋白
α-synuclein		α 突触核蛋白
β-amyloid peptide	Aβ	β 淀粉样多肽
γ-amino butyric acid	GABA	γ-氨基丁酸